国外名校名著

创新药物研究基础与关键技术译丛

# Applied Pharmacometrics

# 定量药理学应用

（美） 斯蒂芬·施密特（Stephan Schmidt）
哈特穆特·德伦多夫（Hartmut Derendorf） ｜ 主编

苏霞　焦正　卢炜　李惠军　等译

化学工业出版社

·北京·

Springer

## 内 容 简 介

《定量药理学应用》全书共 19 章,其中:第 1 章主要介绍了药物开发中定量药理学所涉及的药代动力学和药效学的概念与理论基础;第 2~19 章则分章讲述应用定量药理学在各个治疗领域进行建模的具体案例,这些案例旨在说明如何将药物开发各阶段的成果纳入一个更及时且更具成本效益的过程中。期望本书的内容有助于定量药理学建模和模拟工作在我国药物开发中逐步开展与推广。

《定量药理学应用》可供从事定量药理学原理和方法研究、药代动力学、药效学、精准给药、新药开发更各个方向的科研人员参考使用,也可作为药学、临床药学等专业方向的研究生教材。

First published in English under the title **Applied Pharmacometrics**
edited by **Stephan Schmidt** and **Hartmut Derendorf**,edition:1
Copyright © American Association of Pharmaceutical Scientists,2014
This edition has been translated and published under licence from
Springer Science+Business Media,LLC,part of Springer Nature.
Springer Science+Business Media,LLC,part of Springer Nature takes no responsibility and shall not be made
liable for the accuracy of the translation.

## 图书在版编目(CIP)数据

定量药理学应用/(美)斯蒂芬・施密特(Stephan Schmidt),(美)哈特穆特・德伦多夫(Hartmut Derendorf)主编;苏霞等译. —北京:化学工业出版社,2023.3
(国外名校名著. 创新药物研究基础与关键技术译丛)
书名原文:Applied Pharmacometrics
ISBN 978-7-122-42523-2

Ⅰ.①定⋯　Ⅱ.①斯⋯　②哈⋯　③苏⋯　Ⅲ.①数学-应用-药理学　Ⅳ.①R96

中国版本图书馆 CIP 数据核字(2022)第 208781 号

责任编辑:褚红喜　丁　瑞　　　　　　　　文字编辑:朱　允
责任校对:宋　夏　　　　　　　　　　　　装帧设计:关　飞

出版发行:化学工业出版社(北京市东城区青年湖南街 13 号　邮政编码 100011)
印　　装:河北鑫兆源印刷有限公司
787mm×1092mm　1/16　印张 30　彩插 5　字数 728 千字　2023 年 6 月北京第 1 版第 1 次印刷

购书咨询:010-64518888　　　　　　　　售后服务:010-64518899
网　　址:http://www.cip.com.cn
凡购买本书,如有缺损质量问题,本社销售中心负责调换。

定　价:198.00 元　　　　　　　　　　　　　　版权所有　违者必究

# 《定量药理学应用》翻译组

## 译 审

苏 霞 康龙化成（成都）临床研究服务有限公司

焦 正 上海交通大学医学院附属胸科医院

卢 炜 北京大学医学部

李惠军 康龙化成（成都）临床研究服务有限公司

## 参与翻译人员（按姓氏笔画排序）

丁俊杰 阿斯利康全球研发（中国）有限公司

杨 越 康龙化成（成都）临床研究服务有限公司

吴 磊 康龙化成（成都）临床研究服务有限公司

张 洪 吉林大学第一医院

林 彬 浙江大学医学院附属第二医院长兴院区

柳亚亚 康龙化成（成都）临床研究服务有限公司

陶俊烨 康龙化成（成都）临床研究服务有限公司

盛 芸 康龙化成（成都）临床研究服务有限公司

崔 杰 康龙化成（成都）临床研究服务有限公司

董 婧 上海市浦东新区公利医院

解树平 康龙化成（成都）临床研究服务有限公司

## 咨询专家

孙 鹤 天士力控股集团有限公司

## 事 务 协 调

刘 敏 康龙化成（成都）临床研究服务有限公司

# 中文版序言

定量药理学是近年来在传统的药代动力学（pharmacokinetics，PK）基础之上有机地结合了药效动力学（pharmacodynamics，PD）、生理学、疾病机理和试验进程等信息进行定量化研究的一门学科。国内也有专家将其翻译为计量药理学、药物统计学等。它是综合手工和自动化，通过建模与模拟技术进行迭代运行（迭代即重复反馈过程，每一次对过程的重复被称为一次迭代，而每一次迭代得到的结果会被用来作为下一次迭代的初始值进行学习，可以理解为一种早期形态的人工智能自我学习手段），整合药理学理念、病理病程理论、统计学方法等，为探索事物的规律和内在联系而形成的新型学科。定量药理学帮助我们深入理解药物的作用机制、疾病发生发展的规律和进程等，从而为获益-风险比的评估、预期结果、研发决策、剂量选择以及药物在患者亚群体中用法用量的调整等提供支持，并可通过支持药品说明书的撰写而提供临床优化用药方案，加快疾病治疗，促进健康恢复。

定量药理学研究在药物研发全生命周期中的应用涉及多个方面，涵盖从非临床到临床研究以及上市后临床再评价的各个阶段。一方面应用于对已有数据的解读和挖掘（比如探索药物是否有药物相互作用，是否有未知因素造成了药物特性的偏离），另一方面应用于对后续研发提供指导和预测（比如用Ⅱ期临床试验结果指导、预测、设计Ⅲ期临床试验）。

定量药理学研究按照分析技术和应用场景的不同，可以分为不同层次。常用的场景包括群体药代动力学（population pharmacokinetics）研究、药代动力学/药效动力学（pharmacokinetics/pharmacodynamics）研究、群体药效动力学（population pharmacodynamics）研究、暴露-效应关系（exposure-response relationship）研究、基于生理的药代动力学（physiologically based pharmacokinetics）研究、疾病进展（disease progression）研究、基于模型的荟萃分析（model-based meta-analysis）等。

与传统的统计学方法相比，定量药理学研究可以更好地描述药物的作用机制、时间进程、综合效用，识别药物对疾病的治疗特点，进而对疾病的转归进行准确可靠的预测；与传统的药理学概念相比，可以更好地描述多个变量对药物的作用进程、强度和结局的影响，解释未知和不可控因素的影响。历经几十年的发展，定量药理学研究已经从单纯的 PK 数据建模与模拟发展到学习与确认循环（learn-confirm cycle）迭代，并不断更新。它强调数据的整合以及通过"学习和确认"的迭代运行引导研发决策和监管审评，这是建模与模拟工具引导药物研发的核心。

鉴于定量药理学应用的进展，美国佛罗里达大学的 Stephan Schmidt 博士和 Hartmut Derendorf 博士共同主编出版了《定量药理学应用》（*Applied Pharmacometrics*；2014，

Springer）。本书并不只着眼于阐述定量药理学研究的基本原理，而是在用较少篇幅介绍药物开发中定量药理学所涉及的药代动力学和药效动力学概念之后，按章节给出应用定量药理学在各治疗领域进行建模和模拟的多个具体案例。这些案例展示了如何合理、系统地整合药物及产品特有信息和生物系统特有信息，发现并建立新规律，并运用这些规律来制定药物开发策略，以提高临床研究决策效率和优化治疗方案。

阅读了原著后，我认为这本书系统科学、重点突出，特别是颇具实用性。此书难得之处在于它提供了在药物开发中定量药理学应用现状的最新信息和案例，为新药开发决策者、新药开发人员和定量药理学研究人员在进行定量药理学相关研究时，提供了比较实用和前沿的指导与参考，有助于促使新药研发和监管决策过程更加高效和稳健，为新药研发提供很大的支持。

本书各章节的内容中穿插了大量图、表、公式等，以帮助读者更好地理解本书的内容。译者在翻译时尽量将图、表中内容翻译成了中文，相信会对读者阅读本书有所帮助。感谢苏霞博士为促使本书中文翻译版的完成所付出的努力，同时也感谢各位专家译者的辛勤工作。

孙 鹤

2023.2.8

# 原著前言

　　建模和仿真工具在工程和航空航天工业中已应用多年，常通过对原型的迭代改进来优化原来成本极高的产品。目前现代药物开发正在根据这些开发过程中各阶段的信息来调整和整合类似的工具，这种综合即为定量药理学。随着监管负担的加重以及医生和患者的高期望值，通过实验来解决所有开放性问题既费钱又耗时。现在越来越多的决策制定系基于适当的建模和仿真，这使得以定量和客观的方式整合所有可用的信息成为可能。

　　本书提供了在药物开发中定量药理学应用现状的最新信息。在介绍药物开发中定量药理学的基本和潜在的药代动力学和药效动力学概念后，本书给出了应用定量药理学在各治疗领域进行建模和模拟的多个具体案例。这些章节内容均由来自学术界、制药企业和监管机构的前沿科学家们撰写，旨在通过案例说明如何将药物开发各个阶段的成果纳入一个更及时且更具成本效益的过程当中。在药物开发过程中，定量药理学决策工具的应用使得基于数据的客观决策成为可能。同时，这一过程还可以检识出多余或不必要的实验，以及一些可以避免的昂贵的临床试验。在加快候选药物的成功开发以节约成本之外，定量药理学在药物产品选择方面也具有重要的经济上的影响。不成功的候选药物可以被及早发现并中止，而无须为额外的研究再投入精力和有限的资源。因此，定量药理学的建模和仿真已成为一个强有力的工具，可以更快的速度和更高的成功率为患者们带来新的更好的药物。我们希望本书有助于推广药物开发中的建模和模拟的工作，并希望在未来获得更广泛的应用。

　　我们感谢所有为这本书作出贡献的同事，他们投入了大量的时间和精力，使这个设想中的项目得以成为现实。专家们在其专业领域工作繁忙，我们非常感谢他们将此项目置于优先的地位。特别感谢 Daan Crommelin 教授为本书提供了最初的契机。我们还要感谢 Springer Science＋Business Media 团队在这个项目中愉快、专业和真诚的合作。最后，感谢我们家人的耐心和理解。

Stephan Schmidt, PhD（Orlando, FL, USA）

Hartmut Derendorf, PhD（Gainesville, FL, USA）

# 译者序一

 定量药理学是应用数学建模和模拟技术对药物-人体-疾病三者之间的关系进行定量分析和表征，也可视为药物-人体-疾病的相关理论知识和实验数据的管理工具。应用定量药理学理论和方法，可深入理解药物的作用机制和特点、疾病发生机理和发展进程，从而为人类疾病的预防、诊断和治疗等提供可靠的依据和指导。近年来，定量药理学在我国也取得了长足的进步。国内定量药理学的专家们相继发布了"新药研发中定量药理学研究的价值及其一般考虑""新药研发中群体药动学/药效学研究的一般考虑""模型引导的精准用药：中国专家共识（2021版）"等共识。国家药品监督管理局药品审评中心于2020年12月发布了《群体药代动力学研究技术指导原则》《模型引导的药物研发技术指导原则》，并在抗肿瘤药物、罕见疾病治疗药物、儿童用药等多个治疗领域的技术指导原则中，积极倡导了定量药理学的建模和模拟技术的应用。

 尽管定量药理学理论和技术得到了越来越多专家和学者的关注，但是国内外介绍定量药理理论和应用的书籍却甚少。美国佛罗里达大学的 Stephan Schmidt 教授和 Hartmut Derendorf 教授共同主编的 *Applied Pharmacometrics*（2014，Springer）是定量药理学理论和方法介绍的经典专著。Stephan Schmidt 教授在抗感染、心血管、代谢等领域建树颇丰；而 Hartmut Derendorf 教授则是佛罗里达大学药学院的国际知名教授。Hartmut Derendorf 教授于2021年逝世，很遗憾未能见证此书中文版的出版。参与原著各章节编写的专家是来自政府监管部门、跨国制药企业和国际学术界的杰出学者和资深专家，具有丰富的理论和实践经验。在此对原著作者们表达由衷的敬意。

 本书的内容涵盖了大多数治疗领域，包括心血管、神经精神、抗感染、代谢、免疫、儿科等领域。书中深入浅出地介绍了各领域的疾病和药物治疗的背景知识，也详细叙述了不同治疗领域中定量药理学理论和方法的应用，涉及基于机制的药代动力学/药效动力学（mechanism based pharmacokinetics/pharmacodynamics，PK/PD）、基于生理的药代动力学（physiologically based pharmacokinetics，PBPK）、疾病进展模型（disease progression model）、基于模型的荟萃分析（model-based meta-analysis，MBMA）、定量系统药理学（quantitative system pharmacology，QSP）等多种前沿建模技术和方法。此外，书中还列举了大量的具体应用案例和参考文献，涵盖了新药研发中非临床和临床试验各个阶段的理论知识和实践应用，以及临床个体化用药方案的设计。部分章节还附有定量药理学专业软件 NONMEM 的代码等实用信息，供读者研习。尽管本书原著成稿至今已近十年，但是书中介绍的经典理论和前沿发展内容仍具有重要的参考价值。

本书的译者是国内从事定量药理学一线研究、教学和实践的青年学者、资深专家和教授。在翻译过程中，对原著中的疏漏之处也作了校订。在本书的成稿和审读的过程中，我们获得了复旦大学附属华山医院传染科王新宇教授和放射科李郁欣教授、上海交通大学医学院附属精神卫生中心李华芳教授、南京医科大学附属妇产医院的唐喆药师、浙江大学医学院附属杭州市胸科医院李金梦药师等的大力帮助。他们的宝贵建议提高了译稿的质量和可读性。

本书内容涵盖面广，涉及多个学科和疾病治疗领域，尽管译者们已作了多轮修订，但是由于才学所限，疏漏和不当之处恳请广大读者批评指正。

焦　正
上海交通大学医学院附属胸科医院

# 译者序二

　　作为 20 世纪末至 21 世纪初兴起的一门综合型的新兴学科，定量药理学涵盖了药理学、药代动力学和药效动力学、生物药剂学、统计学、解剖生理学、临床治疗学、临床药理学以及监管科学和计算科学等多个学科和领域的知识。它的出现是药物研究和应用历史中的一个里程碑事件。由于定量药理学具有实践性强、社会效益高等突出特征，近年来已被学术界、制药企业和药物监管部门广泛认可和接受。今天，定量药理学无论是在药物研发还是在药物应用中均发挥着日益重要的作用，正在为新药的理性研发、临床的合理化用药做出着重要的贡献。定量药理学作为一门新兴学科，在我国也逐渐获得了业内的接受，其研究和应用基本做到了与发达国家同步发展的水平，其中最新的标志性事件就是国家药政部门近期颁布的《模型引导的药物研发技术指导原则》和《群体药代动力学研究技术指导原则》两部与定量药理学密切相关的研究指南。而就在撰写这篇序的当下，药政部门又颁布了与模型引导的药物研发有诸多联系的《创新药临床药理学研究技术指导原则》，成为引起业界瞩目的又一重大事件。

　　定量药理学的核心内容就是将各种来源的信息加以综合和整理加工，然后通过数学模型和统计学理念有机结合的方法，对药物的体内行为进行模型化（建模）和仿真模拟。实际上，建模和模拟的工作并非人们想象的那样神秘和高深。我们常常听到这样的说法："从一个人的过去就可以知道他的现在，而从他的现在就可知道他的将来。"其实，此话的前半句说的就是建模，即利用过去的信息来探寻和构建一件事物的发生规律；而后半句则说的就是模拟和预测，即根据一件事物既往的规律，设定一定的场景来模拟预判其未来发生的方向和概率。所以，建模和模拟是我们日常生活中有意或无意间随时在进行的一种思维实践，而定量药理学的意义在于将这些朴素的思维活动进行理论的升华，又复将这些基于实践的理论应用于实践之中，使得实践更为理性，在降低各类风险的同时更为高效。

　　Stephan Schmidt 博士和 Hartmut Derendorf 博士共同主编出版的《定量药理学应用》（*Applied Pharmacometrics*，2014，Springer）是美国药学科学家协会（AAPS）组织出版的《AAPS 药物科学系列进展》（*AAPS Advances in the Pharmaceutical Sciences Series*）中的一部著作。在定量药理学的理念已为学界和业界广为接受的今天，该书将重点置于定量药理学在临床各个领域和各类特殊人群的应用之中，通过各领域中的前沿一线学者专家，将当前各领域中定量药理学的最新知识、应用动态和研究趋势，结合许多生动的研究案例介绍给相关学术界、制药企业和监管机构的同行。该书全面覆盖临床各个领域，结构合理，篇幅适中，且内容深入浅出，读者只要对定量药理学中的群体药代动力学、药效动力学等基础学科的基本概念有一定的理解和实践，具备与临床相关专业领域的相关知识并有一定的实践经验，就可以很好地消化和理解，这是一部值得认真研读，并置于案头随时查阅的专业书和工具书。

本书主要由康龙化成（成都）临床研究服务有限公司［原恩远医药科技（北京）有限公司］的团队组织中文版的翻译，本人也获邀参与其中，承担了全书的审校工作。整个翻译和审校的过程，也是我们对于既有知识的一次全面梳理和系统更新的过程，在此对于原著作者们表达深深的敬意！

由于中英两种语言在文化、思维和表述习惯上的不同，在翻译和审校的过程中，我们本着翻译工作中的"信、达、雅"原则，在不曲解原义的前提下，尽可能地使译文贴近中文的表达习惯。例如对于原文中多处出现的无主语表达句，添加了"研究者"或"人们"等主语，对于原作者频繁使用的一些标点符号如"；"，很多也按中文的习惯改为了"，"或"。"。对于一些专业词汇，例如英文的 pharmacokinetics（pharmaco＋kinetics）一词，国内早年翻译为"药物代谢动力学"（简称"药代动力学"），其中"代谢"二字属于当初的译者自由引申，尽管根据原词的本义及涵盖内容，采用"药物动力学"可能更能体现原义，然而考虑到"药代动力学"已成为行业的习惯用词，且收录于各种标准术语中，故本书仍采用"药代动力学"的译法。再如英文的 pharmacodynamics（pharmaco＋dynamics），根据词尾中 dynamics 的原义及全词的实际内涵，未采用目前较多使用的"药效学"，而是采用了"药效动力学"的译法。

定量药理学是一门发展迅速的朝阳学科，新认知、新发现不断涌现。尽管我们尽了最大的努力，但是译文中的疏漏依然在所难免，在此诚恳希望大家在阅读的过程中提出宝贵意见。

卢炜

北京大学医学部

# 译者前言

定量药理学（pharmacometrics）是利用建模与模拟技术对药动学、药效学、机体功能、疾病机制和试验进程等信息进行定量化，用参数和图法表达结果，定量评价药理作用及其影响因素，从而为试验设计、研发决策和合理用药提供研究依据的一门新兴交叉学科。国内学术界、药政管理当局和企业界对定量药理的重视日益加深。1978年孙瑞元和金正均等教授筹办"中国药理学会数学药理学专业委员会"，并于1982年正式成立，两位教授堪称本学科的奠基者和引路人。2009年美国辉瑞公司和北京大学联合成立"北大-辉瑞定量药理学培训中心"，用于培训定量药理学人才；负责此中心的卢炜教授对群体药动学在我国的普及做出了极大的贡献。目前在北京大学药学院、复旦大学医学院、上海中医药大学、皖南医学院等高校设有定量药理学硕士和博士课程。由焦正教授主持的群体药动学培训班，已举办多期，具有很强的针对性，颇受欢迎。国家药品监督管理局（NMPA）在近年颁布了多部定量药理相关指导原则。中国的企业界已逐步接受模型引导的药物研发概念，并已开始将定量药理学应用到全研发过程中。

定量药理学是一门交叉学科，目前相关专业书籍多数专注于模型构建理论，而对疾病病理生理及药物作用机制与模型构建，以及最后的模型应用之间的关系介绍较少。本书通过疾病基本理论背景与具体应用实例相结合的方式，对各疾病领域进行了全面的介绍，重点给出了定量药理学在药物研发的各个阶段应用的具体实例，从非临床到首次临床数据转化到药物上市后获利分析，从企业内部研发决策到监管部门决策均可发挥作用。书中虽然有较多的模型公式以及统计学概念，但更加偏重于解释原理和临床应用，相信能够对读者在自身领域的发展有很大启发。

即使本书原著已成文多年，随时间线的拉长在定量药理方面已经有更多新的理论方法和新的药物的应用案例，但书中的基本理论、内在逻辑思路仍然值得深究和学习。它是一本值得在相关领域的科研人员、医药企业等一线人员研读的著作。

本书能够出版与广大读者见面，离不开各方的努力。感谢焦正教授、卢炜教授在翻译过程中对全书的通篇校对工作，对于持有疑问的部分，更是请教了相应领域的教授学者以得到最准确的理解，力图在准确传达原书作者的思想同时兼顾翻译的专业性，逻辑性；感谢康龙化成（成都）临床研究服务有限公司定量药理部团队的成员，通过查阅参考文献原文及相关领域专业文献资料，尽最大努力进行翻译及校正，特别感谢定量药理部团队的成员柳亚亚在组织和校对中的贡献，进行了大量细致耐心的校对工作。在翻译过程中，由于对原著解读、理解以及中英文表达的差异，难免存在不足和疏漏之处，请广大读者批评指正！

苏　霞

康龙化成（成都）临床研究服务有限公司

# 原著主编

　　**Stephan Schmidt** 博士是佛罗里达大学奥兰多诺纳湖校区定量药理学和系统药理学中心的助理教授，他专注于应用定量分析（定量药理学和系统药理学）工具来解决抗菌治疗、儿科、糖尿病、心血管安全和绝经后骨质疏松症等领域的临床相关研究问题。Schmidt 教授在佛罗里达大学获得药剂学博士学位。他在十多种的同行评议科学期刊上发表了研究成果，并获得了 Paul Ehrlich 学会论文奖以及佛罗里达大学优秀助理教授奖。Schmidt 教授是国际定量药理学会（ISoP）、美国临床药理学和治疗学学会（ASCPT）、美国药学科学家协会（AAPS）、美国临床药理学学会（ACCP）和 Paul-Ehrlich 化疗学会（PEG）的活跃成员。

　　**Hartmut Derendorf** 博士是佛罗里达大学药学院的杰出教授，V. Ravi Chandran 药学科学教授和药剂学系主任。他在德国明斯特大学获得药学博士学位。Derendorf 教授发表了400 多篇科学论文以及 7 部英语和德语教科书。他是《临床药理学杂志》等 5 种期刊的编辑或副主编。Derendorf 教授曾担任美国临床药理学学会（ACCP）主席和国际抗感染药理学学会（ISAP）主席。他曾获得 ACCP 的杰出研究奖和 Nathaniel T. Kwit 杰出服务奖、美国药学科学家协会（AAPS）临床科学研究成果奖、国际定量药理学会（ISoP）领导奖，以及美国药学院协会（AACP）颁发的 Volwiler 奖。

# 原著编写人员

**Jeffrey Barrett** Interdisciplinary Pharmacometrics Program, Pediatric Clinical Pharmacology, Sanofi Pharmaceuticals, 55 Corporate Drive, Bridgewater, NJ 08807, USA

**Margreke J. E. Brill** Department of Clinical Pharmacy, St. Antonius Hospital, Nieuwegein, The Netherlands

**Ashley N. Brown** Research and Academic Center, Institute for Therapeutic Innovation, University of Florida, Orlando, FL, USA

**Antonio Cabal** Quantitative Pharmacology & Pharmacometrics, Merck, Sharpe & Dohme Corp., Oss, The Netherlands

**Anne S. Y. Chain** Modeling and Simulation, Merck Research Laboratories, Merck & Co., Inc., Rahway, NJ, USA

**Jenny Y. Chien** Lilly Research Laboratories, Eli Lilly & Company, Indianapolis, IN, USA

**Cornelius Joseph Clancy** Department of Medicine, Division of Infectious Diseases, University of Pittsburgh, Pittsburgh, PA, USA

**Brian Corrigan** Department of Neuroscience, Pfizer, Groton, CT, USA

**Elizabeth C. M. de Lange** Target Site Equilibration Group, Division of Pharmacology, Leiden Academic Centre of Drug Research, Leiden University, Leiden, The Netherlands

**Hartmut Derendorf** Department of Pharmaceutics, College of Pharmacy, University of Florida, Gainesville, FL, USA

**Jeroen Diepstraten** Department of Clinical Pharmacy, St. Antonius Hospital, Nieuwegein, The Netherlands

**George L. Drusano** Research and Academic Center, Institute for Therapeutic Innovation, University of Florida, Orlando, FL, USA

**Maurice G. Emery** Department of Pharmacokinetics and Drug Metabolism, Amgen, Inc, Seattle, WA, USA

**Ghassan N. Fayad** Quantitative Pharmacology & Pharmacometrics, Merck, Sharpe & Dohme Corp., Oss, The Netherlands

**Parag Garhyan** Global PK/PD & Pharmacometrics, Eli Lilly & Company, Indianapolis, IN, USA

**Anna Georgieva Kondic** Quantitative Pharmacology & Pharmacometrics, Merck, Sharpe & Dohme Corp., Oss, The Netherlands

**John P. Gibbs** Department of Pharmacokinetics and Drug Metabolism, Amgen Inc, Thousand Oaks, CA, USA

**Pankaj Gupta** Department of Clinical Pharmacology, Global Innovative Pharma Business, Pfizer, Groton, CT, USA

**Peter C. Haughney** Department of Pharmacokinetics and Drug Metabolism, Amgen Inc., Seattle, WA, USA

**Günther Hochhaus** College of Pharmacy, University of Florida, Gainesville, FL, USA

**Kaori Ito** Department of Neuroscience, Pfizer, Groton, CT, USA

**Ping Ji** Office of Clinical Pharmacology, Center for Drug Evaluation and Research, US Food and Drug Administration, Silver Spring, MD, USA

**Bhargava Kandala** College of Pharmacy, University of Florida, Gainesville, FL, USA

**Thomas Kerbusch** Quantitative Pharmacology & Pharmacometrics, Merck, Sharpe & Dohme Corp., Oss, The Netherlands

**Catherijne A. J. Knibbe** Department of Clinical Pharmacy, St. Antonius Hospital, Nieuwegein, The Netherlands

**Sriram Krishnaswami** Department of Clinical Pharmacology, Pfizer, Groton, CT, USA

**Manisha Lamba** Department of Clinical Pharmacology, Global Innovative Pharma Business, Pfizer, Groton, CT, USA

**Lawrence J. Lesko** Center for Pharmacometrics and Systems Pharmacology, University of Florida, Orlando, FL, USA

**Jiang Liu** Office of Clinical Pharmacology, Center for Drug Evaluation and Research, US Food and Drug Administration, Silver Spring, MD, USA

**Khamir Mehta** Quantitative Pharmacology & Pharmacometrics, Merck, Sharpe & Dohme Corp., Oss, The Netherlands

**Sujatha Menon** Department of Clinical Pharmacology, Pfizer, Groton, CT, USA

**Diane R. Mould** Projections Research, Phoenixville, PA, USA

**Joanna Parkinson** Computational Toxicology, Global Safety Assessment, AstraZeneca R&D Innovative Medicines, Mölndal, Sweden

**Charles A. Peloquin** College of Pharmacy and Emerging Pathogens Institute, University of Florida, Gainesville, FL, USA

**Marc Pfister** University Children's Hospital Basel (UKBB), Basel, Switzerland
Quantitative Solutions, Bridgewater, USA

**Daniel Polhamus** Department of Medical-Science, Metrum Research Group LLC, Tariffville, CT, USA

**Teun M. Post** Quantitative Pharmacology & Pharmacometrics, Merck, Sharpe & Dohme Corp., Oss, The Netherlands

**Vivek S. Purohit** Department of Clinical Pharmacology, Global Innovative Pharma Business, Pfizer, Groton, CT, USA

**James Rogers** Department of Medical-Science, Metrum Research Group LLC, Tariffville, CT, USA

**Klaus Romero** Department Clinical Pharmacology, Critical Path Institute, Tucson, AZ, USA

**Amit Roy** Clinical Pharmacology & Pharmacometrics, Bristol-Myers Squibb, Princeton, NJ, USA

**Stephan Schmidt** Department of Pharmaceutics, Center for Pharmacometrics & Systems Pharmacology, University of Florida, Orlando, FL, USA

**Vikram P. Sinha** Division of Pharmacometrics, Office of Clinical Pharmacology/ Translational Sciences, U.S. Food and Drug Administration, Indianapolis, IN, USA

**Diane Stephenson** Coalition Against Major Diseases, Critical Path Institute, Tucson, AZ, USA

**Sherwin K. B. Sy** Department of Pharmaceutics, University of Florida, Gainesville, FL, USA

**Brian Gregory Topp** Lilly Research Laboratories, Eli Lilly & Company, Indianapolis, IN, USA

**Piet H. van der Graaf** Leiden Academic Centre for Drug Research (LACDR), Gorlaeus Laboratories, Leiden, The Netherlands

**Anne van Rongen** Department of Clinical Pharmacy, St. Antonius Hospital, Nieuwegein, The Netherlands

**Sandra A. G. Visser** Modeling & Simulation, Early Stage Development, Merck Research Labs, Merck & Co., Inc., North Wales, Pennsylvania, USA

**Xiaofeng Wang** Clinical Pharmacology, Otsuka Pharmaceuticals, Princeton, NJ, USA

**Yaning Wang** Office of Clinical Pharmacology, Center for Drug Evaluation and Research, US Food and Drug Administration, Silver Spring, MD, USA

**Liping Zhang** Model Based Drug Development Group, Janssen Pharmaceutical Research and Development, Titusville, NJ, USA

**Hao Zhu** Office of Clinical Pharmacology, Center for Drug Evaluation and Research, US Food and Drug Administration, Silver Spring, MD, USA

# 目录

## 第1章
## 定量药理学导论——以生理药代动力学为重点

1.1 引言 / 1

1.2 经典 PK 分析 / 1

1.3 PBPK 建模 / 4

  1.3.1 PBPK 的历史与方法论 / 4

  1.3.2 PBPK 模型中隔室的数量 / 6

  1.3.3 靶器官 / 6

  1.3.4 物质转运现象 / 6

  1.3.5 PK 的时程 / 8

  1.3.6 案例研究：超声成像造影剂的 PBPK 模型 / 8

  1.3.7 PBPK 建模中的敏感性分析 / 11

  1.3.8 PBPK 建模的应用 / 13

1.4 PBPK 建模与全身和组织清除率的关系 / 14

  1.4.1 清除率 / 14

  1.4.2 建立全身清除率（TBC）与器官清除率之间的一般关系 / 16

1.5 群体 PK / 19

  1.5.1 群体 PK 模型的构建 / 19

  1.5.2 协变量模型 / 20

  1.5.3 群体 PK 模型的应用 / 22

1.6 连续型效应变量的 PD 模型 / 23

  1.6.1 直接效应模型 / 23

  1.6.2 间接效应模型 / 24

1.7 非连续效应的 PD 模型 / 26

  1.7.1 生存分析 / 26

  1.7.2 Logistic 回归 / 29

  1.7.3 马尔可夫链 / 31

1.8 疾病进展模型 / 31

1.9 系统药理学 / 32

1.10 软件 / 35

1.11 结论 / 36

附录 / 36

参考文献 / 38

## 第2章
## 个体化用药：床边旁个体暴露和效应信息的整合

2.1 引言 / 47

  2.1.1 当前的给药模式 / 48

  2.1.2 个体化给药方案计算系统的定义 / 49

  2.1.3 与群体模型的关系 / 49

2.2 个体预测 / 50

  2.2.1 协变量效应 / 50

  2.2.2 基于个体数据对模型参数进行贝叶斯更新 / 50

2.3 个体化给药方案计算系统 / 53

  2.3.1 PK 系统案例：英夫利西单抗 / 53

  2.3.2 PD 系统案例：华法林 / 55

2.4 结论 / 57

2.5  本章要点 / 58

参考文献 / 58

# 第 3 章
# 定量药理学在儿科中的应用

3.1  引言 / 61

3.2  发育中儿科人群剂量的考量 / 62

3.3  发育中儿科人群的时间考量 / 63

3.4  发育中儿科人群的生理学考量 / 66

3.5  利用成人数据（经典的"自上而下"

方法）/ 68

3.6  依赖于 PBPK 的计算方法 / 69

3.7  模拟作为设计、构建和分析计划的

工具 / 72

参考文献 / 77

# 第 4 章
# 慢性肾病的定量药理学应用

4.1  引言 / 81

4.2  CKD 的背景介绍 / 82

4.2.1  CKD 及其五个阶段的定义 / 82

4.2.2  CKD 的风险因素和结局 / 82

4.2.3  评估和监测肾功能 / 83

4.2.4  了解 CKD 对化学药和生物制品暴露和

效应的影响 / 84

4.2.5  了解药物对 CKD 的影响 / 85

4.2.6  了解药物对肾脏移植的影响 / 86

4.3  定量药理学在 CKD 中的应用 / 87

4.3.1  量化 CKD 对药物暴露和效应的影响 / 88

4.3.2  量化透析对药物暴露的影响 / 90

4.3.3  量化透析对内源性物质的影响 / 91

4.3.4  评估和精确调整成人和儿科人群的

透析治疗方案 / 92

4.3.5  描述肾移植患者的暴露-效应关系 / 93

4.3.6  量化药物依从性不佳对肾移植的

影响 / 94

4.3.7  评估和精确调整 CKD 的治疗剂量 / 95

4.3.8  完善 CKD 的药品说明书 / 97

4.4  定量药理学在 CKD 中的机遇 / 98

4.5  总结 / 99

参考文献 / 99

# 第 5 章
# 基于药物-疾病模型的糖尿病治疗药物开发

5.1  引言 / 105

5.2  治疗干预 / 106

5.3  生物标志物和临床替代物 / 106

5.4  糖尿病的药物-疾病模型 / 108

5.4.1  系统药理学模型 / 108

5.4.2  葡萄糖-胰岛素相互作用模型 / 109

5.4.3  葡萄糖-胰岛素-胰高血糖素相互作用

模型 / 110

5.4.4  时间过程模型——空腹血糖或

HbA1c / 110

5.4.5  间接效应模型——胰岛素、葡萄糖和

HbA1c / 111

5.4.6  基于生理的空腹血糖和 HbA1c 链接

模型 / 112

5.4.7  疾病进展模型 / 112

5.4.8  用于诊断试验的模型 / 112

5.5  案例研究：系统药理学模型 / 113

5.6  药物-疾病模型的应用 / 116

5.7  本章重点 / 118

参考文献 / 118

# 第6章
## 肥胖人群的定量药理学应用

6.1　引言 / 121

6.2　体型指标 / 122

6.3　与肥胖相关的 PK 和 PD 参数变化的
量化 / 124

　6.3.1　目的 / 124

　6.3.2　方法 / 124

6.3.3　结果 / 124

6.3.4　讨论 / 137

6.4　结论 / 139

6.5　本章重点 / 141

**参考文献** / 142

# 第7章
## 心血管安全性管控中的定量药理学应用

7.1　引言 / 145

7.2　CV 参数 / 148

　7.2.1　QT 间期 / 148

　7.2.2　心率 / 149

　7.2.3　血压 / 149

　7.2.4　QRS 波群 / 149

　7.2.5　PR 间期 / 150

　7.2.6　逐搏变异（每搏量变异）/ 150

　7.2.7　心肌收缩力 / 150

7.3　QT 间期的建模 / 150

　7.3.1　PK/PD 模型 / 150

　7.3.2　预测人体 QT 间期风险的临床前
模型 / 152

7.3.3　临床 QT 建模 / 158

7.4　心率评估中的定量药理学 / 161

　7.4.1　预测人类心率风险的临床前模型 / 161

　7.4.2　定量药理学在评估心率的临床
研究中的应用 / 162

7.5　血压评估中的定量药理学 / 163

　7.5.1　预测人类血压风险的临床前模型 / 163

　7.5.2　定量药理学在评估血压的临床研究中的
应用 / 163

7.6　结论 / 164

7.7　本章重点 / 164

**参考文献** / 165

# 第8章
## 细菌感染的定量药理学应用

8.1　引言 / 176

8.2　基于 MIC 的方法 / 176

　8.2.1　体外药敏试验 / 177

　8.2.2　PK/PD 指标 / 177

　8.2.3　达标率和临床折点 / 178

　8.2.4　基于 MIC 的方法的局限性 / 180

　8.2.5　抗菌治疗中的耐药性问题 / 181

　8.2.6　联合治疗 / 181

8.3　基于体外时间进程的方法 / 182

　8.3.1　时间-杀菌动力学研究 / 182

　8.3.2　体外时间-杀菌动力学的 PK/PD

模型 / 183

　8.3.3　Logistic 增长模型的改良 / 183

　8.3.4　隔室模型示例 / 185

　8.3.5　机制模型示例 / 187

　8.3.6　联合治疗模型 / 190

　8.3.7　耐药亚群的模型估计 / 190

　8.3.8　包含宿主防御的模型 / 191

　8.3.9　将体外模型与 PK/PD 指数关联 / 191

8.4　总结 / 192

**参考文献** / 192

# 第9章
## 抗病毒感染的定量药理学应用

9.1 引言 / 199
9.2 HIV 的 PD 研究 / 200
9.3 核苷类似物 / 201
9.4 天冬氨酰蛋白酶抑制剂 / 204
9.5 非核苷逆转录酶抑制剂 / 206
9.6 HIV 的联合治疗 / 208
9.7 流感病毒 / 210

9.7.1 金刚烷 / 210
9.7.2 神经氨酸酶抑制剂 / 212
9.8 HCV / 219
9.9 结论 / 223
9.10 本章重点 / 223
参考文献 / 223

# 第10章
## 抗真菌药物的定量药理学应用：氟康唑和棘白菌素治疗念珠菌血症和侵袭性念珠菌病

10.1 引言 / 227
10.2 念珠菌病的临床表现和微生物学 / 228
10.3 氟康唑和棘白菌素在念珠菌病治疗中的药理学及作用 / 228
10.4 氟康唑和棘白菌素的定量药理学应用 / 230
　10.4.1 氟康唑和棘白菌素的体外药敏试验 / 231
　10.4.2 在侵袭性念珠菌病动物模型中确定PK/PD 的靶值 / 232

　10.4.3 PK/PD 靶值与临床研究数据的交叉验证 / 235
10.5 综合考虑：治疗侵袭性念珠菌病的意义 / 237
10.6 氟康唑和棘白菌素未来研究的问题 / 241
10.7 结论 / 241
10.8 本章重点 / 241
参考文献 / 242

# 第11章
## 定量药理学与结核病

11.1 引言 / 250
11.2 结核病的替代药物和研究药物 / 251
11.3 结核病治疗药物药理学的详细阐述 / 252
11.4 抗结核药物的 PK/PD / 258
11.5 结核病治疗药物 PK/PD 的具体

实例 / 260
11.6 利福霉素及其浓度依赖性活性 / 261
11.7 利福霉素 PK/PD 的具体临床实例 / 262
11.8 总结概述 / 264
11.9 TDM 和结核病 / 265
参考文献 / 265

# 第12章
## 肺部疾病的定量药理学应用

12.1 引言 / 269

12.2 吸入治疗后影响局部肺动力学的

因素 / 269

12.2.1 吸入治疗的生理学基础 / 270

12.2.2 吸入药物的理化性质 / 270

12.2.3 患者因素 / 271

12.3 吸入药物在人体中的过程 / 271

12.4 吸入药物的 PK/PD 建模 / 272

12.4.1 影响肺靶向的 PK/PD 因素 / 272

12.4.2 吸入性糖皮质激素给药后全身副
作用的 PK/PD 模型 / 275

12.4.3 β₂ 受体激动剂的 PK/PD 建模：
肺靶向治疗案例 / 279

12.4.4 吸入药物的 PK 建模：肺部模型 / 280

12.5 基于生理的药代动力学肺模型：
商业化软件 / 283

12.6 总结 / 285

附录 / 286

参考文献 / 289

# 第 13 章
## 骨质疏松症的定量药理学应用

13.1 引言 / 295

13.2 骨质疏松症建模的概述 / 296

13.2.1 骨生理学和病理生理学简介 / 296

13.2.2 骨生理学指标 / 297

13.2.3 骨质疏松症的治疗 / 298

13.3 骨质疏松症的常规定量药理学 / 299

13.4 定量药理学在骨质疏松症中的
应用案例 / 301

13.4.1 基于机制的骨转换标志物和骨密度
模型 / 301

13.4.2 有限元分析 / 305

13.5 结论 / 308

13.6 本章重点 / 308

参考文献 / 309

# 第 14 章
## 精神疾病的定量药理学应用

14.1 引言 / 314

14.2 精神疾病 / 315

14.2.1 焦虑症 / 315

14.2.2 重度抑郁症 / 315

14.2.3 精神病 / 315

14.2.4 当前精神疾病治疗中存在的问题 / 315

14.3 精神类药物 / 317

14.3.1 抗焦虑药 / 317

14.3.2 抗抑郁药 / 319

14.3.3 抗精神病药 / 321

14.4 定量药理学研究方法 / 322

14.4.1 抗焦虑药的定量药理学研究 / 322

14.4.2 抗抑郁药的定量药理学研究 / 324

14.4.3 抗精神病药的定量药理学研究 / 325

14.5 讨论和结论 / 333

14.5.1 目前精神病诊断和治疗中的
问题 / 333

14.5.2 精神疾病的更佳治疗 / 333

14.5.3 多学科交叉的方法 / 338

14.5.4 结论 / 338

14.6 本章重点 / 338

14.7 建议 / 339

参考文献 / 339

# 第 15 章
## 阿尔茨海默病的临床试验模拟

15.1 引言 / 347

15.2 数据的考量 / 348

15.3 ADAS-cog 疾病进展模型的综述 / 350

15.3.1 AD 模型的历史进展 / 350

15.3.2 基于模型的 AD 文献荟萃分析 / 351

15.3.3 患者个体水平的模型 / 352

15.3.4 整合荟萃分析法 / 353

15.4 AD 模型中结构要素的综述 / 353

15.4.1 疾病模型 / 353

15.4.2 药物模型 / 356

15.4.3 文献水平和患者水平数据的荟萃分析

整合 / 357

15.5 应用案例 / 358

15.5.1 前瞻性试验设计 / 358

15.5.2 回顾性试验数据分析 / 360

15.6 讨论和展望 / 363

15.6.1 早期 AD：ADAS-cog 选择性亚组

评分的选择和建模 / 363

15.6.2 整合全 AD 疾病谱中的数据：IRT

方法 / 363

15.6.3 展望 / 364

参考文献 / 364

# 第 16 章
## 炎症疾病的定量药理学应用

16.1 引言 / 367

16.2 案例研究 / 368

16.2.1 终止卡那单抗治疗 RA 临床开发的

决策 / 368

16.2.2 扩大剂量探索研究的规模和范围，并

应用效益和风险数据为Ⅲ期临床试验

选择剂量 / 371

16.2.3 批准未在关键注册试验中测试的儿科

剂量和制剂的决策 / 373

16.2.4 基于内部和外部的总体数据考察更高

剂量的决策 / 376

16.3 总结 / 377

参考文献 / 380

# 第 17 章
## 皮肤病的定量药理学应用

17.1 引言 / 384

17.2 定量药理学在药物开发早期中的

应用 / 384

17.2.1 抗菌药物开发的 PK/PD 靶值 / 385

17.2.2 靶部位的 PK/PD / 386

17.3 群体药代动力学 / 387

17.4 暴露-效应（E-R）关系 / 388

17.4.1 应用 E-R 分析了解患者特异性因素对

银屑病药物疗效的影响 / 388

17.4.2 促进关于Ⅲ期临床试验的剂量

决策 / 391

17.5 整合不同来源的信息 / 392

17.5.1 荟萃分析 / 392

17.5.2 基于模型的荟萃分析 / 393

17.6 建立外用皮质类固醇的生物

等效性 / 394

17.7 总结 / 395

参考文献 / 396

# 第 18 章
## 疼痛管理的定量药理学应用

18.1 引言 / 398

18.2 急性和慢性疼痛缓解数据的模型
构建 / 399

18.3 固定剂量复方药物的疼痛缓解的
模型构建 / 402

18.4 定量药理学在儿科镇痛中的应用
案例 / 403

18.5 阿片类药物治疗的定量药理学
应用 / 406

18.5.1 滥用风险 / 406

18.5.2 阿片耐受 / 406

18.6 阿片类药物诱导的呼吸抑制的
逆转 / 408

18.7 临床患者照护中的定量药理学 / 409

18.8 本章重点 / 411

参考文献 / 411

# 第 19 章
## 高脂血症的定量药理学应用

19.1 引言 / 415

19.2 脂质代谢紊乱的生物学概述 / 416

19.2.1 脂蛋白代谢概述 / 416

19.2.2 外源性和内源性脂质的生成和
转运 / 416

19.2.3 胆固醇逆向转运 / 417

19.3 LDL-C 与心血管风险之间的联系 / 419

19.4 高脂血症治疗的作用机制 / 419

19.5 药物效应模型 / 422

19.5.1 概述 / 422

19.5.2 $I_{max}$ 模型 / 422

19.5.3 间接效应模型 / 425

19.5.4 前体池间接效应模型 / 427

19.5.5 其他应用 / 429

19.6 结论 / 430

19.7 本章重点 / 430

参考文献 / 430

# 附表 1
## 中英文术语对照表

# 附表 2
## 中英文药物名称对照表

# 索引 1
## 中文术语索引

# 索引 2
## 英文术语索引

# 第1章

# 定量药理学导论——以生理药代动力学为重点

Sherwin K. B. Sy, Xiaofeng Wang and Hartmut Derendorf

## 1.1 引言

定量药理学（pharmacometrics）是一门基于数学建模和模拟的学科，用于描述药代动力学（pharmacokinetics，PK，简称药动学）、暴露-效应关系和疾病进展。药物开发中，用于描述生理系统中生化过程的机制模型得到了越来越广泛的应用。复杂系统的模型通常归类为系统药理学（systems pharmacology）。William Jusko 用一句话描述了定量药理学在药物开发中的作用，"定量药理学是制药公司的工作核心：收集动物、健康志愿者和患者数据，定量分析数据，然后确定这些数据对优化药效和使毒性最小化的意义"（Nielsen 和 Friberg，2013）。制药和生物技术公司投入了大量的资金，建立定量药理学知识体系，以利用临床前、临床和人类基因组数据来理解疾病进展、药物行为及其对患者个体的影响，并针对特定患者群体进行个体化用药。本章旨在概述药物开发中的定量药理学研究方法。

## 1.2 经典 PK 分析

经典的 PK 分析主要有两种方法：隔室模型分析（the compartmental modeling）和非隔室分析（the noncompartmental analysis）。隔室模型分析建立在隔室间物质平衡的基础之上，而非隔室分析则建立在药物浓度随时间变化过程的统计矩基础之上。

通过采用给药后体液（如血浆、血清或全血）中的药物浓度-时间曲线的形式，隔室模型广泛应用于描述药物的处置过程。式（1.1）是隔室模型的一般表达式，即采用一系列指数项来拟合药物浓度-时间曲线：

$$C(t) = \sum_{i}^{n} A_i e^{-\alpha_i t} \tag{1.1}$$

式中，$i$ 表示第 $i$ 隔室；$n$ 是隔室的总数；$A_i$ 是隔室 $i$ 的药量；$\alpha_i$ 是隔室之间的物质传递以及药物从体内消除的速率常数。$A_i$ 和 $\alpha_i$ 可归为宏观常数。隔室数（$n$）是一个抽象的数学概念，可由药物浓度-时间曲线拟合确定。从式（1.1）可知，人体由一系列的隔室组成；药物分布于各隔室，并从体内消除。式（1.1）是由各隔室的物质平衡导出的一系列常微分方程的解。

注射给药的一室模型是最简单的隔室模型。一室模型的微分方程可以基于物质平衡理论推导而来，即隔室中药量的变化速率等于输注速率（rate of input）减去输出速率（rate of output）：

$$\frac{\mathrm{d}VC}{\mathrm{d}t} = rate\ of\ input - k_e VC，当 t=0，C=C_0 \tag{1.2}$$

式中，$V$ 为隔室的体积；$C$ 为隔室中的药物浓度；$k_e$ 为一级消除速率常数；$C_0$ 是微分方程的初始条件，即给药前的药物浓度❶。采用注射方式给药时，使用 delta 函数表示输注速率，假设 $V$ 为常数，上述方程的解为：

$$C(t) = \frac{Dose}{V} e^{-k_e t} \tag{1.3}$$

式中，$Dose$ 为剂量。比较式（1.1）和式（1.3）可得，$A = Dose/V$，$\alpha = k_e$，$n=1$。因为式（1.1）是一级动力学，故半衰期 $t_{1/2} = \dfrac{\ln(2)}{k_e}$。一级动力学的半衰期为常数。式（1.3）常被转化为式（1.4）：

$$C(t) = \frac{Dose}{V} e^{-\frac{CL}{V} t} \tag{1.4}$$

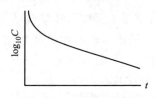

图 1.1 双指数下降的对数浓度-时间曲线

式中，$k_e = CL/V$；$CL$ 为清除率。清除率是 PK 中引入的最重要的概念之一。有关清除率的详细叙述将在 1.4.1 节中讨论。

在许多情况下，药物在体内的处置遵循多指数下降，在图 1.1 所示的对数浓度-时间曲线中有多个线性阶段。这种类型的药物浓度的经时过程通常由两个或两个以上的多个隔室构成。对于注射给药的二室模型，式（1.1）变为：

$$C(t) = A e^{-\alpha t} + B e^{-\beta t} \tag{1.5}$$

药物的 $\alpha$ 相和 $\beta$ 相（或称终末相）的半衰期为式（1.6）：

$$t_{1/2,\alpha} = \frac{\ln 2}{\alpha}，t_{1/2,\beta} = \frac{\ln 2}{\beta} \tag{1.6}$$

为了估计药物体内多指数下降后的总半衰期，引入了"有效半衰期"的概念，二室模型的有效半衰期见式（1.7）：

$$有效半衰期(effective\ t_{1/2}) = \frac{1}{\text{AUC}} \left( \frac{A}{\alpha} t_{1/2,\alpha} + \frac{B}{\beta} t_{1/2,\beta} \right) \tag{1.7}$$

式中，AUC（area under the concentration-time curve）是浓度-时间曲线下面积。

---

❶ 译者注：对于静脉注射，应是给药后即刻的药物浓度。

二室模型的微分方程可通过各隔室的物质平衡得到：

$$\frac{\mathrm{d}A_c}{\mathrm{d}t} = rate\ of\ input - k_{12}A_c - k_eA_c + k_{21}A_p \tag{1.8}$$

$$\frac{\mathrm{d}A_p}{\mathrm{d}t} = k_{12}A_c - k_{21}A_p \tag{1.9}$$

式中，$A_c$ 和 $A_p$ 分别表示中央室和外周室中的药量；$k_{12}$ 和 $k_{21}$ 是中央室和外周室之间的物质传递速率常数，为微常数。通过微常数和宏常数间的转换，可以用与式（1.5）相同的方式表示式（1.9）的求解：

$$\alpha + \beta = k_e + k_{12} + k_{21} \tag{1.10}$$

$$\alpha\beta = k_e k_{21} \tag{1.11}$$

$$A = \frac{Dose \times (\alpha - k_{21})}{V_c(\alpha - \beta)} \tag{1.12}$$

$$B = \frac{Dose \times (k_{21} - \beta)}{V_c(\alpha - \beta)} \tag{1.13}$$

二室模型的 $CL$、隔室间清除率（$Q$）、$V_c$ 和 $V_p$ 可重新参数化为 $k_e = CL/V_c$，$k_{12} = Q/V_c$，$k_{21} = Q/V_p$。关于常用 PK 模型的详细阐述，包括静脉给药和血管外途径的给药，读者可以参考有关药代动力学（PK）和药效动力学（pharmacodynamics，PD）分析的教科书（Derendorf 和 Hochhaus，1995；Gabrielsson 和 Weiner，2000；Gibaldi 和 Perrier，1999；Rowland 和 Tozer，1989）。

隔室模型（the compartmental model）通常用于从一种给药方案外推到另一种给药方案，或从单次给药外推到多次给药达稳态的情况。然而，隔室模型也有其局限性。首先，隔室数目和性质是抽象的数学概念。隔室的生理学意义和模型结果的解释取决于分析人员的解读。其次，模型参数不具有明确的生理学意义，参数的变异性来源无法明确识别，且难以与生理学意义相关联。

非隔室模型（the noncompartmental model）是基于浓度-时间数据的统计矩（Dunne，1993；Yamaoka 等，1978）。$N$ 阶统计矩的数学形式如下：

$$\int_0^\infty t^n C(t)\mathrm{d}t \tag{1.14}$$

式中，$t$ 为时间；$n$ 为矩的阶数；$C(t)$ 是药物浓度随时间的函数。AUC、一阶矩曲线下面积（area under the moment curve，AUMC）和平均滞留时间（mean residence time，MRT）可通过对浓度-时间曲线的积分来计算：

$$AUC = \int_0^\infty t^0 C(t)\mathrm{d}t = \int_0^\infty C(t)\mathrm{d}t \tag{1.15}$$

$$AUMC = \int_0^\infty t^1 C(t)\mathrm{d}t = \int_0^\infty t C(t)\mathrm{d}t \tag{1.16}$$

$$MRT = \frac{\int_0^\infty t C(t)\mathrm{d}t}{\int_0^\infty C(t)\mathrm{d}t} = \frac{AUMC}{AUC} \tag{1.17}$$

一般上述参数采用数值积分计算。例如采用线性或对数线性梯形法计算浓度-时间数据。PK 参数，如 $CL$、$V_{ss}$ 和 $t_{1/2}$ 可以从这些统计矩中推导而来：

$$CL = \frac{Dose}{AUC} \qquad (1.18)$$

$$V_{ss} = CL \times MRT \qquad (1.19)$$

终末半衰期可以使用对数浓度曲线的斜率 $\lambda_z$ 计算，即 $t_{1/2} = \ln2/\lambda_z$。如果浓度曲线呈单指数下降，终末半衰期也可以使用 $t_{1/2} = \ln2 \times MRT$ 计算。如果浓度曲线呈多指数下降，那么通过 $t_{1/2} = \ln2 \times MRT$ 计算的半衰期为"有效半衰期"，其值与隔室模型法中式（1.7）的解相同。非隔室模型的基本假设为药物的 PK 呈线性（Gibaldi 和 Perrier，1999）。一室 PK 模型相当于非隔室模型的特例。通过非隔室模型分析计算的 PK 参数也可以通过一室模型的计算公式（1.2）而来。

与隔室模型相比，非隔室分析方法的优势在于统计矩法的分析结果不受分析者模型选择的主观影响（Yamaoka 等，1978）。从数值分析的角度而言，非隔室分析是通过药物浓度随时间变化的数值积分来推导 PK 参数，而不是对代数方程或微分方程进行优化。因此，与隔室模型相比，药物浓度-时间曲线中的"噪声"对 PK 参数的影响较小。例如，当使用式（1.7）计算有效半衰期时，如果无法准确估计终末相位斜率，则可能会得出脱离现实的过长有效半衰期。此时，用 $\ln2 \times MRT$ 估算的有效半衰期更可靠。监管部门通常推荐新药申报中使用非隔室分析法计算药动学参数。

# 1.3 PBPK 建模

为克服隔室模型的局限性，科学家们开发了基于生理的药代动力学（physiologically based pharmacokinetic，PBPK）模型。模型的结构、隔室的性质和参数均基于药物处置、生理学和生物学过程。

## 1.3.1 PBPK 的历史与方法论

Teorell（1937a，b）首次提出了以数学模型预测外源性物质对生物体的影响的概念。模型包含了器官功能和血液流速等实际的生理学参数。自 Teorell 提出设想至 20 世纪 50 年代末，由于计算能力的限制，PBPK 没有取得任何实质性进展。20 世纪 60 年代初，Bellman 及其同事（Bellman 等，1963）使 PBPK 方法得到了全面的发展。他们提出的 PBPK 模型如图 1.2 所示。

在模型中，组织和器官通过血流相连接。假定主动脉和静脉的血流是单向流动，血液循环中的药物浓度随时间和所在的空间位置而发生变化。细胞间隙和细胞内区域被视为充分混合的隔室。基于这些假设，模型的数学表达就是一个微分方程组。单向流动的假设会导致计算的困难，因为在连续时间的间隔内计算时，需要在机体的每个区域保留整个给药过程中的药物浓度。Bischoff 和 Brown（1966）对上述工作做了详细的讨论和总结，阐述了长距离的毛细血管、细胞间隙和细胞内区域的物质转运。他们还讨论并比较了血液循环中"混合"药物所需的时间和典型个体的驻留时间（约 1min）。根据实际的生理和转运过程，图 1.2 描述了包括毛细血管、细胞间隙和细胞区域在内的隔室特性，但并未涉及所有细节。如式（1.20）和式（1.21）所示，他们将一组差分-微分方程转化为微分方程，模拟体内不同部位的药物浓度-时间曲线。

为简要说明常用 PBPK 模型的数学表达式和参数，可假设细胞间隙和细胞内区域处于平衡状态。图 1.2 中的隔室就可用图 1.3 说明。描述隔室的微分方程见式（1.20）和式（1.21）：

$$\frac{V_{\text{b},j}\,\mathrm{d}C_{\text{b},j}}{\mathrm{d}t}=Q_j\,(C-C_{\text{b},j})-PA\,(C_{\text{bf},j}-C_{\text{tf},j}) \tag{1.20}$$

$$\frac{V_{\text{t},j}\,\mathrm{d}C_{\text{t},j}}{\mathrm{d}t}=PA\,(C_{\text{bf},j}-C_{\text{tf},j})-r_j \tag{1.21}$$

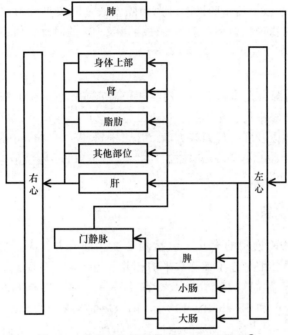

图 1.2　哺乳动物循环系统的 PBPK 模型❶

式中，$Q_j$ 为隔室 $j$ 的血流速率；$PA$ 为膜渗透性和膜面积的乘积；下标 b 代表血液，t 代表组织，f 代表游离药物浓度。游离药物浓度和总药物浓度可以通过线性或非线性结合进行关联。$r_j$ 代表药物从隔室 $j$ 的消除速率（代谢和/或排泄）。药物的消除可以发生在隔室内的不同区域。给药途径如口服、静脉注射或肌内注射等，亦可以纳入 PBPK 模型。

如式（1.20）和式（1.21）所示，构建和求解 PBPK 模型需要三类信息：①特定种属的解剖学和生理学信息；②药物特异性结合和膜渗透性等物理化学性质；③兼具药物和种属特异性的代谢和排泄信息。解剖和生理参数通常可从文献获得。Brown 等（1997）提供了不同种属的体重和组织的血流速率等大量数据。然而，药物的理化数据和代谢信息是有限的，还需进行体外研究或开展不同种属的体内试验。

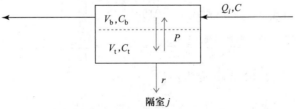

图 1.3　具有细胞间隙和细胞区域集成的代表性隔室

---

❶　译者注：门静脉直接连接肝脏，而不会连接其他器官组织。

## 1.3.2　PBPK 模型中隔室的数量

开发 PBPK 模型时，需要了解以下两个方面：①需要多少隔室？②隔室中需要多少细节信息？文献报道了大量的案例（Andersen 等，1984，1987；Bischoff 等，1968，1970，1975；Liu 等，2005；Peters，2008；Peters 和 Hultin，2008；Ramsey 和 Andersen，1984；Wang 等，1997），从典型的具有流量限速假设的四室模型（无论是否有特定靶器官），至可以描述整个机体的 10 个以上隔室的模型。选择隔室数量和模型细节时，一般应考虑：靶器官、药物在体内转运的物理化学和药理学特性，以及 PK 的时程（Bischoff，1975）。

## 1.3.3　靶器官

PBPK 模型的结构源自人体解剖学。药物在靶器官或作用部位的浓度具有重要意义。因此，通常用一个单独的隔室代表靶器官。PBPK 方法已广泛应用在抗癌药物、中枢神经系统药物、外源性吸入药物以及肝脏代谢等方面（Andersen 等，1984，1987；Baxter 等，1994；Chen 和 Gross，1979；Collins 和 Dedrick，1983；Pang 和 Durk，2010；Ramsey 和 Andersen，1984；Reddy 等，2005）。

## 1.3.4　物质转运现象

合并法常用于 PBPK 模型的简化，包括两个层次的合并：①器官水平；②细胞水平。Bischoff 和 Brown 最早详细讨论了细胞水平的合并（Bischoff 和 Brown，1966）。20 世纪 60 年代末到 90 年代，学者们广泛讨论了器官水平的合并（Bischoff，1987；Bischoff 和 Dedrick，1968；Coxson 和 Bischoff，1987a，b；Gerlowski 和 Jain，1983；Nestorov 等，1998）。合并的基础取决于药物的物质转运过程和物理化学特性。下面将阐述物质转运函数的类型及其应用条件。

### 1.3.4.1　流量限速假设

由于缺乏关于膜渗透性的信息，故假设流量限速 $\dfrac{PA_j}{Q_j} \gg 1$（Bischoff，1975），即膜转运快于对流（来自血液流动）。在此假设下，组织和血液中的游离药物浓度处于平衡状态，即 $C_{\mathrm{tf},j} = C_{\mathrm{bf},j}$。因此，

$$C_{\mathrm{t},j} = C_{\mathrm{bf},j} + \frac{R_{\mathrm{tot},j} C_{\mathrm{bf},j}}{K_{\mathrm{d},j} + C_{\mathrm{bf},j}} \tag{1.22}$$

对于线性结合，式（1.21）可以简化为 $C_{\mathrm{t}} = RC_{\mathrm{b}}$，其中 $R$ 为组织与血液的分配系数。在流量限速的假设下，式（1.20）和式（1.21）变为：

$$\left(V_{\mathrm{t},j} + \frac{V_{\mathrm{b},j}}{R_j}\right)\frac{\mathrm{d}C_{\mathrm{t},j}}{\mathrm{d}t} = Q_j\left(C - \frac{C_{\mathrm{t},j}}{R_j}\right) - r_j \tag{1.23}$$

或者如果使用 $C_{\mathrm{b}}$，式（1.23）变为：

$$(V_{\mathrm{b},j} + R_j V_{\mathrm{t},j})\frac{\mathrm{d}C_{\mathrm{b},j}}{\mathrm{d}t} = Q_j(C - C_{\mathrm{b},j}) - r_j \tag{1.24}$$

式（1.23）和式（1.24）表明，药物在特定器官中的浓度 $C_{\mathrm{b},j}$ 或 $C_{\mathrm{t},j}$ 由 $\dfrac{Q_j}{V_{\mathrm{b},j} + R_j V_{\mathrm{t},j}}$

的值和器官消除的 $\dfrac{r_j}{V_{b,j}+R_jV_{t,j}}$ 决定。因此，不同器官或组织的合并取决于通过器官的血流速率、药物在血液和组织之间的分配系数，以及药物消除器官的消除过程。

对于并联的非消除器官，进入器官的血药浓度 $C$ 是相同的。因此，离开器官的血药浓度 $C_{b,j}$ 和组织中的浓度是由比值 $\dfrac{Q_j}{V_{b,j}+R_jV_{t,j}}$ 决定的。具有相似药物分配系数的灌流丰富的器官常被合并到一个隔室中。隔室的血流速率为 $\sum_{j=1}^{n}Q_j$，容积为 $\sum_{j=1}^{n}V_{b,j}+R_jV_{t,j}$。同样的原理也适用于分配系数相似，但灌流不佳的器官。亲脂性化合物在脂肪组织中的分配系数高于脂肪含量少的组织，导致药物在组织中的浓度分布不同。因此，通常需要为脂肪含量少的组织和脂肪组织分设单独的隔室。此外，在 PBPK 模型中，可以省略血流量和药物分配系数均显著低的器官或机体区域。消除器官能否与非消除器官合并取决于血流速率与该器官清除率的比值（Bischoff，1975；Nestorov 等，1998）。

对于串联的器官，如静脉-肺-动脉通路或内脏器官，离开动脉并返回静脉的药物经时变化由驻留时间最长的器官或外源性物质的消除器官决定。如果血浆与肺组织间的分配系数较小，则肺的驻留时间远小于静脉和动脉的驻留时间。如果肺不是消除器官，静脉和动脉通常可以合并为不包括肺的同一隔室，即 $V=V_{动脉}+V_{静脉}$。在内脏通路中，内脏器官通常被忽略。因为肝脏是主要的消除器官，离开通路的药物可用肝脏中的浓度近似代表。在描述药物的肠道吸收和/或再吸收时，可加入胃肠道（gastrointestinal，GI）室。

一般由血液隔室、肝脏或肾脏等高灌流隔室、肌肉等低灌流隔室和代表脂肪组织的隔室组成的四室-PBPK 模型，可充分描述药物在体内的处置过程。此外，也可添加隔室来描述肿瘤等特定靶器官组织，如定义一个单独的隔室代表肿瘤所在的器官。

在不同区域的组织间血药浓度处于平衡状态的假设下，如果药物的跨膜转运远快于通过血液流动的物质转运，就可将整个机体构建为一室模型。具体参见"1.3.4.3 消除限速"部分。

### 1.3.4.2 膜限速

与流量限速的物质转运相反，如膜转运速率远低于通过血流的药物供应速率，$\dfrac{PA_j}{Q_j}\ll1$，则进入和离开隔室的血药浓度的梯度可以忽略不计（Bischoff，1975）。因此，$C_{b,j}\approx C$。当隔室有膜转运限速时，式（1.20）和式（1.21）可简化为：

$$V_{t,j}\frac{\mathrm{d}C_{t,j}}{\mathrm{d}t}=PA(C-C_{tf,j})-r_j \tag{1.25}$$

如果药物在机体各部分的跨膜转运速率非常小，可以忽略不计时，那么整个机体可视为仅含血液隔室的一室模型：

$$V_b\frac{\mathrm{d}C}{\mathrm{d}t}=rate\ of\ input-r_j \tag{1.26}$$

式中，*rate of input* 表示输注速率。

### 1.3.4.3 消除限速

Bischoff 和 Dedrick 在二室模型通用解的文章中引入了消除限速假设（flow-limited assumption）的概念。其中，物质转运比总消除率快得多（Bischoff 等，1970）。引入消除限速概念的重要性在于可将 PBPK 模型简化为一室模型。基于流速限速假设下的二室开放模型，该研究提出了系统何时遵循消除限速曲线的标准，即药物通过血流（通过对流的物质转运）分配到组织的速率远快于消除速率。在消除限速的情况下，整个机体可以合并为一室模型：

$$\left(V_b + \sum_{j}^{n} R_j V_{t,j}\right) \frac{dC_b}{dt} = rate\ of\ input - r_j \tag{1.27}$$

式（1.26）与经典隔室模型中的一室模型的数学表达式相同。不同之处在于 PBPK 模型导出的式（1.27）定义了 $V_d$ 相当于 $V_b + \sum_{j}^{n} R_j V_{t,j}$。事实上，在消除限速的情形下并不需要流量限速的假设。消除速率远小于血液流动和膜转运速率时，消除限速的假设即可成立。这也解释了群体 PK 建模的协变量分析中，由于组织体积与体重成比例，所以分布容积往往与体重有关。组织浓度可以很容易地通过 $\dfrac{C_b}{R_{t,j}}$ 计算，其中 $C_b$ 为血液浓度，$R_{t,j}$ 为器官的分配系数。2,3,7,8-四氯二苯并对二噁英（2,3,7,8-tetrachlorodibenzo-$p$-dioxin，TCDD）是一个典型案例。已知 TCDD 可在生物系统中存留很长时间，其在人体内的半衰期约为 5～10 年。表 1.1 列出了人体标准体重为 70kg，在流量限速的条件下以 $\lambda_i \approx \dfrac{Q_i}{k_{el}} \times \dfrac{V_{lip,b}}{V_b V_{lip}}$ 估计的 $\dfrac{1}{\lambda}$ 值，和在膜限速的条件下以 $\lambda_i \approx \dfrac{PA_i}{k_{el}} \times \dfrac{V_{lip,b}}{V_b V_{lip}}$ 估计的 $\dfrac{1}{\lambda}$ 值，式中下标 lip 代表脂质。

表 1.1　TCDD 在 70kg 标准体重人体的生理学参数

| 生理学参数 | 重量/kg | 血液流速/(L/d) | 分配系数 | $PA$/(mL/h) | 脂质含量/kg | $\dfrac{1}{\lambda}$ |
|---|---|---|---|---|---|---|
| 肺 | 1.17 | 8064 | 6 | 流量限速 | 0.057 | $4.03 \times 10^{-10}$ |
| 脾 | 0.182 | 111 | 5 | 流量限速 | 0.0089 | $2.93 \times 10^{-8}$ |
| 肾 | 0.308 | 1786 | 6 | 9 | 0.015 | $3.49 \times 10^{-7}$ |
| 脂肪储库 | 14.994 | 374 | 100 | 30 | 12.9 | $1.08 \times 10^{-7}$ |
| 肝 | 1.799 | 2088 | 6 | 731 | 0.088 | $4.45 \times 10^{-9}$ |
| 皮肤 | 2.597 | 432 | 10 | 39 | 0.52 | $8.36 \times 10^{-8}$ |
| 机体其他部分 | 44.388 | 3273 | 1.5 | 98 | 2.84 | $3.31 \times 10^{-8}$ |

表 1.1 中各器官的脂质含量系根据文献值计算（van der Molen 等，1996）而来。在半衰期为 5 年的保守假设下，对于消除率常数 $k_{el}$ 进行了估计。如表 1.1 中所示，TCDD 符合消除限速的假设。采用 PBPK 原理简化的一室模型已应用于环境毒理学中的人体风险评估（Thomaseth 和 Salvan，1998；van der Molen 等，1996）。

## 1.3.5　PK 的时程

在 PBPK 模型开发中，PK 的时程有重要作用（Bischoff，1975；Dedrick 和 Bischoff，1980；Nestorov 等，1998；Oliver 等，2001）。对于健康男性或女性，一次血液循环约需 1min。对于大多数作用时程为数分钟、数小时、数天或更长时间单位的药物，可以假定体循环中的血液是一个均质的池。然而，对于消除快且时程为数分钟的药物，建模需要掌握更多的细节。采样的部位也很重要。以下实例阐述了为作用时间短的药物建立 PBPK 模型时选择隔室数的方法。

## 1.3.6　案例研究：超声成像造影剂的 PBPK 模型

图 1.4 所示的模型为超声成像造影剂的人体 PBPK 模型（Wang 等，2015）。模型具有

心血管循环和肺循环，包括腔静脉、右心、肺静脉、肺、肺动脉、左心、主动脉等。模型须明确实际取样部位和给药部位，以准确描述造影剂在血液循环、左心和右心中的浓度。造影剂 PK 行为的时程较短，因此需要详细的信息。例如，在注射后 3min 内，造影剂的血药浓度下降至原来的 1/10。左心和右心是造影剂的靶组织。肺是消除器官。由于该造影剂是一种亲脂性化合物，故模型分设了脂肪组织和瘦组织的隔室。冠状动脉循环也被纳入模型，以评估冠状动脉疾病是否影响造影剂的 PK 行为。内脏隔室包括肾脏、大脑和肝脏等。这些器官的单位体积血流速率远快于脂肪组织或瘦组织。除肺以外，每个隔室均包括血管和血管外的亚隔室。

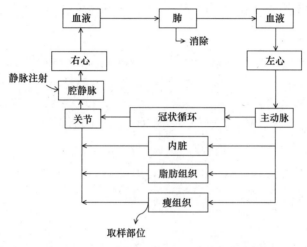

图 1.4　超声成像造影剂的人体 PBPK 模型

肺是该造影剂的初级消除器官。根据肺的生理解剖和物质转运规律，图 1.5 描述了该造影剂的多个非均质隔室。由于静态均质的肺隔室高估了在吸收阶段的肺泡浓度，低估了在消除阶段的浓度（Hutter 等，1999），因此采用 Frank（1982）和 Bernards（1986）开发的非均质肺模型，如图 1.5 所示。

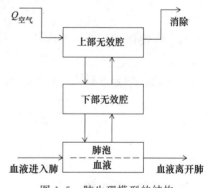

图 1.5　肺生理模型的结构

根据肺的生理学特征，肺由三个隔室组成，包括串联的上部无效腔和下部无效腔，以及完全混合的肺泡区。大支气管血管被视为无效腔。该部位的肺内空气和毛细血管之间没有物质转运。肺泡室容积随吸气和呼气而变化。肺内空气与毛细血管之间的物质转运在肺泡毛细血管膜上进行。式（1.28）～式（1.37）描述了肺的 PBPK 模型。

### 1.3.6.1　全身 PBPK 模型

对于左心和右心，以及肺以外的其他隔室，物质平衡公式如下：

$$V_{\mathrm{b},j}\frac{\mathrm{d}C_{\mathrm{tb},j}}{\mathrm{d}t}=Q_j(C_\mathrm{a}-C_{\mathrm{tb},j}) \tag{1.28}$$

式中，$V_{\mathrm{b},j}$ 为组织血容量；$C_{\mathrm{tb},j}$ 为组织血浓度；$C_\mathrm{a}$ 为进入组织的血药浓度。对于其他

组织，物质平衡公式采用流量限速的形式。

### 1.3.6.2　肺隔室

呼吸过程由以下公式描述：

$$Q_{air} = 0.5 \times \omega TV \sin(\omega t) \tag{1.29}$$

式中，$Q_{air} > 0$ 表示吸气过程；$Q_{air} < 0$ 表示呼气过程。在下面的公式中，所有的 $Q_{air}$ 都是绝对值，吸气和呼气过程分别用正号、负号表示。无效腔用两个隔室来模拟。

对于肺的上部无效腔（upper dead space），用式（1.30）和式（1.31）分别描述吸气和呼气过程。肺的清除率用式（1.32）描述。

吸气过程：

$$V_{UPD} \frac{dC_{UPD}}{dt} = -Q_{air} C_{UPD} \tag{1.30}$$

呼气过程：

$$V_{UPD} \frac{dC_{UPD}}{dt} = Q_{air} (C_{LWD} - C_{UPD}) \tag{1.31}$$

$$rex_{LU} = Q_{air} C_{UPD} \tag{1.32}$$

对于肺的下部无效腔（lower dead space），用式（1.33）和式（1.34）分别描述吸气和呼气过程。

吸气过程：

$$V_{LWD} \frac{dC_{LWD}}{dt} = Q_{air} (C_{UPD} - C_{LWD}) \tag{1.33}$$

呼气过程：

$$V_{LWD} \frac{dC_{UPD}}{dt} = Q_{air} (C_{alv} - C_{LWD}) \tag{1.34}$$

对于肺泡区域，因为肺泡体积（$V_{alv}$）随着呼吸状态的变化而变化，用余弦函数描述：

$$V_{alv} = V_{alv,0} + 0.5 TV [1 - \cos(\omega t)] \tag{1.35}$$

并用耦合微分方程式（1.36）和式（1.37）对相应的吸气过程进行描述：

$$\frac{dV_{alv} C_{alv}}{dt} = Q_{air} C_{LWD} + PA \left( C_{b,out} - \frac{C_{alv}}{P_{air}} \right) \tag{1.36}$$

$$V_{bLu} \frac{dC_{b,out}}{dt} = Q(C_{b,in} - C_{b,out}) - PA \left( C_{b,out} - \frac{C_{alv}}{P_{air}} \right) \tag{1.37}$$

呼气过程同样由耦合微分方程的式（1.38）和式（1.39）定义：

$$\frac{dV_{alv} C_{alv}}{dt} = -Q_{air} C_{alv} + PA \left( C_{b,out} - \frac{C_{alv}}{P_{air}} \right) \tag{1.38}$$

$$V_{bLu} \frac{dC_{b,out}}{dt} = Q(C_{b,in} - C_{b,out}) - PA \left( C_{b,out} - \frac{C_{alv}}{P_{air}} \right) \tag{1.39}$$

呼吸频率为 $\omega = 2\pi f$，其中 $f$ 为每分钟呼吸次数。式中，$V_{alv,0}$ 为肺泡功能残余容量；$V_{bLu}$ 为肺组织中的血容量；$Q$ 为心输出量；$PA$ 为膜渗透性与膜转移面积的乘积。下标中，UPD 为上部无效腔；LWD 为下部无效腔；alv 为肺泡；b,in 为血液进入肺；b,out 为血液离开肺。

## 1.3.7 PBPK 建模中的敏感性分析

如上述案例所示，PBPK 模型中有多种类型的参数。组织体积、血容量和血流速率的参数值可从已发表的研究中获得（Brown 等，1997）。这些参数值通常代表典型的男性或女性个体。其他参数如化合物在血液和组织间的分配系数，通常是根据体外或从动物到人类的大规模的研究结果来估计。剩余的未知参数通过模型拟合观测数据获取。鉴于参数较多，评估参数的不确定性对体内药物处置的影响至关重要。一般通过局部（导数）和全局（蒙特卡罗法）敏感性分析来评价。以下通过案例来说明敏感性分析的重要性。

案例 1 中，与肺相关的解剖和生理参数，如肺泡容积、肺内无效腔、功能残余容量、潮气量和呼吸频率等，均来自 Guyton 的生理学教科书（Guyton 和 Hall，1996；Hall 和 Guyton，2011）。根据化合物的油水分配比，估计分配系数 $P_{ft}=C_{fat}/C_{blood}=50$。根据其他亲脂性化合物如二噁英或硫喷妥钠（Bischoff 和 Dedrick，1968；Wang 等，1997）的研究结果，非脂肪组织的分配系数约为脂肪组织的 10%。因此，其他非脂肪组织的分配系数假定为 $P_t=5$。表 1.2 列出了典型的 70kg 健康受试者的参数值。

余下的三个未知参数是空气和血液间的分配系数 $P_{air}$ 和两个渗透率值 $PA_{air}$ 和 $PA_t$。分别拟合这些参数的个体值和均值。图 1.6 和图 1.7 展示了 0.3mg/kg 剂量水平下拟合的平均药时曲线。拟合参数值如下：

$$PA_{air}=42.0\pm4.2\ (m^3/min)$$
$$P_{air}=C_{gas}/C_{blood}=106\pm50$$

**表 1.2 70kg 健康受试者的 PBPK 模型参数**（参数值来自 Guyton 和 Hall，1996）

体重＝70000g
男性：心输出量＝1.3×体重$^{0.75}$(mL/min)
冠状动脉血流量＝0.0455×心输出量(mL/min)
总血量＝6.3L
肺循环和心脏循环的血量＝30%×总血量
剩余血量＝70%×总血量

| 肺循环和心脏循环的血量/mL | 肺模型参数 |
|---|---|
| 肺静脉＝315 | 呼吸频率＝15(次/min) |
| 肺毛细血管＝150 | 潮气量(不包括无效腔)＝350mL |
| 肺动脉＝290 | 总无效腔＝150mL |
| 右心室＝340 | 上部无效腔[1]＝50mL |
| 左心室＝340 | 下部无效腔[1]＝100mL |
| 腔静脉＝340 | 功能残余容量＝2300mL |
| 主动脉＝100 | |

| 部位[2] | 体重中组织体积的占比[2] | 总血容量中组织血容量的占比[2] | 心输出量中血流量的占比[2] |
|---|---|---|---|
| 肺 | 0.0105 | 30% | 1 |
| 心 | 0.0103 | | 1 |
| 内脏腔 | 0.05 | 0.0051/Vbc | 0.56 |
| 脂肪 | 0.214 | 0.0043/Vbc | 0.065 |
| 瘦组织 | 剩余值 | 剩余值 | 剩余值 |

① 参数值来自 Frank（1982）和 Bernards（1986）。
② 数值来自 Brown 等（1997）。

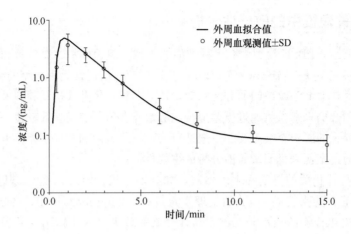

图 1.6 注射后平均血药浓度的观测值和拟合值

剂量为 0.3mg/kg；实线 —— 为模型拟合值，符号○为观测浓度，误差条表示 SD

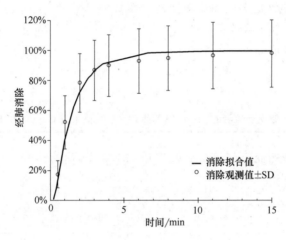

图 1.7 注射给药后肺的平均累积消除（％）

剂量为 0.3mg/kg；实线 —— 为模型拟合值，符号○为经肺消除的观测值，误差条表示 SD

$PA$ 与通过该组织的血流速率之比为

$$PA_t/Q = 0.53 \pm 0.15（心脏、肺和内脏隔室）$$

$$PA_t/Q = 1.80 \pm 0.22（脂肪含量少的和脂肪组织隔室）$$

为评估各参数对药物 PK 的影响，进行了蒙特卡罗模拟。根据实际的生理情况，选择参数的低、中、高值分别进行模拟。例如，总心输出量范围是 $0.975 \sim 1.625$，低、中和高值可分别为 0.975、1.3、1.625。蒙特卡罗模拟结果表明：只有心输出量、肺潮气量和通气量对左心的药物浓度有显著影响；其他参数如冠状动脉血流速率、脂肪含量（尽管药物是亲脂性化合物）、总血容量、呼吸频率和功能性残余容量对左心药物浓度的影响可以忽略不计，可固定为公开报道值。并且，这些参数对心输出量、肺潮气量和通气量的估算影响不大（表1.3）。此类敏感性分析还可提供个体间变异的潜在来源信息。

表 1.3　敏感性分析得到的造影剂处置的参数影响

| 影响显著的参数 | 影响可忽略的参数 |
| --- | --- |
| 心输出量（QTOTC）<br>通气量（PA）<br>潮气量（TVC） | 冠状动脉血流速率（QCORC）<br>脂肪含量（Wfc）<br>总血容量（VBTOTC）<br>每分钟呼吸次数（BN）<br>功能性残余容积（VAV0C） |

## 1.3.8　PBPK 建模的应用

哺乳动物在解剖学和生理学方面有许多相似之处。例如，许多生理过程的变化是体重的 0.7～0.8 次方，解剖学参数与体重成正比（Hu 和 Hayton，2001；Peters，1986；Savage 等，2004；West 等，1997，1999）。因此，单位体重或器官重量的生理过程往往随着体型的增加而减少。不同物种之间的物理化学参数，如血液-组织间分配系数和血浆蛋白结合率不会有很大的差异。因此，PBPK 模型的一个主要应用是种属间的缩放（Boxenbaum，1982；Boxenbaum 和 Ronfeld，1983；Dedrick，1973；Dedrick 和 Bischoff，1980；Mordenti 和 Chappell，1989）。当代谢途径和酶活性存在显著差异时，一个物种的 PBPK 模型外推到另一个物种将受到限制。自第一个基于流量限速假设的硫喷妥钠 PBPK 模型成功构建（Bischoff 和 Dedrick，1968）以来，PBPK 模型已在药物开发和环境毒理学中得到了广泛应用（Dedrick，1973；Peters，2012；Reddy 等，2005；Rowland 等，1973）。

Peters 提出了一个通用的 14 室 PBPK 模型，包括一个胃隔室，七个用来描述小肠吸收的隔室，一个结肠隔室（Peters，2008）。口服药物在胃肠道的崩解释放取决于溶出参数与药物浓度差（药物溶解度和肠道中浓度的差值）的乘积。该模型对体内的预测系基于体外检测，需要获得溶解度参数、检测溶解度的缓冲液 pH 值以及 Caco-2 渗透性的体外吸收速率常数。基于 Poulin 和 Theil 的工作，该模型可利用血浆蛋白结合率和组织/血浆分配系数，估计离开特定器官的药物浓度（Poulin 等，2001；Poulin 和 Theil，2000，2002a，b；Theil 等，2003）。Peters 利用该模型预测了几种化合物的 PK 参数（Peters，2008；Peters 和 Hultin，2008）。基于 $\chi^2$-统计和平均折叠误差用于评估拟合优度，作者认为："作为药代动力学的先验模拟和机制的评估工具，药物处置的通用和整合的 PBPK 方法有助于改善新药候选化合物的筛选和优化"。

近年来，PBPK 模型已被应用于药物的开发和监管（Zhao 等，2009，2011，2012）。美国食品药品监督管理局（Food and Drug Administration，FDA；Huang，2012；Huang 和 Rowland，2012；Leong 等，2012；Rowland 等，2011；Zhao 等，2011，2012）的多篇文章对 PBPK 建模在药物开发和监管审评/提交中的应用进行了全面综述。这些文章总结了基于体外数据对人体关键 PK 参数的预测性、专用软件平台的可用性以及相关数据库的主要进展；在预测药物吸收、分布和清除过程方面，回顾了具体进展，并阐述了面临的挑战，包括预测药物相互作用的能力以及年龄、遗传、疾病和制剂等因素对药物 PK 的影响；上述预测能力的价值，特别是对选择和设计合理的临床研究方案的影响，对成本效益策略的影响，以及对 PK 在临床前和临床开发过程中的应用，给出了全面认识。未来将更关注 PBPK 在药物开发和审评模式中的定位，及其在个体化医疗中的应用。

# 1.4　PBPK 建模与全身和组织清除率的关系

## 1.4.1　清除率

　　清除率（clearance，$CL$）是 PK 中重要的概念之一。正如 Benet 所说，"清除率使这个领域达成了一个基本的共识，并对病理和生理变化如何影响药代动力学和给药方案作出预测"（Benet，2010）。截至 2009 年 10 月，在 PubMed 中使用 "drug clearance" 作为关键词可搜索到 47827 篇文献（Benet，2010）。清除率的概念最初是为了量化肾脏清除尿素的能力（Grehant，1904a，b），然后扩展到肝脏消除外源性物质（Lewis，1948）。Benet、Rowland 和 Wilkinson 对全身清除概念的形成做出了贡献（Benet 和 Galeazzi，1979；Rowland，1972；Rowland 等，1973；Wilkinson，1987；Wilkinson 和 Shand，1975）。

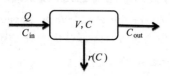

图 1.8　消除器官的示意图

　　Wilkinson（1987）将清除率定义为一个比例常数，用于描述物质在适当的参比流体中，单位时间内的转移量与其浓度之间的关系。如图 1.8 所示。

　　清除率的数学表达式为：

$$CL = \frac{r(C)}{C_{in}} \tag{1.40}$$

　　反映器官药物消除效率的提取率（extraction ratio，$E$）定义为：

$$E = \frac{CL}{Q} \tag{1.41}$$

　　式中，$r(C)$ 为消除速率（elimination rate）；$C$ 为隔室内的药物浓度；$C_{in}$ 为进入器官的药物浓度；$Q$ 为通过器官的血流速率。

　　全血或血浆浓度-时间曲线的瞬时清除率和提取率可以通过物质平衡定律推导。如图 1.8 所示，假设器官是一个均匀的隔室，因而 $C_{out} = C$，其中 $C_{out}$ 是离开器官的药物浓度，那么物质平衡方程就是：

$$V\frac{dC}{dt} = QC_{in} - QC - r(C) \tag{1.42}$$

　　假设在 $t = 0$ 时 $C = 0$。

　　通过将式（1.42）除以 $QC_{in}$，可得

$$\frac{V}{QC_{in}} \times \frac{dC}{dt} = 1 - \frac{C}{C_{in}} - \frac{r(C)}{QC_{in}} \tag{1.43}$$

　　式（1.43）右侧的第三项是提取率。瞬时提取率和清除率的表达式可修改如下：

$$E = 1 - \frac{C}{C_{in}} - \frac{V}{QC_{in}} \times \frac{dC}{dt} \tag{1.44}$$

$$CL = Q\left(1 - \frac{C}{C_{in}}\right) - \frac{V}{C_{in}} \times \frac{dC}{dt} \tag{1.45}$$

　　式（1.44）和式（1.45）表明，瞬时提取率和器官清除率是时间相关的变量。因此，除

非时间已知或达到了稳态，否则没有明确的意义。

在稳态下，$C$ 和 $C_{in}$ 都是常数，且 $\dfrac{dC}{dt}=0$。稳态提取率和清除率可以从式（1.44）和式（1.45）推导：

$$E_{SS}=1-\frac{C}{C_{in}} \tag{1.46}$$

$$CL_{SS}=Q\left(1-\frac{C}{C_{in}}\right) \tag{1.47}$$

由于瞬时清除率对于非稳态情况没有太大价值，所以一定时间间隔内的平均清除率更有意义，并且可以通过重新排列式（1.40）和式（1.41）得到：

$$\int_0^\infty E\cdot C_{in}dt=\int_0^\infty \frac{r(C)}{Q}dt \tag{1.48}$$

$$\int_0^\infty CL\cdot C_{in}dt=\int_0^\infty r(C)dt \tag{1.49}$$

将平均积分定理应用于上面的方程，其对清除率有值 $\theta$，使得 $\int_0^\infty CL\cdot C_{in}dt=\theta\int_0^\infty C_{in}dt$。$\theta$ 的值是时间从 0 到无穷大期间的平均清除率。平均清除率和平均提取率的计算公式如式（1.50）和式（1.51）所示：

$$\overline{CL}=\frac{\int_0^\infty r(C)dt}{\int_0^\infty C_{in}dt} \tag{1.50}$$

$$\overline{E}=\frac{\int_0^\infty r(C)dt}{Q\int_0^\infty C_{in}dt} \tag{1.51}$$

以图 1.8 中的消除器官为例，将物质平衡式（1.42）从 $t=0$ 到无穷大积分，

$$V\int_0^\infty dC=\int_0^\infty [QC_{in}-QC-r(C)]dt \tag{1.52}$$

对于有限的给药方案，如果 $t\to\infty$，$C_{in}\to 0$，因此 $C\to 0$。加上在 $t=0$ 时 $C=0$ 的初始条件，式（1.52）的左侧为 0。因此，

$$0=\int_0^\infty [QC_{in}-QC-r(C)]dt \tag{1.53}$$

通过重排，并将式（1.53）除以 $\int_0^\infty QC_{in}dt$，可得式（1.54）：

$$\frac{\int_0^\infty r(C)dt}{\int_0^\infty QC_{in}dt}=1-\frac{\int_0^\infty Cdt}{\int_0^\infty C_{in}dt} \tag{1.54}$$

式（1.54）的左侧是平均提取率项［参见式（1.51）］。从式（1.54）可以推导出平均提取率与清除率之间的关系：

$$\overline{E}=\frac{\overline{CL}}{Q}=1-\frac{\int_0^\infty Cdt}{\int_0^\infty C_{in}dt} \tag{1.55}$$

$$\overline{CL} = Q\left(1 - \frac{\int_0^\infty C\,\mathrm{d}t}{\int_0^\infty C_{\mathrm{in}}\,\mathrm{d}t}\right) \tag{1.56}$$

对于消除器官，$\int_0^\infty C\,\mathrm{d}t < \int_0^\infty C_{\mathrm{in}}\,\mathrm{d}t$，平均清除率总是小于血流速率，并且提取率小于1。

有研究显示，因为器官中被清除的药物量不可能大于供给的量，所以外源性药物的提取率不可能大于1。如图1.8所示，通过特定器官流出的血样计算清除率，按照推导式 (1.55) 的相同步骤，可得到式 (1.57)。即将式 (1.53) 除以 $\int_0^\infty QC\,\mathrm{d}t$，其中 $C$ 是离开消除器官的血药浓度。

$$\frac{\overline{CL}_{\mathrm{out}}}{Q} = \frac{\int_0^\infty C_{\mathrm{in}}\,\mathrm{d}t}{\int_0^\infty C\,\mathrm{d}t} - 1 \tag{1.57}$$

对于高提取率药物，$\dfrac{\int_0^\infty C_{\mathrm{in}}\,\mathrm{d}t}{\int_0^\infty C\,\mathrm{d}t} - 1$ 可大于1。如果 $\dfrac{\int_0^\infty C_{\mathrm{in}}\,\mathrm{d}t}{\int_0^\infty C\,\mathrm{d}t} - 1 > 1$，式 (1.55) 中定义的提取率大于1，则估计的清除率将超过血流速率。$\overline{CL}_{\mathrm{out}}$ 和 $\overline{CL}$ 之间的转换可以从式 (1.55) 和式 (1.57) 推导而来。

$$\frac{\overline{CL}}{Q} = \frac{\overline{CL}_{\mathrm{out}}}{Q + \overline{CL}_{\mathrm{out}}} \tag{1.58}$$

式中，$\overline{CL}_{\mathrm{out}}$ 指从离开器官的血样计算而来的清除率；$\overline{CL}$ 指从进入器官的血液中估计的清除率。将式 (1.58) 左侧的萃取比方程重排，可以得到 $\overline{CL}_{\mathrm{out}}$，即

$$\overline{CL}_{\mathrm{out}} = \frac{\overline{CL}}{1 - \overline{E}} \tag{1.59}$$

上述结果可外推至与心输出量相关的全身清除率（total body clearance，TBC）。此时，对于通过肺部快速消除的化合物，TBC 也可以大于心输出量。

## 1.4.2 建立全身清除率（TBC）与器官清除率之间的一般关系

TBC 经常被误认为是个体器官清除率的总和。器官清除率对 TBC 的贡献取决于机体的解剖结构。在本节中，通过 PBPK 建模，用个体器官清除率来推导 TBC 的一般数学表达式。

图1.9展示了一个典型的 PBPK 模型。模型由静脉、动脉、肺、胃肠道、肝、肾和机体其他部分共七部分的组织器官组成。第一隔室 $C_1$ 代表静脉，第二隔室 $C_2$ 代表动脉，第三隔室 $C_3$ 代表肺，第四隔室 $C_4$ 代表肝，第五隔室 $C_5$ 代表肾，第六隔室 $C_6$ 代表机体其他部分，第七隔室 $C_7$ 代表胃肠道。为简化数学推导，本例中使用静脉内给药。假设物质的转运为流量限速，基于物质平衡的模型方程如式 (1.60)~式 (1.67) 所示。

$$V_1 \frac{\mathrm{d}C_1}{\mathrm{d}t} = QC_0 - Q_1 C_1 + K_{\mathrm{I}}(t) \tag{1.60}$$

$$V_2 \frac{\mathrm{d}C_2}{\mathrm{d}t} = Q_1 C_{3\mathrm{o}} - Q_1 C_2 \tag{1.61}$$

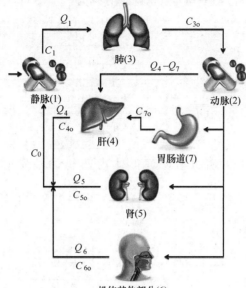

图 1.9　用于展示全身清除和器官清除的代表性 PBPK 模型

$$V_3 \frac{\mathrm{d}C_3}{\mathrm{d}t} = Q_1 C_1 - Q_1 C_{3o} - r_3(C_3) \tag{1.62}$$

$$V_4 \frac{\mathrm{d}C_4}{\mathrm{d}t} = Q_7 C_{7o} + (Q_4 - C_7)C_2 - Q_4 C_{4o} - r_4(C_4) \tag{1.63}$$

$$V_5 \frac{\mathrm{d}C_5}{\mathrm{d}t} = Q_5 C_2 - Q_5 C_{5o} - r_5(C_5) \tag{1.64}$$

$$V_6 \frac{\mathrm{d}C_6}{\mathrm{d}t} = Q_6 C_2 - Q_6 C_{6o} \tag{1.65}$$

$$V_7 \frac{\mathrm{d}C_7}{\mathrm{d}t} = Q_7 C_2 - Q_7 C_{7o} - r_7(C_7) \tag{1.66}$$

式中，$K_1(t)$ 为药物进入系统的函数；$r_i(C_i)$ 为从消除器官消除的速率；下标 o 代表 out，表示离开该器官的浓度。设初始条件 $t=0$ 时 $C_i=0$。血液离开器官连接点处的药物浓度用式（1.67）表示：

$$Q_1 C_0 = Q_4 C_{4o} + Q_5 C_{5o} + Q_6 C_{6o} \tag{1.67}$$

基于以上关系，求解静脉室的 $C_1$（详见本章附录）。假设输入函数 $K_1(t)=0$，以及 $t \to \infty$ 时 $C_i \to 0$：

$$\int_0^\infty Q_1 (C_1 - C_{3o}) \mathrm{d}t + \int_0^\infty Q_4 (C_p - C_{4o}) \mathrm{d}t + \int_0^\infty Q_5 (C_2 - C_{5o}) \mathrm{d}t$$
$$+ \int_0^\infty Q_7 (C_2 - C_{7o}) \mathrm{d}t = \int_0^\infty K_I(t) \mathrm{d}t \tag{1.68}$$

其中，$Q_4 C_p = Q_7 C_{7o} + (Q_4 - Q_7)C_2$

除肺和肝外，基于式（1.56）计算平均器官清除率的一般表达式如式（1.69）所示：

$$\overline{CL_i} = \frac{Q_i \int_0^\infty (C_2 - C_{io}) \mathrm{d}t}{\int_0^\infty C_2 \mathrm{d}t} \in i \neq 3,4 \tag{1.69}$$

对于肺（$C_3$）和肝（$C_4$），平均器官清除率分别为：

$$\overline{CL}_3 = \frac{Q_1 \int_0^\infty (C_1 - C_{3o})\,\mathrm{d}t}{\int_0^\infty C_1\,\mathrm{d}t} \tag{1.70}$$

$$\overline{CL}_4 = \frac{Q_4 \int_0^\infty (C_p - C_{4o})\,\mathrm{d}t}{\int_0^\infty C_p\,\mathrm{d}t} \tag{1.71}$$

求解整个机体的物质平衡方程，可得体内药物的消除总量为 $\int_0^\infty \sum_i r_i(t)\,\mathrm{d}t = Q_1 \int_0^\infty (C_1 - C_0)\,\mathrm{d}t = \int_0^\infty K_I(t)\,\mathrm{d}t$。根据式（1.50）中关于平均清除率的表达，TBC 或系统清除率可推导为式（1.72）：

$$\overline{CL}_{\text{total}} = \frac{Q_1 \int_0^\infty (C_1 - C_0)\,\mathrm{d}t}{\int_0^\infty C_1\,\mathrm{d}t} = \frac{\int_0^\infty K_I(t)\,\mathrm{d}t}{\mathrm{AUC}} = \frac{Dose}{\mathrm{AUC}} \tag{1.72}$$

将式（1.69）～式（1.71）代入式（1.68）中，TBC 与器官清除率之间的关系可如式（1.73）所示［式（1.73）的推导见本章附录］：

$$\overline{CL}_{\text{total}} = \overline{CL}_{\text{肺}} + (1 - \overline{E}_{\text{肺}})\left[\overline{CL}_{\text{肝}} + (1 - \overline{E}_{\text{肝}})\overline{CL}_{\text{胃肠道}} + \overline{CL}_{\text{肾}}\right] \tag{1.73}$$

$\overline{E}_i = \dfrac{\overline{CL}_i}{Q_i}$。然后，可基于式（1.73）外推到多个消除器官，建立 TBC 和器官清除率之间的关系式：

$$\overline{CL}_{\text{systemic}} = \overline{CL}_{\text{肺}} + (1 - \overline{E}_{\text{肺}})\left[\overline{CL}_{\text{肝通道}} + \sum_i \overline{CL}_i\right] \tag{1.74}$$

其中，$\overline{CL}_{\text{肝通道}} = \overline{CL}_{\text{肝}} + (1 - \overline{E}_{\text{肝}})\sum_j \overline{CL}_j$，式中 $j$ 表示肝通道中除肝脏以外的其他器官。式（1.74）中的下标 $i$ 包括除肺和肝通道中的器官以外机体的所有其他器官。

因为推导式（1.74）时，假设物质的转运是流量限速的，式（1.74）中的数学方程不仅适用于线性系统，也适用于非线性系统。基于式（1.74），通过动脉开始的体循环可推断器官清除率对全身清除率的影响。对于那些并列连接的器官，器官清除率对系统清除的贡献是叠加的关系。对于串联连接的器官，第 $i$ 个器官清除率对全身清除率的贡献需要通过系数（$1 - \overline{E}_{\text{下一器官}}$）进行校正。例如，从动脉开始的血液循环之后，整个身体可视为由机体的其余部分和肺两部分的串联组成。如图 1.10（a）所示，在式（1.74）中，表示机体其余部分的清除率需要由系数（$1 - \overline{E}_{\text{肺}}$）校正。肝通道也是如此，如图 1.10（b）所示，胃肠道或脾脏

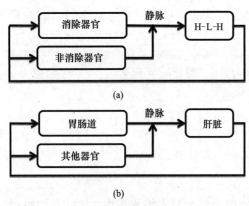

图 1.10　左心-肺-右心循环系统（H-L-H）
（a）和肝通道（b）的示意图

的清除率也需要系数（$1 - \overline{E}_{\text{肝}}$）校正。

本文中使用的 PBPK 模型是一个集成的全身模型，代表了哺乳动物的通用解剖结构系统。通过从动脉开始的体循环，根据清除器官的位置可以很容易地导出 TBC 和单个器官清除率的表达式。对于这些串联连接的器官，第 1 个器官的清除对 TBC 的贡献等于（$1-\overline{E}_{i+1}$）$\overline{CL}_i$，而对于并列连接的器官，器官清除对 TBC 的贡献是叠加的。尽管目前的讨论只涉及了静脉给药的案例，但得出的结论可用于其他的给药途径。

# 1.5  群体 PK

PBPK 模型提供了人体不同器官组织中外源性药物的剂量和浓度之间的定量关系。根据目标人群之间的生理/生物学差异，可以量化个体间的 PK 变异。然而，将 PBPK 模型直接应用于人体可能并不合适。20 世纪 70 年代，Sheiner 等（1977）引入了非线性混合效应模型（the nonlinear mixed effect model），通常又称为群体 PK 模型。模型中同时包含了固定效应（确定的协变量代表了造成变异的已知因素）和随机效应（造成变异的未知因素）。该方法结合了经典 PK 模型的特征，将 PK 参数与体重、年龄、性别等协变量相关联，以量化 PK 变异性的来源。例如，分布容积通常与体重有关，清除率与肌酐清除率和肝药酶活性有关。协变量的分析主要通过统计学，以及生理、病理、代谢和临床相关性的综合分析而来。

群体 PK 模型已广泛应用于临床 PK 数据的分析，特别是针对Ⅱ/Ⅲ期临床试验的稀疏 PK 样本。该法不仅可以应用汇总的大型数据集来辨识 PK 变异性的来源，还可通过基于模型的方法加速新药的研发（Bhattaram 等，2005）。群体 PK 模型可应用Ⅱ/Ⅲ期临床试验中的稀疏采样数据，筛选影响患者 PK 的因素，如人口统计学、代谢、肝/肾功能和疾病状态等，支持药品说明书的撰写和获批。群体 PK 模型也是个体化医疗的有力工具。美国食品药品监督管理局的一项调查报告显示，2000—2004 年间，在 42 种新药申请（NDA）中的一半以上的监管决策中，定量药理学分析起到了关键作用（Bhattaram 等，2005）。此外，在奈西利肽（Nesiritide）试验的失败案例中得出结论：基于定量药理学分析的剂量选择，可以节省 3 年的药物研发时间，减少 1 项临床试验的开展。

## 1.5.1  群体 PK 模型的构建

群体 PK 模型包括结构模型和协变量模型。结构模型采用经典隔室模型描述典型人群的 PK 特征，而协变量模型则量化个体间变异性的来源：已知的影响因素（协变量）和未知的个体间随机变异（第一层次的随机效应项）（Sheiner 和 Ludden，1992；Sheiner 等，1977）。第二层次的变异是个体内变异，通常用加和型或比例型残差模型来描述。有时可引入第三层次的变异，称为场景间变异，描述同一个体在不同情况下重复取样时的变异。

Meibohm 等发表的文章（2005）和相关技术指南文件（EMA，2007；FDA，1999）中明确了群体 PK 模型的开发过程和关键因素，包括基础模型和协变量模型的开发、内部和外部模型评价。基础模型的构建遵循与经典隔室 PK 模型相同的原则。下面将简要介绍协变量模型的开发和模型验证。

## 1.5.2 协变量模型

协变量模型（covariate model）量化了 PK 参数个体间变异的来源。对于连续型协变量，协变量模型通常采用线性或幂函数的形式。协变量模型的参数化方法中通常使用协变量的参比值（如中位值），如式（1.75）和式（1.76）所示：

$$TVP = \theta_0 + \sum_{i=1}^{m} \theta_i (Cov_i - Ref_i) \tag{1.75}$$

$$TVP = \theta_0 \prod_{i=1}^{m} \left( \frac{Cov_i}{Ref_i} \right)^{\theta_i} \tag{1.76}$$

式中，TVP 为模型参数的典型值；Cov 代表协变量；Ref 代表参比值；$m$ 为协变量的个数；$\theta_i$ 为系数。

对于分类型协变量，如二分类、有序或无序分类变量，可引入指示函数 $I_i(Cov_i)$，如果协变量具有特定值，则具有单独的系数：

$$TVP = \theta_0 + \sum_{i=1}^{m} \theta_i I_i (Cov_i) \tag{1.77}$$

$$TVP = \theta_0 \prod_{i=1}^{m} I_i (Cov_i)^{\theta_i} \tag{1.78}$$

和

$$I_i(Cov_i) = \begin{cases} 1, \text{如果 } i = i \\ 0, \text{如果 } i \neq i \end{cases} \tag{1.79}$$

通常假定随机效应为对数正态分布或正态分布。如式（1.80）所示：$n_j$ 遵循平均值为 0 和方差为 $\Omega$ 的正态分布：

$$P_j = TVP \cdot e^{\eta_j}, \text{或者 } P_j = TVP + \eta_j \tag{1.80}$$

### 1.5.2.1 异速缩放

异速缩放（allometric scaling）是协变量模型开发的主要方法之一。通常可认为体重的 0.75 次方与清除率相关，体重的 1 次方与分布容积相关。异速缩放理论也常用于从成人群体 PK 参数外推至儿科人群。

### 1.5.2.2 逐步回归

逐步回归（stepwise regression）是建立协变量模型时的常用方法，包括前向纳入、逆向剔除以及两种方法的结合。逐步回归可用 Perl-Speaks-NONMEM（PsN）自动实现。在协变量模型的构建过程中，前向纳入法的每一步都应在单独的模型中考察各协变量对模型参数的影响，逐一筛选每对协变量-参数关系的统计学显著性（单变量分析）。目标函数值的改变达到预定的显著性水平以上时，相应的协变量可添加到 PK 模型中。逆向剔除步骤可从前向纳入法获取的模型开始。协变量的剔除也是基于目标函数值的改变，判断是否达到预定的显著性水平。

根据似然比检验筛选候选模型，并基于预设的 $p$ 值进行前向纳入和逆向剔除。例如，前向纳入设 $p < 0.05$，逆向剔除设 $p < 0.01$。备选模型目标函数值的差异相当于 $-2$ 倍的对

数似然值，遵循自由度为 $n$ 的卡方分布，其中 $n$ 是嵌套模型中参数数量之差。例如，$n=1$ 时，$p$ 值分别为 0.05 和 0.01 的情况下，目标函数值的差异分别大于 3.84 和 6.64 时被认为具有显著的统计学差异。

### 1.5.2.3　全协变量模型

由于协变量间常有共线性，且取决于协变量之间相关的程度，因此诸如逐步法之类的统计方法可纳入非优选的协变量。有人提出了一种使用全协变量模型（full covariate model）的方法构建协变量模型（Agoram 等，2006；Ravva 等，2009）。选取协变量时，应根据探索性图形分析、科学性和临床意义、机制合理性或既往的认知进行。在协变量模型的建立过程中，应剔除既无统计学意义又无临床意义的协变量。然后，再根据协变量效应的大小和估算值的精度，来推断协变量所具有的临床意义（Agoram 等，2006）。这种方法是对全局模型化方法的简化（Burnham 和 Anderson，2002），也是当目标为估计协变量效应大小时的首选方法（Harrell，2001）。此外，也可以使用混合方法，从全协变量模型开始，其中协变量采用逐步逆向剔除的方式进行检验。

### 1.5.2.4　数据删除以确定有影响的个体

基于极大似然或似然比检验的统计学推断容易受到数据中的离群值或少数个体（不一定是离群值）的影响。有影响的个体或一组个体可以通过数据删除诊断进行评估。通过删除特定的个体，刀切（jackknife）法可评估个体对基础模型和协变量模型的目标函数值的影响（Sadray 等，1999）：

$$\Delta OFV_{jackknife,i} = (OFV_{final,n} - OFV_{basic,n}) - (OFV_{final,n-1} - OFV_{basic,n-1}) \qquad (1.81)$$

对包含所有个体的数据集和删除特定个体的数据集，采用构建的模型分别进行拟合。对于数据集的每个个体，均可估算式（1.81）中 $\Delta OFV_{jackknife,i}$ 的值。以 $x$ 轴为移除受试者的编号，$y$ 轴为 OFV 的变化，绘制 $\Delta OFV_i$ 变化曲线，用于数据删除诊断的可视化检验。

### 1.5.2.5　通过 PBPK 建模识别协变量

如 PBPK 建模一节所述，合并法被用于复杂 PBPK 模型的简化，而不会损失模型的重要生理特性。在合并过程中，可以识别对 PK 有影响的协变量。这种方法需要使用能够通过临床前数据开发的 PBPK 模型。PBPK 模型的敏感性分析也有助于确定影响外源物质体内处置的重要因素。

20 世纪 90 年代早期就有研究人员展示了 PBPK 建模识别协变量的优势（Bischoff，1992）。据临床观察，老年患者（70～80 岁）所需的硫喷妥钠给药量远低于标准的 30 岁健康男性。因此，根据经典 PK 模型和群体 PK 模型，年龄可被认为是硫喷妥钠剂量调整的协变量。为了研究年龄对硫喷妥钠 PK 的影响，有研究者将 PBPK 模型应用于从临床研究获得的 PK 数据中（Bischoff 和 Dedrick，1968）。因为该化合物是高度亲脂的药物，故所构建的 PBPK 模型中包括了脂肪组织隔室。在 PBPK 模型中，也考虑了 30 岁的成人受试者与 70 岁老年患者心输出量的差异。通过结合两个年龄组之间心输出量的生理差异，PBPK 模型很好地反映了 30 岁与 70 岁受试者体内硫喷妥钠暴露的差异，而不必将年龄作为模型的协变量。Wada 及其同事继续了这项工作，证明了年龄可影响硫喷妥钠 PK 的机制（1997）。结果显示，硫喷妥钠的 PK 差异是由心输出量的下降所致，其次是由于脂肪含量随着年龄的增长而增加所引起的。由于心输出量在大约 40 岁时开始下降，因此建立清除率与年龄之间的非线性方程是必要的。不同年龄和性别在心输出量和 BMI 方面有差异，基于相关的已知数据（Brandfonbrener 等，1955；Freedson 等，1979；Guyton 和 Hall，1996），可以推断硫喷妥钠清除率和分布容积随年龄的变化。

### 1.5.2.6 协变量模型开发中的临床相关性

临床相关性是协变量模型评估中的关键考量因素。一般而言，如果使用生物等效性（bioequivalence，BE）的评判标准，协变量对 PK 参数的影响使全身暴露的改变小于 20%时，则即使该协变量具有统计学意义，也可予以忽略或删除。有时，如果药物具有较宽的治疗窗，且由 PK 分析确定的有影响的协变量对临床终点没有任何显著影响，亦可以删除该协变量。反之，缺乏统计学意义并不一定意味协变量对临床终点缺乏影响。例如，由于样本量有限（10%的受试者有特定联合用药）或考察的协变量的范围有限（如年龄），联合用药或年龄对 PK 的影响就可能没有统计学意义。

### 1.5.2.7 效能和样本量计算

样本量（受试者总数和每个受试者的采样数）对于群体 PK 研究至关重要。为了能够考察个体间和个体内的变异性，每个受试者至少需要两个 PK 样本。Ogungbenro 和 Aaron（2008）根据 PK 参数估算值的置信区间，阐明了一室或二室 PK 模型的最小样本量要求。

Vong 等（2012）引入了蒙特卡罗映射效能（Monte Carlo mapped power，MCMP）法确定协变量模型开发的效能和样本量。MCMP 法基于简化模型和全量模型间的个体目标函数值的差值（$\Delta i\mathrm{OFV}=i\mathrm{OFV}_{简化模型}-i\mathrm{OFV}_{全量模型}$），通过在似然比检验中考察个体对总体目标函数值的贡献，汇总药物或协变量的效应（Vong 等，2012）。MCMP 法使用 $n\Delta i\mathrm{OFV}$ 的总和，而不是整体 $\Delta\mathrm{OFV}$ 来建立其统计推断。该算法将统计效能映射到指定的样本大小范围。MCMP 法运行简单，无须校正与随机模拟和拟合相关的 I 类误差（Ette 等，1998；Kowalski 和 Hutmacher，2001；Lee，2001）。

### 1.5.2.8 模型评价

模型评价（model evaluation）是群体 PK 模型开发的关键步骤。常用的模型评价方法包括诊断图、自举法、$\eta$ 收缩（Savic 和 Karlsson，2009）、预测校正的可视化预测检验、数据集拆分的内部验证等。此外，采用独立于建模的外部数据集进行外部验证是优选的方法。

## 1.5.3 群体 PK 模型的应用

自 Sheiner 建立了群体 PK 模型的分析方法以来，整合疾病进展、安慰剂效应、试验脱落率以及药物的暴露-效应（exposure-response，E-R）关系的群体药动学建模和模拟技术，广泛用于监管决策、临床试验豁免，以及试验之前辨识试验设计缺陷和试验实施问题，大大降低了临床试验成本，提高了临床试验的成功概率，并可提供新药获批的关键证据（Brindley 和 Dunn，2009；Holford 等，2010）。Kimko 和 Peck（2011）编撰了关于临床试验模拟的专著，涵盖了与药物开发相关的多个治疗领域，如代谢性疾病、心血管疾病、传染病、肿瘤等。

Yang 等（2012）在 E-R 分析中纳入病例对照比较的方法，以减少在注册试验中评估曲妥珠单抗（Trastuzumab）给药方案时混杂风险因素引起的偏差。该研究显示，曲妥珠单抗暴露四分位数中最低组的患者，不能从曲妥珠单抗联合化疗中获益。然而，与曲妥珠单抗四分位数中最低组的无反应假设相反，该组比其余 75% 的人群对更高的曲妥珠单抗暴露更为敏感，增加曲妥珠单抗的暴露可能有更好的总生存率（overall survival，OS）获益。该研究结果与 FDA 的建议一致，开展上市后临床研究，确定较高暴露量和安全性可接受的给药方案，并前瞻性地评估该方案的 OS 获益。

少年类风湿性关节炎儿童采用伊那西普每周一次 0.8mg/kg 方案。这也是获批的典型案例之一。临床试验模拟证实，每周一次 0.8mg/kg 皮下注射（SC）的稳态药时曲线与每周两次 0.4mg/kg SC 的稳态药时曲线相重叠，产生相同的临床结果（Yim 等，2005）。

Wang 等采用基于模型的方法，豁免了新型酪氨酸激酶抑制剂的临床药理学试验。常规提交 NDA 时，应有片剂的绝对生物利用度数据。然而，由于需要开发静脉给药制剂，且药物的遗传毒性只能在癌症患者中进行，难以开展临床试验以获得绝对生物利用度。根据多个口服溶液或片剂的 I 期剂量递增试验中获得的 PK 数据集，建立以剂型作为协变量的群体 PK 模型。协变量模型的检验表明剂型无统计学意义。政府监管部门接受了该分析方法，不再需要开展独立的绝对生物利用度试验。此案例展示了基于模型的方法如何降低开发成本，改进试验设计，获得药物上市的关键性证据。

# 1.6　连续型效应变量的 PD 模型

PD 通常被称为机体对药物的反应。Derendorf 等将 PD 描述为"一个广义术语，包括活性药物成分、治疗部分和/或其代谢物对身体各系统的有益和有害的、从亚细胞效应到临床结果的所有药理作用、病理生理效应和治疗反应。药效学研究可提供有关药物作用机制及其剂量-反应关系的信息。其中的反应可表示为对药物疗效和/或安全性的直接或间接的度量"（Derendorf 等，2000）。临床试验中，随着生物标志物（biomarker）信息的收集越来越普遍，药物暴露和生物标志物反应关系的模型化已成为基于模型的药物开发的关键步骤。

PK/PD 研究旨在将剂量-暴露关系与 PD 效应，特别是药理/病理生理作用的时间过程联系起来（Derendorf 等，2000）。按照 PK 和 PD 数据链接的方式，PK/PD 整合模型可分为两种基本形式：直接效应模型和间接效应模型。根据受体理论，药物效应是由作用部位的游离药物浓度所致。药物效应或响应依赖于效应部位的浓度。当在试验期间收集了全血或血浆样品，且将全血/血浆浓度与药物效应联系起来时，可能会观察到效应的延迟。如果药物效应是由更下游的药理效应所致，则可以观察到更长的效应延迟。

## 1.6.1　直接效应模型

在直接效应模型（direct response model）中，经常使用线性、$E_{max}$ 或 S 形 $E_{max}$ 模型。式（1.82）是 S 形 $E_{max}$ 模型的表达式。当 $\gamma$ 等于 1 时，则为 $E_{max}$ 模型：

$$E(C) = E_0 \pm \frac{E_{max} C(t)^{\gamma}}{EC_{50}^{\gamma} + C(t)^{\gamma}} \tag{1.82}$$

式中，$E_0$ 为效应的基线；$E_{\max}$ 为最大效应；$C$ 为药物浓度，$C(t)=\dfrac{Dose}{V}\mathrm{e}^{-\frac{CL}{V}t}$；$EC_{50}$ 为达到最大效应 50% 时的药物浓度；$\gamma$ 是决定曲线陡度的形状因子。直接效应关系假设药物转运到作用部位并引发效应的过程远快于药物的处置。因此，对于相同的药物浓度，无论达到该药物浓度的时间如何，其所引起的效应都是相同的。如图 1.11 的左图所示，浓度-时间曲线上升阶段的浓度 $C_1$ 和下降阶段的 $C_2$ 为等效浓度，分别与效应曲线上升阶段的效应水平 $R_1$ 及其在下降阶段的等效效应水平 $R_2$ 相对应。换而言之，一个效应值只对应于一个药物浓度值，如图 1.11 的右图所示。

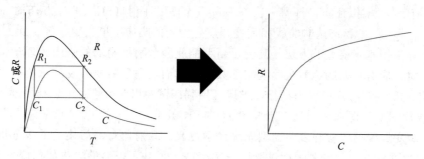

图 1.11　药物浓度（$C$）与效应（$R$）的直接效应关系

## 1.6.2　间接效应模型

通常情况下，药物产生的药理作用均滞后于药物浓度-时间过程。其中效应与浓度之间并不呈现一一对应的关系，通常称二者的关系为滞后回线（逆时针滞后），如图 1.12 的右图所示。药物浓度时间过程与效应时间过程之间的不同步，可能是由药物由血液分布至效应部位的延迟所引起（Derendorf 等，2000）。

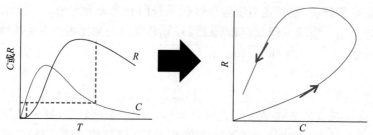

图 1.12　药物浓度（$C$）和效应（$R$）的间接效应关系

最初 Sheiner 等提出的效应室模型（1979）和 Jusko 等提出的间接效应模型（Dayneka 等，1993；Jusko 和 Ko，1994）是描述血药浓度和药物反应之间延迟的两种常用方法。

### 1.6.2.1　效应室模型

效应室模型（effect-compartment model）是指将药物效应与假设的效应室药物浓度而不是体循环药物浓度联系起来（Sheiner 等，1979）。在效应室模型中，假设进入效应室的药物量可忽略不计，因此中央室血药浓度不需考虑中央室和效应室之间的物质传递。效应室中的药物浓度与中央室的药物浓度平衡。血药浓度和效应部位之间的平衡过程由一级速率常数 $k_{e0}$ 确定。该常数也用于描述药物从效应室的消除（Derendorf 等，2000）。图 1.13 为效应

室模型的示意图，其中的 EC 为效应室。当
药物效应与效应室的药物浓度相关时，（二
者间的）滞后现象将不存在。计算效应室
药物浓度的公式可参考 Gabrielsson 和
Weiner（2000）发表的文章。例如，对于
注射的一室模型，可以使用式（1.4）计算
血浆药物浓度，并且效应室药物浓度可表
示为：

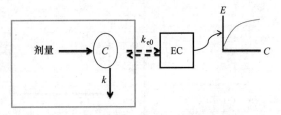

图 1.13　与药效动力学模型相连接的隔室

$$C_{\mathrm{e}} = \frac{Dose \times k_{\mathrm{e0}}}{V_{\mathrm{e}}\left(k_{\mathrm{e0}} - \dfrac{CL}{V}\right)}(\mathrm{e}^{-\frac{CL}{V}t} - \mathrm{e}^{-k_{\mathrm{e0}}t}) \tag{1.83}$$

式中，$C_{\mathrm{e}}$ 为效应室中的药物浓度；$V_{\mathrm{e}}$ 为效应室的体积；$Dose$ 为剂量。

#### 1.6.2.2　间接效应模型

间接效应模型（indirect response model）是根据受体理论和信号转导而来，其中内源性物质或反应介质的合成或降解等间接反应机制引起的过程可能会发生一系列的延迟。Dayneka 等提出了间接 PD 反应的四种基本模型（Dayneka 等，1993；Jusko 和 Ko，1994）。在没有药物的情况下，间接效应模型的广义形式见式（1.84）：

$$\frac{\mathrm{d}R}{\mathrm{d}t} = k_{\mathrm{in}} - k_{\mathrm{out}}R \tag{1.84}$$

式中，$k_{\mathrm{in}}$ 为产生效应的零级速率常数；$k_{\mathrm{out}}$ 为效应消除的一级速率常数。当没有药物干预时，生物体应该处于正常的稳态。因此在基线时，$R_0 = \dfrac{k_{\mathrm{in}}}{k_{\mathrm{out}}}$。

药物干预下的四种间接效应模型如下：

$$\frac{\mathrm{d}R}{\mathrm{d}t} = k_{\mathrm{in}}I(C_{\mathrm{p}}) - k_{\mathrm{out}}R \tag{1.85}$$

$$\frac{\mathrm{d}R}{\mathrm{d}t} = k_{\mathrm{in}} - k_{\mathrm{out}}I(C_{\mathrm{p}})R \tag{1.86}$$

$$\frac{\mathrm{d}R}{\mathrm{d}t} = k_{\mathrm{in}}S(C_{\mathrm{p}}) - k_{\mathrm{out}}R \tag{1.87}$$

$$\frac{\mathrm{d}R}{\mathrm{d}t} = k_{\mathrm{in}} - k_{\mathrm{out}}S(C_{\mathrm{p}})R \tag{1.88}$$

其中，$I(C_{\mathrm{p}}) = 1 - \dfrac{C_{\mathrm{p}}}{C_{\mathrm{p}} + IC_{50}}$ 为经典抑制函数，$S(C_{\mathrm{p}}) = 1 + \dfrac{E_{\max}C_{\mathrm{p}}}{C_{\mathrm{p}} + EC_{50}}$ 为使用 $E_{\max}$ 模型的激动函数。对合成和降解过程有影响的间接效应模型如图 1.14 所示。

间接效应模型的经典案例是关于华法林（Warfarin）抑制凝血酶原复合物活性的研究（Jusko 和 Ko，1994）。华法林是一种用于治疗血栓性静脉炎和肺栓塞的口服抗凝药物，可阻断维生素 K 环氧化物还原酶（一种将维生素 K 环氧化物还原为维生素 K 的酶），阻止了维生素 K 在体内的循环利用。而维生素 K 是凝血因子Ⅱ、Ⅶ、Ⅸ和Ⅹ的羧基化辅助因子。华法林对维生素 K 环氧化物还原酶活性的阻断，导致以凝血因子活化的凝血机制受到抑制。故建模时，假设凝血因子以零级速率常数 $k_{\mathrm{in}}$ 合成，并以一级速率常数 $k_{\mathrm{out}}$ 降解。

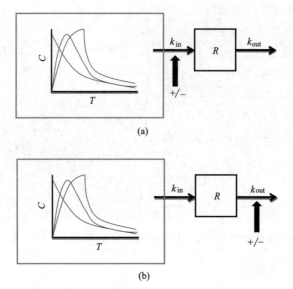

图 1.14　间接效应激动或抑制合成 (a) 和降解 (b) 速率的示意图

# 1.7　非连续效应的 PD 模型

从临床试验中收集的数据可能不是连续变量而是分类变量，例如二分类数据、有序分类数据（如：无/轻度/中度/重度）或截尾数据（如疾病复发的时间）。Logistic 回归和生存分析通常用于描述事件的概率。近年来，用于估计事件概率的马尔可夫链模型也应用在了定量药理学中（Bizzotto 等，2011；Lacroix 等，2009；Sy 等，2013a）。

## 1.7.1　生存分析

在生存分析❶（time to event）中，定量药理学分析通常从治疗开始计时。如果终点为某些事件，例如不良事件的发生、疾病复发、死亡等，则将特定事件的发生时间与起始时间之间的差值称为事件发生时间数据或生存时间。事件发生时间数据的分布不呈正态分布，常为"截尾"形式。右截尾指当受试者离开研究时目标事件尚未发生的数据。左截尾指在临床研究中目标事件在观察时已经存在，但不清楚确切的发生时间。例如，患者的特定疾病的检测为阳性，但是疾病发生的确切时间却未知。

生存函数 $S(t)$ 定义为持续时间 $t$ 内未发生目标事件的概率，见式（1.89）：

$$S(t) = Pr\{T > t\} \tag{1.89}$$

式中，$T$ 为事件的时间；$Pr$ 为概率。持续时间 $t$ 内发生事件的概率 $F(t)$ 定义为生存函数的补充，即 $1 - S(t)$。如式（1.90）～式（1.92）所示，生存函数与风险函数 $h(t)$ 和累积风险 $H(t)$ 有关（Collett，1994），可通过将事件的概率密度函数 $f(t)$ 除以生存函数来获得风险函数。

---

❶　译者注：此处原文为 time to event analysis，译为生存分析，也被称为时间-事件分析，或事件发生时间分析。

$$S(t) = \exp[-H(t)] \tag{1.90}$$

$$h(t) = \lim_{\Delta \to 0} \frac{Pr\{t < T \leqslant t + \Delta \,|\, T > t\}}{\Delta} = \frac{f(t)}{S(t)} = \frac{\partial \log S(t)}{\partial t} \tag{1.91}$$

$$H(t) = -\log S(t) \tag{1.92}$$

图 1.15 显示了累积分布、概率密度、生存率和风险函数的典型示例。

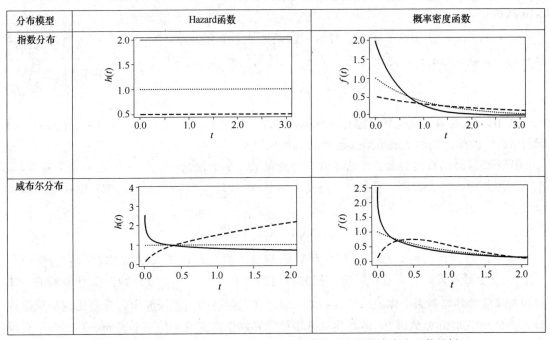

图 1.15　指数分布和威布尔分布的基线风险和相应的概率密度函数示例

对于非参数和半参数方法，即生存函数的 Kaplan-Meier 估计和作为 Kaplan-Meier 方法扩展的 Cox 比例风险模型，均不假设基线风险的形式。但是，在 Cox 比例风险模型中指定了协变量关系的形式。

参数法分析对于风险函数和协变量影响均做了明确的定义。因为"风险是将生物机制引入生存模型，并理解事件时间分布变异的方法"（Holford，2013），Holford 主张对风险函数使用参数法分析。表 1.4 列出了常用参数模型的概率密度函数、风险函数和生存函数。图 1.15 展示了指数分布和威布尔（Weibull）分布的概率密度函数和相应风险函数的案例。在指数型的案例中，风险对于时间是恒定的，但在大多数情况下可能并非如此。

表 1.4　指数模型、威布尔模型和对数 Logistic 模型的概率密度函数、
生存函数、风险函数和似然函数之间的关系

| 参数模型 | 概率密度函数 $f(t)$ | 生存函数 $S(t)$ | 风险函数 $h(t)$ | 似然函数 $L$ |
|---|---|---|---|---|
| 指数模型 | $\lambda e^{-\lambda t}$ | $e^{-\lambda t}$ | $\lambda$ | $\prod_{i=1}^{N} (\lambda e^{-\lambda t})^{e_i} (e^{-\lambda t})^{1-\delta_i}$ |
| 威布尔模型 | $\lambda p (\lambda t)^{p-1} e^{(-\lambda t)^p}$ | $e^{(-\lambda t)^p}$ | $\lambda p (\lambda t)^{p-1}$ | $\prod_{i=1}^{N} \{\lambda p (\lambda t)^{p-1} e^{(-\lambda t)^p}\}^{\delta_i} \{e^{(-\lambda t)^p}\}^{1-\delta_i}$ |
| 对数 Logistic 模型 | $\dfrac{\lambda^p t^{p-1}}{\left\{\frac{1}{p}\left[1+(\lambda t)^p\right]\right\}^2}$ | $\dfrac{1}{\frac{1}{p}\left[1+(\lambda t)^p\right]}$ | $\dfrac{\lambda^p t^{p-1}}{\frac{1}{p}\left[1+(\lambda t)^p\right]}$ | $\prod_{i=1}^{N} \left\{ \dfrac{\lambda^p t^{p-1}}{\left\{\frac{1}{p}\left[1+(\lambda t)^p\right]\right\}^2} \times \dfrac{1}{1+(\lambda t)^p} \right\}^{\delta_i} \left\{\dfrac{1}{1+(\lambda t)^p}\right\}^{1-\delta_i}$ |

威布尔模型比指数模型更灵活、更通用。因为风险随着时间变化而增加、减少或恒定不变，故风险函数是单调函数。威布尔模型中的风险不能同时发生增加和减少。形状参数 $p$ 决定了风险趋势：当 $p<1$ 时，风险随时间单调递减；$p>1$ 时，风险则随时间而增加；$p=1$ 时，威布尔模型函数变为指数函数，且风险是恒定的。而对数 Logistic 模型允许非单调风险。形状参数 $p$ 决定了趋势：如果 $p>1$，则风险先增加然后下降，而如果 $p<1$，则风险呈下降趋势。

Kaplan-Meier 估计对于确定适当的风险函数非常有用。事件数量（$\delta_j$）与当时处于风险中的个体数量（$n_j\tau_j$）之比是从 $t_j$ 到 $t_{j+1}$ 的时间间隔内的风险：

$$h(t)=\frac{\delta_j}{n_j\tau_j} \tag{1.93}$$

式中，$n_j$ 为尚未发生事件但有事件风险的个体的数量；$\tau_j$ 为 $t_{j+1}-t_j$ 的时间间隔。时间对 $h(t)$ 的作图提供了风险函数趋势的可视化检验。

比例型风险函数是引入和评估非时变协变量效应的方法之一，另一种是加速失效时间。本文将不具体阐述。假设一组非时变协变量向量 $\boldsymbol{X}=[X_1,X_2,\cdots,X_n]$，比例型风险函数可以设为：

$$h(t,\boldsymbol{X})=h_0(t)\mathrm{e}^{\beta^T\boldsymbol{X}} \tag{1.94}$$

其中 $h_0(t)$ 是依赖于 $t$ 而不依赖于 $\boldsymbol{X}$ 的基线风险，并且 $\beta^T\boldsymbol{X}$ 是 $\beta_1X_1+\beta_2X_2+\cdots+\beta_nX_n$。协变量对风险和系数有影响，例如特定疾病存在时，$\beta_{疾病}=1.39$。患有该病的个体的相对风险大约是健康个体的四倍（$\mathrm{e}^{1.39}=4$）。在药物基因组学研究中，应用比例型风险模型，评估 CYP3A5 和 ABCB1 多态性对肾移植患者发生他克莫司（Tacrolimus）相关不良事件相对风险的影响（Sy 等，2013b）。由于每个患者可能有多个竞争风险的不良事件（Sy 等，2013b；Wei 等，1989；Wei 和 Glidden，1997），该研究应用了具有共同基线风险的边际比例型风险模型，对多个不良事件之间可能存在的相关性予以校正。对于边际半参数模型也存在争议。该模型假设每个人从一开始就被认为有所有复发事件的风险（Metcalfe 和 Thompson，2007），这样显然会导致估计值超过其他方法获得的估计值。然而，边际方法被认为是两个方法中"两害相权取其轻"。另一种方法是不考虑来自同一个体的重复事件的边际模型。对于参数方法，随机效应对风险具有相乘效应的脆弱模型，可用于处理来自同一个体的复发事件。正如 Hougaard 指出的（1995），脆弱模型的局限性在于对脆弱性采用了伽玛分布的标准假设，更重视迟发的事件。

可以把脆弱性看作是风险系数的乘积：

$$h(t_{ij}\,|\,\boldsymbol{X}_{ij},\nu_i)=h_0(t_{ij})\nu_i\mathrm{e}^{\beta\boldsymbol{X}_{ij}} \tag{1.95}$$

式中，$j$ 指个体；$i$ 是亚组；脆弱项是 $\nu_i=\mathrm{e}^{W_j\psi}$。$W_j$ 是从均值为 0 且方差为 1 的分布中采集到的"脆弱性"。如果 $\psi$ 为 0，即为标准比例风险。上述风险概率取决于协变量和脆弱项，生存函数也是如此，

$$S(t_{ij}\,|\,\boldsymbol{X}_{ij},\nu_i)=\mathrm{e}^{-\int_0^t h(u\,|\,\nu)\mathrm{d}u}=\mathrm{e}^{-\nu\int_0^t h(u)\mathrm{d}u} \tag{1.96}$$

在获得边际生存函数之前，先介绍伽玛分布。伽玛分布的密度由下式给出：

$$g(\nu,\alpha,\beta)=\frac{1}{\beta^\alpha\varGamma(\infty)}\nu^{\infty-1}\mathrm{e}^{-\nu/\beta} \tag{1.97}$$

其中的 $\propto = \frac{1}{\theta}$ 和 $\beta = \theta$，而伽玛积分得自于 $\Gamma(\infty) = \int_0^\infty \nu^{\infty-1} e^{-\nu}$。采用伽玛分布 $g(\nu)$ 可以推导出预期的生存函数：

$$S(t) = E[S(t_{ij}|\boldsymbol{X}_{ij}, \nu_i)] = E\left[e^{-\int_0^t h(u|\nu) du}\right] = L\left[e^{\int_0^t h(u) du}\right] \tag{1.98}$$

其中 $L$ 是拉普拉斯变换，以整合脆弱项的分布。

以威布尔模型为例，具有伽玛脆弱性的边际威布尔生存函数是：

$$S(t) = [1 + \theta(\lambda t)^p]^{-1/\theta} \tag{1.99}$$

伽玛脆弱的威布尔风险为：

$$h(t) = \lambda p(\lambda t)^{p-1} [S(t)]^\theta \tag{1.100}$$

脆弱模型可用于临床环境。例如，当人群具有异质性，随着时间变化，人群很可能由更多的健壮个体组成，而脆弱个体则流失。在这种情况下，总体人群风险将会下降，而个体风险则会增加。不管个体风险的形态如何，脆弱模型都可以使整体人群风险减少。在这方面脆弱模型更适合群体研究。

定量药理学研究非常适合于时变协变量，其中药物浓度对风险或危害的影响是一个动态变量，风险应随时间变化。Holford（2013）提供了一个教程，解释如何将治疗效果纳入风险函数，以评估随着时间变化的药物对于风险的动态时间历程。

## 1.7.2 Logistic 回归

Logistic 回归（Logistic regression）适用于建立二元效应数据与解释变量（预测变量）之间的关系。发生事件的概率定义为式（1.101）：

$$\pi(x) = \frac{e^{L(x)}}{1 + e^{L(x)}} \tag{1.101}$$

式中，$\pi(x)$ 称为 Logistic 函数，其值介于 0 和 1 之间；$L(x)$ 是预测变量的线性函数，$L(x) = \beta_0 + \beta_1 x + \cdots + \beta_i x_i$，其中 $\beta_0$ 为截距，$\beta_1 \sim \beta_i$ 为系数，$x$ 代表预测变量，如药物浓度（Heiberger 和 Holland，2004；Venables 等，1994）。

未发生事件的概率，即 $1 - \pi(x)$，见式（1.102）：

$$1 - \pi(x) = \frac{1 + e^{L(x)} - e^{L(x)}}{1 + e^{L(x)}} = \frac{1}{1 + e^{L(x)}} \tag{1.102}$$

式（1.101）与式（1.102）的比值描述了相对优势，因此：

$$\frac{\pi(x)}{1 - \pi(x)} = \frac{e^{L(x)}/[1 + e^{L(x)}]}{1/[1 + e^{L(x)}]} = e^{L(x)} \tag{1.103}$$

将上面的优势比取自然对数，得 $\text{logit}(L)$：

$$\text{logit}(L) = \log\left(\frac{\pi(x)}{1 - \pi(x)}\right) = L(x) \tag{1.104}$$

logit 不再有界值，其值可以从 $-\infty$ 到 $+\infty$，并且函数的随机误差遵循二项分布而不是正态分布。

广义 Logistic 回归模型可将分析扩展到多重分类效应数据或多项式效应（Agresti，1999），即通过每个效应类别对基线的比较进行累积 Logits 建模。

$$\log\frac{\pi_i(\boldsymbol{x})}{\pi_{\text{基线}}(\boldsymbol{x})} = \beta_{i0} + \beta_i' \boldsymbol{x} \tag{1.105}$$

式中，下标 $i$ 表示 $i-1$ 水平类别的效应加上基线 $\pi_i(\boldsymbol{x})=P(Y=i\,|\,\boldsymbol{x})$ 和 $\sum_i\pi_i(\boldsymbol{x})=1$。这种方法通常称为比例优势假设（McCullagh，1980；Peterson 和 Harrell，1990）：

$$\text{logit}[P(Y\leqslant i\,|\,\boldsymbol{x})]=\beta_{i0}+\beta'\boldsymbol{x} \tag{1.106}$$

之后在两个效应之间进行比较：

$$\log\frac{\pi_a(\boldsymbol{x})}{\pi_b(\boldsymbol{x})}=\log\frac{\pi_a(\boldsymbol{x})}{\pi_{\text{基线}}(\boldsymbol{x})}-\log\frac{\pi_b(\boldsymbol{x})}{\pi_{\text{基线}}(\boldsymbol{x})} \tag{1.107}$$

1994 年，Sheiner 使用具有个体指定随机效应的比例优势模型分析 4 度疼痛量表。有序分类 PD 数据的非线性混合效应模型主要根据的是比例优势模型，并已广泛用于评价疗效和不良事件（Cullberg 等，2005；Gomeni 等，2001；Gupta 等，1999；Johnston 等，2003；Knibbe 等，2002；Kowalski 等，2003；Lunn 等，2001；Mandema 和 Stanski，1996；Mould 等，2001，2002；Olofsen 等，2005；Xie 等，2002；Zingmark 等，2003）。

Kjellsson 等（2008）提出了微分优势模型，回避比例优势模型关于所有类别对数优势的预测变量的影响大小都是相同的这一假设。他们认为，这种假设对于连续型类别是有效的，对于分级有序类别则不成立。即使从历史上看，部分比例优势模型也已用于影响大小不一的预测变量，模型中某些类别的概率相互成比例。虽然比例优势模型的预测变量函数相同，但微分优势模型允许其有变化。该模型使用累积概率来实现，以便可以将校正的概率值分配给特定的评分或类别（如，对于镇静等反应，轻度评分比重度评分更为可能）。图 1.16 展示了比例优势模型和微分优势模型中的预测变量与对数累积概率。图 1.16（a）中，对数

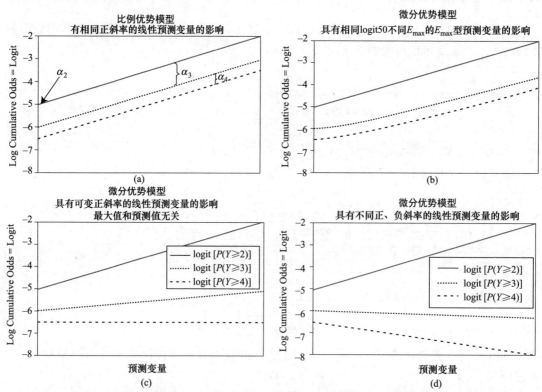

图 1.16 基于比例优势模型与微分优势模型的 Logit 函数及其对累积对数优势的影响

案例包括具有相同正斜率的线性预测变量影响的比例优势模型（a），具有可变 $E_{\text{max}}$ 值的 $E_{\text{max}}$ 型预测变量的微分优势模型（b），具有可变正斜率的线性预测变量的微分优势模型（c），以及同时具有正、负斜率的线性预测变量的微分优势模型（d）。$\alpha_2$ 为评分≥2 的基线 logit，$\alpha_3$ 和 $\alpha_2$ 是评分≥3 和≥4 的基线移位 logit（图片来源：Kjellsson 等，2008，经许可使用）

累积概率对于预测变量的斜率在比例优势模型中是相同的。其余的图显示了在微分优势模型中，对数累积概率对预测因子的趋势。图 1.16（b）的 $E_{max}$ 形状预测变量的影响均具有正斜率，而在替代方法中则可能有正、负斜率的混合。

### 1.7.3 马尔可夫链

在定量药理学研究中，另一种分析分类效应变量的方法是马尔可夫链模型，并已经应用于临床研究。马尔可夫链（Markov chain）过程是一种概率模型，假设未来结果的分布仅取决于当前状态而不取决于整个过程。这通常称为马尔可夫链的无记忆属性（Bass，2011）。换而言之，某个状态在下一时间间隔内发生的概率只依赖于当前时间框架内的状态。根据这个定义，假设在状态 $i$ 的过程将在下一个状态 $j$ 中有一固定的概率 $P_{ij}$，这样，

$$P\{X_{n+1}=j \mid X_n=i\}=P_{ij} \tag{1.108}$$

式中，集合 $\{X_n, n=0,1,2,\cdots\}$ 是有限可能结果的随机过程；$P_{ij}$ 通常被称为转移概率。

本文中，将以移植后稳定的小儿肾同种异体移植受者早、晚期的他克莫司（Tarcolimus）相关不良事件发生为例（Sy 等，2013a）。转移概率的定义根据的是两种状态：不良事件的无（状态 0）和有（状态 1）。由于假设不良事件的发生与药物浓度有关，使观察结果可能并不独立，所以该研究选择了马尔可夫链模型。患者的当前状态取决于其之前的访视。转移概率为：在特定的就诊时未报告不良事件，且在上次就诊时未发生不良事件的患者为 $P_{00}$；如果在上次就诊中未发生不良事件，而在本次就诊中报告了不良事件的患者，则为 $P_{01}$；$P_{10}$ 为上次就诊时有不良事件，但当前无不良事件的患者；如果两次就诊均发生不良事件，则为 $P_{11}$。转移概率遵循马尔可夫性质，使得特定状态的转移概率之和为 1：

$$\sum_{j=0}^{1} P_{ij}=1 \tag{1.109}$$

用于估计转移概率的函数根据研究的需要而变化。Kemp 和 Kamphuisen（1986）使用马尔可夫链模型模拟了人类睡眠图。Karlsson 等（2000）通过二元 Logistic 函数参数化转移概率来描述睡眠数据。Bizzotto 等（2010，2011）利用多项式 Logistic 函数来描述失眠症患者睡眠时相之间转移概率的时间过程。Ouellet 等（2011）使用 Logit 函数为线性的 Logistic 回归，估计在给予选择性甘氨酸转运蛋白 1 抑制剂的受试者中由于头晕而发生不良事件的转移概率。在 Ross（2006）的概率教科书中，描述了采用泊松概率密度函数（pdf）来计算转移概率估计过程的例子。泊松概率密度函数假设方差的大小与其均值相同。然而，许多计算过程均比泊松模型预测的可变性要大。Troconiz 等（2009）研究了混合马尔可夫元素和泊松分布来评估泊松分布方差中的过度离散。转移概率的广泛应用难以在本章中一一列举。对于是否使用马尔可夫模型，Karlsson 等（2000）提出马尔可夫模型更适于连续的相同状态下的观测数据，典型的案例如睡眠状态。

# 1.8 疾病进展模型

疾病的自然进程通常不是静止不变的。如果不予治疗则会逐渐恶化。与药效学 $E_{max}$ 模

型 [式 (1.82)] 的假设不同，基线 $E_0$ 不是一个常数，疾病进展模型（disease progression model）中的 $E_0$ 不是恒定的。早在 20 世纪 70 年代，研究人员就报道了关于非霍奇金淋巴瘤分期和冠状动脉狭窄自然进展的研究（Fuller 等，1975；Rosch 等，1976）。疾病进展模型描述了疾病指标或相关临床终点随时间而变化的动态过程，已应用于退行性疾病如阿尔茨海默病（Holford 和 Peace 1992a，b）、精神分裂症（Kimko 等，2000）和糖尿病神经病变的研究（Bakris 等，1996；Bjorck 等，1992；Crepaldi 等，1998；Gall 等，1993；Lewis 等，1993；Parving 等，1995）。

大多数的疾病进展模型是经验模型，描述了疾病状态的变化而不是其生理机制。例如，采用线性模型描述疾病随时间变化的线性变化过程，可用式（1.110）表示：

$$S(t) = S_0 + \alpha t \tag{1.110}$$

式中，$S(t)$ 表示特定时间 $t$ 的疾病状态；$S_0$ 是疾病的基线，可以是常数或为时间依赖性函数（如描述昼夜节律的正弦函数）；$\alpha$ 是斜率。包括安慰剂在内的干预措施可以改变疾病的进展过程。干预措施通常分为缓解型和改善型。设 $f(T)$ 是描述治疗或干预效果的函数。在缓解型干预治疗时，干预的效果将使疾病的基线发生位移，但不改变斜率；而改善型干预治疗则将改变疾病进展的速度（斜率），如式（1.111）和式（1.112）所示（Mould，2007；Mould 等，2007；Schmidt 等，2011）：

$$S(t) = S_0 + f(T) + \alpha t \tag{1.111}$$

$$S(t) = S_0 + [f(T) + \alpha]t \tag{1.112}$$

从上面两个公式可见：症状性干预对疾病状态的影响不同于疾病改善干预。无论何种治疗类型，一旦停止治疗，疾病将恢复到其自然进程。第三种类型的干预是完全治愈，恢复到疾病前的状态。这种干预类型最好以一种既包含缓解型又包含改善型的模型进行描述：

$$S(t) = S_0 + f_1(T) + [f_2(T) + \alpha]t \tag{1.113}$$

例如，Kimko 等（2000）根据简明精神病量表，使用线性疾病进展模型描述抗精神分裂症药物富马酸喹硫平对精神分裂症状态的影响。

疾病进展模型亦可采用非线性函数。Pors-Nielsen 等（1994）使用指数模型描述雌激素/孕激素治疗对骨质疏松症的影响。Grantham 等（2008）也使用类似的模型来描述常染色体显性多囊肾病中肾脏体积的增加。Pillai 等（2004）利用间接效应型模型研究伊班膦酸盐的效应。

# 1.9　系统药理学

分子生物学评估单一的基因和蛋白质，而系统生物学则将生物系统各个层面复杂的相互作用结合在一起。通过对过程中所有层级的生物信息的整合，确定系统的重要属性。生物过程的数学建模有助于描述时间依赖的动力学行为和因果关系。基于生物学原理，以及相关的生化网络的经验和知识，可对系统的生物过程构建机制性模型。其中的变量和参数与细胞或生理过程有关，且上述信息源自体外或生理学实验。这种方法为科学家提供了生物系统的整体观，对系统本身的药物作用机制研究也变得更加精确。

葡萄糖调节模型是应用于药物开发的系统药理学模型之一。Landsdorfer 和 Jusko

（2008）对糖尿病建模的应用作了很好的综述，并特别回顾了药物效应的建模。1979年，Bergman等（1979）开发了一个包含三个耦合微分方程的最简模型，描述静脉葡萄糖耐量试验。基于反馈调控机制，该模型将胰岛素（$I$）和葡萄糖（$G$）调节耦合在一起，并引入一个附加的虚拟的胰岛素成分 $X$，描述胰岛素释放和以血糖降低为指征的反应之间的延迟（图1.17）。

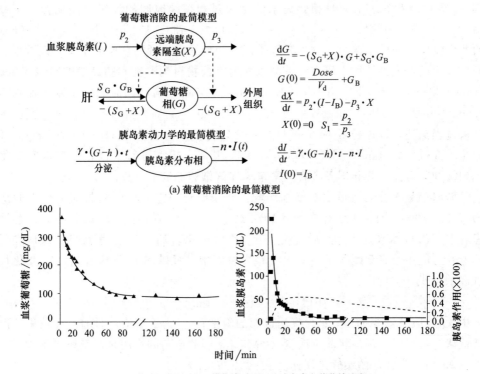

图1.17　胰岛素-葡萄糖反馈和调控的最简模型的结构和方程（a），
以及由最简模型拟合的Ⅳ葡萄糖耐量试验后的葡萄糖和胰岛素浓度的例子（b）
（图片来自 landsdorfer 和 Jusko，2008，经许可使用）

$$\frac{\mathrm{d}G}{\mathrm{d}t} = -[S_\mathrm{G} + X(t)] \cdot G(t) + S_\mathrm{G} \cdot G_\mathrm{B} \tag{1.114}$$

$$\frac{\mathrm{d}X}{\mathrm{d}t} = p_2 \cdot [I(t) - I_\mathrm{B}] - p_3 \cdot X(t) \tag{1.115}$$

$$\frac{\mathrm{d}I}{\mathrm{d}t} = \gamma \cdot [G(t) - h]t - n \cdot I(t) \tag{1.116}$$

基线值分别为 $h$、$G_\mathrm{B}$ 和 $I_\mathrm{B}$，参数为 $S_\mathrm{G}$、$p_2$、$p_3$、$\gamma$ 和 $n$。初值如下：

$$G(0) = \frac{Dose}{V_\mathrm{d}} + G_\mathrm{B} \tag{1.117}$$

$$X(0) = 0 \tag{1.118}$$

$$I(0) = I_\mathrm{B} \tag{1.119}$$

虽然该模型被广泛使用，但该模型不允许胰岛素和葡萄糖的同时拟合（Pacini 和 Bergman，1986）。附加的虚拟胰岛素效应室 $X$ 是无限定的。当同时估计模型中葡萄糖和胰岛素时，该隔室可以无限增加（De Gaetano 和 Arino，2000）。此外，模型没有考虑第一时相和第二时相的胰岛素（Agerso 和 Vicini，2003）。该模型可用于诊断测试，但仅限于药物的评估。

在关于胰高血糖素样肽-1（GLP-1）类似物 NN221 的研究中，Agerso 和 Vicini（2013）引入 Gaussian 术语来描述第一时相胰岛素的分泌。由此得出的方程为：

$$\frac{\mathrm{d}I}{\mathrm{d}t} = \beta(t) + \gamma \cdot [G(t) - h]t - n \cdot I(t) \tag{1.120}$$

其中 $\beta(t)$ 是考虑了第一时相胰岛素的量及过程持续时间的经验高斯函数。Mager 等（2004）进一步将 $\gamma$ 参数修改为 $E_{max}$ 模型，以包括另一种 GLP-1 类似物艾塞那肽（Exenatide）的药物作用。该模型曾用于分析健康受试者和糖尿病患者的高血糖钳夹研究数据。

间接效应型模型已被用于研究各种糖尿病治疗药物对葡萄糖和胰岛素的影响。Benincosa 和 Jusko（1999）评估了罗格列酮（Rosiglitazone）的效应，同时测定了空腹血糖（fasting plasma glucose，FPG）和血红蛋白 A1c（hemoglobin A1c，HbA1c）。血红蛋白的糖基化由二级过程描述，该过程与 FPG 浓度成正比，并且取决于稳态 HbA1c 和 FPG。HbA1c 的消除是一级过程。Hamren 等（2008）对 tesaglitazar 模型进行了修正，使得糖基化过程也考虑到红细胞寿命，并利用多个转运室来描述红细胞的衰老过程。

鉴于糖尿病是一种逐渐恶化的慢性疾病，建模时还应考察糖尿病长期治疗中的疾病进展。Frey 等（2003）研究了缓释格列齐特在 10 周至 1 年期间对 FPG 的影响。在对治疗有效的患者中，FPG 水平先下降然后缓慢上升，而无效患者的 FPG 水平在自然疾病进展过程中持续上升。应用带有截距和正斜率的经验线性模型，可描述由 FPG 随时间的变化代表的疾病进展，见式（1.121）：

$$\mathrm{FPG}(t) = baseline + \alpha t - E_t \tag{1.121}$$

式中，$baseline$ 表示基线；$\alpha$ 为疾病进展的斜率；$E_t$ 为给予治疗时的治疗效果。由于格列齐特被认为只减轻疾病症状而不改变疾病本身，因此该药的作用是使基线出现位移，而不影响以斜率（$\alpha$）为特征的疾病进展速度。

基于疾病进展模型，De Winter 等（2006）拟合了胰岛 β 细胞活性（$B$）和胰岛素敏感性（$S$）的恶化过程：

$$B = \frac{1}{1 + \mathrm{e}^{(b_0 + r_b t)}} \tag{1.122}$$

$$S = \frac{1}{1 + \mathrm{e}^{(s_0 + r_s t)}} \tag{1.123}$$

胰岛 β 细胞活性（$B$）和胰岛素敏感性（$S$）的基线分别为 $b_0$ 和 $s_0$，疾病进展速度分别为 $r_b$ 和 $r_s$。研究中还包括一个同时拟合 FPG 和胰岛素水平的 HbA1c 模型。

现已开发了更复杂的全身模型，并聚焦于糖尿病相关组织和器官。这些模型被用来模拟患者和预测临床试验结果。由于这些复杂模型的开发相对困难，因此有诸多模型假设，且模型参数常取自文献。例如 Archimedes 模型、Entelos 代谢模型和 I 型糖尿病生理实验室平台（T1Dm PhysioLab®）。由于这些模型都是开发者专有的，因此模型公式和参数值均缺乏透明度（Herman，2003）。

系统生物学和药理学模型被广泛应用的另一个治疗领域是肿瘤学，常用微分方程来描述生化和信号通路过程中的化学反应。这些过程大多涉及复杂的化学和生化反应网络。依据质量作用定律，描述化学实体的相互作用以及形成的不同组合。Heregulin 诱导的 p-ErbB3 信号通路的计算模型，以及抗体抑制剂帕妥珠单抗（Pertuzumab）和拉帕替尼（Lapatinib）

的作用都运用了质量作用定律（McDonagh 等，2012；Schoeberl 等，2009）。针对 ErbB2/3-双特异性抗体结合和受体交联，研究者列出了以下化学反应：

$$E2+BsAb \longleftrightarrow E2{:}BsAb \tag{1.124}$$

$$BsAb+E3 \longleftrightarrow BsAb{:}E3 \tag{1.125}$$

$$E2+BsAb{:}E3 \longleftrightarrow E2{:}BsAb{:}E3 \tag{1.126}$$

$$E2{:}BsAb+E3 \longleftrightarrow E2{:}BsAb{:}E3 \tag{1.127}$$

式中，E2 和 E3 分别代表 ErbB2 和 ErbB3；BsAb 表示双特异性抗体。式（1.124）～式（1.127）中列出的化学反应为可逆过程，反应模式可概括为：

$$A+B \xrightarrow{k} C \xrightarrow{k'} A+B \tag{1.128}$$

式中，$k$ 为正向反应速率常数，而 $k'$ 为逆向反应速率常数。上述各种速率的变化可写为：

$$\frac{\mathrm{d}[A]}{\mathrm{d}t}=k'[C]-k[A][B] \tag{1.129}$$

$$\frac{\mathrm{d}[B]}{\mathrm{d}t}=k'[C]-k[A][B] \tag{1.130}$$

$$\frac{\mathrm{d}[C]}{\mathrm{d}t}=k[A][B]-k'[C] \tag{1.131}$$

当生物系统有多种影响因素时，列出式（1.131）中化学反应的微分方程是一项烦琐的工作。一些系统生物学软件工具允许用户创建反应过程，在后台自动创建相应的微分方程（Maiwald 和 Timmer，2008）。

辨识靶点时，McDonagh 等（2012）利用计算建模，从细胞信号学的角度开发了特异性靶向抗体，通过抑制 ErbB3 信号，阻止 ErbB2 的过度表达。研究发现，ErbB3/Heregulin 活化在 ErbB2 阳性难治性疾病中发挥着重要作用，联合应用 ErbB3 抑制剂和 ErbB2 可以实现协同治疗作用（McDonagh 等，2012）。系统药理学模型正在逐渐被应用于药物开发，上述案例显示了系统药理学成为定量药理分析主流的前景。

# 1.10 软件

软件使 PK/PD 建模和模拟更为便捷，本章将阐述不同类型定量药理分析的软件包。对于非隔室分析（或统计矩方法），WinNonlin（现为 Phenoix 下的组件）是医药行业最常用的软件。另外，R 中的 PK 包是一个可对 PK 数据进行非隔室分析的基本的 PK 包，其简要说明可参考 CRAN 项目网站。对于非线性混合效应建模，NONMEM 是药物开发中最常用的软件。基于非参数自适应网格算法（non-parametric adaptive grid algorithm，NPAG）的 USC * PACK（现为 Pmetrics）软件是治疗药物监测场景中群体 PK 数据建模的常用工具。针对混合效应模型的计算软件还包括了基于重要抽样算法的 ADAPT，基于马尔可夫链蒙特卡罗（Markov chain Monte Carlo，MCMC）随机近似期望最大化（stochastic approxima-tion expectation maximization，SAEM）算法的 MONOLIX（现为 Lixoft 的组件）。此外，BUGS 软件是应用了 Gibbs 抽样进行贝叶斯推理的软件包。用户通过定义变量之间的关系来指定统计模型。软件再确定一个适当的 MCMC 方案（基于 Gibbs 采样）分析指定的模型。

之后由用户控制方案的执行。BUGS 有主要两个版本：winbug 和 openbug。NONMEM 的最新版本已将上面提到的算法纳入。SimCyp 是 PBPK 常用建模工具，也可用于群体仿真。

对于系统生物学建模，基于 Matlab 平台上建立的专用工具包可用来处理庞大且复杂的模型。这些模型可能包含数百个耦合微分方程。大型模型在 Matlab 中的运行速度可能较慢，而专门的 Matlab 工具包，如 Potterswheel（URL：potterswheel. de）利用化学反应原理以及用 C 语言建立的微分方程，可加快数据分析和拟合过程（Maiwald 和 Timmer，2008）。Curated 系统生物学模型可从允许公众访问的图书馆联盟获得（例如，Biomodels 官网），并可以通过系统生物学标记语言（systems biology markup language，SBML）编译到，供其他专业软件使用。

# 1.11　结论

在过去的十年里，定量药理学已经成为学术界、全球监管机构和生物制药工业中的常用理论和方法体系。定量药理学建模的创造性应用可大大削减药物开发的成本、提高药物研发的效率。

美国 FDA 强调了基于模型的药物开发的重要性，并为临床前和临床数据开发相应的 PK/PD 模型，以描述药物的有效性和安全性。FDA 大力支持并提出，"定量药理分析对于深入理解药物试验数据和规划未来药物研发计划具有重要价值。但是，建模和模拟方法在任何情况下均不应被视为临床试验的替代。此外，定量药理分析不应主要用于'拯救'未获批准的药物。在适当的情况下，FDA 接受模拟结果"（Bhattaram 等，2005）。

# 附录

1. 式（1.68）的推导

设被清除系统中的药物浓度恒定或处于稳定状态，假定药物浓度的变化率为 0，因此将式（1.60）～式（1.66）的所有等式的左侧设置为 0。

$$0 = V_1 \frac{dC_1}{dt} = Q_1 Q_0 - Q_1 C_1 + K_1(t) \tag{1.132}$$

$$0 = V_2 \frac{dC_2}{dt} = Q_1 Q_{3o} - Q_1 C_2 \tag{1.133}$$

$$0 = V_3 \frac{dC_3}{dt} = Q_1 C_1 - Q_1 C_{3o} + r_3(C_3) \tag{1.134}$$

$$0 = V_4 \frac{dC_4}{dt} = Q_7 C_{7o} - (Q_4 - Q_7) \cdot C_2 - Q_4 C_{4o} - r_4(C_4) \tag{1.135}$$

$$0 = V_5 \frac{dC_5}{dt} = Q_5 C_2 - Q_5 C_{5o} - r_5(C_5) \tag{1.136}$$

$$0 = V_6 \frac{dC_6}{dt} = Q_6 Q_2 - Q_6 C_{6o} \tag{1.137}$$

$$0 = V_7 \frac{dC_7}{dt} = Q_7 Q_2 - Q_7 C_{7o} - r_7(C_7) \tag{1.138}$$

从式（1.132）开始积分

$$\int_0^\infty Q_1 C_1 \, dt = \int_0^\infty [Q_1 C_0 + K_1(t)] \, dt \tag{1.139}$$

通过应用式（1.67），并将 $Q_1 C_0$ 用 $Q_4 C_{4o} + Q_5 C_{5o} + Q_6 C_{6o}$ 替换到式（1.139），结果为：

$$Q_1 \int_0^\infty C_1 \, dt = \int_0^\infty (Q_4 C_{4o} + Q_5 C_{5o} + Q_6 C_{6o}) \, dt + \int_0^\infty K_I(t) \, dt \tag{1.140}$$

通过将 $Q_7 C_{7o} + (Q_4 - Q_7)C_2 + Q_5 C_{5o} + Q_6 C_2$ 加入式（1.140）中，重排式（1.140），当净结果为 0 时将得出以下表达式：

$$\begin{aligned}
Q_1 \int_0^\infty C_1 \, dt = &\int_0^\infty [Q_7 C_{7o} + (Q_4 - Q_7)C_2 + Q_5 C_{5o} + Q_6 C_2] \\
&- [Q_7 C_{7o} + (Q_4 - Q_7)C_2 + Q_5 C_{5o} + Q_6 C_2] \, dt \\
&+ \int_0^\infty (Q_4 C_{4o} + Q_5 C_{5o} + Q_6 C_{6o}) \, dt + \int_0^\infty K_I(t) \, dt
\end{aligned} \tag{1.141}$$

从式（1.137）$\int_0^\infty (Q_6 C_2 - Q_6 C_{6o}) \, dt = 0$。假设 $Q_7 C_{7o} + (Q_4 - Q_7)C_2$ 表示从动脉和肠道进入肝脏的药物总量，进入肝脏的浓度可视为 $C_p$，其中，$Q_4 C_p = Q_7 C_{7o} + (Q_4 - Q_7)C_2$，可将式（1.141）简化如下：

$$\begin{aligned}
Q_1 \int_0^\infty C_1 \, dt = &\int_0^\infty (Q_4 + Q_5 + Q_6)C_2 \, dt - \int_0^\infty Q_4(C_p - C_{4o}) \, dt + \int_0^\infty Q_5(C_2 - C_{5o}) \, dt \\
&+ \int_0^\infty Q_7(C_2 - C_{7o}) \, dt + \int_0^\infty K_1(t) \, dt
\end{aligned} \tag{1.142}$$

进一步，$\int_0^\infty (Q_4 + Q_5 + Q_6)C_2 \, dt = Q_1 \int_0^\infty C_2 \, dt$，由于 $Q_1 = Q_4 + Q_5 + Q_6$，以及从式（1.133）的 $Q_1 \int_0^\infty C_{3o} \, dt$，式（1.142）可以写为式（1.68）：

$$\int_0^\infty Q_1(C_1 - C_{3o}) \, dt + \int_0^\infty Q_4(C_p - C_{4o}) \, dt + \int_0^\infty Q_5(C_2 - C_{5o}) \, dt + \int_0^\infty Q_7(C_2 - C_{7o}) \, dt$$

$$= \int_0^\infty K_I(t) \, dt \tag{1.143}$$

2. 式（1.73）的推导

利用平均清除率表达式，将式（1.68）～式（1.72）重排，将得到下列结果：

$$\overline{CL}_{\text{systemic}} = \overline{CL}_3 + \left( \frac{\int_0^\infty C_p \, dt}{\int_0^\infty C_1 \, dt} \right) \overline{CL}_4 + \left( \frac{\int_0^\infty C_2 \, dt}{\int_0^\infty C_1 \, dt} \right) (\overline{CL}_5 + \overline{CL}_7) \tag{1.144}$$

将 $Q_4 C_p = Q_7 C_{7o} + (Q_4 - Q_7)C_2$ 设置为 $Q_4(C_2 - C_p) = Q_7(C_2 - C_{7o})$。然后从 0 到无穷大对后者进行积分，$Q_4 \int_0^\infty (C_2 - C_p) \, dt = Q_7 \int_0^\infty (C_2 - C_{7o}) \, dt$，然后方程两边同时除以

$\int_0^\infty C_2 dt$ ，得到 $\dfrac{Q_4 \int_0^\infty (C_2 - C_p) dt}{\int_0^\infty C_2 dt} = \dfrac{Q_7 \int_0^\infty (C_2 - C_{7o}) dt}{\int_0^\infty C_2 dt}$ 。前面的方程可以重写为

$1 - \dfrac{\int_0^\infty C_p dt}{\int_0^\infty C_2 dt} = \dfrac{Q_7 \int_0^\infty (C_2 - C_{7o}) dt}{Q_4 \int_0^\infty C_2 dt}$ 。等式左侧由积分分量组成的比率是胃肠道组织隔室 7

的提取比，$\overline{E}_7 = \dfrac{\int_0^\infty (C_2 - C_{7o}) dt}{\int_0^\infty C_2 dt}$ ，因此，

$$\frac{\int_0^\infty C_p dt}{\int_0^\infty C_2 dt} = 1 - \frac{Q_7}{Q_4}\overline{E}_7 \tag{1.145}$$

从上面的式（1.133），$Q_1 \int_0^\infty C_2 dt = Q_1 \int_0^\infty C_3 dt$ ，和从式（1.70），$\overline{CL}_3 = \dfrac{Q_1 \int_0^\infty (C_1 - C_{3o}) dt}{\int_0^\infty C_1 dt} = \dfrac{Q_1 \int_0^\infty (C_1 - C_2) dt}{\int_0^\infty C_1 dt}$ ，有

$$\frac{\int_0^\infty C_2 dt}{\int_0^\infty C_1 dt} = 1 - \frac{\overline{CL}_3}{Q_1} = 1 - \overline{E}_{肺} \tag{1.146}$$

在接下来的步骤中，将式（1.145）乘以式（1.146）：

$$\frac{\int_0^\infty C_p dt}{\int_0^\infty C_1 dt} = \left(1 - \frac{\overline{CL}_3}{Q_1}\right)\left(1 - \frac{\overline{CL}_7}{Q_4}\right) \tag{1.147}$$

由于 $\overline{CL}_7 = Q_7 \cdot \overline{E}_7$，在接下来的步骤中，将式（1.147）和式（1.146）代入式（1.144），$\overline{CL}_{\text{systemic}} = \overline{CL}_3 + \left(1 - \dfrac{\overline{CL}_3}{Q_1}\right)\left(1 - \dfrac{\overline{CL}_7}{Q_4}\right)\overline{CL}_4 + \left(1 - \dfrac{\overline{CL}_3}{Q_1}\right)(\overline{CL}_5 + \overline{CL}_7) = \overline{CL}_3 + (1 - \overline{E}_3)[\overline{CL}_4 + (1 - \overline{E}_4)\overline{CL}_7 + \overline{CL}_5]$ 。

# 参 考 文 献

Agerso H，Vicini P（2003）Pharmacodynamics of NN2211，a novel long acting GLP-1 derivative. Eur J Pharm Sci 19（2-3）：141-150.

Agoram B，Heatherington AC，Gastonguay MR（2006）Development and evaluation of a population pharma-cokinetic-pharmacodynamic model of darbepoetin alfa in patients with nonmyeloid malignancies undergoing multicycle chemotherapy. AAPS J 8 (3): E552-E563.

Agresti A (1999) Modelling ordered categorical data: recent advances and future challenges. Stat Med 18 (17-18): 2191-2207.

Andersen ME, Gargas ML, Ramsey JC (1984) Inhalation pharmacokinetics: evaluating systemic extraction, total in vivo metabolism, and the time course of enzyme induction for inhaled sty rene in rats based on arterial blood: inhaled air concentration ratios. Toxicol Appl Pharmacol 73 (1): 176-187.

Andersen ME, Clewell HJ 3rd, Gargas ML, Smith FA, Reitz RH (1987) Physiologically based pharmacokinetics and the risk assessment process for methylene chloride. Toxicol Appl Pharmacol 87 (2): 185-205.

Bakris GL, Copley JB, Vicknair N, Sadler R, Leurgans S (1996) Calcium channel blockers versus other antihypertensive therapies on progression of NIDDM associated nephropathy. Kidney Int 50 (5): 1641-1650.

Bass RF (2011) Stochastic processes, edn. Cambridge University Press, Cambridge.

Baxter LT, Zhu H, Mackensen DG, Jain RK (1994) Physiologically based pharmacokinetic model for specific and nonspecific monoclonal antibodies and fragments in normal tissues and human tumor xenografts in nude mice. Cancer Res 54 (6): 1517-1528.

Bellman RE, Jacquez JA, Kalaba RE, Kotkin B (1963) A mathematical model of drug distribution in the body: implications for cancer chemotherapy. Rand Corporation, Santa Monica, California.

Benet LZ (2010) Clearance (nee Rowland) concepts: a downdate and an update. J Pharmacokinet Pharmacodyn 37 (6): 529-539.

Benet LZ, Galeazzi RL (1979) Noncompartmental determination of the steady-state volume of distribution. J Pharm Sci 68 (8): 1071-1074.

Benincosa L, Jusko W (1999) Novel method of treatment. World Intellectual Property Organiza-tion, Geneva, Publ. no. W0/2000/027341.

Bergman RN, Ider YZ, Bowden CR, Cobelli C (1979) Quantitative estimation of insulin sensitivity. Am J Physiol 236 (6): E667-E677.

Bernards JK (1986) A pharmacokinetic model for lung uptake of volatile chemicals. MChE, University of Delaware, Newark, DE (Master's thesis, advisor: K. Bischoff).

BhattaramVA, Booth BP, Ramchandani RP, Beasley BN, Wang Y, Tandon V et al (2005) Impact of pharmacometrics on drug approval and labeling decisions: a survey of 42 new drug applications. AAPS J 7 (3): E503-512.

Bischoff KB, Brown RG (1966) Drug distribution in mammals. Chem Eng Med Biol 62 (66): 33-45.

Bischoff KB (1975) Some fundamental considerations of the applications of pharmacokinetics to cancer chemotherapy. Cancer Chemother Rep Part 1 59 (4): 777-793.

Bischoff KB (1987) Physiologically based pharmacokinetic modeling, edn, DrinkingWater and Health, Volume 8: Pharmacokinetics in Risk Assessment. National Academy Press, Washington, DC.

Bischoff KB (1992) PBPK models: what are we really assuming? Presentation at the Chemical Industry Institute of Toxicology Founders Award.

Bischoff KB, Dedrick RL (1968) Thiopental pharmacokinetics. J Pharm Sci 57 (8): 1346-1351.

Bischoff KB, Dedrick RL, Zaharko DS (1970) Preliminary model for methotrexate pharmacokinetics. J Pharm Sci 59 (2): 149-154.

Bizzotto R, Zamuner S, De Nicolao G, Karlsson MO, Gomeni R (2010) Multinomial logistic estimation of Markov-chain models for modeling sleep architecture in primary insomnia patients. J Pharmacokinet Pharmacodyn 37 (2): 137-155.

Bizzotto R, Zamuner S, Mezzalana E, De Nicolao G, Gomeni R, Hooker AC et al (2011) Multinomial logistic functions in markov chain models of sleep architecture: internal and external validation and covariate analysis.

AAPS J 13 (3): 445-463.

Bjorck S, Mulec H, Johnsen SA, Norden G, Aurell M (1992) Renal protective effect of enalapril in diabetic nephropathy. BMJ 304 (6823): 339-343.

Boxenbaum H (1982) Interspecies scaling, allometry, physiological time, and the ground plan of pharmacokinetics. J Pharmacokinet Biopharm 10 (2): 201-227.

Boxenbaum H, Ronfeld R (1983) Interspecies pharmacokinetic scaling and the Dedrick plots. Am J Physiol 245 (6): R768-R775.

Brandfonbrener M, Landowne M, Shock NW (1955) Changes in cardiac output with age. Circulation 12 (4): 557-566.

Brindley PG, Dunn WF (2009) Simulation for clinical research trials: a theoretical outline. J Crit Care 24 (2): 164-167.

Brown R, Delp M, Lindstedt S, Rhomberg L, Beliles R (1997) Physiological parameter values for physiologically based pharmacokinetic models. Toxicol Ind Health 13407: 484.

Burnham KP, Anderson DR (2002) Model selection and multi-model inference: a practical information-theoretic approach, Second edn. Springer.

Chen HS, Gross JF (1979) Physiologically based pharmacokinetic models for anticancer drugs. CancerChemother Pharmacol 2 (2): 85-94.

Collett D (1994) Modelling survival data in medical research, 1st edn. Chapman & Hall, New York.

Collins JM, Dedrick RL (1983) Distributed model for drug delivery to CSF and brain tissue. Am J Physiol 245 (3): R303-R310.

Coxson PG, Bischoff KB (1987a) Lumping strategy. 1. Introductory techniques and applications of cluster analysis. Ind Eng Chem Res 26 (6): 1239-1248.

Coxson PG, Bischoff KB (1987b) Lumping strategy. 2. System theoretic approach. Ind Eng Chem Res 26 (10): 2151-2157.

Crepaldi G, Carta Q, Deferrari G, Mangili R, Navalesi R, Santeusanio F et al (1998) Effects of lisinopril and nifedipine on the progression to overt albuminuria in IDDM patients with in-cipient nephropathy and normal blood pressure. The Italian Microalbuminuria Study Group in IDDM. Diabetes Care 21 (1): 104-110.

Cullberg M, Eriksson UG, Wahlander K, Eriksson H, Schulman S, Karlsson MO (2005) Pharmacokinetics of ximelagatran and relationship to clinical response in acute deep vein thrombosis. Clin Pharmacol Ther 77 (4): 279-290.

Dayneka NL, Garg V, Jusko WJ (1993) Comparison of four basic models of indirect pharmacodynamic responses. J Pharmacokinet Biopharma 21 (4): 457-478.

De Gaetano A, Arino O (2000) Mathematical modelling of the intravenous glucose tolerance test. J Math Biol 40 (2): 136-168.

de WinterW, DeJongh, Moules I et al (2006) A mechanism-based disease progression model for comparison of long-term effects of pioglitazone, metformin and gliclazide on disease processes underlying Type 2 Diabetes Mellitus. J Pharmacokinet Pharmacodyn 33 (3): 313-343.

Dedrick RL (1973) Animal scale-up. J Pharmacokinet Biopharma 1 (5): 435-461.

Dedrick RL, Bischoff KB (1980) Species similarities in pharmacokinetics. Fed Proc 39 (1): 54-59.

Derendorf H, Hochhaus G (1995) Handbook of pharmacokinetics/pharmacodynamics correlation, CRC Press, Boca Raton, FL.

Derendorf H, Lesko LJ, Chaikin P, Colburn WA, Lee P, Miller R et al (2000) Pharmacokinetic/ pharmacodynamic modeling in drug research and development. J Clin Pharmacol 40 (12 Pt 2): 1399-1418.

DiSanto AR, Wagner JG (1972) Pharmacokinetics of highly ionized drugs. 3. Methylene blue-blood levels in the dog and tissue levels in the rat following intravenous administration. J Pharm Sci 61 (7): 1090-1094.

Dunne A (1993) Statistical moments in pharmacokinetics: models and assumptions. J Pharm Pharmacol 45 (10): 871-875.

European agency for the evaluation of medicinal products (2007) Guideline on reporting the results of population pharmacokinetic analyses. CHMP/EWP/185990/06 (可从 EUROPEAN MEDICINES AGENCY 官网获取)

Ette EI, Sun H, Ludden TM (1998) Balanced designs in longitudinal population pharmacokinetic studies. J ClinPharmacol 38 (5): 417-423.

Frank GT (1982) A physiological pharmacokinetic model of the lung. MChE, University of Delaware, Newark (Master's thesis, advisor: K. Bischoff).

Freedson P, Katch VL, Sady S, Weltman A (1979) Cardiac output differences in males and females during mild cycle ergometer exercise. Med Sci Sports 11 (1): 16-19.

Frey N, Laveille C, Paraire M, Francillard M, Holford NH, Jochemsen R (2003) Population PKPD modelling of the long-term hypoglycaemic effect of gliclazide given as a once-a-day modified release (MR) formulation. Br J Clin Pharmacol 55 (2): 147-157.

Fuller LM, Banker FL, Butler JJ, Gamble JF, Sullivan MP (1975) The natural history of non-Hodgkin's lymphomata stages I and II. Br J Cancer Suppl 2: 270-285.

Gabrielsson J, Weiner D (2007) Pharmacokinetic and pharmacodynamic data analysis: concepts and applications, Fourth edn. Swedish Pharmaceutical Press.

Gall MA, Nielsen FS, Smidt UM, Parving HH (1993) The course of kidney function in type 2 (non-insulin-dependent) diabetic patients with diabetic nephropathy. Diabetologia 36 (10): 1071-1078.

Gerlowski LE, Jain RK (1983) Physiologically based pharmacokinetic modeling: principles and applications. J Pharm Sci 72 (10): 1103-1127.

Gibaldi M, Perrier D (1999) Pharmacokinetics: revised and expanded. Drugs Pharma Sci 92: 15-15.

Gomeni R, Teneggi V, Iavarone L, Squassante L, Bye A (2001) Population pharmacokinetic-pharmacodynamic model of craving in an enforced smoking cessation population: indirect response and probabilistic modeling. Pharma Res 18 (4): 537-543.

Grantham JJ, CookLT, Torres VE, Bost JE, Chapman AB, Harris PC et al (2008) Determinants of renal volume in autosomal-dominant polycystic kidney disease. Kidney Int 73 (1): 108-116.

Grehant N (1904a) Mesure de l'activite physio-logique des reins par le dosage de l'ure'e dans le sang et dans l'urine. J Physiol et Path Gen 7: 1.

Grehant N (1904b) Physiologique des reins par le dosage de l'uree dans le sang et daus l'urine. J physiol (Paris) 6: 1-8.

Gupta SK, Sathyan G, Lindemulder EA, Ho PL, Sheiner LB, Aarons L (1999) Quantitative characterization of therapeutic index: application of mixed-effects modeling to evaluate oxybutynin dose-efficacy and dose-side effect relationships. Clin Pharmacol Ther 65 (6): 672-684.

Guyton AC, Hall JE (1996) Textbook of medical physiology, 9th edn. Saunders, Philadelphia.

Hall JE, Guyton AC (2011) Guyton and hall textbook of medical physiology, 12th edn. Saunders, Philadelphia.

Hamren B, Bjork E, Sunzel M, Karlsson M (2008) Models for plasma glucose, HbA1c, and hemo-globin interrelationships in patients with type 2 diabetes following tesaglitazar treatment. Clin Pharmacol Ther 84 (2): 228-235.

Harrell FE (2001) Regression modeling strategies: with applications to linear models, logistic regression, and survival analysis, edn. Springer.

Heiberger RM, Holland B (2004) Statistical analysis and data display: an intermediate course with examples in S-plus, R, and SAS, edn. Springer.

Herman WH (2003) Diabetes modeling. Diabetes Care 26 (11): 3182-3183.

Holford N (2013) A time to event tutorial for pharmacometricians. CPT Pharmacometrics Syst Pharmacol 2: e43.

Holford NH, Peace KE (1992a) Methodologic aspects of a population pharmacodynamic model for cognitive effects in Alzheimer patients treated with tacrine. Proc Natl Acad Sci U S A 89 (23): 11466-11470.

Holford NH, Peace KE (1992b) Results and validation of a population pharmacodynamic model for cognitive effects in Alzheimer patients treated with tacrine. Proc Natl Acad Sci U S A 89 (23): 11471-11475.

Holford N, Ma SC, Ploeger BA (2010) Clinical trial simulation: a review. Clin Pharmacol Ther 88 (2): 166-182.

Hougaard P (1995) Frailty models for survival data. Lifetime Data Anal 1 (3): 255-273.

Hu TM, Hayton WL (2001) Allometric scaling of xenobiotic clearance: uncertainty versus universality. AAPS PharmSci 3 (4): E29.

Huang SM (2012) PBPK as a tool in regulatory review. Biopharm Drug Dispos 33 (2): 51-52.

Huang SM, Rowland M (2012) The role of physiologically based pharmacokinetic modeling in regulatory review. Clin Pharmacol Ther 91 (3): 542-549.

Hutter JC, Luu HM, Mehlhaff PM, Killam AL, Dittrich HC (1999) Physiologically based pharmacokinetic model for fluorocarbon elimination after the administration of an octafluoropropanealbumin microsphere sonographic contrast agent. J Ultrasound Med 18 (1): 1-11.

Johnston SR, Hickish T, Ellis P, Houston S, Kelland L, Dowsett M et al (2003) Phase II study of the efficacy and tolerability of two dosing regimens of the farnesyl transferase inhibitor, R115777, in advanced breast cancer. J Clin Oncol 21 (13): 2492-2499.

Jusko WJ, Ko HC (1994) Physiologic indirect response models characterize diverse types of pharmacodynamic effects. Clin Pharmacol Ther 56 (4): 406-419.

Karlsson MO, Schoemaker RC, Kemp B, Cohen AF, van Gerven JM, Tuk B et al (2000) A pharmacodynamic Markov mixed-effects model for the effect of temazepam on sleep. Clin Pharmacol Ther 68 (2): 175-188.

Kemp B, Kamphuisen HA (1986) Simulation of human hypnograms using a Markov chain model. Sleep 9 (3): 405-414.

Kimko HC, Peck CC (2011) Clinical trial simulations: applications and trends, edn. Springer, New York.

Kimko HC, Reele SS, Holford NH, Peck CC (2000) Prediction of the outcome of a phase 3 clinical trial of an antischizophrenic agent (quetiapine fumarate) by simulation with a population pharmacokinetic and pharmacodynamic model. Clin Pharmacol Ther 68 (5): 568-577.

Kjellsson MC, Zingmark PH, Jonsson EN, Karlsson MO (2008) Comparison of proportional and differential odds models for mixed-effects analysis of categorical data. J Pharmacokinet Pharmacodyn 35 (5): 483-501.

Knibbe CA, ZuideveldKP, DeJongh J, Kuks PF, Aarts LP, Danhof M (2002) Population pharmacokinetic and pharmacodynamic modeling of propofol for long-term sedation in critically ill patients: a comparison between propofol 6% and propofol 1%. Clin Pharmacol Ther 72 (6): 670-684.

Kowalski KG, Hutmacher MM (2001) Design evaluation for a population pharmacokinetic study using clinical trial simulations: a case study. Stat Med 20 (1): 75-91.

Kowalski KG, McFadyen L, Hutmacher MM, Frame B, Miller R (2003) A two-part mixture model for longitudinal adverse event severity data. J Pharmacokinet Pharmacodyn 30 (5): 315-336.

Lacroix BD, Lovern MR, Stockis A, Sargentini-Maier ML, Karlsson MO, Friberg LE (2009) A pharmacodynamic Markov mixed-effects model for determining the effect of exposure to certolizumab pegol on the ACR20 score in patients with rheumatoid arthritis. Clin Pharmacol Ther 86 (4): 387-395.

Landersdorfer CB, Jusko WJ (2008) Pharmacokinetic/pharmacodynamic modelling in diabetes mellitus. Clin

Pharmacokinet 47（7）：417-448.

Lee PI（2001）Design and power of a population pharmacokinetic study. Pharma Res 18（1）：75-82.

Leong R，Vieira ML，Zhao P，Mulugeta Y，Lee CS，Huang SM et al（2012）Regulatory experience with physiologically based pharmacokinetic modeling for pediatric drug trials. Clin Pharmacol Ther 91（5）：926-931.

Lewis AE（1948）The concept of hepatic clearance. Am J Clin Pathol 18（10）：789-795.

Lewis EJ，Hunsicker LG，Bain RP，Rohde RD（1993）The effect of angiotensin-converting-enzyme inhibition on diabetic nephropathy. The Collaborative Study Group. N Engl J Med 329（20）：1456-1462.

Liu X，Smith BJ，Chen C，Callegari E，Becker SL，Chen X et al（2005）Use of a physiologically based pharmacokinetic model to study the time to reach brain equilibrium：an experimental analysis of the role of blood-brain barrier permeability，plasma protein binding，and brain tissue binding. J Pharmacol Exp Ther 313（3）：1254-1262.

Lunn DJ，Wakefield J，Racine-Poon A（2001）Cumulative logit models for ordinal data：a case study involving allergic rhinitis severity scores. Stat Med 20（15）：2261-2285.

Mager DE，Abernethy DR，Egan JM，Elahi D（2004）Exendin-4 pharmacodynamics：insights from the hyperglycemic clamp technique. J Pharmacol Exp Ther 311（2）：830-835.

Maiwald T，Timmer J（2008）Dynamical modeling and multi-experiment fitting with Potters-Wheel. Bioinformatics 24（18）：2037-2043.

Mandema JW，Stanski DR（1996）Population pharmacodynamic model for ketorolac analgesia. Clin Pharmacol Ther 60（6）：619-635.

McCullagh P（1980）Regression models for ordinal data. J R Stat Soc B 42（2）：109-142.

McDonaghCF，Huhalov A，Harms BD，Adams S，Paragas V，Oyama S et al（2012）Antitumor activity of a novel bispecific antibody that targets the ErbB2/ErbB3 oncogenic unit and inhibits heregulin-induced activation of ErbB3. Mol Cancer Ther 11（3）：582-593.

Meibohm B，Laer S，Panetta JC，Barrett JS（2005）Population pharmacokinetic studies in pediatrics：issues in design and analysis. AAPS J 7（2）：E475-E487.

Metcalfe C，Thompson SG（2007）Wei，Lin and Weissfeld's marginal analysis of multivariate failure time data：should it be applied to a recurrent events outcome? Stat Methods Med Res 16（2）：103-122.

Mordenti J，Chappell W（1989）The use of interspecies scaling in toxicokinetics. In：Yacobi A，Skelly JP，Batra V（eds）Toxicokinetics and new drug development，edn. Pergamon，New York，pp 42-96.

Mould D，Chapelsky M，Aluri J，Swagzdis J，Samuels R，Granett J（2001）A population pharmacokinetic pharmacodynamic and logistic regression analysis of lotrafiban in patients. Clin Pharmacol Ther 69（4）：210-222.

Mould DR（2007）Developing models of disease progression. In：Ette EI，Williams PJ（eds）Pharmacometrics：the science of quantitative pharmacology，edn. Wiley，Hoboken，pp 547-581.

Mould DR，Holford NH，Schellens JH，Beijnen JH，Hutson PR，Rosing H et al（2002）Population pharmacokinetic and adverse event analysis of topotecan in patients with solid tumors. Clin Pharmacol Ther 71（5）：334-348.

Mould DR，Denman NG，Duffull S（2007）Using disease progression models as a tool to detect drug effect. Clin Pharmacol Ther 82（1）：81-86.

Nestorov IA，Aarons LJ，Arundel PA，Rowland M（1998）Lumping of whole-body physiologically based pharmacokinetic models. J Pharmacokinet Biopharma 26（1）：21-46.

Nielsen EI，Friberg LE（2013）Pharmacokinetic-pharmacodynamic modeling of antibacterial drugs. Pharmacol Rev 65（3）：1053-1090.

Ogungbenro K，Aarons L（2008）How many subjects are necessary for population pharmacokinetic experiments? Confidence interval approach. Eur J Clin Pharmacol 64（7）：705-713.

Oliver RE，Jones AF，Rowland M（2001）A whole-body physiologically based pharmacokinetic model incorporating dispersion concepts：short and long time characteristics. J Pharmacokinet Pharmacodyn 28（1）：27-55.

Olofsen E，Romberg R，Bijl H，Mooren R，EngbersF，Kest B et al (2005) Alfentanil and placebo analgesia：no sex differences detected in models of experimental pain. Anesthesiology 103 (1)：130-139.

Ouellet D，Sutherland S，Wang T，Griffini P，Murthy V (2011) First-time-in-human study with GSK1018921，a selective GlyT1 inhibitor：relationship between exposure and dizziness. Clin Pharmacol Ther 90 (4)：597-604.

Pacini G，Bergman RN (1986) MINMOD：a computer program to calculate insulin sensitivity and pancreatic responsivity from the frequently sampled intravenous glucose tolerance test. Compute Methods Programs Biomed 23 (2)：113-122.

Pang KS，Durk MR (2010) Physiologically-based pharmacokinetic modeling for absorption，transport，metabolism and excretion. J Pharmacokinet Pharmacodyn 37 (6)：591-615.

Parving HH，Rossing P，Hommel E，Smidt UM (1995) Angiotensin-converting enzyme inhibition in diabetic nephropathy：ten years' experience. Am J Kidney Dis 26 (1)：99-107.

Peters RH (1986) The ecological implications of body size，edn，Cambridge University Press.

Peters SA (2008) Evaluation of a generic physiologically based pharmacokinetic model for line-shape analysis. Clin Pharmacokinet 47 (4)：261-275.

Peters SA (2012) Physiologically-based pharmacokinetic (PBPK) modeling and simulations：principles，methods，and applications in the pharmaceutical industry，First edn. Wiley.

Peters SA，Hultin L (2008) Early identification of drug-induced impairment of gastric emptying through physiologically based pharmacokinetic (PBPK) simulation of plasma concentration-time profiles in rat. J Pharmacokinet Pharmacodyn 35 (1)：1-30.

Peterson B，Harrell Jr FE (1990) Partial proportional odds models for ordinal response variables. Appl Stat 39 (2)：205-217.

Pillai G，Gieschke R，Goggin T，Jacqmin P，Schimmer RC，Steimer JL (2004) A semimechanistic and mechanistic population PK/PD model for biomarker response to ibandronate，a new bisphosphonate for the treatment of osteoporosis. Br J Clin Pharmacol 58 (6)：618-631.

Pors-Nielsen S，Barenholdt O，Hermansen F，Munk-Jensen N (1994) Magnitude and pattern of skeletal response to long term continuous and cyclic sequential oestrogen/progestin treatment. Br J Obstet Gynaecol 101 (4)：319-324.

PoulinP，Theil FP (2000) A priori prediction of tissue：plasma partition coefficients of drugs to facilitate the use of physiologically-based pharmacokinetic models in drug discovery. J Pharm Sci 89 (1)：16-35.

Poulin P，Theil FP (2002a) Prediction of pharmacokinetics prior to in vivo studies. 1. Mechanism-based prediction of volume of distribution. J Pharm Sci 91 (1)：129-156.

Poulin P，Theil FP (2002b) Prediction of pharmacokinetics prior to in vivo studies. Ⅱ. Generic physiologically based pharmacokinetic models of drug disposition. J Pharm Sci 91 (5)：1358-1370.

Poulin P，Schoenlein K，Theil FP (2001) Prediction of adipose tissue：plasma partition coefficients for structurally unrelated drugs. J Pharm Sci 90 (4)：436-447.

Ramsey JC，Andersen ME (1984) A physiologically based description of the inhalation pharmacokinetics of styrene in rats and humans. Toxicol Appl Pharmacol 73 (1)：159-175.

Ravva P，Gastonguay MR，Tensfeldt TG，Faessel HM (2009) Population pharmacokinetic analysis of varenicline in adult smokers. Br J Clin Pharmacol 68 (5)：669-681.

Reddy M，Yang R，Andersen ME，Clewell III HJ (2005) Physiologically based pharmacokinetic modeling：science and applications，First edn. Wiley-Interscience.

Rosch J，Antonovic R，Trenouth RS，Rahimtoola SH，Sim DN，Dotter CT (1976) The natural history of coronary artery stenosis. A longitudinal angiographic assessment. Radiology 119 (3)：513-520.

Ross SM (2006) Introduction to probability models, edn. Access Online via Elsevier.

Rowland M (1972) Application of clearance concepts to some literature data on drug metabolism in the isolated perfused liver preparation and in vivo. Eur J Pharmacol 17 (3): 352-356.

Rowland M, Tozer TN (1989) Clinical pharmacokinetics: concepts and applications, edn, vol. 162. Lea & Febiger, Philadelphia.

Rowland M, Benet LZ, Graham GG (1973) Clearance concepts in pharmacokinetics. J Pharmacokinet Biopharma 1 (2): 123-136.

Rowland M, Peck C, Tucker G (2011) Physiologically-based pharmacokinetics in drug development and regulatory science. Annu Rev Pharmacol and Toxicol 51: 45-73.

Sadray S, Jonsson EN, Karlsson MO (1999) Likelihood-based diagnostics for influential individuals in non-linear mixed effects model selection. Pharm Res 16 (8): 1260-1265.

Savage VM, Gillooly J, Woodruff W, West G, Allen A, Enquist B et al (2004) The predominance of quarter-power scaling in biology. Funct Ecol 18 (2): 257-282.

Savic RM, Karlsson MO (2009) Importance of shrinkage in empirical bayes estimates for diagnostics: problems and solutions. AAPS J 11 (3): 558-569.

Schmidt S, Post TM, Boroujerdi MA, van Kesteren C, Ploeger BA, Della Pasqua OE et al (2011) Disease progression analysis: towards mechanism-based models. In: Kimko HC, Peck CC (eds) Clinical trial simulations, edn. Springer, New York, pp 433-455.

Schoeberl B, Pace EA, Fitzgerald JB, Harms BD, Xu L, Nie L et al (2009) Therapeutically targeting ErbB3: a key node in ligand-induced activation of the ErbB receptor-PI3K axis. Sci Signal 2 (77): ra31.

Sheiner LB, Ludden TM (1992) Population pharmacokinetics/dynamics. Annu Rev Pharmacol Toxicol 32: 185-209.

Sheiner LB, Rosenberg B, Marathe VV (1977) Estimation of population characteristics of pharmacokinetic parameters from routine clinical data. J Pharmacokinet Biopharma 5 (5): 445-479.

Sheiner LB, Stanski DR, Vozeh S, Miller RD, Ham J (1979) Simultaneous modeling of pharmacokinetics and pharmacodynamics: application to $d$-tubocurarine. Clin Pharmacol Ther 25 (3): 358-371.

Sy SK, Heuberger J, Shilbayeh S, Conrado DJ, Derendorf H (2013a) A Markov Chain model to evaluate the effect of CYP3A5 and ABCB1 polymorphisms on adverse events associated with tacrolimus in pediatric renal transplantation. AAPS J 15 (4): 1189-1199.

Sy SK, Singh RP, Shilbayeh S, Zmeili R, Conrado D, Derendorf H (2013b) Influence of CYP3A5 6986A> G and ABCB1 3435C>T Polymorphisms on Adverse Events Associated With Tacrolimus in Jordanian Pediatric Renal Transplant Patients. Clin Pharmacol Drug Dev 2 (1): 67-78.

Teorell T (1937a) Kinetics of distribution of substances administered to the body, I: the extravascular modes of administration. Arch Int pharmacodyn Ther 57: 205-225.

Teorell T (1937b) Kinetics of distribution of substances administered to thebody, II: the intravascular modes of administration. Arch Int Pharmacodyn Ther 57: 226-240.

TheilFP, Guentert TW, Haddad S, Poulin P (2003) Utility of physiologically based pharmacokinetic models to drug development and rational drug discovery candidate selection. Toxicol Lett 138 (1-2): 29-49.

Thomaseth K, Salvan A (1998) Estimation of occupational exposure to 2,3,7,8-tetrachlorodibenzo-$p$-dioxin using a minimal physiologic toxicokinetic model. Environ Health Perspect 106 (Suppl 2): 743-753.

Troconiz IF, Plan EL, Miller R, Karlsson MO (2009) Modelling overdispersion and Markovian features in count data. J Pharmacokinet Pharmacodyn 36 (5): 461-477.

U. S. Department of Health and Human Services, Food and Drug Administration. DA (1999) Guidance for industry: population pharmacokinetics. (可从 FDA 官网获取)

van der Molen GW, Kooijman SA, Slob W (1996) A generic toxicokinetic model for persistent lipophilic compounds in humans: an application to TCDD. Fundam Appl Toxicol 31 (1): 83-94.

Venables WN, Ripley BD, Venables W (1994) Modern applied statistics with S-PLUS, edn, vol. 250. Springer, New York.

Vong C, Bergstrand M, Nyberg J, Karlsson MO (2012) Rapid sample size calculations for a defined likelihood ratio test-based power in mixed-effects models. AAPS J 14 (2): 176-186.

Wada DR, Bjorkman S, Ebling WF, Harashima H, Harapat SR, Stanski DR (1997) Computer simulation of the effects of alterations in blood flows and body composition on thiopental pharmacokinetics in humans. Anesthesiology 87 (4): 884-899.

Wang X, Davies BE (2015) A PBPK model describing a xenobiotic with a short PK event scale. J Pharmacokinet Pharmacodyn. 42 (4): 409-416.

WangX, Santostefano MJ, Evans MV, Richardson VM, Diliberto JJ, Birnbaum LS (1997) Determination of parameters responsible for pharmacokinetic behavior of TCDD in female Sprague-Dawley rats. Toxicol Appl Pharmacol 147 (1): 151-168.

Wei L, Glidden DV (1997) An overview of statistical methods for multiple failure time data in clinical trials. Stat Med 16 (8): 833-839.

Wei LJ, Lin DY, Weissfeld L (1989) Regression analysis of multivariate incomplete failure time data by modeling marginal distributions. J Am Stat Assoc 84 (408): 1065-1073.

West GB, Brown JH, Enquist BJ (1997) A general model for the origin of allometric scaling laws in biology. Science 276 (5309): 122-126.

West GB, Brown JH, Enquist BJ (1999) The fourth dimension of life: fractal geometry and allometric scaling of organisms. Science 284 (5420): 1677-1679.

Wilkinson GR (1987) Clearance approaches in pharmacology. Pharmacol Rev 39 (1): 1-47.

Wilkinson GR, Shand DG (1975) Commentary: a physiological approach to hepatic drug clearance. Clin Pharmacol Ther 18 (4): 377-390.

Xie R, Mathijssen RH, Sparreboom A, Verweij J, Karlsson MO (2002) Clinical pharmacokinetics of irinotecan and its metabolites in relation with diarrhea. Clin Pharmacol Ther 72 (3): 265-275.

Yamaoka K, Nakagawa T, Uno T (1978) Statistical moments in pharmacokinetics. J Pharmacokinet Biopharma 6 (6): 547-558.

Yang J, Zhao H, Garnett C, Rahman A, Gobburu JV, Pierce W et al (2012) The combination of exposure-response and case-control analyses in regulatory decision making. J Clin Pharmacol 53 (2): 160-166.

Yim DS, Zhou H, Buckwalter M, Nestorov I, Peck CC, Lee H (2005) Population pharmacokinetic analysis and simulation of the time-concentration profile of etanercept in pediatric patients with juvenile rheumatoid arthritis. J Clin Pharmacol 45 (3): 246-256.

Zhao W, Elie V, Roussey G, Brochard K, Niaudet P, Leroy V et al (2009) Population pharmacokinetics and pharmacogenetics of tacrolimus in de novo pediatric kidney transplant recipients. Clin Pharmacol Ther 86 (6): 609-618.

Zhao P, Zhang L, Grillo JA, Liu Q, Bullock JM, Moon YJ et al (2011) Applications of physiologically based pharmacokinetic (PBPK) modeling and simulation during regulatory review. Clin Pharmacol Ther 89 (2): 259-267.

Zhao P, Rowland M, Huang SM (2012) Best practice in the use of physiologically based pharmacokinetic modeling and simulation to address clinical pharmacology regulatory questions. Clin Pharmacol Ther 92 (1): 17-20.

Zingmark PH, Ekblom M, OdergrenT, Ashwood T, Lyden P, Karlsson MO et al (2003) Population pharmacokinetics of clomethiazole and its effect on the natural course of sedation in acute stroke patients. Br J Clin Pharmacol 56 (2): 173-183.

# 第 2 章

# 个体化用药：床边个体暴露和效应信息的整合

Diane R. Mould and Lawrence J. Lesko

## 2.1 引言

过去，所有患者的治疗药物的剂量都是相同的（同一剂量）。有时会根据患者的体重或体表面积（body surface area，BSA），或者患者特征（协变量）如肾功能等进行剂量调整。对于某些药物，如华法林（Warfarin），药物过量和不足都会造成严重风险。此时，可使用遗传标志物优化起始剂量和调整剂量，以达到国际标准化比值（international normalized ratio，INR）的目标范围和相应的临床疗效。然而，由于个体间具有不同的药物耐受性（如抗肿瘤药物）或药物疗效（如抗高血压药物），故可采取"适应性给药"，即根据观察到的反应调整给药方案。为特定患者量身选定药物、制订给药方案，开展个体化药物治疗，一直是长期努力的目标。正如最近的一篇综述"个体化医疗史"（Lesko Schmidt，2012）中所述，"个体化医疗是一种进化，而不是一场革命"。

个体化医疗（personalized medicine）可在患者个体层面优化医疗干预，使患者最大限度地获益，并将危害降至最低。因此，个体化医疗的目标是通过辨识能够预测疗效的患者特征，为患者个体或患者亚群体提供最佳的药物治疗方案（Conti 等，2010）。影响药物暴露和效应的个体特征包括年龄、体重、种族、性别、器官功能（如肝肾功能），以及各种类型的生物标志物，如生化、疾病标志物和基因组标志物，据此可进行个体化治疗和给药方案的调整。个体化医疗的目标与群体药代动力学和药效动力学（pharmacokinetics and pharmacodynamics，PK/PD）建模的目标非常一致，也包括了识别预测药物暴露和/或效应多样性和不确定性的协变量。

制订治疗方案时，需要整合生物标志物数据与患者特征信息。由于缺乏可供专业人员使用的信息整合和决策支持工具，限制了生物标志物在患者医疗护理决策中的应用（Zineh 和 Huang，2011）。PK/PD 建模能够为特定的药物整合多项患者特征信息，并与基于网络的应用程序相结合，为用户提供友好的使用界面或"给药方案计算系统"，便于输入患者特征信息、更新相关模型、汇总和可视化数据以及基于模型的给药方案（Barrett 等，2008）。这种"给药方案计算系统"为医生提供了一种便利手段，为患者量身定制治疗方案。这对于暴露变异大或治疗窗窄的药物尤为重要。

## 2.1.1　当前的给药模式

为治疗药物制订给药方案有多种方法，最常见的方法是"坪（flat）"剂量法（如所有患者都接受相同剂量）。基于体型大小给药也是一种常见的方法。给药剂量也可根据协变量如基因型或器官功能进行分层。此外，根据观察到的疗效增加或减少剂量的适应性用药也是常用方法之一。

选择坪剂量给药时，药物的暴露和/或效应常是高度变异的。这种变异可能是由 PK 的差异所致，如存在药物快速清除的基因亚群所致，也可能是由相同血药浓度下 PD 的差异所致。如果体重对清除率有影响，那么使用坪剂量策略时，体重低的患者可能剂量过高，而体重高的患者可能剂量不足。图 2.1 为模拟两个患者给予相同剂量药物的反应。根据期望的治疗效果，反应较弱的患者可能需要接受更高的剂量，而反应较强的患者可能需要更低的剂量。

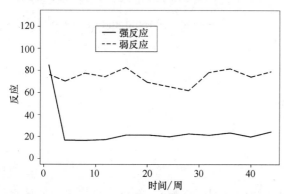

图 2.1　患者对特定剂量反应差异的示例

图中两名虚拟患者接受了相同剂量的药物以降低图中所检测的反应指标。实线表示的患者反应较强，而虚线表示的患者反应较弱。因此，后者可能需要更高剂量或不同的治疗方法

基于体型大小给药是一种常见的方法。然而，基于体重（mg/kg）的给药方案通常会导致体重低的患者，尤其是儿科患者无法达到所需的药物暴露量（Anderson 和 Holford，2013；Xu 等，2013）。由于清除器官的大小与总体重的比率不同，药物清除率与体重之间（如有的话）很少呈线性关系。这在许多药物的研究中得到证实，如英夫利西单抗（Infliximab）（Xu 等，2012；Fasanmade 等，2011）。美国 FDA 为业界编写了关于首次人体试验（first in human，FIH）最大起始剂量推荐的技术指导文件（指南 2014），建议根据体重选择起始剂量（如 mg/kg），将非临床研究中观察到的暴露量外推至人体安全剂量。虽然该文件并未针对剂量选择提供指导，但许多已上市的单克隆抗体（monoclonal antibodies，mAbs）均有基于 mg/kg 的推荐给药方案。Mould 和 Green（2010）发表的一篇综述显示，在 26 种已上市的单克隆抗体中，仅 3 种抗体的清除率与体重呈线性关系，8 种抗体基于 mg/kg 给药，2 种抗体中体重对清除率没有影响。基于 BSA 的给药方案也存在同样问题。Egorin（2003）发表的一篇基于 BSA 进行抗肿瘤药物给药的综述显示，与坪剂量相比，基于 BSA 给药的药物暴露的变异并不总能得到改善。

不同的体重区间内，给予相应的固定剂量称为剂量分组法。在体型大小影响清除率时，该法通常是确保给药剂量适当的最佳方法，且特别适用于儿童患者（Xu 等，2013）。相较于固定剂量或基于体型大小（体重或 BSA）给药，这种方法可以减少给药剂量过量和不足的情况。

某些药物如促红细胞生成素依泊汀（Epoetin，一种治疗贫血的生物制剂）是根据目标血红蛋白水平给药。但是，剂量计算很复杂。尽管该方法在控制血红蛋白方面效果良好，但

算法的复杂性会增加剂量错误的风险，并且调整方案的制订也需要时间。基于计算机模拟制订给药方案已被证明可以提高血红蛋白达标患者比例，且剂量通常低于人工调整的剂量（Ho 等，2010）。在不影响安全性的情况下，该法大大提高了工作人员的效率（Misklin 等，2009）。因此，计算机指导的给药方案可对优化患者的治疗管理产生重大影响。

## 2.1.2　个体化给药方案计算系统的定义

个体化给药方案计算系统指用户界面，如同汽车中的仪表盘，可组织和展示信息，方便快速地查看和解读信息。将来自多个方面的信息整合到统一的显示界面的软件包称为个体化给药方案计算系统（dashboard）。例如，患者管理的个体化给药方案计算系统可以从电子病历记录、实验室以及临床医生和患者获取信息，像所有信息都来自同一来源整合呈现。惠普（Hewlett Packard，HP）公司曾开发了首个个体化给药方案计算系统，作为 Windows 桌面的自定义工具。随后，惠普的产品个体化给药方案计算系统被 Borland 收购，然后又被 Starfish 公司收购（Dashboard，2014）。

"剂量计算器"在 20 世纪 50 年代后期就已经存在。这些早期开发的系统大多数用于计算放射剂量（Sivyer，1959）。直到最近，贝叶斯预测（Bayesian forecasting）的应用已显示了疗效上的改进。例如，基于贝叶斯给药剂量的应用显著提高了患者苯妥英（Phenytoin）的谷浓度达标率（贝叶斯预测组和常规剂量调整组的苯妥英谷浓度达标率分别为 63.6% 和 34.0%）（Tobler 和 Mühlebach，2013），但个体化用药的计算需求仍然有限。早期个体化给药方案计算系统在临床的应用聚焦于儿科的抗肿瘤药物治疗（Barrett 等，2008）。随着时间的推移，个体化给药方案计算系统的数量也在不断增长。

关于计算机化的临床决策支持系统（clinical decision support system，CDSS），在此不进行详细叙述。Papier（2012）将其定义为"一种交互式系统，允许输入患者特征信息，并通过自动推理（如通过一组规则和/或基本逻辑和关联），提供基于医学知识的治疗方案推荐"。这些系统通常不一定基于潜在的群体模型，而是通过收集的临床专业知识，基于规则或模糊逻辑计算等方法与患者症状进行比较（Domínguez-Hernández 等，2013）。与个体化给药方案计算系统一样，CDSS 也是一个不断发展的研究领域，可最大限度地利用个体患者的先验信息❶。

## 2.1.3　与群体模型的关系

个体化给药方案计算系统的构建通常以群体模型为核心（Mould 和 Upton，2012）。群体模型本质上是关于药物 PK 或 PD 的认知，并且通常包括三个关键的组成部分：

① 结构（基础）模型（如一室 PK 模型）：对于所测指标的经时过程（理想情况下）进行机制描述。

② 随机（概率）模型：表征观察群体中无法解释的变异分布，如个体间变异（between-subject variability，BSV）或残差变异（residual unexplained variability，RUV）。

③ 协变量模型：用于量化人口统计学或疾病等因素，解释对个体反应经时过程的影响。

个体化给药方案计算系统旨在构建一种用户友好的系统，通过模型将每个患者的有关信息整合起来并加以优化，以预测个体患者的暴露或效应。构建基础模型的数据库越大和越具有多样性，模型就越有可能为大多数患者提供有用且准确的个体预测。但是，应该认识到应用群体模型进行预测的局限性。因为群体模型假设特定的群体模型可以连续描述患者的数

---

❶　译者注：现认为个体化给药方案计算系统属于 CDSS 的范畴。

据，并且该模型捕获了变异的所有重要来源（包括可解释的和不可解释的变异）。当假设不适用于特定患者时，模型的预测就可能出现重大的偏差。例如，一个给定的药物 PK 模型可能在之前对患者适用，但如果后续该患者出现了心肌梗死（心输出量大幅减少从而影响到药物清除率），则模型对药物的预测浓度可能会被大大低估。

## 2.2 个体预测

通过个体数据，改进特定患者群体的预测性能主要有两种机制：建模过程中鉴别协变量，以及基于个体数据对模型参数进行贝叶斯更新。图 2.2 为两种方法如何协同改善个体患者预测的示例。

### 2.2.1 协变量效应

协变量（如年龄、性别、肾功能）的水平可影响模型的参数值 [如清除率（clearance, CL）；参见图 2.2]。模型中纳入协变量，通常意味着该模型可更好地描述数据，并且减少参数中无法解释的个体间变异（BSV）。因此，协变量可有效地将无法解释的变异转换为在群体水平上可解释的变异，并在已知协变量值的个体患者中，降低模型参数值的不确定性（图 2.2）。然而，由于药物不同、建模的数据集不同，协变量对减少无法解释的变异的贡献可以从无（即未识别出协变量）到中度甚至实质性的变化。当未发现协变量时，意味着未能识别导致患者间变异的因素，或缺乏足够数量的个体，或者根本不能从分析数据集中获得。识别协变量的能力取决于评估方法 [Wählby U, Jonsson E N, Karlsson M O. Assessment of actual significance levels for covariate effects in NONMEM. J Pharmacokinet Pharmacodyn, 2001, 28（3）: 231-52] 和建模方法（Mould 和 Upton, 2013）。然而，即使确定了协变量，许多药物仍然具有相当大的无法解释的变异。这限制了协变量在个体化给药中的应用。

### 2.2.2 基于个体数据对模型参数进行贝叶斯更新

目前，大多数用于个体化治疗的软件包都应用贝叶斯方法制订给药方案。通常，该类软件包综合使用了贝叶斯更新（Bayesian Updating）、贝叶斯预测（Bayesian forecasting）和贝叶斯模型平均（Bayesian model averaging）。贝叶斯原理是在获取新增数据时应用贝叶斯原则更新假设概率估计的方法。在动态分析随时间顺序收集的数据时，贝叶斯更新尤为重要。

贝叶斯更新使用的模型不仅描述了暴露和效应的经时过程，还包括了暴露和效应的无法解释的（随机）变异项。贝叶斯更新涉及应用"先验"（反映了从先前评估中得到的基础信息）进行基础假设。先验分布是在获得新数据之前的参数分布，并且通常来自之前的分析。因此，先验为描述给药后暴露和效应的一系列数学模型。抽样分布是观测数据先验信息的分布，又称为似然，可视为符合先验的数学函数式。边际似然（也称为"后验"）是观测数据基于参数的边际分布。因此，贝叶斯原则可以迭代应用。通过观测数据得出的后验概率可再作为先验概率，然后根据下一组的新增数据计算新的后验概率。此过程称为贝叶斯更新，有时也称为"贝叶斯学习"（Gill, 2008）。

然而，贝叶斯理论并不仅仅基于患者数据来估计模型参数，还可通过平衡新数据和先验

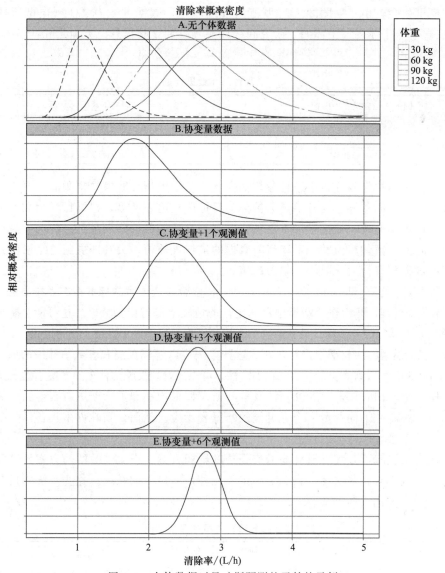

图 2.2　个体数据对贝叶斯预测的贡献的示例

确定长期给药的稳态药物浓度（$C_{ss}$）的实例模型：$C_{ss}$＝给药速率/[$CL$×(WT/70)$^{0.75}$]。$CL$ 是对数正态分布的群体参数，群体值为 2L/h，BSV 为 25％。患者体重（WT）为协变量，符合异速生长关系影响 $CL$，其中标准体重为 70kg。给药速率设为 10mg/h 的平均稳态给药速率，模型的比例型残差为 20％。本研究拟预测药物的清除率（用来估计个体 $C_{ss}$）。图 A 为在无个体患者信息的情况下 $CL$ 的概率密度（为清晰起见，密度被归一化为相同的峰值）。$CL$ 有多种可能的分布，取决于未知的患者体重。图 B 为具有协变量数据时的 $CL$ 分布。患者体重为 60kg，去除了其他的候选分布曲线。图 C 为具有协变量数据和患者单次观测 $C_{ss}$ 数据的 $CL$ 的分布。这种情况下发现 $C_{ss}$ 为 4mg/L，低于 60kg 受试者的期望值 5.6mg/L。因此，分布向右移动，反映了更高的个体清除率；分布曲线变得更窄，反映了更确定的 $CL$ 个体值。图 D 和 E 分别为包含患者 3 个和 6 个 $C_{ss}$ 观测数据，并具有协变量数据的 $CL$ 的分布。随着个体观察数据的增加，$CL$ 分布的不确定性可通过贝叶斯更新而降低（即分布更窄）。（经许可，改编自 Mould D R，Upton R，Wojciechowski J. Dashboard systems：implementing pharmacometrics from bench to bedside. AAPS J ePub June，2014.）

信息两者的贡献度来估算个体参数（参见表 2.1）。因此，在拟合过程中，如果个体中的单个观测值与先验信息有很大偏差，那么其权重就会降低；而如果新增数据支持先验信息，则其权重就会增加。与之类似，如果一个参数值与群体模型中先验值有很大偏差，则其在拟合过程中的权重就会较小（见图 2.2）。基于贝叶斯原理，数据可视为真实（模型所描述的基本过程）、误差（个体内、个体间、研究间、残差等）和先验信息三方面之和：

$$数据＝真实＋误差＋先验信息$$

表 2.1　先验信息和数据间的平衡

| 倾向于先验信息的因素 | 倾向于数据的因素 |
| --- | --- |
| 观测数据点较少 | 观测数据点较多 |
| 残差高 | 残差低 |
| 群体变异性低 | 群体变异性高 |

　　更新过程包括从先验分布中进行参数抽样，并基于模型计算参数预测值，再比较模型预测值和观测值之间的差异。这种差异又被称为目标函数值。然后，根据目标函数值来调整参数，并重新计算参数值。该过程可重复迭代，直到目标函数值降到最低（称为"最小化目标函数"）。此时的参数估算值即为描述当前数据的最佳参数值。贝叶斯更新的结果就是贝叶斯原理和观测数据相权衡后获取的一组参数值。

　　贝叶斯模型平均法（Hoeting 等，1999）是一种检验候选模型的稳健性的系统方法。从候选模型中选出一个模型，然后在忽略模型不确定性的情况下进行模型推断。这可能会降低预测性能，并高估剂量-暴露的相关性。贝叶斯模型平均法可将模型不确定性纳入预测过程。贝叶斯模型平均法基于多个模型的加权平均进行预测。这种方法可以解释预测和参数估计中的模型不确定性。由此产生的模型预测值包含了模型不确定性，可以更好地反映估计中的真实不确定性。

　　贝叶斯预测（Elliott 等，2006）涉及贝叶斯模型平均法和贝叶斯更新获得的个体参数估计，预测给定患者在不同剂量方案下可能的暴露和反应。然而，当软件不具备贝叶斯更新的能力时，仅基于患者协变量的预测通常不太准确。

　　虽然已有知识库可处理儿童肿瘤治疗药物的给药方案，但大多数给药方案计算系统应用于氨基糖苷类抗生素和华法林。表 2.2 列出了几种目前可用的系统。这些系统均是基于贝叶斯方法制订的个体化给药方案。

表 2.2　部分给药方案计算系统概述

| 软件 | 贝叶斯更新 | 贝叶斯预测 | 贝叶斯模型平均 | 剂量 | 药物 |
| --- | --- | --- | --- | --- | --- |
| Abbottbase<br>（Wong 等，2013） | 是 | 是 | 否 | 是<br>达到 AUC | 氨基糖苷类 |
| Drugcalc<br>（García 等，1994） | 是 | 否 | 否 | 是<br>达到 AUC | 氨基糖苷类 |
| Dosecalc<br>（Mohan 等，2004） | 否 | 否 | 否 | 是<br>达到 AUC | |
| MW/Pharm<br>（Usman 等，2013） | 是 | 是 | 否 | 是 | 180 种药物 |
| CHOP Pediatric<br>Knowledgebase Dashboard<br>（Barrett 等，2008） | 是 | 是 | 否 | 是<br>通过预测 | 儿科肿瘤学<br>（甲氨蝶呤） |
| NZ FirstDose Dashboard<br>（Holford 等） | 否 | 是 | 否 | 是 | 阿米卡星和<br>万古霉素 |
| TCIworks<br>（Wong 等，2013） | 是 | 否 | 否 | 否 | 庆大霉素和<br>依诺肝素 |

| 软件 | 贝叶斯更新 | 贝叶斯预测 | 贝叶斯模型平均 | 剂量 | 药物 |
|------|-----------|-----------|---------------|------|------|
| Warfarin dosing | 否 | 否 | 否 | 是<br>基于协变量 | 华法林 |
| Baysient dose evaluation system<br>(Mould 等，2013) | 是 | 是 | 是 | 是<br>多个 | 任意 |

注：NA 表示不适用。

# 2.3 个体化给药方案计算系统

通常个体化给药方案计算系统❶由几个组成部分，包括：①患者数据管理；②更新/预测；③推荐给药方案。图 2.3 为常见的贝叶斯更新、预测结果以及给药方案推荐的界面示例，易于医疗团队和患者沟通交流，形象地显示延迟或错过给药后的结果，便于改善依从性，并有助于理解造成药物效应差异的原因。贝叶斯更新有助于用药方案的调整以维持有效血药浓度，如患者的药物清除率大，需要提高剂量、缩短给药间隔等。

## 2.3.1 PK 系统案例：英夫利西单抗

临床治疗中，英夫利西单抗（Infliximab）采用两"阶段"给药。①诱导期：频繁给药（如，在第 0、2 和 6 周）；②维持期：每 8 周给药 1 次。超过三分之一的患者对诱导治疗没有反应或反应不佳（原发性无反应者）。并且，在有反应的患者中，高达 50% 的患者肿瘤坏死因子（tumor necrosis factor，TNF）拮抗剂治疗随着时间的推移逐渐无效（继发性无反应者；Peyrin-Biroulet 等，2008）。英夫利西单抗耐药的原因通常是由于抗药抗体（antidrug antibodies，ADAs）的出现以及英夫利西单抗的体内浓度低于有效治疗浓度。这是慢性炎症疾病治疗的难点。

英夫利西单抗血药浓度与效应之间有很强的相关性。在类风湿性关节炎（rheumatoid arthritis，RA）和炎症性肠病（inflammatory bowel disease，IBD）中进行的研究显示，具有较高谷浓度的患者可在不增加安全风险的情况下，获得更好的效果（Seow 等，2010；Maser 等，2006；Radstake 等，2009）。同时，治疗药物监测可用于指导给药方案的调整，并支持临床决策。英夫利西单抗 4 周时滴注后浓度$\geqslant 12\mu g/mL$ 和/或谷浓度$>1.4\mu g/mL$ 被认为是预测疗效的指标（Baert 等，2003）。英夫利西单抗给药后具有较高的药动学个体间变异，甚至同一个体随着时间的推移而发生变化。观察到的浓度-时间曲线的部分差异可由患者的协变量和疾病特征来解释（Nestorov，2005）。

抗药抗体（ADAs）的形成可以严重地影响药物清除，导致药物浓度降低甚至低于定量限导致疗效丧失。此外，其他因素也能够影响英夫利西单抗的 PK 行为，如合用免疫抑制剂、血清白蛋白浓度、体重、全身炎症程度（如血清白蛋白浓度和 TNF 负荷）和生理病理

---

❶ 译者注：现认为个体化给药方案计算系统属于临床决策辅助支持系统。

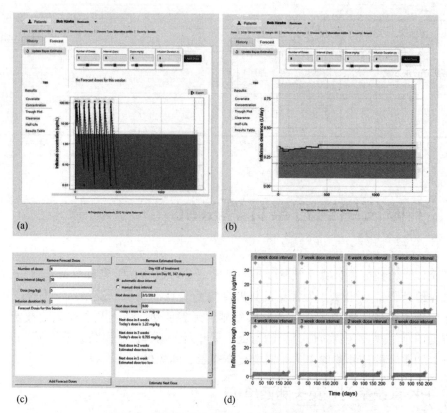

图 2.3　常见个体化给药方案计算系统的界面

图（a）显示了使用贝叶斯更新参数（蓝线）和观测数据（蓝点）之间的吻合度。浓度在红色阴影区域表明该患者没有达到或高于目标水平。图（b）显示了估计的个体患者各时间的清除率，绿色区域表明具有这些协变量的典型患者的±3个标准偏差范围。事实上，如果这名患者的清除率处于黄色阴影区域，表明该患者维持在目标水平所需的给药剂量和频率可能会超过药品说明书的建议。图（c）显示了剂量优化界面，临床医生可以在此确定合理给药方案（如给药剂量和间隔），或输入其下一次访问以确保患者在此给药间隔下得到充分的保障。图（d）显示了所有推荐给药方案的预期谷浓度，以确保给药剂量足以达到满意的效应（访问 Baysient 官网）

情况（如 IBD、RA 或银屑病的类型）。体重对英夫利西单抗清除率的影响是非线性的（Xu 等，2012），清除率随着体重的增加而增加，因而基于体重的剂量（如 mg/kg）并不总能获得有效的药物暴露量。因此，监测血清药物浓度对于低体重和高炎症负荷的患者尤为重要。现已证明性别对英夫利西单抗 PK 行为有影响，男性的清除率较高（Ternant 等，2008；Fasanmade 等，2009）。因为男性的体重一般高于女性，故男性的清除率较高也可能与体重有关。此外，血清白蛋白浓度与英夫利西单抗清除率呈负相关（Fasanmade 等，2009）。低血清白蛋白浓度可致较低的响应率（Fasanmade 等，2010）。使用英夫利西单抗治疗后，基线血清白蛋白浓度低于正常范围（与严重炎症相关的常见情况）的患者的缓解率较低。

最近的一项英夫利西单抗治疗类风湿性关节炎的研究显示，身体质量指数（body mass index，BMI），简称体质指数，与抗 TNF 药物的临床疗效呈负相关（Klaasen 等，2011）。在慢性炎症性疾病研究中，脂肪组织是胰岛素抵抗患者炎症细胞因子代谢活性的来源（如 TNF；Coppack，2001），肠系膜脂肪在其中起了重要作用。因此，预计肥胖患者的循环 TNF 会高于正常体重患者，肥胖患者可能需要比当前推荐剂量更高的剂量。

鉴于影响英夫利西单抗 PK 的患者因素多而且复杂，有许多无法解释的变异和较高的无应答率（Ordás 等，2012），个体化给药方案计算系统可提供所需的较清晰的给药方案（Mould 等，2013）。对个体化给药方案计算系统的回顾性评估（Mould 等，2013）显示，为英夫利西单抗设计的个体化给药方案计算系统能够准确预测治疗所需的暴露量，制订合适的给药方案，并且达到目标暴露量的时间明显短于通过传统方法（手动）调整剂量（图 2.4）。

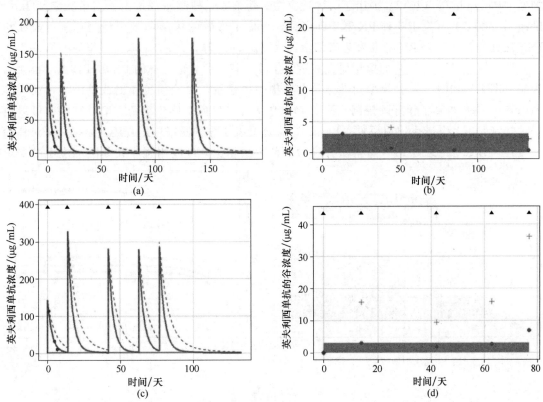

图 2.4　英夫利西单抗个体化给药方案计算系统指导的给药剂量示例

该图比较了常规剂量和个体化给药方案计算系统提供的剂量（Mould 等，2013）。这是一名患有严重溃疡性结肠炎的患者，使用递增剂量为 100mg 的英夫利西单抗治疗，剂量通常四舍五入为一个小瓶的整数倍。对于常规给药：诱导剂量［因疾病严重，以 6.8mg/kg（500mg）为起始剂量］，剂量增加至每 4 周给予 8.3mg/kg（600mg），而不是药品说明书推荐的 8 周给药间隔。C 反应蛋白降至 30mg/L，患者病情改善至中等程度。最终剂量调整至 11mg/kg（800mg）。患者 ADAs 转为阳性。图（a）显示了预测的英夫利西单抗浓度-时间过程（实线），图（b）显示了同期英夫利西单抗的谷浓度（实心圆）。对于个体化给药方案计算系统的给药剂量：按照常规给药方案给予首次剂量，并对该患者第一次给药后的浓度数据进行贝叶斯更新和预测。其余信息使用个体化给药方案计算系统进行预测。研究发现，每 4 周给予 10mg/kg（700mg）的剂量有可能维持治疗暴露。个体化给药方案计算系统的使用缩短了确定最佳给药剂量方案所需的时间（2 周，而常规给药剂量选择则为 20 周）。图（c）显示预测的英夫利西单抗浓度-时间过程（实线），图（d）显示同期英夫利西单抗的谷浓度（实心圆）

## 2.3.2　PD 系统案例：华法林

华法林（Warfarin）是常用的口服抗凝剂之一，用于预防血栓栓塞事件。华法林通过抑制维生素 K 环氧化物还原酶而发挥抗凝血作用，干扰还原维生素 K 的再循环。华法林抗凝血活性的维持时间取决于维生素 K 依赖性凝血因子（如因子Ⅱ、Ⅶ、Ⅸ和Ⅹ）的清除。国际标准化比值（international normalized ratio，INR），即衡量凝血因子Ⅱ、Ⅶ和Ⅹ活性之和的指标，通常在给药后 1~2 天开始出现变化。华法林是外消旋体；S-华法林的效力大约是

$R$-华法林的 $3\sim5$ 倍（Breckenridge 等，1974）。$S$-华法林由具编码基因多态性的肝药酶 CYP2C9 代谢，导致给药后的药物暴露和 PK 行为有很大的个体间变异（BSV）（Takahashi 和 Echizen，2003）。维生素 K 环氧化物还原酶复合体 1（VKORC1）的编码基因也具有遗传变异性（Rost 等，2004），可进一步导致华法林 PD 反应（INR）的变异，从而影响给药剂量。Perlstein 等（2012）提出了一种适应性给药策略，即起始剂量由基因型决定。Hamberg 等（2007）开发了一种 PK 和 PD 模型，考虑了患者的年龄和基因型与剂量、浓度和 INR 之间的关系，用于指导儿童患者的给药（Hamberg 等，2013），取得了很好的结果。

Hamberg 等（2007）的模型研究显示，年龄和基因型对华法林的 PK 和 PD 都有很大的影响（图 2.5 和图 2.6）。模型引导给药的模拟结果显示，无论何种年龄或基因型，在大多数患者中 INR 得到了很好的控制（图 2.7）。华法林治疗的个体化给药方案计算系统可以更好地控制 INR，并减少出血事件。Brian Gage 还开发了一种网络应用程序，以提高华法林的安全性和有效性（表 2.2）。与华法林经验给药方法相比，该应用程序在华法林应用的安全

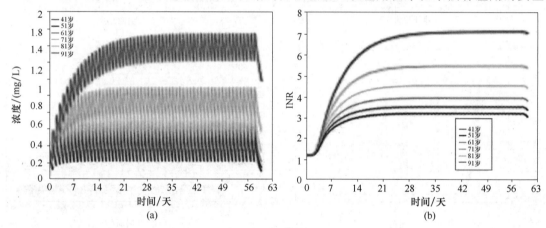

图 2.5　华法林的 PK 和 PD（见彩插）

CYP2C9 1*1 VKORC1 GG，5mg，每天 1 次。图（a）显示每天给药 5mg 时达到稳态的时间较长。高龄患者的华法林浓度非常高。图（b）显示 INR 预测值，以及达到稳态所需的时间。由于高龄患者的华法林浓度非常高，故该群体中 INR 也非常高

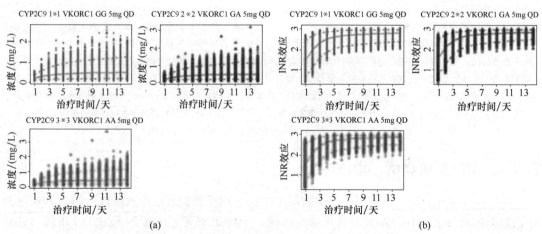

图 2.6　基因型对华法林 PK 和 PD 的影响（见彩插）

图（a）为一位 50 岁的患者，每日 1 次服用 5mg 华法林时的预期 PK/PD 值。不同 CYP2C9 基因型患者的华法林浓度水平存在明显差异，但由于残差水平也很高，故亚群体之间存在大量的重叠。图（b）显示基于 VKORC1 基因型患者的 INR。部分由于模型的较大的残差和暴露的变异，INR 值的预测值的范围相当宽

性和有效性方面都有所改进。但是仅基于患者特征（基因型和年龄）的预测仍有相当大的BSV，基于贝叶斯的方法可以进一步提高 INR 使用的安全性和有效性。

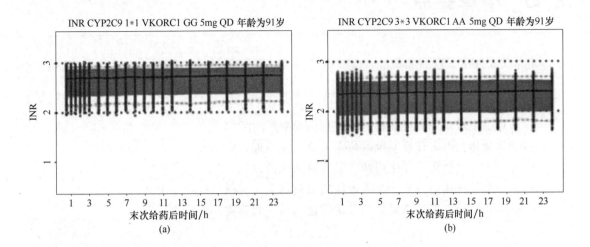

图 2.7　个体化治疗对 INR 水平的影响（见彩插）

图中显示了两种不同基因型组合对老年患者 INR 变异性的影响。图（a）显示了基因型为 CYP2C9 1 * 1 和 VKROC1 GG 的 91 岁患者在华法林个体化给药后 INR 的预期范围。图（b）显示了基因型为 CYP2C9 3 * 3 和 VKORC1 AA 的 91 岁患者 INR 的预期范围。两种患者的 INR 在大多数情况下都在目标范围内，且 INR 值不超过 3

# 2.4　结论

面对越来越多的不同来源的大量信息，决策者做出最佳决策变得越发困难。个体化治疗时的药物选择和剂量优化中，医务人员也面临同样的问题，如本章讨论的第一代产品的示例。尽管个体化给药方案计算系统尚处于起步阶段，但正迅速发展且越来越具有吸引力。未来的个体化用药必须借助决策支持系统，汇总和解读二代测序数据、上市前临床试验数据和上市后临床研究结果，为每个患者量身定制药物治疗方案。基于上述数据分析平台，可为个体化选择药物和制订给药方案提供更快、更合理的治疗决策。个体化给药方案计算系统的关键作用包括能将新的患者数据添加到系统中，可视化剂量-PK/PD 的关系，深入分析数据，以识别患者的协变量，并且预测"假设"情景。

未来，新药开发时应考量临床试验期间的数据收集计划，促进个体化给药方案计算软件的开发（Mould 等，2013），深化基于模型的药物开发（model-based drug development，MBDD），为新药研发带来益处。类似于收集信息以支持分子诊断和靶向药物的开发，个体化给药方案计算系统的应用可进一步深化个体化医疗的理念，不仅为药物治疗提供配套的伴随诊断，还可提供合格的决策支持系统，以便医疗机构为每个患者提供个体化治疗。未来，期待各国药品监管部门将个体化给药方案计算工具作为医疗器械、独立设备或与特定药物一起使用的组件以及临床决策支持工具给予大力支持和监管。

## 2.5 本章要点

本章主要讨论了以下内容：
- 个体化用药概述；
- 当前给药方案制订的模式概述；
- 医疗卫生服务中决策支持工具使用的简史；
- 个体化用药方案计算系统的概念及其工作原理；
- 临床医疗中使用个体化用药方案计算系统的益处；
- 两个个体化用药方案计算系统应用案例（英夫利西单抗和华法林）；
- 个体化用药方案计算系统的其他可能用途（如药物开发）。

# 参 考 文 献

Anderson BJ, Holford NH (2013) Understanding dosing: children are small adults, neonates are immature children. Arch Dis Child 98 (9): 737-744.

Baert F, Noman M, Vermeire S, Van Assche G, D'Haens G, Carbonez A, Rutgeerts P (2003) Influence of immunogenicity on the long-term efficacy of infliximab in Crohn's disease. N Engl J Med 348 (7): 601-608.

Barrett JS, Mondick JT, Narayan M, Vijayakumar K, Vijayakumar S (2008) Integration of modeling and simulation into hospital-based decision support systems guiding pediatric pharmaco-therapy. BMC Med Inform Decis Mak 8: 6.

Breckenridge A, Orme M, Wesseling H, Lewis RJ, Gibbons R (1974) Pharmacokinetics and phar-macody-namics of the enantiomers of warfarin in man. Clin Pharmacol Ther 15: 424-430.

Conti R, Veenstra DL, Armstrong K, Lesko LJ, Grosse SD (2010) Personalized medicine and genomics: challenges and opportunities in assessing effectiveness, cost-effectiveness, and future research priorities. Med Decis Making 30 (3): 328-340.

Coppack SW (2001) Pro-inflammatory cytokines and adipose tissue. Proc Nutr Soc 60 (3): 349-356.

Dashboard development and data visualization tools for effective BI (2014) （可从 TechTarget 官网获取）

Domínguez-Hernández KR, Aguilar Lasserre AA, Posada Gómez R, Palet Guzmán JA, González Sánchez BE (2013) Development of an expert system as a diagnostic support of cervical cancer in atypical glandular cells, based on fuzzy logics and image interpretation. Comput Math Methods Med 2013: 796-387.

Egorin MJ (2003) Horseshoes, hand grenades, and body-surface area-based dosing: aiming for a target. J Clin Oncol 21 (2): 182-183.

Elliott G, Granger CWJ, Timmermann AG (2006) Handbook of economic forecasting, vol 1, Chap. 1. Elsevier, Netherlands.

Fasanmade AA, Adedokun OJ, Ford J, Hernandez D, Johanns J, Hu C, Davis HM, Zhou H (2009) Popula-tion pharmacokinetic analysis of infliximab in patients with ulcerative colitis. Eur J Clin Pharmacol 65 (12): 1211-1228.

Fasanmade AA, Adedokun OJ, Olson A, Strauss R, Davis HM (2010) Serum albumin concentration: a predictive factor of infliximab pharmacokinetics and clinical response in patients with ulcerative colitis. Int J Clin Pharmacol Ther 48 (5): 297-308.

Fasanmade AA, Adedokun OJ, Blank M, Zhou H, Davis HM (2011) Pharmacokinetic properties of infliximab in children and adults with Crohn's disease: a retrospective analysis of data from 2 phase Ⅲ clinical trials. Clin Ther 33 (7): 946-964.

García MJ, Gavira R, Santos Buelga D, Dominguez-Gil A (1994) Predictive performance of two phenytoin pharmacokinetic dosing programs from nonsteady state data. Ther Drug Monit 16: 380-387.

Gill J (2008) Bayesian methods: a social and behavioral sciences approach, 2nd edn. Chapman and Hall Boca Raton, Florida, pp. 56-60.

Guidance for industry estimating the maximum safe starting dose in initial clinical trials for therapeutics in adult healthy volunteers. (行业指南文件可从 FDA 官网获取)

Hamberg AK, Dahl ML, Barban M, Scordo MG, Wadelius M, Pengo V, Padrini R, Jonsson EN (2007) A PK-PD model for predicting the impact of age, CYP2C9, and VKORC1 genotype on individualization of warfarin therapy. Clin Pharmacol Ther 81 (4): 529-538.

Hamberg AK, Friberg LE, Hanséus K, Ekman-Joelsson BM, SunnegÅrdh J, Jonzon A, Lundell B, Jonsson EN, Wadelius M (2013) Warfarin dose prediction in children using pharmacometric bridging-comparison with published pharmacogenetic dosing algorithms. Eur J Clin Pharmacol 69 (6): 1275-1283.

Ho WR, Germain MJ, Garb J, Picard S, Mackie MK, Bartlett C, Will EJ (2010) Use of 12x/month haemoglobin monitoring with a computer algorithm reduces haemoglobin variability. Nephrol Dial Transplant 25 (8): 2710-2714.

Hoeting JA, Madigan D, Raftery AE, Volinsky CT (1999) Bayesian model averaging: a tutorial. Stat Sci 14 (4): 382-417.

Holford SD, Holford NHG, Anderson BJ Online dose calculation tool for determining dosing regimens in the very young. (在线剂量计算工具详见 Paganz 官网)

Klaasen R, Wijbrandts CA, Gerlag DM, Tak PP (2011) Body mass index and clinical response to infliximab in rheumatoid arthritis. Arthritis Rheum 63 (2): 359-364.

Lesko LJ, Schmidt S (2012) Individualization of drug therapy: history, present state, and opportunities for the future. Clin Pharmacol Ther 92 (4): 458-466.

Maser EA, Villela R, Silverberg MS, Greenberg GR (2006) Association of trough serum infliximab to clinical outcome after scheduled maintenance treatment for Crohn's disease. Clin Gastroenterol Hepatol 4 (10): 1248-1254.

Miskulin DC, Weiner DE, Tighiouart H, Ladik V, Servilla K, Zager PG, Martin A, Johnson HK, Meyer KB (2009) Medical directors of dialysis clinic Inc. Computerized decision support for EPO dosing in hemodialysis patients. Am J Kidney Dis 54 (6): 1081-1088.

Mohan M, Batty KT, Cooper JA, Wojnar-Horton RE, Ilett KF (2004) Comparison of gentamicin dose estimates derived from manual calculations, the Australian 'Therapeutic guidelines: antibiotic' nomogram and the SeBA-GEN and DoseCalc software programs. Br J Clin Pharmacol 58: 521-527.

Mould DR, Green B (2010) Pharmacokinetics and pharmacodynamics of monoclonal antibodies: concepts and lessons for drug development. Bio Drugs 24 (1): 23-39.

Mould DR, Upton RN (2012) Basic concepts in population modeling, simulation and model based drug development. CPT: Pharmacometrics Syst Pharmacol 1: e6.

Mould DR, Moyer B, Amur S, Mukherjee A (2013) The impact of new technologies on the science of clinical care and drug development. AAPS Magazine, December.

Mould DR, Upton R, Wojciechowski J (2014) Dashboard Systems: Implementing Pharmacometrics from Bench to Bedside. AAPS J ePub June 2014.

Nestorov I (2005) Clinical pharmacokinetics of tumor necrosis factor antagonists. J Rheumatol Suppl 74: 13-18.

Ordás I, Mould DR, Feagan BG, Sandborn WJ (2012) Monoclonal antibodies in inflammatory bowel disease: pharmacokinetic based dosing paradigms. Clin Pharmacol Ther 91 (4): 635-646.

Papier A (2012) Decision support in dermatology and medicine: history and recent developments. Semin Cutan Med Surg 31 (3): 153-159.

Perlstein TS, Goldhaber SZ, Nelson K, Joshi V, Morgan TV, Lesko LJ, Lee JY, Gobburu J, Schoenfeld D, Kucherlapati R, Freeman MW, Creager MA (2012) The creating an optimal warfarin nomogram (CROWN) study. Thromb Haemost 107 (1): 59-68.

Peyrin-Biroulet L, Deltenre P, de Suray N, Branche J, Sandborn WJ, Colombel JF (2008) Efficacy and safety of tumor necrosis factor antagonists in Crohn's disease: meta-analysis of placebo-controlled trials. Clin Gastroenterol Hepatol 6 (6): 644-653.

Radstake TR, Svenson M, Eijsbouts AM, van den Hoogen FH, Enevold C, van Riel PL et al (2009) Formation of antibodies against infliximab and adalimumab strongly correlates with functional drug levels and clinical responses in rheumatoid arthritis. Ann Rheum Dis 68 (11): 1739-1745.

Rost S, Fregin A, Ivaskevicius V, Conzelmann E, Hörtnagel K, Pelz HJ, Lappegard K, Seifried E, Scharrer I, Tuddenham EG, Müller CR, Strom TM, Oldenburg J (2004) Mutations in VKORC1 cause warfarin resistance and multiple coagulation factor deficiency type 2. Nature 427: 537-541.

Seow CH, Newman A, Irwin SP, Steinhart AH, Silverberg MS, Greenberg GR (2010) Trough serum infliximab: a predictive factor of clinical outcome for infliximab treatment in acute ulcerative colitis. Gut 59 (1): 49-54.

Sivyer A (1959) A dose-rate calculator. Br J Radiol 32 (375): 208-209.

Takahashi H, Echizen H (2003) Pharmacogenetics of CYP2C9 and interindividual variability in anticoagulant response to warfarin. Pharmacogenomics J 3: 202-214.

Ternant D, Aubourg A, Magdelaine-Beuzelin C, Degenne D, Watier H, Picon L, Paintaud G (2008) Infliximab pharmacokinetics in inflammatory bowel disease patients. Ther Drug Monit 30 (4): 523-529.

Tobler A, Mühlebach S (2013) Intravenous phenytoin: a retrospective analysis of Bayesian forecasting versus conventional dosing in patients [published online ahead of print 29 June 2013]. Int J Clin Pharm. doi: 10. 1007/s11096-013-9809-5.

Usman M, Ashraf M, Khokhar MI et al (2013) Comparative pharmacokinetics of levofloxacin in healthy volunteers and in patients suffering from typhoid Fever. Iran J Pharm Res 12: 147-154.

Wong C, Kumar SS, Graham GG, Begg EJ, Chin PK, Brett J, Ray JE, Marriott DJ, Williams KM, Day RO (2013) Comparing dose prediction software used to manage gentamicin dosing. Intern Med J 43: 519-525.

Xu Z, Mould DR, Hu C, Ford J, Keen M, Davis HM, Zhou H (2012) A population-based pharmacokinetic pooled analysis of infliximab in pediatrics. ACCP national meeting, San Diego CA.

Xu Z, Davis HM, Zhou H (2013) Rational development and utilization of antibody-based therapeutic proteins in pediatrics. Pharmacol Ther 137 (2): 225-247.

Zineh I, Huang S-M (2011) Biomarkers in drug development and regulation: a paradigm for clinical implementation of personalized medicine. Biomark Med 5 (6): 705-713.

# 第3章

# 定量药理学在儿科中的应用

Jeffrey Barrett

## 3.1 引言

儿科临床药理学是一门重要的学科，有助于儿科新药的开发和儿科用药的管理。同成人相似，儿科临床药理学也面临诸多挑战，例如疾病的进展、剂量的选择、治疗窗的定义等。儿科临床药理学的特征很大程度上受儿童发育动力学的影响。儿童发育过程中生理的改变既可改变药代动力学（pharmacokinetics，PK），又可改变药效动力学（pharmacodynamics，PD）。为了确保儿科临床试验的合理设计、稀疏采样中 PK/PD 数据的正确解读，以及对于包括危重症儿童在内的特殊人群的用药剂量推荐和剂量调整，定量药理学发挥了至关重要的作用（Zuppa 和 Barrett，2008）。定量药理学越来越多地用于帮助医护人员向患者提供实时的用药指导（Gardner，2002；Barrett 等，2008b；Dombrowsky 等，2011）。因此，定量药理学可促进儿科的合理用药，并已成为新兴发展领域。

现实的市场经济证明，新药研发中大多数候选药物的"目标人群"并不是儿科人群。不久之前，儿科人群在一定程度上还被视为"特殊人群"。即使成人和儿科人群的适应症一致，单一的研究设计也难以将成人的数据外推到儿科人群。儿童阶段约占人类平均预期寿命的四分之一，且年龄的上限尚未达成共识，从出生到 17 岁、18 岁或 21 岁。儿童年龄范围的定义非常宽，并且可进一步划分。从监管角度出发，儿科人群是连续发育的个体，即从年少逐渐成熟，发育为成年人。这是目前大多数儿科人群研究设计要求中的关键理念和基本思想。由于儿科人群发育过程呈非线性，故在积累儿科用药临床经验时，每个阶段收集到的信息价值是不同的。应根据不同年龄亚群的预期使用情况、药物分子的属性（Laer 等，2009）、作用靶点的属性（PD）制订儿科药物的开发计划。上述影响因素可以单独或共同确定年龄的分组。

对于在儿科群体研究中定量药理学的策略和实施，本章阐述了以下关键问题：

- 发育期儿科人群中最易受影响的基本生理过程是什么？
- 这些过程如何影响剂量-暴露和暴露-效应关系中的关键 PK/PD 参数？
- 时间如何影响个体发育和成熟？另外，时间作为协变量如何影响关键参数？

- 定量药理学技术如何推进儿科药物研究？
- 根据已有的既往知识，如何选择适当的定量药理学分析技术？

在回答这些问题前，还必须回答一个更为基础的问题，即儿科药物研究总体框架的基本假设是什么。如果儿科试验中的定量药理学基本与成人相同，那么成人和儿科人群之间主要区别是什么？如何在前瞻性和回顾性分析的试验设计和实施中阐明这些差异？

随着儿科定量药理学研究的大量报道（Crom 等，1994；Shi 等，2001；Läer 等，2005；Mondick 等，2008；Wade 等，2008），欧洲药品监督管理局（European Medicines Agency，EMA）和美国食品药品监督管理局（Food and Drug Administration，FDA）出于监管考量，大力推荐定量药理学在儿科用药研发中的应用。通常当成人和儿科人群适应症相似且有信息和数据支持时，将开展标准的 PK 和安全性试验。此时，定量药理学研究的主要目标是确保有足够的样本量和合适的采样设计，使研究能在不同年龄阶段的儿科人群中发现潜在的 PK 变化或随时间变化的 PD 效应。关于儿科人群中的药效试验虽不常见，但近年来正日益受到关注。

应用临床药理学原理解决问题时，药物研发人员和儿科医护人员有不同的关注点。药物研发人员最终必须向"典型"儿科患者提供给药方案。向儿科人群销售药品时，须在药品说明书中为正常发育或限定儿科人群提供合适的给药方案。而医护人员面对的是患者个体，无论患者个体属于哪一种类型方案。因此，尽管典型患者可代表大多数儿童，但对于病情危重的儿童、应用体外膜肺氧合（extracorporeal membrane oxygenation，ECMO）治疗的儿童、低体温儿童、肥胖儿童、同时使用多个具有潜在相互作用药物的儿童，医护人员应尽可能提供最佳的医学诊断和治疗方案。因此，这些特殊人群的数据对医护人员诊疗决策非常重要。当缺乏这些信息时，常作一定程度的经验性外推。基于既往信息和特定个体数据的模拟，成为医护人员对个体患者进行预测的重要手段（Barrett 等，2011）。

儿科人群和成人在 PK 和 PD 方面的差异通常受到生理因素的影响，包括身体成分、全身水含量、血浆蛋白结合率、细胞色素 P450 的个体发育成熟度、胃肠运动和胃肠液 pH 值、器官（如肾脏和肝脏）功能的变化等。在整个儿科阶段，上述这些因素均会导致药物的吸收、分布、代谢和排泄发生显著变化（Kearns 等，2003a）。通过描述目标药物分子的 PK 和 PD 特征，可了解这些生理因素对药物的 PK（吸收、分布、代谢和排泄）和 PD（受体亲和力、解离、酶动力学、信号转导、级联反应等）的潜在影响。同样，儿科临床药理学知识对于设计和开展有效的儿科临床研究至关重要。较之以往，申办方更需要将儿科药物研究计划作为临床开发计划的重要组成部分。对于已上市多年的药物，美国国立卫生研究院（National Institutes of Health，NIH）和 FDA 基于《儿科最佳药物法案》（Best Pharmaceuticals for Children Act，BPCA；Ward 和 Kauffman，2007），共同管理研究资金的合理使用，支持非专利药物的研究。定量药理学的理论和技术方法的发展对于支持儿科药物的研究至关重要。

# 3.2 发育中儿科人群剂量的考量

通常，由于儿科人群未纳入正式的剂量探索过程，其用药剂量主要从成人的临床经验外推而来。长期以来，儿科人群的用药剂量采用缩放（scaling）法推算，即基于特定年龄儿科人群（P）的体重（bodyweight，BW），将成人（A）剂量进行简单的归一化，如式（3.1）。

$$Dose_P = Dose_A \times \frac{BW_P}{BW_A} \qquad (3.1)$$

式中，$Dose$ 为剂量；BW 为体重。

上述方法假设体重的线性缩放关系是调整剂量的合理手段，忽略了儿科人群的发育过程。在不同的年龄和体重范围，该方法的估算偏差并不相同，会低估儿童连续发育过程中所需的剂量。此外，该方法最大的缺陷是假设剂量和体重之间的关系呈线性。在儿科肿瘤治疗中，常用相似的缩放方式，用体表面积（body surface area，BSA）替代体重进行归一化，如式（3.2）。

$$Dose_P = Dose_A \times \frac{BSA_P}{BSA_A} \qquad (3.2)$$

通过将体重和身高转换为 BSA［如 Mosteller 公式中，$BSA(m^2) = ([身高(cm) \times 体重(kg)]/3600)^{1/2}$］将非线性引入至剂量计算。很多临床经验表明该方法低估了婴儿和新生儿所需的剂量（Johnson，2005，2008）。一般采用异速缩放或幂函数模型描述儿科生长和发育过程中由体型带来的变化。不同的生物学变量具有不同的指数值［见式（3.3）］，但指数值是否合理仍有争议。

$$Y = a \times BW^b \begin{cases} b=0.25, 时间相关变量 \\ b=0.75, 代谢相关变量 \\ b=1, 解剖结构相关变量 \end{cases} \qquad (3.3)$$

儿科人群给药方案设计的重点是体型大小，而不是复杂的生物学系统。如果假设清除率、分布容积和剂量相关，则可将该法用于儿科人群剂量的制订，推导获得以下数学函数式［式（3.4）］。在儿科人群中该计算方法尽管优于 BSA，但依然高估了 1 岁以下儿科人群所需的剂量（Johnson，2008；Anderson 和 Lynn，2009）：

$$Dose_P = Dose_A \times \left(\frac{BW_P}{BW_A}\right)^{0.75} \qquad (3.4)$$

既往研究提示，尚无简单的方法将成人剂量外推到儿科人群。一般，成人推荐使用的剂量不包括"特殊人群"，如老年人和肥胖人群。此时，应以 PK 模型作为儿科人群给药剂量的基础。发育中儿科人群的模型须涵盖目标人群的年龄范围。在获得相似的安全性和有效性的前提下，尽可能地与成年人群的暴露"一致"。制订给药方案时，可应用复杂的非线性模型，推算不同的年龄组的 PK 过程。但是，应权衡复杂计算可导致的错误以及临床应用时简明易懂的用药说明的需求。简而言之，本文选择：①以 mg 或 mL 为单位的剂量（假设以单位体重剂量为目标，采用液体制剂或混悬液等）；②无须转换计算（计算器上没有指数按钮）；③尽可能减少年龄组的剂量划分（通常不超过三个）。基于体重和剂量之间近于非线性的关系，可推算涵盖两或三个年龄层的剂量。如果在同一年龄组内进行基于体重的标准化给药（液体或混悬液），年龄组内的剂量是连续变化的，但年龄组间折点的剂量调整可能是不连续的。例如年满 12 周岁当日，剂量增加 50%。为儿科人群提供尽可能简明的用药方案时，须注意前文提及的所有计算方法的局限性。例如，仅考虑了年龄相关的体型变化，忽略了代谢酶、器官功能的个体发育和成熟过程带来的影响。2 岁以下的儿科人群和新生儿需进一步进行剂量调整计算。

## 3.3　发育中儿科人群的时间考量

时间是评估儿科人群 PK/PD 关系的关键因素，不仅用于标记给药事件，也是儿童等生物体的发育和成熟的重要标识。因建模目标和时间表达要求的不同，时间的编码方式亦有不同。基于 PK 研究的目标，常用时钟时间或给药后时间作为自变量，计算最近一次给药后的暴露量、药物作用（PD）和累计剂量等。生物体的时间尺度与时间的关系可用表达成熟度的数学函数定义，既可与时间相关，亦可与时间无关。一般而言，清除率是重要的群体参数，而其中时间因素至为关键。下文将从清除率开始，阐述如何定义儿科人群发育中的时间相关性现象。

成熟度函数（maturation function，MF）和器官/个体发育函数（organ/ontogeny functions，OF）均具时间依赖性，应在制订儿科人群给药方案时予以考虑。成熟（maturation）定义为成熟变化的过程；儿科人群成长发育而形成个体特征和行为特征。OF 通常是指器官功能状况，可以量化为"正常"器官功能的比例，如危重症儿童须考虑肾功能受损。广义清除率的数学表达式为：

$$CL_P = CL_A \times \left(\frac{BW}{70}\right)^{0.75} \times MF \times OF \tag{3.5}$$

通常认为成熟是一个连续变化的函数，在发育中的某个时间点接近于成人值（MF = 1）。通常，成熟度函数由出生相关的时间指数导出。在 MF 的表达式中包含：按实际怀孕时间计算的矫正胎龄（postconceptual age，PCA；Barker 等，2005）、按末次月经计算的矫正胎龄（postmenstrual age，PMA）、日龄（postnatal age，PNA）和胎龄（gestational age，GA；Anderson 和 Holford，2008）。术语使用的不一致可影响新生儿研究数据的准确解读。早产或使用辅助生殖技术出生的婴儿应尤为注意（Engle，2004）。从文献中推导此类关系时须谨慎。图 3.1 展示了各种年龄术语之间的关系。"胎龄"或"月经年龄"是从母体最后一次正常月经的第一天到分娩当日之间所经历的时间。母体末次月经的第一天发生于排卵前约 2 周和受精卵植入前约 3 周。因为大多数女性知悉最后一次月经是什么时候开始的，但不知道排卵是什么时候发生的，所以在估计预产期时，传统上一直沿用此定义。"实际年龄"或"产后"年龄是出生后经过的时间（图 3.1）。"月经后年龄"是母体最后一次月经的第一天到出生之间经过的时间（胎龄）加上出生后经过的时间（实际年龄）。"矫正年龄（corrected age）"［或"调整年龄（adjusted age）"］是描述 3 岁以下早产儿的术语（图 3.1）。该术语优先于"矫正胎龄（corrected gestational age）"或"胎龄"，代表从预期分娩日期开始的儿童年龄。矫正年龄是实际年龄减去妊娠 40 周之前出生的周数。矫正年龄和实际年龄在早产儿中不是同义词。"孕龄"是指从受孕当天到分娩当天之间经过的时间。

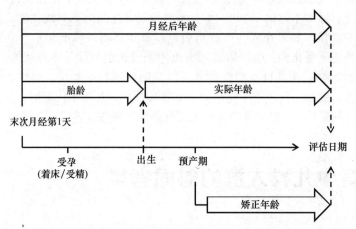

图 3.1　美国儿科学会政策声明中采用的围产期年龄术语（改编自 Engle 2004 年的数据）

建模时应在汇总数据中使用相同的"年龄"，并确保年龄的准确转换。MF 表达式从极简表达式到复杂表达式各有不同。MF 极简表达式（Tod 等，2008）为：

$$MF = \frac{PCA^{\gamma}}{PCA_{50}^{\gamma} + PCA^{\gamma}} \tag{3.6}$$

MF 复杂表达式中以成熟时间作为估算的参数（Potts 等，2009），而以一个折点指定 MF 的不同斜率（Hill_A vs. Hill_B）：

$$\begin{cases} MF = \dfrac{1}{1 + [PMA/TM_{50}]^{-Hill\_A}}, PMA \leqslant TM_{50} \\ MF = \dfrac{1}{1 + [PMA/TM_{50}]^{-Hill\_B}}, PMA > TM_{50} \end{cases} \tag{3.7}$$

由式（3.7）可见，MF 是根据经验而非生理定义的，MF 预测值与观察数据的范围紧密相关。随着药物与成熟度的关系被越来越多地报道，这些经验关系被归纳总结。未来可更多地基于生理学，采用"自下而上"的方法定义成熟度函数。MF 的常见形状如图 3.2 所示。

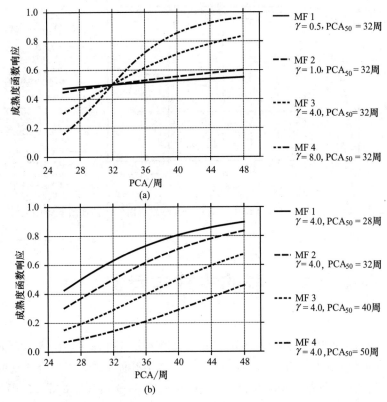

图 3.2 （a）Hill 系数（斜率因子）影响 PCA 和 MF 的关系；（b）$PCA_{50}$ 影响 PCA 和 MF 的关系。其中 $MF\left(MF = \dfrac{PCA^{\gamma}}{PCA_{50}^{\gamma} + PCA^{\gamma}}\right)$ 在发育 PK 模型中用于调整药物清除率

健康儿科人群的 OF 通常为 1，但患病儿科人群的 OF 可高于或低于 1。通常用含预设生物标志物（如代表肾功能的血清肌酐或肌酐清除率）的 S 形或双曲线函数描述 OF。根据目标人群的情况，协变量采用连续变量或二分变量的形式，更为直接地考虑代谢酶活性的年

龄依赖性。随着对个体发育中细胞色素 P450 酶家族的深入了解（Kearns 等，2003b；Ste-vens 等，2008），最近的研究已将个体发育函数纳入了药物清除率（Johnson 等，2006，2008）。同时，如有Ⅱ相代谢和转运蛋白相关的数据，也应考虑纳入清除率的估算。与定义成熟度函数的方式相类似，在清除率中也可加入个体发育的函数式。具体而言，儿科人群的清除率可用年龄相关函数描述为成人清除率的一部分。多种 CYP450 酶活性已采用个体发育函数（ontogeny functions，OF）描述（Johnson 等，2006）。一般的数学表达式如下：

$$OF = \frac{a \times 年龄}{TM_{50} + 年龄} + b \qquad (3.8)$$

针对部分代谢酶，上式还可做进一步衍化，如在年龄上添加幂函数（指数）。在不同 CYP450 酶中，成人酶表达的半衰期存在很大的差异。例如，肝脏 CYP2C9 的半衰期为 3.5 天，而肠道 CYP3A 的半衰期为 2.4 年（Johnson 等，2006）。出生时，功能活性（表达）亦有显著差异。当药物具多种消除途径和/或涉及多种药物清除酶时尤甚。Johnson 等（2006）推导的一些函数表达式如图 3.3 所示。

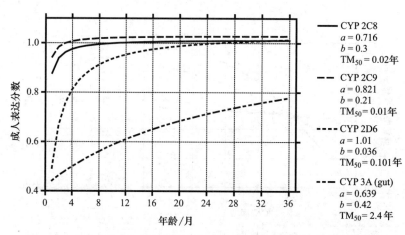

图 3.3　儿科人群 PK 模型中经 CYP450 酶发育矫正的药物清除率函数

# 3.4　发育中儿科人群的生理学考量

在许多儿科临床药理学研究中，考虑了儿科人群的发育过程，这已成为目前活跃的研究领域。随着更多实验数据的产生，基于模型的方法也在不断发展，以符合涌现的新知识。尽管这些领域的研究极具前景（Strolin Benedetti 和 Baltes，2003；Ge 等，2007），但在Ⅱ相代谢途径（Blake 等，2005）和转运蛋白的个体发育方面仍存在很多空白。

同期，也开展了从生理学推导和定义生长发育的重要研究。目前基于生理的药代动力学（physiologically based pharmacokinetics，PBPK）模型包含了年龄/（体型）大小依赖性，以便按照类似于隔室方法"缩放"剂量。这一过程中的一个重要里程碑是开发了可进行年龄相关的预测的基础生理参数的数据库。按（体型）大小调整之外，PBPK 模型的外推同样必须结合发育和与年龄相关的生理因素，以进一步提高血浆隔室之外个体暴露预测的普适性和实用性（Ginsberg 等，2004；Yang 等，2006）。表 3.1 列出了年龄相关的生理学参数与 PK 属性及其参数之间的关系。在"自上而下"方法的部分给出了更多的详细信息（3.5节）。

表 3.1　与 PK 属性（ADME）时间进程相关的生理变化

| 药代动力学 | | 生理学的考量 | |
| --- | --- | --- | --- |
| 属性 | 参数 | 时间进程 | 关系 |
| 吸收 | $K_a$、$F_{abs}$、$F$、$MRT_{abs}$、$C_{max}$、$t_{max}$ | 通常发生迅速<br>胃排空随年龄变化 | 黏膜随年龄变化；<br>长度/表面积随年龄而变化（Kearns 等，2003a）；<br>进入体循环前的酶/转运体的个体发育 |
| 分布 | $V_d$（$V_{d_{ss}}$ 等）、$f_u$、BBB、RBC 划分 | 在生命的最初数周和数月中变化很快 | 脂肪，水分配随年龄/发育而变化；<br>蛋白质组成和浓度随年龄变化；<br>渗透率随年龄/发育状况、肺容量、皮肤渗透性而变化 |
| 代谢 | $CL$、$CL_m$、加和速率常数 | 接近成年人表达的时间从 <1 月（CYP2C9 和 CYP2C8）到 >2 年（肠道 CYP3A4；Johnson 和 Thomson，2008）不等 | 系统和器官特异性的酶/转运体的个体发育 |
| 排泄 | $CL$、$CL_{Cr}$ | 达到成人功能的时间不同（Rodman，1994） | 肾功能的成熟和肾脏转运体的个体发育 |

注：BBB—blood-brain barrier，血脑屏障；RBC—red blood cell，红细胞；ADME—absorption, distribution, metabolism and excretion，吸收、分布、代谢和排泄。

通常研究者认可发育生理学和 PK 特征之间的定性关系，但对发育与药理学之间的关系缺乏重视。这些关系代表了靶点作用机制和/或靶点外的毒性作用，在评估儿科人群治疗窗时至关重要。在讨论儿科（药物）开发计划和定义此类计划的监管决策时，这些关系均未体现。表 3.2 展示了几个已知的与年龄相关的生理因素的实例。这些因素至少从理论上解释了儿科人群和成人之间在暴露目标或预期临床反应上的差异。

表 3.2　可能影响某些类别药物的 PD 的生理过程的发育考量的示例

| 途径或系统 | 发育的考量因素 | 可能受影响的药物 | PD 效应 |
| --- | --- | --- | --- |
| 凝血 | 止血反应的变化——血小板膜受体、凝血因子的数量和性质（RevelVilk 和 Chan，2003） | 抗血栓剂，抗血小板剂，维生素 K 拮抗剂 | 抗 Ⅹa 因子活性，IPA（%），出血率及程度等 |
| 肺 | 发育过程中肺和机体容量血管的血管壁组成以及血管内压的改变（Belik 等，2000） | 皮质类固醇，钙通道阻滞剂，前列环素，内皮素-1 抑制剂 | 胶原蛋白，主要生长因子（TGF-β，IGF-2 和 bFGF）和细胞因子基因表达 |
| 免疫系统 | 发育中的免疫系统可部分解释感染后遗症发病率增加的原因（Clapp，2006） | 抗生素、抗感染药物、抗逆转录病毒药物等 | MIC 测定、细胞杀伤曲线等 |
| 皮肤系统 | 新生儿的细胞免疫防御系统尚不成熟，导致易感性增加（Dorschner 等，2003） | 局部抗菌药物 | 易感染性 |
| 脑干 | 发育相关的节律睡眠参数，快速眼动（REM）密度和肢体运动，以及行为系统（Kohyama 和 Iwakawa，1990） | 导致失眠副作用的药物或者治疗 ADHD 疾病的药物 | 睡眠参数与年龄的相关性可反映脑干的发育成熟度 |

注：IPA—inhibition of platelet aggregation，血小板的聚集抑制；MIC—minimum inhibitory concentration，最低抑菌浓度；REM—rapid eye movement，快速眼动；ADHD—attention deficit hyperactivity disorder，注意缺陷多动障碍。

# 3.5 利用成人数据（经典的"自上而下"方法）

有关成人的主要研究完成之后，启动儿科药物开发计划时，建模者面临的最常见情况以及团队必须评估内容包括：可能的儿科适应症，在何种人群中开展临床研究以支持目标适应症的开发，成人的 PK/PD 和疾病进展是否可以外推至儿科人群，以及哪些成人的数据可用于解决上述问题。表3.3列举了基于成人数据可桥接和考量的常见问题。从成人数据和经验外推获得的儿科群体药代动力学（population pharmacokinetics，PopPK）、PopPK/PD 或临床试验模拟，可用于验证外推时的假设。

表 3.3 基于成人药物开发数据可解决的潜在儿科适应症的桥接问题

| 成人药物开发数据 | 儿科人群桥接的挑战 |
|---|---|
| **IND 前/IND**<br>体外代谢、蛋白质结合和吸收的研究<br>动物 ADME 数据 | 消除途径是否因发育而需要调整清除率的大小？ |
| | 是否有 CYP450 酶参与，需对清除率的个体发育进行考虑？ |
| | 是否关注基于发育儿童吸收的儿科制剂的开发？ |
| **临床 I 期**<br>单/多剂量 PK/PD<br>生活方式的影响（如食物、DDI、时辰节律）<br>安全范围——MTD | 儿科人群中是否会存在明确的剂量-毒性反应关系？ |
| | 是否存在应避免的剂量阈值？ |
| | 成人的安全信息是否可以转化为所建议的儿科指征？ |
| | 儿科人群可能的潜在 DDI 是什么？食物影响是否需考虑？ |
| **临床 II 期**<br>患者的剂量发现<br>治疗窗<br>与疗效相关的活性测定和替代标志物 | 预计儿科人群是否有与成人相同的治疗窗？ |
| | 根据暴露匹配策略，儿科人群是否有起始剂量或剂量范围？ |
| | 成人生物/替代标志物是否能转化为所建议的儿科适应症？ |
| **临床 III 期**<br>有效性/安全性的验证<br>批准的依据<br>成人适应症及目标人群 | 成人适应症是否与所建议的儿科适应症相似？ |
| | 成人批准中证明有效性的指标对于儿科人群是否合适？ |
| | 成人治疗的持续时间对于儿科试验是否合理？ |
| **临床 IV 期**<br>相对于竞争药物的市场表现<br>医疗监管——安全/ADR 信号 | 对于长期用药的儿科人群，成人药物上市后的经验中是否有安全方面的考虑？ |
| | 在同一类儿科人群中是否存在药物转换的问题？ |

注：ADR—adverse drug reactions，药物不良反应；MTD—maximum tolerated dose，最大耐受剂量；DDI—drug-drug interaction，药物相互作用。

一般，须构建基于成人、可外推儿科人群的群体 PK/PD 模型。建模者面临的主要挑战是开发一个定义儿科人群状态的可靠模型，并验证外推假设。通常根据数据（预测的或观察的）与"桥接"假设的一致性，以及相对于成人参照的儿科人群（如仅是成人对青少年的 PK vs. 成人对新生儿的 PK/PD），评估一个可靠的儿科模型。大多数进行 PK 外推（暴露匹配是重点）的应用均假设成人和儿科人群的疾病情况相似。表3.4展示了如何对成人群体 PK 模型进行修改，以接近儿科人群的连续发育状况。这些公式表达了体型大小和成熟度或个体发育间的差异，也用于表达总清除率中各种因素的贡献。此外，表3.4中提供了公式的常见表达形式，但并非是解释影响 PK 行为的年龄/发育因素的唯一数学关系（Johnson 等，2006，2008；Alcorn 和 McNamara，2008；Anderson 和 Holford，2008）。影响 PD 行为的发育因素研究仍在进展中，未见相关案例的发表，期待未来的研究可以填补这一空白。

**表 3.4　将成人的 PopPK 模型转换为可信的儿科人群 PopPK 模型的参数描述方面的进展**（以单室模型为参照）

| 模型/结构 | NONMEM 语句 | 备注 |
|---|---|---|
| 成人参比 | TVCL＝THETA(1)<br>CL＝TVCL＊EXP(ETA(1))<br>TVV2＝THETA(2)<br>V＝TVV2＊EXP(ETA(2)) | 更复杂的数学关系式也可；<br>模型可以扩展 |
| $CL$ 和 $V$ 的异速缩放 | TVCL＝THETA(1)＊(BWT/70)＊＊THETA(6)<br>CL＝TVCL＊EXP(ETA(1))<br>TVV2＝THETA(2)＊(BWT/70)＊＊THETA(7)<br>V＝TVV2＊EXP(ETA(2)) | 采用成人的参考体重 70kg 或采用儿科人群的中位数也比较合理<br>用于二房室的 V3 和 Q 有相似表达式<br>THETA(6)固定为 0.75；<br>THETA(7)固定为 1 |
| $CL$ 的成熟度函数或者 $CL$ 的酶发育函数 | 函数 PNA＝52;52 周＝1 岁儿童<br>PMA＝PNA＋40<br>MT＝46;成熟时间(周)<br>HCL＝2.5;Hill 系数<br>MTHCL＝MT＊＊HCL<br>PMAHIL＝PMA＊＊HCL<br>CLAGE＝PMAHIL/(PMAHIL＋MTHCL)<br>CL＝THETA(1)＊EXP(ETA(1))＊(WT/70)＊＊0.75＊CLAGE<br>V＝THETA(2)＊EXP(ETA(2))＊(WT/70)＊＊1.0 | 用于模拟的代码；MT 和 HCL 可根据数据集进行估算<br>其他年龄指标(如胎龄)也可进行类似的评估<br>固定参数的表达式通常很有用 |

# 3.6　依赖于 PBPK 的计算方法

应用 PBPK 建模的方法描述儿科人群中药物处置的报道已越来越多。与传统成人的 PopPK 相比，PBPK 具有诸多优点，如结合了儿科人群的生理参数，更符合发育中的儿科人群和发育中的器官系统、代谢途径和动态的病理生理状态。近年来，尤其当缺乏成人 PK/PD 数据时，PBPK 方法的应用逐年增加。PBPK 方法学的改进、酶发育学的纳入（Johnson 等，2006，2008；Alcorn 和 McNamara，2008；Anderson 和 Holford，2008）、更多工作流程的系统化（Edginton 等，2006a，2006b；Maharaj 等，2013），以及由药物理化特性驱动的一致性，均提高了 PBPK 在儿科人群应用的临床有效性，并最终提高了其实用性。

表 3.5 提供了一个典型 PBPK 模型所需的输入和输出模板（Barrett 等，2012）。PBPK 模型为多室模型，其中的隔室代表实际器官或生理空间。每个器官的质量平衡方程描述了器官中药物从动脉血的流入至静脉血的流出过程。基于大量的药物-机体系统的理论知识，可将相关的生理学、药物遗传学、生物化学和热力学参数结合在一起（Edginton 等，2006a，2006b；Barrett 等，2012），构建 PBPK 模型。

表 3.5　基于支持儿科药物研发预期用途的 PBPK 模型输入和输出的层次结构

| 用途 | 模型的输入[①] | 模型的输出 |
|---|---|---|
| 候选化合物的筛选(CS) | 使用者：MW、亲脂性、溶解度、血浆蛋白结合率、p$K_a$<br>体外代谢数据($V_{max}$、$K_M$ 等)及实验细节<br>数据库信息：器官重量、血流量、$CL$ 个体发育、$f_u$ 个体发育<br>研究人群(健康志愿者)<br>清除途径($CL_R$ 和 $CL_H$)<br>剂量(通常为单剂量，但可调整以期与 I 期设计结合) | DDI 的可能性[$C$-$t$ 曲线相对于标准(如单一药物相对于联合用药)的比例大小和偏移]<br>剂量-暴露的关系<br>根据 TPP 预期的 PK 评估 |
| FTIP 剂量探索(FTP) | CS 输入<br>儿科人群特定人口统计资料(年龄、体重、身高等);<br>清除途径<br>给药方案(可以评估各种"规则") | 剂量-暴露的关系<br>评估各年龄/发育情况和相对于成人暴露和 PK 的比较<br>比较固定剂量与体重调整剂量给药后的暴露 |
| 试验设计评估(CTS) | FTP 输入<br>研究设计的特征(如平行、交叉)、采样方案、样本量、分组、群体等<br>模拟时重复次数等详情 | 特定场景或试验设计可成功获得临床里程碑或研究目标的概率 |
| 靶器官暴露(TOE) | FTP 输入<br>物种(如果比较动物的生物分布和儿科人群预测情况)<br>如有可识别的靶器官(数据/测量水平) | 动物研究中的药物暴露观察值与预测值的重叠程度<br>儿科人群靶器官中的药物暴露预测值与毒性或 PD 的相关性 |
| 实时 PK-安全性 | FTP 输入<br>检测的水平(采样/观察)<br>效应的检测(SAE、ADR、PD 等) | 将药物暴露的观察值和预测值重叠，比较各年龄层与成人的数据 |
| 靶向药物输送(TDD) | TOE 输入<br>给药的输入(如血管外途径、输入速率、持续时间等)<br>靶点的细胞组成<br>影像数据(如果有关的话) | 将观察和预测暴露(或等效指标)重叠，进行各年龄层相对于成人的数据比较 |

① 导出的参数包括分配系数和渗透率。

注：TPP—target product profile，目标产品概要；MW—molecular weight，分子量；ADR—adverse drug reactions，药物不良反应；TOE—target organ exposures，靶器官暴露；TDD—targeted drug delivery，靶向给药；DDI—drug-drug interaction，药物相互作用；$CL_R$—renal clearance，肾清除率；$CL_H$—hepatic clearance，肝清除率；FTP—first time in pediatrics，儿科首次临床试验；CTS—clinical trial simulation，临床试验模拟；SAE—serious adverse events，严重不良事件；PD—pharmacodynamics，药效动力学；CS—candidate screening，候选药物筛选。

　　因此，与常规 PK 数据分析获得的经验模型相比，PBPK 模型不仅包含了药物的特性，而且建立在独立于药物的机体-特异的结构之上（Edginton 等，2006a；Barrett 等，2012），更为系统全面。模型参数包括了生理和药物特性两方面的参数、体外预测的药物分布和消除参数，以及可能来自成年动物的体内研究结果（Barrett 等，2012）。开发儿科人群 PBPK 模型的常用方法是修改经成人 PK 数据验证的 PBPK 模型，加入可能影响药物处置和 PD 的所有生长和成熟度的差异因素。图 3.4 展示了将成人 PBPK 模型转换为可靠的儿科人群 PBPK 模型的典型工作流程图（Maharaj 等，2013）。由于化合物的总清除率为各清除途径之和，因此可以通过 PBPK 方法，以（异速）缩放后的肝脏和肾脏清除率的总和，计算儿科人群

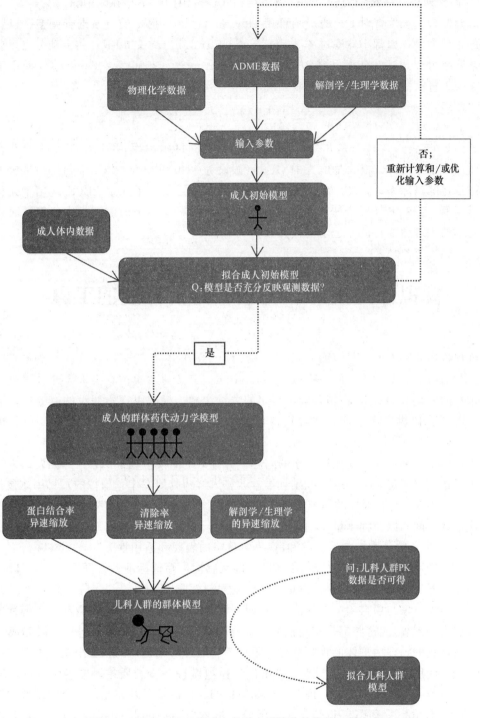

图 3.4　成人 PBPK 模型向儿科人群缩放外推的工作流程

经许可转载；Maharaj 等，2013

清除率。生理学肝清除率的缩放基于以下基本假设（Maharaj 等，2013）：

①儿科人群的肝脏清除途径与成人相同。

②充分混合模型的条件成立，即化合物的肝摄取是血流的函数，与细胞膜的渗透性无关。

③ 酶代谢服从一级动力学，即药物浓度在线性范围内，不存在酶饱和。

成熟度和生长发育对 OF 的影响可用 Hayton（2000）提出的方法进行调整。以肾功能参数的估计为例，如肾小球滤过率（glomerular filtration rate，GFR）和主动分泌，儿科人群的清除率可以描述为年龄和体重的函数。Edginton 等（2006a，2006b）建议使用下面的公式将成人肾清除率外推到儿科患者：

$$CL_{GFR(儿科人群)} = \frac{GFR_{(儿科人群)}}{GFR_{(成人)}} \times \frac{f_{up(儿科人群)}}{f_{up(成人)}} \times CL_{GFR(成人)} \tag{3.9}$$

式中，$CL_{GFR(儿科人群)}$ 是儿科人群通过肾小球滤过的清除率；$GFR_{(儿科人群)}$ 是儿科人群 GFR 的估计值；$GFR_{(成人)}$ 是成人的 GFR（假设为 110mL/min）；$CL_{GFR(成人)}$ 是成人通过肾小球滤过的清除率；$f_u$ 为游离药物的游离分数。最近发表了几个 PBPK 应用于儿科人群的优秀案例。虽然 PBPK 方法有很大的发展前景，但需要不小的前期投入，包括通过试验改善药物的物理化学特征，基于输入参数的不确定性"优化"参数等。

# 3.7　模拟作为设计、构建和分析计划的工具

任何描述儿科人群 PK、PD 或临床结局的模型，只有在考察的场景、条件和亚群特征影响药物的给药方案时才有用。模拟（simulation）定义为"模仿真实世界的过程或系统随时间推移的变化"。并且，模拟是知识转化的关键步骤。模拟可探索假设的有效性，为设计儿科人群试验提供参考。现有多种层次的模拟，可基于预测的目的和价值，开展相应的模拟。

模拟计划可阐明通过模型所探索的问题，通过特定的模拟场景回答这些问题的方式，以及根据模拟结果制定 Go/No Go 判别标准。儿科人群药物研发中，模拟的常见用途包括：

① 确定可接受的/最佳的研究设计，如给药方案、采样方案（PK 和/或 PK/PD 分析的采血次数和时间）以及样本量。

② 研究中止的规则、剂量调整和/或入组策略的表现和适用性。

③ 分析下列因素对药物效应和临床结局的敏感性：筛选标准、人群特征（人口统计学、疾病状态、器官功能损伤）、脱落、依从性和安慰剂效应。

定量药理学家与项目团队共同决定每种场景的边界，所需的模拟次数和易于解读的各种输出（表格和图表）。这些都是实现预期效果所必需的。儿科人群的不同年龄段和成年人间的比较是常见的，评估群体的极端情况也很重要。通过可视化预测检验来获知数据与模型的拟合程度，使用群体的极端情况或边界条件的模拟做进一步的质控，考察模型是否符合预期。最后一节介绍了一个案例，说明建模和模拟的迭代性质以及在儿科研究中模拟的应用。

第一个实例是考察癌症儿科患者中低分子肝素（low molecular weight heparin，LM-WH）达肝素（Dalteparin）的临床研究试验设计，评估试验设计是否可获得成功。由于多种疾病通常是相互关联的，故根据患者抗 Xa 因子活性保持在治疗窗内的能力，来判断 LM-WH 的治疗剂量。该试验的一个重要目标是研究患者 LMWH 的 PK/PD 行为，描述剂量-暴露和暴露-效应关系。准确定义这种关系的能力取决于采样时间、采样频率以及每位患者获得的样本数。因此，相对于采样［时间点和（采样）体积］以及入组（非常年轻的患者）条

件等实际问题，采样方案和样本量是设计中的重要因素。为此，FDA 推荐采用建模和模拟策略确保试验中获得足够的信息。

基于开放的剂量探索试验（>36 周胎龄～16 岁），研究者已开发了群体 PK/PD 模型。该试验是在客观确诊的血栓栓塞症（thromboembolism，TE）儿科患者中进行的，并作为建模的先验信息（Barrett 等，2008a）。原始分析数据集中共有 31 名儿科人群的 PK 数据。群体 PK/PD 模型为一级吸收的二室模型（two-compartment model，2-CPM）（NONMEM 的 PREDPP 库模型：ADVAN4 TRANS4），包含经异速缩放的清除率（clearance，$CL$）和中央隔室分布容积（$V$）、比例型残差模型和内源性抗 $X$a 因子活性。最终参数的估算方法采用了带有 $\eta$-$\epsilon$ 相互作用的一阶条件估算方法（first-order conditional method，FOCE）。分析结果表明，达到目标抗 $X$a 因子水平的中位维持剂量是因人而异的，与体型（年龄和体重）指数相关。表 3.6 列出了该模型的群体参数的估算值。最终模型的拟合诊断图如图 3.5 所示。

表 3.6　31 例接受 LMWH 预防的客观确诊 TE 患儿的最终群体 PK/PD 模型的参数估计
（$N$=31）（改编自 Barrett 等的数据，2008a）

| | | | 估计值 | SE | RSE/% | CV/% |
|---|---|---|---|---|---|---|
| 最终模型的参数 | | | | | | |
| $CL$ | （mL/h） | $\theta_{CL}$ | 1410 | 165 | 11.7 | — |
| $V$ | （mL） | $\theta_V$ | 9470 | 1310 | 13.8 | — |
| $Q$ | （mL/h） | $\theta_Q$ | 202 | 10.7 | 5.3 | — |
| $V_2$ | （mL） | $\theta_{V_2}$ | 42.3 | 24.8 | 58.6 | — |
| KA | （IU/mL） | $\theta_{KA}$ | 0.511 | 0.127 | 24.9 | — |
| ENDO | （IU/mL） | $\theta_{ENDO}$ | 0.0342 | 0.00226 | 6.6 | — |
| 个体间变异 | | | | | | |
| ETA1 | | $\omega^2_{CL}$ | 0.436 | 0.106 | 24.3 | 66.0 |
| ETA2 | | $\omega^2_V$ | 0.123 | 0.0967 | 78.6 | 35.1 |
| ETA3 | | $\omega^2_{KA}$ | 0.458 | 0.207 | 45.2 | 67.7 |
| ETA4 | | $\omega^2_Q$ | 7.93 | 5.96 | 75.2 | 281.6 |
| EPS1 | | $\omega^2_{prop}$ | 0.0999 | 0.0166 | 16.6 | 31.6 |

该儿科肿瘤试验假设：血栓栓塞症患儿对 LMWH 的 PK/PD 反应与前瞻性试验中的癌症患儿相似。由于与目标人群的年龄范围（新生儿至 18 岁）相似，因此预期人口统计学特征也相近。来自 TE 试验的最终群体模型和参数估计值被用来进行模拟，评估采样方案（抗 $X$a 因子活性的血液样本采集时间）和试验中年龄层内和跨年龄层的患儿样本量。

此模拟研究有两个主要目标：

① 评估样本量 $N$=10、20、30、40 和 50（年龄层分别为 2、4、6、8 和 10）的儿科患者。

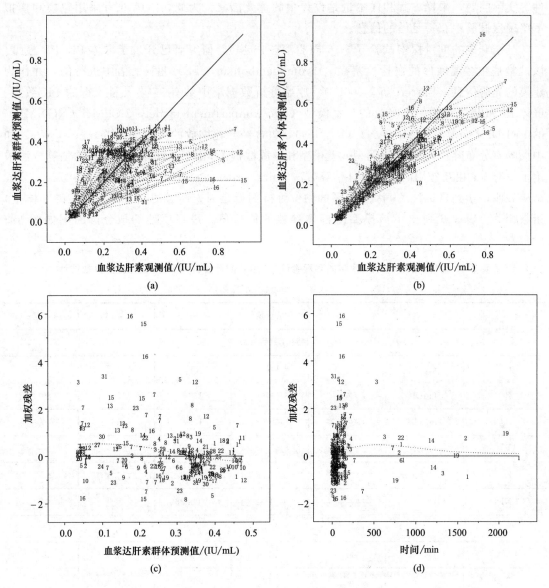

图 3.5　最终模型的拟合优度图

诊断图证实模型描述儿科亚群体中 LMWH-PK 变异来源的适用性：（a）PRED vs. DV；
（b）IPRED vs. DV；（c）WRES vs. PRED；（d）WRES vs. TIME

② 评估采集 1 个样本和 2 个样本以及随机化对于年龄跨层的影响。

采集 1 个样本设计的表现不佳，试验评估的结果（基于模拟采样）无法接受，且无法在 NONMEM 计算中收敛。采集 2 个样本的设计中，患者随机分为不同的采样设计（2h、6h 和 4h、10h，或 3h、8h 和 5h、12h）。10 个场景（5 个样本量类别×2 个采样方案）中的每一个场景均分别进行 100 次的试验模拟。十个采样方案-样本量组合中的每一个场景均要求以 NONMEM 格式创建其唯一的数据集。人口统计学特征（年龄、体重、性别等）从 TE 儿科试验的群体数据集中获得，以模拟"待评估"的目标人群。模拟数据集的文件结构如表 3.7 所示。

表 3.7 采集 2 个样本设计中 NONMEM 格式的数据集结构，

**表 3.7 采集 2 个样本设计中 NONMEM 格式的数据集结构，用于生成 100 个包含模拟生成的观测值的复制数据集**

| C | SID | ID | Time | DSKG | AMT | DV | EVID | Age | AGID | Sex | Race | WT |
|---|---|---|---|---|---|---|---|---|---|---|---|---|
| . | 2 | 1 | 0 | 125 | 5225 | . | 1 | 11.68 | 4 | 1 | 1 | 41.8 |
| . | 2 | 1 | 2 | . | . | . | 0 | 11.68 | 4 | 1 | 1 | 41.8 |
| . | 2 | 1 | 6 | . | . | . | 0 | 11.68 | 4 | 1 | 1 | 41.8 |
| . | 4 | 2 | 0 | 125 | 4287.5 | . | 1 | 7.41 | 4 | 2 | 2 | 34.3 |
| . | 4 | 2 | 4 | . | . | . | 0 | 7.41 | 4 | 2 | 2 | 34.3 |
| . | 4 | 2 | 10 | . | . | . | 0 | 7.41 | 4 | 2 | 2 | 34.3 |
| . | 6 | 3 | 0 | 125 | 612.5 | . | 1 | 0.3 | 2 | 1 | 4 | 4.9 |
| . | 6 | 3 | 2 | . | . | . | 0 | 0.3 | 2 | 1 | 4 | 4.9 |
| . | 6 | 3 | 7 | . | . | . | 0 | 0.3 | 2 | 1 | 4 | 4.9 |

数据文件的关键要素是 EVID＝1 标示的给药记录和包含给药剂量的"AMT"字段（对于 LMWH，为国际单位或"IU"）。DSKG 字段是以 IU/kg 为单位的体重归一化剂量，尽管未在模拟中使用，但作为附带变量用于后续的分组评价。DV 列中，占位符（暂时缺失）（编码为"."）代表每个规定的采样时间点（在 Time 列中表示）将生成模拟浓度。100 个模拟数据集的生成由控制文件完成。基本过程包括：应用已有的群体模型，重新分别拟合 100 个 NONMEM 模拟数据，估算群体参数并与原模型参数进行比较，计算两者的相对偏差，以评价研究方案和样本量是否合适或足够。模拟分析的整个工作流程如图 3.6 所示。NONMEM 模拟的批量处理通过 PERL 脚本（separate.p 和 databatch.p）实现，关键参数（$CL$、$V$ 和 KA）的偏离度计算由 SAS 脚本执行。通过考查个体偏差的分布来获知每个场景的参数计算精度。由 SPLUS（graph.ssc 模块）绘制的模型预测误差箱线图，评估参数估算的偏差和精度。

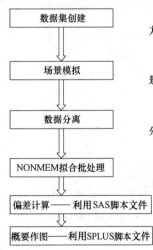

步骤1：从儿科TE试验中随机选取2、4、6、8和10名受试者（重抽样）。为10个不同的方案样本量组合各创建一个NONMEM数据集（CSV文件）。

步骤2：运行NONMEM的模拟控制文件。一个模拟文件（LMWHsim.ctl）分别在10个场景（即10个模拟数据集）下运行。每个控制文件●重复100次，生成100个模拟试验。

步骤3：使用separate.p PERL脚本将上述NONMEM生成的表格输出文件FRAGSIM.tab，分离为100个单独研究的模拟浓度-时间数据集文件。

步骤4：使用databatch.p PERL脚本对100个数据集分别进行拟合批处理，脚本将使用NONMEM控制文件。LMWHEST.ctl估计每一个试验的独有参数。

步骤5：运行SAS脚本文件计算参数估算的偏差。

步骤6：使用SPLUS脚本文件（GRAPH.ssc）绘制图形，并作为WMF输出。

图 3.6 评估儿科肿瘤试验样本量和采样方案的模拟工作流程

---

❶ 译者注：应为每个场景。

如前所述，1 个样本的采样设计（4h、7h、12h 或 24h）难以在 NONMEM 拟合时收敛。即便能收敛，$CL$ 和/或 $V_d$ 估算值的偏差也无法接受。上述结果提示由于年龄组内样本采集过少，易受混杂因素的影响。箱线图显示了由两点模拟数据集拟合估算的关键参数的精度和偏差。样本量的设计系针对所有的场景。图 3.7（a）～（c）显示了样本量（a）、（b）和（c）代表患者的总例数分别为 $N=20$、30 和 40 和基于 3h、8h 和 5h、12h 采样方案对关键 PK 参数估算的影响。结果明显支持应将样本量至少增加至 40 名（每个年龄组 8 名），方可确保 PK 参数估算的准确度和精密度。由于清除率通常是剂量相关的主要参数，因此主要针对清除率的估算进行评估。

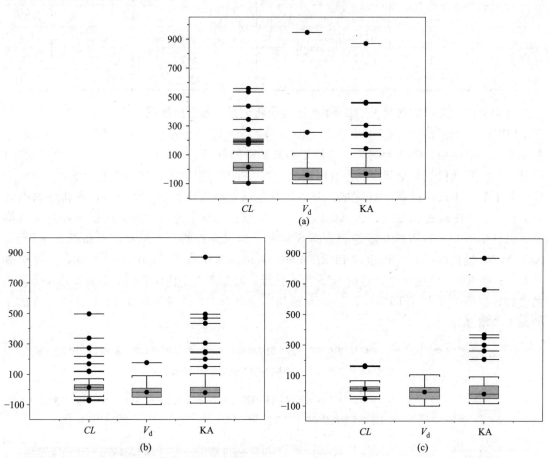

图 3.7　$CL$、$V_d$ 和 KA 的 MPE 箱线图，基于 100 次的试验模拟，探索随机采样方案

（3h、8h 和 5h、12h 采样）和样本量的影响

图中的（a）、（b）和（c）显示的样本量分别为 20、30 和 40 名患者（每个年龄组分别有 4、6 和 8 名患者）

图 3.8（a）和（b）说明了采样方案对模型参数估算的影响。为了便于说明，样本量均设为 40 名（每个年龄组 8 名患者）。图 3.8（a）和（b）分别为前文提及的两种采样方案。

在所有情况下（样本量），当评估 2h、6h 和 4h、10h 对比 3h、8h 和 5h、12h 随机采集 2 个样本设计时，3h、8h 和 5h、12h 的采样方案对 $CL$ 和 $V_d$ 的估算更佳，而 2h、6h 和 4h、10h 的采样方案估计 KA 更佳。试验设计显然更倾向于 3h、8h 和 5h、12h 的采样方案，因其符合实际方案建议的 3～5h 和 8～12h 的采样窗。试验设计和采样设计的选择易通过模拟方法获得支持。此外，可依据实际情况，应用模拟方法对试验方案作协商和调整。例如，患

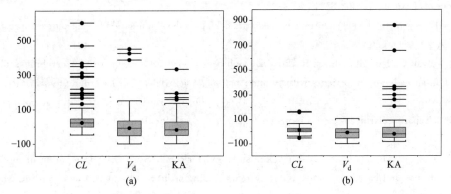

图 3.8　$CL$、$V_d$ 和 KA 的 MPE 箱线图，基于 100 次的试验模拟，探索有限的随机采样方案
（3h、8h 和 5h、12h 采样）和样本量的影响

随机采集 2 个样本设计 [（a）为 2h、6h 和 4h、10h，（b）为 3h、8h 和 5h、12h] 之间
进行比较时的样本量均为 40 名患者（每个年龄组有 8 名患者）

者采样的可及性和便利性、采样人员的可行性和采样成本，以及两者的组合均可限制试验方案的设计，如限制 8h 之后的采样。根据研究目标和监管要求，围绕数据的"价值"，模拟技术可进行以数据驱动而非主观意见为基础的探讨。

根据图 3.9 所示的模拟结果显示，样本量从 40 增加至 50 时，参数的估算精度显著提高，故申办方最终采用 50 名患者（$N=10$ 人/层）的样本量。此外，作为确定样本量和采样方案的支持材料，申办方将模拟分析结果提交至 FDA 并被认可。虽然，近期关于样本量的研究都集中于对相邻年龄组进行传统的推理和评价（Wang 等，2012），但基于成人的异速生长模拟（必要时对个体发育或成熟度进行适当调

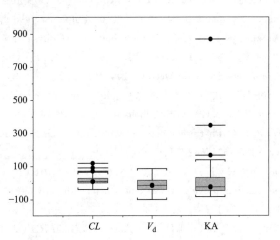

图 3.9　根据 $CL$、$V_d$ 和 KA 的 MPE 箱线图
（100 次试验模拟，探索有限的随机采样方案和
样本量的影响）判断采样方案（3h、8h 和
5h、12h）和样本量的合理性（$N=50$）

整），或基于合适的 PBPK 模型的模拟，对研究整体设计的支持更有意义。由于给药方案、采样方案和采样设计三者对试验结果的影响难以分离，而模拟技术可很容易地针对上述因素进行场景测试和系统评估，因此具有显著的优势。

# 参 考 文 献

Alcorn J，McNamara PJ（2008）Using ontogeny information to build predictive models for drug elimination. Drug Discov Today 13（11-12）：507-512.

Anderson BJ，Holford NH（2008）Mechanism-based concepts of size and maturity in pharmacokinetics. Annu

Rev Pharmacol Toxicol 48: 303-332.

Anderson GD, Lynn AM (2009) Optimizing pediatric dosing: a developmental pharmacologic approach. Pharmacotherapy 29 (6): 680-690.

Barker P, Nowak C, King K, Mosca R, Bove E, Goldberg C (2005) Risk factors for cerebrovascular events following Fontan palliation in patients with a functional single ventricle. Am J Cardiol 96: 587-591.

Barrett JS, Mitchell LG, Patel D, Cox P, Vegh P, Castillo M, Massicotte P (2008a) A population-based analysis of dalteparin pharmacokinetics in pediatric patients at risk for thromboembolic events. J Clin Pharmacol 48 (9): 1107.

Barrett JS, Mondick JT, Narayan M, Vijayakumar K, Vijayakumar S (2008b) Integration of modeling and simulation into hospital-based decision support systems guiding pediatric pharmaco-therapy. BMC Med Inform Decis Mak 8: 6.

Barrett JS, Narayan M, Patel D, Zuppa AF, Adamson PC (2011) Prescribing habits and caregiver satisfaction with resources for dosing children: rationale for more informative dosing guidance. BMC Pediatr 11: 25.

Barrett JS, Della CAlberighiO, Laer S, Meibohm B (2012) Physiologically based pharmacokinetic (PBPK) modeling in children. Clin Pharmacol Ther 92 (1): 40-49.

Belik J, Karpinka B, Hart DA (2000) Pulmonary and systemic vascular tissue collagen, growth factor, and cytokine gene expression in the rabbit. Can J Physiol Pharmacol 78 (5): 400-406 .

Blake MJ, Castro L, Leeder JS, Kearns GL (2005) Ontogeny of drug metabolizing enzymes in the neonate. Semin Fetal Neonatal Med 10 (2): 123-138.

Clapp DW (2006) Developmental regulation of the immune system. Semin Perinatol 30 (2): 69-72.

Crom WR, de Graaf SS, Synold T, Uges DR, Bloemhof H, Rivera G, Christensen ML, Mahmoud H, Evans WE (1994) Pharmacokinetics of vincristine in children and adolescents with acute lymphocytic leukemia. J Pediatr 125 (4): 642-649.

Dombrowsky E, Jayaraman B, Narayan M, Barrett JS (2011) Evaluating performance of a decision support system to improve methotrexate pharmacotherapy in children and young adults with cancer. Ther Drug Monit 33 (1): 99-107.

Dorschner RA, Lin KH, Murakami M, Gallo RL (2003) Neonatal skin in mice and humans expresses increased levels of antimicrobial peptides: innate immunity during development of the adaptive response. Pediatr Res 53 (4): 566-572.

Edginton AN, Schmitt W, Voith B, Willmann S (2006a) A mechanistic approach for the scaling of clearancein children. Clin Pharmacokinet 45 (7): 683-704.

Edginton AN, Schmitt W, Willmann S (2006b) Development and evaluation of a generic physi-ologically based pharmacokinetic model for children. Clin Pharmacokinet 45 (10): 1013-1034.

Engle WA (2004) Age terminology during the perinatal period. Pediatrics 114 (5): 1362-1364.

Gardner SN (2002) Modeling multi-drug chemotherapy: tailoring treatment to individuals. J Theor Biol 214 (2): 181-207.

Ge Y, Haska CL, LaFiura K, Devidas M, Linda SB, Liu M, Thomas R, Taub JW, Matherly LH (2007) Prognostic role of the reduced folate carrier, the major membrane transporter for methotrexate, in childhood acute lymphoblastic leukemia: a report from the children's oncology group. Clin Cancer Res 13 (2 Pt 1): 451-457.

Ginsberg G, Hattis D, Miller R, Sonawane B (2004) Pediatric pharmacokinetic data: implications for environmental risk assessment for children. Pediatrics 113 (4 Suppl): 973-983.

Hayton WL (2000) Maturation and growth of renal function: dosing renally cleared drugs in chil-dren. AAPS Pharm Sci 2 (1): E3.

Johnson TN（2005）Modelling approaches to dose estimation in children. Br J Clin Pharmacol 59（6）：663-669.

Johnson TN（2008）The problems in scaling adult drug doses to children. Arch Dis Child 93（3）：207-211.

Johnson TN，Thomson M（2008）Intestinal metabolism and transport of drugs in children：the effects of age and disease. J Pediatr Gastroenterol Nutr 47（1）：3-10.

Johnson TN，Rostami-Hodjegan A，Tucker GT（2006）Prediction of the clearance of eleven drugs and associated variability in neonates，infants and children. Clin Pharmacokinet 45（9）：931-956.

Johnson TN，Tucker GT，Rostami-Hodjegan A（2008）Development of CYP2D6 and CYP3A4 in the first year of life. Clin Pharmacol Ther 83（5）：670-671.

Kearns GL，Abdel-Rahman SM，Alander SW，Blowey DL，Leeder JS，Kauffman RE（2003a）Developmental pharmacology-drug disposition，action，and therapy in infants and children. N Engl J Med 349（12）：1157-1167.

Kearns GL，Robinson PK，Wilson JT，Wilson-Costello D，Knight GR，Ward RM，van den Anker JN（2003b）Cisapride disposition in neonates and infants：in vivo reflection of cytochrome P450 3A4 ontogeny. Clin Pharmacol Ther 74（4）：312-325.

Kohyama J，Iwakawa Y（1990）Developmental changes in phasic sleep parameters as reflections of the brainstem maturation：polysomnographical examinations of infants，including prema-ture neonates. Electroencephalogr Clin Neurophysiol 76（4）：325-330.

Läer S，Elshoff JP，Meibohm B，Weil J，Mir TS，Zhang W，Hulpke-Wette M（2005）Development of a safe and effective pediatric dosing regimen for sotalol based on population pharmacokinetics and pharmacodynamics in children with supraventricular tachycardia. J Am Coll Cardiol 46：1322-1330.

Laer S，Barrett JS，Meibohm B（2009）The in silico child：using simulation to guide pediatric drug development and manage pediatric pharmacotherapy. J Clin Pharmacol 49（8）：889-904.

Maharaj AR，Barrett JS，Edginton AN（2013）A workflow example of PBPK modeling to support pediatric research and development：case study with lorazepam. AAPS J 15（2）：455-464.

Mondick JT，Gibiansky L，Gastonguay MR，Skolnik JM，Cole M，Veal GJ，Boddy AV，Adamson PC，Barrett JS（2008）Population pharmacokinetic investigation of actinomycin-D in children and young adults. J Clin Pharmacol 48（1）：35-42.

Potts AL，Anderson BJ，Warman GR，Lerman J，Diaz SM，Vilo S（2009）Dexmedetomidine phar-macokinetics in pediatric intensive care—a pooled analysis. Paediatr Anaesth 19（11）：1119-1129.

Revel-Vilk S，Chan AK（2003）Anticoagulation therapy in children. Semin Thromb Hemost 29（4）：425-432.

Rodman JH（1994）Pharmacokinetic variability in the adolescent：implications of body size and organ function for dosage regimen design. J Adolesc Health 15（8）：654-662.

Shi J，Ludden TM，Melikian AP，Gastonguay MR，Hinderling PH（2001）Population pharmacokinetics and pharmacodynamics of sotalol in pediatric patients with supraventricular or ventricular tachyarrhythmia. J Pharmacokinet Pharmacodyn 28：555-575.

Stevens JC，Marsh SA，Zaya MJ，Regina KJ，Divakaran K，Le M，Hines RN（2008）Developmental changes in human liver CYP2D6 expression. Drug Metab Dispos 36（8）：1587-1593.

Strolin Benedetti M，Baltes EL（2003）Drug metabolism and disposition in children. Fundam Clin Pharmacol 17（3）：281-299.

Tod M，Jullien V，Pons G（2008）Facilitation of drug evaluation in children by population methods and modelling. Clin Pharmacokinet 47（4）：231-243.

Wade KC，Wu D，Kaufman DA，Ward RM，Benjamin DK Jr，Sullivan JE，Ramey N，Jayaraman B，Hoppu

K，Adamson PC，Gastonguay MR，Barrett JS（2008）Population pharmacokinetics of fluconazole in young infants. Antimicrob Agents Chemother 52（11）：4043-4049.

Wang Y，Jadhav PR，Lala M，Gobburu JV（2012）Clarification on precision criteria to derive sample size when designing pediatric pharmacokinetic studies. J Clin Pharmacol 52（10）：1601-1606.

Ward RM，Kauffman R（2007）Future of pediatric therapeutics：reauthorization of BPCA and PREA. Clin Pharmacol Ther 81（4）：477-479.

Yang F，Tong X，McCarver DG，Hines RN，Beard DA（2006）Population-based analysis of methadone distribution and metabolism using an age-dependent physiologically based pharmacokinetic model. J Pharmacokinet Pharmacodyn 33（4）：485-518.

Zuppa AF，Barrett JS（2008）Pharmacokinetics and pharmacodynamics in the critically ill child. Pediatr Clin North Am 55（3）：735-755，xii.

# 第 4 章

# 慢性肾病的定量药理学应用

Liping Zhang Amit Roy and Marc Pfister

## 4.1 引言

慢性肾病（chronic kidney disease，CKD）是影响肾脏结构和功能的异质性疾病的通称。随着人口老龄化以及糖尿病和高血压患病率的升高，CKD 已成为全球主要的公共卫生问题。美国国家健康和营养调查显示：老年人（年龄≥65 岁）的患病率为 38%，而美国总人口的患病率为 13%（Coresh 等，2007）。在过去的十年中，通过透析或移植接受慢性肾脏替代疗法（renal replacement therapy，RRT）的患者数量出现了巨大的增长（美国肾脏疾病统计［Internet］2013）。CKD 是一种常见且致命的疾病（Levey 等，2007）。

肾脏具有内分泌（促红细胞生成素、肾素、骨化三醇），代谢小分子肽类激素，通过糖异生作用产生葡萄糖，维持体内平衡（电解质和水），以及清除机体产生的"废物"（尿毒症毒素）等功能。与 CKD 相关的病理、生理变化会影响体内的其他器官系统，并对药物的药理学作用产生显著影响。CKD 患者的合理用药必须考虑：由于肾脏受损导致的药物及其活性或毒性代谢物的吸收、分布、代谢和排泄（absorption，distribution，metabolism and excretion，ADME）的变化。此外，大多数 CKD 患者会联用多种药物治疗基础疾病，例如高血压、糖尿病、感染相关或自身免疫性疾病（如系统性红斑狼疮）。这些治疗药物之中，有的具有肾脏保护作用，而有的则与肾毒性有关。

新药临床疗效和安全性评价的研究主要在一般人群中开展。基于一般人群对 CKD 患者进行定量外推，并进行个体化治疗并非易事。CKD 与治疗之间的相互作用不仅仅是单向的。在开发和使用针对 CKD 患者的药物时，还需要考虑多方面的因素：①肾脏和非肾脏清除率的改变会影响 CKD 患者中药物的暴露和效应；②用于治疗合并症或基础疾病的药物可能有肾毒性，加速 CKD 的进展；③需要严密监测 CKD 的进展并且及时调整治疗方案；④通过透析或移植肾脏的替代疗法可影响药物的暴露和效应；⑤肾脏替代疗法可以改变患者的行为

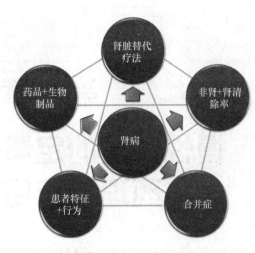

图 4.1    治疗与 CKD 之间复杂的相互作用

（如依从性），反过来会影响药物暴露和临床结局（图 4.1）。

CKD 相关因素与治疗有相互作用，而这些因素之间复杂的相互作用需要应用定量方法，优化 CKD 患者的治疗。定量药理学是一门定量科学，可基于生物学、药理学、生理学和疾病知识，通过构建数学模型来量化疾病、药物和患者之间的相互作用（Zhang 等，2008；Pfister 和 D′Argenio，2010）。近年来，定量药理学方法越来越多地被用于理解和描述 CKD 与治疗之间的相互作用（Pfister 等，2012）。

本章旨在回顾和讨论应用定量药理学促进 CKD 新药的研究和开发，优化 CKD 药物的开发和应用，以及对透析和肾移植等肾脏替代疗法进行治疗管理。在介绍定量药理学的应用案例之前，先介绍相关的背景知识以及 CKD、肾脏替代疗法和治疗之间的相互作用。

# 4.2　CKD 的背景介绍

本节概述了 CKD 的分期、风险因素、CKD 的结局、肾功能评估、CKD 对药物的影响、药物对 CKD 的影响，以及透析或移植等肾脏替代疗法与药物之间的相互作用。

## 4.2.1　CKD 及其五个阶段的定义

CKD 可定义为肾损伤或肾小球滤过率（glomerular filtration rate，GFR）< 60mL/min/1.73m$^2$ 且持续 3 个月。肾损伤定义为病理异常或标志物的异常，包括血液或尿液检查或影像学检查的异常。根据肾功能或 GFR 的水平，将 CKD 分为 5 个阶段（表 4.1；KDOQI 慢性肾病临床实践指南：评估、分类和分层 [Internet] 2013）。

表 4.1　CKD 的五个阶段

| 阶段 | 描述 | GFR/(mL/min/1.73m$^2$) |
|---|---|---|
| 1 | 肾损伤伴随 GFR 正常或升高 | ≥90 |
| 2 | 肾损伤伴随 GFR 轻度降低 | 60～89 |
| 3 | GFR 中度降低 | 30～59 |
| 4 | GFR 严重下降 | 15～29 |
| 5 | 肾衰竭 | <15(或透析) |

## 4.2.2　CKD 的风险因素和结局

CKD 是一种无明显症状的疾病。筛查 CKD 及其风险因素对早期发现肾损伤至关重要（图 4.2）。心血管风险因素如老年人、高血压、血脂异常、吸烟和糖尿病都会促进 CKD 的发病和进展。CKD 的患病率与胰岛素抵抗标志物如血清胰岛素、C 肽和糖化血红蛋白（HbA1c）水平之间存在直接联系。家族史、低出生体重、种族（非裔美国人）和性别（男性）也被证明是 CKD 的高风险因素。同时，不同阶段的 CKD 患者均被认为有发生心血管疾病的风险，CKD 的风险与心血管的风险相当。CKD 患者中，尿毒症毒素、同型半胱氨酸、脂蛋白、炎症和氧化应激标志物的水平均升高。

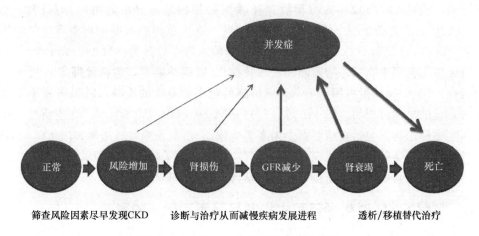

图 4.2　CKD：一种无症状的致命疾病

## 4.2.3　评估和监测肾功能

菊粉、碘海醇和碘酞酸酯等肾小球滤过的标志物是测量肾小球滤过率（GFR）的金标准。然而，基于可行性，更常用测定血清肌酐估算 GFR。1976 年，Cockroft-Gault 根据 249 名平均肌酐清除率为 73mL/min 的白人男性的数据，提出了估算肌酐清除率（单位：mL/min）的 Cockroft-Gault（C-G）公式（Cockcroft 和 Gault，1976）：

$$\text{GFR(mL/min)} = (140 - 年龄) \times 体重 / (72 \times \text{Scr}) \times [0.85(若为女性受试者)] \quad (4.1)$$

1999 年，基于平均 GFR 为 40mL/min/1.73m² 的 1628 名男性和女性（包括非洲裔美国人和白人）的数据，提出了估算 GFR 的肾病的饮食调整（modification of diet in renal disease，MDRD）公式（Levey 等，1999）。

$$\text{GFR(mL/min/1.73m}^2) = 186 \times \text{Scr} - 1.154 \times 年龄 - 0.203 \times [0.742(若为女性受试者)]$$
$$\times [1.212(若为非裔美国人)] \quad (4.2)$$

与表示肾小球滤过率绝对水平的 C-G 公式相比，MDRD 公式以 1.73m² 的体表面积（body surface area，BSA）进行归一化，用体型大小调整了肾小球滤过率的绝对值，更适合于评价肾功能不全。然而，MDRD 公式会低估 GFR>60mL/min/1.73m² 时的 GFR，且在不同人群中的准确性也不同（Stevens 等，2010）。因此，构建了一种新的 GFR 估算方法——CKD 流行病学协作（CKD epiderniology collaboration，CKD-EPI）公式（Levey 等，2009）。研究表明：整体上或大部分人群中，CKD-EPI 公式比 MDRD 公式更准确。对于肌肝清除率的计算，CKD-EPI 公式与 MDRD 公式均基于四个相同的变量进行肌酐清除率计算，但使用不同的斜率和指数方程，描述估算肾小球滤过率（estimated GFR，eGFR）和血清肌酐、年龄、性别和种族之间的关系。据报道，在不同人群和临床场景中，CKD-EPI 公式均比 MDRD 公式更准确（Levey 等，2009；Levey 和 Stevens，2010；Stevens 等，2011）。

未来可能会开发出优于 CKD-EPI 的 GFR 估算方程。CKD-EPI 公式为：

$$GFR=141\times \min(Scr/\kappa,1)^{\alpha}\times \max(Scr/\kappa,1)^{-1.209}\times 0.993^{年龄}$$
$$\times [1.018(如果为女性)]\times [1.159(如果为黑人)] \tag{4.3}$$

对于 $\kappa$，如果为女性，$\kappa=0.7$；如果为男性，$\kappa=0.9$。对于 $\alpha$，如果为女性，$\alpha=-0.329$；如果为男性，$\alpha=-0.411$。min=Scr/$\kappa$ 或 Scr/1 中的最小值，max=Scr/$\kappa$ 或 Scr/1 中的最大值。

最近的一项对 110 万成年人（年龄≥18 岁）数据的荟萃分析表明：与 MDRD 公式相比，CKD-EPI 公式将较少的个体归类为 CKD，并可在大范围的人群中更准确地对致死和终末期肾病（end-stage renal disease，ESRD）的风险人群予以分类（Matsushita 等，2012）。

最近评估了新型生物标志物监测和发现肾损伤/肾病的能力，包括胱抑素 C 用于药物引起的肾毒性，尿 $\beta_2$-微球蛋白用于早期和更敏感的肾小管毒性的检测，肾损伤分子-1 用于检测成人和儿童的早期肾损伤（Parikh 等，2011；Mårtensson 等，2012）。这些新型生物标志物是常用生物标志物（包括血清肌酐、尿素氮、尿 N-乙酰葡糖胺、尿糖和尿蛋白）的补充。基于这些生物标志物的检测和建模，有助于肾功能恶化相关疾病（如糖尿病、高血压、肥胖症、心力衰竭、高脂血症和移植排斥）治疗新药的研发和临床应用。

## 4.2.4 了解 CKD 对化学药和生物制品暴露和效应的影响

肾功能的进行性下降是 CKD 的特征，通常可致机体发生病理、生理的变化，包括肾小球滤过和/或血浆肾转运的减少、吸收、生物利用度和/或血浆蛋白结合率等的改变（Naud 等，2012；Joy，2012），从而影响药物的吸收、分布、代谢和排泄（ADME）特征（表 4.2）。

表 4.2　CKD 对药物吸收、分布、代谢和排泄（ADME）的影响

| 项目 | CKD 相关的病理生理变化 | 对药物的作用 | 影响 |
|---|---|---|---|
| 吸收 | 在胃脲酶和胃酸缓冲存在下形成氨 | 减少了在酸性环境中吸收最佳的药物的吸收，延长胃排空，延缓药物的吸收 | 与肾功能正常的患者相比，肾功能不全患者的生物利用度的变异更大 |
| | 升高胃内 pH，降低肝脏的首过代谢和生物转化 | 增加了体循环中活性药物的量，并提高了某些药物的生物利用度 | |
| | 减少血浆蛋白结合率 | 在肝脏代谢部位有更多的游离药物，从而增加肝脏首过作用所清除的药物 | |
| 分布 | 水肿和腹水的形成 | 增加了高水溶性或高蛋白结合药物的表观分布容积 | 降低了给药后的血浆浓度 |
| | 降低体内白蛋白水平 | 尿毒症患者中降低了蛋白对药物的亲和力，使游离的酸性药物大幅度增加 | 在药物作用部位有更多的游离药物 |
| | 透析期间液体的去除 | 药物分布容积的改变及在透析周期中药量发生变化 | 透析周期中药物浓度发生改变 |
| 代谢 | 尿毒症毒素的蓄积 | 降低了还原、水解反应速率和微粒体氧化速率 | 活性药物蓄积 |

| 项目 | CKD 相关的病理生理变化 | 对药物的作用 | 影响 |
|---|---|---|---|
| 代谢 | 尿毒症毒素的蓄积 | 由于血浆对葡萄糖苷酸清除的减少,葡萄糖醛酸化为极性的水溶性代谢物受阻 | 减缓可溶性代谢物的消除 |
| | | 肠道、肝脏和肾脏转运蛋白和代谢酶表达的改变,如降低了 OATP 表达、改变了 CYP 表达 | 药物不良反应发生率较高 |
| | | 血浆蛋白结合率的变化还可改变经肝脏代谢的药物,游离药物的固有代谢清除率随着肌酐清除率的下降而下降 | |
| 排泄 | 肾小球滤过率(GFR)下降 | 药物的清除主要通过肾小球滤过 | 主要通过肾小球滤过消除的药物,其血浆浓度增加且半衰期延长 |
| | 血浆蛋白结合率下降 | 药物滤过减少,也可能增加肾小管的分泌量 | CKD 患者肾小管中经活性有机阴离子转运系统清除的药物的排泄时间延长,并可在多次用药后达到饱和 |
| | 酶活性降低 | 降低了包括许多蛋白质和肽类药物的代谢 | 药物浓度升高和半衰期延长 |

CKD 可影响非肾清除药物的证据越来越多,特别是 CKD 可影响摄取和外排转运蛋白以及肝脏和胃肠道中代谢酶的功能(Nolin 和 Unruh,2010)。最近的研究表明,CKD 受试者中累积的尿毒症毒素可引起代谢酶(如 CYP2C11、CYP3A1、CYP3A2)和转运蛋白〔如有机阴离子转运多肽(OATP);Nolin 等,2008;Dreisbach,2009〕的转录、翻译修饰或被直接抑制。这种病理、生理学的变化可以解释 CKD 患者中一些经肾清除和非肾清除药物的暴露和效应的变化。

蛋白质治疗药物(生物制品)几乎完全通过蛋白质水解从体内消除。基于理论和临床证据表明,在生物制品的分解代谢中,肾脏发挥了作用。肾脏可通过肾小球滤过,从体内清除分子质量小于 60kDa 的生物制品。因此,CKD 对生物制品的影响是可预测的,并且仅与生物制品的分子质量相关。这也得到了临床研究的佐证。肾功能对大分子蛋白质药物如单克隆抗体无影响,而对于分子质量低于 60kDa 的小分子蛋白质药物,如白细胞介素-10、生长激素和促红细胞生成素等有影响。随着患者肾功能的下降,药物清除率逐渐降低,全身暴露量逐渐增加(Kim 等,1995;Meibohm 和 Zhou,2012)。

## 4.2.5　了解药物对 CKD 的影响

CKD 患者和正常人群对药物反应的差异可通过两者的暴露差异来解释。CKD 受试者中,药物 ADME 特性的改变,可致活性药物或代谢物暴露的改变(表 4.2),进而导致药物效应的差异。鉴于此,美国 FDA 发布的《肾功能不全患者的药代动力学研究指导》(FDA;Tortorici 等,2012;指南草案:肾功能不全患者的药代动力学——研究设计、数据分析以及对给药方案和药品说明书的影响〔Internet〕2010)中,详细地说明了药代动力学(pharmacokinetics，PK）的研究方法，但仅简略提及了在适当情况下应包含药效动力学（pharmacodynamics，PD）的评估。通常，根据正常肾功能患者产生的游离药物或活性代谢物的体内暴露量，调整 CKD 受试者的剂量，以获得与正常肾功能患者相似的暴露量。

在流行病学研究中，CKD 已被证明是心血管疾病、血液系统疾病、内分泌疾病、神经系统疾病的风险因素，并可能导致矿物质和骨代谢异常（mineral bone disorder，MBD；Briasoulis 和 Bakris，2013；Levin，2013）。对于患有不同程度的 CKD 患者，治疗这些疾病时的有效性和安全性可能不同。对于依赖肾功能发挥作用的药物，CKD 患者的反应可有所不同。用于治疗 2 型糖尿病（type 2 diabetes，T2DM）的钠-葡萄糖协同转运蛋白-2（sodium-glucose cotransporter-2，SGLT-2）抑制剂，其作用机制是降低肾脏中葡萄糖重吸收。而此类药物仅在接近正常的肾功能患者中，才能充分发挥其对葡萄糖的药理作用（Komoroski 等 2009；Kasichayanula 等，2012）。

肾脏具有高滤过能力和高代谢活性，故易受损。而大多数药物，特别是亲水性药物及其代谢物主要通过肾脏由尿消除，因此增加了药物引起的肾毒性（drug-induced nephrotoxicity，DIN）风险。DIN 约占社区和医院获得性急性肾损伤（acute kidney injury，AKI）的 20%，而 AKI 是 CKD 的发生或恶化的风险因素（Goldstein 等，2013）。

DIN 的临床表现包括酸碱异常、电解质紊乱、尿沉积物异常、蛋白尿、脓尿、血尿和 GFR 降低。氨基糖苷类抗生素、非选择性非甾体类抗炎药（non-steroidal anti-inflammatory drug，NSAID）和放射性造影剂经常与 DIN 相关，在 CKD 患者中尤甚。抗高血压药物如血管紧张素转化酶（angiotensin converting enzyme，ACE）抑制剂和血管紧张素 II 受体抑制剂（angiotensin II receptor inhibitor，ARB）同时具有降血压和降蛋白尿作用，故它们有肾脏保护作用，是伴有 T2DM 的 CKD 患者的优选治疗方案。同时使用 ACE 抑制剂和 ARB 也可导致不良反应，在 CKD 患者中更为常见。最常见的副作用有早期的 GFR 下降、低血压和高钾血症等，需在治疗过程中严密监测。通常可在不中断药物治疗的情况下予以控制。

最近，在患有 T2DM 和 CKD 的受试者中开展了一项研究，结果表明口服抗氧化炎症调节剂甲基巴多索隆（Bardoxolone Methyl）并未降低蛋白尿，但与 eGFR 升高有关（Pergola 等，2011）。

## 4.2.6　了解药物对肾脏移植的影响

在移植药物治疗中，用于预防肾移植中器官排斥的标准免疫抑制治疗可分为以下三个阶段（Halloran 2004）：①诱导免疫抑制（通常使用免疫细胞消耗剂）；②维持治疗（联合钙调磷酸酶抑制剂 [calcineurin inhibitor，CNI；如环孢素（Cyclosporin）或他克莫司（Tacrolimus)]、抗代谢药物 [硫唑嘌呤（Azothioperene）] 或核苷酸合成抑制剂（吗替麦考酚酯，Mycophenolate Mofetil，MMF）和糖皮质激素）；③使用较低剂量的三种治疗药物进行适应后的维持治疗。然而，属于 CNI 的环孢素与肾毒性发生相关，可致由血管功能障碍引起急性肾毒性、形成慢性肾脏纤维化。CNI 的治疗窗窄，因此需要治疗药物监测（Schiff 等，2007）。CNI 常与 MMF 联用，须基于治疗药物监测进行剂量调整（Kuypers 等，2010）。此外，CNI 的 PK 呈时间依赖性，主要由 CYP3A4 代谢，因此易与影响 CYP3A4 酶活性的药物发生药物相互作用（Lukas 等，2005；Park 等，2007）。麦考酚酸（Mycophenolic Acid，MPA，MMF 的活性部分）具有肠肝循环特性，而环孢素 A（Cyclosporine A，

CsA）可抑制 MPA 的胆汁排泄（Hesselink 等，2005）。对于给定剂量的 MMF，MPA 的药时曲线下面积（area under the concentration-time curve，AUC）的变化可能达十倍。现已建立了越来越多的复杂 PK 模型，描述 MPA 的肝肠循环过程，解释药动学变异的来源（Sherwin 等，2011），用于窄治疗窗的 MPA 的精准用药。

# 4.3 定量药理学在 CKD 中的应用

CKD 引起了一系列与治疗相关的问题，常导致高昂的医疗成本和不良后果。定量药理学方法常用于理解 CKD 与治疗之间的相互作用，既可应用于疾病和药物相互作用的机制研究，也可用于患者治疗中的合理用药。定量药理学方法的创新性和策略性应用，并与设计缜密的试验相结合，可深入理解药物的暴露、疗效和毒性，从而使 CKD 患者获益。定量药理学可为多学科研究团队的合作提供平台和基础。多学科研究团队可包括基础与应用的学术界研究人员、工业界药物开发科学家和管理决策者、政府监管专家、临床医生和其他专业人员。通过定量药理学方法，可深入认识和理解 CKD 与治疗的关系（表 4.3）。开发和应用针对 CKD 及其合并症的治疗药物，所有利益相关方应开展持续的合作。

表 4.3　CKD 中定量药理学的应用时机

| | 机会 | 方法 |
| --- | --- | --- |
| 了解 CKD 与治疗学之间的相互作用 | 描述 CKD 的进展，描述 CKD 对其他器官的影响 | 建立基于机制的疾病模型（如描述 CKD 对骨矿化影响的模型） |
| | 促进 CKD 患者临床试验的设计、实施和结果解释 | 通过 eGFR 对肾功能分期（而不是通过肌酐清除率） |
| | | 补充试验并结合定量药理学分析 |
| | 研究药物对 CKD 结果的影响 | 应用基于模型的荟萃（Meta）分析，研究药物和 CKD 之间的关系 |
| | 描述 CKD 对药物的影响 | 了解 CKD 对非肾清除药物的影响 |
| | | 整合 I、II 和/或 III 期研究的暴露、疗效和安全性数据，描述肾功能不全患者的疗效/安全性 |
| | | 量化和理解 CKD 受试者的暴露-有效性/安全性关系（即治疗效用） |
| 理解 RRT 与治疗之间的相互作用 | 量化 RRT 对药物的影响 | 考察接受血液透析（HD）的成人和儿童患者清除药物的影响因素 |
| | | 应用基于模型的临床试验模拟（即定量药理学方法）指导 HD 患者的药物使用 |
| | 调整成人和儿科人群的 RRT | 探索可行的 HD 方案，如白天短 HD 或夜间长 HD |
| | | 定义新指标用于评估和调整传统的和新的 HD 模式 |

| 机会 | | 方法 |
|---|---|---|
| 了解肾移植和治疗之间的相互作用 | 考察肾移植中的药物作用 | 利用定量药理学方法描述时间依赖性的药物暴露和作用 |
| | 探讨药物不依从性对肾移植结局的影响 | 探究患者的特征（如基础疾病、并发症、联合用药）和行为,如药物依从性 |
| CKD 患者的治疗方法优化使用 | 评估和优化 CKD 受试者的用药方案 | 确定药物暴露和肾功能之间的关系,提供根据肾功能进行剂量调整的用药方案 |
| | 完善药品说明书中针对 CKD 患者的用药 | 应用定量药理学方法确定 CKD 受试者的安全有效剂量 |

## 4.3.1 量化 CKD 对药物暴露和效应的影响

定量药理学方法被广泛用于考察 CKD 对传统药物和生物制品暴露和效应的影响。根据研究目的,开发和应用了机制性模型和经验性模型。在机制性模型中,通过了解药物、疾病和 CKD 的生理机制,构建模型的功能结构。模型包括多学科的知识、数据和理论,并不断更新。模型的预测能力是模型最关键的性能。在经验模型中,通过将肾功能作为常规暴露和响应模型的协变量,考察 CKD 对药物暴露和作用的影响。在数据分析中,将肾功能视作连续变量（如 eGFR 值）,常优于将其视为分类变量（如 CKD 分期）。

最近,有学者发表了基于生理学的多尺度钙稳态和骨重建模型。该模型描述了典型患者十年的 CKD 进程,如肾功能进行性丧失、继发性甲状旁腺功能亢进症的演变,以及其后续的矿物质和骨代谢异常（mineral bone disease,MBD）(Riggs 等,2012)。这种多尺度生理模型描述了与 CKD-MBD 相关的磷酸盐、甲状旁腺激素和骨化三醇的临床动态变化,并将骨重建标志物与骨矿物质密度（bone mineral density,BMD）的降低和形成相联系。复合多尺度模型能够预测长达 10 年的不同肾功能患者中腰椎 BMD 的降低（图 4.3）,并可预测钙补充剂和骨化三醇的干预效果。该多尺度的机制模型描述了 CKD-MBD 的发展变化,是一种从信号到器官再到临床结局的定量分析,为预测 CKD 的疾病进程和评估治疗方法提供了技术平台。

Zhang 等（2010）提出了另一种 CKD 的机制模型,用于描述一种治疗 T2DM 的药物——SGLT-2 抑制剂的暴露和效应。SGLT-2 抑制剂可减少葡萄糖的重吸收,促进尿中葡萄糖的排泄。在降低血糖浓度的同时,可使过量的卡路里由尿排出体外。通过在小样本患者中开展精心设计的高血糖钳夹试验,可直接获得血糖浓度、肾脏葡萄糖排泄阈值和尿中葡萄糖含量之间的关系（Polidori 等,2013）;然而,建模可以利用临床大样本和多样化人群中收集的数据,将基于机制的特异性生物标志物与长期疾病终点相链接。该模型包含了可能干扰葡萄糖代谢的影响因素,如内源性葡萄糖的生成、碳水化合物的负荷和 SGLT-2 抑制剂的血浆暴露,预测尿中葡萄糖水平、血糖和胰岛素的浓度（图 4.4）,还可预测 SGLT-2 抑制剂的暴露量和不同 GFR 水平下葡萄糖的排泄量。

SGLT-2 抑制剂达格列净（Dapagliflozin）可被尿苷二磷酸葡糖醛酸转移酶（uridine diphosphate glucuronyl transferase,UGT）1A9 代谢为达格列净 3-O-葡萄糖醛酸（dapagliflozin 3-O-glucuronic acid,D3OG）。由于 UGT1A9 在肾脏和肝脏中表达,肝脏和肾脏功能

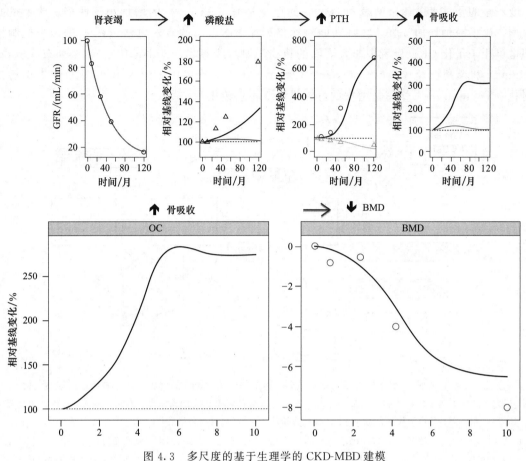

图 4.3　多尺度的基于生理学的 CKD-MBD 建模

BMD—骨矿物质密度；PTH—甲状旁腺激素；MBD—矿物质和骨代谢异常

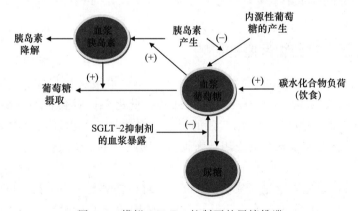

图 4.4　模拟 SGLT-2 抑制下的尿糖排泄

受损都会影响达格列净的代谢和清除。因此，构建了达格列净及其无活性代谢物 D3OG 的半机制模型，重点考察肾脏和肝脏对达格列净代谢的影响（van der Walt 等，2013）。肝损伤和肾损伤降低了达格列净代谢为 D3OG 的转化速率和 D3OG 本身的清除率。D3OG 的经肾清除量从肾功能正常受试者（肌酐清除率 $CL_{Cr}=80\text{mL/min}$）的 $40\%\sim55\%$，降到了严重肾功能不全受试者（$CL_{Cr}=13\text{mL/min}$）的 $10\%$。基于模型的模拟提示：肾功能轻度或中度不全的受试者中达格列净和 D3OG 的全身暴露（$AUC_{ss}$）的增加小于两倍。该半机制模型提出了一种评估肾脏和肝脏功能对达格列净 PK 影响的有效方法（图 4.5）。半机制模型也可用于量化 CKD 患者中非肾清除的药物，如西地那非（Sildenafil）、瑞格列奈（Repaglinide）和泰利霉素（Telithromycin）（Zhao，2012），也可用于深入了解 CKD 患者中替格列扎（Tesaglitazar）暴露量增加的可能机制（相互转化）。

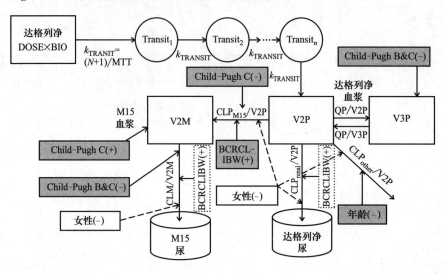

图 4.5　肾和/或肝功能受损的 T2DM 受试者中达格列净和 D3OG 的肾脏和非肾脏清除的模型结构
与隔室连接的协变量影响相关的容积，与通路连接的协变量影响相关的清除率。BCRCLIBW—采用理想体重（IBW）计算的基线肌酐清除率；CLM—D3OG 的肾清除率；BIO—生物利用度；$CLP_{M15}$—达格列净至 D3OG 的代谢清除率；$CLP_{other}$—达格列净至未测量代谢物的代谢清除率；$CLP_{renal}$—尿中原形达格列净的肾清除率；MTT—平均转运时间；$N$—转运室的数目；QP—达格列净的室间清除率；T2DM—2 型糖尿病；V2P—达格列净的中央分布容积；V3P—达格列净的外周分布容积；V2M—D3OG 的中央分布容积。虚线代表先验缩放，阴影区域代表在逐步法构建协变量模型时选择的协变量，非阴影区域是基于先前建模经验添加的协变量（van der Walt 等，2013）

## 4.3.2　量化透析对药物暴露的影响

CKD V 期的治疗包括生命支持的四种 RRT 类型：血液透析（HD）、腹膜透析、血液滤过和肾移植。HD 是最常见的 RRT 选项。通常，量化 HD 对药物的影响既是监管要求，也是优化给药方案和透析方案等临床实践的要求。在常规的每周 3 次每次 3～4h 的治疗之外，更为密集的非标准 HD 方案的应用越来越多。因此，更需要定量考察透析对药物暴露的影响。

定量药理学方法曾用于定量考察 CKD 和 HD 对沙格列汀（Saxagliptin）及其活性代谢物 5-羟基沙格列汀（5-hydroxy saxagliptin）消除的影响（Zhang 等，2012a）。该研究预测了在 HD 疗程内和疗程之间，沙格列汀及其活性代谢物 5-羟基沙格列汀在不同剂量水平下的暴露（图 4.6）。类似的方法也用于量化透析对恩替卡韦（Entecavir，Bifano 等，2010）和坎地沙坦（Candesartan；Pfister 等，1999）的影响。恩替卡韦的定量药理学研究工作与药品说明书中有关 CKD 患者中恩替卡韦用药方案的批准直接相关，包括纳入了从未进行过临床验证的给药方案。后文将深入讨论该案例。除了预测常规 HD 方案下药物的暴露之外，还可应用模拟技术，预测替代治疗方案下药物的 PK 特征，例如新的透析模式下的药物暴露等（如，每日短期 HD 而不是每周 3 次，每次 4h 的透析）。定量药理学在沙格列汀和其他药物的成功应用，证明了该技术在新药开发和审评中的实用性。

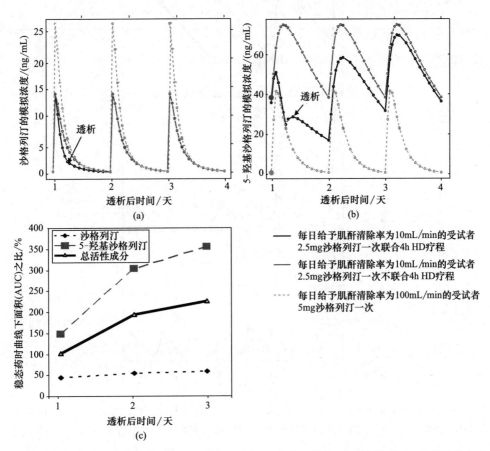

图 4.6　每日给予肌酐清除率（$CL_{Cr}$）为 10mL/min 的受试者 2.5mg 沙格列汀一次以及联合或不联合 4h HD 疗程，和每日给予 $CL_{Cr}$ 为 100mL/min 的受试者 5mg 沙格列汀一次的情况下，第 1 天给药 2h 后的体内沙格列汀（a）和 5-羟基沙格列汀（b）的模拟药时曲线。每日给予 2.5mg 沙格列汀一次和 4h HD 疗程的 $CL_{Cr}$ 为 10mL/min 的受试者与每日给予 5mg 沙格列汀一次的 $CL_{Cr}$ 为 100mL/min 的受试者的稳态药时曲线下面积（AUC）之比（c）（Zhang 等，2012a）（见彩插）

### 4.3.3　量化透析对内源性物质的影响

　　类似的定量药理学方法也用于量化透析对内源性物质的影响，可指导和精确调整透析方案。有学者提出了个体化的贝叶斯尿素动力学模型（individualized Bayesian urea kinetic model，IBKM；Pfister 等，2004）。IBKM 可作为量化和预测 HD 的一种有潜力的方法。IBKM 方法也可用于连续调整和优化成人和儿童的个体 HD 治疗（Marsenic 等，2010）。通过测定 HD 前和 HD 后即刻的血尿素氮（blood urea nitrogen，BUN），IBKM 法可基于模型和贝叶斯法，预测回升后 BUN 的平衡浓度。此外，IBKM 能综合考虑房室间清除率、患者体重等个体特征，评估和预测不同 HD 方案的个体尿素动力学参数和经时变化曲线（图 4.7）。

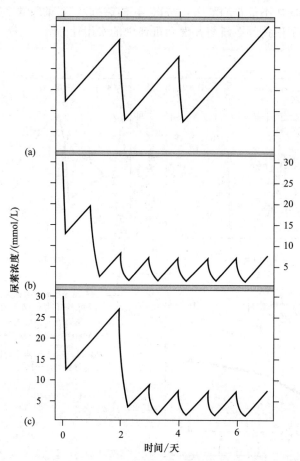

图 4.7　计划从常规血液透析（conventional hemodialysis，CHD，每周 3 次，每次 4h）（a）转为频繁夜间 HD（每周 5 次，每次 6h），在 CHD 疗程后 1 天（b）和 2 天（c）的尿素动力学预测曲线

IBKM 方法有助于在床旁指引和指导个体的 HD 方案，如长期传统 HD 治疗的患者转为每日超短或夜间透析方案（Fissell 等，2012）。此外，贝叶斯动力学建模方法还可为尿素以外的内源性物质（如 $\beta_2$-微球蛋白和磷）的清除率估算提供可行的方案。

## 4.3.4　评估和精确调整成人和儿科人群的透析治疗方案

对于准确评估 HD 的效率而言，将 HD 后的尿素平衡浓度（equilibrated urea concentration，$C_{eq}$）纳入尿素回升过程至关重要。在临床实践中难以测定 $C_{eq}$，且缺乏合适的方法来预测儿科人群的 $C_{eq}$。为了评估 IBKM 法预测 HD 儿科人群中 $C_{eq}$ 的能力，开展了相关研究。IBKM 是一种基于成人 HD 数据开发的双池尿素动力学模型，可通过贝叶斯法计算个体 $C_{eq}$ 值。在 13 名儿童（12～18 岁）中，于 HD 前、开始 HD 后即刻和 HD 后 60min 采集了 30 次 HD 的血尿素氮（BUN）样本。用 IBKM 拟合观察数据以预测 $C_{eq}$。与 $C_{eq}$ 观测值 [(9.5±3.8)mmol/L] 相比，平均个体 $C_{eq}$ 预测值为（9.4±3.8）mmol/L，绝对个体预测误差为（6.2±4.4）%。基于设定的透析目标和透析持续时间，通过 IBKM 预测所需的血流速率和透析器大小（图 4.8），并被试验数据所验证。这项研究表明，IBKM 可以应用于儿科人群的 HD，并且仅使用 HD 之前和开始后即刻的 BUN 就可准确预测儿科人群的 $C_{eq}$。为评估成人和儿科人群的 HD 效率及 HD 最佳方案，IBKM 提供了一种大有发展前景的方法。此外，IBKM 还可预测个体患者中尿素以外的内源性物质（如肌酐、尿酸）和药物的清除。

建模时纳入的变量包括透析器大小（质量/传递系数，$K_o$；膜面积，$A$）、血流量和治疗时间。对于透析前体重为 40kg 且 BUN 浓度为 30mmol/L 的个体，透析期间的 BUN 浓度用透析器传质面积系数（$KoA$）模拟，$KoA$ 的范围为 400～800mL/min，血流量范围为 150～300mL/min。通过模拟估算尿素下降 75%（%URR）所需的时间，并用于作图。图中的曲线表示给定的透析器 $KoA$ 和血流组合达到 75%URR 的时间。图 4.8 中标出了三个常用透析器（F4HPS、F5HPS 和 Gambro 14S）的 $KoA$。

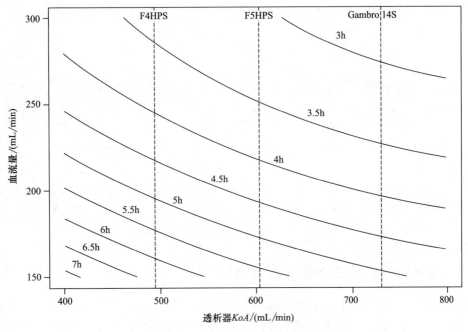

图 4.8　作为透析变量的函数的个体透析效率

## 4.3.5　描述肾移植患者的暴露-效应关系

鉴于 CNI 免疫抑制疗法的复杂性，人们对无 CNI、低 CNI 剂量治疗方案（Giessing 等，2007）以及 CNI 的替代方案越来越感兴趣，例如应用 CTLA-4 Ig（El-Charabaty 等，2012）。开展包括次优剂量在内的剂量探索研究是不符合伦理的。这是确定药物治疗窗面临的挑战之一。最近，对 Ⅱ 期和 Ⅲ 期研究的汇总数据开展了基于模型的分析，旨在确定贝拉西普（Belatacept，一种 CTLA-4 融合蛋白）的临床药理学特征，并支持基于有效性（急性排斥的控制）和安全性（严重感染和淋巴组织增生事件的风险）的暴露-效应关系的剂量推荐（Zhou 等，2012）。贝拉西普的给药剂量和频率在围移植期的诱导免疫抑制期间最高，然后从第 16 周结束时剂量逐渐降低至目前推荐的维持剂量方案，每 4 周 5mg/kg（贝拉西普药品说明书（美国 FDA）［Internet］2013）。因此，在移植后 3 个月内，贝拉西普的暴露量最高，此时急性排斥的风险最大，并且直到维持期后才达到稳态暴露量。采用生存分析的暴露-效应分析来描述贝拉西普的有效性，可解释贝拉西普暴露的经时过程和急性排斥风险。如图 4.9 所示，由于移植后 3 个月急性排斥反应的风险显著降低，减少免疫抑制剂的剂量以预防移植排斥反应是合理的。

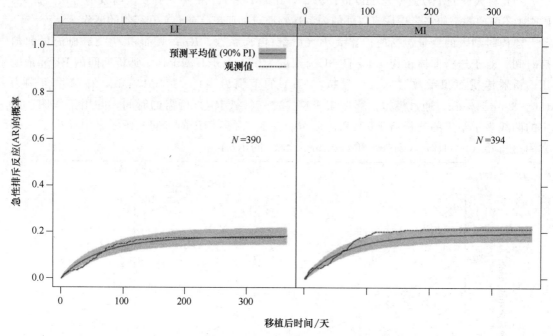

图 4.9 贝拉西普的暴露-效应关系 [急性排斥反应 (acute rejection，AR)；Zhou 等，2012]。
使用较低强度 (less intensive，LI) 和较高强度 (more intensive，MI) 给药方案对急性
排斥发生反应时间进行可视化预测检验

## 4.3.6 量化药物依从性不佳对肾移植的影响

移植后免疫抑制药物的依从性不佳是一个严重的问题。在过去 30 年中，其发生率没有太大变化。最近的一项研究发现，大约 26% 的肾移植患者不依从规定的免疫抑制药物治疗方案（Schmid-Mohler 等，2010）。这与 1980 年至 2001 年间发表的综述中报道的非依从性的中位发生率 22% 一致（Butler 等，2004）。如前文所提及的，由于免疫抑制剂的治疗窗窄，需要进行治疗药物监测（therapeutic drug monitoring，TDM）（Schiff 等，2007；Kuypers 等，2010）。已知长时间的药物暴露高于治疗范围与药物毒性相关，反之药物暴露低于治疗范围则与疗效降低有关。然而，暂时偏离治疗窗的影响不显著。

通过开发和应用环孢素 A（Cyclosporine A）的依从性模型来预测药物暴露的变异，再将其与治疗结局相关联。这是一种基于模型的量化依从性不良对临床结局影响的新分析方法（Maclean 等，2011）。具体而言，就是开发药物依从性模型，用来描述根据先前报告分类的 5 类患者群体的药物依从性行为（Russell 等，2006）：第 1 组（32%），几乎总是按时服用药物的患者；第 2 组群（18%），有时漏服或延迟服用；第 3 组（14%），经常延迟服用；第 4 组群（9%），经常漏服两次剂量；第 5 组（27%），其他情况。换而言之，药物依从性模型描述了按时、延迟服用或漏服的发生频率。药物依从性模型与环孢素 A 的 PK 模型相结合（Lukas 等，2005）可预测环孢素 A 暴露的变异，然后再基于 Logistic 回归和受试者工作特征曲线（receiver operating curve，ROC）分析，根据既往报道的环孢素 A 暴露变异性与长期肾病、慢性排斥和医疗保健成本之间的关系（Waiser 等，2002；Kahan 等，2000），将用药依从性与临床结局相联系。如图 4.10 所示，第 1、2 和 3 组患者的平均谷浓度（$C_{avg}$）

的个体内变异未超过与不良结果相关的变异水平（变异系数 CV 为 30％～36％），因此预测第 2 和 3 组的偶尔不依从不会对临床结局产生影响。而第 4 组中所有患者的 CV 都高于不良结局相关的阈值，第 5 组中大约 76％的患者的 CV 大于 30％，表明这两类受试者出现不良结局的风险更高。

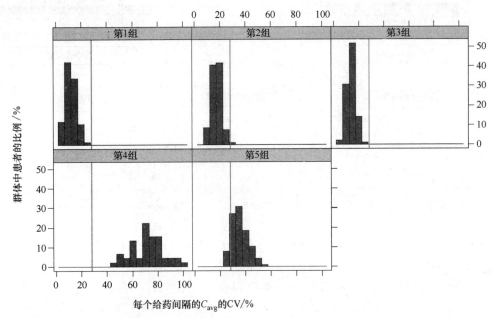

图 4.10　肾移植患者中环孢素 A 的平均谷浓度（$C_{avg}$）变异性的分布，按依从行为分类
（第 1 组，几乎总是按时服药的患者；第 2 组，有时漏服或延迟服药；第 3 组，经常延迟服药；
第 4 组，经常漏服两次剂量，第 5 组，所有其他情况）。垂直线代表 $C_{avg}$
中的 28％CV 的阈值，高于该阈值，慢性排斥率和医疗成本更高

### 4.3.7　评估和精确调整 CKD 的治疗剂量

FDA 提倡：①了解可能影响全身暴露和效应的相互关联的因素；②在肾功能不全的受试者中谨慎设计试验；③应用定量药理学方法来描述药物暴露并评估肾功能不全受试者的治疗剂量（图 4.11；指南草案：肾功能不全患者的药代动力学——研究设计、数据分析以及对给药方案和药品说明书的影响［Internet］2010；Huang 等，2009；Zhang 等，2012b）。与 1998 年 FDA 的指南相比，2010 年 FDA 的指南草案中有三项新的建议：①除经肾途径清除的药物之外，非肾途径清除的药物也应开展肾功能不全患者的 PK 研究（图 4.11）；②在 C-G 公式之外，使用 eGFR 进行肾功能的分期（如在 MDRD 方程中的参数调整）；③在透析（透析中）和透析间期（非透析），对 HD 患者进行研究。

为了优化个体和特殊患者群体的药物治疗，必须了解各种内在因素（如年龄、性别、种族、遗传、器官损伤）和外在因素（如饮食、吸烟、合并用药）对药物的剂量、暴露和效应关系的影响。与肾功能正常受试者的 PK 数据相比较，肾功能不全受试者的 PK 数据可用于确定该类患者的给药剂量。除了在特定的 PK 研究中评估肾损伤对药物 PK 的影响外，在Ⅱ期或Ⅲ期临床研究中，如果纳入足够数量的不同程度肾功能不全的患者，也可以采用稀疏 PK 采样评估肾损伤对药物 PK 的影响。定量药理学分析有助于根据药物的暴露-效应关系，

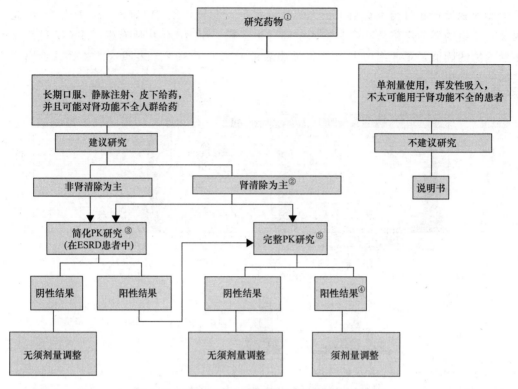

图 4.11　肾功能不全受试者的 PK 研究决策树

①代谢物（活性/毒性）遵循同一决策树；②申办方可以选择在终末期肾病（end-stage renal disease，ESRD）
患者中进行简化研究或全面研究；③在尚未进行透析的 ESRD 患者中进行；④当药物的暴露-效应的 PK
变化具有临床意义时，结果为阳性；⑤请参阅完整 PK 研究设计的指南，或者进行
包括群体 PK 评估的补充研究

合理调整特定人群的给药方案。

　　例如，达比加群酯（Dabigatran Etexilate，DE）是肾功能影响给药方案的一个实例
（Hariharan 和 Madabushi，2012；Lehr 等，2012）。达比加群酯甲磺酸盐是一种直接口服的
凝血酶抑制剂，FDA 于 2010 年 10 月批准其用于非瓣膜性心房颤动（atrial fibrillation，
AF）患者预防脑卒中和全身性栓塞。支持批准的关键性确证试验——长期抗凝治疗的随机
评价（randomized evaluation of long-term anti-coagulant therapy，RE-LY）中比较了两个
盲态达比加群酯剂量组（110mg 和 150mg）与开放的华法林给药组（表 4.4）。基于有效性
（降低脑卒中和全身性栓塞的发生率）和安全性（出血风险）结局数据，FDA 批准了达比加
群酯 150mg 口服每日 2 次用于 $CL_{Cr}>30$mL/min 的患者，以及达比加群酯 75mg 每日 2 次
用于严重肾功能不全（$CL_{Cr}$ 在 15～30mL/min 之间）的患者。

　　为了确保严重肾功能不全的患者群体能够获得适当的达比加群酯暴露，采用定量药理学
方法，评估了不同肾功能水平的"虚拟"受试者的给药方案。基于模型的各种给药方案的模
拟结果表明：①150mg 每日 1 次的给药方案可致平均暴露量显著高于 RE-LY 试验的暴露范
围；②75mg 每日 1 次的给药方案可致较低的平均暴露量，降低脑卒中发生率的效果不佳；
③75mg 每日 2 次的给药方案是肾功能严重受损受试者的首选用药方案。该给药方案的暴露
量与关键临床试验的中度肾功能不全受试者的 150mg 每日 2 次的暴露量相似，可获得预期
的临床受益。

表 4.4 不同肾功能下，达比加群酯 150mg 每天 2 次相对华法林的脑卒中/全身性栓塞事件
（systemic embolic event，SEE）和大出血的风险比 ［95％置信区间
（confidence interval，CI）］（Hariharan 和 Madabushi，2012）

| 肌酐清除率/(mL/min) | RE-LY 中达比加群酯血浆谷浓度的增加倍数 | 达比加群酯 150mg 相对于华法林的脑卒中/SEE 风险比（95％CI） | 达比加群酯 150mg 相对于华法林的大出血风险比（95％CI） |
|---|---|---|---|
| 中等（50＜$CL_{Cr}$≤30） | 2.29 | 0.46（0.29～0.73） | 0.97（0.74～1.27） |
| 轻度（80＜$CL_{Cr}$≤50） | 1.47 | 0.67（0.49～0.91） | 0.88（0.71～1.07） |
| 健康（$CL_{Cr}$≥80） | 1.00 | 0.71（0.44～1.15） | 0.81（0.59～1.11） |

注：RE-LY 指长期抗凝治疗的随机评价。

在另一个案例中，应用定量药理学方法量化了阿哌沙班（Apixaban）在正常肾功能或中度肾功能不全受试者中预防静脉血栓栓塞的效用（Leil 等，2010）。通过整合有效性和安全性数据，评估阿哌沙班的治疗效用指数（therapeutic utility index，TUI）。采用基于稳态 AUC 的函数，量化了阿哌沙班的有效性-安全性关系。在阿哌沙班的Ⅱ期临床试验中，2.5mg 每日 2 次的给药方案具有最高的 TUI（86.2％）。该方案也高于每日 2 次 30mg 的依诺肝素（82.5％）或华法林（71.8％）的 TUI。中度肾功能不全受试者与肾功能正常受试者的阿哌沙班 TUI 的差异不显著，表明轻度或中度肾功能不全受试者无须调整剂量。

## 4.3.8 完善 CKD 的药品说明书

在另一些案例中，基于生理学的建模和模拟（结合精心设计的研究）的定量药理学研究方法也用来描述 CKD 相关的药物暴露变化和优化给药方案，包括：阿米卡星（Amikacin；De Cock 等，2012）、阿加曲班（Argatroban；Madabushi 等，2011）、磺达肝癸钠（Fondaparinux；Turpie 等，2009）、庆大霉素（Gentamycin；Lanao 等，1989）、帕尼培南/贝他米隆（Panipenem/Betamipron；Tajima 等，2006）、培氟沙星（Pefloxacin；Bruno 等，1991）、哌拉西林/他唑巴坦（Piperacillin/Tazobactam；Tornöe 等，2007）、利巴韦林（Ribavirin；Bruchfeld 等，2002）和替比夫定（Telbivudine；Zhou 等，2009）。

基于模型的临床研究模拟可以预测替代给药方案的药物暴露。通过将模拟的药物暴露与预设的目标范围（即治疗窗）进行比较，确定使大部分患者（75％的受试者）中产生安全有效浓度的剂量。这种方法曾用于优化 CKD 受试者中恩替卡韦（Entecavir）的给药方案（Bifano 等，2010）。恩替卡韦主要通过肾脏消除，稳态下尿中原形药物的回收率为给药剂量的 62％～73％。恩替卡韦肾清除率的范围在 360～471mL/min 之间，与给药剂量无关。这表明恩替卡韦既有肾小球滤过，又存在肾小管分泌。在 34 名肾功能不同程度受损的患者中（没有慢性乙型肝炎病毒感染），包括通过 HD 或持续不卧床腹膜透析（continuous ambulatory peritoneal dialysis，CAPD）治疗的 CKD 受试者中，考察了 1mg 单剂量恩替卡韦的 PK。在 CKD 受试者中，口服恩替卡韦的表观清除率随着肌酐清除率的降低而降低。

定量药理学方法曾被用于：①描述肾功能（$CL_{Cr}$）与恩替卡韦口服表观清除率之间的关系；②模拟恩替卡韦在几种替代剂量方案下的稳态暴露量；③估算恩替卡韦暴露量在预定目标范围内的受试者比例；④确定可在≥75％的肾功能正常和肾功能不全的患者中达到目标暴露水平的给药方案。基于模型的模拟结果表明了以下的剂量调整方案（起始剂量的百分

比）可为肾功能不全患者提供相近的稳态暴露量：轻度（无须调整，100%）、中度（50%）、重度（30%）和透析者（20%）。这些结果为药物说明书提供了定量依据（恩替卡韦处方信息，美国 FDA 网站，2012）。

建议对肌酐清除率（$CL_{Cr}$）低于 50mL/min，包括接受血液透析或 CAPD 的患者，进行如表 4.5（恩替卡韦处方信息，美国 FDA 网站，2012）所示的剂量调整方案。以每日 1 次的给药方案为优选。

表 4.5 CKD 受试者的恩替卡韦（BARACLUDE）推荐剂量

| 肌酐清除率 /（mL/min） | 常用剂量(0.5mg) | 拉米夫定——难治性或非代偿性肝病(1mg) |
|---|---|---|
| ≥50 | 0.5mg 每天 1 次 | 1mg 每天 1 次 |
| 30≤$CL_{Cr}$<50 | 0.25mg 每天 1 次[①] 或 0.5mg 每 48h | 0.5mg 每天 1 次或 1mg 每 48h |
| 10≤$CL_{Cr}$<30 | 0.15mg 每天 1 次或 0.5mg 每 72h | 0.3mg 每天 1 次[①] 或 1mg 每 72h |
| <10 血液透析[②] 或 CAPD | 0.05mg 每天 1 次[①] 或 0.5mg 每 7 天 | 0.1mg 每天 1 次[①] 或 1mg 每 7 天 |

[①] 对于小于 0.5mg 的剂量，推荐使用恩替卡韦口服液。
[②] 如果在血液透析日给药，则在血液透析后用药。

# 4.4 定量药理学在 CKD 中的机遇

定量药理学的方法可用于描述药物对肾脏的影响和肾脏对药物的影响。当前的定量药理学工作多集中于单个化合物的研究、预防和治疗 CKD。应用实例包括：①使用基于模型的荟萃分析（如 ACE 抑制剂、ARB 和肾素抑制剂对 CKD 中的高血压、蛋白尿和 GFR 的影响）衡量和比较整个药物类别的有效性/安全性；②描述生物标志物/成像终点与临床终点之间的关系［如多囊肾病中肾脏总容积（total kidney volume，TKV）和 GFR 变化之间的关系］；③开发疾病进展模型以预测长期心血管疾病和 CKD 的结局（如在患有 CKD 的 T2DM 受试者中的蛋白尿和 GFR 之间的关系以及到 RRT 的时间）；④优化 CKD 受试者的临床试验设计（结合新的监管指导文件）；⑤评估新的透析方式，从而进一步优化成人和儿科人群的 RRT（例如，使用床旁的计算机模型来评估、监测和精确调整透析方案）。

通过主要利益相关者间的持续合作努力，促进 CKD 治疗药物的研究、开发和使用，充分发挥定量药理学的潜力。关键路径研究所（Critical Path Institute 网址，2013）和药物疾病模型资源（Drug Disease Model Resources，DDMoRe）联盟（DDMoRe：Innovative Medicines Initiative 网址，2013）等倡议进一步推动定量药理学的发展，促进和发展学术机构、生物技术/制药公司与国际肾脏病学会（ISN）［International Society of Nephrology (ISN) Gateway 网址，2013］和国际定量药理学会（ISoP）（International Society of Pharmacometrics 网址，2013）等学术团队之间的科学协作伙伴关系。

多囊肾病（polycystic kidney disease，PKD）临床结局联盟是关键路径研究所（C-Path）、PKD 基金会（PKD Foundation［Internet］2013）、临床数据交换标准联盟（Clinical Data Interchange Standards Consortium，CDISC）和四大医疗学术中心（塔夫茨大学、

科罗拉多大学丹佛分校、埃默里大学和梅奥诊所）之间成功合作的典型案例。常染色体显性遗传 PKD（autosomal dominant PKD，ADPKD）是一种遗传性疾病，在全世界影响逾 1200 万人。目前尚无有效治疗手段（Helal 等，2012）。

PKD 临床结局联盟的主要目标是基于 ADPKD 患者的临床数据进行建模，描述早期 TKV 变化与长期 CKD 结局之间的关系，支持 TKV 作为 ADPKD 临床试验中疾病进展的公认评估指标，并得到监管部门的认可，最终加速 ADPKD 治疗药物的开发和批准。法布里病等其他肾病也需要类似的努力和工作。

促进新药研究、开发和使用的创新型定量药理学方法将有助于治疗无明显症状但可致命的肾脏疾病。

# 4.5 总结

- 了解 CKD 是一种常见且致命的疾病。
- 应用 eGFR 而不是肌酐清除率对 CKD 进行分期。
- 了解药物如何影响肾脏功能，以及肾脏如何影响肾清除药物和非肾清除药物的体内处置和药物效应。
- 应用定量药理学方法（包括半机制模型）描述肾功能与药物暴露-效应之间的关系。
- 应用基于模型的模拟，可为 CKD 患者优化用药方案并完善药品说明书。
- 以创新的定量药理学方法评估和精确调整透析或移植的 RRT 方案。
- 促进学术机构、生物技术/制药公司和学术团体之间的合作伙伴关系，与无明显症状但致命的肾脏疾病斗争。

# 参 考 文 献

Baraclude Prescribing Information. US Food and Drug Administration［Internet］（2012）（详见 FDA 官网）

Belatacept Prescribing Information（US FDA）［Internet］（2013）（详见 FDA 官网）

Bifano M，Grasela D，Pfister，MP（2010）Quantitative modeling and simulation to optimize dosing in renally impaired patients：application to entecavir. Am Soc Nephrol 21：390A.

Briasoulis A，Bakris GL（2013）Chronic kidney disease as a coronary artery disease risk equivalent. Curr Cardiol Rep 15（3）：340.

Bruchfeld A，Lindahl K，Schvarcz R，Ståhle L（2002）Dosage of ribavirin in patients with hepatitis C should be based on renal function：a population pharmacokinetic analysis. Ther Drug Monit 24（6）：701-708.

Bruno R，Rosier P，Iliadis A，Le Roux Y，Montay G，Frydman A et al（1991）Evaluation of Bayesian estimation to discriminate subpopulations of patients with altered pharmacokinetics using fragmentary data：a pilot study with pefloxacin. Eur J Drug Metab Pharmacokinet Spec No 3：338-345.

Butler JA，Peveler RC，Roderick P，Smith PWF，Horne R，Mason JC（2004）Modifiable risk factors for non-adherence to immunosuppressants in renal transplant recipients: a cross-sectional study. Nephrol Dial Transplant 19 (12): 3144-3149.

Cockcroft DW, Gault MH (1976) Prediction of creatinine clearance from serum creatinine. Nephron 16 (1): 31-41.

Coresh J, Selvin E, Stevens LA, Manzi J, Kusek JW, Eggers P, van Lente F, Levey AS (2007) Prevalence of chronic kidney disease in the United States. JAMA 298 (17): 2038-2047.

Critical Path Institute [Internet] (2013) (详见 c-path 官网)

DDMoRe: Innovative Medicines Initiative [Internet] (2013) (详见 ddmore 官网)

De Cock RF, Allegaert K, Schreuder MF, Sherwin CM, de Hoog M, van den Anker JN, Danhof M, Knibbe CA (2012). Maturation of the glomerular filtration rate in neonates, as reflected by amikacin clearance. Clin Pharmacokinet 51 (2): 105-117.

Draft Guidance: Pharmacokinetics in Patients with Impaired Renal Function—Study Design, Data Analysis, and Impact on Dosing and Labeling [Internet] (2010) FDA. (指南文件可从 FDA 官网获取)

Dreisbach AW (2009) The influence of chronic renal failure on drug metabolism and transport. Clin Pharmacol Ther 86 (5): 553-556.

El-Charabaty E, Geara AS, Ting C, El-Sayegh S, Azzi J (2012) Belatacept: a new era of immunosuppression? Expert Rev Clin Immunol 8 (6): 527-536.

Fissell R, Schulman G, Pfister M, Zhang L, Hung AM (2012) Novel dialysis modalities: do we need new metrics to optimize treatment? J Clin Pharmacol 52 (1 Suppl): 72S-78S.

Giessing M, Fuller TF, Tuellmann M, Slowinski T, Budde K, Liefeldt L (2007) Steroid-and calcineurin inhibitor free immunosuppression in kidney transplantation: state of the art and future developments. World J Urol 25 (3): 325-332.

Goldstein SL, Jaber BL, Faubel S, Chawla LS (2013) AKI transition of care: a potential opportunity to detect and prevent CKD. Clin J Am Soc Nephrol 8 (3): 476-483.

Halloran PF (2004) Immunosuppressive drugs for kidney transplantation. N Engl J Med 351 (26): 2715-2729.

Hamrén B, Ericsson H, Samuelsson O, Karlsson MO (2008) Mechanistic modelling of tesaglitazar pharmacokinetic data in subjects with various degrees of renal function-evidence of interconversion. Br J Clin Pharmacol 65 (6): 855-863.

Hariharan S, Madabushi R (2012) Clinical pharmacology basis of deriving dosing recommendations for dabigatran in patients with severe renal impairment. J Clin Pharmacol 52 (1 Suppl): 119S-125S.

Helal I, Reed B, Schrier RW (2012) Emergent early markers of renal progression in autosomaldominant polycystic kidney disease patients: implications for prevention and treatment. Am J Nephrol 36 (2): 162-167.

Hesselink DA, van Hest RM, Mathot RAA, Bonthuis F, Weimar W, De Bruin RWF et al (2005) Cyclosporine interacts with mycophenolic acid by inhibiting the multidrug resistance-associated protein 2. Am J Transplant 5 (5): 987-994.

Huang SM, Temple R, Xiao S, Zhang L, Lesko LJ (2009) When to conduct a renal impairment study during drug development: US food and drug administration perspective. Clin Pharmacol Ther 86 (5): 475-479.

International Society of Nephrology (ISN) Gateway [Internet] (2013) (详见 theisn 官网)

ISoP International Society of Pharmacometrics [Internet] (2013) (详见 ISOP 官网)

Joy MS (2012) Impact of glomerular kidney diseases on the clearance of drugs. J Clin Pharmacol 52 (1 Suppl）：23S-34S.

Kahan BD，Welsh M，Urbauer DL，Mosheim MB，Beusterien KM，Wood MR et al（2000）Low intraindividual variability of cyclosporin A exposure reduces chronic rejection incidence and health care costs. J Am Soc Nephrol 11（6）：1122-1131.

Kasichayanula S，Liu X，Benito MP，Yao M，Pfister M，Lacreta FP et al（2012）The influence of kidney function on dapagliflozin exposure，metabolism，and efficacy in healthy subjects and in patients with type 2 diabetes mellitus. Br J Clin Pharmacol Dec 4. doi：10. 1111/bcp. 12056. ［Epub ahead of print］.

KDOQI Clinical Practice Guidelines for Chronic Kidney Disease：Evaluation，Classification，and Stratification ［Internet］（2013）National Kidney Foundation.（详见 NATIONAL KIDNEY FOUN DATION 官网）

Kidney Disease Statistics for the United States ［Internet］（2013）National Kidney and Urologic Diseases Information Clearinghouse（NKUDIC）.（详见 National Institute of Diabets and Digestive and kidney Diseases 官网）

Kim DC，Reitz B，Carmichael DF，Bloedow DC（1995）Kidney as a major clearance organ for recombinant human interleukin-1 receptor antagonist. J Pharm Sci 84（5）：575-580.

Komoroski B，Vachharajani N，Feng Y，Li L，Kornhauser D，Pfister M（2009）Dapagliflozin，a novel，selective SGLT2 inhibitor，improved glycemic control over 2 weeks in patients with type 2 diabetes mellitus. Clin Pharmacol Ther 85（5）：513-519.

Kuypers DRJ，Le Meur Y，Cantarovich M，Tredger MJ，Tett SE，Cattaneo D et al（2010）Consensus report on therapeutic drug monitoring of mycophenolic acid in solid organ transplantation. Clin J Am Soc Nephrol 5（2）：341-358.

Lanao JM，Berrocal A，Calvo MV，Perez M，De la Calle B，Domínguez-Gil A（1989）Population pharmacokinetic study of gentamicin and a Bayesian approach in patients with renal impairment. J Clin Pharm Ther 14（3）：213-223.

Lehr T，Haertter S，Liesenfeld K-H，Staab A，Clemens A，Reilly PA et al（2012）Dabigatran etexilate in atrial fibrillation patients with severe renal impairment：dose identification using pharmacokinetic modeling and simulation. J Clin Pharmacol 52（9）：1373-1378.

Leil TA，Feng Y，Zhang L，Paccaly A，Mohan P，Pfister M（2010）Quantification of apixaban's therapeutic utility in prevention of venous thromboembolism：selection of phase Ⅲ trial dose. Clin Pharmacol Ther 88（3）：375-382.

Levey AS，Stevens LA（2010）Estimating GFR using the CKD Epidemiology Collaboration（CKD-EPI）creatinine equation：more accurate GFR estimates，lower CKD prevalence estimates，and better risk predictions. Am J Kidney Dis 55（4）：622-627.

Levey AS，Bosch JP，Lewis JB，Greene T，Rogers N，Roth D（1999）A more accurate method to estimate glomerular filtration rate from serum creatinine：a new prediction equation. Modification of diet in renal disease study group. Ann Intern Med 130（6）：461-470.

Levey AS，Andreoli SP，DuBose T，Provenzano R，Collins AJ（2007）Chronic kidney disease：common，harmful，and treatable-World Kidney Day 2007. Clin J Am Soc Nephrol 2（2）：401-405.

Levey AS，Stevens LA，Schmid CH，Zhang YL，Castro AF 3rd，Feldman HI et al（2009）A new equation to estimate glomerular filtration rate. Ann Intern Med 150（9）：604-612.

Levin A（2013）Clinical epidemiology of cardiovascular disease in chronic kidney disease prior to dialysis. Semin Dial 16（2）：101-105.

Lukas JC，Suárez AM，Valverde MP，Calvo MV，Lanao JM，Calvo R et al（2005）Time-dependent pharmacokinetics of cyclosporine（Neoral）in de novo renal transplant patients. J Clin Pharm Ther 30（6）：549-557.

Maclean JR，Pfister M，Zhou Z，Roy A，Tuomari VA，Heifets M（2011）Quantifying the impact of non-adherence patterns on exposure to oral immunosuppressants. Ther Clin Risk Manage 7：149-156.

Madabushi R，Cox DS，Hossain M，Boyle DA，Patel BR，Young G et al（2011）Pharmacokinetic and pharmacodynamic basis for effective argatroban dosing in pediatrics. J Clin Pharmacol 51（1）：19-28.

Marsenic O，Zhang L，Zuppa A，Barrett JS，Pfister M（2010）Application of individualized Bayesian urea kinetic modeling to pediatric hemodialysis. ASAIO J 56（3）：246-253.

MÅrtensson J，Martling C-R，Bell M（2012）Novel biomarkers of acute kidney injury and failure：clinical applicability. Br J Anaesth 109（6）：843-850.

Matsushita K，Mahmoodi BK，Woodward M，Emberson JR，Jafar TH，Jee SH et al（2012）Comparison of risk prediction using the CKD-EPI equation and the MDRD study equation for estimated glomerular filtration rate. JAMA 307（18）：1941-1951.

Meibohm B，Zhou H（2012）Characterizing the impact of renal impairment on the clinical pharmacology of biologics. J Clin Pharmacol 52（1 Suppl）：54S-62S.

Naud J，Nolin TD，Leblond FA，Pichette V（2012）Current understanding of drug disposition in kidney disease. J Clin Pharmacol 52（1 Suppl）：10S-22S.

Nolin TD，Unruh ML（2010）Clinical relevance of impaired nonrenal drug clearance in ESRD. Semin Dial 23（5）：482-485.

Nolin TD，Naud J，Leblond FA，Pichette V（2008）Emerging evidence of the impact of kidney disease on drug metabolism and transport. Clin Pharmacol Ther 83（6）：898-903.

Parikh CR，Devarajan P，Zappitelli M，Sint K，Thiessen-Philbrook H，Li S et al（2011）Postoperative biomarkers predict acute kidney injury and poor outcomes after pediatric cardiac surgery. J Am Soc Nephrol 22（9）：1737-1747.

Park SI，Felipe CR，Pinheiro-Machado PG，Garcia R，Tedesco-Silva H Jr，Medina-Pestana JO（2007）Circadian and time-dependent variability in tacrolimus pharmacokinetics. Fundam Clin Pharmacol 21（2）：191-197.

Pergola PE，Raskin P，Toto RD，Meyer CJ，Huff JW，Grossman EB et al（2011）Bardoxolone methyl and kidney function in CKD with type 2 diabetes. N Engl J Med 365（4）：327-336.

Pfister M，D'Argenio DZ（2010）The emerging scientific discipline of pharmacometrics. J Clin Pharmacol 50（9 Suppl）：S 6.

Pfister M，Schaedeli F，Frey FJ，Uehlinger DE（1999）Pharmacokinetics and haemodynamics of candesartan cilexetil in hypertensive patients on regular haemodialysis. Br J Clin Pharmacol 47（6）：645-651.

Pfister M，Uehlinger DE，Hung AM，Schaedeli F，Sheiner LB（2004）A new Bayesian method to forecast and fine tune individual hemodialysis dose. Hemodial Int 8（3）：244-256.

Pfister M，Nolin TD，Arya V（2012）Optimizing drug development and use in patients with kidney disease：opportunities，innovations，and challenges. J Clin Pharmacol 52（1 Suppl）：4S-6S.

PKD Foundation［Internet］（2013）

Polidori D，Sha S，Mudaliar S，Ciaraldi TP，Ghosh A，Vaccaro N et al（2013）Canagliflozin lowers postprandial glucose and insulin by delaying intestinal glucose absorption in addition to increasing urinary glucose excretion：results of a randomized，placebo-controlled study. Diabetes Care 36（8）：2154-2161.

Riggs MM，Peterson MC，Gastonguay MR（2012）Multiscale physiology-based modeling of mineral bone disorder in patients with impaired kidney function. J Clin Pharmacol 52 (1 Suppl): 45S-53S.

Russell CL, Conn VS, Ashbaugh C, Madsen R, Hayes K, Ross G (2006) Medication adherence patterns in adult renal transplant recipients. Res Nurs Health 29 (6): 521-532.

Schiff J, Cole E, Cantarovich M (2007) Therapeutic monitoring of calcineurin inhibitors for the nephrologist. Clin J Am Soc Nephrol 2 (2): 374-384.

Schmid-Mohler G, Thut MP, Wüthrich RP, Denhaerynck K, De Geest S (2010) Non-adherence to immunosuppressive medication in renal transplant recipients within the scope of the integrative model of behavioral prediction: a cross-sectional study. Clin Transplant 24 (2): 213-222.

Sherwin CMT, Fukuda T, Brunner HI, Goebel J, Vinks AA (2011) The evolution of population pharmacokinetic models to describe the enterohepatic recycling of mycophenolic acid in solid organ transplantation and autoimmune disease. Clin Pharmacokinet 50 (1): 1-24.

Stevens LA, Schmid CH, Greene T, Zhang YL, Beck GJ, Froissart M et al (2010) Comparative performance of the CKD epidemiology collaboration (CKD-EPI) and the modification of diet in renal disease (MDRD) study equations for estimating GFR levels above 60 mL/min/1.73m$^2$. Am J Kidney Dis 56 (3): 486-495.

Stevens LA, Claybon MA, Schmid CH, Chen J, Horio M, Imai E et al (2011) Evaluation of the chronic kidney disease epidemiology collaboration equation for estimating the glomerular filtration rate in multiple ethnicities. Kidney Int 79 (5): 555-562.

Tajima N, Ishizuka H, Naganuma H (2006) Population pharmacokinetic analysis of panipenem/ betamipron in patients with various degrees of renal function. Chemotherapy 52 (5): 245-253.

Tornøe CW, Tworzyanski JJ, Imoisili MA, Alexander JJ, Korth-Bradley JM, Gobburu JVS (2007) Optimising piperacillin/tazobactam dosing in paediatrics. Int J Antimicrob Agents 30 (4): 320-324.

Tortorici MA, Cutler D, Zhang L, Pfister M (2012) Design, conduct, analysis, and interpretation of clinical studies in patients with impaired kidney function. J Clin Pharmacol 52 (1 Suppl): 109S-118S.

Turpie AGG, Lensing AWA, Fuji T, Boyle DA (2009) Pharmacokinetic and clinical data supporting the use of fondaparinux 1.5 mg once daily in the prevention of venous thromboembolism in renally impaired patients. Blood Coagul Fibrinolysis 20 (2): 114-121.

van der Walt JS, Hong Y, Zhang L, Pfister M, Boulton DW, Karlsson MO (2013) A semi-mechanistic non-linear mixed effects model to assess the effects of renal or hepatic impairment on the population pharmacokinetics of dapagliflozin and dapagliflozin 3-O-glucuronide. CPT Pharmacometrics Syst Pharmacol (In press).

Waiser J, Slowinski T, Brinker-Paschke A, Budde K, Schreiber M, Böhler T et al (2002) Impact of the variability of cyclosporin A trough levels on long-term renal allograft function. Nephrol Dial Transplant 17 (7): 1310-1317.

Zhang L, Pfister M, Meibohm B (2008) Concepts and challenges in quantitative pharmacology and model-based drug development. AAPS J 10 (4): 552-559.

Zhang L, Ng CM, List JF, Pfister M (2010) Synergy between scientific advancement and technological innovation, illustrated by a mechanism-based model characterizing sodium-glucose cotransporter-2 inhibition. J Clin Pharmacol 50 (9 Suppl): 113S-120S.

Zhang L, Boulton DW, Pfister M (2012a) A pharmacometric approach to quantify the impact of chronic kidney disease and hemodialysis on systemic drug exposure: application to saxagliptin. J Clin Pharmacol 52 (1 Suppl): 126S-133S.

Zhang L, Xu N, Xiao S, Arya V, Zhao P, Lesko LJ et al (2012b) Regulatory perspectives on designing pharmacokinetic studies and optimizing labeling recommendations for patients with chronic kidney disease. J Clin Pharmacol 52（1 Suppl）：79S-90S.

Zhao P，Vieira M de LT，Grillo JA，Song P，Wu TC，Zheng JH et al（2012）Evaluation of exposure change of nonrenally eliminated drugs in patients with chronic kidney disease using physiologically based pharmacokinetic modeling and simulation. J Clin Pharmacol 52（1 Suppl）：91S-108S.

Zhou XJ，Ke J，Sallas WM，Farrell C，Mayers DL，Pentikis HS（2009）Population pharmacokinetics of telbivudine and determination of dose adjustment for patients with renal impairment. J Clin Pharmacol 49（6）：725-734.

Zhou Z，Shen J，Hong Y，Kaul S，Pfister M，Roy A（2012）Time-varying belatacept exposure and its relationship to efficacy/safety responses in kidney-transplant recipients. Clin Pharmacol Ther 92（2）：251-257.

# 第5章
## 基于药物-疾病模型的糖尿病治疗药物开发

Parag Garhyan,Brian Gregory Topp,Jenny Y.Chien,Vikram P Sinha,Meindert Danhof and Stephan Schmidt

## 5.1 引言

糖尿病（diabetes）是一种慢性进行性疾病，也是全球前十大死亡原因之一（WHO 情况资料第 310 号）。2 型糖尿病是最常见的糖尿病类型，在美国占糖尿病总群体的 90%～95%。根据国际糖尿病联合会（International Diabetes Federation，IDF）的最新报告，全球成年人口中约 8.3%，即 3.82 亿人患有糖尿病。全球每年新确诊糖尿病患者的数量在持续增长。预计至 2035 年，全球糖尿病患者将增至 5.95 亿。3.82 亿的糖尿病患者中，大多数人的年龄在 40～59 岁之间，且其中 80% 的患者生活在低收入和中等收入国家。2013 年，糖尿病导致了 5480 亿美元的医疗支出成本（占全球总支出的 11%）（IDF 报告，2013）。因此，对糖尿病及其合并症和相关并发症的治疗和管理仍然是药物研发（R&D）的重点领域。

糖尿病是一种代谢性疾病，具多种可定量的生物标志物和明确的调节和负反馈过程。因此，糖尿病是可通过药物-疾病的预测模型而提高研发效率的治疗领域之一。葡萄糖-胰岛素间平衡的数学建模为理解疾病机制提供了重要参考依据，并成为药物研发的关键组成部分（Ajmera 等，2013）。在药物开发成本不断增加和后期失败率高居不下的情况下（超过 90% 的临床候选药物未能进入市场），学术界和监管部门倡导将基于模型的方法引入药物的开发过程（Woodcock 和 Woosley，2008），提高决策效率和新药研发的成功率。其作用包括：靶点的选择、预测性生物标志物的辨识、候选药物的筛选、临床试验方案的设计、给药剂量或给药方案的选择等药物研发所有阶段的决策。在计算机技术进步的推动下，借助于预测性佳的药物-疾病模型以及高效的研究方案设计工具，定量药理学研究人员已能更有效地为"劣药"的早期终止和开发计划的优化做出贡献，加快开发"优质"药物的效率。

开发的药物-疾病模型都应符合研究目的，为解决问题提供可行方案。在开发模型时，应考虑疾病的生理学和生化代谢调节的基本过程，保证预测的合理性。因此，定量药理学研究人员必须对疾病有基本的认识。糖尿病不是一种单一的均质性疾病，而是一组代谢异常疾病，包括：胰岛素分泌缺陷、胰岛素作用缺陷或两者兼有引起的高血糖症（美国糖尿病协会，2008）。在这种情况下，人体的血糖水平高于正常水平，或身体不能产生足够的胰岛素应对膳食的摄入（胰岛β细胞功能受损），或人体对胰岛素没有适当的反应（胰岛素抵抗）。胰腺的胰岛β细胞生成胰岛素；胰岛素促进诸如肌肉和脂肪组织对葡萄糖的吸收，从而介导葡萄糖的清除。如果由于胰岛素抵抗而导致组织对葡萄糖的吸收减少，则胰岛β细胞将代偿性地分泌适量的胰岛素以使葡萄糖水平正常化（即血糖正常）。随着时间的推移，针对葡萄糖的胰岛素分泌反应逐步耗竭，保持体内稳态的反馈机制也逐渐消失，导致高血糖症，并最终导致糖尿病。高血糖的持续时间与并发症有关，包括引起感染、酮症酸中毒和微血管疾病（如肾病或视网膜病变）风险的增加，并可能导致早期大血管并发症，如心脏病发作和脑卒中（Morghissi 等，2007）。近年来，生活方式的变化导致的体重增加和肥胖，使 2 型糖尿病患者显著增多。

2 型糖尿病可以通过多种治疗方式进行控制。糖尿病的规范化治疗很重要，建议采取包括控制血糖、控制血压、改变生活方式、保持正常体重等综合治疗方法。治疗方案的选择取决于疾病状况，药物治疗时常采用一种以上的降血糖药物。

# 5.2 治疗干预

在确诊后的几年内，2 型糖尿病患者可仅通过饮食和运动控制血糖水平。这是开发糖尿病的药物-疾病模型时的一个重要组成部分。然而，糖尿病通常会随着时间的推移而进展，患者需要同时使用多种药物。现已有多种不同作用机制的药物，通过口服或皮下给药起效。2 型糖尿病的联合治疗中可以将胰岛素与更方便使用的口服药物联合应用，以更好地控制血糖。按药理学分类，已上市的降血糖药物包括：

- 抑制肝糖异生的双胍类药物（二甲双胍）；
- 胰岛素促泌剂（磺酰脲类）；
- 胰岛素增敏剂（噻唑烷二酮）；
- 葡萄糖或淀粉吸收的 α-葡萄糖苷酶抑制剂（阿卡波糖）；
- 葡萄糖依赖性胰岛素分泌的肠促胰岛素类似物（胰高血糖素样肽-1 或 GLP-1 同源物）；
- 二肽基肽酶-4（dipeptidyl peptidase 4，DPP-4）抑制剂；
- 钠-葡萄糖协同转运蛋白-2（sodium-glucose co-transporter 2，SGLT-2）抑制剂；
- 胰岛素（包括长效基础胰岛素）。

此外，还有一些处在不同研发阶段的在研药物，通过不同的作用途径调控血糖（Verspohl，2012）。例如，胰高血糖素受体拮抗剂、葡萄糖激酶激活剂、肠促胰岛素激素、钠-葡萄糖协同转运蛋白、G 蛋白偶联受体激动剂等。许多新药被设计为具有多效性（多靶点），不仅可降低葡萄糖，还具有其他有益属性，为治疗这种复杂的代谢性疾病提供多重获益。

# 5.3 生物标志物和临床替代物

已有多个具有定量预测性且与临床相关的生物标志物可应用于开发糖尿病模型。标准的生物标志物并不仅限于空腹血糖（fasting blood glucose，FBG）和餐后血糖（postprandial blood glucose，PPG）。多种生物标志物和药效动力学指标可用于评估血糖状态、胰岛 β 细胞的功能和药物干预的效果。胰腺的胰岛 β 细胞产生胰岛素，胰岛 α 细胞分泌胰高血糖素。胰高血糖素是胰岛素的拮抗剂，通过糖异生或糖原分解，增加肝脏葡萄糖的输出量。在较长时间的低血糖后，胰高血糖素的作用方可显现。此外，激素（如生长激素抑制素、生长激素、皮质醇和胃肠激素等）、氨基酸和脂肪酸在此复杂的机体代谢系统中亦发挥作用。

模型开发时，应根据药物的作用机制、试验持续时间、所处的研发阶段以及评估目的，选取合适的药效动力学生物标志物。此外，研发的转化阶段中，疾病动物模型的选择也很重要，应充分考虑药物的作用机制、已知的靶点表达和物种间生物标志物的反应差异等因素（Shafrir，2007，2010）。

在药物开发的临床前评价和早期临床试验阶段（如 I 期临床试验阶段）建议对快速应答的生物标志物（以分钟、小时或天为单位）进行检测。在早期试验中评估的最常见的生物标志物包括 FBG、PPG、C 肽或胰岛素，以反映膳食或葡萄糖的刺激。靶点结合型的生物标志物包括胰高血糖素、二肽基肽酶-4（dipeptidyl peptidase 4，DPP-4）酶抑制、胰高血糖素样肽-1（glucagon-like peptide-1，GLP-1）、肠抑胃肽（gastric inhibitory polypeptide，GIP）和其他激素。此外，复杂的系统药理学模型还可包括：糖尿病生理学变化相关的生物标志物信息，例如，胆固醇、游离脂肪酸和血流动力学指标（如血压和心率）以及心肾功能的常规实验室评估指标。

糖化血红蛋白（glycosylated hemoglobin，HbA1c）由葡萄糖和血红蛋白之间的非酶促和不可逆的反应形成。HbA1c 是糖尿病长期疾病进展和治疗效果的临床替代指标，因此在长期试验（如数月至数年）中被广泛作为有效性终点。另一方面，空腹胰岛素和 C 肽水平是内源性胰岛素产生的评价指标，用于评估胰岛素抵抗和胰岛 β 细胞功能，也是疾病进展的标志物。糖尿病对糖尿病并发症（如脑卒中、冠心病、神经病变或肾病）的长期影响可能需要数年时间方能显现。通常使用经验模型或贝叶斯概率模型，而不是药物-疾病模型评估临床结局。

无论是快速还是慢速应答的生物标志物，在药物发现和开发过程的不同阶段都具有重要意义。应充分了解这些生物标志物的检测方法和临床意义，以确保生物标志物的可靠应用和预测准确性。

为了评估药物的治疗效果，药代动力学-药效动力学关系通过构建模型的形式，将药物浓度与目标生物标志物或疾病结局关联起来，如图 5.1 所示。

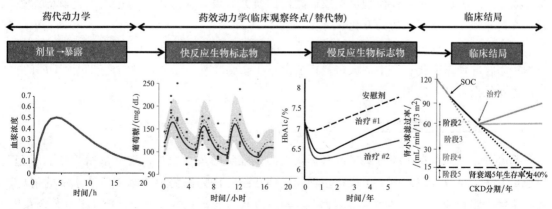

图 5.1　药物效应、生物标志物和临床结局之间关系的示意图（见彩插）

众所周知，糖尿病是心血管疾病的风险因素。尽管对糖尿病患者进行了血糖控制，但是心血管疾病的死亡率和发病率仍然很高。在药物和疾病建模中可加入心血管疾病的生物标志物以及和血糖相关的参数，评估新的治疗干预措施对糖尿病和心血管结局的影响（Vlasakakis 和 Pasqua，2013）。

由于对糖尿病并发症（即肥胖和心血管疾病）进行整体治疗的认识的提高，新的治疗手段不仅可以治疗高血糖，还可控制合并症（又称为"糖尿病＋"）的发展。因此，生物标志物的范围已扩展到包括有氧化谢健康的相关指标（如体质指数、腰围、体脂组成、脂质、甘油三酯）、血流动力学评估参数（如血压、心率）和心律失常风险值（ECG 变化）等。本章重点介绍血糖参数的建模。然而，类似的建模理念也可用于心血管疾病及其生物标志物的建模。

# 5.4　糖尿病的药物-疾病模型

基于一系列可用的生物标志物，计算模型在理解各种复杂生物系统的动态行为和机制方面发挥着越来越重要的作用，从而有利于候选药物选择、研究设计、剂量和给药方案决策，并最终更好地控制和治疗糖尿病。

根据模型的复杂性、生物学描述的深度和数据类型（个体或群体水平；Landersdorfer 和 Jusko，2008；Ajmera 等，2013），可以将已发表文献中的糖尿病的计算模型（无论是数学模型还是统计模型），大致分为临床和非临床两大类。

本质上大多是经验性模型，并且仅根据基本生物学原理拟合临床数据。根据使用目的，这些模型有助于了解新药的剂量（浓度）的影响、药物效应的时间进程、疾病进展和预测并发症发生的风险等。基于非临床生理学的模型在本质上更为复杂，并最终通过转化科学解释生物系统机制描述，旨在用于模拟临床场景。近年来，半机制性和机制性的系统药理学模型也已应用于临床环境，这将在后文中叙述。

正如前文所强调，模型的选择取决于拟回答的问题和建模数据的性质。例如，不含机制解释的简单模型可描述观察到的临床数据，并可进行回顾性假设检验和通过模拟优化临床试验方案。另一方面，机制性模型可形成前瞻性的研究假设，通过改变特定的生化反应途径，评估在此过程中生物标志物的变化。

以下将介绍一些重要的模型。这些模型可充分利用非临床和临床的试验数据，描述目标生物标志物的动态变化。其中的大多数模型都可作必要修改，以更好地描述和预测不同的生物标志物数据及其中的相互作用。

## 5.4.1　系统药理学模型

系统可定义为包括了关键路径或目标靶点的生理学的数学表达。通常采用"自下而上"的建模方法，系统药理学模型可表达生理和疾病状态。该方法需要生理或系统水平的信息，以及生物学路径和机制。这些基于生理学的模型以状态变量和参数表征，旨在定量整合系统中的相关生物学靶点和路径。这些复杂模型中的参数通常包括：文献报告的参数以及为匹配子系统和/或系统行为而校准的参数。每组模型的特有参数集代表了一个"虚拟患者",并且通过将模拟响应值与实验观测值或文献报道的数据进行比较,评估虚拟患者的应答。这种方法侧重于寻找能再现重要的生物学行为的可获取参数,而不是以众多难以获取的参数来精确描述生物学行为(Kansal,2004;Klinke,2008;Shoda 等,2013)。随后,以系统的方法评估目标药物在特定通路或靶点上的 PK 和 PD 属性。总之,药物-疾病的整合模型被用于预测目标患者群体中新疗法、疗法组合或临床试验模拟的生理和药理反应(Waters 等,2009)。本章5.5节将提供详细的案例介绍,叙述糖原磷酸化酶抑制剂(GPi)治疗2型糖尿病的系统药理学模型及其开发和应用过程。

## 5.4.2　葡萄糖-胰岛素相互作用模型

基于葡萄糖激发试验中健康受试者和2型糖尿病受试者的数据,研究者开发了一种先进的葡萄糖-胰岛素调节模型(Jauslin 等,2007,2011;Silber 等,2007)。简而言之,葡萄糖模型包括了葡萄糖吸收的二室模型。如图5.2所示,葡萄糖(glucose)模型还包括了葡萄糖产生和胰岛素分泌有关的两个效应隔室。胰岛素(insulin)模型包含胰岛素的分泌和分布。基线血糖和胰岛素用含个体间变异项的群体模型表示。

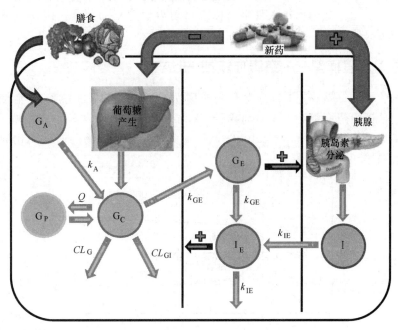

图5.2　葡萄糖-胰岛素整合模型的示意图
箭头表示流向和控制机制

该模型可用于评估具有不同作用机制的治疗组合。例如,当二甲双胍(Metformin,一种影响肝脏葡萄糖生成的药物)与磺酰脲(Sulfonylureas,一种增加胰岛素分泌的药物)联用时,预测葡萄糖对胰岛素或肠促胰岛素类似物的反应。在药物作用部位,模型可链接药物的药代动力学过程,描述快速应答的生物标志物的经时变化,而预测长期、较为稳定的生物标志物的作用有限。对于此类模型的应用,需考虑安慰剂效应和血糖场景间变异的影响,以及与 HbA1c 的关系。由于葡萄糖摄入是生物标志物动力学的驱动因素,因此需要有关葡萄糖(如 OGTT、IVGTT、MGTT 或膳食)摄入的可靠信息。

### 5.4.3 葡萄糖-胰岛素-胰高血糖素相互作用模型

基于啮齿类动物的研究，Farhy 和 McCall（2009）提出了第一个考察胰高血糖素反向调节机制（glucagon reverse regulation，GCR）的模型。由于该模型的所有参数都是可测定获取的，故阐明了 T1DM 下基础胰高血糖素水平与 GCR 对胰岛素诱导低血糖反应的多重关系，确定了延迟反馈作用。Hetherington 等（2011）和 Sumner 等（2011）通过连接一系列对应于生理学不同方面的子系统模型，开发了胰高血糖素/胰岛素驱动的肝脏葡萄糖稳态的复合模型。模型通过调节肝脏胰岛素敏感性和膳食葡萄糖摄入水平，进一步探讨了葡萄糖稳态系统的特点。Kim 等（2007）开发了一个多尺度模型，描述了运动中全身葡萄糖稳态的激素控制过程，阐明了从亚细胞到"全身"水平的葡萄糖稳态系统的整体机制。Schneck 等（2013）扩展了上一节中描述的葡萄糖-胰岛素相互作用模型，纳入了重要的激素-胰高血糖素反向调节过程，用于考察一种新型葡萄糖激酶激活剂（glucokinase activator）对血糖控制的影响。该模型整合了胰高血糖素的分泌、葡萄糖和胰岛素的抑制作用和外源性蛋白摄入对胰高血糖素分泌的刺激作用，描述胰高血糖素的动态变化过程。同时，模型中采用一个效应室来表示胰高血糖素在系统中的延迟过程。该模型描述了快速应答生物标志物（如葡萄糖、胰岛素和胰高血糖素）的动力学特点，同时也限制了模型预测缓慢应答的生物标志物（如 HbA1c）的能力。由于葡萄糖摄入是生物标志物动力学的驱动因素，因此该模型需要有关葡萄糖摄入的可靠信息。

### 5.4.4 时间过程模型——空腹血糖或 HbA1c

在临床试验中，每隔一定时间应测量血糖参数（空腹血糖或 HbA1c）。血糖参数的动态变化被用于评估试验药物相对于安慰剂或阳性对照药物的干预效果。空腹血糖（FBG）随时间变化的典型曲线如图 5.3 所示。HbA1c 或任何其他生物标志物随时间变化的曲线也可以用类似的方式描述和数学建模。

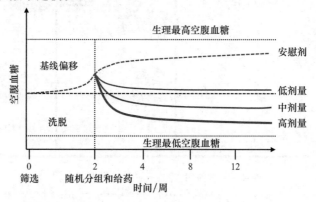

图 5.3　降糖药洗脱后空腹血糖的时间变化过程
虚线表示从筛选到试验结束时安慰剂组的葡萄糖水平，实线表示三种不同剂量的治疗效果

通过随机化分组的导入期，可以洗脱前期降糖药的药效，以便更好地评估试验药物的治疗效果。洗脱前期治疗药物的药效可能导致空腹血糖的基线偏移。具体而言，评估单一适应症的新药临床试验可能包括导入期，期间患者停止使用并洗脱先前的降糖药。如图 5.3 中的安慰剂效应曲线所示，在试验的导入期，FBG 水平将上升。治疗后，FBG 较基线水平下降，达到指定剂量的最大可能效应（$E_{max}$）。以下公式可用于描述安慰剂组 FBG 水平的升高和药

物治疗后 FBG 水平的下降：

空腹血糖的变化（Change in FBG）＝安慰剂效应（Placebo effect）＋药物作用（drug effect）

$$（5.1）$$

描述安慰剂效应和药物作用的方式多种多样，可以通过以下方程来描述这种关系：

$$空腹血糖的变化 = P_{max} + OAD + E_{max} \times FBG_{基线} \times \left( \frac{暴露量^{\gamma}}{暴露量^{\gamma} + EC_{50}^{\gamma}} \right) \times （1 - e^{k_{eff} \times 时间}）$$

$$（5.2）$$

式中，$P_{max}$ 为安慰剂组空腹血糖（FBG）变化的最大值；$E_{max}$ 为最大药物效应；$EC_{50}$ 为产生半数最大效应时的药物暴露；暴露量（exposure）可为药时曲线下的面积，也可为给药间隔内的平均浓度或剂量；$FBG_{基线}$ 为基线 FBG；$k_{eff}$ 为达到最大治疗效果或安慰剂效应所需时间的翻转速率常数；$\gamma$ 为浓度-响应陡度参数（Hill 系数）；OAD 代表口服降糖药从开始洗脱到基线 FBG 之间的变化量。

某些情况下，当生物标志物随时间的变化过程可能不重要时，例如评估的剂量（暴露）-效应的关系处于稳态时，描述预定终点变化的模型（如在 12 周或 26 周）可能就足够了。上述方程可以修改为：

$$空腹血糖的变化 = P_{max} + OAD + E_{max} \times FBG_{基线} \times \left( \frac{暴露量^{\gamma}}{暴露量^{\gamma} + EC_{50}^{\gamma}} \right)$$

$$（5.3）$$

应注意方程中去除了描述时间变化的项（$k_{eff}$ 和时间）。

评估长期治疗效果的临床试验中，HbA1c 常被用于评价干预措施的效果。因此，本节描述的 FBG 时间模型可以很容易地扩展到其他以 HbA1c 为评价指标的试验。

在伴随基础用药的临床试验中，患者继续服用原来的降糖药。此时没有洗脱期，FBG 稳定在基线水平。

## 5.4.5　间接效应模型——胰岛素、葡萄糖和 HbA1c

如前所述，在降糖药物的临床试验中经常测量的生物标志物是空腹血清胰岛素（fasting serum insulin，FSI）、空腹血糖（FBG）和 HbA1c，可以采用一种通用的方法将 FSI、FBG 和 HbA1c 相连接，描述三种生物标志物随时间的变化过程。图 5.4 显示了描述上述生物标志物及其相关关系的通用模型结构。

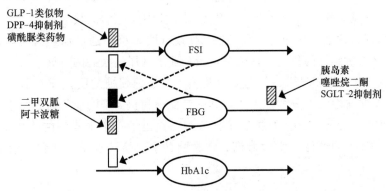

图 5.4　连接空腹血清胰岛素（FSI）、空腹血糖（FBG）和糖化血红蛋白（HbA1c）的通用模型

空心框（□）表示生物标志物生成的诱导，实心框（■）表示生物标志物生成

的抑制，阴影框（▨）表示不同作用机制药物对上述指标生成的影响

Møller 等（2013）使用类似的方法将葡萄糖与 HbA1c 联系起来，以平均血糖（通过 24h 葡萄糖测定）代替 FBG，开发了一种间接效应模型，并根据短期平均血糖数据预测长期 HbA1c 的变化。

## 5.4.6　基于生理的空腹血糖和 HbA1c 链接模型

Hamrén 等（2008）开发了一个模型，通过具有生理学意义的过渡室，将空腹血糖和 HbA1c 联系起来。与两种生物标志物的间接反应关系相比，该模型从机制上更好地将两者相连接（如 5.4.5 节所述）。在模型中，通过四个相连接的过渡室，描述了红细胞（RBC）的凋亡及以零级速率释放进入循环的过程。如图 5.5 所示，一级速率常数定义了 RBC 从一个阶段过渡到下一个阶段直至细胞死亡的过程。

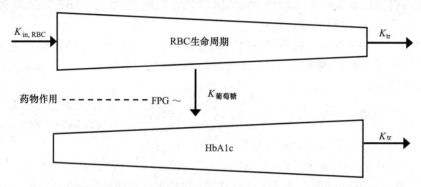

图 5.5　使用红细胞生命周期的空腹血糖-糖化血红蛋白（HbA1c）转运模型
改编自 Hamrén 等，2008

## 5.4.7　疾病进展模型

新型降糖药物的研发一直向改变糖尿病进展的方向努力。在持续时间超 1 年的研究中，将疾病进展纳入模型十分重要，可考察不同疾病进展阶段中降糖药物的长期作用。已开发出结合降糖药物长期临床研究的糖尿病疾病进展模型（Frey 等，2003；de Winter 等，2006）。de Winter 等（2006）利用吡格列酮（Pioglitazone）、二甲双胍（Metformin）和格列齐特（Gliclazide）治疗糖尿病的临床数据，使用 5.4.5 节中描述的间接效应模型，将 FSI、FBG 和 HbA1c 相关联，评估疾病的进展和药物的作用（图 5.6）。通过描述药物对胰岛 β 细胞的功能以及对胰岛素敏感性的作用，该模型定量描述了糖尿病疾病的进展。

Topp 等（2000）通过胰岛 β 细胞量以及胰岛素和葡萄糖浓度，开发了一个疾病进展模型。模型由三个非线性常微分方程组成，其中葡萄糖和胰岛素的变化速率快于胰岛 β 细胞量的变化速率。Ribbing 等（2010）扩展了该模型，提出了一个半机制的药代动力学/药效动力学模型，以描述不同群体中空腹血糖、空腹胰岛素、胰岛素敏感性和 β 细胞功能的动态变化。

## 5.4.8　用于诊断试验的模型

为评估个体的糖尿病和糖尿病前期情况，可采用不同的葡萄糖耐量试验，例如静脉葡萄糖耐量试验（intravenous glucose tolerance test，IVGTT）、口服葡萄糖耐量试验（oral glu-

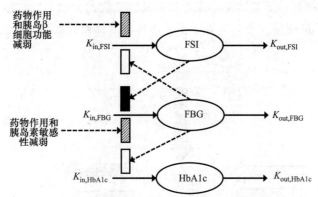

图 5.6　基于机制的群体疾病进展模型的结构示意图

包括空腹血清胰岛素（FSI）和空腹血糖（FBG）之间的稳态反馈以及 FBG 和糖化血红蛋白（HbA1c）

之间的应答。空心框（ ▯ ）表示生物标志物生成的诱导；实心框（ ▮ ）表示

生物标志物生成的抑制；阴影框（ ▨ ）表示受药物和疾病进展影响的生物标志物的生成

cose tolerance test，OGTT）和混合膳食葡萄糖耐量试验（mixed meal glucose tolerance test，MMTT）。这些试验的目的是获得胰岛素敏感性（insulin sensitivity，IS）、葡萄糖反应性（效能或增强作用）、胰岛素分泌和胰岛 β 细胞功能情况。胰岛素在被其他机体组织利用之前，已被肝脏代谢了一半以上。因此必须准确估计肝前胰岛素分泌、肝脏胰岛素提取和清除，以评估正常和患病情况下的胰岛素分泌和胰岛 β 细胞功能。作为胰岛素原的一部分，血浆 C 肽由胰岛 β 细胞分泌，且与胰岛素分泌量相等，可用作评价胰岛素分泌的指标。但是，外周 C 肽具有较长的半衰期，可影响胰岛素分泌量的准确估算。因此，推荐采用基于模型的方法以获得更高的准确性。

胰岛素敏感性评估使用了葡萄糖钳夹技术或以胰岛素敏感性和葡萄糖有效性为主要参数的最简模型（Bergman 等，1979，1989）。Cobelli 等（2009）将外周室纳入葡萄糖的分布模型，同时拟合葡萄糖和胰岛素数据。这些模型没有考虑血糖动态调控的机制，不适用于预测。通过纳入葡萄糖动力学的附加隔室和来自 IVGTT 试验的数据，最简模型获得了显著改进。尽管这种二室模型可以精确地估计 IS 和药效，但是使用 IVGTT 后涉及了额外成本和技术，使其不适用于大型临床试验或患者治疗。Silber 等（2007，2010）提出了基于胰岛素-葡萄糖反馈机制的葡萄糖-胰岛素整合模型，描述了健康受试者以及糖尿病患者的 IVGTT 数据。由于 OGTT 与生理状况非常类似，模型进一步扩展，纳入了餐后葡萄糖的吸收和肠促胰岛素的作用，描述了 24h 中多次摄入测试餐后的葡萄糖和胰岛素的动态变化。

# 5.5　案例研究：系统药理学模型

系统药理学模型的案例评估了糖原磷酸化酶抑制剂（glycogen phosphorylase inhibitor，GPi）治疗 2 型糖尿病的潜力。糖原磷酸化酶是糖原分解的限速酶，约 50％的肝葡萄糖排出量（hepatic glucose output，HGO）与之相关。一般认为 2 型糖尿病的糖原分解会升高，故一些研究认为 GPi 是一种有前景的 2 型糖尿病治疗策略（Martin 等，1998；Baker 等，

2005；Torres 等，2011）。研究者从临床上得到充分研究的"核心"机制模型开始，构建了描述相关生理学过程的模型。图 5.7 展示了一个可对多种葡萄糖调节靶点进行评估的系统或生理学模型。

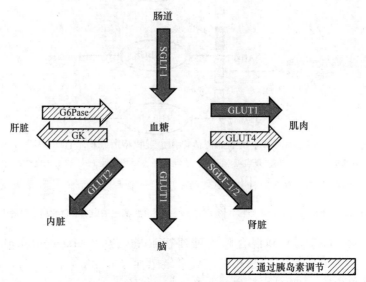

图 5.7　人体各器官中葡萄糖处置的生理示意图

如图 5.7 所示，进餐后，葡萄糖从胃肠道直接进入血液（SGLT-1 转运蛋白介导的吸收）或经过肝糖原的糖异生途径生成葡萄糖［通过葡萄糖-6-磷酸酶（G6Pase）］进入血液。HGO 的调节已被证实能被高葡萄糖、高胰岛素或低胰高血糖素水平完全抑制。相反，低葡萄糖、低胰岛素或高胰高血糖素水平可使 HGO 增加约 4 倍。机体利用葡萄糖的最重要的器官组织是大脑、肌肉和腹内器官（内脏组织）。通过转运蛋白 GLUT1，大脑以大致恒定的速率摄取葡萄糖。肌肉通过转运蛋白 GLUT4 和 GLUT1 摄取葡萄糖。内脏对葡萄糖的摄取是葡萄糖依赖性的（通过转运蛋白 GLUT2）。最后，葡萄糖在肾脏被滤过，再通过转运蛋白 SGLT-1 和 SGLT-2 重吸收。但当葡萄糖高于 180mg/dL 时，重吸收趋于饱和，导致葡萄糖从尿中排泄。

葡萄糖调节的核心模型可与胰岛素和胰高血糖素动力学的简单模型相结合。胰岛素的分泌主要受血糖水平和肠促胰岛素激素（GLP-1、GIP 等）的影响。此外，胰岛素通过门静脉直接分泌至肝脏，其中约 50% 在首次通过肝脏时被清除。因此，肝脏的胰岛素水平大约是血浆胰岛素水平的 2 倍。肌肉胰岛素水平与血浆水平相似，但胰岛素通过紧密的毛细血管连接扩散时具时间滞后效应。胰高血糖素是一种反向调节激素，在低血糖发生时会增加 3～4 倍。胰岛素的简单动力学模型如图 5.8 所示。

葡萄糖（glucose）和胰岛素（insulin）动力学的机制性模型中，基线参数值来自公开发表文献的荟萃分析，代表了健康志愿者的群体均值。通过纳入真实世界中胰岛素抵抗（肌肉和肝脏）和胰岛素分泌缺陷的变异分布，可生成 2 型糖尿病的虚拟患者。例如，如果目标疗法以肝脏为靶点，那么核心模型可以扩展包括特定靶点肝脏的生理学，包括糖原分解、糖原合成、糖异生和糖酵解途径（图 5.9）。

现有数据表明：糖原分解和糖异生对总 HGO 的贡献大致相同。葡萄糖、胰岛素、胰高血糖素和碳水化合物代谢物（在模型中以葡萄糖-6-磷酸酶过程表示）均有助于调节糖原分

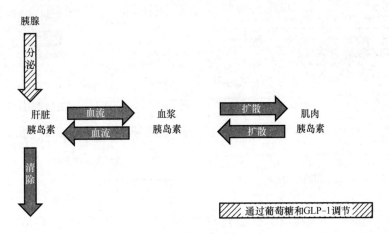

图 5.8　胰岛素动力学模型示意图

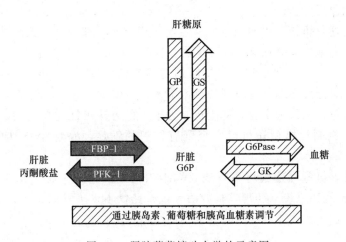

图 5.9　肝脏葡萄糖动力学的示意图

解和糖原合成。糖酵解被认为是底物驱动的过程，而糖异生则被认为在一天中大致恒定。然而，已有证据显示糖异生会在长时间的空腹中增加，与通过肝脏自动调节的糖原分解相关联。

对生理机制进行建模后，下一步将药物作用与 PK/PD 模型相关联。假设典型患者中新药（GPi）在整个 24h 的间隔内均表现了 100% 的 GP 抑制作用。GPi 在夜间对糖原分解（从而对 HGO）产生最大效应，但因为餐后血糖和胰岛素偏移而高度抑制糖原分解，白天效应最小。因此，预计 GPi 将在夜间显著降低血糖，而在白天很少或几乎没有影响（图 5.10）。总体而言，GPi 的长期给药可非竞争性地降低 HbA1c（图 5.10）。

除了上述的有限疗效外，长期的 GPi 治疗还可能与代谢相关的不良事件有关。短期给药后，糖原会在白天积累，在夜间也不会减少。因此，在多次给药后，肝糖原可增加至抑制糖原合成的水平。此时，正常情况下转化为糖原的葡萄糖将转而生成乳酸，从而增加乳酸性酸中毒的风险；或通过脂肪的从头合成转化为甘油三酯，从而导致肝性脂肪变性——脂肪肝的风险。这些作用途径还表明：GPi 与二甲双胍（抑制糖异生可能会加剧乳酸或甘油三酯的变化）或磺酰脲类药物（GPi 可能会阻碍对低血糖的负反馈反应）合用时，可能无法发挥协同作用。由于二甲双胍和磺酰脲类药物是最常用的糖尿病治疗药物，因此 GPi 治疗可能仅

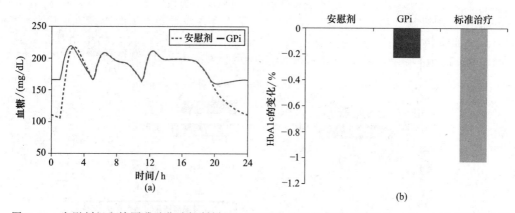

图 5.10　安慰剂组和糖原磷酸化酶抑制剂组（GPi 组）24h 的模拟血糖变化（a）；由于 GPi 对餐后血糖缺乏影响，预计其仅会导致 HbA1c 很轻微的下降（b）

使一小部分糖尿病患者受益。

　　总体而言，上述分析结合代谢和生理学专业知识，通过糖尿病的系统药理学模型表明：GPi 不太可能成为治疗 2 型糖尿病的可行疗法。因此，机制性建模尽管烦琐且耗费资源，但可整合目前的人体病理、生理学知识并推断预期的临床疗效，是一种严格的评价方法。虽然，这种复杂模型可能并不总具有较高的预测准确性，但可根据专业知识对现有数据进行严格分析，并做出决策。从长远来看，基于机制性模型的方法可能比反复的探索试验更有效，成本更低。此外，机制性模型还可以发现既有知识的不足，战略性地扩展生理和疾病的认知。

　　如本案例所述，机制性建模可高效地获知干预治疗措施的有效性和安全性。Lesko 等（2013）阐述了如何利用系统（药理学）方法来理解药物不良事件的机制，并预测不良事件的发生，更好地辨识个体或亚群的风险因素，向个体化医疗更进一步。

# 5.6　药物-疾病模型的应用

　　药物-疾病模型（drug-disease model）和基于参数不确定性和变异性的模拟是药物研发的有力工具。应基于积累的实验数据和专业知识，构建药物-疾病模型。应用构建的模型可探索不同患者群体、临床试验设计、疾病状态或其他临床场景的治疗方案。在糖尿病药物研发中，通过基于模型的分析或模拟可以解决的常见问题或场景包括：

- 根据体外或动物实验数据，在患者中的预期疗效是什么？
- 根据效应的变异性、敏感性和时间进程，合适的药理学应答生物标志物是什么？
- 对于特定的生物标志物或作用机制，研究检测目标反应（与安慰剂在终点的差异）的分析效能或样本量是多少？
- 证明目标反应的最短研究时间是多少？
- 与安慰剂区分或优于安慰剂的剂量是多少？
- 与已上市对照药物相比，具有竞争性或靶向效应的剂量是多少？
- 在选定剂量下，优于市售对照药物的概率是多少？

- 根据作用机制（对于有效性或安全性），是否存在应答者或无应答者的亚群体？
- 具有临床意义的药物相互作用或食物影响是什么？

前一节的案例应用了系统药理学模型，预测患者应答反应，以支持化合物是否进一步研发的决策。通过临床试验模拟支持研究方案的优化，也有诸多案例报道（Chien 和 Sinha，2010；Zhang 等，2013）。图 5.11 展示了应用建模和模拟技术制订最佳给药方案的概念体系。

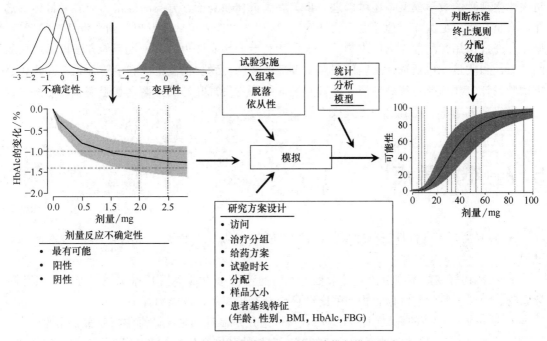

图 5.11　降糖药物最佳剂量选择的建模与模拟的应用

根据图 5.11，表 5.1 列出的每个剂量达到预定目标（优于对照药物）的概率。综合考虑了相比于对照药物达到目标疗效的概率和安全性风险（如心血管或剂量限制性不良事件）后，在确证性的Ⅲ期临床试验中选择合适的剂量。

表 5.1　模拟试验反应的统计分析结果的示例

| 药物 [1] | 预计 12 个月时 HbA1c 较基线的变化/% | 相比于对照药物，达到目标疗效的概率 |
|---|---|---|
| 安慰剂（来自研究） | −0.08 | 0.0 |
| 对照药物（来自模拟） | −0.88 | NA |
| 剂量 1（来自模拟） | −0.26 | 0.01 |
| 剂量 2（来自研究） | −0.45 | 0.2 |
| 剂量 3（来自模拟） | −0.61 | 0.38 |
| 剂量 4（来自研究） | −0.87 | 0.62 |
| 剂量 6（来自模拟）[2] | −1.25 | 0.87 |
| 剂量 7（来自研究） | −1.5 | 0.99 |
| 剂量 8（来自模拟） | −1.9 | 0.99 |

[1] 表示药物或剂量是否包含在建模的前期研究中（来自研究）或仅包含在模拟中（来自模拟）。

[2] 表示为Ⅲ期验证性试验和上市选择的剂量。

定量药理学专业人员一直致力于糖尿病的药物-疾病模型的开发,以促进"理性的靶点选择"。这与"理性的药物设计"方法类似,采用靶点结构的知识构建理想抑制剂或激活剂,取代了高通量探索试验来辨识受体或酶的结合物。对于靶点选择,目前的策略是应用靶点结构相关的生理学模型,取代临床前(和许多临床研究)测试所有合理靶点的探索试验。这种方法综合利用了人体生理学知识,进行战略性扩展,确定更有可能成功的治疗策略。其核心是人体生理学的数学模型,还可以进一步扩展到最佳联合治疗方案的确定、应答者群体的选择,乃至个体化的医疗(理性的药物开发)。这种方法代表了从"发现"到"设计"的转变。最终,通过应用预测性生物标志物、基础科学和专业疾病知识,基于模型的方法可提高决策的有效性和质量,包括选择正确的靶点、合适的候选药物、剂量范围和给药方案,并优化临床试验设计。在治疗和管理糖尿病及其并发症的药物发现和开发方面,基于模型的方法可促进获得更高成功率、更有效和更具成本效益的治疗药物。

# 5.7　本章重点

• 糖尿病是一种慢性进行性疾病,具有可靠的定量生物标志物和明确的调节/反向调节过程。

• 在药物开发的不同阶段,复杂程度不同的药物-疾病模型可用来描述快速应答的生物标志物、缓慢应答的生物标志物和临床结局,具有很高的预测能力。

• 针对特定途径的糖尿病治疗方法,可以应用机制性的系统药理学模型提供信息。

• 药物-疾病模型可以为干预治疗措施的有效性和安全性提供有效依据。

• 在药物研发的早期,应进行药物-疾病模型的开发和应用,以解决新药评估中从早期靶点发现到临床开发的关键问题以及其中的不确定因素。

# 参 考 文 献

Ajmera I,Swat M,Laibe C,Le Novère N,Chelliah V(2013)The impact of mathematical modeling on the understanding of diabetes and related complications.CPT:Pharmacometrics Syst Pharmacol 2:e54.

American Diabetes Association(2008)Diagnosis and classification of diabetes mellitus.Diabetes Care 31(1):S62.

Baker DJ,Timmons JA,Greenhaff PL(2005)Glycogen phosphorylase inhibition in type 2 diabetes therapy—a systematic evaluation of metabolic and functional effects in rat skeletal muscle.Diabetes 54:2453-2459.

Bergman RN,Ider YZ,Bowden CR,Cobelli C(1979)Quantitative estimation of insulin sensitivity.Am J Physiol 236:E667-E677.

Bergman RN,Hope ID,Yang YJ,Watanabe RM,Meador MA,Youn JH,Ader M(1989)Assessment of insulin sensitivity in vivo:a critical review.Diabetes Metab Rev 5:411-429.

Chien JY,Sinha VP(2010)The application of drug-disease models in the development of antihyperglycemic agents.In:Kimko HHC,Peck CC(eds)Clinical trial simulations:applications and trends(AAPS advances in the pharmaceutical sciences series) Springer，USA 175-198.

Cobelli C，Dalla Man C，Sparacino G，Magni L，De Nicolao G，Kovatchev BP （2009）Diabetes：models，signals，and control. IEEE Rev Biomed Eng 2：54-96.

de Winter W，DeJongh J，Post T，Ploeger B，Urquhart R，Moules I，Eckland D，Danhof M （2006）A mechanism-based disease progression model for comparison of long-term effects of pioglitazone，metformin and gliclazide on disease processes underlying type 2 diabetes mellitus. J Pharmacokinet Pharmacodyn 33：313-343.

Farhy LS，McCall AL （2009）Pancreatic network control of glucagon secretion and counter regulation. Meth Enzymol 467：547-581.

Frey N，Laveille C，Paraire M，Francillard M，Holford NH，Jochemsen R （2003）Population PKPD modelling of the long-term hypoglycaemic effect of gliclazide given as a once-a-day modified release （MR）formulation. Br J Clin Pharmacol 55：147-157.

Hamrén B，Björk E，Sunzel M，Karlsson MO （2008）Models for plasma glucose，HbA1c，and hemoglobin interrelationships in patients with type 2 diabetes following tesaglitazar treatment. Clin Pharmacol Ther 84 （2）：228-235.

Hetherington J，Sumner T，Seymour RM，Li L，Rey MV，Yamaji S，Saffrey P，Margoninski O，Bogle ID，Finkelstein A，Warner A （2011）A composite computational model of liver glucose homeostasis. I. Building the composite model. J R Soc Interface 9 （69）：689-700.

IDF Report （2013）IDF diabetes atlas，6th edn. （详见 Internation Diabetes Federation 官网）

Jauslin PM，Silber HE，Frey N，Gieschke R，Simonsson US，Jorga K，Karlsson MO （2007）An integrated glucose-insulin model to describe oral glucose tolerance test data in type 2 diabetics. J Clin Pharmacol 47：1244-1255.

Jauslin PM，Frey N，Karlsson MO （2011）Modeling of 24-hour glucose and insulin profiles of patients with type 2 diabetes. J Clin Pharmacol 51：153-164.

Kansal AR （2004）Modeling approaches to type 2 diabetes. Diabetes Technol Ther 6 （1）：39-47.

Kim J，Saidel GM，Cabrera ME （2007）Multi-scale computational model of fuel homeostasis during exercise：effect of hormonal control. Ann Biomed Eng 35：69-90.

Klinke DJ （2008）Integrating epidemiological data into a mechanistic model of type 2 diabetes：validating the prevalence of virtual patients. Ann Biomed Eng 36 （2）：321-334.

Landersdorfer CB，Jusko WJ （2008）Pharmacokinetic/Pharmacodynamic modelling in diabetes mellitus. Clin Pharmacokin 47 （7）：417-448.

Lesko LJ，Zheng S，Schmidt S （2013）Systems approaches to risk assessment. Clin Pharmacol Ther 93 （5）：413.

Martin WH，Hoover DJ，Armento SJ，Stock IA，McPherson RK，Danley DE，Stevenson RW，Barrett EJ，Treadway JL （1998）Discovery of a human liver glycogen phosphorylase inhibitor that lowers blood glucose in vivo. Proc Natl Acad Sci U S A 95：1776-1781.

Møller JB，Overgaard RB，Kjellsson MC，Kristensen NR，Klim S，Ingwersen SH，Karlsson MO （2013）Longitudinal modeling of the relationship between mean plasma glucose and HbA1c following antidiabetic treatments. CPT Pharmacometrics Syst Pharmacol 2：e82.

Morghissi ES，Korytkowski MT，DiNardo M，Einhorn D，Hellman R，Hirsch IB，Inzucchi SE，Ismail-Beigi F，Kirkman MS，Umpierez GE （2007）American association of clinical endocrinologists and American diabetes association consensus statement on inpatient glycemic control. Diabetes Care 30 （suppl 1）：S42-S47.

Ribbing J，Hamrén B，Svensson MK，Karlsson MO （2010）A model for glucose，insulin，and beta-cell dynamics in subjects with insulin resistance and patients with type 2 diabetes. J Clin Pharmacol 50：861-872.

Schaller S, Willmann S, Lippert J, Schaupp L, Pieber TR, Schuppert A, Eissing T (2013) A generic integrated physiologically based whole-body model of the glucose-insulin-glucagon regulatory system. CPT Pharmacometrics Syst Pharmacol 2 (e65): 1-10.

Schneck KB, Zhang X, Bauer R, Karlsson MO, Sinha VP (2013) Assessment of glycemic response to an oral glucokinase activator in a proof of concept study: application of a semi-mechanistic, integrated glucose-insulin-glucagon model. J Pharmacokinet Pharmacodyn 40: 67-80.

Shafrir E (2007) Animal models of diabetes, frontiers of research. CRC, Boca Raton, p 365 Shafrir E (2010) Contribution of animal models to the research of the causes of diabetes. World J Diabetes 1 (5): 137-140.

Shoda L, Kreuwel H, Gadkar K, Zheng Y, Whiting C, Atkinson M, Bluestone J, Mathis D, Young D, Ramanujan S (2010) The type 1 diabetes physioLab® platform: a validated physiologically based mathematical model of pathogenesis in the non-obese diabetic mouse. Clin Exp Immunol 161 (2): 250-267.

Silber HE, Jauslin PM, Frey N, Gieschke R, Simonsson US, Karlsson MO (2007) An integrated model for glucose and insulin regulation in healthy volunteers and type 2 diabetic patients following intravenous glucose provocations. J Clin Pharmacol 47: 1159-1171.

Silber HE, Frey N, Karlsson MO (2010) An integrated glucose-insulin model to describe oral glucose tolerance test data in healthy volunteers. J Clin Pharmacol 50: 246-256.

Sumner T, Hetherington J, Seymour RM, Li L, Varela Rey M, Yamaji S, Saffrey P, Margoninski O, Bogle ID, Finkelstein A, Warner A (2011) A composite computational model of liver glucose homeostasis. II. Exploring system behaviour. J R Soc Interface 9 (69): 701-706.

Topp B, Promislow K, deVries G, Miura RM, Finegood DT (2000) A model of beta-cell mass, insulin, and glucose kinetics: pathways to diabetes. J Theor Biol 206: 605-619.

Torres TP, Sasaki N, Donahue EP, Lacy B, Printz RL, Cherrington AD, Treadway JL, Shiota M (2011) Impact of a glycogen phosphorylase inhibitor and metformin on basal and glucagonstimulated hepatic glucose flux in conscious dogs. J Pharmacol Exp Ther 337 (3): 610-620.

Verspohl EJ (2012) Novel pharmacological approaches to the treatment of type 2 diabetes. Pharmacol Rev 64 (2): 188-237.

Vlasakakis G, Pasqua OD (2013) Cardiovascular disease: the other face of diabetes. CPT Pharmacometrics Syst Pharmacol 2: e81.

Waters SB, Topp BG, Siler SQ, Alexander CM (2009) Treatment with sitagliptin or metformin does not increase body weight despite predicted reductions in urinary glucose excretion. J Diabetes Sci Technol 3 (1): 68-82.

WHO fact sheet number 310. （详见 WHO 官网）

Woodcock J, Woosley R (2008) The FDA critical path initiative and its influence on new drug development. Ann Rev Med 59: 1-12.

Zhang X, Schneck K, Bue-Valleskey J, Yeo KP, Heathman M, Sinha V (2013) Dose selection using a semi-mechanistic integrated glucose-insulin-glucagon model: designing phase 2 trials for a novel oral glucokinase activator. J Pharmacokinet Pharmacodyn 40: 53-65.

# 第6章

# 肥胖人群的定量药理学应用

Anne van Rongen,Margreke J.E.Brill,Jeroen Diepstraten and Catherijne A.J.Knibbe

## 6.1 引言

肥胖（BMI❶＞30kg/m²）和重度肥胖（BMI＞40kg/m²）人群有多种（病理）生理状态的改变，如心输出量、循环血容量和肝血流量的增加，最大肺活量和呼气量所反映的肺功能下降，以及先增加后下降的肾功能等（Lemmens 等，2006；Maric-Bilkan，2013；Marik和 Varon，1998；Wehrmeister 等，2012）。随着这些（病理）生理状态的变化，药物在肥胖个体中的药代动力学（pharmacokinetics，PK）和/或药效动力学（pharmacodynamics，PD）行为亦可发生改变。因此需要调整给药方案。迄今为止，肥胖人群的定量药理学研究依然较少。但是，随着全球肥胖发病率和流行率的大幅上升，肥胖对 PK 和 PD 的影响受到了越来越多的关注。

制订针对重度肥胖和肥胖个体的循证用药指南，应考虑肥胖对 PK 和 PD 参数的影响。PK 参数中的清除率（clearance，$CL$）尤为值得关注，因其决定了维持剂量的设计。由于分布容积（volume of distribution，$V$）决定了负荷剂量，当峰浓度与有效性或安全性终点相关时，分布容积也不容忽视。目前，关于 PD 的研究非常有限，应关注药物产生 50％最大效应时的浓度（concentration at half-maximal effect，$EC_{50}$）、最大效应（maximal effect，$E_{max}$）和/或基线（$E_0$）等 PD 参数。

PK 研究表明：肥胖对药物清除率的影响很大，且取决于所研究药物的代谢或消除途径（Brill 等，2012；Kotlyar 和 Carson，1999）。与非肥胖人群相比，肥胖人群中 CYP3A4 介导的药物清除率较低，而 UGT、CYP2E1、芳胺 $N$-乙酰基转移酶 2 和黄嘌呤氧化酶介导的药物代谢水平偏高。肥胖人群中经 CYP1A2、CYP2C9、CYP2C19 和 CYP2D6 代谢的药物

---

❶ BMI（body mass index）指身质量，又称体质指数。

清除率有更快的趋势。虽然，在一些高抽取药物的研究中可发现肥胖患者肝血流量的增加，但关于肝血流量对药物消除的影响尚无定论。关于药物在体内的消除过程，既往研究显示肥胖患者的肾小球滤过和肾小管分泌可增加，而肥胖对肾小管重吸收的影响尚未可知（Brill等，2012；Kotlyar 和 Carson，1999）。

虽然通常肥胖对 PD 参数的影响较少受到关注，但有迹象表明，药物的 PD 行为以及疾病特征可在肥胖个体中发生改变。例如，与非肥胖患者相比，肥胖患者具更强的痛感（Stone 和 Broderick，2012）。在住院患者中，肥胖患者发生肺栓塞的相对风险比非肥胖患者高逾两倍（Stein 等，2011）。

尽管对药物的 PK 和 PD 行为随肥胖变化有一定理解，但许多方面仍是未知的。例如，药物 PK/PD 变化与体重密切相关，而（重度）肥胖患者的体重仍可持续增加，缺乏体重影响的精确量化。此外，通常考虑的协变量，如 BMI、总体重（total body weight，TBW）或去脂体重（lean body weight，LBW）中，尚不清楚哪一个变量可准确预测肥胖对特定药物 PK/PD 参数的影响。通过开展相关研究，筛查和量化 PK/PD 变异的来源，即协变量的影响，可为制订合理和个体化给药方案提供科学依据。

本章旨在介绍用于描述肥胖的体型指标，并综述了文献报道的量化肥胖对 PK/PD 参数影响的数学模型以及相关的模型验证方法。最后，期望未来在（重度）肥胖患者中开展更多的临床试验，构建更多的肥胖人群的群体 PK/PD 模型。

# 6.2 体型指标

有多种体型指标可描述肥胖对 PK 和 PD 参数的影响。表 6.1 总结了不同的体型指标及其计算公式。BMI 是国际推荐的肥胖分类指标。例如，BMI>30kg/m² 为肥胖，BMI>40kg/m² 为重度肥胖（WHO，1997）。然而，由于 BMI 不能区分肌肉中的脂肪组织，且与体内多余脂肪仅有近似关系，故难以作为描述身体组成成分的指标，仅作为描述体型的指标（Green 和 Duffull，2004）。虽然，实践中常基于总体重（TBW）给药，但 TBW 受年龄、性别、身高、肌肉和肥胖的影响，故描述肥胖人群的体型时应谨慎使用。去脂体重（LBW）是 TBW 与机体脂肪重量的差值，表示去除身体脂肪后，骨骼、肌肉、肌腱和器官的重量。计算 LBW 时，不仅应考虑体重，还应考虑身高和性别。因此，LBW 被建议作为衡量机体成分变化的指标（Han 等，2007）。Janmahasatian 等（2005）报道了通过生物电阻抗分析（bioelectrical impedance analysis，BIA）或双能量 X 线吸收仪（dual-energy X-ray absorptiometry，DXA）分析的 LBW 方程。其预测去脂体重的结果较理想。因此，建议采用 Janmahasatian 方程计算 LBW（表6.1）。除了 BMI、TBW 和 LBW 之外，肥胖药理学中还采用其他的体型指标，如理想体重（ideal body weight，IBW）和校正体重（adjust body weight，ABW）。两者的定义各不相同。IBW 主要采用 Devine 方程（表 6.1）。ABW 采用了基于不同校正因子的经验方程。最初 ABW 是为计算氨基糖苷类药物的剂量而开发的（Bauer 等，1983）。

此外，年龄和种族等其他因素可干扰体型指标的估算。与年轻的成年白种人相比，老年人和亚洲人的体重和身高可能较低。因此，应用表 6.1 的体型指标时，人群的类型和特征也应考虑。

表 6.1　描述人体肥胖相关变化的体型指标

| 缩写 | 体型指标 | 公式 | 参考文献 | 应用 |
|---|---|---|---|---|
| TBW | 总重量（kg） | | 无 | 所有 |
| BMI | 身体质量指数（体质指数）（kg/m²） | $BMI = TBW/HT(m)^2$ | Keys 等（1972） | Li 等（2010）；Fukuchi 等（2009）；van Kralingen 等，（2011）；Cortinez 等（2010）；Barras 等（2009）；Barrett 等（2001）；Schmitt 等（2009）；Ekhart 等（2009）；Pai 和 Lodise（2011）；Thomson 等（2009）；Nguyen 等（2006）；Hall 等（2011）；Bardin 等（2012）；Hall 等（2012）；Slepchenko 等（2003）；Cortinez 等（2011） |
| BSA | 体表面积（m²） | $BSA = TBW^{0.425} \times HT(cm)^{0.725} \times 0.007184$ | Dubois 和 Dubois（1916） | Schmitt 等（2009） |
| | | $BSA = \sqrt{\dfrac{TBW \times HT(cm)}{3600}}$ | Mosteller（1987） | Green 和 Duffull（2003） |
| IBW | 理想体重（kg） | $IBW(男) = 50 + 0.89 \times [HT(cm) - 152.4]^{①}$<br>$IBW(女) = 45.5 + 0.89 \times [HT(cm) - 152.4]^{①}$ | Devine（1974） | Pai 和 Lodise（2011）；Nguyen 等（2006） |
| | | $IBW(男) = 50 + \dfrac{2.3}{2.5} \times [HT(cm) - 152]$<br>$IBW(女) = 45 + \dfrac{2.3}{2.5} \times [HT(cm) - 152]$ | Devine（1974） | Barrett 等（2001） |
| | | $IBW(男) = HT(cm) - 100 - [HT(cm) - 150]/4$<br>$IBW(女) = HT(cm) - 100 - [HT(cm) - 150]/2$ | Devine（1974） | Devine（1974） |
| IBW% | 理想体重百分比（%） | $PIBW = \dfrac{TBW - IBW}{IBW} \times 100$ | 无 | Barrett 等（2001） |
| LBW | 去脂体重或无脂肪体重（kg） | $LBW = FFM(男) = \dfrac{9.27 \times 10^3 \times TBW}{6.68 \times 10^3 + 216 \times BMI}$<br>$LBW = FFM(女) = \dfrac{9.27 \times 10^3 \times TBW}{8.78 \times 10^3 + 244 \times BMI}$ | Janmahasatian 等（2005） | Li 等（2010）；van Kralingen 等（2011）；Barras 等（2009）；Pai 和 Lodise（2011）；Bardin 等（2012） |
| FFM | 无脂肪体重（kg） | $LBW = FFM(男) = TBW \times (1 - 0.715) + [12.1 \times HT(m)^2]$<br>$LBW = FFM(女) = TBW \times (1 - 0.713) + [9.74 \times HT(m)^2]$ | Garrow 和 Webster（1985） | Ekhart 等（2009） |

| 缩写 | 体型指标 | 公式 | 参考文献 | 应用 |
|---|---|---|---|---|
| LBM (LBM= LBW) | 去脂质量 (kg) | LBW=LBM(男)=1.1×TBW−0.0128× BMI×TBW <br> LBW=LBM(女)=1.07×TBW−0.0148× BMI×TBW | James(1976) | Ekhart 等（2009）； Egan 等(1998)；Cortinez 等(2010)；Green 和 Duffull(2003) |
| ABW 或 AIBW | 校正体重 (kg) | ABW=IBW+corr×(TBW−IBW) (corr=校正因子,如对于氨基糖苷 类剂量则为 0.4) | Bauer 等 (1983) | Pai 和 Lodise(2011)； Ekhart 等(2009)；Nguyen 等(2006) |

① 方程系数可为 0.89，也可为 0.906。

注：cm—厘米；HT—身高；kg—千克；m—米。

# 6.3 与肥胖相关的 PK 和 PD 参数变化的量化

## 6.3.1 目的

本节旨在总结已报道的肥胖对药物 PK 和 PD 参数影响的数学模型，并从预测性能、内部验证和外部验证三方面对上述模型进行评估。

## 6.3.2 方法

在 PubMed 数据库中检索肥胖成年人群的 PK/PD 建模文献。检索条件如下：

• Obesity［MeSH Terms］AND population pharmacokinetics［All Fields］，筛选条件：Humans 和 English，截至 2012 年 8 月 6 日，共检索到 167 条文献。

• Obesity［All Fields］AND model［All Fields］AND human［All Fields］，截至 2012 年 11 月 5 日，共检索到 229 条文献。

• Obesity［All Fields］AND pharmacokinetics［All Fields］AND NONMEM［All Fields］，截止到 2012 年 11 月 5 日，共检索到 17 条文献。

获取检索命中的文献，并结合 Brill 等（2012）综述中提及的研究，应用以下纳入和排除标准，进行文献筛选。

（1）纳入标准

① 研究人群包含（重度）肥胖患者。

② 应用群体 PK/PD 软件分析（NONMEM、Monolix、Adapt 5）。

③ 英文文献。

④ 成年人群。

（2）排除标准

① 缺乏考察肥胖对 PK 和/或 PD 参数影响的协变量分析。

② 儿童和青少年。

## 6.3.3 结果

在表 6.2 和表 6.3 中概述了 20 项已发表的包含肥胖人群的研究，其中包括 19 项 PK 分析，2 项 PK/PD 分析和 1 项 PD 分析。PK 研究按药物的消除途径划分为代谢消除和肾脏排泄消除两种类型，分别列举了清除率和分布容积的方程式。所有模型的评价按预测性能、内部验证和外部验证进行总结（表 6.2 和表 6.3）。

### 6.3.3.1　与肥胖相关的清除率变化

本节将从代谢或消除途径［CYP3A、肝血流量、肾小球滤过和其他代谢途径］探讨肥胖对清除率的影响。其他代谢途径包括了对药物代谢途径的研究，但仅有一项相关研究。

（1）CYP3A 介导的消除

在一项针对体重为 50～151kg 患者的研究中发现，CYP3A 底物泰伦那班❶（Taranabant）的清除率随 BMI 的降低呈指数为－1.11 幂函数的变化（Li 等，2010）。然而，与泰伦那班清除率和分布容积相关的协变量并不具有临床相关性。胺碘酮主要通过 CYP3A 代谢，CYP2C8 也参与其中。超重患者的胺碘酮总清除率降低了 22%（BMI＞25kg/m²）。但是，有报道显示随着总体重的增加，胺碘酮的清除率呈线性增加（Fukuchi 等，2009）。然而，此项胺碘酮研究是在日本肥胖患者中进行的。日本患者的 BMI 远低于在大多数肥胖白种人（表 6.2）。尽管仅发现了两项关于肥胖对 CYP3A 介导的药物消除影响的研究，但结果均表明 CYP3A 底物的清除率可随着 BMI 或 TBW 的增加而降低。

（2）肝血流量依赖的消除

有三项研究发现药物的清除率主要依赖于肝血流量（表 6.2）。两项关于丙泊酚（Propofol）的研究都表明随着 TBW 的增加，丙泊酚的清除率以异速缩放的方式增加。van Kralingen 等（2011）估算的指数值为 0.67，而 Cortinez 等（2010）估算的指数值为 0.75。这两项研究均包括非肥胖和（重度）肥胖人群。

在 TBW 范围较大（82～155 kg）的人群中，BMI 对舒芬太尼（Sufentanil）消除的正向影响趋势并不显著。然而，这项研究仅包括了 11 名肥胖受试者。

（3）通过肾小球滤过的清除

表 6.2 列举了 10 项主要通过肾小球滤过而消除的药物的研究。7 篇文献发现体型指标对药物清除率有显著影响：其中 6 篇为体型的增加可增加清除率，1 篇为体型的增加可减少清除率。两项依诺肝素的研究显示：体重在 41～160kg 的患者中，随 LBW 的增加，清除率呈线性增加（Barras 等，2009；Green 和 Duffull，2003）。然而，随超过 IBW 的百分比（%IBW～中位%IBW）的上升，亭扎肝素清除率反而下降。但是，作者认为该结果无临床意义（Barrett 等，2001）。乙胺丁醇（Ethambutol）的清除率随 TBW 的增加以异速缩放方式增加，指数值固定为 0.75。二甲双胍通常根据 GFR 给药，但主要通过活跃的肾小管分泌来消除（Somogyi 等，1987）。随 LBW 的增加，二甲双胍的清除率以指数值为 0.75 的异速缩放方式增加。然而，不同体型指标的模型拟合结果的差异很小，且作者并未考察其他指数值是否可进一步改善模型的预测性能。据报道，卡铂的清除率随 TBW 的增加以幂形式（除了年龄、血清肌酐和 cysC）增加（Schmitt 等，2009）。同时，随理想体重超出量（TBW－IBW）和 IBW 的增加，清除率呈线性增加（Benezet 等，1997）。然而，第三项卡铂的研究未发现体型指标可显著影响卡铂的清除率（Ekhart 等，2009）。同样，对于万古霉素和奥司

---

❶　译者注：因安全问题，该药物已终止开发。

表 6.2 肥胖患者的群体药代动力学研究

| 药物 | 人群[平均值±SD（范围）]① | 模型与方法 | 体型指标与方程（幂、线性或异速缩放） | CL | V | 预测值 | 内部验证 | 外部验证 | 备注 |
|---|---|---|---|---|---|---|---|---|---|
| **CYP3A** | | | | | | | | | |
| 泰伦那班（Li 等,2010) | 187 名非肥胖健康受试者 TBW（74.3 ± 12.0）kg（50.0～111）BMI（25 ± 3.2）kg/m²（18.9～34.3）385 名肥胖受试者 TBW（97.1 ± 14.4）kg（67.5～151）BMI（35.4 ± 3.8）kg/m²（28.4～43.4）年龄（42±10)岁（21～65） | NONMEM 单次和多次口服给药（0.5～8mg）三室模型 | CL/F：BMI（幂）$V_{p_2}/F$：BMI（幂） | $CL/F（\text{L/h}）= 25.4 \times \left(\dfrac{\text{BMI}}{31.5}\right)^{-1.11} + 0.0668 \times (CL_{Cr}-80.6)$ | $V_{p2}/F（\text{L}）= 2130 \times \left(\dfrac{\text{BMI}}{31.5}\right)^{1.38} + 752 \times \left(\dfrac{\text{年龄}}{39}\right)^{2.10} + 643 \times 性别 + 12.5 \times (CL_{Cr} - 80.6)$ 男性=0,女性=1 | DV vs. PRED DV vs. IPRED | VPC | 否 | 血浆峰浓度的拟合性能不佳；24h 各浓度模拟足以进行有效性和安全性的暴露反应分析；协变量临床不相关 |
| 胺碘酮（同时有 CYP2C8 代谢）(Fukuchi 等,2009) | 23 名日本非肥胖与肥胖受试者 TBW(63.8±10)kg（42.2～79.4）BMI(23.8±2.95)kg/m²（17.6～31.4）年龄(59±12)岁（26～82） | NONMEMV 单次和多次口服给药（平均 2.34mg/kg/d,范围 1.39～8.08）一室模型 | CL:TBW(线性)如果 BMI≥25，下降 22% V:TBW（线性） | $CL(\text{L/h})= 0.16 \times \text{TBW} \times 0.53^{年龄\geq65} \times 0.78^{\text{BMI}\geq25} \times DD^{0.51}$ 当 BMI<25kg/m² 时,BMI≥25 取值 0 当 BMI≥25kg/m² 时,BMI≥25 取值 1 当年龄<65 岁时,年龄≥25 取值 0 当年龄≥65 岁时,年龄≥25 取值 1 | $V(\text{L})=10.2 \times \text{TBW}$ | DV vs. PRED 或 DV vs. IPRED | 否 | 否 | 该研究中肥胖的定义为：BMI≥25 和/或体脂百分比（body fatpercent,BFP）男性>23%或女性>28%；由于给药后缺乏采样,因此难以估计 V |

**肝血流量**

| 药物 | 人群[平均值±SD（范围)]① | 模型与方法 | 体型指标与方程（幂、线性或异速缩放） | CL | V | 预测值 | 内部验证 | 外部验证 | 备注 |
|---|---|---|---|---|---|---|---|---|---|
| | 44 名非肥胖受试者 TBW(74±11)kg(55~98) BMI(25±4)kg/m² 年龄(52±12)岁 | | | | | | | | 以 TBW、IBW、BMI 和 LBW（Janmahasatian 等，2005）作为体型指标，考察对 V 的影响；其他研究表明 TBW 和 V 之间存在线性和异速缩放关系。需要更多数据或采样方案来确定 TBW 对 V 的影响，或其他因素致使 V 具较大个体间变异的原因 |
| 丙泊酚（van Kral-ingen 等，2011) | 20 名肥胖受试者 TBW(124±20) kg（98~167) BMI(43±6)kg/m² 年龄(45±12)岁 | NONMEM VI 静脉注射并持续滴注 三室模型 | CL：TBW（幂） V：未发现协变量 | $CL\,(\mathrm{L/min})=2.22\times(\mathrm{TBW}/70)^{0.67}$ | — | DV vs. PRED DV vs. IPRED | Bootstrap | | |
| 丙泊酚(Cortinez 等，2010) | 24 名非肥胖与 27 肥胖受试者 TBW(93±24) kg（44~160) BMI(33±9) kg/m²（16~52) 年龄(46±16)岁(25~81) | NONMEM VI 静脉注射并持续滴注 三室模型 | CL：TBW（异速缩放，0.75 固定） $V_c$、$V_{P_1}$、$V_{P_2}$：TBW（线性固定） | $CL\,(\mathrm{L/min})=1.92\times(\mathrm{TBW}/70)^{0.75}$ | $V_c(\mathrm{L})=4.48\times\left(\dfrac{\mathrm{TBW}}{70}\right)$ $V_{P_1}\,(\mathrm{L})=21.2\times\left(\dfrac{\mathrm{TBW}}{70}\right)\times e^{-0.0164\times(年龄-50)}$ $V_{P_2}\,(\mathrm{L})=237\times(\mathrm{TBW}/70)$ | 否 | PC-VPC | 否 | 由于相对滴注时间短的滴注后采样，$V_{P_2}$、$V_{P_1}$ 和 $Q_2$ 难以准确估算 |

| 药物 | 人群[平均值±SD（范围）]① | 模型与方法 | 体型指标与方程（幂，线性或异速缩放） | CL | V | 预测值 | 内部验证 | 外部验证 | 备注 |
|---|---|---|---|---|---|---|---|---|---|
| 舒芬太尼(Slepchenko 等, 2003) | 11名肥胖受试者 TBW（125.4±23.3）kg（82~155），BMI（45±6.5）kg/m²（35.0~52.6），年龄（39±11）岁（24~55） | NONMEM TCI给药（0.4 ng/mL）二室模型 | 未发现协变量 | （CL：有随着 BMI 的增加而增加的趋势） | — | DV vs. PRED | 否 | 否 | 以 TBW 和 BMI 作为体型指标等，考察对 CL 和 V 的影响 |
| **GFR** | | | | | | | | | |
| 依诺肝素(Barras 等, 2009) | 118名非肥胖与肥胖受试者 TBW中位数77kg（43~120），年龄中位数61岁（23~91），11例受试者 TBW≥100kg | NONMEM V FOCE-I法 根据说明书剂量或根据 TBW（<100kg）每日2次，1mg/kg 或 LBW（≥100kg）每日2次，1.5mg/kg 二室模型 | $CL$：LBW（线性）$V_c$：LBW（线性）LBW 公式（Janmahasatian 等，2005） | $CL(\text{L/h})=0.3\times(CL_{Cr}/70)+0.42\times\left(\dfrac{\text{LBW}}{55}\right)$（Janmahasatian 等，2005）$CL_{Cr}$：使用 LBW 的 C-G 方程（Janmahasatian 等，2005） | $V_c(\text{L})=3.43\times\left(\dfrac{\text{LBW}}{55}\right)$（Janmahasatian 2005） | ETA vs. LBW | VPC Bootstrap | 否 | 肥胖定义为≥100kg；基于 LBW 和肾功能的依诺肝素个体化给药可降低严重治疗伤或出血事件的风险 |

续表

| 药物 | 人群[平均值±SD（范围）]① | 模型与方法 | 体型指标与方程（幂、线性或异速缩放） | CL | V | 预测值 | 内部验证 | 外部验证 | 备注 |
|---|---|---|---|---|---|---|---|---|---|
| 依诺肝素（Green和Duffull,2003） | 96名非肥胖与肥胖受试者 TBW（85.0±20.5）kg（41～160）BMI（28.1±6.27）kg/m²（15.0～44.9）年龄（56±17）岁 BMI<25kg/m²:n=32 BMI25～30kg/m²:n=31 BMI>30kg/m²:n=33 | NONMEM V FO法 每日2次皮下注射（100IU/kg）或每日1次（4000IU）二室模型 | CL：LBW（线性）（Morgan和Bray,1994）$V_c$：TBW（线性）LBW公式（James等,1976） | $CL\ (L/h) = 1.03 \times (LBW/70)$（Morgan 和 Bray,1994） | $V_c\ (L) = 3.67 \times (TBW/70)$ | PRED vs. WRES | 否 | 否 | |
| 亭扎肝素（Barrett等,2001） | 157名非肥胖受试者和30名肥胖受试者 TBW（76.6±18.4）kg（37～151）BMI（26.4±6.6）kg/m²（14.4～52.1）年龄（63±17）岁（21～92） | NONMEM VI FO法 每日1次皮下注射（175IU/kg）二室模型 | CL：%IBW 中位数（幂）$V_c$：未考察 IBW 方程协变量（参考 Rowland 和 Tozer,1995） | $CL\ (L/h/kg) = 0.0176\ e^{[(Scr-Scr中位值)\times-0.213]} \times e^{[(\%IBW-\%IBW中位值)\times-0.006]}$（Rowland 和 Tozer,1995） | — | DV vs. PRED, DV vs. IPRED, IWRES vs. IPRED, WRES vs. Time | 否 | 是；模型构建采用70%数据集模型验证采用30%数据集 | 肥胖和肾功能对抗Xa活性的影响程度似乎不足以使用平体型指标和肾功能指标范围内进行剂量调整 |

| 药物 | 人群[平均值±SD（范围）]① | 模型与方法 | 体型指标（与方程，线性或异速缩放） | CL | V | 预测值 | 内部验证 | 外部验证 | 备注 |
|---|---|---|---|---|---|---|---|---|---|
| 卡铂（Ekhart 等，2009） | 240 名非肥胖与肥胖受试者 中位 TBW70kg（46~170） 中位 BMI24kg/m²（16~46） 中位年龄 47 岁（16~75） $n=7$ BMI<18.5kg/m² $n=146$ BMI 18.5~25kg/m² $n=72$ BMI 25~30kg/m² $n=15$ BMI>30kg/m² | NONMEM V FOCE-I 法 不同剂量二室模型 | CL：没有发现协变量 V：未考察协变量 | — | — | 否 | 否 | 否 | 体型指标 TBW、IBW（Devine，1974）、AIBW（Bauer 等，1983）、FFM（Garrow 和 Webster，1985）、LBM（James 等，1976）、BMI 和 Benezet 方程 [（IBW＋TBW）/2] 对 CL 和 C-G 方程没有影响 |
| 卡铂（Schmitt 等，2009） | 357 名非肥胖受试者和肥胖受试者 TBW65kg（40~137） 年龄 60 岁（21~87） $n=43$ BMI≥30kg/m² $n=285$ BMI18.5~30kg/m² $n=29$ BMI<18.5kg/m² | NONMEM Ⅵ FOCE 静脉滴注（30min 或 60min）二室模型 | CL：TBW（幂） V：没有测试协变量 | $CL(\mathrm{mL/min})=117.8\times(\mathrm{Scr}/75)^{0.450}\times(\mathrm{cysC}/1.0)^{-0.385}\times(\mathrm{TBW}/65)^{0.504}\times(年龄/56)^{-0.366}\times0.847^{性别}$ 如果为男性：性别取值 0 如果为女性：性别取值 1 | — | CWRES vs. Time DV vs. PRED CL 值报道的 MPE 和 MAP 收缩值 | 协变量模型采用 Bootstrap（357 例患者） | 否 | CL 的方程表述为"修正的 Thomas 公式"；V 不是估算的，而是根据包括附加的密集采集采样数据的 143 位患者，68kg（40~112）的 PK 分析假设的；V 为 BSA 的固定比例，仅在 357 例患者中考察了协变量 |

| 药物 | 人群[平均值±SD（范围）]① | 模型与方法 | 体型指标与方程（幂，线性或异速缩放） | CL | V | 预测值 | 内部验证 | 外部验证 | 备注 |
|---|---|---|---|---|---|---|---|---|---|
| 卡铂（Benezet等,1997） | 25名肥胖受试者 TBW65~112kg 年龄23~82岁 患者IBW为120%~167% （中位数136%）（Lorentz,1929） | NONMEM IV 静脉滴注（1h）二室模型 | CL:IBW（线性）TBW-IBW（线性）V:未测试协变量 | $CL(\text{mL/min})=\langle 0.134+[218\times(1-0.00475\times$年龄$)\times(1-0.314\times$性别$)]/\text{Scr}\rangle\times[\text{IBW}+0.512\times(\text{TBW}-\text{IBW})]$ 男性=0;女性=1 | — | 仅用数字: "计算"vs."真实"CL值 | 否 | 否 | 目的是为定义≥20%IBW的肥胖患者亚群确定Chatelut公式中体重替代的最佳值 |
| 乙胺丁醇（Hall等,2012） | 18名非肥胖受试者和肥胖受试者 TBW 中位数 90.8kg (45.6~160.4) 年龄(36.6±11.3)岁 n=6 BMI<25kg/m² n=6 BMI 25~40kg/m² n=6 BMI>40kg/m² | ADAPT 5 M-LEM算法 单次口服剂量（1600mg）二室模型 | IBW方程（参考Lorentz）CL:TBW（异速缩放，固定为0.75）V:没有发现协变量 | $CL(\text{L/h})=42.6\times(\text{TBW}/45.6)^{0.75}$ | — | DV vs. IPRED（只基于模型） | 否 | 否 | 原形药物从肾脏排泄，并被乙醇脱氢酶（ADH）转化为无活性的代谢物，考察了体型指标TBW和BMI对V的影响；$CL_{\text{Cr}}$不是PK参数的显著协变量 |

| 药物 | 人群[平均值±SD（范围）]① | 模型与方法 | 体型指标与方程（幂，线性或异速缩放） | CL | V | 预测值 | 内部验证 | 外部验证 | 备注 |
|---|---|---|---|---|---|---|---|---|---|
| 二甲双胍（Bardin等2012） | 105名非肥胖和肥胖患者 TBW89.2kg BMI31.87kg/m²(20.5~51) 年龄62岁(34~87)<br>$n=15$ BMI 20~25kg/m²<br>$n=34$ BMI 25~30kg/m²<br>$n=24$ BMI 30~35kg/m²<br>$n=20$ BMI 35~40kg/m²<br>$n=6$ BMI 40~45kg/m²<br>$n=5$ BMI 45~50kg/m²<br>$n=1$ BMI 50~55kg/m² | Monolix3.1s SAEM算法结合MCMC过程 单次和多次口服剂量[范围500~3000mg/d(1000mg/8h)]患者处于稳态开放一室模型 | CL/F:LBW（幂，固定为0.75）V/F:LBW（线性，固定为1）LBW方程（参考Janmahasatian,2005） | $CL/F(\text{L/h}) = 56 \times (\text{LBW}/60)^{0.75} \times (\text{年龄}/60)^{-1.17} \times (\text{Scr}/90)^{-0.28}$ | $V/F(\text{L})=558\times(\text{LBW}/60)$ | DV vs. PRED | NPDE VPC | 否 | 稀疏采样（每位患者2份血样样）；该研究的设计无法区分LBW的不同异速缩放指数，指数固定为0.75。保留指数0.75的保留基于评估的差异值很准基于评估的差异很小；二甲双胍主要通过主动肾小管排泄消除 |
| 奥司他韦/奥司他韦酸盐（Pai和Lodise2011） | 21名健康肥胖志愿者 TBW中位数122kg(106~159) BMI中位数43.7kg/m²(40~54.4) 年龄中位数36岁(19~50) | ADAPT5-MLEM Schumitzky和Walker算法 单次和多次口服剂量(75mg,1日2次,持续数天)原药二室模型代谢产物一室模型 | 没有发现协变量 | — | — | DV vs. PRED | 后验预测检验 | 否 | TBW和基于LBW(Janmahasatian等,2005),IBW(Devine,1974),ABW(Bauer等,1983)或TBW的体型指标和C-G方程对CL(原药和活性代谢物)没有影响;或TBW,IBW(Devine,1974)或ABW(Bauer等,1983)对V/F(原药和活性代谢物)没有影响;肥胖者无需调整奥司他韦剂量 |

| 药物 | 人群[平均值±SD (范围)]① | 模型与方法 | 体型指标与方程(幂,线性或异速缩放) | CL | V | 预测值 | 内部验证 | 外部验证 | 备注 |
|---|---|---|---|---|---|---|---|---|---|
| 万古霉素 (Thomson等,2009) | 398名非肥胖受试者和肥胖受试者 TBW中位数 72kg (40～159) 年龄中位数 66岁(16～97) 19%患者BMI>30 | NONMEM VI FOCE-I法 静脉滴注 二室模型 | Vc:TBW Vp:TBW | $CL$ (L/h) = 2.99 + $(0.0154 \times CL_{Cr})$ | 关系未报道 | DV vs. PRED | Bootstrap | 否 | 新的剂量方案导致万古霉素谷浓度超过 15mg/L 的风险更大,尤其是在第3天之后。用药前3天内应监测万古霉素浓度以避免蓄积和潜在毒性。而15～20mg/L仅反映了新指南在实现更平坦的药时曲线 |

**其他代谢/消除途径**

非特异性酯酶在血液和组织中的肝外代谢

| 药物 | 人群[平均值±SD (范围)]① | 模型与方法 | 体型指标与方程(幂,线性或异速缩放) | CL | V | 预测值 | 内部验证 | 外部验证 | 备注 |
|---|---|---|---|---|---|---|---|---|---|
| 瑞芬太尼 (Egan等,1998) | 12名非肥胖受试者 TBW(64±10)kg(49～82) 年龄(38±7)岁 TBW(113±17)kg(80～140) 年龄(38±8)岁 | NONMEM FOCE法 静脉注射(超过1min) 二室模型 | $CL$:LBM(线性) $V_c$:LBM(线性)(Morgan) $V_p$:LBM(线性)[LBM方程(参考) James,1976)] | $CL$ (L/min) = 1.88 + $(0.0185 \times LBM)$ | $V_c$ (L) = -0.0731 + $(0.121 \times LBM)$ $V_p$ (L) = -0.0713 + $(0.165 \times LBM)$ | WRES vs. Time | 否 | 否 | 随着时间的推移,该模型预测准确性降低,且可低估药物浓度(由整体值的趋势呈 WRES 表明);纳入 LBM 具有统计上的合理性,但临床相关性存疑 |

| 药物 | 人群[平均值±SD（范围）]① | 模型与方法 | 体型指标与方程（幂，线性或异速缩放） | CL | V | 预测值 | 内部验证 | 外部验证 | 备注 |
|---|---|---|---|---|---|---|---|---|---|
| **多种代谢途径** | | | | | | | | | |
| 米卡芬净（Hall等，2011） | 36名非肥胖和肥胖志愿者 TBW中位数 97kg（43~155） 年龄平均值（40±15）岁 | ADAPT5-MLEM算法 静脉滴注（超过60min） 二室模型 | CL：TBW（异速缩放） V：没有发现协变量 | $CL(\text{L/h})=1.04\times(TBW/66)^{0.75}$ | — | DV vs. IPRED TBW vs. CL | 否 | 否 | 米卡芬净由芳基硫酸酯酶代谢，其次由COMT（儿茶酚-O-甲基转移酶）代谢；43~66kg的志愿者被排除在CL的协变量模型之外；考察TBW体型指标作为协变量对V的影响 |
| **UGT和硫酸盐结合** | | | | | | | | | |
| 加诺沙星（van Wart等，2004） | 384名非肥胖受试者和196名肥胖受试者 TBW（79.3±21.3）kg（34~178） 年龄（50±17）岁（18~88） | NONMEM V FO法 单次口服日剂量（400mg），持续5~10天 一室模型 | CL：IBW（线性） V：TBW（幂） | $CL(\text{mL/min})=\left[83.4\times\left(\dfrac{CL_{Cr}}{86.9}\right)^{0.436}+0.764\times(IBW-64.2)+10.9\times(\text{年龄}-49.5)\right]\times(1-0.144\times P_{\text{seu}})$肥胖 肥胖： IBW<130%=0 IBW>130%=1 $P_{\text{seu}}$： 未使用伪麻黄碱=0 使用伪麻黄碱=1 | $V(\text{L})=67.1\times(TBW/79.3)^{0.635}+17.7\times\text{性别}$ 如果为女性，性别取值0 如果为男性，性别取值1 | DV vs. PRED | 否 | 是（n=141） | 最终模型对低浓度（<2mg/L）高估，对浓度>8mg/L有小幅低估，对于具有中度肾功能的患者，加诺沙星暴露量增加了25%，但不具临床意义。该人群中伪麻黄碱的暴露量不是AE发生的显著预测因子 |

| 药物 | 人群[平均值±SD(范围)]① | 模型与方法 | 体型指标与方程，线性或异速缩放 | $CL$ | $V$ | 预测值 | 内部验证 | 外部验证 | 备注 |
|---|---|---|---|---|---|---|---|---|---|
| GSTA1 | | | | | | | | | |
| 白消安(Nguyen等,2006) | 103名非肥胖受试者和肥胖受试者 TBW(79.5±18.7)kg(41~125) BMI 26.9±5.83 kg/m²(15.3~46.9) 年龄(39±11)岁(47~95) | NONMEM V FOCE法 静脉滴注(超过2h)每6h 1次，连续4天 一室模型 | $CL$:BSA(线性)，$V$:TBW(线性) | $CL(\mathrm{L/h})=5.96\times BSA$ | $V(\mathrm{L})=0.870\times TBW$ | DV vs. IPRED或PRED | 否 | 是($n=24$) | 剂量应基于体型指标AIBW BSA或AIBW(Bauer等,1983)，无须调整剂量 |

① 除非另有说明。

注：%IBW=(TBW−IBW)/IBW×100%；ABW—校正体重；AIBW—校正理想体重；BMI—身体质量指数(kg/m²)；BSA—体表面积(m²)；cAUC—曲线下的累积面积，除另有说明；C-G方程—Cockroft和Gault；$CL$—清除率；$CL_{Cr}$—肌酐清除率，由Cockroft和Gault方程式计算(或本文中未提及时假定为TBW，除另有说明)；cysC—血清胱抑素C(mg/L)；DV—因变量；F—生物利用度；FFM—非脂肪体重(kg)；FOCE—一级条件估算；IBW—理想体重(kg)；LBM—去脂体重(kg)；LBW—去脂体重(kg)；MCMC—马尔可夫蒙特卡罗；MLEM—通过期望最大化算法的最大似然解；NPDE—归一化预测分布误差；P—概率；PD—药效动力学；PK—药代动力学；Pseu—合用伴麻黄碱；Pts—患者；SAEM—随机近似期望最大化；Scr—血清肌酐(μmol/L)；TBW—总体重(kg)；V—分布容积；$V_c$—中央室分布容积；$V_p$—外周室分布容积；VPC—可视化预测检验。

表6.3 肥胖患者的群体药效动力学研究

| 药物 | 人群① | 模型和方法 | 协变量 | 效应参数 | 预测值 | 内部验证 | 外部验证 | 备注 |
|---|---|---|---|---|---|---|---|---|
| 依诺肝素(Barras等,2009) | 103名非肥胖受试者和肥胖受试者 TBW中位数77kg(43~120) 年龄中位数61岁(23~91) | NONMEM V FOCE法 PD终点:出血/瘀斑事件 三分类比例优势模型 | 年龄和cAUC(线性) | $\mathrm{logit}(P[S=1])=2.83-2.75\times\left(\dfrac{年龄}{61}\right)-0.536\times\left(\dfrac{cAUC}{23}\right)$ $\mathrm{logit}(P[S=2])=\mathrm{logit}(P[S=1])+2.05$ 事件分类: 没有事件 $S=1$ 轻微瘀斑 $S=2$ 严重瘀斑或出血 $S=3$ | 否 | Bootstrap | 否 | 基于LBW(Janmahasatian等,2005)(针对PK)和肾功能的依诺肝素个体化给药，可降低发生严重瘀斑或出血事件的风险;传统的二元数据分析需要大量数据;事件评估置信自举法，总共63个数据PD数据可能被认为很小 |

续表

| 药物 | 人群① | 模型和方法 | 协变量 | 效应参数 | 预测值 | 内部验证 | 外部验证 | 备注 |
|---|---|---|---|---|---|---|---|---|
| 丙泊酚(van-Kralingen等, 2011) | 44名非肥胖受试者 TBW(74±11)kg(55~98) BMI(25±4)kg/m² 年龄(52±12)岁; 20名肥胖受试者 TBW(124±20)kg(98~167) BMI(43±6)kg/m² 年龄(45±12)岁 | NONMEM VI PD终点:BIS值 Sigmoid $E_{max}$模型 | 未发现协变量 | 效应$=92.2-(62.1\times C_e^{8.76})/(2.12+C_e^{8.76})$ | DV vs. IPRED BIS DV vs. PRED BIS | Bootstrap | 否 | |
| 七氟烷(Cortinez等, 2011) | 15名非肥胖受试者 TBW(68±7)kg(60~80) BMI(24±0.8)kg/m²(23~25) 年龄(34±8)(20~47); 15名肥胖受试者 TBW(102±13)kg(82~120) BMI(39±4.1)kg/m² 年龄(31±7)岁(20~44)(35~49) | NONMEM VI FOCE法 PD终点:BIS值 PK:七氟烷呼气末浓度 Sigmoid $E_{max}$模型 | 未发现协变量 | 效应$=62.7+(33.8-62.7)\times[C_e^{5.73}/(C_e^{5.73}+1.52^{5.73})]$ | DV vs. PRED或IPRED, 效应室浓度 | 否 | 否 | 为避免手术刺激干扰BIS测量，在手术完成后进行研究测量 BMI和PEEP作为协变量进行考察 |

① 除非另有说明。

注: AUC—时间-浓度曲线下面积; BIS—脑电双频指数; BMI—身体质量指数; $C_e$—效应部位浓度; FOCE——级条件评估; PD—药效动力学; PK—药代动力学; TBW—总体重。

他韦（Oseltamivir），未见体型指标对清除率的显著影响。但是，通过 TBW 计算的肌酐清除率是万古霉素清除率的线性函数中的显著协变量（Pai 和 Lodise，2011；Thomson 等，2009）。

（4）其他代谢途径

加诺沙星的清除率受葡萄糖醛酸化和硫酸化代谢的影响。清除率水平随 IBW 的增加呈线性增加，且肥胖患者（IBW＞130％）的清除率增加 10.9mL/min（van Wart 等，2004）。白消安通过谷胱甘肽 S-转移酶 A1 消除。白消安的清除率随体表面积（BSA）的增加呈线性增加（Nguyen 等，2006）。虽然，瑞芬太尼在血液和组织中通过非特异性酯酶代谢（Egan，1995）。但据报道随 LBM 的增加，瑞芬太尼的清除率呈线性增加（Egan 等，1998）。米卡芬净（Micafungin）的清除率（各种代谢途径）随 TBW 以指数为 0.75 的异速缩放方式增加（表 6.2）（Hall 等，2011）。

### 6.3.3.2 与肥胖相关的分布容积的变化

如表 6.2 所示，不同药物的分布容积（$V$）随不同体型指标的增加而增加。此外，还有一些体型指标与分布容积之间有一定联系。泰伦那班、加雷沙星和二甲双胍的分布容积分别随 BMI（Li 等，2010）、TBW（Van Wart 等，2004）和 LBW（Bardin 等，2012）的增加呈非线性增长。胺碘酮、白消安和丙泊酚随 TBW 的增加呈线性增加（Fukuchi 等，2009；Cortinez 等，2010；Nguyen 等，2006）。依诺肝素随 LBW（Barras 等，2009）和 TBW（Green and Duffull，2003）的增加呈线性增加。瑞芬太尼随 LBM 的增加呈线性增加（Egan 等，1998）。丙泊酚、奥司他韦、乙胺丁醇、舒芬太尼和米卡芬净的 PK 模型中，均未发现体型指标对分布容积的影响（van Kralingen 等，2011；Pai 和 Lodise，2011；Hall 等，2011，2012；Slepchenko 等，2003）。在另外四个 PK 模型的分析中，由于初始药物分布数据不详，或因研究的主要目的与分布容积无关，因此未开展分布容积的分析（Barrett 等，2001；Benezet 等，1997；Ekhart 等，2009；Schmitt 等，2009）。Thomson 等报道了 TBW 是万古霉素（Vancomycin）中央室与外周室的分布容积的显著性协变量，但并未报道具体的数学关系（Thomson 等，2009）。

### 6.3.3.3 与肥胖相关的药效动力学参数变化

如表 6.3 所示，仅有三篇关于群体 PD 的文献报道。可能由于样本量较少，研究显示所有研究的药物中，体型指标均不影响任何 PD 终点。BMI 对以脑电双频指数（bispectral index，BIS）测量的七氟烷的麻醉深度没有影响（Cortinez 等，2011）。TBW、BMI、LBW 或 IBW 对丙泊酚麻醉深度也没有显著影响（van Kralingen 等，2011）。体型指标 TBW、LBW 或 IBW 对依诺肝素出血事件的发生率没有影响（Barras 等，2009）。

## 6.3.4 讨论

如表 6.2 所示，迄今为止，不同的体型指标（TBW、BMI、LBW、IBW、％IBW 和 ABW）用于不同的（线性或非线性）模型，被视为 PK 参数清除率和分布容积的预测因子。此外，最终模型中常包含其他协变量，尤其是清除率模型。这使模型化过程更复杂，增加了协变量间存在共线性的可能，亦可致协变量选择的偏倚（Han 等，2009）。19 项 PK 研究中有 16 项研究显示：肥胖导致了清除率或分布容积发生了变化。除了 CYP3A 介导的清除率和亭扎肝素清除率随着肥胖而降低外，其他大多数消除途径均随着肥胖而增加或保持不变。

不同消除途径药物的研究结果差异可部分归因于研究人群的较大差异。一些研究并未使用肥胖的标准定义（BMI≥30kg/m²），而是使用 TBW＞100kg（Barras 等，2009）、IBW＞130%（van Wart 等，2004）、IBW＞20% 以上（Benezet 等，1997）或 BMI≥25kg/m²（Fukuchi 等，2009）等。肥胖定义上的差异主要由相对较新的研究人群所致。此外，肥胖定义的多样性使研究之间的比较变得更为复杂。并且，这些研究（Benezet 等，1997；van Wart 等，2004）中的受试者亦可能不是肥胖人群。此外，相当数量的研究所包含的肥胖人群较少，仅占研究人群总数的 6.3%～19%（Barras 等，2009；Barrett 等，2001；Schmitt 等，2009；Ekhart，2009；Thomson 等，2009）。这些研究中，大多数受试者的体重正常，因此肥胖对协变量分析的贡献可能很小。最后，还应注意年龄和种族的差异。一些研究包括了高龄患者（Fukuchi 等，2009；Barras 等，2009；Barrett 等，2001；Schmitt 等，2009；Thomson 等，2009；Bardin 等，2012），可致年龄掩盖了体重的影响。老年受试者的肥胖程度往往低于年轻患者。此外，老年受试者的代谢和消除也可能随着年龄的增长而减少。

在群体药动学分析中，种族也是需要关注的问题。亚洲肥胖人群不同于"同样肥胖"的白种人群。因此，只有在非老年患者人群中分析肥胖的影响，或者在系统协变量筛选中将肥胖作为其他协变量（如年龄、危重疾病或其他已知影响因素）进行分析时，获得的结论才是合理的。在后一种情况下，由于不能排除年龄和体重之间的先验关系，分析将变得复杂。获得更多的数据后，在较大的体重范围的人群中研究肥胖的影响才更合理。如在同一种族和年龄组内进行分析最为理想，可防止协变量选择中出现偏倚（Han 等，2009）。此外，研究中使用了表 6.2 列举的不同的方程计算体型指标，应采用公认的方程计算 LBW 和 IBW 等指标。对于 LBW，建议使用 Janmhasatian 方程。Janmhasatian 方程与基于 BIA 或 DXA 测量的非脂肪体重有很好的相关性（Janmahasatian 等，2005）。对于 IBW，建议使用 Devine 方程（Devine，1974）。对于 BSA，建议使用 Du Bois 和 Du Bois 方程（Du Bois 和 Du Bois，1916）。

表 6.2 展示的一些研究中，对总体重采用了指数值为 0.75 的异速缩放函数（Cortinez 等，2010；Hall 等，2011；Hall 等，2012；Bardin 等，2012）。但是，异速缩放理论存在争议（van Kralingen 等，2011）。从表 6.2 可见，仍缺乏依据支持先验地应用 0.75 作为指数值。对于 LBW，同样也缺乏将 2/3 作为先验指数的依据（McLeay 等，2012）。

除了确定 PK 和 PD 参数变异来源的预测性协变量以外，还应对纳入协变量的最终模型进行合适的模型评估和验证。表 6.2 中 19 项 PK 研究中，只有 6 篇文献通过观测值与群体预测值（DV 对 PRED）的诊断图评估和报告了模型的预测性。表 6.3 所示的三项 PD 研究中，一篇文献报告了 DV vs. PRED 以及 DV vs. IPRED 诊断图。Barras 等（依诺肝素；2009）和 Hall 等（米卡芬净；2011）仅评估了已识别协变量（例如，Eta 对协变量的诊断图）的合理性。van Kralingen 等（2011）仅将最简模型中的个体后验参数对最具预测性的协变量绘制了散点关系图。对于模型的内部验证，仅有少数研究报告了视觉预测检验（visual predictive check，VPC）（Li 等，2010；Cortinez 等，2010；Barras 等，2009；Bardin 等，2012）或后验预测检验（posterior prediction check，PPC）（Pai 和 Lodise，2011）的结果。一部分研究使用了自举法（bootstrap）分析（van Kralingen 等，2011；Barras 等，2009；Schmitt 等，2009；Thomson 等，2009），还有一项研究使用正态预测分布误差（normalized predict distribution error，NPDE）作为内部验证方法（Bardin 等，2012）。在三项研究中使用了独立数据进行了外部验证（Barrett 等，2001；van Wart 等，2004；Nguyen 等，2006）。

因此，19 项 PK 研究中 11 项未进行内部验证，16 项未进行外部验证。三项 PD 研究中，一项没有进行内部验证，所有研究均未进行外部验证。之前曾报道了大多数关于 PK 和 PD 模型的文章并未充分描述所有的评估步骤（Brendel 等，2007）。如果模型验证未能发现模型的错误，而将 PK/PD 模型作为基础，设计肥胖患者给药剂量计算，则可能产生严重的后果。因此，应在模型构建和评价期间，在整个协变量范围内，评估协变量与参数关系的准确性。应与之前报道的儿科研究一致（Krekelsl 等，2011），至少采用与肥胖成人群体中协变量模型相同的 5 个评价标准进行模型评价。这些标准包括目标函数值、拟合优度诊断图（特别是 DV vs. PRED 的关系）、参数估计值的不确定性、简单模型中 Eta 分布与协变量的关系，以及两种内部验证方法（NPDE、VPC 和/或自举法）。上述方法在 6.4 节中将做进一步解释。

从表 6.3 可见，肥胖患者的药物 PD 行为研究很少。通常，由于肥胖人群的 PD 终点缺乏验证，故相关 PD 终点是否可用于肥胖人群尚不可知。但是，疾病本身或疾病状态也可能因肥胖而发生改变，今后的研究应更多地关注肥胖患者的 PK/PD 和疾病状态。

# 6.4 结论

本章旨在对已报道的肥胖相关体型指标的研究进行综述，阐释了文献中用于量化肥胖对 PK/PD 参数影响的数学模型及模型验证方法。结果表明，在肥胖水平、种族和年龄等协变量以及肥胖定义方面，不同 PK 研究间存在很大变异。并且，肥胖人群中药物 PD 行为的研究较少。根据药物的消除途径和已有的数据，清除率的降低、增加或维持不变可描述为 TBW、LBW、IBW 或 BMI 等体型指标的数学函数。基于有限的研究报道可知，分布容积随体型指标的增加而增加或保持不变。

肥胖的群体建模的关键在于肥胖人群的体型范围很广。作为一个术语，肥胖可用于 $BMI \geqslant 30 kg/m^2$ 的患者或受试者，但缺乏明确的上限。由于不同体型患者的体型分布范围较大，建议在 PK/PD 研究中根据 TBW 或 BMI 对研究人群进行分层。此外，强烈推荐将非肥胖患者纳入群体分析，以包含更大体型范围人群的数据，更可靠地估算肥胖人群的参数，考察协变量关系。这类研究以在同种族的非老年人群中开展为最佳，可准确估算与肥胖相关的药物清除率，防止协变量建模过程中发生偏倚。

肥胖药理学研究领域的另一个重要现象是有多个体型指标（表 6.1），且研究人员仍在研究更多的计算方法，包括解释模型参数个体间变异的影响因子的计算公式。然而，仅有部分体型指标具有一定的生理意义，与药物的 PK 和 PD 有关。LBW（或无脂肪体重）代表器官和其他组织（不包括脂肪组织）的重量。因此，LBW 可能是与药物消除相关的一个合理指标。大多数情况下，药物清除发生于非脂肪组织，由生理过程所介导。Janmahasatian 等提出的 LBW 方程可以预测肥胖患者的无脂肪体重，是目前应用最广的方程。然而，由表 6.2 可见，缺少足够的依据将 LBW 用于肥胖患者的研究。这可能是由研究群体在肥胖水平、协变量共线性或其他原因等方面的局限性造成的。因此，表 6.2 中描述的其他体型指标，如

TBW 或 BMI 等也同样需要深入研究。

此外，对于近年提出的 2/3 作为 LBW 的缩放因子（McLeay 等，2012）或之前的 0.75 作为 TBW 的缩放因子（Cortinez 等，2010），现有结果并未提供任何支持性依据。鉴于 CYP3A 介导的清除可随着肥胖而降低而并非增加，故开展相关研究，评估代表特定消除途径的"模型"药物更佳。对于相同消除途径的药物，体型指标和数学关系式可较为接近。

由上述研究结果可知：应对肥胖个体开展更多的研究，在较大范围体重和 LBW 的人群中收集数据，并应以开放的心态分析数据，评估协变量的影响。此外，应从不同的线性和非线性函数（包括不同异速缩放指数的函数）中筛选最优的数学关系式。表 6.4 系统地列举了相关研究结果，对此可有所帮助。

表 6.4 丙泊酚在重度肥胖患者数据集、重度肥胖及消瘦型患者合并数据集的药代动力学模型的
协变量分析结果（转载自 van Kralingen 等，2011）

| 模型 | 协变量与 $CL$ 的关系 | 结构参数的数量 | OFV | |
|---|---|---|---|---|
| | | | 重度肥胖患者 | 重度肥胖和消瘦型患者[1] |
| Simple | — | 6 | −643 | −1557 |
| LBW | $CL_i = CL_{pop} \times (LBW_i/55)$ | 6 | −638 | −1563 |
| IBW | $CL_i = CL_{pop} \times (IBW_i/50)$ | 6 | −640 | −1543 |
| BMI | $CL_i = CL_{pop} \times (BMI_i/23)^z$ | 7 | −651 | −1596 |
| TBW | $CL_i = CL_{pop} \times (TBW_i/70)^z$ | 7 | −653 | −1599 |

① 40 例有身高资料的消瘦型患者。

注：BMI—身体质量指数；$BMI_i$—个体 $i$ 的身体质量指数；$CL$—清除率；$CL_i$—个体 $i$ 的清除率；$CL_{pop}$—清除率群体均值；IBW—理想体重；$IBW_i$—个体 $i$ 的理想体重；LBW—去脂体重；$LBW_i$—个体 $i$ 的去脂体重；OFV—目标函数值；TBW—总体重；$TBW_i$—个体 $i$ 的总体重；$z$—异速缩放因子。

理想情况下，应为（重度）肥胖人群开发基于生理学的 PK（和 PD）模型。基于体型的生理功能改变，可以正确预测清除率和分布容积，并设计个体给药方案。然而，迄今为止，针对肥胖人群所开发的生理药动学模型非常有限。其中还包括了关于器官大小和功能的多种假设。因此，目前肥胖人群中药物的经验性的群体模型仍具有很大的价值（表 6.2）。通过将相同消除或代谢途径的药物知识结合起来，可构建更具生理机制的模型，更好地预测超重和肥胖人群中药物的 PK/PD 行为。

模型用于制订给药方案之前，应进行充分的模型评估和验证。根据已发布的儿科人群的协变量模型框架（Krekels 等，2011），建议在成年肥胖人群中采用五个评估标准来构建协变量模型。

首先，与不含协变量的简单模型相比，考察协变量模型对目标函数值的改变。例如，与不含协变量的简单模型（表 6.4）相比，分别考察各协变量对药动学参数的影响是否具统计学显著意义。虽然，通常将显著性水平设为 $p < 0.05$，即目标函数值降低 3.8 视为统计学上具有显著意义。但在协变量的分析中，建议使用更严格的标准（$p < 0.01$ 或 $p < 0.001$），以避免纳入的协变量具统计学意义但不具临床意义。其次除了目标函数值之外，在个体和群体预测浓度（或 PD）相对于观测浓度（或 PD）的拟合优度图中，相较于简单模型，协变量模型应有改善。如果分析合并数据集，例如分析非肥胖人群和肥胖人群的合并数据集，应对数据集进行分层，并单独对拟合优度图进行评估。评估协变量模型时，观测值相对于群体预测值（DV vs. PRED）的散点图是最重要的拟合优度的诊断图。在不考虑已测得浓度的情况

下，该图提供了模型预测新个体的能力。由于群体预测值仅基于模型的结构参数，不受高度收缩 Eta 值（个体间变异）的影响，故相较于依据个体预测值的诊断图，基于群体观测值的诊断图更可靠。第三，应报告参数估计值的不确定性，包括个体间和个体内的变异值（Eta 和残差估计值）。第四，应评估 Eta 与对应协变量的关系图，描述纳入的协变量在其全范围内与相对应参数的关系。为了证明协变量与结构参数（如清除率或分布容积）之间的关系，应绘制含协变量结构参数的 Eta 分布图。图 6.1 列举了一个不含协变量的简单模型和包含协变量的模型的贝叶斯后验参数估算的案例。图中展示了协变量与药动学参数之间的相关性。最后，除了 bootstrap 或 jackknife 法之外，还应使用至少一种基于模拟的模型验证方法［如 VPC（Holford，2005）或 NPDE（Brendel 等，2006）］来评估模型。

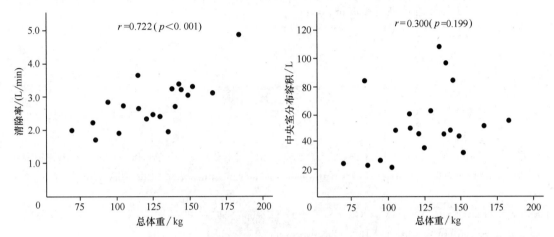

图 6.1　使用 Pearson's 相关系数（$r$），在 20 名肥胖和重度肥胖儿童和青少年中，丙泊酚的个体清除率和中央室分布容积的后验估算值相对于总体重的变化

（转载自 Diepstraten 等，2012，经 Adis 许可，© 施普林格国际出版公司 2011 版权所有）

　　总之，为了描述体型对不同 PK 参数的影响，构建了含有不同体型指标的数学函数表达式。同时，根据药物的主要消除途径对药物进行分类，构建相应的更基于生理机制的模型。此外，还应在肥胖人群中开展药物的 PK/PD 研究，收集和分析数据、构建模型。对模型进行充分验证后，方可用于临床实践，指导基于循证的给药方案设计。

# 6.5　本章重点

- 多种体型指标可描述肥胖对 PK 和 PD 参数的影响。
- 清除率的减少、增加或不变可描述为体型指标变化的函数（包括线性、幂或异速缩放），体型指标包括 TBW、LBW、IBW 或 BMI。
- 根据有固定指数的 TBW 或 LBW［对于 TBW，指数为 0.75（异速缩放）；或对于 LBW，指数为 2/3］，进行清除率的先验缩放缺乏依据。
- 基于有限的研究数据，研究结果表明分布容积随体型指标的增加而增加或保持不变。
- 肥胖人群中药物 PD 行为的研究较少。

- 应开展更多关于肥胖的 PK 和 PD 研究。研究设计中应着重考虑：
  - —体重的分层；
  - —尽可能在同一种族的非老年患者群体中开展，防止建模过程的偏倚；
  - —应重点研究具有典型代谢或消除途径的代表药物，有助于为（重度）肥胖人群开发更基于生理学的 PK 模型。
- 应采用协变量建模的五个评估标准，对模型进行评估和验证，以避免模型错误：
  - —目标函数值；
  - —拟合优度（特别是 DV vs. PRED）；
  - —参数估计的不确定性；
  - —Eta 分布与纳入协变量的散点图；
  - —两种验证方法（VPC、NPDE 和/或 bootstrap）。

# 参 考 文 献

Bardin C，Nobecourt E，Larger E，Chast F，Treluyer JM，Urien S（2012）Population pharmacokinetics of metformin in obese and non-obese patients with type 2 diabetes mellitus. Eur J Clin Pharmacol 68（6）：961-968.

Barras MA，Duffull SB，Atherton JJ，Green B（2009）Modelling the occurrence and severity of enoxaparin－induced bleeding and bruising events. Br J Clin Pharmacol 68（5）：700-711.

Barrett JS，Gibiansky E，Hull RD，Planes A，Pentikis H，Hainer JW et al（2001）Population pharmacodynamics in patients receiving tinzaparin for the prevention and treatment of deep vein thrombosis. Int J Clin Pharmacol Ther 39（10）：431-446.

Bauer LA，Edwards WA，Dellinger EP，Simonowitz DA（1983）Influence of weight on aminoglycoside pharmacokinetics in normal weight and morbidly obese patients. Eur J Clin Pharmacol 24（5）：643-647.

Benezet S，Guimbaud R，Chatelut E，Chevreau C，Bugat R，Canal P（1997）How to predict carboplatin clearance from standard morphological and biological characteristics in obese patients. Ann Oncol 8（6）：607-609.

Brendel K，Comets E，Laffont C，Laveille C，Mentre F（2006）Metrics for external model evaluation with an application to the population pharmacokinetics of gliclazide. Pharm Res 23（9）：2036-2049.

Brendel K，Dartois C，Comets E，Lemenuel-Diot A，Laveille C，Tranchand B et al（2007）Are population pharmacokinetic and/or pharmacodynamic models adequately evaluated? A survey of the literature from 2002 to 2004. Clin Pharmacokinet 46（3）：221-234.

Brill MJ，Diepstraten J，van Rongen A，van Kralingen S，van den Anker JN，Knibbe CA（2012）Impact of obesity on drug metabolism and elimination in adults and children. Clin Pharmacokinet 51（5）：277-304.

Cheymol G（2000）Effects of obesity on pharmacokinetics implications for drug therapy. Clin Pharmacokinet 39（3）：215-231.

Cortinez LI，Anderson BJ，Penna A，Olivares L，Munoz HR，Holford NH et al（2010）Influence of obesity on propofol pharmacokinetics：derivation of a pharmacokinetic model. Br J Anaesth 105（4）：448-456.

Cortinez LI，Gambus P，Troconiz IF，Echevarria G，Munoz HR（2011）Obesity does not influence the onset and offset of sevoflurane effect as measured by the hysteresis between sevoflurane concentration and bispectral index. Anesth Analg 113 (1): 70-76.

Devine J (1974) Gentamycin therapy. Ann Pharmacother 8: 650-655.

Diepstraten J, Chidambaran V, Sadhasivam S et al (2012) Propofol clearance in morbidly obese children and adolescents: influence of age and body size. Clin Pharmacokinet 51 (8): 543-551.

Du Bois D, Du Bois EF (1916) A formula to estimate the approximate surface area if height and weight be known. Arch Intern Med 17: 863-871.

Egan TD (1995) Remifentanil pharmacokinetics and pharmacodynamics. A preliminary appraisal. Clin Pharmacokinet 29 (2): 80-94.

Egan TD, Huizinga B, Gupta SK, Jaarsma RL, Sperry RJ, Yee JB et al (1998) Remifentanil pharmacokinetics in obese versus lean patients. Anesthesiology 89 (3): 562-573.

Ekhart C, Rodenhuis S, Schellens JH, Beijnen JH, Huitema AD (2009) Carboplatin dosing in overweight and obese patients with normal renal function, does weight matter? Cancer Chemother Pharmacol 64 (1): 115-122.

Fukuchi H, Nakashima M, Araki R, Komiya N, Hayano M, Yano K et al (2009) Effect of obesity on serum amiodarone concentration in Japanese patients: population pharmacokinetic investigation by multiple trough screen analysis. J Clin Pharm Ther 34 (3): 329-336.

Garrow JS, Webster J (1985) Quetelet's index (W/H2) as a measureof fatness. Int J Obes 9: 147-153.

Green B, Duffull SB (2003) Development of a dosing strategy for enoxaparin in obese patients. Br J Clin Pharmacol 56 (1): 96-103.

Green B, Duffull SB (2004) What is the best size descriptor to use for pharmacokinetic studies in the obese? Br J Clin Pharmacol 58 (2): 119-133.

Hall RG, Swancutt MA, Gumbo T (2011) Fractal geometry and the pharmacometrics of micafungin in overweight, obese, and extremely obese people. Antimicrob Agents Chemother 55 (11): 5107-5112.

Hall RG 2nd, Swancutt MA, Meek C, Leff RD, Gumbo T (2012) Ethambutol pharmacokinetic variability is linked to body mass in overweight, obese, and extremely obese people. Antimicrob Agents Chemother 56 (3): 1502-1507.

Han PY, Duffull SB, Kirkpatrick CM, Green B (2007) Dosing in obesity: a simple solution to a big problem. Clin Pharmacol Ther 82 (5): 505-508.

Han PY, Kirkpatrick CM, Green B (2009) Informative study designs to identify true parameter-covariate relationships. J Pharmacokinet Pharmacodyn 36 (2): 147-163.

Holford NH (2005) The visual predictive check—superiority to standard diagnostic (Rorschach) plots. Population Approach Group in Europe, Pamplona, Spain. （详见 PAGE 官网）

James W (1976) Research on Obesity. London: Her Majesty's Stationery Office.

Janmahasatian S, Duffull SB, Ash S, Ward LC, Byrne NM, Green B (2005) Quantification of lean body-weight. Clin Pharmacokinet 44 (10): 1051-1065.

Keys A, Fidanza F, Karvonen MJ, Kimura N, Taylor HL (1972) Indices of relative weight and obesity. J Chronic Dis 25 (6): 329-343.

Kotlyar M, Carson SW (1999) Effects of obesity on the cytochrome P450 enzyme system. Int J Clin Pharmacol Ther 37 (1): 8-19.

Krekels EH, van Hasselt JG, Tibboel D, Danhof M, Knibbe CA (2011) Systematic evaluation of the descriptive and predictive performance of paediatric morphine population models. Pharm Res 28 (4): 797-811.

Lemmens HJ, Bernstein DP, Brodsky JB (2006) Estimating blood volume in obese and morbidly obese patients. Obes Surg 16 (6): 773-776.

Li XS, Nielsen J, Cirincione B, Li H, Addy C, Wagner J et al (2010) Development of a population pharmacokinetic model for taranabant, a cannibinoid-1 receptor inverse agonist. AAPS J 12 (4): 537-547.

Lorentz F (1929) Ein neuer Konstitutionsindex. Klin Wochenschrift 8: 348-351.

Maric-Bilkan C (2013) Obesity and diabetic kidney disease. Med Clin North Am 97 (1): 59-74.

Marik P, Varon J (1998) The obese patient in the ICU. Chest 113 (2): 492-498.

McLeay SC, Morrish GA, Kirkpatrick CM, Green B (2012) The relationship between drug clearance and body size: systematic review and meta-analysis of the literature published from 2000 to 2007. Clin Pharmacokinet 51 (5): 319-330.

Morgan DJ, Bray KM (1994) Lean body mass as a predictor of drug dosage. Implications for drug therapy. Clin Pharmacokinet 26 (4): 292-307.

Mosteller RD (1987) Simplified calculation of body-surface area. N Engl J Med 379: 1098.

Nguyen L, Leger F, Lennon S, Puozzo C (2006) Intravenous busulfan in adults prior to haema-topoietic stem cell transplantation: a population pharmacokinetic study. Cancer Chemother Pharmacol 57 (2): 191-198.

Pai MP, Lodise TP Jr (2011) Oseltamivir and oseltamivir carboxylate pharmacokinetics in obese adults: dose modification for weight is not necessary. Antimicrob Agents Chemother 55 (12): 5640-5645.

Peck CC, Murphy MG (1989) Bedside estimation of ideal body weight. Applied Therapeutics, Inc., Vancouver.

Rowland M, Tozer TN (1995) Clinical pharmacokinetics, concepts, and applications, 3rd edn.

Williams and Wilkins, Baltimore Schmitt A, Gladieff L, Lansiaux A, Bobin-Dubigeon C, Etienne-Grimaldi MC, Boisdron-Celle M et al (2009) A universal formula based on cystatin C to perform individual dosing of carboplatin in normal weight, underweight, and obese patients. Clin Cancer Res 15 (10): 3633-3639.

Slepchenko G, Simon N, Goubaux B, Levron JC, Le Moing JP, Raucoules-Aime M (2003) Performance of target-controlled sufentanil infusion in obese patients. Anesthesiology 98 (1): 65-73.

Somogyi A, Stockley C, Keal J, Rolan P, Bochner F (1987) Reduction of metformin renal tubular secretion by cimetidine in man. Br J Clin Pharmacol 23 (5): 545-551.

Stein PD, Matta F, Goldman J (2011) Obesity and pulmonary embolism: the mounting evidence of risk and the mortality paradox. Thromb Res 128 (6): 518-523.

Stone AA, Broderick JE (2012) Obesity and pain are associated in the United States. Obesity (Silver Spring) 20 (7): 1491-1495.

Thomson AH, Staatz CE, Tobin CM, Gall M, Lovering AM (2009) Development and evaluation of vancomycin dosage guidelines designed to achieve new target concentrations. J Antimicrob Chemother 63 (5): 1050-1057.

van Kralingen S, Diepstraten J, Wiezer RJ et al (2011) Population pharmacokinetics and pharmacodynamics of propofol in morbidly obese patients. Clin Pharmacokinet 50 (11): 739-750.

van Wart S, Phillips L, Bello A et al (2004) Population pharmacokinetics and pharmacodynamics of garenoxacin in patients with community-acquired respiratory tract infections. Antimicrob Agents Chemother 48 (12): 4766-4777.

Wehrmeister FC, Menezes AM, Muniz LC, Martinez-Mesa J, Domingues MR, Horta BL (2012) Waist circumference and pulmonary function: a systematic review and meta-analysis. Syst Rev 1: 55.

World Health Organisation (1997) Obesity: preventing and managing the global epidemic. World Health Organisation, Geneva.

# 第7章

# 心血管安全性管控中的
# 定量药理学应用

Joanna Parkinson, Anne S.Y.Chain, Piet H.van der Graaf and Sandra A.G.Visser

## 7.1 引言

从临床前药物发现到药品批准上市，大约三分之一的药物因安全性问题而停止研发（Kola 和 Landis，2004；Laverty 等，2011）。其中，心血管（cardiovascular，CV）安全性是主要的安全性问题（Redfern 等，2010）。药物诱导的心脏复极延迟和心律失常风险是药品说明书规定的禁忌证之一，也是药物撤市的主要原因（Darpö，2007；Gwathmey 等，2009；Redfern 等，2010）。表 7.1 列出了药物整个生命周期中各类安全性问题发生的频率及影响。晚期开发阶段的不良事件可能导致开发计划终止、说明书禁忌证、处方禁忌、要求上市后研究等，最严重时可致药物终止开发或撤市。因此，心血管疾病的风险评估，尤其是药物引起的心脏复极延迟和 QT 间期延长的评估，已成为制药行业和监管机构的重点关注问题。国际人用药品注册技术协调会（The International Council for Harmonisation of Technical Requirements for Pharmaceuticals for Human Use，ICH）发布了 S7B 和 E14 文件，阐述心脏复极的非临床和临床评估方法（Anon，2005a，b）。表 7.2 列举了非临床和临床药物开发过程中 CV 安全性评估方法。

**表 7.1 在非临床研究、临床研究以及批准后阶段，按照器官功能分类的不同毒性的相对贡献和频率**（改编自 Redfern 等，2010）

| 阶段 | 非临床研究 | I 期 | I～Ⅲ期 | Ⅲ期/上市审批 | 上市后 |
|---|---|---|---|---|---|
| 影响 | 终止开发 | 严重 ADR[①] | 终止开发 | 说明书上 ADR | 撤市 |
| 来源 | Car(2006) | Sibille 等(1998) | Olson 等(2000) | BioPrint®(2006) | Stevens 和 Baker(2009) |
| 评估的药物数量 | 88(停止) | 23 | 82(停止) | 1138 | 47 |
| 心血管 | 27% | 9% | 21% | 36% | 45% |
| 肝毒性 | 8% | 7% | 21% | 13% | 32% |
| 血液学/BM | 7% | 2% | 4% | 16% | 9% |

① ADR—药物不良反应。

药物引起的心血管疾病风险，尤其是药物引起的复极延迟和QT间期延长，已成为制药行业和监管机构重点关注的问题。因此，药物开发时尽早评估这些风险已越来越重要。理想情况下，应在新化学实体（new chemical entity，NCE）首次人体试验之前进行风险评估。然而，在药物临床开发的其他阶段，如患者首次试验之前或在大规模人群试验之前，评估这些风险也是大有益处的。临床前阶段评估的主要目的是选择合适的化合物，以便能够安全地用于人体。在临床阶段，通过正确的临床研究设计，可获得正确的试验结果，以及安全的给药剂量和方案。为了准确预测新药的应用场景，定量药理学（基于模型的）工具发挥了越来越重要的作用，例如，预测新的给药方案或患者群体。还可进行跨系统的外推，例如，从体外或动物外推至人体。这在制药行业价值链中尤为重要，有助于选择和开发最好的新药。此外，在向监管部门申报新产品时，定量药理学工具发挥了准确描述观察到的数据和预测特定化合物的安全风险的作用。表7.2列举了药物开发生命周期不同阶段的定量药理学模型的作用。

表7.2　药物开发过程中心血管安全性评价的技术和模型以及定量药理学建模作用的概述

| 技术 | 概述 | 参考文献 | 定量药理学分析 |
| --- | --- | --- | --- |
| QSAR | 定量构效关系（QSAR）模型将化合物的物理化学性质与其阻断hERG的能力联系起来 | Gavaghan等，2007；Inanobe等，2008；Clark和Wiseman，2009 | 基于片段描述符（fragment descriptors）的hERG阻滞预测模型 |
| hERG检测 | 通过hERG通道抑制钾电流的方式进行测量；在低浓度范围内，测试NCE和其主要代谢物浓度与钾电流的关系，以确定浓度-效应关系；使用表达hERG通道的人类细胞进行研究 | Brown，2004；Pollard等，2010 | 在计算机APD模型中；基于机制的QT间期延长建模，例如，应用激动剂的操作模型 |
| 其他心脏离子通道的检测 | 对hERG以外的离子通道抑制的测量，例如：hNav1.5、hCav1.2、hKv4.3/hKChIP2.2、hKv7.1/hminK和hKv11.1 | Harmer等，2008 | 在计算机APD模型中；基于机制的QT和其他CVS参数，如血压的建模 |
| 浦肯野纤维测定 | 用分离的浦肯野纤维测量药物诱导的动作电位复极化的变化；研究的种属包括犬、兔和豚鼠 | Terrar等，2007 | 离子通道药理学预测的逆向建模 |
| Lagendorff心脏模型 | 通过离体灌注动物心脏测量APD、传导、三角测量、反向使用依赖性和不稳定性；研究的种属包括兔子和豚鼠 | Szilágyi等，2004；Valentin等，2004；Wu等，2004；Suter，2006 | |
| 心室楔 | 采用动脉灌注的离体左心室楔状体的CVS测量；研究的动物包括兔和犬 | Chen等，2006；Benson等，2008 | "虚拟心室楔" |
| 麻醉动物模型 | 动物处于麻醉状态（通常是为防止不必要的事件，如癫痫发作）时，测量ECG和心肌收缩力；应用PK/PD模型可以将观察到的心血管效应与药物浓度联系起来；研究的物种包括犬和豚鼠 | Ollerstam等，2007b；Heath等，2011 | CVS参数（如QT、HR、BP等）的PK/PD建模用于：①临床前数据分析；②最佳临床前研究的设计；③预测临床风险；④临床研究设计 |

| 技术 | 概述 | 参考文献 | 定量药理学分析 |
|---|---|---|---|
| 清醒动物模型 | 可自由活动的清醒动物身上测量心电图、心率和血压；应用PK/PD模型可将观察到的CV效应与药物浓度联系起来；研究的物种包括犬、猴和小型猪 | Ando 等，2005；Ollerstam 等，2006，2007a,b；Markert 等，2009；Watson 等，2011 | |
| 首次人体试验（FTIH） | 测量心电图、心率和血压，通常在健康男性中进行；这是一项安慰剂对照，具有严格的纳入/排除标准（排除女性、老人、有潜在心血管疾病的志愿者或服用可能与受试药物相互作用的其他药物的志愿者） | Patat，2000；Buoen 等，2005 | 非线性混合效应 PK/PD 建模；贝叶斯建模用于：①临床数据分析；②临床试验模拟；③"非试验"模拟 |
| 全面 QT 研究（TQT） | ICH 于 2005 引入了评估 QT 间期延长风险的临床试验；需要阳性对照治疗组（使用莫西沙星）和手动读取心电图；QT 间期延长风险评估采用阈值为 10ms 的"双-δ"法 | Anon，2005b | |
| 药物警戒 | 上市后安全数据监测，包括不良事件报告 | FDA 不良事件报告系统（FAERS，详见 FDA 官网）；VigiBase from Uppsala Monitoring Centre（详见 VigiBase 官网）；Dumouchel 1999；Clark 和 Wiseman，2009 | 贝叶斯数据挖掘；基于相对报告率的显著性分析 |

本章将阐述如何应用定量药理学来评估心血管疾病的风险，重点关注 QT 间期的评估。文中将解释如何通过描述性的或基于机制的建模来了解药物诱导的 CV 效应。后一类模型考虑了潜在的作用机制，以及如何应用数学模型外推和预测真实人群的情况，可为临床试验设计提供参考。

本章的 7.2 将概述非临床和临床研究期间收集的 CV 终点。随后的章节中将详细介绍 QT 间期的建模，包括建模和模拟方法，以及药物生命周期中临床前和临床阶段的应用实例：①早期发现阶段，应用计算机模拟；②体内研究，如应用建模优化试验设计；③临床试验阶段；④大量患者群体。本章的其余部分将介绍 QT 间期以外的 CV 参数，如心率（heart rate，HR）和血压（blood pressure，BP），以及定量药理学工具在评估这些 CV 参数中的应用。

本章的重点是 CV 安全性，但也包含了多个 CV 疾病中应用定量药理学的案例。在后者情况下，CV 参数的变化被视为一种预期效果，而不是需要避免的不良事件。有关定量药理学在 CV 疾病中的应用，请读者参考 Mold 等（2011）的专著。

## 7.2　CV 参数

药物可引起各种不良的 CV 效应，从相对轻微的症状到潜在的致命风险，包括心悸、低血压和高血压、心律失常、脑卒中或心源性猝死。为了评估这些风险，必须监测能准确反映 CV 系统变化的生物标志物水平。如表 7.2 所示，本章列举了体外、体内和临床试验中常见的 CV 生物标志物。

### 7.2.1　QT 间期

QT 间期（QT interval）是反映心脏窦性心律时心室细胞动作电位时程［action potential duration，APD；图 7.1（a）］的指标（Shah，2002）。在心电图（electrocardiogram，ECG）上，其定义为两个不同波 Q（心室兴奋开始）和 T（复极结束）之间的距离，如图 7.1（b）所示，通常以毫秒（ms）表示。QT 间期延长代表心室复极的延迟，可能导致潜在的致命性心律失常——尖端扭转型室性心动过速［torsade de pointes，TdP；图 7.1（c）；Moss，1999］。QT 间期延长已被用作 TdP 的替代生物标志物，而且目前必须在新药的临床

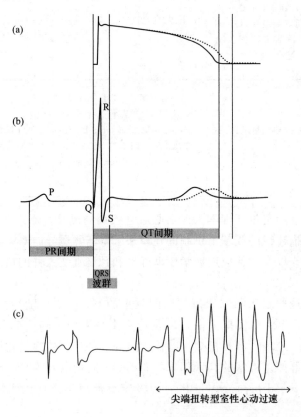

图 7.1　（a）动作电位（实线）及其因 hERG 抑制引起的变化（虚线）的示意图；
（b）QT 间期正常（实线）和延长（虚线）的不同波形的 ECG（P、Q、R、S、T）；
（c）尖端扭转型室性心动过速的心电图

前模型中评估 QT 间期延长的风险 (Anon, 2005a)。TdP 很少见，但是可以发展为心室纤颤而致心源性猝死。药物诱导的 TdP 风险是药物终止开发和撤市的主要原因之一，因此也是制药行业重点关注的问题。

健康人的正常 QT 间期定义为男性≤430ms，女性≤450ms。然而，QT 间期可受药物等许多因素的影响，例如心率、昼夜节律、钾水平、血糖、食物摄入和年龄等 (Molnar 等，1996；Nagy 等，1997；Piotrovsky 等，2005；Christensen 等，2010；Chain 等，2012)。因此，为了准确评估 QT 间期延长的风险，必须综合考虑和评估各类影响因素。通常，根据心率变化，QT 间期可采用标准方法进行校正，如利用 Bazzet (1920)、Fridericia (1920)、van de Water 等 (1989) 的公式，或单个校正因子 (Ollerstam 等，2007a) 等进行校正。此外，在药物诱导的 QT 间期模型中加入描述昼夜节律变化的振荡项，对昼夜节律进行校正 (Piotrovsky，2005；Chain 等，2011)。

## 7.2.2　心率

心率 (HR) 可从脉搏或直接从 ECG 上两个连续 R 波之间距离的倒数来测量。静息心率的正常范围是 60～100 次/min (美国心脏协会的定义，参见网址 www.heart.org)，并受多种因素影响，如年龄、体重和健康水平等。心率的急剧增加，如由药物引起的心率快速增加，可导致室性心动过速而致心源性猝死。心率下降、心动过缓也是一个常见的临床问题。因此心率是安全性评估中的重要参数 (Ovsyshcher 和 Barold，2004)。

## 7.2.3　血压

在临床试验中，血压和心率均为主要的生命体征指标，通常在人体的上臂测量，表现为收缩压和舒张压，健康成人的收缩压小于 120mmHg，舒张压小于 80mmHg (美国心脏协会的定义，参见网址 www.heart.org)。血压升高 (高血压) 与脑卒中、缺血性心脏病和其他心血管疾病导致的年龄特异性死亡风险的增加有关 (Prospective Studies Collaboration，2002)。低血压的危险性相对较小，常见形式包括直立性 (体位性) 低血压，可见于体位突然改变时，并且常与多种药物有关。虽然症状常仅限于头晕，但直立性低血压可致跌倒，从而导致受伤，对高龄患者尤为危险 (Tonkin 和 Wing，1992；Verhaeverbeke 和 Mets，1997；Shibao 等，2007)。

## 7.2.4　QRS 波群

与 QT 相似，QRS 波群也可以直接通过心电图测量 [见图 7.1 (b)]，且其包括心室活化、去极化和收缩 (John 和 Fleisher，2006)。QRS 波群的正常持续时间通常小于 120ms (John 和 Fleisher，2006)。QRS 间期延长与 $Na^+$ 通道 (hNav1.5) 的抑制有关。$Na^+$ 通道负责心肌细胞的去极化。抑制 $Na^+$ 通道可导致去极化率下降，减慢兴奋传导速率。尽管目前的 ICH 指南并未提及 QRS 间期延长，但制药行业已经认识到其重要性，而且越来越重视药物对 $Na^+$ 通道的影响 (ginant 等，2011；Harmer 等，2011；Erdemli 等，2012)。QRS 间期延长被认为与致心律失常的风险有关，特别是在有基础心脏病的患者中风险更高 (Kashani 和 Barold，2005；Adesanya 等，2008；Sumner 等，2009)。然而，QRS 间期延长对健康人罹患心血管疾病的风险仍未知 (Seger，2006)。

## 7.2.5　PR 间期

PR 间期 （PR interval） 为心电图上 P 波的开始至 QRS 波群开始之间的间隔 ［见图 7.1 （b）］，代表心房的活动。正常值在 $120\sim200\text{ms}$ 之间。间隔延长超过 200ms 被称为一级房室传导阻滞 （John 和 Fleisher，2006）。有研究表明 PR 间期延长与房颤风险增加有关 （Cheng 等，2009）。PR 间期延长可由 $\text{Na}^+$ 或 $\text{Ca}^{2+}$ 通道的抑制引起 （分别为 hNav1.5 和 hCav1.2）。

## 7.2.6　逐搏变异 （每搏量变异）

QT 间期的逐搏变异是复极化不稳定性的衡量指标。研究表明，逐搏变异可以很好地预测 TdP 的风险，并且有人提出它可用作致心律失常风险的补充标志物 （Hondeghem 等，2001；Hinterseer 等，2008；Jacobson 等，2011；Varkevisser 等，2012）。现已开发了新方法来评估该指标，例如切线法 （Dota 等，2002）、模板匹配法 （Berger 等，1997） 和 $\delta\text{T}50$ 法 （Abrahamsson 等，2011）。

## 7.2.7　心肌收缩力

心肌收缩力 （cardiac contractility） 代表心脏肌肉组织收缩的能力 （示例见 Mason 等，1971）。心肌收缩力的改变可引起多种临床症状，如低血压或高血压、直立性低血压或心悸。43% 的 Ⅰ 期临床研究中报告了这些症状 （Moors 等，2007；Lainee，2009）。目前，还没有明确的心肌收缩力的评估指南。但是，制药行业已经认识到筛查心肌收缩力的重要性。心肌收缩力的评估已成为临床前研发的一项重要内容 （Moors 等，2007；Norton 等，2009；Cooper 等，2011；Bazan 等，2012）。

# 7.3　QT 间期的建模

## 7.3.1　PK/PD 模型

临床试验中的 QT 效应可通过游离药物的药代动力学/药效动力学 （PK/PD） 模型来描述 （示例见 Derendorf 和 Meibohm，1999；Gabrielsson 和 Weiner，2000；van der Graaf 和 Gabrielsson，2009）。在这种方法中，可通过描述浓度-QT 关系，获知随药物浓度变化的 QT 效应。常用的描述 QT 效应的 PD 模型包括：线性 ［式 （7.1）］、对数线性 ［式 （7.2）］，简单 $E_{\text{max}}$ 和 S 形 $E_{\text{max}}$ ［式 （7.3）］ 模型：

$$E = \text{SL} \times C \tag{7.1}$$

$$E = m \times \ln(C + C_0) \tag{7.2}$$

$$E = \frac{E_{\text{max}} \times C^\gamma}{EC_{50} + C^\gamma} \tag{7.3}$$

式中，$E$ 为效应 （QT 间期）；$C$ 为药物浓度；SL 为线性浓度-效应关系的斜率；$m$ 为浓度-效应曲线中的线性阶段的斜率；$E_{\text{max}}$ 为最大效应；$EC_{50}$ 为效应为 $E_{\text{max}}$ 一半时的浓度；$\gamma$ 为 Hill 指数，在简单的 $E_{\max}$ 模型中 $\gamma$ 等于 1。也可以应用其他模型替代 $E_{\max}$ 模型（示例见 Gabrielsson 和 Weiner，2000；Piotrovsky，2005；Groth，2008）。

QT 间期可能受心率、昼夜节律、性别或年龄等因素的影响。因此，需要考量这些因素以准确评估药物的作用。式（7.4）（Piotrovsky，2005）描述了一个复杂 PK/PD 模型，描述了药物效应以及 HR 变化和昼夜节律：

$$QT_c = QT_0 \times RR^{\alpha} \times (1 + CIRC + E) \tag{7.4}$$

式中，$E$ 为药物诱导的效应，且可以用式（7.1）～式（7.3）中的任何 PD 模型代替；$QT_0$ 为 QT 的基线，男女间可有不同；$QT_c$ 为校正的 QT 间期；$RR^{\alpha}$ 为 RR 变化的校正项；CIRC 代表了昼夜节律，可用不同时长的多个余弦函数描述。如式（7.5）所示的一个昼夜节律函数，由时长分别为 24h、12h 和 6h 的三个余弦函数组成（Piotrovsky，2005）：

$$CIRC = A_1 \cos\left[\frac{2\pi(t-\phi_1)}{24}\right] + A_2 \cos\left[\frac{2\pi(t-\phi_2)}{12}\right] + A_3 \cos\left[\frac{2\pi(t-\phi_3)}{6}\right] \tag{7.5}$$

式中，$A_x$ 对应个体的振幅；$\phi_x$ 表示昼夜节律变化项的相位。Chain 等（2011）也提出了类似的模型，如式（7.6）所示：

$$QT_c = QT_0 \cdot RR^{\alpha} + A \cdot \cos\left[\frac{2\pi}{24}(t-\phi)\right] + E \tag{7.6}$$

式中，$QT_0$ 为 QT-RR 关系的截距；$\alpha$ 为心率的校正因子。

药物诱导的 QT 效应可以是瞬时的，即在药物浓度最高时可以观察到最大的 QT 效应。在这种情况下，QT 效应可与药物暴露直接相关。然而，通常在血浆浓度和效应之间存在一个时间延迟（滞后），可通过效应室或间接效应模型来描述这种时间延迟（Holford 和 Sheiner，1981；Dayneka 等，1993；Jusko 和 Ko，1994；Gabrielsson 和 Weiner，2000）。

近年来，在 CV 安全性的浓度-效应关系的评价中，群体 PK/PD 模型的应用越来越普遍。群体模型的优点是能够估计个体间变异（between-subject variability，BSV），即理解 PK 和 PD 参数在受试者之间的变化程度。此外，还可以描述群体中"无法解释的"变异，即考虑了所有已知的影响因素后，仍可观察到的残留变异，例如由测量误差引起的变异。除了估计各种变异之外，群体模型还可以将诸如性别、体重、肾功能等协变量与 PK/PD 参数相关联。群体建模中常用的方法是非线性混合效应法。在稀疏采样时，这种方法更有价值。应用该方法可对群体参数进行估计，亦可对受试者的个体参数进行贝叶斯估计。该方法的局限性之一是某些参数缺乏可辨识性，当复杂模型用于拟合非常稀疏的数据时尤甚。这些数据可能难以覆盖足够的动态范围，故无法对参数进行可靠的估计，或者分析获得的参数不符合生理学原理。关于群体建模和非线性混合效应法的详细介绍参考在 Sheiner 和 Beal（1980，1982）、Karlsson 等（1995）、Yano 等（2001）、Tornøe 等（2004）和 Pillai 等（2005）的文献。

在 QT 效应的 PK/PD 建模领域中，贝叶斯分层模型的应用出人意料地相当有限。与最大似然法相比，该方法计算量大，需要更长的运行时间。然而，自从引入马尔可夫链蒙特卡罗技术以来，因其具诸多优点而广受欢迎。例如，数据无须线性或呈正态分布，可基于模型直接进行推断。此外，以随机样本的形式获得后验分布，充分反映了所有已知的不确定性。在贝叶斯方法中，参数的不确定性是用概率来表示的，并用自然而公开透明的方式来解读。对于 QT 间期，可表示为在给定的药物浓度下 QT 间期延长 10ms 的概率。图 7.2 为利用 QT 间期延长的贝叶斯建模生成概率曲线的案例。另一个优点是能将先验信息，如早期临床试验的结果，或关于 QT-RR 关系和昼夜节律变化的信息纳入分析。Lunn 等（2002）对贝叶斯方法及其在 PK/PD 建模中的应用进行了深入的论述。

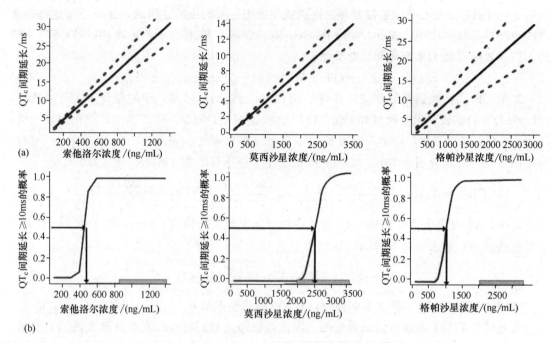

图 7.2 （a）延长 $QT_c$ 的三种药物的浓度-$QT_c$ 效应关系：索他洛尔、莫西沙星和格帕沙星；（b）通过贝叶斯模型获得的 $QT_c$ 延长≥10ms 的相应概率曲线

（经 Chain 等许可转载，2011）

## 7.3.2 预测人体 QT 间期风险的临床前模型

由于 QT 间期延长是药物开发中的一个重要问题，因此应尽早对 QT 间期延长进行考察。理想情况下，应在化合物进入首次人体试验之前开展。如果药物与 QT 延长和尖端扭转型室性心动过速发生的风险相关，则可在早期终止开发，避免进一步的研发失败。此外，从安全角度可避免受试者的潜在风险。这一点尤为重要。

制药公司已经采用了一系列的临床前分析和测试，避免尖端扭转型室性心动过速的发生，选择最合适的候选药物进行人体试验。表 7.2 列举了临床前开发中使用的常用技术。后文中，将介绍各种数学建模方法，应用这些试验数据，预测人体 QT 间期延长的风险。

### 7.3.2.1 使用体外数据进行计算机模拟

QT 间期延长和 TdP 发生的细胞、组织和器官水平的背后机制很复杂。QT 间期由内向和外向离子流动所产生电流的平衡决定，其延长主要是由人类 *ether-a-go-go* 相关基因（human *ether-a-go-go*-related gene，hERG）编码的延迟整流钾通道（$I_{Kr}$）的阻断所致（Curran 等，1995）。当 hERG 被阻断时，会导致复极化电流减少，从而增加膜电压保持在高水平的时间。如图 7.1（a）所示，这可视为细胞 APD 的增加进而导致 QT 间期的延长［图 7.1（b）］。然而，TdP 的发生不能单纯地用单个离子通道的抑制来解释。除 hERG 外，一些药物还可以阻断其他的离子通道，影响 QT 反应（Bril 等，1996；Martin 等，2004）。

例如，如果药物抑制 hERG 和携带反向复极电流的其他通道（如快速钠通道，$I_{Na}$），则可导致药物虽为 hERG 阻滞剂，但不导致 QT 间期延长（Schmitt 等，2008）。因此，除了hERG，大多数制药公司在体外高通量筛选中还评价了药物对其他离子通道的影响（Harmer 等，2011；Wible 等，2008；Chen 等，2009）。

为了理解离子通道动力学和动作电位（action potential，AP）特性的基本过程，人们已建立了多种数学模型，包括由 Winslow 等（1999）、Fox 等（2002）、Hund 和 Rudy（2004）、Mahajan 等（2008）和 Grandi 等（2010）开发的模型。图 7.3 为 Hund 和 Rudy（2004）开发的犬类心室细胞数学模型的示意图。制药行业采用这些数学模型，利用各种离子通道的体外实验数据，模拟药物对 AP 的诱导效应。例如，Bottino 等（2006）展示了如何使用来自 hERG、$I_{Na,sus}$、$I_{CaL}$、$I_{Ks}$、$I_{tol}$、$I_{Na,Ca}$ 等离子通道的 $IC_{50}$ 值来模拟犬的跨壁心电图，而跨壁心电图可用于模拟人类心电图。Davies 等提出了一种计算机模型 isAP，能够利用 5 个离子通道（hNav1.5、hCav1.2、hKv4.3/hKChIP2.2、hKv7.1/hminK 和hKv11.1）的浓度-效应数据，预测犬类心肌细胞 APD 的变化。作者表明该法能够解释模型中犬之间的生理变异；仅使用单一来源数据的 IonWorks 就可生成所有离子通道数据，降低APD 的变异（Schroeder 等，2003）。针对构建的 isAP 模型，已用 53 种化合物进行了验证，其中包括离子通道抑制剂和诱导剂，以及单离子通道阻滞剂和多离子通道阻滞剂。将 isAP模型的预测结果与使用犬左心室中层心肌细胞进行的 APD 实验测量值进行比较，发现该模型的预测准确率为 81%（Davies 等，2012）。Mirams 等（2011）采用了类似的方法，使用来自 31 种药物的三个离子通道（hERG、$I_{Na}$ 和 $I_{CaL}$）的 $IC_{50}$ 数据，进行了心室细胞的计算机建模，并预测 APD 的变化。他们使用不同的起搏方案对兔、犬和人类心室肌细胞进行了模拟，然后使用 Redfern 等（2003）提出的风险分类，将计算机模型预测结果与 TdP 的风险进行比较，量化模型的预测能力。这些研究表明：模型能够准确地预测单一的 hERG阻滞剂和多离子通道阻滞剂的 TdP 风险，并证明在所有评估的标志物中，APD 延长与扭转

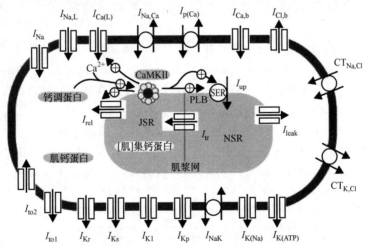

图 7.3　Hund 和 Rudy（2004）开发的犬类心室细胞数学模型的示意图

CaMKII—$Ca^{2+}$/钙调蛋白依赖性蛋白激酶；JSR—连接肌质网；NSR—网状肌质网；PLB—受磷蛋白；

$CT_{Na,Cl}$—$Na^+$-$Cl^-$协同转运蛋白；$CT_{K,Cl}$—$K^+$-$Cl^-$协同转运蛋白；$I_{up}$—$Ca^{2+}$从肌质向 NSR 的摄取；

$I_{leak}$—$Ca^{2+}$从 NSR 渗漏到肌质；$I_{rel}$—$Ca^{2+}$从 JSR 释放到肌质；$I_x$—特定离子电流

（经 Hund 和 Rudy 许可转载，2004）

发生风险最具有相关性（Mirams 等，2011）。

上述案例表明：在药物发现的早期阶段，即先导化合物识别和优化过程中，基于离子通道活性的高通量筛选试验，计算机模型可有效评估 QT 间期延长的风险，筛选候选化合物。若使用分布式计算服务器等，数学计算可以在短时间内完成，使计算机模型作为附加的虚拟高通量筛选平台。显然，药物开发过程中应用计算机模型是非常有益的，可以替代和减少动物的使用［体现了伦理学的 3R 概念：替代、改进和减少（示例见 Fink 等，2009，或www. nc3rs. org. uk］。此外，还可减少研发成本和缩短研发时间。计算机模型可以进一步提供关于心脏风险的信息，有助于筛选最合适的化合物进行临床前试验。但在使用计算机模型时，应注意模型假设和局限性。例如，利用表达心脏离子通道细胞系的体外数据进行预测，并不总能够准确地反映体内的离子通道的自然状态。此外，计算机模型预测 QT 风险的准确性还取决于数学模型的复杂性。例如离子通道的数量，包括 G 蛋白偶联受体（G-protein-coupled receptor，GPCR）或激酶等，均可受到化合物的影响，从而影响 QT 间期。另外，其他的"体内调节剂"，即存在于全身机体中但未被模型考虑的因素，例如激素调节、来自神经系统的信号，或伴随的心血管疾病等，也可影响预测准确性。

### 7.3.2.2 应用体外数据的基于机制的建模

体外 hERG 分析源自 QT 间期延长与 hERG 钾通道抑制关系的发现（参见表 7.2）。目前，该方法被广泛用于预测复极延迟的风险（Brown，2004；Anon，2005a）。在一定浓度范围内，考察新药和其主要代谢物浓度与 hERG 钾电流的关系，以确定浓度-效应关系。安全系数通常设定为 hERG $IC_{50}$ 与体内或临床研究中所达最大游离血浆浓度比值的 $30\sim40$ 倍（Redfern 等，2003；Gintant，2011）。尽管这些方法有一定预测性，但难以定量评估 QT 延长的程度。研究者可以应用基于机制的 PK/PD 研究方法，评估和量化体外离子通道抑制和体内/临床 QT 的结果。基于机制的 PK/PD 研究方法，可描述从给药至药物效应间的特定过程。例如：① 药物的 PK；② 靶点分布的潜在延迟（滞后）；③ 受体结合；④ 激活；⑤ 转导。

应用基于机制的模型可区分药物特异性参数（如受体结合）和系统特异性参数（如信号转导），实现从体外到体内的外推或物种间的外推（有关的综述见 Danhof 等，2005；Ploeger 等，2009）。尽管这些模型并未包括所有的实际生理和药理的复杂过程，但由于结合了受体理论，因此可以根据体外试验数据预测体内效应。

Jonker 等（2005）采用基于机制的方法，应用药理学激动作用的工作模型（Black 和Leff，1983），将 hERG 抑制程度与选择性 hERG 阻滞剂多非利特（Dofetilide）的临床 QT反应相联系。作者通过应用以下的激动剂模型将药物的体外特性，即亲和力、活性以及血浆游离药物浓度与 QT 效应联系起来：

$$QT_{CF}=QT_0+\frac{QT_m\times(\tau\times C)^n}{(K_I+C)^n+(\tau\times C)^n}\qquad(7.7)$$

式中，$QT_0$ 为平均 QT 基线值；$QT_m$ 为 QT 的最大延长时间；$\tau$ 为传感器比率；$K_I$ 为导致 $50\%$ hERG 电流抑制的多非利特浓度；$n$ 为斜率因子（Jonker 等，2005）。无量纲的参数 $\tau$ 对应于 hERG 分析中的半数最大效应，定义为最大电流抑制（maximum current inhibition，$I_{max}$）与 hERG 通道被抑制份额的比率。最终模型还包括其他参数，如长期给药时的系统特异性耐受性的发生和加入效应室以描述效应滞后的现象。作者应用群体 PK/PD 方法进行计算，估计个体间变异和个体内变异。结果显示：模型能够描述 hERG 体外抑制与人体 QT 间期延长程度间的关系（如图 7.4 所示）。根据该模型，10％的 hERG 抑制对应于 20ms 的 QT 间期变化。在欧洲药品管理局（European Medicines Agency，EMA）监管机构与欧洲制药工业协会联合会（European Federation of Pharmaceutical Industries and Associations industry，EFPIA；Visser 等，2013）举行的建模与模拟（modeling and simulation，M&S）研讨会上也报告了类似的研究结果。

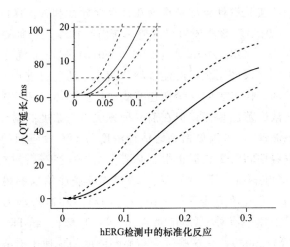

图 7.4  体外 hERG 离子通道抑制与人体 QT 绝对变化之间的关系

实线表示中位数，虚线表示 95％置信区间。插图表示图形的部分放大，对应的 QT 间期变化可达 20ms

［来自 Macmillan Publishers Ltd：Clinical Pharmacology & Therapeutics（Jonker 等，2005），经许可转载］

该模型利用体外筛选试验获得的参数，预测体内和临床 QT 间期的风险，是模型应用的重要进展，为定量评估药物暴露与人类致心律失常风险的相关关系提供了依据。然而，由于该模型是为单一 hERG 阻滞剂开发的，因此将模型外推至其他药物，尤其是可影响多个离子通道的药物时须谨慎。正如前文所提及的，也是作者本人强调，许多通道的抑制或刺激都可能会影响到 QT 间期。因此，未来需要开发可将多个离子通道的抑制效应与临床 QT 间期变化相关联的模型。

### 7.3.2.3  使用体内数据的描述性和半机制性 PK/PD 的建模

在应用麻醉和/或清醒动物模型进行体内研究时，常会监测 QT 间期以及其他心电图参数和生命体征参数（见表 7.2）。由于在研究过程中也采集血浆样品，因此可以应用 PK/PD 模型来描述浓度-效应关系。近年来，此类临床前研究越来越普及，并且已经用于描述大鼠、犬和猴中药物诱导的 QT 变化（Ohtani 等，2000；Ollerstam 等，2006，2007a，b；Komatsu 等，2010；Dubois 等，2011；van der Graaf 等，2011；Watson 等，2011；Chain，2012；Parkinson 等，2013）。本节将举例说明 PK/PD 建模如何改善临床前研究设计，以及基于临床前研究数据预测临床 QT 间期的方法。

（1）研究设计的优化

如 7.3.1 节所述，许多药物在血药浓度和 QT 反应之间存在时间差（Le Coz 等，1995；Hanada 等，1999；Ohtani 等，2000；Ollerstam 等，2006）。例如：①药物作用的靶部位为血浆以外的隔室；②间接驱动的药物效应；③具缓慢的靶点结合/解离过程（Danhof 等，

2008；Gabrielsson 等，2010）。滞后现象可显著影响研究结果的解读。如 Gabrielsson 等所述，如果忽略滞后效应，则可错误地计算药物暴露的安全范围，进而导致对临床安全剂量的预测失败。因此，有必要采用效应室模型或间接效应模型，描述滞后现象（参见 7.3.1 节）。然而，仅当基于有效数据构建的模型方可应用，即给药后在信息丰富的时间点采集了 QT 数据后建模。这些数据可以通过"时间序列法"获得，即在浓度-时间曲线和效应-时间曲线的上升和下降过程中均进行采样。然后，利用采样数据拟合 PK/PD 模型，充分描述效应的起始、强度和持续过程。该实验设计类型被认为在计算变异性和置信区间方面具有更强的统计效能（Gabrielsson 等，2010）。该法还可以区分系统特异性参数（如翻转参数）和药物特异性参数（如 $E_{max}$ 和 $EC_{50}$）。Ollerstam 等（2006，2007a）提出了优化实验设计，以获得含有丰富信息的数据。他们建议使用缓慢的连续静脉滴注，随后再进行洗脱，而不是快速、分步的滴注或单次口服给药。作者表明：缓慢连续滴注产生的体内药物浓度范围与快速滴注或多次注射所获得的血药浓度范围相似；但在前一种方法中，浓度的增加更为缓慢，因此不易出现较大的变异（瞬态波动），可以更精确地估计浓度与 QT 效应间的关系。作者还强调了不仅在滴注期间，在洗脱期间收集数据也很有必要。如果存在滞后的 QT 效应，洗脱期的数据可以提供重要信息（Ollerstam 等，2007a）。缓慢连续滴注给药的另一个优点是可减少不必要的血流动力学影响。已有研究表明：TdP 发生的风险和血流动力学效应（如心率快速增加和心动过速）与输液速率有关（Kleinbloesem 等，1987；van Harten 等，1988；Carlsson 等，1993；Detre 等，2005），且这些效应与血药浓度的快速上升有关。因此，采用逐渐增加浓度的缓慢连续滴注方式更为有利。另外，发生严重不良反应时，这种缓慢渐进的浓度升高也可被很快地终止。

一旦优化了临床前研究的实验设计并收集到了有意义的数据，下一步就是以最合适的方式进行 PK/PD 分析。Ollerstam 及其同事发表的另一项工作中，考察了多种数据处理方法以开发最佳的分析方法。他们建议在个体水平对 QT 间期进行心率和载体效应的校正，并发现线性校正最合适（Ollerstam 等，2007a）。此外，作者还强调在分析 QT 间期时需要排除伴有心率快速增加的 QT 间期。这是由于心率的突然变化和 QT 间期变化之间通常存在时间滞后。QT 间期在心率变化后需要数分钟才能在新的水平达到稳定（Lau 等，1988；Batch-varov 等，2002；Malik，2004；Pueyo 等，2004）。虽然 QT/RR 滞后是已知的现象，但在 QT 的数据分析中常被忽略，导致低估或高估给药后 QT 效应。因此，将心率（HR）的突然变化纳入考量和分析非常重要。这在使用清醒动物的临床前研究中尤为重要。这些研究在对自由活动的动物进行 CV 测量时，常会导致 HR 的突然变化。

（2）体内应用：临床预测

应用 PK/PD 模型，以准确描述临床前动物中药物引起的 QT 间期变化。这是转化研究的第一步，可为临床前 PK/PD 模型外推到人体，并预测人体中药物暴露与临床效应之间的关系奠定基础。下一步是理解和量化两个物种之间的转化关系。描述和量化临床前动物和人体中的 PK/PD 关系是转化分析的理论基础。然后，比较两个物种之间的药物特异性的 PK/PD 参数。例如，如果动物和人体的药物浓度-QT 间期关系均以线性 PD 模型描述［参见式（7.1）］，则可直接比较两个物种之间的斜率参数。同样，如果应用 $E_{max}$ 模型［参见式（7.3）］，则可比较两者的 $EC_{50}$ 值。若两个物种中的药物特异性参数是一致的，则可根据临床前的 PK/PD 参数，进行临床 QT 间期的预测。

Parkinson 等（2013）展示了使用四种药物（两种专利化合物）以及莫西沙星（Moxifloxacin）和多非利特（Dofetilide）在清醒的犬和人之间进行转化分析的案例。作者应用 PK/PD 模型：①以基于相同的游离药物浓度，建立了犬与人的药物浓度-QT 间期反应关系；②考察这种关系是否在所有化合物中都是一致的，或者是否取决于潜在的作用机制。结果表明：尽管数据具有较高的变异性，但在低 $\Delta QT_c$ 间期的单一 hERG 阻滞剂和多离子通道阻滞剂的转化关系中均相似。从图 7.5 可见犬和人之间构建的转化关系。并且犬的 2.5～8ms 的 $QT_c$ 变化相当于人的 10ms 的变化（Parkinson 等，2013）。尽管该分析仅限于四种化合物，需要更多的实例充分理解两物种间的转化关系，但该法用于评估临床 QT 风险是应用模型进行定量预测迈出的重要一步。

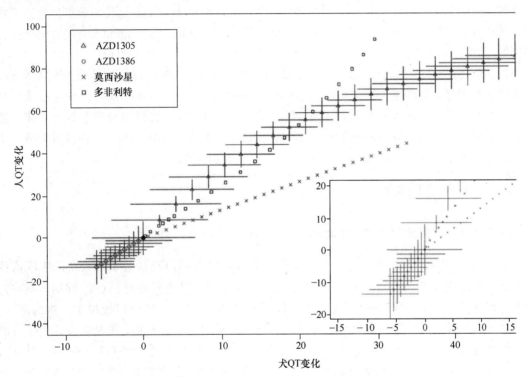

图 7.5　犬（$x$ 轴）和人（$y$ 轴）的 QT 绝对变化的转化关系

来自四种化合物的数据，每种化合物用不同的符号表示。直线对应 95% 置信区间。插图是起始部分的放大图（经 Elsevier 许可，转载自 Parkinson 等，2013）

　　Dubois 等（2011）使用莫西沙星，Chain 等（2012）使用莫西沙星、索他洛尔（Sotalol）和西沙必利（Cisapride）考察了犬和人之间的转化。在这项工作中，使用贝叶斯 PK/PD 方法预测临床的 QT 效应。临床前和临床研究的评价指标为给定暴露水平下 QT 间期延长大于或等于 10ms 的概率。应用该法可以区分药物特定的属性和系统特定的属性，直接比较两个物种的药物特定的属性。通过比较犬和人的浓度-效应关系中的斜率和 QT 延长的浓度范围可见：犬对 QT 延长的敏感性低于人（Dubois 等，2011）。

　　研究者对其他临床前物种也进行了类似的转化分析。例如，Watson 等应用 PK/PD 模型描述了猴中莫西沙星引起的 QT 反应。研究中采用了直接线性方程，即式（7.1），描述血浆浓度和 QT 效应之间的关系，然后将获得的斜率值与文献中对人类斜率的报道值进行比较。结果表明：尽管猴的浓度-QT 反应关系的斜率低于人类，但两个物种的参数都在平均估计值的 3 倍以内，这表明两个物种之间有较好的一致性。此外，这项研究还证实了之前

Jonker 等（2005）的研究结论，即可致体外 hERG 通道抑制率低于 10％的全身暴露，可导致 QT$_c$ 增加 10ms（van der Graaf 等，2011；Watson 等，2011）。

在进行转化分析时，应注意临床前动物和人类之间的转化关系可因所使用的不同的临床前物种而不同。例如，猴对莫西沙星引起的 QT 延长就比犬更为敏感（Dubois 等，2011）。另一方面，食蟹猴对 QT 延长的敏感性与狨猴非常相似（Komatsu 等，2010；Watson 等，2011）。此外，临床前动物和人之间的转化关系也可能受到测定方法或其他因素（如麻醉）的影响。例如 Ollerstam 等证明，犬的 QT 反应可能因所用犬模型而有明显差异。Ollerstam 采用四种已知的可致 QT 延长的药物（多非利特、莫西沙星、西沙必利和特非那定），比较了清醒、运动和麻醉三种犬模型的 QT 响应。分析表明麻醉犬对 QT 延长的敏感性比清醒或运动犬低得多。这些差异可归因于麻醉对动物代谢过程的影响，以及麻醉剂对 QT 间期的直接影响（Ollerstam 等，2007b）。

综上所述，越来越多的证据表明，全面的临床前 QT（TpQT）评估可为降低人类 QT 风险提供有用且高效的定量决策依据（van der Graaf 等，2011）。体外和体内研究以及复杂的数学方法如计算机模型和 PK/PD 相结合，可为评估心脏风险提供更全面的解决方案。这些方法不仅有助于在人体试验前发现和早期终止潜在的有害化合物的开发，而且可为分析临床开发后期可能出现的问题提供，更具体的心血管效应信息。

## 7.3.3  临床 QT 建模

### 7.3.3.1  临床研究中的 QT 建模

鉴于 QT$_c$ 延长所致的危及生命的严重后果，政府监管部门对这种相对较新的浓度依赖的药物不良反应（"药物流行病"）作出了规定。由于担心可能延长 QT/QT$_c$ 间期，政府监管部门拒绝或推迟了一些新药的批准，并对许多老药和一些新药的使用做出了严格的限制。在公共健康方面，随着卫生行政部门在批准新药时所采用的强制措施，药物研发采用了可能的有效措施（Chain，2012）。2005，ICH 发布了指南，推荐开展全面 QT（thorough QT，TQT）研究，作为系统评估和论证化合物导致 QT$_c$ 延长风险的依据（ICH E14 指南）。指南中除了阐述心室复极延长的评估过程以外，还要求使用阳性对照药和评估超治疗剂量的情况，以确保试验方案的准确性和敏感性（Anon，2005b）。对于研究时机以及 QT 评价中使用的测量方法和结果解读，指南也提供了建议。

TQT 研究采用的主要方法不是定量药理学分析，而是采用了"双 Δ"的分析方法。该法基于基线调整的阳性药物和安慰剂之间的时间配对的平均 QT$_c$ 间期差值。QT$_c$ 间期的评估结果必须低于 10ms 才被视为安全，即阴性结果（Anon，2005b）。药物和安慰剂 QT$_c$ 间期之间最大的时间配对的平均差在 5ms 左右或更低，即单侧 95％置信区间（95％-CI）应该低于每个单次测量＞10ms 的结果。该分析也存在一些问题，Boos 等（2007）、Tsong 等（2008）和 Chain（2012）对此进行了详细的综述。例如，药物暴露量以及浓度-QT 间的关系未被考虑（QT 间期延长与药物浓度的关系）（Rohatagi 等，2009；Chain 等，2011）。许多研究人员已强调了建立药物浓度与 QT$_c$ 间期变化之间关系的重要性，并提供了实例以说明这类评估在监管审评中的作用（Gobburu，2007；Garnett 等，2008；Zareba，2007；Bloomfield 和 Krishna，2008）。因此，量效评估可作为双 Δ 或任何基于时间点分析的有效替代方法。特别是前文中提到的浓度-QT 关系的非线性混合效应建模，可以整合所有时间点以及所有可用治疗组的数据。此外，其根据个体响应，而不是对每个时间点的 QT 响应计算平均值，可更好地理解响应的不确定性以及异常值的影响（Bloomfield and Krishna，2008）。

随着建模和仿真技术的发展，建议将心电图测量结果整合到其他强制性临床试验中，以产生更多证据，获取化合物的心血管安全性信息。鉴于目前强制性 TQT 研究的伦理风险和经济负担，以及相应的统计学和科学性问题，首次人体试验（first in human，FTIH）中考察促心律失常效应是一个具有潜力的替代方案。FTIH 研究（见表 7.2）是药物开发过程中的必经步骤。正如 Chain（2012）在综述中所述，原则上在剂量递增试验中所评估的数据可以用来建立浓度-效应曲线，评价浓度-QT 关系。这不仅在治疗剂量的水平上，而且在超治疗剂量的水平上，为浓度-QT 的评价提供证据。从考察安全性和耐受性的角度，在整个给药间隔期间，PD 与 PK 采样应平行，进行频繁或连续地监测。此外，在典型的 FTIH 试验中，纳入基准或阳性对照药也是可行的。在数据分析过程中，莫西沙星的许多既往研究结果（Florian 等，2011）可作为基准或先验信息。由于伦理原因而无法进行 TQT 研究的情况下（示例参见 Rock 等，2009），政府监管机构通常在很大的程度上依赖于 FTIH 研究和临床前研究来评估 QT 间期的延长。因此，通过建模和模拟，可充分利用已有的有限信息。

### 7.3.3.2　临床研究中的 PK/PD 模拟

第 7.3.2 节列举了定量药理学方法在临床前开发中的应用案例，不仅可用于描述、解读和预测临床 QT 间期延长的风险，还有助于药物开发过程中的化合物筛选和临床试验设计。近年来，基于模型的方法越来越受欢迎，催生了可用于临床药物开发的新工具。正如前文所述，建模不仅可用来分析研究结果，还能够应用于新情景的外推，有利于后期临床研究的监管审评和批准。

这些推断可以通过计算机进行临床试验模拟（CTS）实现。临床试验模拟时，通过收集药物已有的 PK 和 PD 特征信息，模拟临床试验的各种假设情景（参见 Aarons 等，2001；Girard，2005；Holford 等，2010）。在开展实际临床试验之前，该法提供了一个考察试验设计的机会。例如，考察具有不同人口学特征的群体（如仅限女性、仅限特定年龄或具有特定平均心率值的患者），不同的给药剂量和方案、采样方案等对试验结果的影响。另外，也可以通过模拟患者脱落和治疗依从性来评估方案偏离的后果。在 QT 间期延长的情况下，CTS 有助于设计最合适的剂量方案减少药物引起的 QT 间期延长，或预测不出现 QT 间期延长的最大剂量。然而，应牢记 CTS 必须基于由现有数据支持的正确的 PK/PD 模型。如果模型所含的信息不足，如数据未在适当的场景下采集（没有来自女性或高龄患者的数据），则无法对许多假设情景进行正确外推。必须采用高质量的数据进行建模，以支持 CTS。业内强调的"垃圾输入，垃圾输出"，应在开展外推时铭记于心。

Isbister（2006）等列举了 PK/PD 模拟在 QT 间期延长风险管控中的应用实例。作者应用既往开发的 PK/PD 模型进行计算机模拟，建立了西酞普兰（Citalopram）过量的管控指南。西酞普兰在高暴露下可导致 QT 间期延长。研究结果表明 CTS 可以：①确定一个最低剂量，并建议之后再进行一次单剂量的活性炭加速清除体内的西酞普兰；②确定一个最低剂量，之后需要进行额外的心功能监测；③确定超剂量用药患者的最短监测时间。此外，模拟为制定高龄患者、妇女和有潜在心脏疾病患者的剂量调整指南提供了信息。该研究展示了如何利用数学模拟技术帮助临床医生决定哪些患者在用药过后需要治疗，例如通过活性炭加速药物清除和/或额外的心功能监测的形式。类似的方法也被用于制定降低美沙酮（Methadone）使用者 QT 间期延长和 TdP 风险的指南（Florian 等，2012）。事实证明，模拟能够成功预测 QT 间期未延长至某一阈值的最大剂量，还可以确定可能导致美沙酮诱导 QT 间期延长的因素，如性别或使用影响 hERG 通道的其他药物或化合物，如可卡因（Cocacine）（Florian 等，2012）。

临床试验模拟对于选择 QT 数据分析的最佳方法也很有价值。Bonate 等考察了分析 QT 数据的各种指标的效能。例如，与基线相比的最大 QT 变化、最大 QT 间期或将 QT 基线作为协变量纳入分析等。模拟结果显示，以 QT 间期-时间曲线下面积和基线 QT 间期作为协变量，检测药物诱导 QT 变化的效能最高（Bonate，2000）。

### 7.3.3.3 预测患者群体的心血管风险

尽管人们为改进新药心血管不良事件的信号检测做出了许多努力（Haverkamp 等，2000；Netzer 等，2001；Shah 和 Hondeghem，2005），但都未重视药物获批后应用于一般人群后的实际情况。尽管上市后药物不良反应监测研究和自发不良事件报告已用于监测室上性心律失常、TdP 和其他安全性事件的发生（Dekker 等，1994；de Bruyne 等，1999；Montanez 等，2004），但开展预测、提前制订风险防控计划仍具有重要意义。此外，临床试验方案中规定了纳入和排除标准可以降低风险，并在进行风险-获益比未知的研究时，防止易受伤害的患者使用试验药品。然而，对于临床开发阶段被排除的患者，药品上市后实际用药时却并不受限制。目前的临床实践隐含了以下假设，即此类的纳入/排除标准并不会改变治疗结果。应用模型预测为应对此问题提供了定量和系统的解决方案。

通常在真实世界中，许多其他原因可显著地影响患者群体的 $QT_c$ 值。既往研究表明了心力衰竭、高血压、糖尿病和心肌梗死都会增加 $QT_c$ 延长的风险（Makkar 等，1993；Choy 等，1999；Nowinski 等，2002；Torp-Pedersen 等，1999）。除了合并症，联合用药也是延长 $QT_c$ 间期的主要影响因素。从监管的角度，关键问题是"鉴于临床研究中受试人群的限制、$QT_c$ 间期患者自身个体内变异的背景干扰、药物所致 CV 不良反应的低发生率，以及上市前临床研究有多大效能和可信度辨识药物所致的 TdP 风险"（Bonate 和 Russell，1999）。

首先，安全性试验设计在很大程度上是以疗效为导向的。暴露于 NCE 的受试者数量有助于治疗获益的显现，而不是识别罕见但潜在且致命的药物不良事件。同时，缺乏正规的方法减轻此类影响或支持目标人群的 CV 风险的管控。许多类型的患者，尤其是那些可不受限地暴露于药物且 TdP 风险高的患者，常被排除在这些试验之外。其中包括：①女性；②老人；③易患心脏病或非心脏疾病但伴有心肌复极储备降低而致 QT 间期更易延长的人群；④药物代谢酶或钾通道等靶点的药物遗传缺陷的人群；⑤易患心动过缓或电解质紊乱的人群；⑥接受具有 PK 或 PD 潜在药物相互作用的人群（Shah，2004，2005）。因此，在临床试验中检测药物-药物或药物-疾病相互作用非常有限。

鉴于入选的患者群体、背景噪声（由 $QT_c$ 间期自发的个体内变异引起）和相对较低的药物所致的不良反应发生率，临床试验难以准确检测 $QT_c$ 间期延长的频率和强度。事实上，已知不同化合物的发生心律失常的阈值可能会有所不同。此类事件的发生率从大约 1/100（卤泛群）至 1/50000（特非那定；Shah，2004）。随着风险管理的不断发展，申办方、监管机构和其他利益相关者必须考虑如何更好地评估因果关系，并确定目标人群 $QT_c$ 间期延长和心血管风险增加的影响因素。临床药理学家和监管机构方有必要进一步加深对风险管控的理解和认识。即如果缺少暴露-效应关系的评估，就无法准确评估 $QT_c$ 间期延长的风险（Garnett 等，2008）。除了临床试验中观察到的药物效应之外，在真实世界人群中，"非试验模拟"可从理论上定量评价导致 $QT_c$ 间期延长的所有影响因素。

基于模型的药物开发（model-based drug development，MBDD）可利用临床前试验数据和临床试验数据，在开发和应用药物有效性和安全性的定量药理学模型方面具有优势，可改善药物开发中的知识管理和研发决策（Kola 和 Landis，2004；美国 FDA，2004）。此外，还可以利用这些技术外推患者的药物暴露量，综合评估协变量和其他因素对实际患者 $QT_c$ 观测值的影响。与典型的临床试验模拟（Chan 和 Holford，2001；Gobburu 和 Marroum，2001）相反，"非试验"模拟可以整合 PK/PD 信息，描述随机临床试验中被忽略或排除的试验设计的作用。因此，这种新方法将是医药行业为改善安全性信号检测而不断努力的自然延伸。其中，药理学理论用于评估因果关系，区分药物引起的效应与其他效应（与药物无关的）（Pater 2005；Lalonde 等，2007；Pollard 等，2008；DiMasi 等，2010；Laverty 等，2011）。药物批准上市后，可从计划和实施的流行病学或药物流行病学研究中获取安全性数据。为了加强信号检测和改进风险管控，可以考虑将临床试验和流行病学的数据予以整合。正如 Black（1996）所解释的，"有学者主张在所有情况下进行随机临床试验，而有学者坚信观察性研究数据可以提供充分证据。两种研究方法之间的关系并不是相互对立，而是互补的关系"。亦有不少学者支持使用两种研究类型的数据来帮助决策（Atkins，2007；Landewe 和 van der Heijde，2007；Hannan，2008；Yang 等，2010）。

总之，模拟技术可整合临床试验和流行病学数据，在预测和解读安全性试验结果方面发挥重要作用。评估 $QT_c$ 间期的总体延长时，必须考虑到不同内在和外在的影响因素。非药物引起的因果关系信息可以应用流行病学方法进行量化，并与药物诱导效应的模型相结合，以评估总体效果。

# 7.4 心率评估中的定量药理学

## 7.4.1 预测人类心率风险的临床前模型

本章前几节列举了多个案例，阐述了建模和模拟技术在临床前和临床药物开发中评估 QT 间期延长时的应用。这些工作大大提高了人们对 QT 间期延长潜在机制的理解，并在评估及预测临床结果方面取得了很大的进步。但是，在其他 CV 参数方面，如血压、心率，所做的工作则少得多（Howgate，2013）。因此，对这些参数变化背后的机制知之甚少，评估其对人类风险的方法也很有限。例如，最近有人强调尽管犬在预测 QT 间期延长方面非常有价值，但在预测人类心率和血压的变化方面，犬是一个很差的临床前动物模型（Ewart 等，2013）。

直到最近，研究人员才开始应用 PK/PD 建模技术来理解临床前动物实验与人类心率之间的相关性。Langdon 等（2010）应用 PK/PD 模型描述犬和人的药物引起的 HR 变化，并对临床前模型的预测性能进行了分析。研究采用的方法类似于 3.3.2 节中描述的半机制建模方法，即采用直接线性模型［式（7.1）］与昼夜节律模型描述心率的昼夜变化，然后再比较两个物种的浓度-HR 反应曲线。分析表明犬和人对心率的变化同样敏感。此外，作者还用犬的浓度-效应关系斜率（即药物特异性参数）成功预测了人类的心率（Langdon 等，2010）。尽管这项工作仅限于一个化合物引起的 CV 变化，潜在机制尚不清楚，但这是将 PK/PD 模型应用于评估临床前物种心率变化、建立转化模型以预测临床结果的重要一步。

应用 PK/PD 模型评估心率的案例还包括了 Sällström 等（2005）开发的大鼠生物节律的临床前转化模型。该复杂模型描述了心率、血压和体温的基线情况及其 24h 内的特征变化。模型中同时考虑了昼夜之间的不对称模式和差异，还包括低温反应、耐受性的发生以及动物处置带来的影响。该模型有助于分离实际药物效应和生物节律，在临床前研究中尤为重要，具有重大价值。由于动物的处置（如给药期间或更换输液瓶时）可能会干扰 CV 的测量，了解昼夜生物节律的不对称模式和差异，对于优化研究设计也很有价值。例如，设计给药方案或设置实验环境时考虑 12h∶12h 的明暗循环（Sällström 等，2005）。

## 7.4.2 定量药理学在评估心率的临床研究中的应用

近年来，人们在开发 CV 系统的整体模型方面进行了一些努力，旨在描述 CV 的基本控制机制和系统，如压力感受器反馈系统或体循环和肺循环等。该模型可用于模拟 CV 参数 HR 和 BP。有学者已经开发了复杂的数学模型，其中包括 Kappel 和 Peer（1993）、Francheteau 等（1993）、Hentschel（2008）、Choi 和 Sun（2005）以及 van de Vooren 等（2007）的研究工作。然而，上述循环系统整体模型等复杂模型的常见问题是参数的结构可辨识性。如果参数在整体或局部无法辨识，则即便获取了实验数据，该模型也难以获得唯一的参数解（示例见 Bellman 和 Åström，1970；Cobelli 和 DiStefano，1980）。为了将这些复杂的生理模型应用于真实数据的分析，需要简化模型，例如重新定义参数。Cheung 等（2012）提供了一个对循环系统模型重新定义参数的案例。作者用这种方法证明在不影响模型机制解释的情况下，可减少模型中的参数的数量，并对参数进行求解。重新参数化的最终模型中的参数包括：①药物的 PK 参数，如清除率和分布容积；②PD 参数，如 $E_{max}$ 和 $EC_{50}$；③生理参数，如稳态心率值、平均动脉压和总外周阻力；④心率、平均动脉压和总外周阻力控制的相关参数；⑤时间常数参数。模型的示意图见图 7.6。该案例表明了复杂的

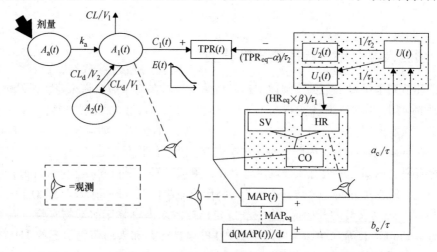

图 7.6　循环系统模型示意图

$A_a$、$A_1$、$A_2$、HR、SV、CO、TPR、MAP 分别为储室、中央、外周、心率、每搏输出量、心输出量、总外周阻力和平均气压（经 Elsevier 许可，转载自 Cheung 等，2012）

机制模型也可在实际中应用。

此外，更简单的半机制模型可用于心率的临床评估。Chaubaud 等（2002）应用临床试验模拟方法评估了心绞痛患者Ⅲ期临床试验的最佳方案设计。作者利用实验数据建立了一个复杂的 PK/PD 模型，其中包括活性代谢物、部分竞争性激动剂和滞后效应，并基于构建的最终模型模拟了大量的假设性试验。心率的变化被用作试验终点，用于推导胸痛/心绞痛发作的二分类临床结果。该研究的基本原理是假设冠心病患者的心率降低可降低心绞痛的风险。此外，心率低于某一阈值时，模型还可将心动过缓作为不期望发生的不良反应进行模拟。模拟的结果提供了最小有效剂量的信息，低于该剂量将无法观察到疗效。模拟的结果还提供了最大有效剂量的信息，超过该剂量则将出现诸多不良反应。此外，该研究还推荐了最佳的给药方案，即每日早晨 1 次给药比每日 2 次给药更有效。作者认为这是昼夜间的心率变化所致。

# 7.5 血压评估中的定量药理学

## 7.5.1 预测人类血压风险的临床前模型

血压的建模和模拟通常与心率密切相关。如前文所述，复杂的循环系统生理模型将血压作为模拟的参数之一。然而，在有些案例中血压是分析的重点。血压的变化可能与潜在的药理机制有关。例如，抑制钙通道可致血压降低，因此钙通道阻滞剂被用于治疗高血压（Goa 和 Sorkin，1987；Liau，2005；Yasunari 等，2005）。为了将这种已知的作用机制与临床效应相联系，Shimada 及其同事对八种钙通道阻滞剂（calcium channel blocker，CCB）进行了 PK/PD 分析（Shimada 等，1996）。作者成功地应用效应室模型解释了几种药物的长期缓慢反应；将钙通道结合的体外研究结果与高血压患者的临床效果联系起来，发现体外解离常数与体内 $EC_{50}$ 估计值之间存在显著相关性。这个发现可能有利于未来的外推预测（Shimada 等，1996）。Snelder 等（2011）开展了另一项转化研究，应用了基于机制的 PK/PD 模型来描述临床前数据和临床效应之间的转化关系。结果表明，应用数学模型可以有效地描述由 CV 系统调节的血压变化。该模型包括血压、心输出量和总外周阻力之间的联系，并对不同作用机制的上市药物进行了评估。研究结果表明，构建的模型可以成功地用于预测临床效应，模拟新试验条件下的临床效果（Snelder 等，2011）。

## 7.5.2 定量药理学在评估血压的临床研究中的应用

在临床研究中，PK/PD 建模方法可用于评估血压的变化以选择最佳的给药方案。Kleinbloesem 等（1987）应用建模技术来证明缓慢和快速静脉滴注硝苯地平（Nifedipine）的效果。结果表明，给药速度的增加与观察到的血压变化相关。其他学者也报道了相似的结果（如 Nakaya 等，1983；van Harten 等，1988）。

FDA 发布的通讯中强调了临床开发和监管提交过程中数学模型评估 BP 的重要性。其中介绍了定量药理学对监管决策的影响（Lee 等，2011）。文中介绍了一个为控制血压而开发的钙通道阻滞剂的案例。定量药理分析表明：申办方提交至 FDA 的最初临床试验中采用了一种激进的给药方案，导致了不必要的血压过度降低及波动。研究者对这些不良反应进行调查后，基于实际临床试验数据开发了 PK/PD 模型，并进行了临床试验模拟，探索可行的、较保守的给药方案。结果表明，通过模型可模拟和设计可行的给药方案，达到血压降低的目标，且不发生药物不良反应（Lee 等，2011）。故无须开展昂贵的临床试验，通过计算机模拟可以解决监管问题。

FDA 发布的通讯中，Bhattaram 等（2005）提供了另一个类似的案例。在该案例中，研究药物引起了低血压的副作用。最初提交的申请未被批准。部分原因是药物可对血压产生不必要的副作用。与前面的例子相似，为了解决该问题，开展了临床试验模拟，探索并证明了一种可行的给药方案，最大限度地减少低血压的风险。在此案例中，临床试验模拟之后开展了实际的临床研究。但是模拟结果被直接用于临床研究方案的设计。真实临床研究的结果与模拟结果非常一致。最终该药获得了批准。

# 7.6　结论

本章列举了应用定量药理学方法评估 QT 间期延长、心率和血压等 CV 参数的多个实例。显而易见，在临床前和临床的药物开发过程中，建模和模拟对 CV 安全性的评估具有重要意义，可以帮助决策（如化合物的选择、继续/不继续研发）、临床试验的设计和确保人类受试者的安全等。此外，建模和模拟也有利于新药上市申请，如实际临床试验中未直接评估的剂量或给药方案，通过临床试验模拟也可得到批准。在提供试验用药物有效性或安全性的确证证据方面，PK/PD 建模也很有价值。事实上，FDA 报告了应用定量药理学的提交新药申请的数量在不断增加，并指出这些方法在监管决策中至关重要（Bhattaram 等，2005；Lee 等，2011）。

# 7.7　本章重点

- CV 安全性是药物中止开发和撤市的主要原因，药物引起的心脏复极延迟和致心律失常风险是药品说明书中描述的主要不良反应和撤市的主要原因。
- 心脏负荷的评估在药物开发过程中至关重要。应尽早发现潜在风险，理想情况下在药物进入首次人体试验之前开展评估，以保护人类受试者的安全并尽早停止不安全的化合物的开发。
- 定量药理学（基于模型的）方法可用于临床前评估，例如：①计算机 APD 模型；②CV 参数的描述性和半机制 PK/PD 模型（如 QT 间期、HR、BP）；③基于机制的 QT 延长模型（如激动剂工作模型）。
- 临床前模型可用于辅助临床试验设计以及跨系统的外推（如从体外或体内到临床），预测临床结果。例如，已经确定人类 10ms 的 $QT_c$ 变化与药暴露相关，可导致如下变化：

　　—体外检测中约 5% 的 hERG 阻滞；

—猴中约 5ms 的 $QT_c$ 变化；

—犬中 2.5～8ms 的 $QT_c$ 变化。

• 定量药理学方法可用于临床药物的开发，可以在新的场景下，例如在新的给药方案或替代患者群体（临床试验模拟）中进行药物效应的预测，还能辅助设计临床研究，甚至可以预测实际人群中的 QT 间期（而不是在模拟试验中）。

# 参 考 文 献

Aarons L，Karlsson MO，Mentré F，Rombout F，Steimer JL，van Peer A COST B15 Experts（2001）Role of modelling and simulation in Phase I drug development. Eur J Pharm Sci 13：115-122.

Abrahamsson C，Dota C，Skallefell B，Carlsson L，Halawani D，Frison L，Berggren A，Edvardsson N，Duker G（2011）DeltaT50—a new method to assess temporal ventricular repolarization variability. J Electrocardiol 44（4）：477. e1-477. e9.

Adesanya CO，Yousuf KA，Co C，Gaur S，Ahmed S，Pothoulakis A，Suryaprasad A，Gupta S（2008）Is wider worse? QRS duration predicts cardiac mortality in patients with right bundle branch block. Ann Noninvas Electrocardiol 13（2）：165-170.

Ando KHT，Kanno A，Ikeda H，Imaizumi M，Shimizu N，Sakamoto K，Shinichi Kitani S，Yamamoto Y，Hizume S，Nakai K，Kitayama T，Yamamoto K（2005）QT PRODACT：in vivo QT assay with a conscious monkey for assessment of the potential for drug-induced QT interval prolongation. J Pharmacol Sci 99：487-500.

Anon（2005a）ICH S7B：the non-clinical evaluation of the potential for delayed ventricular repolarization（QT interval prolongation）by human pharmaceuticals.（文件可从 EUROPEAN MEDICINES AGENCY 官网获取）

Anon（2005b）International conference on harmonisation—ICH E14 clinical evaluation of QT/QTc interval prolongation and proarrhythmic potential for non-antiarrhythmic drugs.（文件可从 FDA 官网获取）

Atkins D（2007）Creating and synthesizing evidence with decision makers in mind：integrating evidence from clinical trials and other study designs. Med Care 45（10 Suppl 2）：S16-S22.

Batchvarov VN，Ghuran A，Smetana P，Hnatkova K，Harries M，Dilaveris P，Camm AJ，Malik M（2002）QT—RR relationship in healthy subjects exhibits substantial intersubject variability and high intrasubject stability. Am J Physiol Heart Circ Physiol 282（6）：H2356-H2363.

Bazan C，Barba DT，Hawkins T，Nguyen H，Anderson S，Vazquez-Hidalgo E，Lemus R，Moore J，Mitchell J，Martinez J，Moore D，Larsen J，Paolini P（2012）Contractility assessment in enzymatically isolated cardiomyocytes. Biophys Rev 4：231-243.

Bazett HC（1920）The Q-T intervals，Heart 7：353.

Bellman R，Åström KJ（1970）On structural identifiability. Math Biosci 7（3-4）：329-339.

Benson AP，Aslanidi OV，Zhang H，Holden AV（2008）The canine virtual ventricular wall：a platform for dissecting pharmacological effects on propagation and arrhythmogenesis. Prog Biophys Mol Biol 96（1-3）：187-208.

Berger RD，Kasper EK，Baughman KL，Marban E，Calkins H，Tomaselli GF（1997）Beat-to-beat QT interval variability：novel evidence for repolarization lability in ischemic and nonischemic dilated cardiomyopathy. Circulation 96（5）：1557-1565.

Bhattaram V，Booth B，Ramchandani R，Beasley BN，Wang Y，Tandon V，Duan J，Baweja R，Marroum P，Uppoor R，Rahman N，Sahajwalla C，Powell JR，Mehta M，Gobburu JS (2005) Impact of pharmaco-metrics on drug approval and labeling decisions：a survey of 42 new drug applications. AAPS J 7 (3)：E503-E512.

Black N (1996) Why we need observational studies to evaluate the effectiveness of health care. BMJ 312：1215-1218.

Black JW，Leff P (1983) Operational models of pharmacological agonism. Proc R Soc Lond Ser B Biol Sci 220 (1219)：141-162.

Bloomfield D，Krishna R (2008) Commentary on the clinical relevance of concentration/QTc relationships for new drug candidates. J Clin Pharmacol 48 (1)：6-8.

Bonate P (2000) Rank power of metrics used to assess QTc interval prolongation by clinical trialsimulation. J Clin Pharmacol 40 (5)：468-474.

Bonate P，Russell T (1999) Assessment of QTc prolongation for non-cardiacrelated drugs from a drug development perspective. J Clin Pharmacol 39 (4)：349-358.

Boos DD，Hoffman D，Kringle R，Zhang J (2007) New confidence bounds for QT studies. Stat Med 26 (20)：3801-3817.

Bottino D，Penland RC，Stamps A，Traebert M，Dumotier B，Georgieva A，Helmlinger G，Lett GS (2006) Preclinical cardiac safety assessment of pharmaceutical compounds using an integrated systems-based computer model of the heart. Prog Biophys Mol Biol 90 (1-3)：414-443.

Bril A，Gout B，Bonhomme M，Landais L，Faivre J-F，Linee P，Poyser RH，Ruffolo Jr RR (1996) Combined potassium and calcium channel blocking activities as a basis for antiarrhythmic efficacy with low proarrhythmic risk：experimental profile of BRL-32872. J Pharmacol Exp Ther 276 (2)：637-646.

Brown AM (2004) Drugs，hERG and sudden death. Cell Calcium 35 (6)：543-547.

Buoen C，Bjerrum OJ，Thomsen MS (2005) How first-time-in-human studies are being performed：a survey of phase I dose-escalation trials in healthy volunteers published between 1995 and 2004. J Clin Pharmacol 45 (10)：1123-1136.

Car BD (2006) Enabling technologies in reducing drug attrition due to safety failures. Am Drug Discov 1：53-56.

Carlsson L，Abrahamsson C，Andersson B，Duker G，Schiller-Linhardt G (1993) Proarrhythmic effects of the class III agent almokalant：importance of infusion rate，QT dispersion，and early afterdepolarisations. Cardiovasc Res 27 (12)：2186-2193.

Chabaud S，Girard P，Nony P，Boissel J (2002) Clinical trial simulation using therapeutic effect modeling：application to ivabradine efficacy in patients with angina pectoris. J Pharmacokinet Pharmacodyn 29 (4)：339-363.

Chain ASY (2012) Mind the gap：predicting cardiovascular risk during drug development. Doctoral dissertation，Universiteit Leiden.

Chain ASY，Krudys KM，Danhof M，Della Pasqua O (2011) Assessing the probability of drug- induced QTc-interval prolongation during clinical drug development. Clin Pharmacol Ther 90 (6)：867-875.

Chain ASY，Sturkenboom MCJM，Danhof M，Pasqua OED (2012) Establishing in vitro to clinical correlations in the evaluation of cardiovascular safety pharmacology. Drug Discov Today Technol.

Chan PL，Holford NHG (2001) Drug treatment effects on disease progression. Annu Rev Pharmacol Toxicol 41：625-659.

Chen X，Cordes JS，Bradley JA，Sun Z，Zhou J (2006) Use of arterially perfused rabbit ventricular wedge in predicting arrhythmogenic potentials of drugs. J Pharmacol Toxicol Meth 54 (3)：261-272.

Chen MX，Helliwell RM，Clare JJ (2009) In vitro profiling against ion channels beyond hERG as an early indicator of cardiac risk. Curr Opin Mol Ther 11：269-281.

Cheng S，Keyes MJ，Larson MG，McCabe EL，Newton-Cheh C，Levy D，Benjamin EJ，Ramachandran SV，Thomas JW (2009) Long-term outcomes in individuals with prolonged pr interval or first-degree atrio-ventricular block. JAMA 301：2571-2577.

Cheung SYA，Majid O，Yates JWT，Aarons L (2012) Structural identifiability analysis and reparameterisation (parameter reduction) of a cardiovascular feedback model. Eur J Pharm Sci 46 (4)：259-271.

Choi YH，Sun Y (2005) Modeling and simulation of baroreflex regulation of heart rate in response to respiratory fluctuations in arterial pressure. Key Eng Mater 227-279：28-32.

Choy AMJ，Darbar D，Dell' Orto S Roden DM (1999) Exaggerated QT prolongation after cardioversion of atrial fibrillation. J Am Coll Cardiol 34 (2)：396-401.

Christensen TF，Randløv J，Kristensen LE，Eldrup E，Hejlesen OK，Struijk JJ (2010) QT measurement and heart rate correction during hypoglycemia：is there a bias? Cardiol Res Prac 2010：961290.

Clark M，Wiseman JS (2009) Fragment-based prediction of the clinical occurrence of long qt syndrome and torsade de pointes. J Chem Inform Model 49：2617-2626.

Cobelli C，DiStefano JJ (1980) Parameter and structural identifiability concepts and ambiguities：a critical review and analysis. Am J Physiol Regul Integr Comp Physiol 239 (1)：7-24.

Cooper CM，Skinner M，Antrobus B，Brown S，Lainee P，Valentin J (2011) Echocardiography：a sensitive，clinically translatable biomarker for cardiac contractility. J Pharmacol Toxicol Meth 64 (1)：29.

Curran ME，Splawski I，Timothy KW，Vincen GM，Green ED，Keating MT (1995) A molecular basis for cardiac arrhythmia：HERG mutations cause long QT syndrome. Cell 80 (5)：795-803.

Danhof M，Alvan G，Dahl S，Kuhlmann J，Paintaud G (2005) Mechanism-based pharmacokinetic-pharmacodynamic modeling：a new classification of biomarkers. Pharm Res 22 (9)：1432-1437.

Danhof M，de Lange ECM，Della Pasqua OE，Ploeger BA，Voskuyl RA (2008) Mechanism-based pharmacokinetic-pharmacodynamic (PK-PD) modeling in translational drug research. Trend Pharmacol Sci 29 (4)：186-191.

Darpö B (2007) Detection and reporting of drug-induced proarrhythmias：room for improvement. Europace 9 (Suppl 4)：iv23-iv36.

Davies MR，Mistry HB，Hussein L，Pollard CE，Valentin J，Swinton J，Abi-Gerges N (2012) An in silico canine cardiac midmyocardial action potential duration model as a tool for early drug safety assessment. Am J Physiol Heart Circ Physiol 302 (7)：H1466-H1480.

Dayneka NL，Garg V，Jusko WJ (1993) Comparison of four basic models of indirect pharmacodynamic responses. J Pharmacokinet Biopharm 21：457-478.

de Bruyne MC，Hoes AW，Kors JA，Hofman A，van Bemmel JH，Grobbee DE (1999) Prolonged QT interval predicts cardiac and all-cause mortality in the elderly：the Rotterdam study. Eur Heart J 20 (4)：278-284.

Dekker JM，Schouten EG，Klootwijk P，Pool J，Kromhout D (1994) Association between QT interval and coronary heart disease in middle-aged and elderly men. The zutphen study. Circulation 90 (2)：779-785.

Derendorf H，Meibohm B (1999) Modeling of pharmacokinetic/pharmacodynamic (PK/PD) relationships：concepts and perspectives. Pharmaceut Res 16：176-185.

Detre E，Thomsen MB，Beekman JD，Petersen K，Vos MA (2005) Decreasing the infusion rate reduces the proarrhythmic risk of NS-7：confirming the relevance of short-term variability of repolarisation in predicting drug-induced torsades de pointes. Br J Pharmacol 145 (3): 397-404.

DiMasi JA, Feldman L, Seckler A, Wilson A (2010) Trends in risks associated with new drug development: success rates for investigational drugs. Clin Pharmacol Ther 87 (3): 272-277.

Dota C, Skallefell B, Edvardsson N, Fager G (2002) Computer-based analysis of dynamic qt changes: toward high precision and individual rate correction. Ann Noninvasive Electrocardiol 7 (4): 289-301.

Dubois VFS, Chain A, van de Graaf P, Leishman D, Gallacher D, McMahon N, Danhof M, Pasqua OD (2011) Interspecies comparison of moxifloxacin induced QTc-interval prolongation. Population Approach Group in Europe (PAGE) Meeting. Abstr 2226.

Dumouchel W (1999) Bayesian data mining in large frequency tables, with an application to the FDA spontaneous reporting system. Am Stat 53 (3): 177-190.

Erdemli G, Kim AM, Ju H, Springer C, Penland RC, Hoffmann PK (2012) Cardiac safety implications of hNav1. 5 blockade and a framework for pre-clinical evaluation. Front Pharmacol 3: 1-9.

Ewart L, Aylott M, Deurinck M, Engwall M, Gallacher D, Geys H, Jarvis P, Ju H, Leishman D, Leong L, McMahon N, Mead A, Milliken P, Sherington J (2013) The animal model framework and the predictive power of the conscious telemetered dog for cardiovascular events in phase I clinical trials. Manuscript in preparation.

Fink M, Noble PJ, Noble D (2009) Mathematical models in cardiac electrophysiology research-implications for the 3Rs, NC3Rs. 19: 1-8. www.nc3rs.org.uk.

Florian JA, Tornøe CW, Brundage R, Parekh A, Garnett CE (2011) Population pharmacokinetic and concentration-QTc models for moxifloxacin: pooled analysis of 20 thorough QT studies. J Clin Pharmacol 51 (8): 1152-1162.

Florian J, Garnett CE, Nallani SC, Rappaport BA, Throckmorton DC (2012) A modeling and simulation approach to characterize methadone QT prolongation using pooled data from five clinical trials in MMT patients. Clin Pharmacol Ther 91 (4): 666-672.

Food and Drug Administration (2004) Innovation or stagnation: challenge and opportunity on the critical path to new medical products. FDA Report, pp 1-38.

Fox JJ, McHarg JL, Gilmour RF (2002) Ionic mechanism of electrical alternans. Am J Physiol Heart Circ Physiol 282 (2): H516-H530.

Francheteau P, Steimer JL, Merdjan H, Guerret M, Dubray C (1993) A mathematical model for dynamics of cardiovascular drug action: application to intravenous dihydropyridines in healthy volunteers. J Pharmacokinet Biopharmaceut 21: 489-510.

Fridericia LS (1920) Die Systolendauer im Elektrokardiogramm bei normalen Menschen und bei Herzkranken. Acta Med Scand 53 (1): 469-486.

Gabrielsson JL, Weiner DL (1999) Methodology for pharmacokinetic/pharmacodynamic data analysis. Pharm Sci Technol Today 2 (6): 244-252.

Gabrielsson J, Weiner D (2000) Pharmacokinetic and pharmacodynamic data analysis: concepts & applications (3rd edn.). Apotekarsocieteten, Swedish Pharmaceutical Society, Sweden.

Gabrielsson J, Green AR, van der Graaf PH (2010) Optimising in vivo pharmacology studies-practical PK-PD considerations. J Pharmacol Toxicol Meth 61 (2): 146-156.

Gabrielsson J, Fjellstrom O, Ulander J, Rowley M, van der Graaf PH (2011) Pharmacodynamic-pharmacokinetic integration as a guide to medicinal chemistry. Curr Top Med Chem 11: 404-418.

Garnett CE, Beasley N, Bhattaram VA, Jadhav PR, Madabushi R, Stockbridge N, Tornøe CW, Wang Y, Zhu H, Gobburu JV (2008) Concentration-QT relationships play a key role in the evaluation of proarrhythmic risk during regulatory review. J Clin Pharmacol 48 (1): 13-18.

Gavaghan C, Arnby C, Blomberg N, Strandlund G, Boyer S (2007) Development, interpretation and temporal evaluation of a global QSAR of hERG electrophysiology screening data. J Comput-Aided Mol Des 21 (4): 189-206.

Gintant G (2011) An evaluation of hERG current assay performance: translating preclinical safety studies to clinical QT prolongation. Pharmacol Ther 129 (2): 109-119.

Gintant GA, Gallacher DJ, Pugsley MK (2011) The "overly-sensitive" heart: sodium channel block and QRS interval prolongation. Br J Pharmacol 164 (2): 254-259.

Girard P (2005) Clinical trial simulation: a tool for understanding study failures and preventing them. Basic-Clin Pharmacol Toxicol 96 (3): 228-234.

Goa K, Sorkin E (1987) Nitrendipine. A review of its pharmacodynamic and pharmacokinetic properties, and therapeutic efficacy in the treatment of hypertension. Drugs 33 (2): 123-155.

Gobburu J (2007) PKPD modeling can be used in lieu of the endpoint definition in ICH E14. Paper presented at: Drug Information Association, Food and Drug Administration, Heart Rhythm 222 J. Parkinson et al. Society Symposium QT Issues in Drug Development: the evolving science, practical issues, and regulatory implications. Washington, DC.

Gobburu JV, Marroum PJ (2001) Utilisation of pharmacokinetic-pharmacodynamic modelling and simulation in regulatory decision-making. Clin Pharmacokinet 40: 883-892.

Grandi E, Pasqualini FS, Bers DM (2010) A novel computational model of the human ventricular action potential and Ca transient. J Mol Cell Cardiol 48 (1): 112-121.

Groth AV (2008) Alternative parameterisations of saturable (Emax) models allowing for nesting of non-saturable models. Population Approach Group in Europe (PAGE) Meeting. Abstr 1371.

Gwathmey JK, Tsaioun K, Hajjar RJ (2009) Cardionomics: a new integrative approach for screening cardiotoxicity of drug candidates. Exp Opin Drug Metabol Toxicol 5 (6): 647-660.

Hanada E, Ohtani H, Kotaki H, Sawada Y, Sato H, Iga T (1999) Pharmacodynamic analysis of the electrocardiographic interaction between disopyramide and erythromycin in rats. J Pharma Sci 88 (2): 234-240.

Hannan EL (2008) Randomized clinical trials and observational studies guidelines for assessing respective strengths and limitations. JACC: Cardiovasc Interv 1 (3): 211-217.

Harmer AR, Abi-Gerges N, Easter A, Woods A, Lawrence CL, Small BG, Valentin J, Pollard CE (2008) Optimisation and validation of a medium-throughput electrophysiology-based hNav1.5 assay using Ion-Works[TM]. J Pharmacol Toxicol Meth 57 (1): 30-41.

Harmer A, Valentin J, Pollard C (2011) On the relationship between block of the cardiac $Na^+$ channel and drug-induced prolongation of the QRS complex. Br J Pharmacol 164 (2): 260-273.

Haverkamp W, Breithardt G, Camm AJ, Janse MJ, Rosen MR, Antzelevitch C, Escande D, Franz M, Malik M, Moss A, Shah R (2000) The potential for QT prolongation and pro-arrhythmia by non-anti-arrhythmic drugs: clinical and regulatory implications: report on a policy conference of the european society of cardiology. Cardiovasc Res 47 (2): 219-233.

Heath BM, Cui Y, Worton S, Lawton B, Ward G, Ballini E, Doe CPA, Ellis C, Patel BA, McMahon NC (2011) Translation of flecainide- and mexiletine-induced cardiac sodium channel inhibition and ventricular conduction slowing from nonclinical models to clinical. J Pharmacol Toxicol Meth 63 (3): 258-268.

Hentschel S (2008) Modeling and simulation of blood pressure in rats. Master's degree Thesis: Faculty of Mathematics and Natural Sciences. University of Oslo.

Hinterseer M, Thomsen MB, Beckmann B, Pfeufer A, Schimpf R, Wichmann H-, Steinbeck G, Vos MA, Kaab S (2008) Beat-to-beat variability of QT intervals is increased in patients with drug-induced long-QT syndrome: a case control pilot study. Eur Heart J 29 (2): 185-190.

Holford NHG, Sheiner LB (1981) Understanding the dose-effect relationship: clinical application of pharmacokinetic-pharmacodynamic models. Clin Pharmacokinet 6: 429-453.

Holford N, Ma SC, Ploeger BA (2010) Clinical trial simulation: a review. Clin Pharmacol Ther 88 (2): 166-182.

Hondeghem LM, Carlsson L, Duker G (2001) Instability and triangulation of the action potential predict serious proarrhythmia, but action potential duration prolongation is antiarrhythmic. Circulation 103 (15): 2004-2013.

Howgate EM (2013) Cross-species scaling of cardiovascular safety pharmacology using PKPD modelling and simulation. A thesis submitted to the University of Manchester for the degree of Doctor of Philosophy in the Faculty of Medical and Human Sciences.

Hund TJ, Rudy Y (2004) Rate dependence and regulation of action potential and calcium transient in a canine cardiac ventricular cell model. Circulation 110 (20): 3168-3174.

Inanobe A, Kamiya N, Murakami S, Fukunishi Y, Nakamura H, Kurachi Y (2008) In silico prediction of the chemical block of human *ether-a-go-go*-related gene (hERG) $K^+$ current. J Physiol Sci 58: 459-470.

Isbister G, Friberg L, Duffull S (2006) Application of pharmacokinetic-pharmacodynamic modelling in management of QT abnormalities after citalopram overdose. Intensive Care Med 32 (7): 1060-1065.

Jacobson I, Carlsson L, Duker G (2011) Beat-by-beat QT interval variability, but not QT prolongation per se, predicts drug-induced torsades de pointes in the anaesthetised methoxamine-sensitized rabbit. J Pharmacol Toxicol Meth 63 (1): 40-46.

John AD, Fleisher LA (2006) Electrocardiography: the ECG. Anesthesiol Clin 24: 697-715.

Jonker DM, Kenna LA, Leishman D, Wallis R, Milligan PA, Jonsson EN (2005), A pharmacokinetic-pharmacodynamic model for the quantitative prediction of dofetilide clinical QT prolongation from human *ether-a-go-go*-related gene current inhibition data. Clin Pharmacol Ther 77: 572-582.

Jusko WJ, Ko HC (1994) Physiologic indirect response models characterize diverse types of pharmacodynamic effects. Clin Pharm Ther 56 (4): 406-419.

Kappel F, Peer RO (1993) A mathematical model for fundamental regulation processes in the cardiovascular system. J Math Biol 31 (6): 611-631.

Karlsson M, Beal S, Sheiner L (1995) Three new residual error models for population PK/PD analyses. J Pharmacokinet Biopharm 23 (6): 651-672.

Kashani A, Barold SS (2005) Significance of QRS complex duration in patients with heart failure. J Am Coll Cardiol 46: 2183-2192.

Kleinbloesem CH, Brummelen PV, Danhof M, Faber H, Urquhart J, Breimer DD (1987) Rate of increase in the plasma concentration of nifedipine as a major determinant of its hemodynamic effects in humans. Clin Pharm Ther 41 (1): 26-30.

Kola I, Landis J (2004) Can the pharmaceutical industry reduce attrition rates? Nat Rev Drug Discov 8: 711-716.

Komatsu R, Honda M, Holzgrefe HH, Kubo J, Yamada Y, Isobe T, Kimura K, Itoh T, Tamaoki N, Tabo M (2010) Sensitivity of common marmosets to detect drug-induced QT interval prolongation: moxifloxacin case study. J Pharmacol Toxicol Meth 61 (3): 271-276.

Lainee P (2009) Incidence of cardiac contractility issues in safety pharmacology studies: is the core battery sufficient? J Pharmacol Toxicol Meth 60 (2): 252.

Lalonde RL, Kowalski KG, Hutmacher MM, Ewy W, Nichols DJ, Milligan PA, Corrigan BW, Lockwood PA, Marshall SA, Benincosa LJ, Tensfeldt TG, Parivar K, Amantea M, Glue P, Koide H, Miller R (2007) Model-based drug development. Clin Pharmacol Ther 82 (1): 21-32.

Landewe R, van der Heijde D (2007) Primer: challenges in randomized and observational studies. Nat Clin Pract Rheum 3 (11): 661-666.

Langdon G, Davis JD, McFadyen LM, Dewhurst M, Brunton NS, Rawal JK, van der Graaf PH, Benson N (2010) Translational pharmacokinetic? pharmacodynamic modelling: application to cardiovascular safety data for PF-00821385, a novel HIV agent. Br J Clin Pharmacol 69 (4): 336-345.

Lau CP, Freedman AR, Fleming S, Malik M, Camm AJ, Ward DE (1988) Hysteresis of the ventricular paced QT interval in response to abrupt changes in pacing rate. Cardiovasc Res 22 (1): 67-72.

Laverty H, Benson C, Cartwright E, Cross M, Garland C, Hammond T, Holloway C, McMahon N, Milligan J, Park B, Pirmohamed M, Pollard C, Radford J, Roome N, Sager P, Singh S, Suter T, Suter W, Trafford A, Volders P, Wallis R, Weaver R, York M, Valentin J (2011) How can we improve our understanding of cardiovascular safety liabilities to develop safer medicines? Br J Pharmacol 163 (4): 675-693.

Le Coz F, Funck-Brentano C, Morell TM, Ghadanfar MM, Jaillon P (1995) Pharmacokinetic and pharmacodynamic modeling of the effects of oral and intravenous administrations of dofetilide on ventricular repolarization. Clin Pharmacol Ther 57: 533-542.

Lee JY, Garnett CE, Gobburu JVS, Bhattaram VA, Brar S, Earp JC, Jadhav PR, Krudys K, Lesko LJ, Li F, Liu J, Madabushi R, Marathe A, Mehrotra N, Tornoe C, Wang Y, Zhu H (2011) Impact of pharmacometric analyses on new drug approval and labelling decisions: a review of 198 submissions between 2000 and 2008. Clin Pharmacokinet 50: 627-635.

Liau C (2005) Barnidipine: a new calcium channel blocker for hypertension treatment. Exp Rev Cardiovasc Ther 3 (2): 207-213.

Lunn DJ, Best N, Thomas A, Wakefield J, Spiegelhalter D (2002) Bayesian analysis of population PK/PD models: general concepts and software. J Pharmacokinet Pharmacodyn 29: 271-307.

Mahajan A, Shiferaw Y, Sato D, Baher A, Olcese R, Xie L, Yang M, Chen P, Restrepo JG, Karma A, Garfinkel A, Qu Z, Weiss JN (2008) A rabbit ventricular action potential model replicating cardiac dynamics at rapid heart rates. Biophys J 94 (2): 392-410.

Makkar RR, Fromm BS, Steinman RT, Meissner MD, Lehmann MH (1993) Female gender as a risk factor for torsades de pointes associated with cardiovascular drugs. JAMA 270 (21): 2590-2597.

Malik M (2004) Errors and misconceptions in ECG measurement used for the detection of drug induced QT interval prolongation. J Electrocardiol 37 (Suppl 0): 25-33.

Markert M, Stubhan M, Mayer K, Trautmann T, Klumpp A, Schuler-Metz A, Schumacher K, Guth B (2009) Validation of the normal, freely moving gottingen minipig for pharmacological safety testing. J Pharmacol Toxicol Meth 60 (1): 79-87.

Martin RL, McDermott JS, Salmen HJ, Palmatier J, Cox BF, Gintant GA (2004) The utility of hERG and repolarization assays in evaluating delayed cardiac repolarization: influence of multi-channel block. J Cardiovasc Pharmacol 43 (3): 369-379.

Mason DT, Braunwald E, Covell JW, Sonnenblick EH, Ross J (1971) Assessment of cardiac contractility: the relation between the rate of pressure rise and ventricular pressure during isovolumic systole. Circulation 44 (1): 47-58.

Mirams GR, Cui Y, Sher A, Fink M, Cooper J, Heath BM, McMahon NC, Gavaghan DJ, Noble D (2011) Simulation of multiple ion channel block provides improved early prediction of compounds' clinical torsadogenic risk. Cardiovasc Res 91 (1): 53-61.

Molnar J, Zhang F, Weiss J, Ehlert FA, Rosenthal JE (1996) Diurnal pattern of QTc interval: how long is prolonged? Possible relation to circadian triggers of cardiovascular events. J Am Coll Cardiol 27 (1): 76-83.

Montanez A，Ruskin JN，Hebert PR，Lamas GA，Hennekens CH（2004）Prolonged QTc interval and risks of total and cardiovascular mortality and sudden death in the general population：a review and qualitative overview of the prospective cohort studies. Arch Intern Med 164（9）：943-948.

Moors J，Philip K，Harmer A，Lainee P，Valentin JP（2007）Incidence of cardiac contractility issues in safety pharmacology studies：is the core battery sufficient. The Society of Safety Pharmacology annual meeting（abstract）.

Moss AJ（1999）The QT interval and torsade de pointes. Drug Safety 21：5-10.

Mould D，Frame B，Taylor T（2011）Modeling and simulation in the development of cardiovascular agents. In：Kimko HHC，Peck CC（eds）. Springer，New York，pp 199-226.

Nagy D，DeMeersman R，Gallagher D，Pietrobelli A，Zion AS，Daly D，Heymsfield SB（1997）QTc interval（cardiac repolarization）：lengthening after meals. Obes Res 5：531-537.

Nakaya H，Schwartz A，Millard RW（1983）Reflex chronotropic and inotropic effects of calcium channel-blocking agents in conscious dogs. Diltiazem，verapamil，and nifedipine compared. Circ Res 52（3）：302-311.

Netzer R，Ebneth A，Bischoff U，Pongs O（2001）Screening lead compounds for QT interval prolongation. Drug Discov Today 6（2）：78-84.

Norton K，Iacono G，Vezina M（2009）Assessment of the pharmacological effects of inotropic drugs on leftventricular pressure and contractility：an evaluation of the QA interval as an indirect indicator of cardiac inotropism. J Pharmacol Toxicol Meth 60（2）：193-197.

Nowinski K，Gadler F，Jensen-Urstad M，Bergfeldt L（2002）Transient proarrhythmic state following atrioventricular junction radiofrequency ablation：pathophysiologic mechanisms and recommendations for management. Am J Med 113（7）：596-602.

Ohtani H，Taninaka C，Hanada E，Kotaki H，Sato H，Sawada Y，Iga T（2000）Comparative pharmacodynamic analysis of Q-T interval prolongation induced by the macrolides clarithromycin，roxithromycin，and azithromycin in rats. Antimicrob Agents Chemother 44（10）：2630-2637.

Ollerstam A，Visser SA，Persson AH，Eklund G，Nilsson LB，Forsberg T，Wiklund SJ，Gabrielsson J，Duker G，Al-Saffar A（2006）Pharmacokinetic-pharmacodynamic modeling of drug-induced effect on the QT interval in conscious telemetered dogs. J Pharmacol Toxicol Meth 53（2）：174-183.

Ollerstam A，Persson AH，Visser SA，Fredriksson JM，Forsberg T，Nilsson LB，Eklund G，Wiklund SJ，Gabrielsson J，Duker G，Al-Saffar A（2007a）A novel approach to data processing of the QT interval response in the conscious telemetered beagle dog. J Pharmacol Toxicol Meth 55（1）35-48.

Ollerstam A，Visser SA，Duker G，Forsberg T，Persson AH，Nilsson LB，Bjorkman JA，Gabrielsson J，Al-Saffar A（2007b）Comparison of the QT interval response during sinus and paced rhythm in conscious and anesthetized beagle dogs. J Pharmacol Toxicol Meth 56（2）：131-144.

Olson H，Betton G，Robinson D，Thomas K，Monro A，Kolaja G，Lilly P，Sanders J，Sipes G，Bracken W，Dorato M，Van Deun K，Smith P，Berger B，Heller A（2000）concordance of the toxicity of pharmaceuticals in humans and in animals. Regul Toxicol Pharmacol 32（1）：56-67.

Ovsyshcher IE，Barold SS（2004）Drug induced bradycardia. Pacing Clin Electrophysiol 27（8）：1144-1147.

Parkinson J，Visser SAG，Jarvis P，Pollard C，Valentin JP，Yates JWT，Ewart L（2013）Translational pharmacokinetic-pharmacodynamic modeling of QTc effects in dog and human. J Pharmacol Toxicol Meth 68：357-366.

Patat AA（2000）Designing and interpreting the results of first-time-to-man studies. Dialogues Clin Neurosci 2：203-212.

Pater C（2005）Methodological considerations in the design of trials for safety assessment of new drugs and chemical entities. Curr Control Trials Cardiovasc Med 6: 1.

Pillai G, Mentra F, Steimer J (2005) Non-linear mixed effects modeling: from methodology and software development to driving implementation in drug development science. J Pharmacokinet Pharmacodyn 32 (2): 161-183.

Piotrovsky V (2005) Pharmacokinetic-pharmacodynamic modeling in the data analysis and inter-pretation of drug-induced QT/QTc prolongation. AAPS 24: 609-624.

Ploeger BA, van der Graaf PH, Danhof M (2009) Incorporating receptor theory in mechanism-based pharmacokinetic-pharmacodynamic (PK/PD) modeling. Drug Metab Pharmacokinet 1: 3-15.

Pollard CE, Valentin J, Hammond TG (2008) Strategies to reduce the risk of drug-induced QT interval prolongation: a pharmaceutical company perspective. Br J Pharmacol 154 (7): 1538-1543.

Pollard C, Abi Gerges N, Bridgland-Taylor M, Easter A, Hammond T, Valentin J (2010) An introduction to QT interval prolongation and non-clinical approaches to assessing and reducing risk. Br J Pharmacol 159 (1): 12-21.

Prospective Studies Collaboration (2002) Age-specific relevance of usual blood pressure to vascular mortality: a meta-analysis of individual data for one milion adults in 61 prospective studies. Lancet 360: 1903-1913.

Pueyo E, Smetana P, Caminal P, Bayes de Luna A, Malik M, Laguna P (2004) Characterization of QT interval adaptation to RR interval changes and its use as a risk-stratifier of arrhythmic mortality in amiodarone-treated survivors of acute myocardial infarction. IEEE Trans Biomed 51: 1511-1520.

Redfern WS, Carlsson L, Davis AS, Lynch WG, MacKenzie I, Palethorpe S, Siegl PKS, Strang I, Sullivan AT, Wallis R, Camm AJ, Hammond TG (2003) Relationships between preclinical cardiac electrophysiology, clinical QT interval prolongation and torsade de pointes for a broad range of drugs: evidence for a provisional safety margin in drug development. Cardiovasc Res 58 (1): 32-45.

Redfern WS, Ewart L, Hammond TG, Bialecki R, Kinter L, Lindgren S, Pollard CE, Roberts R, Rolf MG, Valentin JP (2010) Impact and frequency of different toxicities throughout the pharmaceutical life cycle. Toxicol 114: 1081.

Rock E, Finkle J, Fingert H, Booth B, Garnett C, Grant S, Justice R, Kovacs R, Kowey P, Rodriguez I, Sanhai W, Strnadova C, Targum S, Tsong Y, Uhl K, Stockbridge N (2009) Assessing proarrhythmic potential of drugs when optimal studies are infeasible. Am Heart J 157 (5): 827-836, 836. e1.

Rohatagi S, Carrothers TJ, Kuwabara-Wagg J, Khariton T (2009) Is a thorough QTc study necessary? The role of modeling and simulation in evaluating the qtc prolongation potential of drugs. J Clin Pharmacol 49 (11): 1284-1296.

Sällström B, Visser SG, Forsberg T, Peletier L, Ericson A, Gabrielsson J (2005) A pharmacodynamic turnover model capturing asymmetric circadian baselines of body temperature, heart rate and blood pressure in rats: challenges in terms of tolerance and animal-handling effects. J Pharmacokinet Pharmacodyn 32 (5-6): 835-859.

Schmitt J, Ehrlich JR, Hohnloser SH (2008) New antiarrhythmic drugs for the treatment of atrial fibrillation. Herz Cardiovasc Dis 33: 562-567.

Schroeder K, Neagle B, Trezise DJ, Worley J (2003) IonWorks$^{TM}$ HT: a new high-throughput electrophysiology measurement platform. J Biomol Screen 8 (1): 50-64.

Seger DL (2006) A critical reconsideration of the clinical effects and treatment recommendations for sodium channel blocking drug cardiotoxicity. Toxicol Rev 25: 283-296.

Shah RR (2002) The significance of QT interval in drug development. Br J Clin Pharmacol 54 (2): 188-202.

Shah RR (2004) Drug-induced QT interval prolongation: regulatory perspectives and drug development. Ann Med 36: 47-52.

Shah RR (2005) Drug-induced QT interval prolongation—regulatory guidance and perspectives on hERG channel studies. In: The hERG cardiac potassium channel: structure, function and long QT syndrome. John Wiley & Sons Ltd, Chichester, pp 251-285.

Shah RR, Hondeghem LM (2005) Refining detection of drug-induced proarrhythmia: QT interval and TRIaD. Heart Rhythm 2 (7): 758-772.

Sheiner LB, Beal SL (1980) Evaluation of methods for estimating population pharmacokinetic parameters. I. Michaelis-Menten model: routine clinical pharmacokinetic data. J Pharmacokinet Biopharm 8: 553-571.

Sheiner LB, Beal SL (1982) Bayesian individualization of pharmacokinetics: simple implementation and comparison with non-Bayesian methods. J Pharm Sci 71: 1344-1348.

Shibao C, Grijalva CG, Raj SR, Biaggioni I, Griffin MR (2007) Orthostatic hypotension-related hospitalizations in the united states. Am J Med 120 (11): 975-980.

Shimada S, Nakajima Y, Yamamoto K, Sawada Y, Iga T (1996) Comparative pharmacodynamics of eight calcium channel blocking agents in Japanese essential hypertensive patients. Biol Pharm Bull 19: 430-437.

Sibille M, Deigat N, Janin A, Kirkesseli S, Vital Durand D (1998) Adverse events in phase-I studies: a report in 1015 healthy volunteers. Eur J Clin Pharmacol 54 (1): 13-20.

Snelder N, Ploeger B, Danhof M, Stanski D, Rigel D, Webb R, Feldman D, Luttringer O (2011) Quantitative understanding of drug effects on the interrelationship between mean arterial blood pressure, cardiac output and total peripheral resistance, Population Approach Group in Europe (PAGE) Meeting., Abstr 2058.

Stevens JL, Baker TK (2009) The future of drug safety testing: expanding the view and narrowing the focus. Drug Discov Today 14 (3-4): 162-167.

Sumner G, Salehian O, Yi Q, Healey J, Mathew J, Al-Merrii K, Al-Nemer K, Mann JFE, Dagenais G, Lonn E (2009) The prognostic significance of bundle branch block in high-risk chronic stable vascular disease patients: a report from the HOPE trial. J Cardiovasc Electrophysiol 20 (7): 781-787.

Suter W (2006) Predictive value of in vitro safety studies. Curr Opin Chem Biol 10 (4): 362-366.

Szilágyi S, Pollesello P, Levijoki J, Kaheinen P, Haikala H, Édes I, Papp Z (2004) The effects of levosimendan and OR-1896 on isolated hearts, myocyte-sized preparations and phosphodies-terase enzymes of the guinea pig. Eur J Pharmacol 486 (1): 67-74.

Terrar D, Wilson C, Graham S, Bryant S, Heath B (2007) Comparison of guinea-pig ventricular myocytes and dog Purkinje fibres for in vitro assessment of drug-induced delayed repolarization. J Pharmacol Toxicol Meth 56 (2): 171-185.

Tonkin A, Wing L (1992) Aging and susceptibility to drug-induced orthostatic hypotension. Clin Pharm Ther 52 (3): 277-285.

Tornøe CW, Agersø H, Jonsson EN, Madsen H, Nielsen HA (2004) Non-linear mixed-effects pharmacokinetic/pharmacodynamic modelling in NLME using differential equations. Comput Meth Prog Biomed 76 (1): 31-40.

Torp-Pedersen C, Møller M, Bloch-Thomsen P, Køber L, Sandøe E, Egstrup K, Agner E, Carlsen J, Videbæk J, Marchant B, Camm AJ (1999) Dofetilide in patients with congestive heart failure and left ventricular dysfunction. N Engl J Med 341 (12): 857-865.

Tsong Y, Shen M, Zhong J, Zhang J (2008) Statistical issues of QT prolongation assessment based on linear concentration modeling. J Biopham Stat 18: 564-584.

Valentin J, Hoffmann P, De Clerck F, Hammond T, Hondeghem L (2004) Review of the predictive value of the Langendorff heart model (Screenit system) in assessing the proarrhythmic potential of drugs. J Pharmacol Toxicol Meth 49 (3): 171-181.

van de Vooren H，Gademan MGJ，Swenne CA，TenVoorde BJ，Schalij MJ，van der Wall EE（2007）Baroreflex sensitivity，blood pressure buffering，and resonance：what are the links? Computer simulation of healthy subjects and heart failure patients. J App Physiol 102（4）：1348-1356.

van de Water A，Verheyen J，Xhonneux R，Reneman RS（1989）An improved method to correct the Q-T interval of the electrocardiogram for changes in heart rate. J Pharmacol Meth 22：207-217.

van der Graaf P，Gabrielsson J（2009）Pharmacokinetic-pharmacodynamic reasoning in drug discovery and early development. Future Med Chem 1：1371-1374.

van der Graaf PH，Watson KJ，Gorczyca WP，Umland J，Zhang Y，Chen X，Sun SZ，Fermini B，Holbrook M（2011）Towards a thorough preclinical QT（TpQT）study paradigm：pharmacokinetic-pharmacodynamic（PKPD）modelling of qtc effects of moxifloxacin in cynomolgus monkeys. Population Approach Group in Europe（PAGE）Meeting. Abstr IV-36.

van Harten J，van Brummelen P，Zeegers R，Danhof M，Breimer D（1988）The influence of infusion rate on the pharmacokinetics and haemodynamic effects of nisoldipine in man. Br J Clin Pharmacol 25（6）：709-717.

Varkevisser R，Wijers SC，van der Heyden MAG，Beekman JDM，Meine M，Vos MA（2012）Beat-to-beat variability of repolarization as a new biomarker for proarrhythmia in vivo. Heart Rhythm 9（10）：1718-1726.

Verhaeverbeke I，Mets T（1997）Drug-induced orthostatic hypotension in the elderly：avoiding its onset. Drug Saf Int J Med Toxicol Drug Exp 17：105-118.

Visser SAG，Manolis E，Danhof M，Kerbusch T（2013）Modeling and simulation in early development. CPT Pharmacomet Sys Pharmacol. Accepted.

Watson KJ，Gorczyca WP，Umland J，Zhang Y，Chen X，Sun SZ，Fermini B，Holbrook M，van der Graaf PH（2011）Pharmacokinetic-pharmacodynamic modelling of the effect of Moxifloxacin on QTc prolongation in telemetered cynomolgus monkeys. J Pharmacol Toxicol Meth 63（3）：304-313.

Wible BA，Kuryshev YA，Smith SS，Liu Z，Brown AM（2008）An ion channel library for drug discovery and safety screening on automated platforms. Assay Drug Dev Technol 6：765-780.

Winslow RL，Rice J，Jafri S，Marbán E，O'Rourke B（1999）Mechanisms of altered excitation-contraction coupling in canine tachycardia-induced heart failure，II：model studies. Circ Res 84（5）：571-586.

Wu L，Shryock JC，Song Y，Li Y，Antzelevitch C，Belardinelli L 2004 Antiarrhythmic effects of ranolazine ina guinea pig in vitro model of long-QT syndrome. J Pharmacol Exp Ther 310（2）：599-605.

Yang W，Zilov A，Soewondo P，Bech O，Sekkal F，Home P（2010）Observational studies：going beyond the boundaries of randomized controlled trials. Diabetes Res Clin Pract 88（Suppl 1）：S3-S9.

Yano Y，Beal SL，Sheiner LB（2001）Evaluating pharmacokinetic/pharmacodynamic models using the posterior predictive check. J Pharmacokinet Pharmacodyn 28：171-192.

Yasunari K，Maeda K，Nakamura M，Watanabe T，Yoshikawa J（2005）Benidipine，a long-acting calcium channel blocker，inhibits oxidative stress in polymorphonuclear cells in patients with essential hypertension. Hypertens Res 28（2）：107-112.

Zareba W（2007）Drug induced QT prolongation. Cardiol J 14：1897-5593.

# 第8章
# 细菌感染的定量药理学应用

Sherwin K. B. Sy and Hartmut Derendorf

## 8.1 引言

许多已上市抗菌药物的治疗价值正在下降，细菌对抗菌药物的耐药性问题已经达到了一个令人震惊的程度，对公众健康构成了严重的威胁。细菌耐药性的不断提高，使许多已上市的抗菌药物即便使用最大临床可耐受剂量也无效。由于耐药的出现，机会感染所致的院内病死率迅速增加（De Kraker 等，2011）。面对这场危机，有两种应对措施：①开发新类别的抗菌药物；②通过探明细菌的耐药性机制，来保持现有药物的治疗价值。第一种措施已证明是非常昂贵且耗时的；由于投资回报率很低，制药行业没有开发新型抗菌药物的动力。第二种措施可以通过以下两种方式实现：①开发对抗细菌耐药机制的新药，例如 β-内酰胺酶抑制剂与 β-内酰胺药物的联合使用；②优化现有抗生素的治疗。无论是新药还是已上市药物，为了减少细菌耐药，须应用定量药理学方法来指导给药方案的制订。

药代动力学和药效动力学（pharmacokinetics and pharmacodynamics，PK/PD）建模和模拟技术已被证明可用于制订给药方案、防止耐药，达到预期的临床疗效（Drusano，2004）。尽管之前已有优化抗菌药物剂量的成功案例，但是 PK/PD 建模和模拟在控制细菌感染方面仍未得到充分应用。本章将重点介绍从体外、动物和临床数据中获得的 PK/PD 模型，阐述抗菌药物 PK/PD 的两种主要建模方法，即基于最低抑菌浓度（the minimum inhibitory concentration，MIC）的建模和基于体外时间进程的建模。另外，还将叙述两种建模方法在单药治疗和联合治疗，以及出现耐药菌感染的情况下的应用。

## 8.2 基于 MIC 的方法

早在 20 世纪 50 年代，Eagle 设想了利用抗菌药物的 PK/PD 特性来指导给药方案的制订。他证明了青霉素（Penicillin）的时间依赖性抗菌模式，链霉素（Streptomycin）和杆菌肽（Bacitracin）的浓度依赖性抗菌模式，以及四环素（Tetracycline）的时间-浓度依赖的混合抗菌特征（Eagle 等，1950a，b；1953a，b）。基于上述理论，Eagle 建议青霉素的有效给药方法是持续滴注，而能达到最大峰浓度的静脉注射，可使浓度依赖性抗菌药物发挥最佳疗效（Eagle 等，1950a）。

多年以后，Craig（1998）通过啮齿类动物的研究，重新考察并拓展了抗菌治疗的 PK/PD 理论，之后新的抗菌药物须常规开展 PK/PD 关系评估。获取这些信息可为确定抗菌药物的有效剂量和给药间隔以及确定敏感性折点提供重要依据。

描述抗菌药物的 PK/PD 特性，始于 MIC 的方法。本节将讨论基于 MIC 法优化给药方案，以及该方法的局限性。

## 8.2.1  体外药敏试验

MIC 一直是确定细菌对抗生素敏感性的主要指标。研究人员常通过两种简单易行的方法测定 MIC：琼脂扩散法（broth dilution）或肉汤稀释法（agar diffusion）（Jorgensen 和 Ferraro，2009）。在琼脂扩散法中，研究者将含有细菌的培养基均匀涂布在琼脂平板上，并在琼脂平板上放一条浸有梯度浓度的抗菌药物长条，然后放置过夜进行培养。这种方法又被称为 Epsilometer 测试（Etest）。由于 MIC 测定时，常采用成倍稀释药物的方法，因此 Etest 长条上的药物浓度呈指数增长。培养 24h 后，沿着 Etest 长条可形成一个椭圆形的无菌区。无菌区中的药物足以杀灭特定细菌。无菌区与 Etest 条相交的点即为 MIC。早期的琼脂扩散试验采用圆盘扩散法，即将浸有固定浓度抗生素的圆片放在铺满细菌的平板上进行测定。

肉汤稀释法使用液态培养基，采用 Mueller-Hinton 肉汤（Mueller-Hinton broth，MHB）作为培养基。培养基中接种了特定"菌落形成单位（colony forming unit，CFU）"（$5 \times 10^5$ CFU/mL），并预先添加了特定浓度的抗菌药物。药物以成倍稀释法进行稀释，如 $0.125\mu g/mL$、$0.25\mu g/mL$、$0.5\mu g/mL$、$1\mu g/mL$、$2\mu g/mL$、$4\mu g/mL$、$8\mu g/mL$ 等。混合物在 37℃下培养 24h。培养基中无可见细菌生长的最低抗菌药物的浓度为 MIC。同时，试验时还应与仅含细菌的阳性对照和仅含 MHB 的阴性对照进行比较。由于 MIC 是通过目视检查确定，因此肉眼未见不一定意味着培养基中没有残留的细菌。相反，在大多数情况下，细菌浓度水平低于人眼可见的 CFU 水平（$\leqslant 10^6$ CFU/mL）。当 MIC 值较大时（MIC $\geqslant 100\mu g/mL$），建议使用线性增加（如 $100\mu g/mL$、$200\mu g/mL$、$300\mu g/mL$…）而不是指数增加（即倍比）的药物梯度来评估抗菌药物的敏感性。

常量稀释法和微量稀释法中培养基的体积有所不同。其中，常量稀释法的培养基体积通常为 $1\sim 2mL$ 之间，而微量稀释法的培养基体积则 $\leqslant 500\mu L$。两种方法接种细菌后，培养基中的细菌浓度应相同。即调整添加到培养基中的细菌溶液体积，以使最终接种液中的细菌达到 $5 \times 10^5$ CFU/mL。

在过去几十年中，MIC 广泛用于确定特定细菌种属或菌株对抗菌药物的敏感性。临床应用中，可能存在特定细菌的多个菌株，故常报告 $MIC_{50}$ 和 $MIC_{90}$ 分别代表 50% 和 90% 的细菌种群在培养 24h 后未呈现明显生长的抗菌药物浓度（Walkty 等，2011）。MIC 法简单易用、测定结果的临床转换快和成本效益高，因此它成为临床实践中的首选测定方法。

## 8.2.2  PK/PD 指标

目前，临床上治疗微生物感染的方法主要基于药物暴露与 MIC 之间的关系（Drusano，

2004；Schmidt 等，2008）。三个标准的 PK/PD 指数分别为 $fT > \text{MIC}$、$fC_{\max}/\text{MIC}$ 和 $f\text{AUC}/\text{MIC}$。$fT > \text{MIC}$ 是 24h 内药物浓度高于 MIC 的持续时间。通常使用 24h 内高于 MIC 的时间百分比（$\% fT > \text{MIC}$）。AUC 指 24h 内药物浓度-时间曲线下的面积，$C_{\max}$ 指药物峰浓度。前缀 $f$ 为游离药物浓度。因为只有游离（未与血浆蛋白结合）的药物才能发挥药理作用，故这些指标均基于游离的药物浓度。如果抗菌效果是时间依赖性的，则给药策略是将游离药物浓度维持在 MIC 值以上一段较长的时间。而如果疗效是浓度依赖性的，则目标是达到足够的药物峰浓度或高于 MIC 的药物暴露（Mueller 等，2004）。$\beta$-内酰胺类药物的疗效通常是"浓度非依赖性杀灭"或"时间依赖性杀灭"。这是因为 $\beta$-内酰胺类药物的疗效与这些药物的游离药物浓度维持在 MIC 以上的时间相关。喹诺酮类和氨基糖苷类药物的疗效是"浓度依赖性"。其体内水平高于 MIC 的时间对抗菌效果没有显著影响，但峰浓度大小与杀菌效果相关。第三类抗菌药物如阿奇霉素和万古霉素，其疗效不依赖于浓度，但与 $f\text{AUC}/\text{MIC}$ 比值有关（Drusano 等，2004；Rybak 等，2009a，b）。24h 的 AUC 与 MIC 比值（$f\text{AUC}/\text{MIC}$）与观察到的杀菌效果有关。根据这些 PKPD 指标，可对抗菌药物进行分类。

通过 S 形 $E_{\max}$ 模型拟合的 PD 终点，可确定抗菌药物疗效的最佳指标。例如 24h 中细菌 $\log_{10}\text{CFU/mL}$，或 CFU/mL 相对于三个 PK/PD 指标的对数变化（Dudhani 等，2010）。PD 终点通常来自动物研究。在活小鼠的大腿或肺中注射已知 MIC 的特定细菌，然后在剂量分组研究中，给予小鼠不同给药方案的抗菌药物，测定每只动物的参数（$fT > \text{MIC}$、$fC_{\max}/\text{MIC}$、$f\text{AUC}/\text{MIC}$）。实验结束时，对注射细菌的组织进行细菌 CFU/mL 测定。采用 24h $\log_{10}(\text{CFU/大腿})$ 相对于 PK/PD 指标的变化，评估何种 PK/PD 指标最能反映所测的抗菌药物活性（Dudhani 等，2010）。绘制 PD 终点与 PK/PD 指标之间相关关系的散点图，并通过 $R^2$（确定系数）确定最佳拟合的 PK/PD 指标。Ambrose 等提出，小鼠中测定获得的 PK/PD 指数可以外推到临床（Ambrose 等，2007）。目前，临床上许多给药方案均来自动物研究中获得的 PK/PD 指数。例如，基于 AUC/MIC 目标值约为 325，确定了治疗呼吸机相关的金黄色葡萄球菌肺炎的万古霉素治疗方案（Moise-Broder 等，2004a，b；Sakoulas 等，2004；Rybak 等，2009b）。基于目标谷浓度 15～20mg/L，制定了万古霉素列线图（Kullar 等，2011）。

Drusano 解释了药物特征如何影响药物的杀菌类型，即药物属于浓度依赖性还是时间依赖性（Drusano，2004；Jumbe and Drusano，2011）。浓度依赖性抗菌药物的杀菌率在浓度-时间曲线的每一阶段均不同，被杀灭的生物总数可近似为在不同时段杀灭的细菌总和。对于时间依赖性药物，杀菌率是恒定的。总的被杀灭细菌是杀菌速率常数乘以药物浓度高于 MIC 的时长。

## 8.2.3 达标率和临床折点

基于群体药代动力学模型可模拟 1000～10000 个体的药物浓度-时间曲线，通过计算高于特定靶值的群体比例来确定（Drusano 等，2001；De Kock 等，2014）达标率（probability of target attainment，PTA）。基于模拟生成 PK/PD 指标（如 $f\text{AUC}_{24}/\text{MIC}$）的分布是确定 PTA 的基础。以 $f\text{AUC}_{24}/\text{MIC}$ 为例，由于 AUC 可以通过群体 PK 模型积分来估算，或通过清除率来估算，无须进行二次药代动力学分析（如非房室分析），故 $f\text{AUC}_{24}/\text{MIC}$ 比 $fT > \text{MIC}$ 或 $fC_{\max}/\text{MIC}$ 更易估算。PTA 可定义为高于特定靶值的虚拟受试者比例。特定靶值如 $f\text{AUC}_{24}/\text{MIC}$，指从动物实验中获得的，一定 MIC 增加范围内 $\geqslant 2\text{-}\log_{10}$ 杀菌率，常用于剂量分组研究中给药方案的评估。在替加环素（Tigecycline）对大肠埃希菌的研究中，Ambrose 等（2009）

使用 PTA 和临床反应期望作为效应指标，确定了替加环素对肠杆菌科细菌的潜在敏感性。基于替加环素的群体 PK 模型中清除率的分布，模拟了稳态 $AUC_{24}$。图 8.1 的示例中，研究者将 PTA 作为 MIC 的函数作图。图中 PTA 以三角形符号表示，不同 MIC 的临床预期效应以空心圆符号表示。临床预期效应由描述复杂腹腔内感染患者 PK/PD 关系的 Logistic 回归模型确定（Meagher 等，2007；Passarell 等，2008）。如图 8.1 所示，PTA 和临床预期效应可能并不相关。但是，随着 MIC 的增加，这两个指标均趋向于不利的结果。

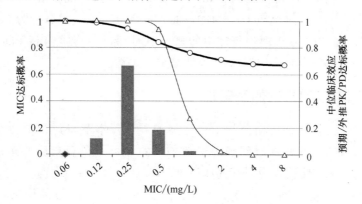

图 8.1　基于 $AUC_{ss,24h}$/MIC 比值的达标概率（PTA，空心三角）、预期临床效应（空心圆）
和替加环素 MIC 的分布（柱状），显示随着 MIC 的增加，PTA 和中位预期临床效应趋于降低
（图片来自 Ambrose 等，2009；经许可使用）

针对某个微生物种群，PTA 可拓展用于治疗方案的抗菌活性的分类。欧洲抗菌药物敏感性试验委员会（The European Committee on Antimicrobial Susceptibility Testing，EU-CAST）根据抗菌药物敏感性的定量评估结果，对微生物的抗菌药物表型的分类进行了定义（Kahlmeter 等，2003，2006）。Mouton 等（2012）对这种分类做了如下描述：

微生物对一定水平的抗菌药物的活性敏感，而该水平与治疗成功率相关。通过表型测定系统所确定的折点，将微生物分为敏感或不敏感。相反，耐药性被定义为治疗失败的可能性高。理想情况下，临床折点应区分哪些抗菌药物对患者有效，哪些抗菌药物无效。

确定临床折点的方法有：①统计方法，如分类回归树（classification and regression tree，CART）分析或多元 Logistic 回归分析，寻找可区分治疗成败的最佳 PK/PD 指标值；②PTA 的概率方法，该方法考虑了患者的药代动力学变异和微生物种群的 MIC。在 PTA 的概率方法中，微生物的 MIC 值导致 PK/PD 指标低于靶值时，可认为该微生物耐药，治愈可能性较低；而使 PK/PD 指标值高于特定靶值的微生物被认为是敏感的。这种区分两类微生物表型的 PK/PD 指标的靶值就是临床 MIC 折点。临床折点可取决于给药方案。Mouton 等（2005，2012）的案例显示：在给予两

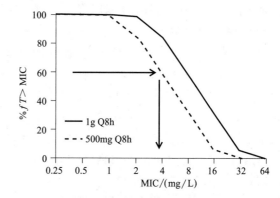

图 8.2　两种头孢他啶给药方案（1g Q8h vs. 500mg Q8h）
的游离头孢他啶浓度高于 MIC 的时间百分比
（$\%fT>$MIC），表明了临床折点取决于给药方案
（图片来自 Mouton 等，2012；经许可使用）

种不同的头孢他啶给药方案时，$fT>\text{MIC}$ 和 MIC 之间的关系是两条独立且不同的 PTA-MIC 曲线。如图 8.2 所示，假设目标为 $60\%fT>\text{MIC}$，500mg 每天 3 次和 1g 每天 3 次的 MIC 的折点分别为 4mg/L 和 8mg/L。

Ambrose 等（2007）发表了一篇非常优秀的综述，展示了如何将啮齿类动物的研究结果外推至人体。啮齿类动物感染模型的研究表明：免疫抑制小鼠中总左氧氟沙星的 $\text{AUC}_{24}/\text{MIC}=88$，与期望的微生物效应相关（Jumbe 等，2003）。由医院获得性肺炎患者确定的左氧氟沙星（Levofloxacin）的 $f\text{AUC}_{24}/\text{MIC}=62$，可区分治疗效应分别为 90% 和 43% 的患者（Drusano 等，2004）。鉴于动物研究中的 PK/PD 指标与人类的 PK/PD 指标密切相关，这两项研究均显示啮齿类动物研究与人类具良好的相关性。

## 8.2.4　基于 MIC 的方法的局限性

MIC 法已用于指导各类抗菌药物给药方案的制订。本节将讨论该方法的不足之处。开始治疗后，通常需要几天的时间确定患者感染的 MIC。在事先不了解 MIC 的情况下，尤其是根据药物的 PK 性质以及基于 MIC 的 PK/PD 原理指导治疗时，体内药物浓度和持续时间可能都不是最优的，可导致治疗失败，并可诱导耐药菌群的产生（Hoffman 和 Stepensky，1999）。应用 MIC 的前提是假设 MIC 是固定不变的，但事实却并非如此。细菌种属内的 MIC 会改变。当细菌暴露于不足以被根除的低浓度药物时，细菌将产生耐药性，导致向更高 MIC 水平的漂移（Tam 等，2007a）。此外，MIC 值还取决于细菌的种属和菌株。不同种属和菌株中的 MIC 可能并不一致。这种情况会产生"不稳定"的 MIC。随着治疗失败率的增加，MIC 更有可能因耐药性的发展而随时间发生变化。例如，$\beta$-内酰胺类药物低浓度暴露时，细菌的 AmpC $\beta$-内酰胺酶被诱导。$ampC$❶ 的表达受到三个 AmpD 同源物的抑制，包括前述的 AmpD 蛋白（Langaee 等，1998，2000）以及另外两个蛋白 AmpDh2 和 AmpDh3（Juan 等，2006）。AmpDh2 和 AmpDh3 可逐步上调 $ampC$，导致细菌中头孢菌素酶的过度表达以及 $\beta$-内酰胺的强耐药性（Juan 等，2006）。

不同药物浓度的杀菌率或抑菌率无法通过 MIC 方法确定。当仅测定 24h 这一时间点时，几种杀灭模式可以获得相同的 MIC 值。基于 MIC 的"快照"视图来定义整个治疗期间的 PK/PD 关系可产生误导。

因为只有游离药物浓度才能发挥药理作用，所以忽略药物的蛋白结合和组织分布可严重影响体外药效实验的结果外推至人体。当药物进入体循环时，可与蛋白质结合，如白蛋白、$\alpha$-球蛋白、$\beta$-球蛋白或 $\gamma$-球蛋白、$\alpha_1$-酸性糖蛋白、脂蛋白和/或红细胞（Dasgupta 2007；Treyaprasert 等，2007；Mouton 等，2008）。药物的血浆蛋白结合率取决于药物浓度。两者的关系是恒定的（线性的）或非恒定的（非线性的）。在一定药物浓度范围内考察药物的血浆蛋白结合率，可获得药物与蛋白结合特性的重要信息。抗感染药物需要到达感染部位才能发挥药效。例如在皮肤感染中，只有药物的游离部分穿过屏障，到达感染组织。微透析方法已用于确定特定组织中药物的游离部分（如脂肪和皮肤；Li 等，2006）。将体外结果转化为临床应用时，须充分考虑药物的蛋白结合。

---

❶　译者注：$ampC$ 是 AmpC 酶的结构基因，编码产生 AmpC 酶蛋白。

## 8.2.5　抗菌治疗中的耐药性问题

近年来，具有更强耐药机制的新细菌菌株不断出现。从 2000 年到 2004 年，万古霉素 MIC 为 $1\mu g/mL$ 的甲氧西林敏感金黄色葡萄球菌（methicillin susceptible S. aureus，MSSA）和甲氧西林耐药金黄色葡萄球菌（methicillin resistant S. aureus，MRSA）分离株的比例分别从 40％增加到＞70％和从 10％增加到＞60％（Wang 等，2006）。5 年中，金黄色葡萄球菌临床分离株已向万古霉素低敏感性的方向发展。耐药并不仅局限于某一类抗菌药物。新发现的多种 β-内酰胺酶可快速灭活 β-内酰胺类药物，并且一些 β-内酰胺酶如 TEM-1 的变异体对 β-内酰胺酶抑制剂如克拉维酸也具有耐药性（Sideraki 等，2001）。

实验表明，上调外排泵的功能是微生物受到抗菌药物杀灭时的第一道防线（Jumbe 等，2006；Louie 等，2007；Drusano 等，2009）。MexCD-OprJ 可外排氟喹诺酮类和一些 β-内酰胺类抗生素，但通常在非诱导条件下不表达（Poole 等，1996；Masuda 等，2000b）。MexXY-OprM 有助于对氟喹诺酮、氨基糖苷类和某些 β-内酰胺产生耐药性（Aires 等，1999；Mine 等，1999；Masuda 等，2000b；Sobel 等，2003）。该外排泵的功能可由四环素和氨基糖苷类诱导（Aires 等，1999；Mine 等，1999；Masuda 等，2000a）。研究已经证明，在 OprD（调节碳青霉烯类进入的外膜蛋白）的生成减少和 AmpC β-内酰胺酶活性增加的共同作用下，铜绿假单胞菌临床分离株产生了 β-内酰胺耐药（Quale 等，2006）。

给药方案可影响细菌耐药发展的进程。Tam 等（2007a）证明喹诺酮暴露与耐药间的关系呈倒 U 形曲线。在低浓度抗菌药物的攻击下，耐药的发展进程最小，但在一定浓度范围内迅速增加。仅在足够高的药物浓度下，才可同时杀死敏感和耐药菌群。这些结果均表明应增加剂量、缩短治疗周期、联用多种不同作用机制的抗菌药物，来应对耐药菌的出现（Mouton 等，2011）。

## 8.2.6　联合治疗

对治疗的耐药性也迅速增加了机会性感染造成的医院死亡率（De Kraker 等，2011）。应用两种不同作用机制的抗生素，有可能恢复这些药物的治疗效果。这种方法称为联合治疗。如前所述，许多抗菌药物的作用通常按 PK/PD 指标进行分类。然而，这些指标主要与单药治疗相关。当评估包含数种抗菌药物的联合治疗时，该指标可能就不再相关，使得联合治疗的分类和最佳给药策略的确定更为困难。

不同作用机制的药物可以产生协同作用，可使每种药物在体外对相同病原体的 MIC 降低至原来的 1/4 以下（Paul 等，2004）。之前已有联合使用氨基糖苷和 β-内酰胺的案例（Piccart 等，1984；Hoepelman 等，1988a，b；Mondorf 等，1989）。然而，联合用药的获益受到之后一项荟萃分析研究的质疑（Bliziotis 等，2005）。可能的原因是联合用药比单药治疗更常用于危重患者，所以接受联合治疗的患者的死亡率更高。铜绿假单胞菌是革兰氏阴性菌的一个亚群。越来越多的学者开展了针对铜绿假单胞菌的联合治疗研究（Louie 等，2013）。这类细菌在重症患者，尤其在囊性纤维化（cystic fibrosis，CF）晚期的患者中更常见（Breen 和 Aswani，2012）。囊性纤维化基金会的指南建议，联合使用抗假单胞菌的 β-内酰胺类药物与氨基糖苷类药物来治疗 CF 的急性肺部恶化（Flume 等，2009）。CF 患者可有更高的清除率和更大的分布容积，故暴露量较低，使得治疗更具挑战性（Spino，1991）。在一项配对病例对照研究中，CF 患者和配对健康受试者之间的氨曲南分布容积没有差异，但由于 CF 患者游离药物分数增高了 20%，使总清除率由于肾清除率的增加而升高了 30%（Vinks 等，2007）。

$\beta$-内酰胺类和氨基糖苷类联合用药的协同作用对难治人群尤为有益。氨基糖苷类和 $\beta$-内酰胺类是最常用的抗铜绿假单胞菌的联合用药组合。Louie 等（2013）的研究表明：小鼠肺炎模型中，所有抗菌药物联用方案中妥布霉素和美罗培南联合用药可抑制铜绿假单胞菌耐药菌的增殖。

Safdar 等（2004）对革兰氏阴性杆菌所致菌血症的联合抗菌治疗方案进行了荟萃分析。研究汇总了文献报道的所有类型的细菌，结果表明联合治疗并不能降低革兰氏阴性菌菌血症患者的死亡率。Safdar 研究的一个局限性是所使用的文献并未根据疾病的严重程度对结果进行分层。患有多种合并症的患者更有可能由于其所患的疾病而死亡。在分层分析中，Safdar 发现联合治疗铜绿假单胞菌菌血症具有显著的生存获益，死亡率降低约 50%（CI：32%～79%）。该结果为以下假设提供了依据：在疑似以铜绿假单胞菌或其他多重抗药的革兰氏阴性菌为主的感染中，氨基糖苷类和 $\beta$-内酰胺类的组合可在体内发挥协同作用，其中至少一种抗菌药物保持对细菌敏感。

氨基糖苷类药物的确切作用机制尚不完全清楚。Bakker 等（1992）提出氨基糖苷类药物可能具有抑菌和/或杀菌作用。当氨基糖苷与 16S rRNA 结合时，可通过抑制蛋白质合成来阻止细菌的生长，产生抑菌作用。氨基糖苷的杀菌作用机制是其能够破坏细菌细胞膜的完整性（Shakil 等，2008）。$\beta$-内酰胺类抗生素的作用机制是完全清楚的。$\beta$-内酰胺类抗生素具有杀菌作用，通过不可逆地抑制青霉素结合蛋白而发挥作用。青霉素结合蛋白通常催化细菌细胞壁的交联。药物与青霉素结合蛋白结合后，可通过破坏细胞壁合成而杀死细菌（Fisher 等，2005）。

目前，尚未找到用于联合治疗的 PK/PD 指标。这类指标的开发可能更具挑战性，如联用两种药物时，需要更大范围和更多剂量分组的研究和评估。与基于 MIC 的 PK/PD 方法相比，基于体外时间进程的研究是一种更简便的评估联合用药方案的方法。

# 8.3 基于体外时间进程的方法

## 8.3.1 时间-杀菌动力学研究

随着体外研究方法的发展，PK/PD 的建模方法也取得了进展。采用杀菌曲线法描述体外药物-细菌反应的经时过程，可作为 PK/PD 建模的基础，描述细菌种群的动态变化、药物效应和耐药性的出现等。根据研究目的，这些体外时间-杀菌实验中的药物浓度可保持静态相对恒定（Garrett 等，1966；Mielck 和 Garrett，1969；Garrett 和 Nolte，1972），或动态模仿药物在人体内的半衰期（Sanfilippo 和 Morvillo，1968；Sanfilippo 和 Schioppacassi，1973；Grasso 等，1978）。静态时间-杀菌实验的数据通常用于构建游离药物浓度与细菌反应关系的数学模型，而动态时间-杀菌实验的数据则用于验证模型并预测临床结果。动态时间-杀菌曲线为评估 PK/PD 关系提供了一种可行的方法。该法根据预设的半衰期，模拟作用部位游离药物的浓度-时间过程。应用多个泵的中空纤维感染模型，模拟游离药物的浓度-时间曲线，以代表体内的药物杀菌特征（Crandon 等，2012）。此外，还可模拟不同给药方案、药物半衰期甚至启动细菌接种的情况下，一段时间内（如 24h 或 48h）药物对菌群的动态影响。

## 8.3.2　体外时间-杀菌动力学的 PK/PD 模型

（1）Logistic 增长模型（the Logistic growth model）

当前用于描述体外细菌种群动态变化的 PK/PD 模型，来自研究人类群体动力学的模型。1838 年，Pierre-François Verhulst 描述了作为现代抗菌药物 PK/PD 模型的基础 Logistic 增长模型：

$$\frac{\mathrm{d}N}{\mathrm{d}t} = r\left(1 - \frac{N}{K}\right)N \tag{8.1}$$

式中，$N$ 为种群数量[❶]；$r$ 为增长率；$K$ 为承载能力或环境可支持的最大个体数量（Gershenfeld，1999）。式（8.1）的解析解为：

$$N(t) = \frac{KN_0 \mathrm{e}^{rt}}{K + N_0(\mathrm{e}^{rt} - 1)} \tag{8.2}$$

式中，$N_0$ 为 $t = 0$ 时的初始种群数。该模型的重要特性为：随着时间的推移，函数的极限值为承载能力 $\lim_{t \to \infty} N(t) = K$。在静态和动态系统的体外时间-杀菌曲线中，细菌 CFU 的增殖可受到限制，并且通常会达到净增长为零的平台期。因此，Logistic 增长模型恰当地描述了这种行为。

（2）隔室模型（the compartmental model）

抗菌药物的第二种 PK/PD 模型可以用简单的术语描述，包括细菌的自然增长和死亡两个过程：

$$\frac{\mathrm{d}N}{\mathrm{d}t} = (k_{增长} - k_{死亡})N \tag{8.3}$$

式中，$N$ 是初始计数为 $N_0$ 的细菌种群；$k_{增长}$ 为细菌增长的一级速率常数；$k_{死亡}$ 为细菌死亡的一级速率常数。此通用函数不仅可描述细菌增长，还用于其他的疾病领域。例如肿瘤动力学模型，但在肿瘤模型中还采用了一级自我复制速率（Jusko，1971）。该模型假定细菌来自同质的种群，具有相同的增长和死亡速率常数。这可能无法反映真实的微生物种群。在抗菌药物存在的情况下，微生物可产生选择耐药菌株。基于隔室模型的改进模型克服了这一缺陷，在后文中将有更全面的描述。

（3）机制模型（the mechanistic model）

第三类的抗菌药物模型包括了细菌的生长周期、细菌敏感状态、药物-受体相互作用以及药物作用机制。这种类型的模型应用了生物学中许多数学建模的理论，包括上文提及的两种建模方法。由于这些模型之间没有通用的数学方法进行简单的总结，故本章将分别阐述每一类机制模型。

## 8.3.3　Logistic 增长模型的改良

为了将药物作用纳入容量限制增长模型，式（8.1）可以修改为包含描述药物作用的数

---

❶　译者注：种群内个体的数量。

学函数：

$$\frac{\mathrm{d}N}{\mathrm{d}t}=k_{增长}\,N\left(1-\frac{N}{N_{\max}}\right)-f_{死亡}(药物) \tag{8.4}$$

式中，添加的 $f_{死亡}$（药物）描述了抗菌药物的作用（Nolting 等，1996；Mouton 等，1997；Yano 等，1998；Mouton 和 Vinks，2005）。在该方程式中，随着 $N$ 向 $N_{\max}$ 的接近，增长项趋于平稳或处于静止状态，而细菌种群没有净变化。药物效果通常由 $E_{\max}$ 或 S 形 $E_{\max}$ 模型表示：

$$f_{死亡}(药物)=\frac{E_{\max}C^{\gamma}}{EC_{50}^{\gamma}+C^{\gamma}}\times N \tag{8.5}$$

式中，$C$ 为任意时间的药物浓度；$E_{\max}$ 为最大药物效应；$EC_{50}$ 为达到最大效应的一半时的药物浓度。形状参数 $\gamma$ 在 $E_{\max}$ 模型中为 1，在 S 形 $E_{\max}$ 模型中是待估算的参数。

在初始增长阶段，$N\ll N_{\max}$，且增长呈线性，这时式（8.4）可以简化为下式（Nolting 等，1996）：

$$\frac{\mathrm{d}N}{\mathrm{d}t}=\left[k_{增长}-\frac{E_{\max}C^{\gamma}}{EC_{50}^{\gamma}+C^{\gamma}}\right]N \tag{8.6}$$

通过求解式（8.6），可得 $t$ 时刻的细菌数量：

$$N(t)=N_0\mathrm{e}^{\left(k_{增长}-\frac{E_{\max}C^{\gamma}}{EC_{50}^{\gamma}+C^{\gamma}}\right)t} \tag{8.7}$$

Mouton 和 Vinks 提出：静止浓度（stationary concentration，SC）是增长速率等于杀灭速率时的浓度，也是细菌数量没有变化的折点，可以从式（8.7）推导（Mouton 和 Vinks，2005）。通过 $N(t)/N_0$ 除以时间后的自然对数，相当于 $k_{增长}-\dfrac{E_{\max}C^{\gamma}}{EC_{50}^{\gamma}+C^{\gamma}}$，可以得到浓度（$C$）的方程：

$$C=EC_{50}\times\left[\frac{k_{增长}-\dfrac{1}{t}\ln\dfrac{N(t)}{N_0}}{E_{\max}-\left(k_{增长}-\dfrac{1}{t}\ln\dfrac{N(t)}{N_0}\right)}\right]^{\frac{1}{\gamma}} \tag{8.8}$$

当细菌数量没有净变化时，$\dfrac{1}{t}\ln\dfrac{N(t)}{N_0}$ 接近于 0，SC 定义为：

$$\mathrm{SC}=EC_{50}\times\left[\frac{k_{增长}}{E_{\max}-k_{增长}}\right]^{\frac{1}{\gamma}} \tag{8.9}$$

SC 与 MIC 是两个不同的概念。SC 指没有净细菌生长时的浓度。通常假设当药物浓度低于 MIC 时，细菌会生长。Mouton 和 Vinks 的研究已表明：估计 MIC 时，SC 的计算公式可能需要一个校正因子（Mouton 和 Vinks，2005）：

$$\mathrm{MIC}=EC_{50}\times\left[\frac{k_{增长}-0.29}{E_{\max}-(k_{增长}-0.29)}\right]^{\frac{1}{\gamma}} \tag{8.10}$$

假设初始接种量为 $5\times10^5\,\mathrm{CFU/mL}$，在 18h 时 $N(t)$ 达到 $10^8\,\mathrm{CFU/mL}$，从杀菌时间曲线获得的校正因子为 0.29。因此，该校正因子取决于特定的测试系统。Mouton 和 Vinks（2005）更详细地描述了 MIC 和 SC 之间的关系。

Tam 等（2008）通过在 $EC_{50}$ 参数中引入校正因子，修改了 Logistic 增长模型，用于研究庆大霉素（Gentamycin）和阿米卡星（Amikacin）对铜绿假单胞菌 ATCC 27853 和鲍曼不动杆菌 ATCC BAA 747 的体外时间-杀菌动力学的影响：

$$f_{死亡}(药物) = \frac{E_{max}C^{\gamma}}{(\alpha EC_{50})^{\gamma} + C^{\gamma}}N \tag{8.11}$$

$\alpha$ 定义为：

$$\alpha = 1 + \beta(1 - e^{-C\tau t}) \tag{8.12}$$

式中，$\tau$ 为校正因子（适应系数）的指数；$\beta$ 为最大校正值。函数 $1 - e^{-C\tau t}$ 的值介于 0 和 1 之间。如果 $\tau$ 为正值，校正函数 $\alpha$ 从基线 $EC_{50}$ 开始，随时间而增加到最大值 $\beta$。

延迟函数既可用于增长速率，也可用于药物效应，以描述阿奇霉素（Azithromycin）存在下肺炎链球菌、流感嗜血杆菌和卡他莫拉菌的种群动态变化（Treyaprasert 等，2007）。延迟函数的公式如下：

$$\frac{dN}{dt} = \left[k_{增长}\left(1 - \frac{N}{N_{max}}\right)(1 - e^{-xt}) - \left(\frac{k_{max}C}{EC_{50} + C}\right)(1 - e^{-yt})\right]N \tag{8.13}$$

由上式可见，延迟函数的数学形式与上文讨论的自适应函数类似。$1 - e^{-xt}$ 和 $1 - e^{-yt}$ 两个函数式（Mouton 等，1997）类似于累积密度函数。函数式的值从 $t = 0$ 时的 0 开始，直到 $t \to \infty$ 时的最大值 1。延迟函数可以起到调节的作用，使曲线符合细菌生长的 S 形模式。低浓度抗菌药物的时间-杀菌动力学实验中，在最初数小时内常常可观察到这种细菌增长模式。在细菌可以增长的抗菌药物浓度下，菌群先减少后增加。这两种函数也可使细菌增长过渡至平台期。图 8.3 显示了使用延迟函数的示例。函数式的另一项修改是引入了描述耐药细菌的第二隔室，以区分第一隔室中的敏感细菌，用于模拟噁唑烷酮类抗菌药对金黄色葡萄球菌的效应（Schmidt 等，2009）。

Bulitta 等（2009）将菌群动态变化、细菌的细胞壁合成以及头孢他啶（Ceftazidime）对细胞壁合成的抑制作用联系起来，描述 $\beta$-内酰胺类药物杀菌作用的滞后现象。该研究考察了头孢他啶对铜绿假单胞菌的杀菌效应。细菌的一级死亡速率取决于系统中 CFU 数量，而模型的 Logistic 增长部分取决于细胞壁的合成和 CFU。头孢他啶的主要作用方式为抑制细胞壁的合成，故药物作用于代表细胞壁动力学的隔室：

$$\frac{dCW}{dt} = \left[\left(1 - \frac{C_B}{IC_{50,CW} + C_B}\right) - CW\right] \times k_{out,CW} \tag{8.14}$$

$$\frac{dN}{dt} = \left[k_{增长}\left(1 - \frac{N}{N_{max}}\right)CW - k_{死亡}\right]N \tag{8.15}$$

式（8.14）和式（8.15）中，CW 代表假设的细胞壁测定值，且细胞壁的合成为表征基线值的一部分；$IC_{50,CW}$ 为肉汤中抑制 50% 细胞壁合成的头孢他啶浓度；$k_{out,CW}$ 为细胞壁更新的一级速率常数。研究者认为，该模型描述了头孢他啶与青霉素结合蛋白的结合与细胞壁合成所需物质耗竭之间的延迟，可解释由此导致的药物起效缓慢（Bulitta 等，2009）。

## 8.3.4　隔室模型示例

在即将达稳态之前的线性增长阶段，菌群的动态变化可用简单一级增长率和死亡率来描述。该过程依赖于特定时间的细菌负荷。除了 Logistic 增长模型之外，其他模型化策略也用来描述当系统接近平台期时净生长速率的下降。其中，平台期指细菌的净生长为零。其他建

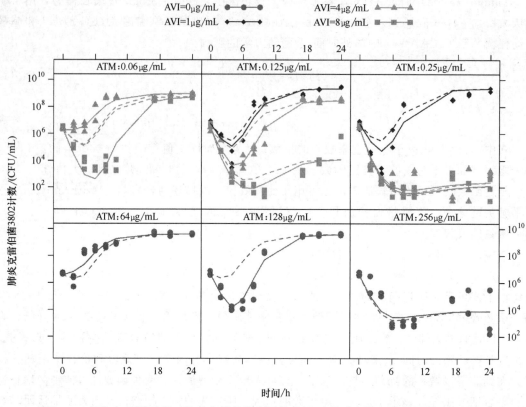

图 8.3　氨曲南-阿维巴坦对肺炎克雷伯菌作用的时间-杀菌动力学和模型预测（见彩插）

模方法之一是在易感菌群和耐药菌群之间进行表型转换，使耐药菌群的增长速率显著降低（Balaban 等，2004）。细菌数的总体变化为易感（S）和耐药静止（R）状态的总和，因此：

$$A_{总数} = S + R \tag{8.16}$$

两种状态之间的转换由各自的速率常数定义。Nielsen 等（2007）提出了一个隔室模型的示例。其中二室模型用于描述多种抗生素［包括莫西沙星（Moxifloxacin）、万古霉素（Vancomycin）、青霉素（Penicillin）、头孢呋辛（Cefuroxime）和红霉素（Erythromycin）］对化脓性链球菌的体外作用。药物作用的延迟采用效应室模型描述。模型的假设如下：①抗菌药物的效应可增加敏感菌群的死亡率；②抗菌药物对耐药菌群没有影响。两个细菌种群的微分方程如下：

$$\frac{\mathrm{d}S}{\mathrm{d}t} = k_{增长}\, S - k_{死亡}\, S - k_{SR} S + k_{RS} R \tag{8.17}$$

$$\frac{\mathrm{d}R}{\mathrm{d}t} = k_{SR} S - k_{RS} R - k_{死亡}\, R \tag{8.18}$$

由于实验期间耐药菌群不太可能恢复到敏感状态，因此假定耐药菌群恢复至敏感状态的转移概率可以忽略不计，即 $k_{RS}$ 为 0。转移速率常数 $k_{SR}$ 表示从敏感状态到耐药状态的变化率，用下式表示细菌增长受限制的情况：

$$k_{SR} = \frac{k_{增长} - k_{死亡}}{B_{\max}} (S + R) \tag{8.19}$$

式中，$B_{\max}$ 为系统支持的最大细菌数量。

研究者评估了药物是否会降低增长速率或增加死亡率。后一种情况，即死亡率的增加，被视为加和或比例效应。描述三种不同场景的方程如下：

$$\frac{dS}{dt} = k_{增长}[1 - f(药物)]S - k_{死亡}S - k_{SR}S + k_{RS}R \tag{8.20}$$

$$\frac{dS}{dt} = k_{增长}S - [k_{死亡} + f(药物)]S - k_{SR}S + k_{RS}R \tag{8.21}$$

$$\frac{dS}{dt} = k_{增长}S - k_{死亡}[1 + f(药物)]S - k_{SR}S + k_{RS}R \tag{8.22}$$

式中，$f(药物)$ 为 S 形 $E_{max}$ 模型，用于描述抗菌药物浓度的影响。

在一项后续研究中，通过引入两个调节耐药进展的附加隔室，描述了大肠杆菌对庆大霉素适应性耐药的机制（Mohamed 等，2012）：

$$\frac{dAR_{off}}{dt} = k_{off}AR_{on} - k_{on}AR_{off}C \tag{8.23}$$

$$\frac{dAR_{on}}{dt} = k_{on}AR_{off}C - k_{off}AR_{on} \tag{8.24}$$

式中，$AR_{off}$ 代表静止阶段的适应性耐药；$AR_{on}$ 则代表活跃阶段的适应性耐药；状态之间的转移由 $k_{off}$ 和 $k_{on}$ 代表；$C$ 代表庆大霉素浓度。从模型拟合数据趋势的特点可见，两个附加的隔室实现了更大的灵活性。研究者指出该模型适用于庆大霉素（Gentamycin）隔室模型的构建。

## 8.3.5 机制模型示例

有学者采用了类似的房室模型法，涵盖了三种不同敏感状态的细菌，考察了黏菌素（Colistin）对铜绿假单胞菌的效应（Bulitta 等，2010）。在该模型中，敏感状态包括易感（S）、中等（I）和耐药（R）。此外，还引入了第四隔室或状态（$CFU_{S,lag}$），描述初始状态下总细菌负荷（$CFU_{ALL}$）与敏感、中等和耐药菌群之间的差异。

$$CFU_{ALL} = CFU_{S,lag} + CFU_S + CFU_I + CFU_R \tag{8.25}$$

假设中等和耐药菌群是初始总细菌负荷 $CFU_0$ 的一部分：

$$\frac{dCFU_{S,lag}}{dt} = (-k_{lag} - INH_{杀灭} \times \leqslant k_{2S} \times C_{黏菌素,有效}) \times CFU_{S,lag} \tag{8.26}$$

$$\frac{dCFU_S}{dt} = \left(\frac{INH_{复制} \times VG_{max,S}}{CFU_m + CFU_{ALL}} - k_d - INH_{杀灭} \times k_{2S} \times C_{黏菌素,有效}\right) \times CFU_S + k_{lag} \tag{8.27}$$

$$\frac{dCFU_I}{dt} = \left(\frac{INH_{复制} \times VG_{max,I}}{CFU_m + CFU_{ALL}} - k_d - INH_{杀灭} \times k_{2I} \times C_{黏菌素,有效}\right) \times CFU_I \tag{8.28}$$

$$\frac{dCFU_R}{dt} = \left(\frac{INH_{复制} \times VG_{max,R}}{CFU_m + CFU_{ALL}} - k_d - INH_{杀灭} \times k_{2R} \times C_{黏菌素,有效}\right) \times CFU_R \tag{8.29}$$

式中，$VG_{max}$ 为细菌的最大生长速率，单位为 $CFU/(mL \cdot h)$；$CFU_m$ 为产生 50% 最大生长速率的细菌密度；$k_d$ 为自然死亡率；$k_{lag}$ 为与滞后隔室中敏感菌群的缓慢初始生长阶段相关的一级增长速率常数；$INH_{杀灭}$ 和 $INH_{复制}$ 由以下方程表示：

$$INH_{杀灭} = 1 - I_{max,杀灭} \times \frac{C_{信号}}{IC_{50} + C_{信号}} \tag{8.30}$$

$$\text{INH}_{\text{复制}} = 1 - I_{\text{max,复制}} \times \frac{C_{\text{信号}}}{IC_{50} + C_{\text{信号}}} \tag{8.31}$$

$\text{INH}_{\text{杀灭}}$ 和 $\text{INH}_{\text{复制}}$ 为信号分子 $C_{\text{信号}}$ 对细菌杀灭和复制的抑制。细菌合成的自由扩散的信号分子 $C_{\text{信号}}$ 被认为可以抑制或减慢黏菌素的杀灭作用。$I_{\text{max,杀灭}}$ 和 $I_{\text{max,复制}}$ 为细菌最大杀灭和复制的抑制系数；$IC_{50}$ 为达到最大抑制的 50% 的信号分子浓度。假设信号分子的动力学行为由以下微分方程描述：

$$\frac{dC_{\text{信号}}}{dt} = \left( \text{CFU}_{\text{ALL}} \frac{ml}{\text{CFU}} - C_{\text{信号}} \right) k_{\text{deg}} \tag{8.32}$$

式中，$k_{\text{deg}}$ 为降解速率常数。

假设黏菌素的作用是竞争性地从外膜中的结合位点置换 $Mg^{2+}$ 和 $Ca^{2+}$，并且所产生的离子置换是黏菌素杀菌作用的机制。基于受体占有理论，该模型描述了黏菌素与 $Mg^{2+}$ 和 $Ca^{2+}$ 对膜结合位点的竞争性抑制作用。阳离子的占有率是 $Mg^{2+}$ 和 $Ca^{2+}$ 物质的量浓度的总和以及黏菌素浓度（mg/L）的函数，可定义为下式：

$$\text{Fr}_{\text{阳离子}} = \frac{C_{\text{阳离子}}}{K_{\text{d,阳离子}} + C_{\text{阳离子}} + \dfrac{K_{\text{d,阳离子}}}{K_{\text{d,黏菌素}}} \times \dfrac{C_{\text{黏菌素}}}{M_{\text{m}}}} \tag{8.33}$$

式中，$K_{\text{d,阳离子}}$ 和 $K_{\text{d,黏菌素}}$ 分别为这两种阳离子和黏菌素的解离常数；$M_{\text{m}}$ 为黏菌素的两个主要成分黏菌素 A 和 B 的平均分子量；$C$ 为肉汤中各成分的浓度。受体中未与 $Mg^{2+}$ 或 $Ca^{2+}$ 结合的部分用于计算靶部位的有效黏菌素浓度。有效黏菌素浓度 $C_{\text{黏菌素,有效}}$ 为 Hill 函数，其值取决于肉汤中的 $\text{Fr}_{\text{阳离子}}$ 和黏菌素浓度 $C_{\text{黏菌素}}$，用式（8.34）表示：

$$C_{\text{黏菌素,有效}} = \frac{(1 - \text{Fr}_{\text{阳离子}})^{\gamma}}{EC_{50}^{\gamma} + (1 - \text{Fr}_{\text{阳离子}})^{\gamma}} \tag{8.34}$$

该模型与 Logistic 增长或隔室模型之间有一个重要差异。该模型假设药物对所有类型的细菌都有影响，包括敏感、中等和耐药细菌。这种复杂模型亦有一定的局限性。来自体外实验的时间-杀菌研究数据不足以估算所有的模型参数。许多参数值须取自于文献。

另一类隔室模型也纳入了细菌复制、自溶的生命周期和头孢他啶（Ceftazidime）对铜绿假单胞菌的作用机制（Bulitta 等，2009）。该研究应用二室模型描述了细菌的菌群变化，应用翻转模型描述了抗菌药物存在下的时间-杀菌行为。在细菌生命周期模型中，敏感菌群采用了两种状态：第一种状态 $S_1$ 描述了紧随细胞复制后的生命周期；第二种状态 $S_2$ 则在复制前发生。两种状态可用式（8.35）和式（8.36）描述：

$$\frac{dS_1}{dt} = 2 \left[ 1 - \frac{\text{CFU}_{\text{总数}}}{\text{CFU}_{\text{总数}} + \text{CFU}_{\text{max}}} \right] [1 - \text{ALys}_{\text{s}}] \times k_{21} \times S_2 - \text{INH}_{k_{12}} \times k_{12} \times S_1 \tag{8.35}$$

$$\frac{dS_2}{dt} = -k_{21} \times S_2 + \text{INH}_{k_{12}} \times k_{12} \times S_1 \tag{8.36}$$

式中，$k_{12}$ 和 $k_{21}$ 分别为第一和第二状态之间的一级转运速率常数。$k_{12}$ 由平均生成时间（mean generation time，MGT）确定，$k_{12} = 1/\text{MGT}_{12}$。MGT 将在后文中讨论。$\text{INH}_{k_{12}}$ 与式（8.30）和式（8.31）相同。因子 2 用于表示细胞复制周期中的细菌倍增。自溶蛋白活性 $\text{ALys}_{\text{s}}$ 由头孢他啶刺激，并由翻转模型［式（8.37）］描述：

$$\frac{d\text{ALys}_{\text{s}}}{dt} = \left[ \frac{S_{\text{max,S}} \times C_{\text{B}}}{\text{SC}_{50} + C_{\text{B}}} - \left( 1 + \frac{S_{\text{max,loss}} \times C_{\text{Sig1}}}{C_{50,\text{Sig}} + C_{\text{Sig1}}} \right) \times \text{ALys}_{\text{s}} \right] \times k_{\text{out}} \tag{8.37}$$

$S_{\max,S}$ 值将 $\mathrm{ALys_s}$ 的最大值限定为 1，表明高浓度药物可以完全抑制细菌的复制。$\mathrm{SC_{50}}$ 为自溶蛋白受到最大刺激一半时的药物浓度。$S_{\max,\mathrm{loss}}$ 代表高信号分子浓度下接种效应的最大程度。与之前的模型相比，该模型假设的两个信号分子具有以下行为：

$$\frac{\mathrm{d}C_{\mathrm{Sig1}}}{\mathrm{d}t}=(\mathrm{CFU_{ALL}}-C_{\mathrm{Sig1}})\times k_{\deg}-k_{\mathrm{S12}}\times C_{\mathrm{Sig1}}+k_{\mathrm{S21}}\times C_{\mathrm{Sig2}} \tag{8.38}$$

$$\frac{\mathrm{d}C_{\mathrm{Sig2}}}{\mathrm{d}t}=k_{\mathrm{S12}}\times C_{\mathrm{Sig1}}-k_{\mathrm{S21}}\times C_{\mathrm{Sig2}} \tag{8.39}$$

式中，$C_{\mathrm{Sig1}}$ 和 $C_{\mathrm{Sig2}}$ 的初始条件分别为 $\mathrm{CFU_0}$ 和 $\mathrm{CFU_0}\times k_{\mathrm{S12}}/k_{\mathrm{S21}}$。第一个信号分子 $C_{\mathrm{Sig1}}$ 的作用是减慢复制速率，$C_{\mathrm{Sig1}}$ 与 $C_{\mathrm{Sig2}}$ 处于平衡状态。

将包含两阶段敏感性的生命周期生长模型应用于利奈唑胺（Linezolid）对耐万古霉素的肠球菌和金黄色葡萄球菌的研究（Tsuji 等，2012a，b）。假定利奈唑胺抑制蛋白质合成，使用翻转模型来描述其效果：

$$\frac{\mathrm{d}P}{\mathrm{d}t}=k_{\mathrm{prot}}\left[\left(1-\frac{C_{\text{药物}}}{IC_{50}+C_{\text{药物}}}\right)-P\right] \tag{8.40}$$

式中，$P$ 代表稳态时蛋白质库的最大值为 1；$IC_{50}$ 为产生最大蛋白质合成抑制一半时的利奈唑胺浓度；$k_{\mathrm{prot}}$ 为蛋白质库的翻转速率常数。因缺乏蛋白质而导致细菌死亡的概率由（Lack $=1-P$）表示，并由下式定义：

$$\mathrm{Prob_{死亡}}=I_{\max,\mathrm{Rep}}\times\mathrm{Lack} \tag{8.41}$$

$E_{\max}$ 型模型用于描述主要敏感细菌种群的平台期。采用类似于式（8.35）和式（8.36）的模型，描述 $S_1$ 和 $S_2$ 的两种状态敏感性细菌种群，但是用函数 $1-\mathrm{Prob_{死亡}}$ 代替了 $1-\mathrm{ALys_s}$，且 $\mathrm{INH_{12}}$ 固定为 1。敏感等位基因的数量（$N_{\mathrm{Sen}}$）是确定利奈唑胺抑制蛋白质合成的 $IC_{50}$ 的协变量：

$$IC_{50}=IC_{50\mathrm{Sen0}}\times\left(1-\frac{I_{\max,\mathrm{Sen}}\times N_{\mathrm{sen}}^{\mathrm{HSen}}}{N_{50,\mathrm{Sen}}^{\mathrm{HSen}}+N_{\mathrm{sen}}^{\mathrm{HSen}}}\right)\times f_{\mathrm{HFIM}} \tag{8.42}$$

式中，$IC_{50,\mathrm{Sen0}}$ 为没有敏感等位基因的菌株的 $IC_{50}$；$I_{\max,\mathrm{Sen}}$ 为 $IC_{50}$ 的最大下降分数；$f_{\mathrm{HFIM}}$ 为中空纤维感染模型中 $IC_{50}$ 与静态的时间-杀菌模型的比值；HSen 为 Hill 系数。

MGT 定义为细菌数量倍增所需的时间，并根据净增长率计算，类似于半衰期的计算（Garrett，1978）：

$$\mathrm{MGT}=\frac{\ln 2}{k_{\mathrm{net}}} \tag{8.43}$$

式中，$k_{\mathrm{net}}=k_{\text{增长}}-k_{\text{死亡}}$。在模型中，耐药性等位基因的数量（$N_{\mathrm{res}}$）被用作协变量来计算 MGT（$\mathrm{MGT_{12}}$），其中 $k_{12}=1/\mathrm{MGT_{12}}$：

$$\mathrm{MGT_{12}}=\mathrm{MGT_0}\times\left(1+\frac{S_{\max,\mathrm{Res}}\times N_{\mathrm{res}}^{\mathrm{HRes}}}{N_{50,\mathrm{Res}}^{\mathrm{HRes}}+N_{\mathrm{res}}^{\mathrm{HRes}}}\right) \tag{8.44}$$

式中，$N_{50,\mathrm{Res}}$ 为产生 50% 的 $S_{\max,\mathrm{Res}}$ 的耐药等位基因的数量。这是由耐药性等位基因导致的 $\mathrm{MGT_{12}}$ 的最大增加分数。HRes 为 Hill 系数。

抗感染治疗的目标是给予患者有效剂量的药物，使毒性最小化的同时，取得治疗成功的最大概率。相较于经验模型，机制模型可更好地描述不明显的自然过程和其中的细节之处（Lo 等，2011）。但是，机制模型是否比经验模型和半机制模型能更好地预测临床结果尚有待证实。

## 8.3.6 联合治疗模型

Sy 等 (2013) 修改了 Logistic 增长模型，用来研究阿维巴坦 (Avibactam) 对氨曲南 (Aztreonam) 的增强作用。模型通过描述 $EC_{50}$ 的漂移，近似拟合了增加阿维巴坦浓度可降低肺炎克雷伯菌的 MIC 值 (图 8.3)。氨曲南 $EC_{50}$ 是阿维巴坦浓度的函数。通过经验性双指数衰减函数，可估算氨曲南 $EC_{50}$ 的降低程度。阿维巴坦作为一种 $\beta$-内酰胺酶抑制剂，对肺炎克雷伯菌并没有抗菌活性，而是通过抑制 $\beta$-内酰胺酶对氨曲南的降解和消除，恢复氨曲南的抗菌效力。该方法简便，且模型预测的氨曲南 $EC_{50}$ 与 MIC 值非常相似，拟合曲线很好地描述了观察到的细菌动力学对联合治疗的反应。

Zhuang 等 (2013) 应用 Loewe 加和法，评估了新型氨基糖苷类药物威替米星 (Vertil-micin) 和头孢他啶 (Ceftazidime) 的联合疗法对铜绿假单胞菌的疗效。该研究中采用了基于两阶段的 Logistic 增长模型描述了细菌种群模型。与氨曲南-阿维巴坦的研究不同，威替米星和头孢他啶均具抗菌作用，但作用机制不同。Greco 等 (1995) 提出了一个广义的 S 形 $E_{max}$ 方程，描述两种药物联合作用时的 Loewe 加和性：

$$1 = \frac{C_1}{EC_{50,1}\left(\dfrac{E_{max}}{E_{max}-k_{max}}\right)^{1/m_1}} + \frac{C_2}{EC_{50,2}\left(\dfrac{E_{max}}{E_{max}-k_{max}}\right)^{1/m_2}}$$
$$+ \frac{\gamma C_1 C_2}{EC_{50,1}\times EC_{50,2}\left(\dfrac{E_{max}}{E_{max}-k_{max}}\right)^{(1/2m_1+1/2m_2)}} \tag{8.45}$$

两种药物的加和作用由前两项之和描述。第三项则是相互作用项，其中参数 $\gamma$ 表示协同-拮抗的相互作用。如果 $\gamma$ 估计值的 95% 置信区间与零值重叠，则相互作用是相加的。如果 $\gamma > 0$ 或 $\gamma < 0$，则相互作用分别为协同或拮抗。在该模型中，假设 $m_1$ 和 $m_2$ 相等。另外一个相互作用项 $\lambda$，被纳入两种药物对初始杀灭率 ($k_{max}$) 的影响，见下式：

$$k_{max} = k_{max,1} + k_{max,2} + \lambda \times k_{max,1} \times k_{max,2} \tag{8.46}$$

最后，用于评估威替米星和头孢他啶组合的 $E_{max}$ 模型为：

$$E_{max} = \frac{k_{max}\left(\dfrac{C_1}{\alpha_1 EC_{50,1}} + \dfrac{C_2}{\alpha_2 EC_{50,2}} + \dfrac{\gamma C_1 C_2}{\alpha_1 \alpha_2 \times EC_{50,2} \times EC_{50,2}}\right)^k}{1 + \left(\dfrac{C_1}{\alpha_1 EC_{50,1}} + \dfrac{C_2}{\alpha_2 EC_{50,2}} + \dfrac{\gamma C_1 C_2}{\alpha_1 \alpha_2 \times EC_{50,2} \times EC_{50,2}}\right)^k} \tag{8.47}$$

其中 $\alpha$ 为式 (8.12) 中提到的适应系数。该经验性建模方法很好地描述了氨基糖苷类和 $\beta$-内酰胺类抗菌药物对铜绿假单胞菌的联合作用。

## 8.3.7 耐药亚群的模型估计

在体外时间-杀菌试验中，为了量化耐药细菌亚群的数量，可在含三倍于 MIC 甚至更高浓度的抗菌药物的琼脂平板中培养细菌。这种方法可以确保敏感细菌被药物清除。由于两倍 MIC 的水平仍在敏感性测定的误差范围之内，故选择至少三倍 MIC。确定耐药进程的另一种方法是在 24h 的时间-杀菌实验后确定 MIC。

耐药细菌亚群仅为总菌群的一小部分，而细菌种群主要是对药物敏感的野生型菌株。检测出耐药亚群的概率取决于接种量或细菌总负荷，以及对药物特异性耐药的突变频率

（Jumbe 和 Drusano，2011）。对于须进行有效扩增的耐药亚群，突变体的适应性和抗菌药物的选择性压力都是重要的影响因素。Jumbe 和 Drusano（2011）提出了将概率估计纳入通用模型的结构之中，以描述细菌的自然复制和由抗菌药物作用导致的死亡：

$$\frac{dS}{dt} = \zeta_{G,s} \times E_{R,s}[a(t)] \times (1-P)S(t) + \zeta_{G,r} \times E_{R,r}[a(t)] \times P \times \Gamma \times R(t)$$
$$- \Psi_{K,s} \times E_{D,s}[a(t)] \times S(t) \tag{8.48}$$

$$\frac{dS}{dt} = \zeta_{G,r} \times E_{R,r}[a(t)] \times (1-P) \times \Gamma \times R(t)$$
$$+ \zeta_{G,s} \times E_{R,s}[a(t)] \times P \times S(t) - \Psi_{K,r} \times E_{D,r}[a(t)] \times R(t) \tag{8.49}$$

式中，$S$ 和 $R$ 分别代表易感和耐药细菌种群；$\zeta_G$ 和 $\Psi_K$ 分别为与自然复制和细菌死亡相关的速率；$E_R a(t)$ 和 $E_D a(t)$ 分别为对复制和死亡的抗菌药物作用；$P$ 为与突变的出现相关联的概率；$\Gamma$ 决定对耐药种群敏感的相对适应度。前文阐述的铜绿假单胞菌和黏菌素效应的模型中采用了这种建模策略，并估计每个亚群的比例（Bulitta 等，2010）。Tam 等（2005，2007b）应用 PK/PD 模型，描述了铜绿假单胞菌和金黄色葡萄球菌对加诺沙星（Garenoxacin）敏感，以及耐药亚群对于喹诺酮类药物浓度波动的反应。研究表明：低于特定折点的暴露可使耐药亚群迅速增长。在确定抗菌药物治疗不足时耐药菌群的增殖，Jumbe 等（2003）还展示了建模和模拟技术的预测价值。

## 8.3.8　包含宿主防御的模型

啮齿类动物研究可用于评估宿主免疫系统对药物抗菌效应经时过程的影响，还可用于评估免疫系统产生的抗菌作用。因此，啮齿类动物是一个很好的动物模型。通过比较免疫正常小鼠和中性粒细胞减少小鼠，可量化和评估免疫系统的作用。为了评估粒细胞对细菌的杀灭作用，在小鼠大腿感染模型和小鼠肺炎模型中进行了相关研究。结果表明：在细菌接种量较低的情况下，仅粒细胞就可有效地清除细菌，而对于 $\geqslant 10^7 \mathrm{CFU/g}$ 细菌负荷的组织，24h 后可观察到细菌的净生长（Drusano 等，2011a，b）。纳入宿主防御系统的模型与药物效应和联合用药研究相似的数学函数式（Jumbe 和 Drusano，2011）：

$$\frac{dN}{dt} = \zeta_G \times E_R[a(t)] \times N(t) - C_K \times E_D[a(t) + E_P + E_P \times E_I + E_I] \times N(t) \tag{8.50}$$

式中，$E_P$ 和 $E_I$ 分别为宿主的体液反应和细胞反应，$E_P \times E_I$ 表示先天适应性的免疫相互作用。当两种宿主防御过程的综合效应远大于微生物的自然增殖率，即 $C_K \gg \zeta_G$ 时，宿主免疫可在无治疗干预的情况下消除感染（Jumbe 和 Drusano，2011）。

## 8.3.9　将体外模型与 PK/PD 指数关联

根据体外时间-杀菌曲线，建立了头孢他啶（Ceftazidime）浓度-效应的关系。建模结果表明 PK/PD 指数，即体内静态效应 $\% fT > \mathrm{MIC}$ 应为 40%（Mouton 等，2007）。在每 2h 1mg 至每 8h 256mg 的给药方案下，Logistic 增长模型可模拟随时间推移的细菌杀灭情况。基于小鼠和人体参数，模拟药代动力学曲线，评估可产生预期静态效应的给药方案（即 24h 的 CFU≤0h 的 CFU），以及给药方案对应的 $\% fT > \mathrm{MIC}$。对于 24h 后下降 2-$\log_{10}$，估计的 $\% fT > \mathrm{MIC}$ 至少应为 50%。基于隔室方法的半机制 PK/PD 模型，Neilsen 等（2011）预测了几种抗生素的 PK/PD 指数。研究证明，利用体外研究结果进行的模拟研究，可用于预测抗菌药物的 PK/PD 指数。但是，确定特定药物的 PK/PD 指数时，应注意研究条件如给药频率以及 MIC 值的不确定性等。

# 8.4 总结

由于细菌对许多市售抗菌药物耐药性的迅速发展，许多研究者呼吁制订新药研发计划，以抑制细菌的耐药选择和根除耐药菌感染（Jumbe 和 Drusano，2011；Nielsen 和 Friberg，2013）。在制订合适的给药方案以有效实现这两个目标时，定量药理学具有重要的作用。在抗感染治疗中，寻找最佳治疗方案和药物组合均可从建模和模拟中受益。目前，许多给药方案的制订均源自于对抗菌药物与细菌感染之间 PK/PD 关系的理解。

在本章中，总结了现今抗菌药物的定量药理学模型，用于推导最先进的治疗方法。通过对体外研究、感染动物模型和临床数据等所有信息进行分析，可最大限度地提高患者获益，并在制订治疗方案方面取得更多的进展。

# 参 考 文 献

Aires JR，Kohler T，Nikaido H，Plesiat P（1999）Involvement of an active efflux system in the natural resistance of Pseudomonas aeruginosa to aminoglycosides. Antimicrob Agents Chemother 43：2624-2628.

Ambrose PG，Bhavnani SM，Rubino CM，Louie A，Gumbo T，Forrest A，Drusano GL（2007）Pharmacokinetics-pharmacodynamics of antimicrobial therapy：it's not just for mice anymore. Clin Infect Dis 44：79-86.

Ambrose PG，Meagher AK，Passarell JA，Van Wart SA，Cirincione BB，Rubino CM，Korth-Bradley JM，Babinchak T，Ellis-Grosse E（2009）Use of a clinically derived exposure-response relationship to evaluate potential tigecycline-Enterobacteriaceae susceptibility breakpoints. Diagn Microbiol Infect Dis 63：38-42.

Bakker EP（1992）Aminoglycoside and aminocyclitol antibiotics：hygromycin B is an atypical bactericidal compound that exerts effects on cells of Escherichia coli characteristics for bacteriostatic aminocyclitols. J Gen Microbiol 138：563-569.

Balaban NQ，Merrin J，Chait R，Kowalik L，Leibler S（2004）Bacterial persistence as a phenotypic switch. Science 305：1622-1625.

Bliziotis IA，Samonis G，Vardakas KZ，Chrysanthopoulou S，Falagas ME（2005）Effect of aminoglycoside and beta-lactam combination therapy versus beta-lactam monotherapy on the emergence of antimicrobial resistance：a meta-analysis of randomized，controlled trials. Clin Infect Dis 41：149-158.

Breen L，Aswani N（2012）Elective versus symptomatic intravenous antibiotic therapy for cystic fibrosis. Cochrane Database Syst Rev 7：CD002767.

Bulitta JB，Ly NS，Yang JC，Forrest A，Jusko WJ，Tsuji BT（2009）Development and qualification of a pharmacodynamic model for the pronounced inoculum effect of ceftazidime against Pseudomonas aeruginosa. Antimicrob Agents Chemother 53：46-56.

Bulitta JB，Yang JC，Yohonn L，Ly NS，Brown SV，D'hondt RE，Jusko WJ，Forrest A，Tsuji BT

(2010) Attenuation of colistin bactericidal activity by high inoculum of Pseudomonas aeruginosa characterized by a new mechanism-based population pharmacodynamic model. Antimicrob Agents Chemother 54: 2051-2062.

Craig WA (1998) Pharmacokinetic/pharmacodynamic parameters: rationale for antibacterial dosing of mice and men. Clin Infect Dis 26: 1-10; quiz 11-12.

Crandon JL, Schuck VJ, Banevicius MA, Beaudoin ME, Nichols WW, Tanudra MA, Nicolau DP (2012) Comparative in vitro and in vivo efficacies of human simulated doses of ceftazidime and ceftazidime-avibactam against Pseudomonas aeruginosa. Antimicrob Agents Chemother 56: 6137-6146.

Dasgupta A (2007). Usefulness of monitoring free (unbound) concentrations of therapeutic drugs in patient management. Clin Chim Acta 377: 1-13.

De Kraker ME, Davey PG, Grundmann H (2011) Mortality and hospital stay associated with resistant Staphylococcus aureus and Escherichia coli bacteremia: estimating the burden of antibiotic resistance in Europe. PLoS Med 8: e1001104.

De Kock L, Sy SK, Rosenkranz B, Diacon AH, Prescott K, Hernandez KR, Yu M, Derendorf H, Donald PR (2014) The pharmacokinetics of para-aminosalicylic acid in HIV-uninfected and HIV co-infected tuberculosis patients receiving antiretroviral therapy, managed on multidrug-resistant and extensively drug-resistant tuberculosis. Antimicrob Agents Chemother (pii: AAC. 03073-14; epub ahead of print).

Drusano GL (2004) Antimicrobial pharmacodynamics: critical interactions of 'bug and drug'. Nat Rev Microbiol 2: 289-300.

Drusano GL, Preston SL, Hardalo C, Hare R, Banfield C, Andes D, Vesga O, Craig WA (2001) Use of preclinical data for selection of a phase II/III dose for evernimicin and identification of a preclinical MIC breakpoint. Antimicrob Agents Chemother 45: 13-22.

Drusano GL, Preston SL, Fowler C, Corrado M, Weisinger B, Kahn J (2004) Relationship between fluoroquinolone area under the curve: minimum inhibitory concentration ratio and the probability of eradication of the infecting pathogen, in patients with nosocomial pneumonia. J Infect Dis 189: 1590-1597.

Drusano GL, Liu W, Fregeau C, Kulawy R, Louie A (2009) Differing effects of combination chemotherapy with meropenem and tobramycin on cell kill and suppression of resistance of wildtype Pseudomonas aeruginosa PAO1 and its isogenic MexAB efflux pump-overexpressed mutant. Antimicrob Agents Chemother 53: 2266-2273.

Drusano GL, Fregeau C, Liu W, Brown DL, Louie A (2010) Impact of burden on granulocyte clearance of bacteria in a mouse thigh infection model. Antimicrob Agents Chemother 54: 4368-4372.

Drusano GL, Liu W, Kulawy R, Louie A (2011a) Impact of granulocytes on the antimicrobial effect of tedizolid in a mouse thigh infection model. Antimicrob Agents Chemother 55: 5300-5305.

Drusano GL, Vanscoy B, Liu W, Fikes S, Brown D, Louie A (2011b) Saturability of granulocyte kill of Pseudomonas aeruginosa in a murine model of pneumonia. Antimicrob Agents Chemother 55: 2693-2695.

Dudhani RV, Turnidge JD, Coulthard K, Milne RW, Rayner CR, Li J, Nation RL (2010) Elucidation of the pharmacokinetic/pharmacodynamic determinant of colistin activity against Pseudomonas aeruginosa in murine thigh and lung infection models. Antimicrob Agents Chemother 54: 1117-1124.

Eagle H, Fleischman R, Musselman AD (1950a) Effect of schedule of administration on the therapeutic efficacy of penicillin; importance of the aggregate time penicillin remains at effectively bactericidal levels. Am J Med 9: 280-299.

Eagle H, Fleischman R, Musselman AD (1950b) The effective concentrations of penicillin in vitro and in vivo for streptococci, pneumococci, and Treponema pallidum. J Bacteriol 59: 625-643.

Eagle H, Fleischman R, Levy M (1953a) "Continuous" vs. "discontinuous" therapy with penicillin; the effect of the interval between injections on therapeutic efficacy. N Engl J Med 248: 481-488.

Eagle H, Fleischman R, Levy M (1953b) On the duration of penicillin action in relation to its concentration in the serum. J Lab Clin Med 41: 122-132.

Fisher JF, Meroueh SO, Mobashery S (2005) Bacterial resistance to beta-lactam antibiotics: compelling opportunism, compelling opportunity. Chem Rev 105: 395-424.

Flume PA, Mogayzel PJ, JR, Robinson KA, Goss CH, Rosenblatt RL, Kuhn RJ, Marshall BC (2009) Cystic fibrosis pulmonary guidelines: treatment of pulmonary exacerbations. Am J Respir Crit Care Med 180: 802-808.

Garrett ER (1978) Kinetics of antimicrobial action. Scand J Infect Dis 14 (Suppl): 54-85.

Garrett ER, Nolte H (1972) Kinetics and mechanisms of drug action on microorganisms. XIV. The action of fluorouracil, other uracils and derived nucleosides on the microbial kinetics of Escherichia coli. Chemotherapy 17: 81-108.

Garrett ER, Miller GH, Brown MR (1966) Kinetics and mechanisms of action of antibiotics on microorganisms. V. Chloramphenicol and tetracycline affected Escherichia coli generation rates. J Pharm Sci 55: 593-600.

Gershenfeld NA (1999) The nature of mathematical modeling. Cambridge University Press, Cambridge.

Grasso S, Meinardi G, De Carneri I, Tamassia V (1978) New in vitro model to study the effect of antibiotic concentration and rate of elimination on antibacterial activity. Antimicrob Agents Chemother 13: 570-576.

Greco WR, Bravo G, Parsons JC (1995) The searchfor synergy: a critical review from a response surface perspective. Pharmacol Rev 47: 331-385.

Hoepelman IM, Rozenberg-Arska M, Verhoef J (1988a) Comparative study of ceftriaxone monotherapy versus a combination regimen of cefuroxime plus gentamicin for treatment of serious bacterial infections: the efficacy, safety and effect on fecal flora. Chemotherapy 34 (Suppl 1): 21-29.

Hoepelman IM, Rozenberg-Arska M, Verhoef J (1988b) Comparison of once daily ceftriaxone with gentamicin plus cefuroxime for treatment of serious bacterial infections. Lancet 1: 1305-1309.

Hoffman A, Stepensky D (1999) Pharmacodynamic aspects of modes of drug administration for optimization of drug therapy. Crit Rev Ther Drug Carrier Syst 16: 571-639.

Jorgensen JH, Ferraro MJ (2009) Antimicrobial susceptibility testing: a review of general principles and contemporary practices. Clin Infect Dis 49: 1749-1755.

Juan C, Moya B, Perez JL, Oliver A (2006) Stepwise upregulation of the Pseudomonas aeruginosa chromosomal cephalosporinase conferring high-level beta-lactam resistance involves three AmpD homologues. Antimicrob Agents Chemother 50: 1780-1787.

Jumbe LNN, Drusano GL (2011) A model-based PK/PD antimicrobial chemotherapy drug development platform to simultaneously combat infectious diseases and drug resistance. In: Kimko HHC, Peck CC (eds) Clinical trial simulations. Springer, New York.

Jumbe N, Louie A, Leary R, Liu W, Deziel MR, Tam VH, Bachhawat R, Freeman C, Kahn JB, Bush K, Dudley MN, Miller MH, Drusano GL (2003) Application of a mathematical model to prevent in vivo amplification of antibiotic-resistant bacterial populations during therapy. J Clin Invest 112: 275-285.

Jumbe NL, Louie A, Miller MH, Liu W, Deziel MR, Tam VH, Bachhawat R, Drusano GL (2006) Quinolone efflux pumps play a central role in emergence of fluoroquinolone resistance in Streptococcus pneumoniae. Antimicrob Agents Chemother 50: 310-317.

Jusko WJ (1971) Pharmacodynamics of chemotherapeutic effects: dose-time-response relationships for phase-nonspecific agents. J Pharm Sci 60: 892-895.

Kahlmeter G, Brown DF, Goldstein FW, Macgowan AP, Mouton JW, Osterlund A, Rodloff A, Steinbakk M, Urbaskova P, Vatopoulos A (2003) European harmonization of MIC breakpoints for antimicrobial susceptibility testing of bacteria. J Antimicrob Chemother 52: 145-148.

Kahlmeter G, Brown DF, Goldstein FW, Macgowan AP, Mouton JW, Odenholt I, Rodloff A, Soussy CJ, Steinbakk M, Soriano F, Stetsiouk O (2006) European Committee on Antimicrobial Susceptibility Testing (EUCAST) Technical notes on antimicrobial susceptibility testing. Clin Microbiol Infect 12: 501-503.

Kullar R, Leonard SN, Davis SL, Delgado G JR, Pogue JM, Wahby KA, Falcione B, Rybak MJ (2011) Validation of the effectiveness of a vancomycin nomogram in achieving target trough concentrations of 15~20mg/L suggested by the vancomycin consensus guidelines. Pharmacotherapy 31: 441-448.

Langaee TY, Dargis M, Huletsky A (1998) An ampD gene in Pseudomonas aeruginosa encodes a negative regulator of AmpC beta-lactamase expression. Antimicrob Agents Chemother 42: 3296-3300.

Langaee TY, Gagnon L, Huletsky A (2000) Inactivation of the ampD gene in Pseudomonas aeruginosa leads to moderate-basal-level and hyperinducible AmpC beta-lactamase expression. Antimicrob Agents Chemother 44: 583-589.

Li Y, Peris J, Zhong L, Derendorf H (2006) Microdialysis as a tool in local pharmacodynamics. AAPS J 8: E222-E235.

Lo A, Beh J, De Leon H, Hallow MK, Ramakrishna R, Rodrigo M, Sarkar A, Sarangapani R, Georgieva A (2011) Using a systems biology approach to explore hypotheses underlying clinical diversity of the renin angiotensin system and the response to antihypertensive therapies. In: Kimko HHC, Peck CC (eds) Clinical trial simulations. Springer, New York.

Louie A, Brown DL, Liu W, Kulawy RW, Deziel MR, Drusano GL (2007) In vitro infection model characterizing the effect of efflux pump inhibition on prevention of resistance to levofloxacin and ciprofloxacin in Streptococcus pneumoniae. Antimicrob Agents Chemother 51: 3988-4000.

Louie A, Liu W, Fikes S, Brown D, Drusano GL (2013) Impact of meropenem in combination with tobramycin in a murine model of Pseudomonas aeruginosa pneumonia. Antimicrob Agents Chemother 57: 2788-2792.

Masuda N, Sakagawa E, Ohya S, Gotoh N, Tsujimoto H, Nishino T (2000a) Contribution of the MexX-MexY-oprM efflux system to intrinsic resistance in Pseudomonas aeruginosa. Antimicrob Agents Chemother 44: 2242-2246.

Masuda N, Sakagawa E, Ohya S, Gotoh N, Tsujimoto H, Nishino T (2000b) Substrate specificities of MexAB-OprM, MexCD-OprJ, and MexXY-oprM efflux pumps in Pseudomonas aeruginosa. Antimicrob Agents Chemother 44: 3322-3327.

Meagher AK, Passarell JA, Cirincione BB, Van Wart SA, Liolios K, Babinchak T, Ellis-Grosse EJ, Ambrose PG (2007) Exposure-response analyses of tigecycline efficacy in patients with complicated skin and skin-structure infections. Antimicrob Agents Chemother 51: 1939-1945.

Mielck JB, Garrett ER (1969) Kinetics and mechanisms of drug action on microorganisms. IX. Inhibitory action of lincomycin on Escherichia coli by microbial kinetics. Chemotherapy 14: 337-355.

Mine T, Morita Y, Kataoka A, Mizushima T, Tsuchiya T (1999) Expression in *Escherichia coli* of a new multidrug efflux pump, MexXY, from Pseudomonas aeruginosa. Antimicrob Agents Chemother 43: 415-417.

Mohamed AF, Nielsen EI, Cars O, Friberg LE (2012) Pharmacokinetic-pharmacodynamic model for gentamicin and its adaptive resistance with predictions of dosing schedules in newborn infants. Antimicrob Agents Chemother 56: 179-188.

Moise-Broder PA, Forrest A, Birmingham MC, Schentag JJ (2004a) Pharmacodynamics of vancomycin and other antimicrobials in patients with Staphylococcus aureus lower respiratory tract infections. Clin Pharmacokinet 43: 925-942.

Moise-Broder PA, Sakoulas G, Eliopoulos GM, Schentag JJ, Forrest A, Moellering RC JR (2004b) Accessory gene regulator group Ⅱ polymorphism in methicillin-resistant Staphylococcus aureus is predictive of failure of vancomycin therapy. Clin Infect Dis 38: 1700-1705.

Mondorf AW, Bonsiepe C, Mondorf W (1989) Randomized multi center study comparing nephrotoxicity of ceftazidime versus the combination of piperacillin and netilmicin with and without furosemide. Adv Exp Med Biol 252: 307-312.

Mouton JW, Vinks AA (2005) Pharmacokinetic/pharmacodynamic modelling of antibacterials in vitro and in vivo using bacterial growth and kill kinetics: the minimum inhibitory concentration versus stationary concentration. Clin Pharmacokinet 44: 201-210.

Mouton JW, Vinks AA, Punt NC (1997) Pharmacokinetic-pharmacodynamic modeling of activity of ceftazidime during continuous and intermittent infusion. Antimicrob Agents Chemother 41: 733-738.

Mouton JW, Punt N, Vinks AA (2005) A retrospective analysis using Monte Carlo simulation to evaluate recommended ceftazidime dosing regimens in healthy volunteers, patients with cysticfibrosis, and patients in the intensive care unit. Clin Ther 27: 762-772.

Mouton JW, Punt N, Vinks AA (2007) Concentration-effect relationship of ceftazidime explains why the time above the MIC is 40% for a static effect in vivo. Antimicrob Agents Chemother 51: 3449-3451.

Mouton JW, Theuretzbacher U, Craig WA, Tulkens PM, Derendorf H, Cars O (2008) Tissue concentrations: do we ever learn? J Antimicrob Chemother 61: 235-237.

Mouton JW, Ambrose PG, Canton R, Drusano GL, Harbarth S, Macgowan A, Theuretzbacher U, Turnidge J (2011) Conserving antibiotics for the future: new ways to use old and new drugs from a pharmacokinetic and pharmacodynamic perspective. Drug Resist Updates 14: 107-117.

Mouton JW, Brown DF, Apfalter P, Canton R, Giske CG, Ivanova M, Macgowan AP, Rodloff A, Soussy CJ, Steinbakk M, Kahlmeter G (2012) The role of pharmacokinetics/pharmacodynamics in setting clinical MIC breakpoints: the EUCAST approach. Clin Microbiol Infect 18: E37-E45.

Mueller M, De La Pena A, Derendorf H (2004) Issues in pharmacokinetics and pharmacodynamics of anti-infective agents: kill curves versus MIC. Antimicrob Agents Chemother 48: 369-377.

Nielsen EI, Friberg LE (2013) Pharmacokinetic-pharmacodynamic modeling of antibacterial drugs. Pharmacol Rev 65: 1053-1090.

Nielsen EI, Viberg A, Lowdin E, Cars O, Karlsson MO, Sandstrom M (2007) Semimechanistic pharmacokinetic/pharmacodynamic model for assessment of activity of antibacterial agents from time-kill curve experiments. Antimicrob Agents Chemother 51: 128-136.

Nielsen EI, Cars O, Friberg LE (2011) Pharmacokinetic/pharmacodynamic (PK/PD) indices of antibiotics predicted by a semimechanistic PK/PD model: a step toward model-based dose optimization. Antimicrob Agents Chemother 55: 4619-4630.

Nolting A, Dalla Costa T, Rand KH, Derendorf H (1996) Pharmacokinetic-pharmacodynamic modeling of the antibiotic effect of piperacillin in vitro. Pharm Res 13: 91-96.

Passarell JA, Meagher AK, Liolios K, Cirincione BB, Van Wart SA, Babinchak T, Ellis-Grosse EJ, Ambrose PG (2008) Exposure-response analyses of tigecycline efficacy in patients with complicated intra-abdominal infections. Antimicrob Agents Chemother 52: 204-210.

Paul M, Benuri-Silbiger I, Soares-Weiser K, Leibovici L (2004) Beta lactam monotherapy versus beta lactam-aminoglycoside combination therapy for sepsis in immunocompetent patients: systematic review and meta-analysis of randomised trials. Br Med J 328: 668.

Piccart M, Klastersky J, Meunier F, Lagast H, Van Laethem Y, Weerts D (1984) Single-drug versus combination empirical therapy for gram-negative bacillary infections in febrile cancer patients with and without granulocytopenia. Antimicrob Agents Chemother 26: 870-875.

Poole K, Gotoh N, Tsujimoto H, Zhao Q, Wada A, Yamasaki T, Neshat S, Yamagishi J, Li XZ, Nishino T (1996) Overexpression of the mexC-mexD-oprJ efflux operon in nfxB-type multidrug-resistant strains of Pseudomonas aeruginosa. Mol Microbiol 21: 713-724.

Quale J, Bratu S, Gupta J, Landman D (2006) Interplay of efflux system, ampC, and oprD expression in carbapenem resistance of Pseudomonas aeruginosa clinical isolates. Antimicrob Agents Chemother 50: 1633-1641.

Rybak M, Lomaestro B, Rotschafer JC, Moellering R Jr, Craig W, Billeter M, Dalovisio JR, Levine DP (2009a) Therapeutic monitoring of vancomycin in adult patients: a consensus review of the American Society of Health-System Pharmacists, the Infectious Diseases Society of America, and the Society of Infectious Diseases Pharmacists. Am J Health Syst Pharm 66: 82-98.

Rybak MJ, Lomaestro BM, Rotschafer JC, Moellering RC, Craig WA, Billeter M, Dalovisio JR, Levine DP (2009b) Vancomycin therapeutic guidelines: a summary of consensus recommendations from the infectious diseases Society of America, the American Society of Health-System Pharmacists, and the Society of Infectious Diseases Pharmacists. Clin Infect Dis 49: 325-327.

Safdar N, Handelsman J, Maki DG (2004) Does combination antimicrobial therapy reduce mortality in Gram-negative bacteraemia? A meta-analysis. Lancet Infect Dis 4: 519-527.

Sakoulas G, Moise-Broder PA, Schentag J, Forrest A, Moellering RC Jr, Eliopoulos GM (2004) Relationship of MIC and bactericidal activity to efficacy of vancomycin for treatment of methicillin-resistant Staphylococcus aureus bacteremia. J Clin Microbiol 42: 2398-2402.

Sanfilippo A, Morvillo E (1968). An experimental model for the study of the antibacterial activity of the sulfonamides. Chemotherapy 13: 54-60.

Sanfilippo A, Schioppacassi G (1973) New approach to the evaluation of antibacterial activity of aminosidine. Chemotherapy 18: 297-303.

Schmidt S, Barbour A, Sahre M, Rand KH, Derendorf H (2008) PK/PD: new insights for antibacterial and antiviral applications. Curr Opin Pharmacol 8: 549-556.

Schmidt S, Sabarinath SN, Barbour A, Abbanat D, Manitpisitkul P, Sha S, Derendorf H (2009) Pharmacokinetic-pharmacodynamic modeling of the in vitro activities of oxazolidinone antimicrobial agents against methicillin-resistant Staphylococcus aureus. Antimicrob Agents Chemother 53: 5039-5045.

Shakil S, Khan R, Zarrilli R, Khan AU (2008) Aminoglycosides versus bacteria—a description of the action, resistance mechanism, and nosocomial battleground. J Biomed Sci 15: 5-14.

Sideraki V, Huang W, Palzkill T, Gilbert HF (2001) A secondary drug resistance mutation of TEM-1 beta-lactamase that suppresses misfolding and aggregation. Proc Natl Acad Sci U S A 98: 283-288.

Sobel ML, Mckay GA, Poole K (2003) Contribution of the MexXY multidrug transporter to aminoglycoside resistance in Pseudomonas aeruginosa clinical isolates. Antimicrob Agents Chemother 47: 3202-3207.

Spino M (1991). Pharmacokinetics of drugs in cystic fibrosis. Clin Rev Allergy 9: 169-210.

Sy SK, Beaudoin ME, Schuck VJ, Derendorf H (2013) Modeling the potentiation of in vitro aztreonam activities by avibactam against four beta-lactam-resistant bacterial strains. Interscience Conference on Antimicrobial Agents and Chemotherapy, Poster A-1014.

Tam VH, Louie A, Deziel MR, Liu W, Leary R, Drusano GL (2005) Bacterial-population responses to drug-selective pressure: examination of garenoxacin's effect on Pseudomonas aeruginosa. J Infect Dis 192: 420-428.

Tam VH, Louie A, Deziel MR, Liu W, Drusano GL (2007a) The relationship between quinolone exposures and resistance amplification is characterized by an inverted U: a new paradigm for optimizing pharmaco-dynamics to counterselect resistance. Antimicrob Agents Chemother 51: 744-747.

Tam VH, Louie A, Fritsche TR, Deziel M, Liu W, Brown DL, Deshpande L, Leary R, Jones RN, Drusano GL (2007b) Impact of drug-exposure intensity and duration of therapy on the emergence of Staphylococcus aureus resistance to a quinolone antimicrobial. J Infect Dis 195: 1818-1827.

Tam VH, Ledesma KR, Vo G, Kabbara S, Lim TP, Nikolaou M (2008) Pharmacodynamic modeling of aminoglycosides against Pseudomonas aeruginosa and Acinetobacter baumannii: identifying dosing regimens to suppress resistance development. Antimicrob Agents Chemother 52: 3987-3993.

Treyaprasert W, Schmidt S, Rand KH, Suvanakoot U, Derendorf H (2007) Pharmacokinetic/pharmacodynamic modeling of in vitro activity of azithromycin against four different bacterial strains. Int J Antimicrob Agents 29: 263-270.

Tsuji BT, Brown T, Parasrampuria R, Brazeau DA, Forrest A, Kelchlin PA, Holden PN, Peloquin CA, Hanna D, Bulitta JB (2012a) Front-loaded linezolid regimens result in increased killing and suppression of the accessory gene regulator system of Staphylococcus aureus. Antimicrob Agents Chemother 56: 3712-3719.

Tsuji BT, Bulitta JB, Brown T, Forrest A, Kelchlin PA, Holden PN, Peloquin CA, Skerlos L, Hanna D (2012b) Pharmacodynamics of early, high-dose linezolid against vancomycin-resistant enterococci with elevated MICs and pre-existing genetic mutations. J Antimicrob Chemother 67: 2182-2190.

Vinks AA, Van Rossem RN, Mathot RA, Heijerman HG, Mouton JW (2007). Pharmacokinetics of aztreonam in healthy subjects and patients with cystic fibrosis and evaluation of dose-exposure relationships using monte carlo simulation. Antimicrob Agents Chemother 51: 3049-3055.

Walkty A, Decorby M, Lagace-Wiens PR, Karlowsky JA, Hoban DJ, Zhanel GG (2011) In vitro activity of ceftazidime combined with NXL104 versus Pseudomonas aeruginosa isolates obtained from patients in Canadian hospitals (CANWARD 2009 study). Antimicrob Agents Chemother 55: 2992-2994.

Wang G, Hindler JF, Ward KW, Bruckner DA (2006) Increased vancomycin MICs for Staphylococcus aureus clinical isolates from a university hospital during a 5-year period. J Clin Microbiol 44: 3883-3886.

Yano Y, Oguma T, Nagata H, Sasaki S (1998) Application of logistic growth model to pharmacodynamic analysis of in vitro bactericidal kinetics. J Pharm Sci 87: 1177-1183.

Zhuang L, Sy SK, Xia H, Singh RP, Liu C, Derendorf H (2013) Characterization of the in vitro antimicrobial activity of vertilmicin alone and in combination with ceftazidime by using a semi-mechanistic pharmacokinetic/pharmacodynamic model. Interscience Conference on Antimicrobial Agents and Chemotherapy, Poster A-017.

# 第9章
# 抗病毒感染的定量药理学应用

George L. Drusano and Ashley N. Brown

## 9.1　引言

抗病毒治疗的总体目标是通过防止病毒复制和传播，降低病毒感染的发病率和死亡率。成功的抗病毒治疗能根除感染患者体内的病毒，并预防由感染引起的长期并发症。因此，抗病毒治疗是治疗和控制病毒感染的重要手段。本章将重点介绍对人类公共健康有重大影响的三类病毒——人类免疫缺陷病毒（human immunodeficiency virus，HIV）、流感病毒和丙型肝炎病毒（hepatitis C virus，HCV）的抗病毒药物治疗。

尽管抗病毒药物治疗有很多优势，但仍面临巨大挑战。患者对治疗方案的依从性是抗病毒治疗成败的重大挑战之一。为了使抗病毒治疗获得最佳疗效，患者必须严格遵守规定的用药方案。漏服药物和过早停止治疗是导致抗病毒治疗失败的两大原因。对于需要长期治疗的慢性病毒感染（如 HIV 和 HCV）尤为重要。

药物相关的毒性反应是抗病毒治疗中面临的第二大难题，并常对患者的依从性产生重要影响。抗病毒药物治疗，尤其是长期治疗中，药物引起的毒性反应是较常见的现象。药物不良反应是抗病毒药物作用的典型表现，有时可能很严重。聚乙二醇干扰素联合利巴韦林治疗 HCV 是公认的标准方案，由其引起的毒性反应是一个典型的案例。据报道，该治疗方案在 24~48 周的治疗过程中可引起患者发生抑郁、贫血和流感样症状（Fried，2002；Fried 等，2002）。有时治疗的副作用可使患者身心疲惫，导致患者停止治疗。类似的毒性反应亦可见于 HIV 的药物治疗（Apostolova 等，2011a，b；Johnson 等，2001；Lee 等，2003）。

除了患者依从性和药物相关毒性外，抗病毒药物的耐药也是抗病毒治疗取得成功的重要障碍。耐药的 HIV、流感病毒和 HCV 的出现和蔓延，对人类公共卫生健康构成重大威胁。耐药病毒的出现受两方面因素的影响：病毒增殖和药物治疗。HIV、流感病毒和 HCV 通过病毒编码蛋白（如流感病毒和 HCV 的 RNA 依赖性 RNA 聚合酶，或 HIV 的逆转录酶）在人体中快速复制至高病毒载量。本质上，RNA 依赖性 RNA 聚合酶和逆转录酶蛋白易发生错误，且缺乏校对机制。这使病毒基因组的复制过程中经常出现核苷酸的错误插入。据报道，RNA 病毒的突变率为每 $10^4$~$10^5$ 个聚合核苷酸中就会发生一个核苷酸的错误插入（Drake，1993；Holland

等，1992）。有时，这些错误插入可导致病毒所含的氨基酸发生变化，从而影响病毒对药物的敏感性。药物治疗时，更易产生携带耐药突变的病毒。此外，药物剂量或给药间隔选择不当时，或患者不依从治疗方案漏服药物等情况下，病毒突变体更易产生和大量增殖。

定量药理学在抗病毒治疗中的应用有助于解决治疗相关的部分问题。定量药理学方法可用于预测抗病毒药物的给药方案，以获得最佳治疗结果。此处治疗成功的定义就是抗病毒治疗方案能够最大限度地抑制病毒复制，防止耐药突变体的扩增，且产生的药物毒性最小。为了有效地将定量药理学用于指导抗病毒治疗方案的设计，必须充分理解每种药物的药代动力学（pharmacokinetics，PK）和药效动力学（pharmacodynamics，PD）特征。对于抗病毒药物，体外 PD 模型系统已被用于描述抗 HIV、流感病毒和 HCV 药物的 PK/PD 相互作用，提供有价值的信息（Brown 等，2011a，b，2012；Drusano 等，1998、2001、2002a；Mc-Sharry 等，2009b）。本章将阐述如何使用体外 PD 模型系统评估抗病毒药物的 PD 特征，以及如何将这些信息应用于抗病毒治疗方案的优化设计。

# 9.2 HIV 的 PD 研究

所有体外 HIV 药效动力学研究的实验室中均采用了中空纤维感染模型（hollow fiber infection model，HFIM）。该模型的装置如图 9.1 所示。

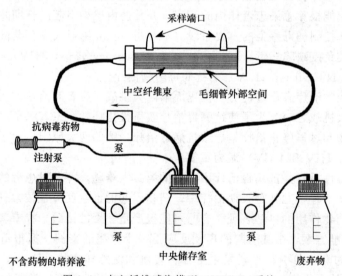

图 9.1　中空纤维感染模型（HFIM）系统
（经 McSharry 等许可转载，2009a）

在实验中，感染和未感染 CEM-ss 的细胞混合物被注入中空纤维单元的毛细管外部空间（extra-capillary space，ECS）中。周围的循环培养液可保障细胞的生长，以及 HIV 的增殖。通过计算机控制的注射泵，将目标抗病毒药物注入系统的中央储存室，并在整个中空纤维室中循环。在体外环境中，应用可编程注射泵，可灵活地模拟所需的任意输注速率和给药间隔。在输入环路中加入不含抗病毒化合物的培养液，并从输出环路中部抽取出等量的含抗病毒化合物的培养液，以得到单位时间内以恒定速率稀释且总体积不变的系统。稀释率与系统总体积之比即为消除速率常数。这种方法可使 HFIM 系统中的药物具有期望的半衰期。

尽管在技术上更具挑战性，HFIM 系统可进行调整，模拟两室或三室模型。由于只有游离药物（不与人血浆蛋白结合的药物）在体内有效，故应注意 HFIM 系统仅模拟游离药物浓度。由于中空纤维的较大表面积和中空纤维孔径的截留分子质量（约 20000Da），细胞和病毒（包括病毒蛋白，如 p24 蛋白）均会留滞于 ECS 中。在整个研究期间的不同时间点，通过中空纤维室的取样口，从 ECS 中采集含有细胞和病毒的培养液，对培养液中的病毒载量进行定量。针对 HFIM 系统中央室采集的系列标本，还可进行药物浓度的检测，描述所评估的抗病毒药物的剂量-反应关系，评估给药间隔对抑制病毒复制和发生耐药的影响。

# 9.3 核苷类似物

首个在 HFIM 系统中进行 PD 研究的抗病毒药物是核苷类似物司他夫定（d4T；Biello 等，1994）。在该药的研究中，HFIM 在几个月内便正确预测了司他夫定的临床剂量，而通过临床试验则需约 18 个月。

之后，人们在 HFIM 中考察了核苷类似物阿巴卡韦（Abacavir）（Drusano 等，2002a），旨在确定每天 1 次（once-daily，QD）600mg 的阿巴卡韦是否与每天 2 次（twice-daily，BID）每次 300mg 的给药方案等效。基于既往核苷类似物齐多夫定（Zidovudine）给药间隔的研究结果，开展了本项研究。最初，齐多夫定在临床上是以每 4h 给药 1 次。随着齐多夫定在临床的广泛使用和深入研究，研究者假设较长的给药间隔，如 BID 给药，与较短的给药间隔一样有效（Mulder 等，1994）。由于较长的给药间隔可提高患者的依从性，因此阿巴卡韦的申办方希望 QD 给药也能产生良好的治疗结果。

在 HFIM 系统中分别开展了 2 项实验。第 1 项实验考察了阿巴卡韦持续输注（continuous infusion，CI）与每 24h 给药 1 次（Q24h）的疗效。对于 Q24h 给药，阿巴卡韦从 HFIM 系统中以一定速率清除，模拟了人体"正确"的半衰期。研究的结果如图 9.2 所示。

针对相同半衰期的药物，第 2 项实验考察了 QD 和 BID 两种给药方案的疗效。结果如图 9.3 所示。阿巴卡韦的最终临床给药方案为 600mg QD，研究中也评估了 300mg BID 的给

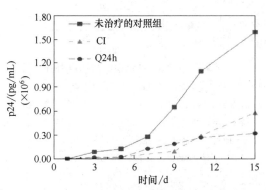

图 9.2 阿巴卡韦对 HFIM 系统中 HIV 复制的影响
阿巴卡韦持续输注（CI），或通过计算机控制的注射泵每 24h 脉冲式 1 次（Q24h），将药物给入中空纤维室中。在整个研究过程中，在不同时间对中空纤维室进行取样，并采用 ELISA 定量样品上清液 p24 病毒抗原的表达（经 Drusano 等许可使用，2002a）

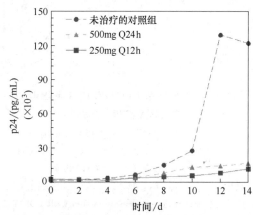

图 9.3 HFIM 系统中 Q24 与 Q12 给药对阿巴卡韦抗 HIV 的疗效的影响
将阿巴卡韦按每 24h 给予日剂量 1 次（500mg Q24h）或每 12h 给予一半日剂量 1 次（250mg Q12h）注射入中空纤维室中。每隔一天从中空纤维室进行取样，并采用 ELISA 定量样品上清液 p24 病毒抗原的表达（经 Drusano 等许可使用，2002a）

药方案。此外，在进行这些实验时，认为用药方案应为 500mg QD 或 250mg BID。因此，对这些给药方案也进行了评估。

图 9.2 和图 9.3 均显示阿巴卡韦的给药间隔不影响 HFIM 系统中总体抗病毒效果。Q24h 和持续输注的治疗组间、Q24h 和 Q12h 治疗组间的病毒抑制效果一致。但是，申办方希望延长实验时间，并记录失败的治疗组。因此，进行了第 3 项为期 30 天的研究，结果见图 9.4。

研究数据均发表在 *Antimicrobial Agents and Chemotherapy*（AAC）（Drusano 等，2002a）。如图 9.4 所示，在整个实验期间，Q24h 和 Q12h 剂量方案可以持续抑制病毒复制。与之相反，当给药间隔延长至每 48h 给药 1 次（Q48h）时，阿巴卡韦治疗失败。Q48h 治疗组中的病毒载量与未治疗的对照组第 24 天的病毒载量水平相似。这些发现表明：阿巴卡韦 QD 给药与 BID 给药同样有效，并且 QD 方案在临床治疗中获得成功。随后开展了一项临床试验（ZODIAC 试验），以确定患者中阿巴卡韦的 QD 给药不劣于 BID 给药（Moyle 等，2005）。ZODIAC 试验证实了 HFIM 系统的研究结果。在 HIV 感染患者中，阿巴卡韦的 QD 方案被认为不劣于 BID 方案（Moyle 等，2005）。该案例说明了通过 HFIM 系统获取的研究数据亦可转化至临床。

由于阿巴卡韦的 QD 给药与 BID 给药一样有效，因此申办方评估了齐多夫定每天给药 1 次的可行性。由于两者同属于核苷类似物，因此在 HFIM 系统中开展了齐多夫定的相关研究，结果见图 9.5。

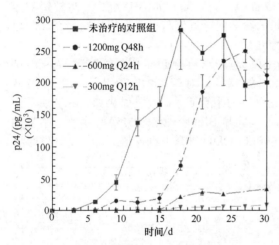

图 9.4　HFIM 系统中给药间隔对阿巴卡
韦抗 HIV 疗效的影响

阿巴卡韦以每 48h 按两倍日剂量（1200mg Q48h）、
每 24h 日剂量（600mg Q24h）或每 12h 一半日剂量
（300mg Q12h）注入中空纤维室。在研究期间的不同时
间点从中空纤维室取样，并采用 ELISA 定量样品上清液
p24 病毒抗原的表达（经 Drusano 等许可使用，2002a）

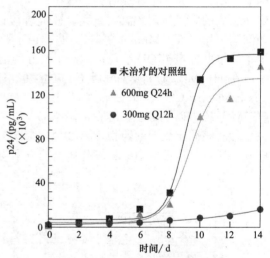

图 9.5　HFIM 系统中给药间隔对齐
多夫定抗 HIV 疗效的影响

齐多夫定每 24h 以日剂量（600mg Q24h）或每 12h
以一半剂量（300mg Q12h）注入中空纤维室。
每隔 1 天对中空纤维室取样，并采用 ELISA
定量样品上清液 p24 病毒抗原的表达

在整个 14 天的研究期间，齐多夫定 Q12h 方案可持续抑制 HIV。另一方面，Q24h 方案在第 10 天的病毒载量就明显高于 Q12h 方案，且第 14 天的病毒载量与未治疗的对照组相似。这些研究结果表明：与阿巴卡韦不同，齐多夫定的 Q24h 方案在 HFIM 系统中不如 Q12h 方案有效。齐多夫定的 QD 给药在临床治疗中将失败。之后在 HIV 感染患者中进行了一项临床试验，评估了齐多夫定 QD 与 BID 给药的疗效。试验结果表明：在 HIV 感染患者中，齐多夫定的 QD 方案确实不如 BID 方案有效（Ruane 等，2004）。这些研究提供了进一步的研究案例，表明 HFIM 系统的预测结果得到了人体临床试验的验证。

在 HFIM 系统中进行的研究和临床试验的结果都清楚地表明：尽管阿巴卡韦和齐多夫定是同类药物，但是阿巴卡韦 QD 给药不影响疗效，而齐多夫定则需要 BID 给药。为什么会出现这样的情况？回答此问题时，必须考虑药物的作用机制。核苷类似物是前药，必须被宿主细胞酶系统三磷酸化才能起效。一旦齐多夫定和阿巴卡韦三磷酸化，在逆转录过程中可与脱氧核苷三磷酸竞争性结合，充当链终止剂，阻止病毒 RNA 逆转录到 DNA 中。因此，为了优化齐多夫定或阿巴卡韦的给药间隔，必须分析两药的三磷酸化活性代谢物的 PK 特征。Slusher 等（1992）在细胞内检测了齐多夫定的磷酸化代谢产物。结果显示：在单磷酸和二磷酸代谢物间有一个 Michaelis-Menten 过程。无论给予多少剂量的齐多夫定，都只能产生恒定量的三磷酸盐代谢物（活性代谢物）。然而，单磷酸盐仅会随着剂量的增加而不断增加，而单磷酸盐的转化速率决定了给药间隔的长短。只要单磷酸盐的量足以使酶饱和，就会生成稳定数量的三磷酸代谢物，因此具有稳定的抗病毒作用。如果给药间隔过长，单磷酸盐不再使酶饱和，三磷酸盐代谢物的水平下降，可致抗病毒效果的降低，最终导致治疗失败。在这种情况下，更高剂量的齐多夫定不会增加疗效，并且由于已经达到最大代谢转化率，增加剂量只会增加药物的毒副作用。这解释了齐多夫定的给药间隔从每 4h 延长到 BID 给药可取得成功，然而延长至 QD 方案时治疗失败。齐多夫定的 Michaelis-Menten 动力学过程如图 9.6 所示。

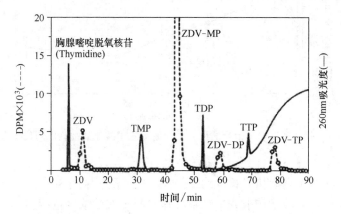

图 9.6　齐多夫定（Zidovudine，ZDV）的 Michaelis-Menten 动力学过程
虚线表示 ZDV 的磷酸化动力学。ZDV 给药后被宿主细胞酶系统磷酸化并转化为高水平的 ZDV 单磷酸盐（ZDV-monophosphate，ZDV-MP），并在细胞中蓄积。尽管 ZDV-MP 水平较高，但由于磷酸化酶饱和，仅一部分 ZDV-MP 转化为 ZDV 二磷酸盐（ZDV-DP），即 ZDV 磷酸化动力学中的 Michaelis-Menten 过程。之后 ZDV-DP 再磷酸化生成活性代谢产物 ZDV-三磷酸盐（ZDV-TP）（经 Slusher 等许可使用，1992）

当检测患者的样本时，发现齐多夫定单磷酸盐的浓度范围较宽，为 $0.7 \sim 3.99 \, pmol/10^6$ 个细胞。相反，齐多夫定三磷酸盐的浓度范围却非常窄（$0.05 \sim 0.14 \, pmol/10^6$ 个细胞）。数据如图 9.7 所示。因此，上述研究提示：无论细胞内有多少齐多夫定单磷酸盐，都只会产生相对恒定量的齐多夫定三磷酸盐。这与前文所述的假设一致。

由于阿巴卡韦没有类似的 Michaelis-Menten 动力学过程，因此可以 QD 给药，而不影响疗效。Piliero 等（2003）在接受阿巴卡韦治疗的患者中检测了卡波韦三磷酸盐

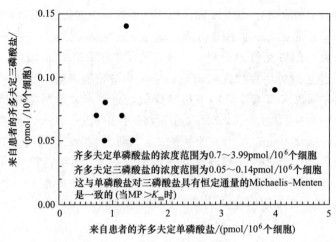

图 9.7　齐多夫定治疗患者的细胞内齐多夫定单磷酸盐与齐多夫定三磷酸盐的浓度

（数据来自 Slusher 等，1992）

（carbovir triphosphate，CBV-TP；阿巴卡韦的活性代谢物）。细胞内卡波韦三磷酸盐的 PK 见图 9.8。

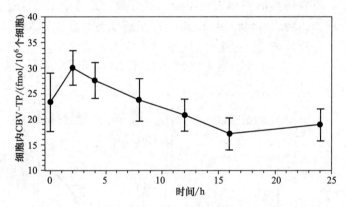

图 9.8　接受阿巴卡韦治疗的患者中卡波韦三磷酸盐的细胞内药代动力学

（数据来自 Piliero 等，2003）

　　卡波韦三磷酸盐的半衰期相当长（约 20.6h，95%置信区间为 16.4～26.0h）。因此，在整个 24h 给药间隔内，能够维持卡波韦三磷酸盐水平在有效浓度范围内。这解释了阿巴卡韦 QD 给药在患者中治疗成功的原因。这些研究表明：三磷酸盐代谢物形成过程中是否存在 Michaelis-Menten 动力学，以及三磷酸盐的终末相半衰期可决定核苷类似物的给药间隔。因此，当确定适当给药间隔以获得最大疗效时，必须考虑活性代谢物的 PK 特征。

# 9.4　天冬氨酰蛋白酶抑制剂

　　对于核苷类似物，与疗效最相关的 PD 指数往往是游离药物的药时曲线下面积（free drug area under the concentration-time curve，$f$ AUC）。但是，若给药间隔过长，亦可致治疗失败（即齐多夫定的 Q24h 方案或阿巴卡韦的 Q48h 方案）。对于天冬氨酰蛋白酶抑制剂

（以下称为蛋白酶抑制剂或 PI），与疗效相关的 PD 指数被认为是游离药物浓度水平保持在阈值以上的时间（$fT>$ 阈值）。两类药物之间 PD 指数的差异可归因于 PI 在病毒蛋白酶活性部位的平均滞留时间。正确理解 PD 指标有助于确定化合物的最佳给药间隔。例如，$fAUC$ 驱动的药物疗效不受给药间隔的影响。因此，这些药物通常采用 QD 给药。相反，$fT>$ 阈值驱动的药物通常需要更频繁的给药［即持续输注（CI）、BID 或 TID 给药］才能达到最大疗效。对于指导最佳给药方案的设计，正确识别抗病毒药物的 PD 指标非常重要。错误的认知可导致不合理的给药方案，并最终导致治疗失败。

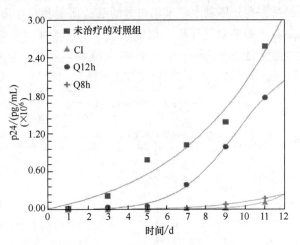

图 9.9　HFIM 系统中给药间隔对氨普那韦抗 HIV-1 疗效的影响

氨普那韦每 12h 以日剂量的一半（Q12h）、每 8h 以日剂量的 1/3（Q8h）或持续输注（CI）的形式注入中空纤维室。中空纤维室每隔 1 天取样 1 次。用 p24 ELISA 定量样品上清液中的 HIV 含量（经 Preston 等许可使用，2003）

有学者在 HFIM 系统中考察了 PI-氨普那韦的病毒抑制相关的 PD 指标（Preston 等，2003）。研究的结果如图 9.9 所示，为了最大限度地抑制 HIV 增殖，需要更频繁地进行 PI-氨普那韦给药，包括持续输注和每 8h（Q8h，TID）给药方案。较长的给药间隔（Q12h）可致最早在治疗第 7 天时出现病毒突破。这些发现表明了 $fT>EC_{95}$ 是 PI-氨普那韦抑制病毒最相关的 PD 指标，进一步证实了之前的假设。

因此，给药间隔对病毒抑制有重大影响。氨普那韦（Amprenavir）与利托那韦（Ritonavir）合用会显著降低氨普那韦的清除率，从而升高氨普那韦的药物浓度。图 9.10 显示抑制性 S 形 $E_{max}$ 效应模型，可以确定暴露的靶值。

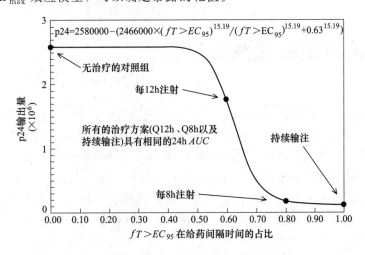

图 9.10　符合 $fT>EC_{95}$ 函数关系的氨普那韦对 HIV 复制的影响

图 9.9 中的对照组、Q12h、Q8h 和持续输注实验组在第 11 天观察到的 p24 输出量与每个给药间隔的 PK 曲线产生的浓度高于 HIV IIIB 菌株 $EC_{95}$ 的时间的对比（经 Preston 等许可使用，2003）

由图 9.10 可见，获取氨普那韦最大疗效时，所需的最小覆盖时间约为给药间隔的 80%。在此基础上，采用患者的氨普那韦和利托那韦的 PK 研究数据进行蒙特卡罗模拟，考察氨普那韦和利托那韦固定剂量下 $EC_{95}$ 对达标率的影响（图 9.11），并绘制 $EC_{50}$ 曲线。如前所述，对于非蛋白结合的药物，$EC_{95}$ 约为 $4 \times EC_{50}$。图 9.11 显示，$EC_{50}$ 约为 50nmol/L 时，可实现 90% 的达标率。

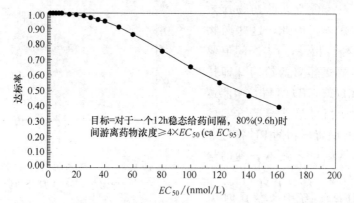

图 9.11 对氨普那韦和利托那韦固定剂量（600mg 和 100mg）进行蒙特卡罗模拟
在模拟中使用患者 PK 数据考察 HIV $EC_{95}$ 或 $4 \times EC_{50}$ 值对氨普那韦-利托那韦给
药方案达标率的影响（经 Preston 等许可使用，2003）

Haas 等（2000）对接受 PI-茚地那韦（Indinavir）TID 与 BID 给药的患者进行了研究。结果显示：在完成 24 周治疗的前 87 名患者中，TID 给药的患者中有 91% 达到了预期的目标病毒载量（<400 拷贝/mL），而接受 BID 给药的患者只有 64% 达到预期目标（$p < 0.01$）。这些临床结果表明，使用 PI 获得最大疗效需要更频繁地给药，也验证了氨普那韦的 HFIM 研究结果。

PI-阿扎那韦在 HFIM 系统的考察结果也证明，$fT > EC_{95}$ 可作为非利托那韦增强药物的药效动力学的动态链接指标（Drusano 等，2001）。

# 9.5　非核苷逆转录酶抑制剂

由于采用蒙特卡罗模拟成功地确定了 PI 的有效剂量，因此采用了相同方法研究了非核苷逆转录酶抑制剂（nonnucleoside reverse transcriptase inhibitor，NNRTI）GW420867X 的有效剂量。研究中对 GW420867X 的 3 种剂量（50～200mg QD）进行了群体 PK 分析。每个剂量组中，采用蒙特卡罗法模拟了 3000 名受试者。$EC_{50}$ 值以及 $EC_{50}$ 和 $EC_{90}$ 的差值均经血浆蛋白结合率的校正。研究中考察了游离药物谷浓度高于 $EC_{90}$ 的患者比例。应注意在大型临床研究中，最高的 $EC_{50}$ 为 7nmol/L（Drusano 等，2002b）。达标率的结果如图 9.12 所示。

鉴于临床 HIV 的最高 $EC_{50}$ 值为 7nmol/L，3 个剂量组的短期治疗效果显然不会有差异。而出现耐药性则是另一问题。图 9.13 显示了 3 个 GW420867X 剂量组的 I/II 期临床试验的结果。在研究的第 1 周，进行 GW420867X 单药治疗，在试验的第 2 周（第 8 天，由垂

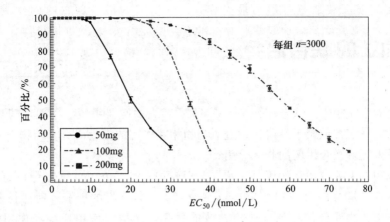

图 9.12　GW420867X 三种剂量（50mg、100mg 和 200mg）的蒙特卡罗模拟的结果

每种剂量各模拟了 3000 名受试者，以确定患者中游离 GW420867X 的谷浓度较 HIV 的 $EC_{50}$ 高 10 倍的比例。

GW420867X 为 QD 口服给药（经 Drusano 等许可使用，2002b）

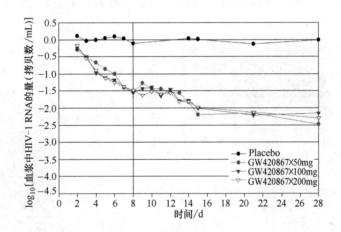

图 9.13　GW420867X 的 Ⅰ/Ⅱ期临床试验的结果

前 8 天为单药治疗，患者口服三种不同剂量的 GW420867X（50mg、100mg 和 200mg，QD），
然后进入 GW420867X、齐多夫定和拉米夫定的联合治疗。在整个研究的各个时间段
测定患者病毒载量的下降情况（经 Drusano 等许可使用，2002b）

直线标识）开始联合治疗（GW420867X＋齐多夫定＋拉米夫定）。

正如模型预测的结果：单药治疗结束时，3 组患者的病毒载量下降基本相同（Marzolini 等，2001）。之后的临床研究表明，低浓度 NNRTI 依法韦伦治疗的患者中病毒学失败率显著较高，与预测结果一致。

对于 HIV 的治疗，从 HFIM 中开展的许多研究的预测结果得到了临床验证：①司他夫定（d4T）（给药剂量和给药间隔）；②阿巴卡韦（给药间隔）；③氨普那韦（给药间隔）；④阿扎那韦（给药剂量和给药间隔）；⑤齐多夫定（QD 方案失败）。蒙特卡罗模拟是一个有价值的工具，可用于确定可靠的剂量：①阿扎那韦；②NNRTI GW420867X。

如同细菌和真菌的药物治疗，可直接将抗 HIV 药物的暴露量与药物效应和期望的治疗结局相联系。

# 9.6 HIV 的联合治疗

同结核病的治疗相似，联合用药是治疗 HIV 感染的必要手段。一般，药物的选择、剂量和给药时间的确定都依赖于经验。通过对药物相互作用的定量研究、药物 PK 行为变异性的认识，可深入理解联合用药的临床效用。

当研究药物发生效应相互作用时，首先需理解加和性的含义。文献中已有详细的阐述，最常见的两种定义是 Loewe 加和性和 Bliss 独立性。对加和性的理解有助于合理地定义协同作用和拮抗作用。协同作用比加和作用的效能更高，而拮抗作用比加和作用的效能更低。Greco 等（1995）对此作了充分阐述。本节将介绍采用 Loewe 加和法评估药物的相互作用。

通过 96 孔板考察了阿巴卡韦（核苷类似物）与氨普那韦（蛋白酶抑制剂）不同剂量组合的相互作用（Drusano 等，1998）。三维响应曲面如图 9.14 所示。图 9.14（a）显示了全效应曲面，而在图 9.14（b）中则去除了理论上的加和曲面，剩余部分是实际的协同效应。

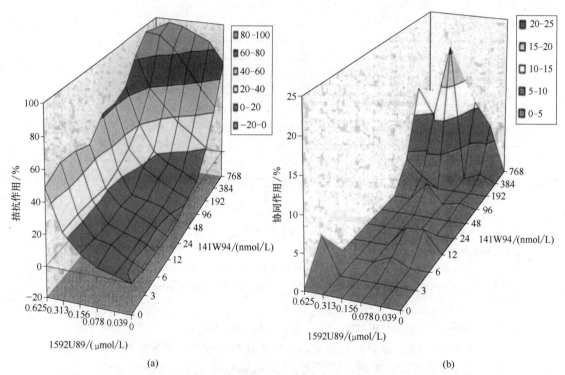

图 9.14　阿巴卡韦（核苷类似物）和氨普那韦（蛋白酶抑制剂）联合治疗的三维响应曲面（见彩插）
通过 96 孔板评价了阿巴卡韦与氨普那韦的相互作用。图中显示了不同剂量组合的全效应曲面
（a）和实际协同效应曲面（b）（经 Drusano 等许可使用，1998）

通过 Greco 公式，可计算相互作用参数 $\alpha$ 的点估计值及 95% 置信区间：点估计值为 1.144，置信区间为 0.534~1.754。由于估算值为正值且下限大于零，因此相互作用被定义为具有统计意义的协同作用。由于该方法是完全参数化的，可使用蒙特卡罗模拟，考察给药间隔对抗病毒效果的影响。研究中将这两种药物的 Q12h 给药、核苷类似物的 Q12h 给药与

PI 的 Q8h 给药进行了比较（Drusano 等，2000）。

图 9.15（a）显示了氨普那韦和阿巴卡韦 Q8h/Q12h 给药时的药物浓度-时间曲线。图 9.15（c）中，应用 Greco 公式将药物浓度-时间的三元组合（时间、药物 1 的浓度、药物 2 的浓度）转化为效应-时间的二元组合。图 9.15（b）和（d）显示了与图 9.15（a）和（c）相同类型的数据，但氨普那韦和阿巴卡韦均为 Q12 给药。

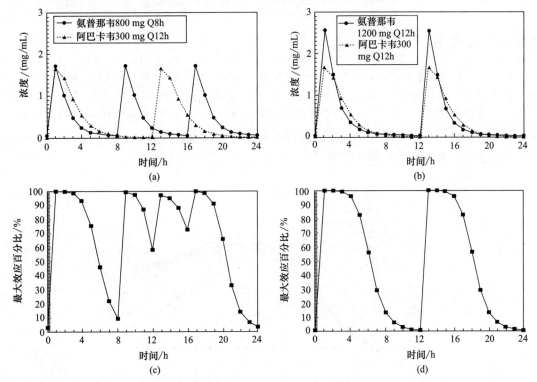

图 9.15　氨普那韦 800mg Q8h/阿巴卡韦 300mg Q12h 或氨普那韦 1200mg Q12h/阿巴卡韦 300mg Q12h 联合治疗方案的蒙特卡罗模拟结果

（a）从蒙特卡罗模拟的 500 名患者中随机选择一名受试者，在稳态下的氨普那韦 800mg Q8h/阿巴卡韦 300mg Q12h 的浓度-时间曲线；（b）从蒙特卡罗模拟的 500 名患者中随机选择一名受试者，在稳态下的氨普那韦 1200mg Q12h/阿巴卡韦 300mg Q12h 的浓度-时间曲线；（c）稳态下的氨普那韦 800mg Q8h/阿巴卡韦 300mg Q12h 联合治疗的稳态效应-时间曲线；（d）稳态下的氨普那韦 1200mg Q12h/阿巴卡韦 300mg Q12h 联合治疗的稳态效应-时间曲线
（经 Drusano 等许可使用，2000）

如表 9.1 所示，蒙特卡罗模拟证实了日剂量相同的两种给药间隔方案间存在显著差异。

表 9.1　两种方案的抗病毒抑制效果的平均百分比和 24h 稳定给药间隔内模拟人群（$n=500$）

超过 70% 和 90% 最大抑制效应的比例，阿巴卡韦和氨普那韦的两种联合治疗方案中，

氨普那韦的给药间隔有所不同（经 Drusano 等许可使用，2000）

| 参数 | 给药方案 | |
| --- | --- | --- |
| | 阿巴卡韦 300mg 口服 Q12h 氨普那韦 800mg 口服 Q8h | 阿巴卡韦 300mg 口服 Q12h 氨普那韦 1200mg 口服 Q12h |
| 效应平均值±SD(%) | 90.9±11.4 | 80.9[①]±18.6 |
| 最大效应的比例≥70% | 459/500 | 354/500[②] |
| 最大效应的比例≥90% | 344/500 | 230/500[②] |

① $P<0.001$（配对 $t$ 检验）。

② $P<0.001$（Fisher 精确概率）。

因此，上述研究结果表明了利用临床前技术优化联合治疗方案是完全可行的。

# 9.7 流感病毒

## 9.7.1 金刚烷

首批有效的抗流感药物是金刚烷胺（Amantadine）和金刚乙胺（Rimantadine）。已证明流感病毒可对这两种药物迅速产生耐药。在 HFIM 系统中，研究人员进行了金刚烷胺抗甲型流感病毒的研究，并对抗病毒活性和耐药性出现进行了定量描述（Brown 等，2010）。在第 1 次实验中，金刚烷胺以持续输注给药方式进行剂量探索试验。如图 9.16 所示，无论暴露水平如何，都有中度抗病毒效果。

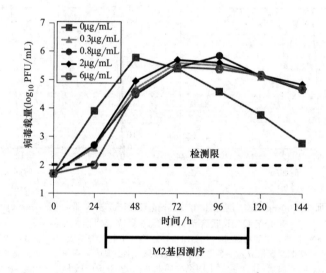

图 9.16 HFIM 系统中金刚烷胺抗甲型流感病毒的剂量范围研究

将流感病毒感染的 MDCK 细胞与未感染的 MDCK 细胞按 $1:10^6$ 的比例混合后接种于 HF 盒中。不同浓度的金刚烷胺以持续输注的方式给入中空纤维室中。每天从中空纤维室取样。通过 MDCK 细胞的菌斑分析，从澄清的上清液中定量病毒载量，样本的病毒载量重复检测 2 次，取平均值，用几何形状符号标识
（此图的数据改编自 Brown 等，2010）

从用药后 48~120h 之间的病毒样品中，提取 M2 基因进行测序，考察金刚烷胺的耐药情况。测序的结果见表 9.2。由于药物暴露的增加，导致耐药性的迅速出现。此外，不同的抗病毒压力水平产生不同的耐药突变。在 6mg/L 的连续输注给药下，耐药性可被部分抑制，120h 时的野生型病毒的比例为 70%。但是，6mg/L 金刚烷胺相当于人体的超生理剂量，可产生治疗相关毒性反应。因此，上述研究表明了即使给予金刚烷胺的毒性剂量，也不能防止耐药病毒株的出现。

表 9.2　金刚烷胺持续输注下浓度对甲型流感分离株 M2 突变
百分比和类型的影响（经 Brown 等许可使用，2010）

| 组别 | 时间点/h | 野生型比例 | 突变基因型 |
|---|---|---|---|
| 对照组 | 48 | 100 | |
| | 120 | 100 | |
| 持续输注 | | | |
| 0.3μg/mL | 48 | 100 | |
| | 72 | 80 | S3IN |
| | 96 | 70 | S3IN |
| | 120 | 80 | S3IN |
| 0.8μg/mL | 48 | 100 | |
| | 72 | 100 | |
| | 96 | 40 | 20% V27A,40%A30T |
| | 120 | 60 | 20% V27A,20%A30T |
| 2μg/mL | 48 | 90 | I32S |
| | 72 | 80 | I32S |
| | 96 | 60 | I32S |
| | 120 | 70 | I32S |
| 6μg/mL | 48 | 100 | |
| | 72 | 90 | V27A |
| | 96 | 100 | |
| | 120 | 70 | V27A |

为了更好地代表临床真实情况，研究中模拟了金刚烷胺（Amantadine）的口服给药的药时曲线（每天 66mg＝亚治疗剂量；每天 200mg＝临床日剂量；每天 660mg＝超剂量方案）。此外，对抗病毒活性［图 9.17（a）］和耐药性的出现［图 9.17（b）］进行了定量研究。

如前所述，不可能出现耐药性的可逆变化。此外，无论是持续输注还是口服给药，上述试验的药物暴露在人体中均不可耐受或致毒性反应。这种快速耐药性的出现基本抵消了金刚烷胺和金刚乙胺的临床效用。100％的流行性甲型流感病毒对金刚烷类具有耐药性（Bright等，2006；CDC，2006；Deyde 等，2007）。

HFIM 系统的研究结果解释了金刚烷胺无法作为抗流感病毒治疗药物的原因。金刚烷胺对敏感的野生型流感病毒的 $EC_{50}$ 值约为 $0.05\mu g/mL$，而对金刚烷胺耐药的流感病毒的 $EC_{50}$ 值却＞$10\mu g/mL$（Krumbholz 等，2009）。由于金刚烷胺的临床口服剂量（200mg/d）相当于 $0.45\mu g/mL$ 的持续输注，为耐药病毒株 $EC_{50}$ 值的 1/22，因而无法抑制耐药突变病毒的扩增。由于金刚烷胺相关毒性，临床上不可能将金刚烷胺剂量提高至足以抑制病毒抗性突变体的水平。上述研究结果清楚地表明，无论采用何种剂量或给药间隔，金刚烷胺单药治疗无法阻止广泛的病毒耐药。

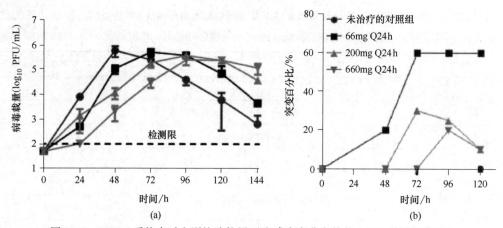

图 9.17　HFIM 系统中对金刚烷胺抗甲型流感病毒分离株的 Q24h 剂量探索研究

将流感病毒感染的 MDCK 细胞与未感染的 MDCK 细胞按 $1:10^6$ 的比例混合，接种于 HF 盒中。将相当于 QD 剂量 66mg、200mg 或 600mg 的金刚烷胺分别以 1h 输注入中空纤维室中。每天从中空纤维室中取样。（a）通过对 MDCK 细胞进行菌斑试验，从澄清的上清液中定量病毒负荷量。样本的病毒载量重复检测 2 次，取平均值，用几何形状符号标识，误差线代表一个标准差。（b）从暴露后 48～120h 之间采集的上清液样本中提取病毒 RNA，对流感 M2 基因进行测序，并确定携带已知金刚烷胺耐药突变的病毒分离株的数量（经 Brown 等许可使用，2010）

## 9.7.2　神经氨酸酶抑制剂

神经氨酸酶抑制剂可阻断宿主细胞释放新形成的流感病毒。第一种口服神经氨酸酶抑制剂是奥司他韦（Oseltamivir）。奥司他韦是一种前药，在血中迅速转化为活性代谢物（奥司他韦羧酸盐）。奥司他韦的临床用药方案为 75mg BID，但有证据显示日剂量 1000mg 在人体中仍具有良好的耐受性（Massarella 等，2000）。该药的毒性小，故与目前的临床给药方案相比，高剂量奥司他韦的治疗效果是否更佳？QD 给药是否与 BID 给药一样有效？为了回答这些问题，研究者在 HFIM 系统中评估了奥司他韦的药效（McSharry 等，2009b）。在 HFIM 系统中进行的所有 PD 研究中，均采用了奥司他韦的活性代谢物——奥司他韦羧酸盐。进行剂量探索研究时，不同浓度的奥司他韦以持续输注方式注入 HFIM 系统，结果如图 9.18 所示。

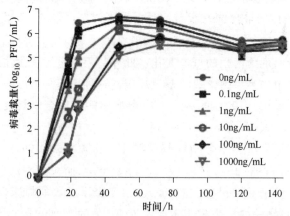

图 9.18　HFIM 系统中持续输注奥司他韦对甲型流感病毒的抗病毒作用

将流感病毒感染的 MDCK 细胞与未感染的 MDCK 细胞按 $1:10^6$ 的比例混合，接种于 HF 盒中。将不同浓度的奥司他韦羧酸盐连续输注入中空纤维室中。每天从中空纤维室中取样，并通过 MDCK 细胞的菌斑试验定量澄清上清液中的病毒载量。病毒载量的测定重复 2 次。平均值用几何形状符号表示，误差线代表一个标准差（数据修改自 McSharry 等，2009b）

结果表明，奥司他韦（Oseltamivir）对甲型流感病毒有明显的暴露-反应关系。这与金刚烷胺的持续输注实验（图 9.16）形成对比。由于耐药病毒突变体的生长速率不同，金刚烷胺的暴露-反应关系并不明显。奥司他韦的临床暴露量（75mg BID）相当于持续输注 400ng/mL。由图 9.18 可见，持续输注 100ng/mL 时，奥司他韦可呈现最大效应（the maximal effect，$E_{max}$）。因此，更高剂量的奥司他韦不会更有效，当前的临床给药方案可达 $E_{max}$。

为了确定奥司他韦 QD 给药是否与 BID 给药同样有效，在 HFIM 系统中对奥司他韦进行了给药方案的分组研究，对持续输注、Q8h、Q12h 和 Q24h 给药方案（24h 的总 AUC 相同）进行了比较。奥司他韦的 PK 和相应的抗病毒作用见图 9.19（a）和（b）。

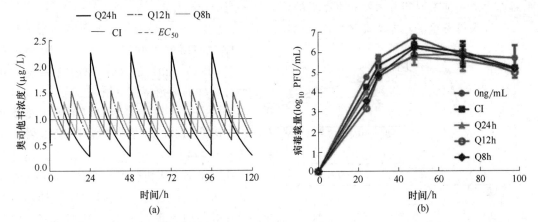

图 9.19　在 HFIM 系统中，给药间隔对奥司他韦抗甲型流感病毒的疗效的影响（见彩插）

（a）在 HFIM 系统中模拟的奥司他韦羧酸盐的药代动力学曲线和实验中检测到的甲型流感病毒分离株的 $EC_{50}$ 值。所有给药方案的 24h AUC 值均为 24h·μg/L，模拟的半衰期为 8h。（b）在每个中空纤维室中检测到的随着时间的推移的病毒载量。通过对 MDCK 细胞进行菌斑试验，从中空纤维室获得的澄清上清液中的病毒载量进行重复两次的测定，取平均值。几何形状符号代表平均病毒载量值，误差线对应于一个标准差（数据修改自 McSharry 等，2009b）

研究表明，上述不同给药方式（给药间隔）的抗病毒活性之间差异无统计学显著性。但是，应注意上述研究结果是基于奥司他韦的终末相半衰期为 8h 的假设。由于奥司他韦抗病毒作用的 PD 指标为 $f\,AUC/EC_{50}$，因此奥司他韦的 QD 给药不影响临床疗效。这是一个重要的发现。每天给药 1 次有利于提高患者的依从性，从而最大限度地减少因漏服药而导致的药物暴露不足，并可防止奥司他韦耐药病毒的出现和传播。

季节性流感和大规模流行性流感爆发期间，奥司他韦耐药已有详细记述。奥司他韦耐药在免疫抑制患者和半衰期明显缩短的儿科人群中最为常见（Besselaar 等，2008；CDC，2009a，b，c；Collins 等，2008；Dharan 等，2009；Ghedin 等，2011，2012；Hauge 等，2009；de Jong 等，2005；Matsuzaki 等，2010；Moscona，2005）。在剂量探索和剂量分组研究中，通常使用 Sanger 测序和焦磷酸测序方法，鉴定奥司他韦耐药突变体，考察奥司他韦的暴露或给药间隔是否影响耐药病毒的出现。但是，所有相关研究均未获得成功。这些结果表明，相对于金刚烷类药物，奥司他韦出现耐药的可能性较小。需要开展进一步的研究，以制订预防奥司他韦耐药的最佳方案。

2009 年大规模流行性流感暴发时，奥司他韦的耐药性亦有详细记录（CDC，2009a，b；Dharan 等，2009；Ghedin 等，2011）。主要的病毒分离株是 A/Hong Kong 流感病毒。该病毒的神经氨酸酶中含有 H275Y 突变。该突变使奥司他韦的 $EC_{50}$ 的增加超过 200 倍，使奥司他韦抗病毒活性丧失。由于突变位点不显著影响扎那米韦的 $EC_{50}$，神经氨酸酶抑制剂扎那米韦对该分离株仍然保持活性。相对于奥司他韦的结合位点，扎那米韦的神经氨酸酶蛋白的作用位点可解释其抗病毒效果。

扎那米韦（Zanamivir）最初是以吸入性药物制剂批准上市。因其生物利用度低，不能口服，限制了其对奥司他韦耐药流感的应用。在年龄非常小的患者、老年患者和严重的结构性肺损伤患者中，奥司他韦的应用大大受限。因此，为了应对流感大流行中出现的耐药，申办方（Glaxo Smith Kline）生产了扎那米韦的静脉用药剂型。虽然 H275Y 突变导致奥司他韦易感性发生重大变化，但扎那米韦的 $EC_{50}$ 未发生统计学意义的显著变化。因此，扎那米韦可作为奥司他韦耐药分离株病毒感染的重症患者的治疗药物。

研究人员考察了扎那米韦对母代 A/Mexico（野生型）流感病毒株以及奥司他韦耐药突变体 A/Hong Kong［H275Y］株的影响（Brown 等，2011a，b）。HFIM 系统中两种分离株的增殖特征见图 9.20。

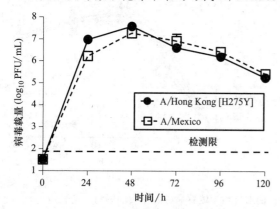

图 9.20　HFIM 系统中流感病毒 A/Mexico（野生型）和 A/Hong Kong［H275Y］（奥司他韦耐药）的病毒复制动力学

通过 MDCK 细胞的菌斑试验定量病毒载量。每个中空纤维单元一式两份取样。符号代表平均值，误差线对应于一个标准差（经 Brown 等许可使用，2011b）

突变病毒株的增殖略好于野生型病毒株，因此 A/Hong Kong 株中的 H275Y 突变不影响病毒的生物活性。此外，还评估了扎那米韦对于野生型 A/Mexico 和奥司他韦耐药 A/Hong Kong［H275Y］株的抗病毒疗效。如图 9.21 所示，扎那米韦对野生型［图 9.21（a）］和奥司他韦耐药［图 9.21（b）］株均有显著的抑制作用。扎那米韦治疗组的病毒载量均显著低于未治疗对照组。上述结果表明，尽管 H275Y 突变病毒株对奥司他韦具有耐药性，但不影响扎那米韦的敏感性。

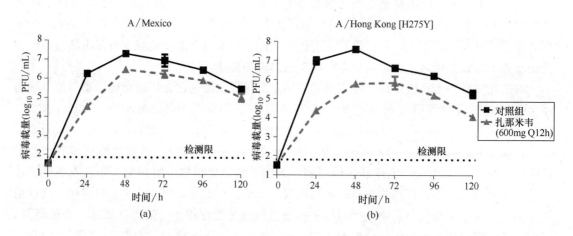

图 9.21　HFIM 系统中临床 IV 剂量扎那米韦（600mg Q12h）对（a）野生型 A/Mexico 和（b）奥司他韦耐药 A/Hong Kong［H275Y］流感病毒的疗效

在中空纤维室中取样，平行操作两份，通过菌斑试验对澄清的病毒上清液中的病毒载量进行定量。每个几何形状符号代表平均病毒载量值，误差线对应于一个标准差［经 Brown 等许可复制（a）和修改（b），2011b］

由于扎那米韦对野生型和奥司他韦耐药的流感病毒株均有效，因此考察了在不降低疗效的情况下是否可采用较低剂量的扎那米韦或较低频率的给药方案。在 HFIM 系统中，同时开展了扎那米韦对奥司他韦耐药的 A/Hong Kong［H275Y］分离株的剂量分层研究（Q12h vs. Q24h）和剂量探索研究。由于扎那米韦静脉给药很可能仅适用于奥司他韦耐药病毒感染的患者，研究中仅选择了奥司他韦耐药病毒株。研究结果见图 9.22。

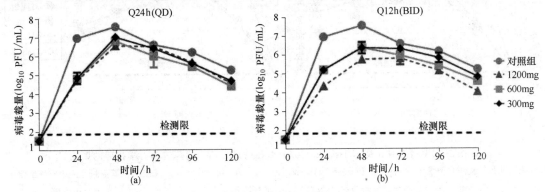

图 9.22　HFIM 系统中扎那米韦对奥司他韦耐药的 A/Hong Kong［H275Y］
流感病毒的剂量分层和剂量范围研究

扎那米韦以相当于 1200mg、600mg 或 300mg 日剂量暴露量的浓度注入中空纤维室，按照（a）每日一次性给入全部日剂量（Q24h），或（b）每日两次各给入一半日剂量（Q12h）。中空纤维室每天取样，一式两份，并通过菌斑试验对澄清的上清液中的病毒载量进行定量。几何符号对应于平均病毒载量，误差线代表一个标准差（经 Brown 等许可使用，2011b）

与 Q24h 给药相比，Q12h 给药时所有剂量水平下的病毒抑制作用更强。这些发现表明了与扎那米韦病毒抑制作用最相关的 PD 指标是 $fT > EC_{50}$。这与奥司他韦相反，奥司他韦的 PD 相关指标为 $fAUC/EC_{50}$。同属一类的两种药物的 PD 指标可能不同。

这可能与这些药物半衰期的不同有关。奥司他韦的半衰期为 8h，扎那米韦的半衰期为 2.5h。为了验证这一假设，进行了另一组实验。将扎那米韦注入中空纤维室，24h 的 AUC 均相同，一组实验中模拟了药物半衰期为 2.5h 的场景，而在另一组实验中模拟了半衰期为 8h（报道的奥司他韦的半衰期）的场景。研究中考察了日剂量 1200mg（临床剂量）时 Q8h、Q12h 和 Q24h 给药下的抗病毒效应。所有给药方案的 PK 曲线见图 9.23。

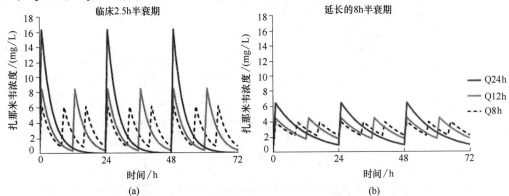

图 9.23　以 HFIM 系统中的药代动力学曲线评估半衰期对于与抑制 A/Hong Kong［H275Y］
流感病毒最相关的扎那米韦的药效动力学指标（给药间隔）的影响

研究中模拟了（a）临床 2.5h 半衰期和（b）延长的 8h 半衰期。在每个半衰期下评估 Q24h、
Q12h 和 Q8h 的给药方案（数据来自 Brown 等，2011a）

实验的 PD 结果如图 9.24 所示。

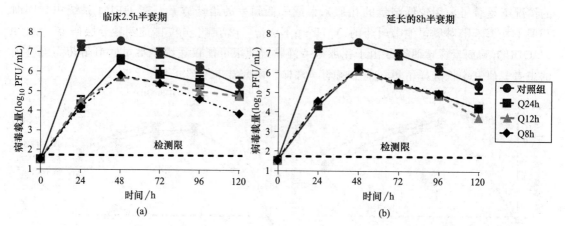

图 9.24　半衰期对扎那米韦抗 A/Hong Kong［H275Y］的药效动力学指标的影响

扎那米韦相当于临床日剂量 1200mg，以 1200mg（Q24h）、600mg（Q12h）或 400mg（Q8h）的暴露量注入中空纤维室中。
图（a）和（b）分别模拟了各给药方案的临床 2.5h 半衰期和延长的 8h 半衰期。空心纤维室每天取样，
一式两份，并通过菌斑试验对澄清的上清液中的病毒负荷进行定量。符号对应于平均病毒载量，
误差线代表一个标准差（经 Brown 等许可使用，2011a）

当模拟 2.5h 的半衰期时，扎那米韦的 PD 指标为 $fT > EC_{50}$，在更频繁给药的治疗组中观察到更强的病毒抑制效果［图 9.24（a）］。当半衰期延长至类似于奥司他韦的 8h［图 9.24（b）］时，PD 指标变为 $f\text{AUC}/EC_{50}$。如用数学模型来解释这些现象时，模型的结果如图 9.25 所示。

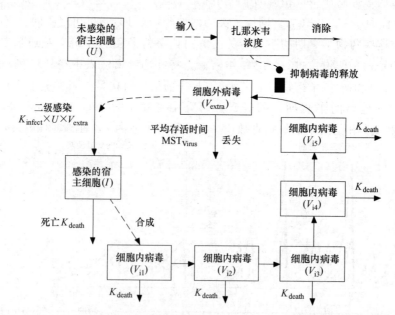

图 9.25　扎那米韦对奥司他韦耐药的 A/Hong Kong［H275Y］流感病毒的数学模型结构

模型描述了扎那米韦对宿主细胞释放新合成病毒粒子的抑制作用的时间过程。公式请参考原文
（Brown 等，2011a）（经 Brown 等许可使用，2011a）

该模型可应用于图 9.22 和图 9.24 所示的所有数据。个体的模型拟合情况见图 9.26。

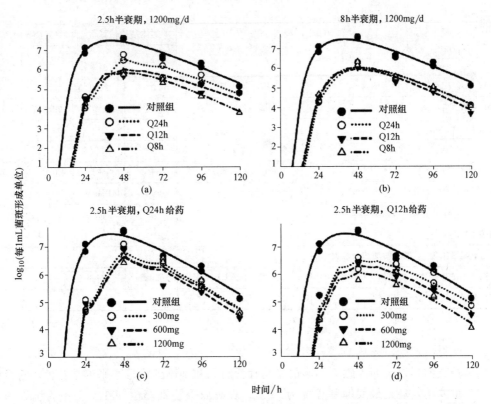

图 9.26 采用图 9.25 所确定的数学模型，在 HFIM 系统中对扎那米韦抵抗奥司他韦耐药的
A/Hong Kong［H275Y］的病毒载量的个体拟合

（a）和（b）系基于图 9.24 中的药效动力学研究。（c）和（d）系基于图 9.22 中的剂量分层和

剂量范围研究（经 Brown 等许可复制，2011a）

该模型可较好地拟合数据，扎那米韦浓度和病毒载量观测值与先验贝叶斯预测值的相关
系数分别为 0.99 和 0.87，而与后验贝叶斯预测值的相关系数分别为 0.99 和 0.97。

表 9.3 显示了模型参数的点估计值和变异大小。

表 9.3　HFIM 系统中扎那米韦抗奥司他韦耐药的 A/Hong Kong［H275Y］流感病毒的群体

PK/PD 模型的参数估计（经 Brown 等许可使用，2011a）

| 参数 | 符号（单位） | 群体平均估算值 | | 组间变异的估算值 | |
|---|---|---|---|---|---|
| | | 平均值 | %CV 不确定性 | 方差 | %CV 不确定性 |
| **PK/PD 参数** | | | | | |
| $\log_{10}$（二级感染率常数） | $\log_{10} K_{infect}$ | −2.49 | 6.1 | 0.0834 | 90 |
| 病毒的合成速率常数 | $K_{syn}$(1/h) | 3.49 | 19.8 | 0.0045 | 145 |
| 病毒释放的平均延迟时间（病毒载量低于定量下限） | $MDT_{delay}=5/K_{death}$(h) | 37.6 | 2.6 | 0.0067 | 82 |
| 感染细胞的平均存活时间 | $MST_{infected}=1/K_{loss,virus}$(h) | 7.4 | 5.3 | 0.0054 | 74 |
| 细胞外病毒的平均存活时间 | $MST_{virus}=1/K_{loss,virus}$(h) | 12.4 | 6.9 | 0.0183 | 87 |
| 最大抑制程度 | $I_{max}$（正常尺度） | 0.990 | | | |
| 最大抑制范围（以转换的尺度） | $I_{max}$（转换的尺度） | 4.6[①,②] | 9.6 | 0.133[①,②] | 140 |

| 参数 | 符号（单位） | 群体平均估算值 | | 组间变异的估算值 | |
| --- | --- | --- | --- | --- | --- |
| | | 平均值 | %CV 不确定性 | 方差 | %CV 不确定性 |
| 导致 50% $I_{max}$ 的扎那米韦浓度 | $IC_{50}$(mg/L) | 0.0168 | 26.1 | 0.0114 | 285 |
| Hill 系数 | Hill | 0.0885 | 9.7 | 0.0017 | .136 |
| 清除率 | $CL$(L/h) | 16.0 | 2.1 | 0.0041 | 51 |
| 8.0h 半衰期的分布容积 | $V1_{8h半衰期}$(L) | 170 | 15.0 | 0.0399 | 282 |
| 2.5h 半衰期的分布容积 | $V1_{2.5h半衰期}$(L) | 69.8 | 0.4 | <0.0001 | 872 |
| $\log_{10}$（表示的初始数量的未感染细胞） | $\log_U$ | 8 | 0（固定值） | | |
| $\log_{10}$（表示的初始数量的受感染细胞） | $\log_l$ | 2 | 0（固定值） | | |
| **残差参数** | | | | | |
| 病毒载量在 $\log_{10}$ 尺度上的加和型残差 | $SD_{in}$ | 0.224 | 6.9 | | |
| 扎那米韦浓度的加和型残差 | $PK_{in}$(mg/L) | 0.092 | 20.6 | | |
| 扎那米韦浓度的比例型残差 | $P_{ksl}$ | 0.071 | 14.8 | | |

① 假设 $I_{max}$ 在转换后的尺度上呈正态分布（$I_{max, transformed}$）。以下对数方程将 $I_{max}$ 限制在 0 和 1 之间：$I_{max}=1/[1+\exp(-I_{max, transformed})]$。

② 所有曲线的个体 $I_{max}$ 估算值（正常尺度）的范围为 0.988～0.991。

病毒释放的延迟时间、感染细胞的平均存活时间和细胞外病毒水平的估算值均符合临床通识。最重要的发现是最大抑制程度为 99%，表明如果感染部位（在本例中为肺部）有足量的扎那米韦，就可能抑制几乎所有（99%）的病毒复制。50% 最大抑制作用的扎那米韦浓度较低。这与其他独立开展体外试验的结果一致。应用该模型进行模拟，可评估每个给药间隔结束时的病毒抑制程度，结果见表 9.4。

表 9.4　相同日剂量（1200mg/d）的不同给药间隔在结束时的抑制率（$I_{max}$）（数据来自 Brown 等，2011a）

| 给药方案 | 2.5h 半衰期时的抑制率/% | 8h 半衰期时的抑制率/% |
| --- | --- | --- |
| Q24 | 71.8 | 96.2 |
| Q12 | 94.0 | 97.4 |
| Q8 | 96.3 | 97.7 |

半衰期为 8h 时可得高比例的最大抑制（>96%），且与给药间隔无关。但是，当模拟 2.5h 半衰期时，Q12h 和 Q8h 给药方案在谷浓度时获得较高的抑制率（分别为 94% 和 96.3%）。但在 QD 给药（Q24h）时，其抑制率则有大幅降低（71.8%）。

这些研究表明：上述数学模型（图 9.25）可预测不同扎那米韦给药方案下随时间变化的流感病毒载量。该模型提供了符合生理学的参数估算值，并解释了当半衰期延长至 8h 时，PD 指标从 $fT>EC_{50}$ 变为 $fAUC/EC_{50}$ 的原因。由于扎那米韦几乎完全通过肾脏清除，半衰期的变化很可能在肾衰竭患者中出现。因此，可推断在肾衰竭患者中扎那米韦的 PD 指标为 $fAUC/EC_{50}$，而肾功能正常的个体的 PD 指标为 $fT>EC_{50}$。肾衰竭患者应对扎那米韦给药方案进行调整。模型可预测扎那米韦拟定给药方案的疗效，为优化治疗方案提供指导。

HFIM 有助于深入理解不同类别药物的作用机制，优化给药剂量和给药间隔，最大限度地提高抗病毒活性，并减少耐药的出现。

# 9.8 HCV

HCV 几乎没有 PD 方面的研究。这种病毒无法在体外很好地培养，导致有关优化治疗信息的匮乏。现开发了一种新型的体外模型系统（BelloCell 系统）以解决这一问题。关于 BelloCell 系统或 HCV 复制子的详细介绍，请参阅文献（Brown 等，2012）。简而言之，在 BelloCell 系统中，携带 HCV 基因型 1b 复制子的细胞可以黏附到每个 BelloCell 瓶中的塑料薄片上。药物可在系统中循环流转。与 HFIM 一样，该系统几乎可以实现任何药物的 PK 暴露曲线。取出薄片（一般每次采样为 36 个）后，可通过下列两种方法检测复制子的复制：荧光素酶报告基因测定法和实时定量逆转录 PCR（real-time quantitative reverse transcriptase PCR，qRT-PCR）。

该系统曾考察了丝氨酸蛋白酶抑制剂 MK-4519（Brown 等，2012）。在系列研究的第一项实验中进行了剂量探索研究。研究中通过持续输注，将不同浓度的药物注入 BelloCell 瓶中。研究结果如图 9.27 所示。

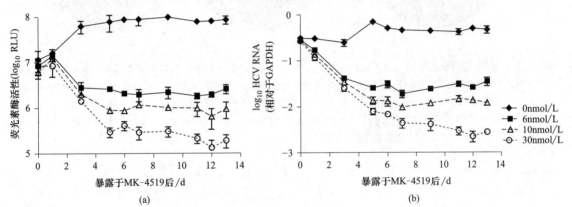

图 9.27 在 BelloCell 系统中 MK-4519 对携带 HCV 基因型 1b 复制子的细胞系的剂量探索研究
将 MK-4519 以不同浓度持续输注入 BelloCell 瓶中。在为期 13 天的研究中，在图中所示的时间点，从每个 BelloCell 瓶中取出 6 组薄片，每组 6 片。（a）用 Renilla 荧光素酶法测定 3 组每组 6 片的 MK-4519 的抗病毒活性；（b）用 qRT-PCR 法测定其余 3 组每组 6 片的 MK-4519 的抗病毒活性。每个数据点对应于 3 个测量样本的平均值，误差线代表一个标准差（经 Brown 等许可使用，2012）

研究表明，无论采用何种检测方法，MK-4519 与复制子之间都存在明确的暴露-反应关系。通常，临床单用丝氨酸蛋白酶抑制剂，可致耐药 HCV 分离株的出现和扩增（Sarrazin 等，2007）。在 BelloCell 系统中，考察了持续输注 MK-4519 对产生携带已知丝氨酸蛋白酶耐药性突变的 HCV 复制子的影响。结果如图 9.28 所示。

研究表明，无论药物治疗的强度如何，耐药复制子均在 MK-4519 的暴露压力下产生。基本上所有突变在临床上都被确定可产生耐药性。事实上，随着药物浓度的增加，耐药性也逐渐增加。研究中还观察到耐药的时间依赖性，在研究后期发生突变的比例更高。

上述研究结果（图 9.28）清晰地表明了药物暴露可影响扩增突变群体的基因型和频率。因此，研究者进一步开展了研究，以确定给药间隔在突变扩增中所起的作用。研究中进行了

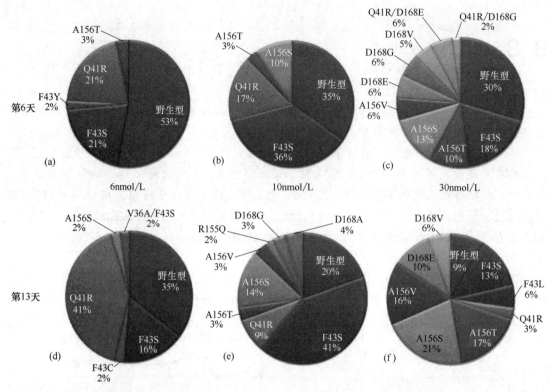

图 9.28  在 BelloCell 系统的剂量探索研究中，MK-4519 压力下丝氨酸蛋白酶耐药性 HCV 复制子的出现
在 MK-4519 持续输注给药的 BelloCell 瓶中，采集复制子携带细胞并提取细胞 RNA。在暴露后的第 6 天（顶部面板）
和第 13 天（底部面板），通过克隆测序评估来自复制子 RNA 的 NS3/4a 蛋白的突变。饼图显示了
6nmol/L［(a) 和 (d)]、10nmol/L［(b) 和 (e)] 和 30nmol/L［(c) 和 (f)] 治疗组的突变复制子
群体的基因型和频率（经 Brown 等许可使用，2012）

分组，评估 3 种 MK-4519 给药方案的治疗效果：持续输注给药、Q24h 和 Q12h。所有给药
方案中，24h 的 AUC 均为 240nmol·h/L，相当于 10nmol/L 的持续输注［10nmol/L×
24h＝240nmol·h/L]。模拟结果如图 9.29 所示，Q24h 给药的抗病毒活性最低，而 Q12h
和持续输注给药有更显著的抗病毒效果。这表明 $fT>EC_{50}$（或 $EC_{90}$）是与 MK-4519 效应
最相关的 PD 指标。

对于从剂量分组研究中获得的复制子，也做了耐药性检测。如前所述，耐药性的出现具
有时间依赖性。本研究中，考察了同一水平的药物暴露下（24h AUC＝240nmol·h/L）3
个不同的给药间隔下的抗病毒效应。Q24h 给药产生耐药复制子的频率最低。这可能是因为
该给药方案在 24h 内产生的药物压力最小。然而，虽然持续输注和 Q12h 给药之间的总抗病
毒活性相似，但耐药性的出现具有显著差异。持续输注给药导致更多的耐药。持续输注给药
的第 6 天和第 13 天时的野生型分别为 35％和 20％；而 Q12h 给药的第 6 天和第 13 天的野生
型分别为 40％和 41％。尽管 Q12h 和持续输注方案之间的病毒总下降量并无差异，但持续
输注确实施加了更大的抗病毒压力。随着时间的推移，出现了更多的耐药突变的扩增。这为
$fT>EC_{50}$（或 $EC_{90}$）作为 MK-4519 的 PD 指标提供了更多的证据。

研究者还采用了数学模型同时拟合了所有的系统输出（药物暴露、总病毒载量、突变病
毒载量）。模型中的方程如下所示：

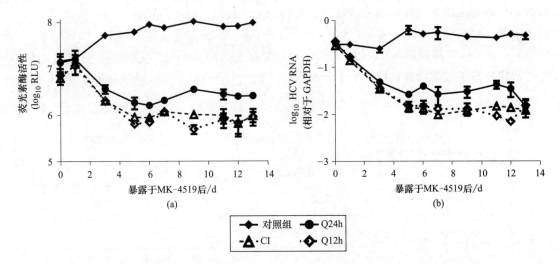

图 9.29　在 BelloCell 系统中，用 MK-4519 对携带 HCV 基因型 1b 复制子细胞系进行剂量分组研究

MK-4519 持续输注或按 Q24h 或 Q12h 的剂量间隔给入 BelloCell 瓶中。所有的给药方案均模拟 24h AUC 为 240nmol·h/L，MK-4519 的半衰期为 3.6h。为期 13 天的研究中，在图中所示的时间点，从每个 BelloCell 瓶中采集 6 组样本，每组 6 片。

（a）对 3 组每组 6 片通过 Renilla 荧光素酶测定；（b）对其余的 3 组每组 6 片通过实时 qRT-PCR 测定 MK-4519 的抗病毒活性。每个数据点对应于 3 个测量样本的平均值，误差线代表一个标准差（经 Brown 等许可使用，2012）

$$\frac{d(X_1)}{dt} = R(1) + B(1) - \left(\frac{CL}{V}\right) \times (X_1) \tag{9.1}$$

$$\frac{d(X_2)}{dt} = (IC_2) + K_{\text{turn-s}} \times (X_2) \times \left[ \frac{1.0 - \left[\frac{X_1}{V}\right]^{H_s}}{C_{50\text{-s}}^{H_s} + \left(\left[\frac{X_1}{V}\right]^{H_s}\right)} \right]$$

$$\times \left(1 - \frac{X_2 + X_3}{\text{POPMAX}}\right) - K_{\text{loss}} \times X_2 \tag{9.2}$$

$$\frac{d(X_3)}{dt} = (IC_3) + K_{\text{turn-r}} \times (X_3) \times \left[ 1.0 - \frac{\left[\frac{X_1}{V}\right]^{H_r}}{C_{50\text{-r}}^{H_r} + \left(\left[\frac{X_1}{V}\right]^{H_r}\right)} \right]$$

$$\times \left(1 - \frac{X_2 + X_3}{\text{POPMAX}}\right) - K_{\text{loss}} \times X_3 \tag{9.3}$$

式中，$X_1$、$X_2$ 和 $X_3$ 分别为药物量、野生型荧光素酶活性和突变型荧光素酶活性；$R(1)$ 为 MK-4519 的分段输入函数；$B(1)$ 为 MK-4519 的输注量；$CL$ 为 MK-4519 的清除率；$V$ 为中央室分布容积；$K_{\text{turn-s}}$ 和 $K_{\text{turn-r}}$ 分别为野生型和突变型复制子的一级翻转速率常数；$C_{50\text{-s}}$ 和 $C_{50\text{-r}}$ 分别为野生型和突变型复制子的 MK-4519 浓度，在该浓度下，翻转速率常数减少一半；$H_s$ 和 $H_r$ 分别为两个群体的 Hill 常数；POPMAX 为总荧光素酶活性的最大值，为 Logistic 函数的一部分；$K_{\text{loss}}$ 为复制子从细胞清除的一级速率常数。

假设 MK-4519 不"杀死"细胞或复制子，仅降低翻转速率，使之趋近于零。同时还假设野生型和突变型复制子的细胞清除率相同。模型对数据的拟合结果是可接受的。总病毒载量和突变病毒载量随时间变化的模拟曲线如图 9.30 所示。由图可见，模型对数据的拟合非常好，很好地描述了病毒的动力学过程。药物浓度（数据未显示）观测值和模型预测值具有以下关系：

$$观测值 = 0.982 \times 预测值 + 0.305; \quad r^2 = 0.998; \quad p \ll 0.001 \tag{9.4}$$

对于后验贝叶斯估算，两者关系为：

$$观测值 = 0.993 \times 预测值 + 0.140; \quad r^2 = 0.999; \quad p \ll 0.001 \tag{9.5}$$

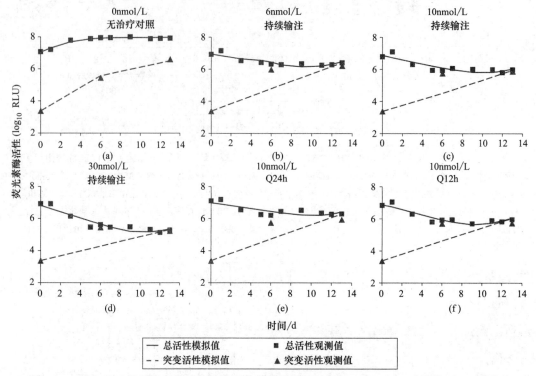

图 9.30　在 BelloCell 系统中进行的剂量探索和剂量分组研究中，MK-4519 对携带 HCV 基因型
1b 复制子的细胞系的荧光素酶活性的拟合情况

（a）～（d）图 9.27 的 BelloCell 系统剂量探索研究中荧光素酶活性的测定值，其中不同浓度的 MK-4519 持续输注入
BelloCell 瓶中。（a）、（b）、（d）和（f）为图 9.29 所述 BelloCell 系统剂量分组研究中荧光素酶活性的测定值，
其中 MK-4519 以相当于 240nmol·h/L 的 24h AUC 暴露量，以 Q24h、Q12h 或持续输注将药物注入 BelloCell 瓶中。
MK-4519 的模拟半衰期为 3.6h。线条对应于荧光素酶活性的数学模型模拟值，几何形状符号表示在指
定时间点从 BelloCell 瓶中采集的细胞中测得的荧光素酶活性。■和实线（———）表示总的复制子活性，
▲和虚线（- - - - -）则仅表示来自突变复制子群体的活性（经 Brown 等许可使用，2012）

该模型同时准确地描述了所有方案的系统输出，模型分析估算的参数值如表 9.5 所示。

表 9.5　MK-4519 对携带 HCV 基因型 1b 复制子的细胞系的剂量探索和剂量分组研究的参数
平均值和贝叶斯估计值（经 Brown 等许可使用，2012）

| 治疗组 | $K_{\text{turn-s}}/\text{d}^{-1}$ | $K_{\text{turn-r}}/\text{d}^{-1}$ | $C_{50\text{-s}}$（MK-4519）/(nmol/L) | $C_{50\text{-r}}$（MK-4519）/(nmol/L) | $H_s$ | $H_r$ | $K_{\text{loss}}/\text{d}^{-1}$ |
|---|---|---|---|---|---|---|---|
| 0nmol/L | 2.04 | 2.575 | 20.743 | 46.92 | 22.81 | 2.614 | 1.342 |
| 6nmol/L CI | 1.975 | 2.736 | 19.4 | 55.51 | 6.998 | 19.25 | 2.199 |
| 10nmol/L CI | 1.999 | 2.748 | 23.61 | 45.76 | 11.12 | 18.34 | 2.258 |
| 10nmol/L Q24h | 5.612 | 2.086 | 3.076 | 79.53 | 15.83 | 24.65 | 1.569 |
| 10nmol/L Q12h | 3.131 | 4.541 | 15.39 | 14.68 | 14.8 | 3.67 | 2.6 |
| 30nmol/L CI | 0.242 | 15 | 2.854 | 21.77 | 23.93 | 5.968 | 0.459 |
| 平均值±SD | 2.500± 1.63 | 4.947± 4.56 | 14.18± 8.29 | 44.03± 21.5 | 15.91± 5.99 | 12.42± 8.62 | 1.738± 0.71 |

本分析获得了多项关键结果：

① 突变体的翻转速率较慢。

② 突变体的 $C_{50}$ 显著高于野生型的 $C_{50}$。

③ 复制子的清除率相对稳定，与抗病毒药物的压力无关。

MK-4519 的持续压力超过 $7 \times EC_{50}$（30nmol/L）时，仅加快了耐药性出现的速度，表明丙型肝炎需要进行联合治疗。

# 9.9 结论

虽然抗病毒药物的 PD 研究存在一些挑战，但正如近三十年来在抗细菌和真菌感染治疗领域所做的努力，研究者可直接开展实验，以确定与病毒清除、耐药出现（给药间隔）以及优化抗病毒治疗方案最相关的 PD 指标。

未来，对于可变性强的病毒如 HCV 和 HIV，须优化联合治疗方案，最大限度地抑制病毒，并以最小的药物毒性防止耐药性的出现。

# 9.10 本章重点

• 包括 PK/PD 理论的定量药理学，可用于指导抗病毒药物的最佳用药方案设计，最大限度地减少治疗相关的问题。

• 体外 PD 模型是有力的研究工具，可预测抗病毒药物的最佳给药剂量和给药间隔，从而最大限度地抑制病毒，防止耐药性的出现，并将药物毒性降到最低。

• 体外 PD 模型系统和数学模型的 PD 数据已成功用于抗病毒药物：

——前瞻性地预测单药或联合治疗的抗病毒药物的最佳用药方案。

——解释不适宜方案的失败原因。

——理解耐药的机制，并阐明如何预防耐药的发生。

——评估临床给药方案的疗效，确定是否获得了最佳暴露量。

——在不影响疗效的情况下，确定合适的给药间隔。例如，选择提高患者依从性的 QD 给药。

# 参 考 文 献

Apostolova N，Blas-Garcia A，Esplugues J V（2011a）Mitochondrial interference by anti-HIV drugs：mechanisms beyond Pol-gamma inhibition. Trends Pharmacol Sci 32：715-725.

Apostolova N，Blas-Garcia A，Esplugues JV（2011b）Mitochondrial toxicity in HAART：an overview of in vitro evidence. Curr Pharm Des 17: 2130-2144.

Besselaar TG, Naidoo D, Buys A, Gregory V, McAnerney J, Manamela JM, Blumberg L, Schoub BD (2008) Widespread oseltamivir resistance in influenza A viruses (H1N1), South Africa. Emerg Infect Dis 14: 1809-1810.

Bilello JA, Bauer G, Dudley MN, Cole GA, Drusano GL (1994) Effect of 2′,3′-didehydro-3′deoxythymidine in an in vitro hollow-fiber pharmacodynamic model system correlates with results of dose-ranging clinical studies. Antimicrob Agents Chemother 38: 1386-1391.

Bright RA, Shay DK, Shu B, Cox NJ, Klimov AI (2006) Adamantane resistance among influenza A viruses isolated early during the 2005—2006 influenza season in the United States. JAMA 295: 891-894.

Brown AN, McSharry JJ, Weng Q, Driebe EM, Engelthaler DM, Sheff K, Keim PS, Nguyen J, Drusano GL (2010) In vitro system for modeling influenza A virus resistance under drug pressure. Antimicrob Agents Chemother 54: 3442-3450.

Brown AN, Bulitta JB, McSharry JJ, Weng Q, Adams JR, Kulawy R, Drusano GL (2011a) Effect of half-life on the pharmacodynamic index of zanamivir against influenza virus delineated by a mathematical model. Antimicrob Agents Chemother 55: 1747-1753.

Brown AN, McSharry JJ, Weng Q, Adams JR, Kulawy R, Drusano GL (2011b) Zanamivir, at 600 milligrams twice daily, inhibits oseltamivir-resistant 2009 pandemic H1N1 influenza virus in an in vitro hollow-fiber infection model system. Antimicrob Agents Chemother 55: 1740-1746.

Brown AN, McSharry JJ, Adams JR, Kulawy R, Barnard RJ, Newhard W, Corbin A, Hazuda DJ, Louie A, Drusano GL (2012) Pharmacodynamic analysis of a serine protease inhibitor, MK-4519, against hepatitis C virus using a novel in vitro pharmacodynamic system. Antimicrob Agents Chemother 56: 1170-1181.

CDC (2006) High levels of adamantane resistance among influenza A (H3N2) viruses and interim guidelines for use of antiviral agents—United States, 2005—2006 influenza season. MMWR Morb Mortal Wkly Rep 55: 44-46.

CDC (2009a) Oseltamivir-resistant 2009 pandemic influenza A (H1N1) virus infection in two summer campers receiving prophylaxis—North Carolina, 2009. MMWR Morb Mortal Wkly Rep 58: 969-972.

CDC (2009b) Oseltamivir-resistant novel influenza A (H1N1) virus infection in two immunosuppressed patients—Seattle, Washington, 2009. MMWR Morb Mortal Wkly Rep 58: 893-896.

CDC (2009c) Update: drug susceptibility of swine-origin influenza A (H1N1) viruses, April 2009. MMWR Morb Mortal Wkly Rep 58: 433-435.

Collins PJ, Haire LF, Lin YP, Liu J, Russell RJ, Walker PA, Skehel JJ, Martin SR, Hay AJ, Gamblin SJ (2008) Crystal structures of oseltamivir-resistant influenza virus neuraminidase mutants. Nature 453: 1258-1261.

Deyde VM, Xu X, Bright RA, Shaw M, Smith CB, Zhang Y, Shu Y, Gubareva LV, Cox NJ, Klimov AI (2007) Surveillance of resistance to adamantanes among influenza A (H3N2) and A (H1N1) viruses isolated worldwide. J Infect Dis 196: 249-257.

Dharan NJ, Gubareva LV, Meyer JJ, Okomo-Adhiambo M, McClinton RC, Marshall SA, St George K, Epperson S, Brammer L, Klimov AI, Bresee JS, Fry AM (2009) Infections with oseltamivir-resistant influenza A (H1N1) virus in the United States. JAMA 301: 1034-1041.

Drake JW (1993) Rates of spontaneous mutation among RNA viruses. Proc Natl Acad Sci U S A 90: 4171-4175.

Drusano GL, D'Argenio DZ, Symonds W, Bilello PA, McDowell J, Sadler B, Bye A, Bilello JA (1998) Nucleoside analog 1592U89 and human immunodeficiency virus protease inhibitor 141W94 are synergistic in vitro. Antimicrob Agents Chemother 42: 2153-2159.

Drusano GL，D'Argenio DZ，Preston SL，Barone C，Symonds W，LaFon S，Rogers M，Prince W，Bye A，Bilello JA（2000）Use of drug effect interaction modeling with Monte Carlo simulation to examine the impact of dosing interval on the projected antiviral activity of the combination of abacavir and amprenavir. Antimicrob Agents Chemother 44：1655-1659.

Drusano GL，Bilello JA，Preston SL，O'Mara E，Kaul S，Schnittman S，Echols R（2001）Hollow-fiber unit evaluation of a new human immunodeficiency virus type 1 protease inhibitor，BMS-232632，for determination of the linked pharmacodynamic variable. J Infect Dis 183：1126-1129.

Drusano GL，Bilello PA，Symonds WT，Stein DS，McDowell J，Bye A，Bilello JA（2002a）Pharmacodynamics of abacavir in an in vitro hollow-fiber model system. Antimicrob Agents Chemother 46：464-470.

Drusano GL，Moore KH，Kleim JP，Prince W，Bye A（2002b）Rational dose selection for a nonnucleoside reverse transcriptase inhibitor through use of population pharmacokinetic modeling and Monte Carlo simulation. Antimicrob Agents Chemother 46：913-916.

Fried MW（2002）Side effects of therapy of hepatitis C and their management. Hepatology 36：S237-S244.

Fried MW，Shiffman ML，Reddy KR，Smith C，Marinos G，Goncales FL，Jr，Haussinger D，Diago M，Carosi G，Dhumeaux D，Craxi A，Lin A，Hoffman J，Yu J（2002）Peginterferon alfa-2a plus ribavirin for chronic hepatitis C virus infection. N Engl J Med 347：975-982.

Ghedin E，Laplante J，DePasse J，Wentworth DE，Santos RP，Lepow ML，Porter J，Stellrecht K，Lin X，Operario D，Griesemer S，Fitch A，Halpin RA，Stockwell TB，Spiro DJ，Holmes EC，St GK（2011）Deep sequencing reveals mixed infection with 2009 pandemic influenza A（H1N1）virus strains and the emergence of oseltamivir resistance. J Infect Dis 203：168-174.

Ghedin E，Holmes EC，DePasse JV，Pinilla LT，Fitch A，Hamelin ME，Papenburg J，Boivin G（2012）Presence of oseltamivir-resistant pandemic A/H1N1 minor variants before drug therapy with subsequent selection and transmission. J Infect Dis 206：1504-1511.

Greco WR，Bravo G，Parsons JC（1995）The search for synergy：a critical review from a response surface perspective. Pharmacol Rev 47：331-385.

Haas DW，Arathoon E，Thompson MA，de Jesus PR，Gallant JE，Uip DE，Currier J，Noriega LM，Lewi DS，Uribe P，Benetucci L，Cahn P，Paar D，White AC，Jr，Collier AC，Ramirez-Ronda CH，Harvey C，Chung MO，Mehrotra D，Chodakewitz J，Nguyen BY（2000）Comparative studies of two-times-daily versus three-times-daily indinavir in combination with zidovudine and lamivudine. AIDS 14：1973-1978.

Hauge SH，Dudman S，Borgen K，Lackenby A，Hungnes，O（2009）Oseltamivir-resistant influenza viruses A（H1N1），Norway，2007-2008. Emerg Infect Dis 15：155-162.

Holland JJ，De La Torre JC，Steinhauer DA（1992）RNA virus populations as quasispecies. Curr Top Microbiol Immunol 176：1-20.

Johnson AA，Ray AS，Hanes J，Suo Z，Colacino JM，Anderson KS，Johnson KA（2001）Toxicity of antiviral nucleoside analogs and the human mitochondrial DNA polymerase. J Biol Chem 276：40847-40857.

de Jong MD，Tran TT，Truong HK，Vo MH，Smith GJ，Nguyen VC，Bach VC，Phan TQ，Do QH，Guan Y，Peiris JS，Tran TH，Farrar J（2005）Oseltamivir resistance during treatment of influenza A（H5N1）infection. N Engl J Med 353：2667-2672.

Krumbholz A，Schmidtke M，Bergmann S，Motzke S，Bauer K，Stech J，Durrwald R，Wutzler P，Zell R（2009）High prevalence of amantadine resistance among circulating European porcine influenza A viruses. J Gen Virol 90：900-908.

Lee H，Hanes J，Johnson KA（2003）Toxicity of nucleoside analogues used to treat AIDS and the selectivity of the mitochondrial DNA polymerase. Biochemistry 42：14711-14719.

Marzolini C，Telenti A，Decosterd LA，Greub G，Biollaz J，Buclin T（2001）Efavirenz plasma levels can predict treatment failure and central nervous system side effects in HIV-1-infected patients. AIDS 15: 71-75.

Massarella JW, He GZ, Dorr A, Nieforth K, Ward P, Brown A (2000) The pharmacokinetics and tolerability of the oral neuraminidase inhibitor oseltamivir (Ro 64-0796/GS4104) in healthy adult and elderly volunteers. J Clin Pharmacol 40: 836-843.

Matsuzaki Y, Mizuta K, Aoki Y, Suto A, Abiko C, Sanjoh K, Sugawara K, Takashita E, Itagaki T, Katsushima Y, Ujike M, Obuchi M, Odagiri T, Tashiro M (2010) A two-year survey of the oseltamivir-resistant influenza A (H1N1) virus in Yamagata, Japan and the clinical effectiveness of oseltamivir and zanamivir. Virol J 7: 53.

McSharry JJ, Deziel MR, Zager K, Weng Q, Drusano GL (2009a) Pharmacodynamics of cidofovir for vaccinia virus infection in an in vitro hollow-fiber infection model system. Antimicrob Agents Chemother 53: 129-135.

McSharry JJ, Weng Q, Brown A, Kulawy R, Drusano GL (2009b). Prediction of the pharmacodynamically linked variable of oseltamivir carboxylate for influenza A virus using an in vitro hollow-fiber infection model system. Antimicrob Agents Chemother 53: 2375-2381.

Moscona A (2005) Oseltamivir resistance—disabling our influenza defenses. N Engl J Med 353: 2633-2636.

Moyle GJ, DeJesus E, Cahn P, Castillo SA, Zhao H, Gordon DN, Craig C, Scott TR (2005) Abacavir once or twice daily combined with once-daily lamivudine and efavirenz for the treatment of antiretroviral-naive HIV-infected adults: results of the ziagen once daily in antiretroviral combination study. J Acquir Immune Defic Syndr 38: 417-425.

Mulder JW, Cooper DA, Mathiesen L, Sandstrom E, Clumeck N, Gatell JM, French M, Donovan B, Gray F, Yeo JM (1994) Zidovudine twice daily in asymptomatic subjects with HIV infection and a high risk of progression to AIDS: a randomized, double-blind placebo-controlled study. The European-Australian Collaborative Group (Study 017). AIDS 8: 313-321.

Piliero P, Shachoy-Clark AD, Para M, Preston S, Lou Y, Drusano GL, Stein DS, Yuen GJ (2003) A study examining the pharmacokinetics of abacavir and the intracellular carbovir triphosphate (GSK Protocol CNA10905), abstr. A-1797. Abstr 43rd Interscience Conference on Antimicrobial Agents and Chemotherapy, Chicago.

Preston SL, Piliero PJ, Bilello JA, Stein DS, Symonds WT, Drusano GL (2003) In vitro-in vivo model for evaluating the antiviral activity of amprenavir in combination with ritonavir administered at 600 and 100 milligrams, respectively, every 12 hours. Antimicrob Agents Chemother 47: 3393-3399.

Ruane PJ, Richmond GJ, DeJesus E, Hill-Zabala CE, Danehower SC, Liao Q, Johnson J, Shaefer MS (2004) Pharmacodynamic effects of zidovudine 600mg once/day versus 300mg twice/ day in therapy-naive patients infected with human immunodeficiency virus. Pharmacotherapy 24: 307-312.

Sarrazin C, Kieffer TL, Bartels D, Hanzelka B, Muh U, Welker M, Wincheringer D, Zhou Y, Chu HM, Lin C, Weegink C, Reesink H, Zeuzem S, Kwong AD (2007) Dynamic hepatitis C virus genotypic and phenotypic changes in patients treated with the protease inhibitor telaprevir. Gastroenterology 132: 1767-1777.

Slusher JT, Kuwahara SK, Hamzeh FM, Lewis LD, Kornhauser DM, Lietman PS (1992) Intracellular zidovudine (ZDV) and ZDV phosphates as measured by a validated combined highpressure liquid chromatography-radioimmunoassay procedure. Antimicrob Agents Chemother 36: 2473-2477.

# 第 10 章

# 抗真菌药物的定量药理学应用：氟康唑和棘白菌素治疗念珠菌血症和侵袭性念珠菌病

Cornelius Joseph Clancy

## 10.1 引言

定量药理学是一门定量的药理学的科学。具体而言，它是一门多学科交叉的科学，通过将药理学、药代动力学-药效学（PK/PD）、疾病发病机制、数学建模和统计与患者数据和结局相结合，促进药物的开发和确定最佳治疗策略。达托霉素（Daptomycin）治疗复杂皮肤和软组织感染的临床试验是定量药理学改善感染性疾病疗效的早期案例。在这项研究中，根据临床前研究中确定的 PK/PD 靶标，优化达托霉素给药方案，获得了良好的治疗效果，并避免了肌肉骨骼毒性（Arbeit 等，2004）。

发达国家中，念珠菌血流感染（念珠菌血症）和其他形式的侵袭性念珠菌病是住院患者中最常见的真菌感染。氟康唑（Fluconazole）彻底改变了念珠菌感染的治疗，安全有效地替代了毒副作用较大的一线药物两性霉素 B（Rex 等，1994；Clancy 和 Nguyen，2012）。棘白菌素类抗真菌药物现已被许多专家视为念珠菌血症和侵袭性念珠菌感染治疗的首选药物（Andes 等，2012；Cornely 等，2012；Ullmann 等，2012）。尽管氟康唑和棘白菌素类药物显示出诸多优势，但仍有相当一部分侵袭性念珠菌感染的患者治疗失败（Andes 等，2012），而且出现了念珠菌菌株的耐药（Shields 等，2012，2013a，b；Alexander 等，2013）。近年来，定量药理学原理已广泛用于侵袭性念珠菌病治疗的相关研究。本章将综述念珠菌感染的临床表现和微生物学，氟康唑和棘白菌素类药物的药理学，治疗侵袭性念珠菌病药物的 PK/PD，以及定量药理学在成人感染患者治疗中的应用。

## 10.2 念珠菌病的临床表现和微生物学

念珠菌属（*Candida* albicans）的真菌可引起多种人类感染性疾病，需要进行抗真菌治疗。黏膜（念珠菌）病包括口咽部、食管及外阴阴道念珠菌感染，通常表现为"鹅口疮"，呈乳白色，略微隆起的干酪样伴有局部疼痛的病变。口咽和食管念珠菌病通常发生在免疫系统缺陷的人群中，特别是艾滋病或其他细胞介导的免疫缺陷患者（Egusa 等，2008）。另一方面，外阴阴道念珠菌病是女性中的常见疾病，可能与 pH、微生物群落、激素平衡和/或宿主局部防御功能的变化相关（Sobel，1992）。黏膜念珠菌病的症状表现很典型，特别是口腔或食管的疼痛可限制食物、液体或药物的摄入，但不会直接导致死亡。尽管约 15% 的外阴阴道念珠菌病患者会复发，但对抗真菌药物的治疗反应通常立竿见影（Sobel，1992；Sobel 等，1994）。在使用高效抗逆转录病毒治疗（highly active antiretroviral therapy，HAART）进行免疫重建之前的年代，大多数艾滋病患者常患有复发性口咽念珠菌病（Egusa 等，2008）。

侵袭性念珠菌病（invasive candidiasis）包括念珠菌血症和黏膜下的组织感染（深部念珠菌病；Clancy 和 Nguyen，2013）。研究表明，大约一半的念珠菌血症由深部感染引发，念珠菌在沿血流播散的过程中会侵袭其他脏器（Maksymiuk 等，1984；Leroy 等，2009）。尽管任何器官都有可能受到感染，但肝脏、脾脏、肾脏和眼是最为常见的受累器官。由于之前的血源性播散或无菌部位的直接接种，深部念珠菌病在无活动性的念珠菌血症的情况下也会发生。无菌部位的直接接种中最常见的感染源是胃肠道或肝胆系统的瘘口或破裂导致的腹腔感染，如腹膜炎、脓肿和胆管炎。侵袭性念珠菌病的危险因素包括中性粒细胞减少或功能性中性粒细胞缺陷，接受广谱抗生素治疗，存在静脉导管、胃肠黏膜破坏、血液透析和身体部位念珠菌的定植（Clancy 和 Nguyen，2013）。与黏膜念珠菌病相比，即使给予抗真菌治疗，侵袭性念珠菌病的死亡率仍高达 40%（Andes 等，2012；Clancy 和 Nguyen，2012）。在很大程度上，不良结局源于潜在疾病的严重程度以及由诊断试验的敏感性差而导致抗真菌药物治疗的延迟（Clancy 和 Nguyen，2012）。

几乎所有黏膜和侵袭性念珠菌病都由五种念珠菌所致：白色念珠菌、光滑念珠菌、近平滑念珠菌、热带念珠菌和克柔念珠菌（Nguyen 等，1995，1996）。绝大多数黏膜念珠菌病由白色念珠菌引起，白色念珠菌也是侵袭性念珠菌病的最常见病因，但光滑念珠菌也是念珠菌血症的主要病原菌（Nguyen 等，1996）。

## 10.3 氟康唑和棘白菌素在念珠菌病治疗中的药理学及作用

氟康唑是一种三唑类药物，通过抑制麦角甾醇生物合成途径中的甾醇-14$\alpha$-去甲基酶（CYP51）对念珠菌发挥抑菌活性（Zonios 和 Bennett，2008）。麦角甾醇的耗竭和具有毒性的14$\alpha$-甲基甾醇在细胞膜中的蓄积干扰了细胞的生长和分裂。氟康唑对"五大"念珠菌属[1]中除

---

❶ 译者注：念珠菌属指白色念珠菌、光滑念珠菌、近平滑念珠菌、热带念珠菌和克柔念珠菌。

克柔念珠菌外的四种都有活性。克柔念珠菌由于靶酶亲和力较低，具有天然耐药性（Orozco 等，1998）。在 HAART 出现之前，公认白色念珠菌和其他种属念珠菌引起的复发性口咽念珠菌病患者会逐步出现耐药性（White，1997）。目前，耐药光滑念珠菌引起的侵袭性念珠菌病较为常见，这类患者既往通常有氟康唑的暴露史（Alexander 等，2013）。总体而言，血培养中分离出约 1/3 的光滑念珠菌对氟康唑完全耐药，且相当一部分表现出敏感性降低（Pfaller 等，2012a；Alexander 等，2013）。耐药性在其他念珠菌属中比较少见。念珠菌对氟康唑产生耐药性有多种机制，特定菌株的耐药表型可能受多重耐药机制的相互影响（Clancy 和 Nguyen，2011）。

氟康唑具有较好的水溶性，可口服和静脉注射，胃肠道吸收良好（生物利用度>90%），不易受食物、胃 pH 值或疾病状态的影响（Bellmann，2007）。因此，口服和静脉注射是等效的。氟康唑的血药浓度-剂量具较强的线性关系（Debruyne，1997）。血浆蛋白结合率为 12%。80% 以原形从尿中排泄，11% 在肝脏代谢。氟康唑在组织和体液中的分布较广，例如脑脊液浓度是血药浓度的 70%，尿药浓度较血药浓度高 10~20 倍（Debruyne，1997）。口服给药后的血浆终末期消除半衰期为 22~31h，在治疗第 6 天达到稳态（Bellmann，2007）。治疗念珠菌血症和侵袭性念珠菌病的推荐方案为负荷剂量 800mg，然后每天维持剂量 400mg。当肌酐清除率小于 50mL/min 时，剂量要减少一半；血液透析患者应给予全剂量。氟康唑可抑制肝脏 CYP450 细胞色素酶，须重点关注与西沙必利和抗组胺药、环孢素、他克莫司、西罗莫司、钙通道阻滞剂、苯妥英钠、苯二氮䓬类、华法林、利福布汀、他汀类和类固醇等药物的相互作用（Zonios 和 Bennett，2008）。总体而言，氟康唑耐受性良好，严重的不良事件较少，最严重的不良事件是肝毒性。

大量临床研究的结果显示，氟康唑是治疗口咽、食管、外阴阴道和泌尿道念珠菌病的首选药物（Pappas 等，2009）。在治疗念珠菌血症的随机对照临床试验中，氟康唑与棘白菌素和两性霉素 B 去氧胆酸盐具有相似的疗效（Rex 等，1994，2003；Mora Duarte 等，2002；Reboli 等，2007）。美国感染病学会（Infectious Diseases Society of America，IDSA）在临床实践指南中建议：氟康唑或棘白菌素用于治疗非中性粒细胞减少患者的念珠菌血症，但对于更严重的中性粒细胞减少或具有唑类药物用药史以及光滑念珠菌或克柔念珠菌感染的患者，更推荐棘白菌素（Pappas 等，2009）。

棘白菌素类药物［阿尼芬净（Anidulafungin）、卡泊芬净（Caspofungin）和米卡芬净（Micafungin）］通过抑制细胞壁重要成分 $\beta$-1,3-D-葡聚糖的合成，对念珠菌属发挥杀菌活性（Kauffman 和 Carver，2008）。葡聚糖合成酶由 FKS1、FKS2 和 FKS3 基因编码。棘白菌素对白色念珠菌、光滑念珠菌、热带念珠菌和克柔念珠菌具有很强的活性。近平滑念珠菌具有 FKS 基因多态性，导致葡聚糖合成酶与棘白菌素的亲和力降低，表现为具有比其他常见念珠菌具有更高的最低抑菌浓度（minimum inhibitory concentration，MIC）。在血流播散性念珠菌病的小鼠模型中证实了近平滑念珠菌敏感性的降低（Barchiesi 等，2006）。在接受棘白菌素治疗的患者中发生突破性的近平滑念珠菌感染已有大量报道（Moudgal 等，2005；Kabbara 等，2008），但尚缺乏侵袭性念珠菌病治疗临床试验疗效较差的确凿证据。

随着棘白菌素的广泛使用，最近已有耐药性出现的报告（Shields 等，2012，2013a，b；Alexander 等，2013；Eschenb，2013）。光滑念珠菌对氟康唑耐药最为常见，而在其他菌属中氟康唑耐药很少见。敏感性的降低是由 FKS 基因位点突变介导的，特定突变可产生不同水平的耐药。在一些主要的研究中心，从无菌部位分离到的光滑念珠菌大约 10% 是 FKS 基因的突变体（Shields 等，2012，2013a，b；Alexander 等，2013）。经棘白菌素大量暴露的情况下，可见分子耐药性的产生（Shields 等，2012，2013a，b）。尤其令人担忧的是出现了对氟康唑和棘白菌素均具有耐药性的光滑念珠菌。有很多个中心报道的约有 12%～14% 的菌株对氟康唑耐药（Pfaller 等，2012a；Alexander 等，2013）。

棘白菌素的口服生物利用度较差，只能通过静脉注射给药（Kauffman 和 Carver，2008）。棘白菌素具线性的浓度-剂量关系，但卡泊芬净随着剂量的增加而可能发生蓄积（Kofla 和 Ruhnke，2011）。棘白菌素的血浆蛋白结合率为 97%～99%（卡泊芬净最低）。药物在体内初始分布后，卡泊芬净和米卡芬净被肝脏和红细胞所摄取（红细胞仅摄取米卡芬净），缓慢降解为非活性代谢产物并主要通过胆汁排泄（Kauffman 和 Carver，2008）。阿尼芬净几乎完全在血浆中降解，而不是在肝脏。这些药物能很好地分布于肝、脾、肺和肾等组织中，但较大的分子量和较高的血浆蛋白结合率限制了其分布到尿液、脑脊液、脑组织和房水。卡泊芬净的消除半衰期为 9～11h，米卡芬净为 11～17h，阿尼芬净为 24～26h；这几种药物均为每天给药 1 次（Kauffman 和 Carver，2008）。治疗念珠菌血症和侵袭性念珠菌病的标准剂量分别为：阿尼芬净，负荷剂量 200mg，然后每日 100mg；卡泊芬净，负荷剂量 70mg，然后每日 50mg；米卡芬净，每日 100mg。这些药物无须根据肾功能调整剂量，且药物不会被透析清除。阿尼芬净无须根据肝功能调整剂量。对于中度肝功能不全者，建议减少卡泊芬净的剂量，但不建议减少米卡芬净的剂量；目前尚缺乏这两种药物在严重肝功能不全患者中的应用数据。这些药物都不是 CYP450 酶的主要底物、诱导剂或抑制剂，且药物的相互作用很少。几种棘白菌素的耐受性均良好，且不良事件的类型也相似。不到 5% 的患者可能出现滴注相关反应、血栓性静脉炎和轻度胃肠道症状（Kofla 和 Ruhnke，2011）。

IDSA 治疗实践指南认为：棘白菌素的疗效接近（Pappas 等，2009）。在治疗食管念珠菌病的临床试验中，三种药物的疗效均与氟康唑相似，但复发率更高（除了大剂量米卡芬净与氟康唑相当；Villanueva 等，2002；de Wet 等，2004；Krause 等，2004）。氟康唑因这些研究结果以及可以口服给药而成为治疗黏膜念珠菌病的首选药物。一系列随机、盲法、对照临床试验的结果证实，棘白菌素治疗念珠菌血症和侵袭性念珠菌病最为有效。无论试验中使用何种对照药物，几种棘白菌素的疗效都是相似的（Mora Duarte 等，2002；Kuse 等，2007；Pappas 等，2007；Reboli 等，2007）。一项非劣效性研究显示，棘白菌素与氟康唑、两性霉素 B 去氧胆酸盐和两性霉素 B 脂质体的疗效相当（Mora Duarte 等，2002；Kuse 等，2007；Reboli 等，2007）。最近，基于七项随机临床研究的荟萃分析表明，在侵袭性念珠菌病的治疗中，相较于唑类药物或两性霉素 B，棘白菌素具有更高的生存率和临床成功率（Andes 等，2012）。在亚组分析中，感染白色念珠菌和非白色念珠菌属的患者的预后均显著改善。

欧洲临床微生物学和感染病学会（European Society of Clinical Microbiology and Infectious Diseases，ESCMID）在最新临床实践指南（其发布晚于 IDSA 指南）中强烈建议使用棘白菌素作为大多数念珠菌血症的初始治疗方案（Cornely 等，2012；Ullmann 等，2012）。如果棘白菌素对患者有效，可以使用氟康唑作为降阶梯治疗来完成疗程。同时应注意：与念珠菌血症相比，已报道的棘白菌素治疗深部念珠菌病的经验较少，并且在治疗眼内炎、脑膜炎和尿毒症等疾病时，可受到 PK 方面因素的限制（Clancy 和 Nguyen，2012）。目前对于棘白菌素与氟康唑治疗近平滑念珠菌血症尚无共识。

# 10.4　氟康唑和棘白菌素的定量药理学应用

Hope 和 Drusano（2009）提出了一种将定量药理学应用于侵袭性真菌感染治疗的方法，

以下将作详细阐述。该方法的基本假设是抗真菌药物暴露-效应关系主要是由病原体而不是由宿主所决定的。该假设是合理的，因为抗真菌药物的作用部位是在病原体内（Craig，1998）。当然，在评估药物耐受性和安全性、PK 变化以及免疫功能和疾病严重程度等因素对疗效的影响时，也必须考虑宿主。建立模型中的第一要素是建立一种可重复的检测菌株对抗真菌药物敏感性的体外方法，以及建立一种模拟人体感染发病机制并提供抗真菌暴露变化的实验系统（通常是动物模型）。动物模型中的剂量-效应用于确定与治疗成功相关的 PK/PD 靶值［剂量-效应曲线下面积（AUC）/MIC 值、峰浓度（$C_{max}$）/MIC 值或高于 MIC 以上的时间等］❶。尽管不同动物种属间在 PK 上存在差异，但事实上越来越多对细菌、病毒和真菌的研究表明，在相关动物模型中确定的 PK/PD 靶值可以预测人类群体治疗的预后（Craig，1998；Hope 和 Drusano，2009）。定义 PK/PD 靶值后，通过使用全参数群体 PK 模型和蒙特卡罗模拟，估计特定患者群体中不同给药方案达到靶值的概率。最后，将确定的最佳治疗方案在临床研究中进行验证。同时，定量药理学数据可用于验证、解释折点 MIC，还可以最佳的方式将 PK/PD 纳入治疗决策。

## 10.4.1　氟康唑和棘白菌素的体外药敏试验

经过十年的合作研究，标准化的肉汤及微量肉汤稀释法终于开发成功，用于测定念珠菌属对氟康唑（Fluconazole）的 MIC，并已获得临床和实验室标准化研究所［Clinical and Laboratory Standards Institute，CLSI，其前身为国家临床实验室标准委员会（National Committee for Clinical Laboratory Standards，NCCLS）；Rex，1997；Rex 和 Pfaller，2002；Pfaller 等，2006］的认可。该参比方法可区分对氟康唑敏感度不同的念珠菌菌株，并显示出良好的实验室内部重现性和实验室间一致性。除克柔念珠菌以外的临床菌株表现出较宽的MIC 范围，氟康唑耐药的分子机制会导致更高的 MIC，且耐药机制的叠加导致了 MIC 的进一步漂移。欧洲抗菌药物敏感性试验委员会（European Committee on Antimicrobial Susceptibility Testing，EUCAST）开发了一种微量肉汤稀释参比方法，得到了类似于 CLSI 标准的氟康唑 MIC（EUCAST，2008a）。该参比方法改进后的商业化产品（如 Sensititre YeastOne 和 E-test）也得出了类似的结果（Espinel-Ingroff 等，1999；Pfaller 等，2003）。作为一种监测念珠菌对氟康唑敏感性的标准化和可重复的方法，其所测定的 MIC 值有助于不同研究之间的比较，并可作为定义 PK/PD 关系与临床疗效的标准化手段。

相比之下，开发具有可重复性的方法来检测念珠菌对棘白菌素（Echinocandins）的 MIC 却具有挑战性。CLSI 和 EUCAST 参比微量肉汤稀释法受到卡泊芬净对白色念珠菌、光滑念珠菌、热带念珠菌和克柔念珠菌的 MIC 的实验室间显著变异性的限制（Espinel-Ingroff 等，2013）。在检测阿尼芬净和米卡芬净的 MIC 时，参比方法在实验室间的表现更为可靠。通常商业化试剂如 YeastOne 或 E-test 得出的棘白菌素 MIC 与参比方法（Arendrup and Pfaller，2012；Pfaller 等，2012b）基本一致（定义为在 2 倍 MIC 稀释范围之内）。但是，一项在医院临床微生物学实验室中开展的多中心国际研究中，使用 YeastOne 方法检测卡泊芬净对于不同菌种的 MIC 的变异性均较低（Eschenauer 等，2014）。研究结果表明，CLSI/EUCAST 参比分析法的缺点可以通过其他替代方法来克服。在卡泊芬净检测的不确定性得到解决之前，研究人员和 EUCAST 建议实验室报告阿尼芬净或米卡芬净的 MIC 作为此类情况的替代指标，而不是卡泊芬净的 MIC（Arendrup 等，2011；

---

❶　译者注：相应依次为 AUC/MIC、$C_{max}$/MIC 与%$T$＞MIC 三个 PK/PD 参数。

Shields 等，2013a)。从临床和科学的角度审视，该建议并不令人满意。准确的卡泊芬净 MIC 对于确定该药的疗效以及开展流行病学和 PK/PD 研究至关重要。

## 10.4.2　在侵袭性念珠菌病动物模型中确定 PK/PD 的靶值

血流播散性念珠菌病的小鼠模型操作简单，且重现性高，是研究发病机制、抗真菌治疗和 PK/PD 的实验室标准化模型。该模型中免疫功能正常的小鼠或免疫功能低下的小鼠接受尾静脉注射感染念珠菌，感染的主要靶器官是肾脏。肝脏、脾脏和其他器官也常发生侵袭性感染。在这方面，小鼠的疾病与人体的念珠菌血症类似，常伴有深部念珠菌感染。在该模型中，念珠菌属中存在如下毒力等级：白色念珠菌＞热带念珠菌＞光滑念珠菌＞近平滑念珠菌＞克柔念珠菌。因为每个菌种均感染了免疫功能正常小鼠的肾脏（Arendrup 等，2002），因此并不影响 PK/PD 的研究。组织菌载量常是 PK/PD 研究的首选终点。该指标量化了抗生素的暴露对病原体的影响，并可用于统计分析和数学建模。

现已开展了两项使用血流播散性念珠菌病小鼠模型的研究，旨在明确与氟康唑治疗白念珠菌效应相关的 PK/PD 靶值（表 10.1；Louie 等，1998；Andes 和 van Ogtrop，1999）。研究采用了经典的剂量分级设计，考察了系列的给药方案，优化 AUC/MIC、$C_{max}$/MIC 或 $T >$ MIC。在中性粒细胞减少和非中性粒细胞减少小鼠中，AUC/MIC 是预测氟康唑疗效的最佳参数。如 $ED_{50}$ 定义了达到最大药物效应 50％ 的有效剂量，可通过测量 24h 的肾脏内白色念珠菌菌载量确定。单一菌株 AUC/MIC 的靶值范围为 12～45。对播散性白色念珠菌感染的非中性粒细胞减少大鼠模型的早期实验数据再分析发现，氟康唑的 AUC/MIC=18 时，存活率为 80％（Rogers 和 Galgiani，1986）。此外，在中性粒细胞减少小鼠模型中，雷夫康唑、伏立康唑和泊沙康唑等对多种白色念珠菌 $f$AUC/MIC 值[1] 分别在 10～36、11～58 和 6～27 时达到了 $ED_{50}$（Andes 等，2003b，c，2004）。氟康唑的研究中测定了药物总浓度的 AUC，由于药物的血浆蛋白结合率低，总 AUC 接近于 $f$AUC。相比之下，$f$AUC 适用于高血浆蛋白结合的唑类药物。

表 10.1　血流播散性念珠菌病小鼠中通过剂量范围和剂量分级研究鉴定的氟康唑 PK/PD 靶值

| 研究 | 设计 | 菌株 | 主要终点 | PK/PD 靶值[①] | 评价 |
|---|---|---|---|---|---|
| Louie 等（1998） | 免疫功能正常小鼠，感染 5h 后开始治疗 | 白色念珠菌 ATCC 36082 MIC：0.5μg/mL | 治疗 24h 时肾脏的 $ED_{50}$ | AUC/MIC：45 | 在 AUC/MIC ≥ 75 时组织菌载量的最大抑制程度 |
| Anders 和 van Ogtrop（1999） | 中性粒细胞减少小鼠，感染 2h 后开始治疗 | 三种白色念珠菌临床菌株 MIC：0.5μg/mL，16μg/mL，32μg/mL | 治疗 24h 时肾脏的 $ED_{50}$ | AUC/MIC 分别为 24，12，20 | 在 AUC/MIC ≥ 100 时组织菌载量的最大抑制程度 |
| Andes 等（2006a，b） | 中性粒细胞减少小鼠，感染 2h 后开始治疗 | 白色念珠菌临床菌株 MIC：0.5μg/mL | 阻止氟康唑耐药和耐药基因的表达 | $T >$ MIC：≥40% AUC/MIC：≥32 | $T >$ MIC 与终点相关性最强 |
| Gumbo 等（2006） | 中性粒细胞减少小鼠，感染 4h 后开始治疗 | 三种白色念珠菌临床菌株 MIC：2μg/mL，32μg/mL，128μg/mL | 治疗 24h 时肾脏的 $ED_{max}$ | 无 | 菌株 MIC 为 32μg/mL 或 128μg/mL 时无效 |

① PK/PD 靶值：与主要终点有最大相关性。氟康唑 AUC 反映了总的药物浓度。

注：$ED_{50}$：24h 肾脏组织菌载量最大抑制的 50% 时的有效剂量。

AUC/MIC：药时曲线下面积与最低抑制浓度之比。

$T >$ MIC：浓度大于 MIC 以上的时间占给药间隔的百分比。

---

❶　译者注：$f$AUC 即游离药物 AUC。

纵观所有研究，唑类药物（Azole）$f$AUC/MIC 靶值的中位数为 $20\sim25$。这一发现并不足为奇。大量研究表明，如果考虑到游离药物浓度，同类抗生素的 PK/PD 靶值是相似的（Andes 和 Craig，1998）。唑类药物的 PK/PD 靶值在感染了白色念珠菌敏感菌株与多重耐药菌株的免疫功能正常和免疫功能抑制小鼠中具有可比性，这也与其他抗感染药物和病原体的研究一致（Craig，1998）。

解读氟康唑的 PK/PD 数据时，有几个重要的注意事项。第一，PK/PD 靶值受到治疗效果定义的显著影响。例如，如果用 $ED_{max}$ 代替 $ED_{50}$，氟康唑的靶值 AUC/MIC$\geqslant$75，而不是 $20\sim25$。此外，组织菌载量的相对减少也并不是氟康唑治疗的唯一临床相关终点。在中性粒细胞减少的小鼠模型中，与抑制氟康唑的耐药和外排表达最相关的 PK/PD 靶值是 $T>$MIC 大于等于 40%（Andes 等，2006a，b）。AUC/MIC$\geqslant$32 也与上述终点有关，但相关性不如前者。第二，氟康唑在体内是单纯的抑菌剂。24h 的肾脏菌载量通常比实验初始时高，在接受 $ED_{max}$ 治疗的小鼠中亦如此。同时，$ED$ 终点不应误解为感染的减轻。第三，对于抑制真菌的生长，抗真菌药物通常对免疫功能正常小鼠的作用强于中性粒细胞减少的小鼠（Hope 等，2007）。因此，在不同免疫状态的小鼠中，基于 $ED$ 终点的氟康唑 PK/PD 靶值可能相似，但氟康唑对念珠菌载量绝对值的影响可有显著差异。第四，小鼠的 PK/PD 数据通常是基于血清中的药物暴露，除了血流播散性念珠菌病外未得到验证。血清、组织隔室中药物浓度和治疗结局之间的关系复杂，且知之甚少（Warn 等，2009）。基于 PK/PD 关系，进行不同感染部位的外推时应谨慎（Hope 和 Drusano，2009；Warn 等，2009）。

血流播散性念珠菌病小鼠模型已被广泛用于描述棘白菌素（Echinocandins）对白色念珠菌、光滑念珠菌、近平滑念珠菌和热带念珠菌菌株的 PK/PD 特性（表 10.2）。在比较研究中，对于相同的白色念珠菌和光滑念珠菌菌株，卡泊芬净和阿尼芬净均比氟康唑更有效（Louie 等，2005；Gumbo 等，2006）。在所有研究中，$C_{max}$/MIC 和 AUC/MIC 是预测棘白菌素疗效的最佳 PK/PD 参数，且两者密切相关。在特定研究中，两者对疗效预测的比较很可能反映了菌株之间或实验设计之间的差异。通过延长给药间隔、增加给药剂量，可优化 $C_{max}$/MIC。而AUC/MIC 反映了药物的累积剂量，与给药频率无关，故针对不同念珠菌种属的药物研究中，小鼠每周 1 次的给药至少与每天给药一样有效（Andes 等，2003a；Gumbo 等，2007）。

由于棘白菌素均具有较强的血浆蛋白结合率，因此需要进行 $f$AUC 的测定，使结果标准化。该类药物的 $f$AUC/MIC 靶值在不同的研究中具有可比性，范围为 $5\sim20$。在一项研究中，考察的三种药物对光滑念珠菌和近平滑念珠菌均有效，且 $f$AUC/MIC 低于白色念珠菌（$\sim$7vs. $\sim$20；Andes 等，2010）确定了上述菌属的 PK/PD 靶值。尽管棘白菌素对近平滑念珠菌的 MIC 高于其他菌种，小鼠中的研究数据仍成功地支持了棘白菌素治疗近平滑念珠菌感染的临床研究结果。此外，棘白菌素对 MIC 漂移的 $FKS$ 基因突变光滑念珠菌菌株也有效，且能达到 PK/PD 靶值（Lepak 等，2012）。总体而言，小鼠的疗效与 MIC 密切相关，即使是适应环境发生耐药突变的菌株亦如此。

表 10.2　血流播散性念珠菌病小鼠模型中通过剂量范围和剂量分级研究鉴定的棘白菌素的 PK/PD 靶值

| 研究 | 药物 | 设计 | 菌株 | 主要终点 | PK/PD 靶值[1] | 评价 |
|---|---|---|---|---|---|---|
| Andes 等（2003a） | HMR3260[2] | 中性粒细胞减少小鼠，感染 2h 后开始治疗 | 6 株白色念珠菌临床菌株 MIC：0.5$\mu$g/mL | 肾脏抑菌作用大于 6 天 | $C_{max}$/MIC：$3.7\pm1.8$ | AUC/MIC 也可预测，延长给药间隔和加大给药剂量可提高疗效 |

| 研究 | 药物 | 设计 | 菌株 | 主要终点 | PK/PD 靶值[①] | 评价 |
|---|---|---|---|---|---|---|
| Louie 等（2005） | 卡泊芬净 | 免疫功能正常的小鼠，感染 5h 后开始治疗 | 白色念珠菌 ATCC 36082 | 96h 时肾组织的菌载量 | AUC/MIC（具体数值没有阐明） | 卡泊芬净在肾脏内持续存在的时间与抗真菌活性相关。对于相同的菌株，卡泊芬净比氟康唑活性更强 |
| Gumbo 等（2006） | 阿尼芬净 | 中性粒细胞减少小鼠，感染 4h 后开始治疗 | 3 株光滑念珠菌临床菌株 MIC:0.03μg/mL | 24h 和 96h 时肾组织的菌载量 | AUC/MIC（具体数值没有阐明） | 阿尼芬净肾脏内持续存在。血药浓度能够很好地反映组织（抗真菌）活性。对于相同的菌株，阿尼芬净比氟康唑活性更高 |
| Gumbo 等（2007） | 米卡芬净 | 中性粒细胞减少小鼠，感染 4h 后开始治疗 | 光滑念珠菌临床菌株（同样存在于之前的研究中） | 7 天时肾脏中的抑菌作用 | $f$ AUC/MIC:23 | 每周 1 次给药与每天 1 次给药等效 |
| Andes 等（2008a） | 阿尼芬净 | 中性粒细胞减少小鼠，感染 2h 后开始治疗 | 4 株白色念珠菌，1 株热带念珠菌，10 株光滑念珠菌临床菌株 MIC: 0.015～2μg/mL | 96h 时肾脏中的抑菌作用 | $C_{max}$/MIC: $0.26\pm0.22$ $f$ AUC/MIC: $18\pm15$ | 阿尼芬净在多种念珠菌的治疗中，暴露与疗效的相关性相似。对于 MIC 较高的菌株，阿尼芬净的疗效与 MIC 相关 |
| Andes 等（2008b） | 米卡芬净 | 中性粒细胞减少小鼠，感染 2h 后开始治疗 | 4 株白色念珠菌，10 株光滑念珠菌临床菌株 MIC: 0.008～0.25μg/mL | 96h 时肾脏中的抑菌作用 | $f$ AUC/MIC: ～10 | 米卡芬净在不同种的念珠菌中暴露与疗效的相关性相似。对于相同的菌株，疗效与阿尼芬净相似 |
| Andes 等（2010） | 阿尼芬净，卡泊芬净，米卡芬净 | 中性粒细胞减少小鼠，感染 2h 后开始治疗 | 6 株白色念珠菌，9 株光滑念珠菌，15 株近平滑念珠菌临床菌株 MIC 的范围 | 96h 时肾脏中的抑菌作用 | $f$ AUC/MIC 白色念珠菌:$20.6\pm32$；光滑念珠菌:$7\pm8.3$；近平滑念珠菌:$7.6\pm7.1$ | 每种药物的靶值相似。光滑念珠菌和近平滑念珠菌的 AUC/MIC 靶值比白色念珠菌低。疗效与 MIC 密切相关 |
| Howard 等（2011） | 阿尼芬净，卡泊芬净，米卡芬净 | 中性粒细胞减少小鼠，感染 5h 后开始治疗 | 光滑念珠菌 ATCC 2001 | 101h 时肾脏中的抑菌作用 | 药物总浓度的 AUC/MIC，阿尼芬净约 6000；卡泊芬净:约 100～400；米卡芬净:约 1500～3000 | 与其他研究中证实的药物总浓度的 AUC/MIC 靶值具有可比性。每种药物的暴露-效应关系分为抑菌活性（常规剂量）和杀菌活性（高剂量） |

| 研究 | 药物 | 设计 | 菌株 | 主要终点 | PK/PD 靶值[①] | 评价 |
|------|------|------|------|----------|----------|------|
| Lepak 等（2012） | 阿尼芬净，卡泊芬净，米卡芬净 | 中性粒细胞减少小鼠，感染 2h 后开始治疗 | 11 株 FKS 基因突变光滑念珠菌，8 株野生型光滑念珠菌 | 96h 时肾脏中的抑菌作用 | 阿尼芬净、卡泊芬净、米卡芬净对于野生型菌株的 $f$AUC/MIC 分别是 13.2、2.04、6.78；对于基因突变型分别是 3.4、2.7、0.9 | AUC/MIC 靶值在野生型和基因突变型菌株中大致相似。突变型需要较高的剂量。疗效与 MIC 密切相关 |

[①] 与主要终点有最大相关性的靶值。靶值反映的是游离药物浓度，特别说明的除外。
[②] 氨基康定，Aventis 公司研发的一种药物。

小鼠中的 PK 建模显示：卡泊芬净（Caspofungin）和阿尼芬净（Anidulafungin）在肾脏内蓄积，而肾脏作为一个药物储库，药物会从中缓慢返回体循环（Louie 等，2005；Gumbo 等，2006）。药物在组织中的蓄积与其持续的抗真菌活性相关，即使在血清中的浓度降至 MIC 以下时亦可发挥抗真菌作用。与氟康唑相比，棘白菌素的一个主要优势是具有杀菌活性，在体外试验中被证实（Clancy 等，2006；Nguyen 等，2009）。但是，小鼠中棘白菌素的暴露-效应关系在低剂量和高剂量下却被分别视为抑菌作用和杀菌作用（Howard 等，2011）。此外，在推荐的治疗方案下，患者的 PK 模拟结果显示棘白菌素产生了抑菌作用，而不是杀菌作用。

体外高浓度的棘白菌素试验中，某些念珠菌临床菌株可表现加速生长。这种现象是通过激活各种细胞壁应激反应通道介导（Shields 等，2011a，b）产生。小鼠模型的数据表明：这种反常生长的临床意义有限。该观察结果尚未在大多数研究中得到证实。此外，体外的反常生长可被人体清除，且在临床试验中接受较高剂量棘白菌素的患者中，未见有疗效较差的报道（Pappas 等，2007；Betts 等，2009；Shields 等，2011a）。

## 10.4.3 PK/PD 靶值与临床研究数据的交叉验证

一些研究估算了氟康唑（Fluconazole）的 AUC/MIC 值，并与念珠菌血症和口咽念珠菌病的治疗效果相关联。在肾功能正常的健康成人中，每日给药剂量不超过 2000mg 时，氟康唑的剂量与平均 AUC 的变化呈线性（Grant 和 Clissold，1990）。在念珠菌血症治疗成功的患者中，AUC/MIC 值或氟康唑剂量/MIC 值在 11.5～75 之间（表 10.3）。由于菌株数量较少（尤其是氟康唑 MIC 较高的菌株）、念珠菌属的差异以及患者群体和临床终点的差异，难以对数据进行准确的解释。白色念珠菌是口咽念珠菌病的主要的病原体，大多数感染的患者是艾滋病毒感染者，故相关的研究较同质化。临床疗效和微生物学疗效也易于评估，通常为口腔病变的治愈和真菌培养阴性。口咽念珠菌病治疗成功的 AUC/MIC 靶值或剂量/MIC 的范围为 25～75（Rex 和 Pfaller，2002；Pfaller 等，2006；Rodriguez-Tudela 等，2007；Cuesta 等，2009，2010）。综上所述，人体数据与动物模型中确定的 AUC/MIC 靶值基本一致。

一般基于剂量或体重标准化后的剂量、血浆蛋白结合率或肾功能，对人体中氟康唑 AUC 进行估算。其局限性在于未考虑侵袭性念珠菌病患者的 PK 变异，以及由此所致的药物暴露差异、AUC/MIC 目标靶值的达标概率。基于小样本但经过严格筛选的患者队列的药物浓度数据，应用群体 PK 模型可定量描述特定剂量和给药方案下药物暴露的经时变化。这些模型可用于蒙特卡罗模拟，从已知暴露分布中随机抽样，估计大样本患者的 PK/PD 靶值的达标概率（Hope 和 Drusano，2009）。这一前沿技术尚未推广，应用于研究氟康唑暴露不足的高危患者群体。少量已发表的数据表明，氟康唑日剂量/MIC≥50～100 时，AUC/MIC >25 的概率较大（表 10.4），且氟康唑日剂量/MIC≥100 时，可达到 AUC/MIC>50。

表 10.3　氟康唑 PK/PD 靶值与念珠菌菌血症患者临床数据的交叉验证

| 研究 | 菌株数量 $n$ | 人群特征 | 念珠菌($n$) | S-DD 或 R($n$) | 主要终点(治疗失败的定义) | 治疗成功的 PK/PD 靶值 |
|---|---|---|---|---|---|---|
| Clancy 等(2005) | 32 | 47% 为中性粒细胞减少 | 白色念珠菌(12),光滑念珠菌(6),近平滑念珠菌(5),克柔念珠菌(4),热带念珠菌(3),其他(2) | S-DD(5) R(6) | 尽管氟康唑治疗≥3 天,念珠菌血症仍持续或突破性进展 | 剂量/MIC>50 |
| Rodriguez-Tudela 等(2007) | 126 | 7% 为中性粒细胞减少 | 白色念珠菌(73),近平滑念珠菌(27),热带念珠菌(12),光滑念珠菌(9),其他(5) | S-DD(4) R(0) | 尽管氟康唑治疗≥4 天,念珠菌血症仍持续 | 剂量/MIC>75 |
| Pai 等(2007) | 74 | 无中性粒细胞减少 | 白色念珠菌(49),光滑念珠菌(11),近平滑念珠菌(6),热带念珠菌(5),其他(3) | S-DD(2) R(2) | 住院病死率 | AUC/MIC 55[①] 剂量/MIC 12[②] |
| Baddley 等(2008) | 84 | 11.5% 为中性粒细胞减少 | 白色念珠菌(37),光滑念珠菌(17),近平滑念珠菌(17),近平滑念珠菌(10)[❶],克柔念珠菌(2),其他(1) | S-DD(49) R(7) | 在首次阳性血液培养后 6 周时的病死率 | AUC/MIC>11.5[①] |
| Eschenauer 等(2013) | 127 | 2% 为中性粒细胞减少 | 仅有光滑念珠菌 | S-DD(49) R(17) | 第 14 天综合评价:缺乏临床疗效或微生物学疗效(血培养转阴),或病死率 | 剂量/MIC>12.5[③] |
| Lee 等(2000) | 21 | 10% 为中性粒细胞减少 | 白色念珠菌、光滑念珠菌、近平滑念珠菌、其他念珠菌。未提供念珠菌血症的分类 | S-DD(5) R(2) | 治疗失败定义为第 7 天的效果不佳,血液培养持续阳性或发生药物毒性反应 | 剂量/MIC≥50[④] |

① 根据每日氟康唑剂量、氟康唑典型清除率和氟康唑蛋白结合率估算 AUC。
② 剂量用患者体重标准化。
③ 肌酐清除率<50 时,记录到的氟康唑剂量加倍。
④ 基于公开报道数据的再分析。
注：S-DD—氟康唑剂量依赖性敏感（MIC：16～32μg/mL）；R—氟康唑耐药：MIC≥64μg/mL。

表 10.4　各种成人患者群体中氟康唑治疗侵袭性念珠菌病的 AUC/MIC 靶值的达标概率（PTA）

| 研究 | 设计与患者群体 | AUC/MIC | 模拟的 PTA | 备注 |
|---|---|---|---|---|
| Rodriguez-Tudela 等(2007) | 使用已发表数据,以线性回归定义了氟康唑剂量-AUC 关系 | >75 | 氟康唑日剂量/MIC≥100,99% | 模拟剂量为 400mg/d,MIC 为 1 ～ 32μg/mL |
| Patel 等(2011) | 10 例 CVVHD 重症无尿患者的群体 PK 研究 | >25 | 剂量/MIC≥50,接近 100% | 模拟多个给药方案,MIC 为 0.06～32μg/mL |

❶ 译者注:原文即有两处的近平滑念珠菌。

续表

| 研究 | 设计与患者群体 | AUC/MIC | 模拟的 PTA | 备注 |
|------|----------------|---------|-----------|------|
| Han 等 (2013) | 60 例烧伤患者的群体 PK 研究 | >25<br>>50 | 剂量/MIC≥100，接近 100%<br>剂量/MIC≥200，接近 100% | 模拟多个给药方案，MIC 为 0.25~2μg/mL |

注：AUC/MIC 反映药物总浓度的靶值，CVVHD 为持续性静脉-静脉血液透析。

现有的有限临床数据验证了人体的棘白菌素（Echinocandins）PK/PD 靶值。在一项米卡芬净（Micafungin）治疗侵袭性念珠菌病的Ⅲ期临床试验中，分析了 493 名患者的数据（Andes 等，2011）。患者感染的情况如下：白色念珠菌（44%，$n=218$）、热带念珠菌（20%，$n=99$）、近平滑念珠菌（16%，$n=77$）、光滑念珠菌（13%，$n=62$）、克柔念珠菌（3%，$n=17$）和其他真菌（4%，$n=20$）。采用群体 PK 模型估算米卡芬净的暴露量。通过多因素分析，药物总浓度的 AUC/MIC≤3000 或 >12000 是治疗失败的最强预测因子（$p=0.005$）。对于感染近平滑念珠菌的患者，药物总浓度 AUC/MIC<285 时，疗效具变差的趋势（$p=0.11$）。对于感染近平滑念珠菌以外的其他菌株的患者，药物总浓度的 AUC/MIC≤5000 或 AUC/MIC>12000 是治疗失败的独立危险因素（$p=0.01$）。

随后的一项研究评估了四个Ⅱ/Ⅲ期临床试验的 262 名接受阿尼芬净治疗的患者数据（Liu，2013）。研究者采用群体 PK 模型拟合了每个患者的血药浓度数据。在食管念珠菌病患者中，阿尼芬净暴露与疗效之间具相关趋势，药物总浓度 AUC/MIC 分别为 0~300、300~600 和 >600 的情况下，2 周时应答率随着 AUC/MIC 的增加明显逐步改善。对于少数侵袭性念珠菌病/念珠菌血症患者或整个队列，还不能确定明确的靶值。$f$AUC/MIC 值在这两项研究中均未知。然而，基于每种药物的血浆蛋白结合率典型值，$f$AUC/MIC 靶值与小鼠模型发现的靶值大致相似。此外，第一项研究支持了近平滑念珠菌比其他菌株的靶值更低，与小鼠的数据类似。在第一项研究中，最高的 AUC/MIC 值与较差的预后相关的原因尚不清楚。这个自相矛盾的现象并未被其他棘白菌素的临床研究所报道。如前所述，主体实验数据并不支持体内的矛盾效应，不过这一现象值得进一步研究。

侵袭性真菌感染患者、骨髓和外周血干细胞移植接受者、血液系统恶性肿瘤患者、ICU 住院患者和接受持续静脉-静脉血液透析（continuous veno-venous hemodialysis，CVVHD）的患者中，棘白菌素的 PK 特征相似（Dowell 等，2004；Hiemenz 等，2005；Gumbo 等，2008；Leitner 等，2011；Wurthwein 等，2012；Liu 等，2013；Maseda 等，2014）。而肥胖患者和念珠菌血症或其他侵袭性念珠菌病患者中，棘白菌素的清除率可能更高。上述因素部分地解释了 PK 的个体间变异来源（Dowell 等，2004；Nguyen 等，2007；Hall 等，2011）。PK 模型表明，如果感染了 MIC<0.03μg/mL 的白色念珠菌或光滑念珠菌菌株，使用标准剂量米卡芬净治疗的患者中，有 90% 以上将超过 $f$AUC/MIC 靶值（Andes 等，2011）。对于感染了 MIC<0.5μg/mL 的近平滑念珠菌菌株，模型预测使用标准剂量米卡芬净亦可有 90% 达到靶值。

# 10.5 综合考虑：治疗侵袭性念珠菌病的意义

氟康唑治疗侵袭性念珠菌病的 PK/PD 数据总结于表 10.5。总之，小鼠模型和人体临床研究均表明氟康唑 AUC/MIC≥25 是治疗侵袭性念珠菌病可接受的最低靶值。当氟康唑日剂量/MIC≥50 时，一般可达到 AUC/MIC≥25。小鼠模型中氟康唑的 AUC/MIC≥75 时，对部分念珠菌菌株具有最佳的抗真菌活性。在较高 AUC/MIC 下，增强的抗真菌活性的临床意义尚不清楚；但是，某些患者如免疫抑制或危重症患者中，达到更高的靶值应是合理的。在需要长期治疗时，达到较高的 AUC/MIC 靶值和更频繁的给药有助于减少氟康唑的耐药，但这些措施尚未得到证实。预计氟康唑日剂量/MIC≥100 可以达到更高的靶值。因此，对于 MIC 分别为≤4μg/mL 和≤8μg/mL 的菌株，标准给药方案（负荷剂量 800mg，维持剂量 400mg/d）有望达到最佳且可接受的 AUC/MIC 目标值（表 10.6）。对于 MIC 较高的菌株，氟康唑的剂量>400mg/d 可达到 AUC/MIC 的目标值。然而，支持这种方案的临床证据尚有限（Rex 等，2003；Torres 等，2004），而棘白菌素（或两性霉素 B 制剂）是临床医生可选择的杀灭真菌的治疗方案。

　　CLSI 和 EUCAST 建立的氟康唑对念珠菌属折点 MIC 如表 10.6 所示。当前的 CLSI 折点是通过对接受氟康唑治疗的患者的临床数据应用"90/60"规则得出的（即分别约 90% 和 60% 的易感和耐药菌株感染对治疗有反应；Rex 等，1997；Rex 和 Pfaller，2002）。敏感和耐药分别定义为 MIC≤8μg/mL 和 MIC≥64μg/mL。由于观察到此类菌株引起的感染对较高剂量的氟康唑有反应，16μg/mL 和 32μg/mL 的 MIC 被视为具有剂量依赖性敏感（susceptible-dose dependent，S-DD）。随后，EUCAST 通过对于无获得性或遗传耐药性菌株的野生型 MIC 的分布、PK/PD 参数，以及 MIC 与临床疗效之间相关性的考虑，建立了种属特异性的折点（EUCAST，2008b）。

表 10.5　氟康唑治疗侵袭性念珠菌病的 PK/PD 数据总结

| 终点 | PK/PD 靶值 | |
|---|---|---|
| | 可接受的靶值 | 最佳靶值 |
| 小鼠模型中抗真菌活性 | AUC/MIC≥25 | AUC/MIC≥75 |
| 预防小鼠模型中氟康唑耐药的出现 | AUC/MIC≥32 | $T$>MIC：≥40% |
| 人体临床研究中治疗成功 | 估计的 AUC/MIC≥25 | 估计的 AUC/MIC：≥75 |
| 人体临床研究中达到 PK/PD 靶值的概率 | 日剂量/MIC≥50 达到靶值 AUC/MIC≥25 | 日剂量/MIC≥100 达到靶值 AUC/MIC≥50 |

表 10.6　氟康唑针对念珠菌属的折点 MIC 解释和 PK/PD 靶值的达标概率

| 氟康唑 MIC /(μg/mL) | 念珠菌种类 | MIC 的说明 | | | 氟康唑日剂量 | |
|---|---|---|---|---|---|---|
| | | CLSI BPs （目前） | CLSI BPs （建议） | EUCAST | 达到 AUC/MIC >25 的剂量 /(mg/d) | 达到 AUC/MIC >50 的剂量 /(mg/d) |
| ≤2 | 白色念珠菌 | S | S | S | ≥100 | ≥200 |
| | 近平滑念珠菌 | | | I | | |
| | 热带念珠菌 | | | (S≤0.002) | | |
| | 光滑念珠菌 | S | S-DD | | | |
| 4 | 白色念珠菌 | S | S-DD | I | ≥200 | ≥400 |
| | 近平滑念珠菌 | | | | | |
| | 热带念珠菌 | | | | | |
| | 光滑念珠菌 | S | S-DD | I | | |

| 氟康唑 MIC /(μg/mL) | 念珠菌种类 | MIC 的说明 | | | 氟康唑日剂量 | |
|---|---|---|---|---|---|---|
| | | CLSI BPs（目前） | CLSI BPs（建议） | EUCAST | 达到 AUC/MIC >25 的剂量 /(mg/d) | 达到 AUC/MIC >50 的剂量 /(mg/d) |
| 8 | 白色念珠菌 | S | R | R | ≥400 | ≥800 |
| | 近平滑念珠菌 | | | | | |
| | 热带念珠菌 | | | | | |
| | 光滑念珠菌 | S | S-DD | I | | |
| 16 | 白色念珠菌 | S-DD | R | R | ≥800 | ≥1600 |
| | 近平滑念珠菌 | | | | | |
| | 热带念珠菌 | | | | | |
| | 光滑念珠菌 | S-DD | S-DD | I | | |
| 32 | 白色念珠菌 | S-DD | R | R | ≥1600 | 几乎无法达到[①] |
| | 近平滑念珠菌 | | | | | |
| | 热带念珠菌 | | | | | |
| | 光滑念珠菌 | S-DD | S-DD | I | | |
| ≥64 | 白色念珠菌 | R | R | R | 几乎无法达到[①] | 几乎无法达到[①] |
| | 近平滑念珠菌 | | | | | |
| | 热带念珠菌 | | | | | |
| | 光滑念珠菌 | R | R | R | | |

① AUC/MIC 靶值几乎无法达到，除非每日剂量显著>2000mg。

注：BPs—折点；S—敏感；S-DD—剂量依赖性敏感；I—中等；R—耐药。

白色念珠菌、近平滑念珠菌和热带念珠菌敏感、中等和耐药分别定义为 MIC≤2μg/mL、4μg/mL 和>4μg/mL。光滑念珠菌的相应折点分别为≤0.002μg/mL、0.002～32μg/mL 和≥64μg/mL。CLSI 提议与 EUCAST 进行折点协调的建议（Pfaller 等，2010）。实际上，EUCAST 和 CLSI 重新定义了白色念珠菌、近平滑念珠菌和热带念珠菌菌株的耐药折点。除非给药剂量≥800mg/d，氟康唑治疗难以可靠地达到最佳 AUC/MIC 靶标（表10.6）。对于 MIC 为 2～32μg/mL 的光滑念珠菌菌株，EUCAST 建议临床医生使用其他的抗真菌药；如均不可行，则可能需要更高剂量的氟康唑。根据定义，克柔念珠菌对氟康唑耐药，建议使用其他药物进行治疗。

在缺乏特定部位的药物暴露及 PK 特征的情况下，棘白菌素是治疗大多数念珠菌血症和侵袭性念珠菌病深部组织感染的首选药物。小鼠实验数据表明，以较长的给药间隔，给予高于推荐的剂量，将提高 PK/PD 靶值的达标概率杀灭真菌。来自两项多中心、双盲、随机临床试验的汇总数据显示，成人食管念珠菌病的治疗中，隔日给予 300mg 米卡芬净比每日给予 150mg 的治疗效果更优（87.1% vs.78.8%；$p=0.056$），且复发率更低（5.6% vs.12.2%；$p=0.051$）（Andes 等，2013）。两种给药方案预测的米卡芬净药物总浓度的 $C_{max}$ 值中位数分别为 23.5μg/mL 和 14.2μg/mL。预测的药物总浓度的 AUC 的中位值几乎相同（分别为 311μg·h/mL 和 310μg·h/mL）。上述结果表明 $C_{max}$ 是最重要的 PK 参数。安全性研究尚未确定棘白菌素的最大耐受剂量，600mg 的米卡芬净通常可良好耐受（Hiemenz 等，2005；Sirohi 等，2006）。念珠菌血症和其他侵袭性念珠菌病治疗的临床研究中，大剂量、长间隔的棘白菌素给药方案已被批准。

表 10.7 列出了棘白菌素对念珠菌属的 CLSI 和 EUCAST 折点 MIC 的解释。两组参数均考虑了野生型 MIC 分布、PK/PD 数据以及已报道的设定标准方面的临床经验（Pfaller

等，2011；Arendrup 等，2014）。由于参比微量肉汤稀释法获得的 MIC 有较大的实验室间变异，EUCAST 没有提出卡泊芬净的折点。对于每个菌属，EUCAST 折点均低于 CLSI 折点。这些差异表明尚缺乏可靠的数据。尤其应指出：作为治疗重要参考的 MIC 与临床数据之间相互矛盾。

表 10.7　棘白菌素针对念珠菌的折点 MIC 解释

| 念珠菌种类 | 药物 | CLSI 折点 MIC | | | EUCAST 折点 MIC | |
| --- | --- | --- | --- | --- | --- | --- |
| | | 敏感 /(μg/mL) | 中等 /(μg/mL) | 耐药 /(μg/mL) | 敏感 /(μg/mL) | 耐药 /(μg/mL) |
| 白色念珠菌 | 阿尼芬净 | ≤0.25 | 0.5 | >0.5 | ≤0.03 | >0.03 |
| | 卡泊芬净 | ≤0.25 | 0.5 | >0.5 | 未推荐 | 未推荐 |
| | 米卡芬净 | ≤0.25 | 0.5 | >0.5 | ≤0.016 | >0.016 |
| 光滑念珠菌 | 阿尼芬净 | ≤0.125 | 0.25 | >0.25 | ≤0.06 | >0.06 |
| | 卡泊芬净 | ≤0.125 | 0.25 | >0.25 | 未推荐 | 未推荐 |
| | 米卡芬净 | 0.06 | 0.125 | >0.125 | ≤0.03 | >0.03 |
| 热带念珠菌 克柔念珠菌 | 阿尼芬净 | ≤0.25 | 0.5 | >0.5 | ≤0.06 | >0.06 |
| | 卡泊芬净 | ≤0.25 | 0.5 | >0.5 | 未推荐 | 未推荐 |
| | 米卡芬净 | ≤0.25 | 0.5 | >0.5 | 未推荐 | 未推荐 |
| 近平滑念珠菌 | 阿尼芬净 | ≤2 | 4 | >4 | ≤0.002 | >4 |
| | 卡泊芬净 | ≤2 | 4 | >4 | 未推荐 | 未推荐 |
| | 米卡芬净 | ≤2 | 4 | >4 | ≤0.002 | >2 |

注：1. 由于结果存在实验室间变异，EUCAST 未提供卡泊芬净的折点 MIC 解释。
2. 由于数据不足，EUCAST 未提供米卡芬净对热带念珠菌或克柔念珠菌的折点 MIC 解释。

一项最大规模的研究中，卡泊芬净 MIC 与口咽或侵袭性念珠菌病患者预后之间的关系并不明显（$n$ 分别为 292 和 114；Kartsonis 等，2005）。在感染了 MIC>2μg/mL 的念珠菌的少数患者中，实际预后却要好于感染 MIC<1μg/mL 菌株的患者。折点解释的一个主要问题是很少有非光滑念珠菌表现出更高的 MIC。此外，侵袭性念珠菌病患者尽管感染了高度敏感的菌株，但在抗真菌治疗中失败也并不罕见。该类菌株与宿主因素（如免疫状态和疾病敏锐度）在决定预后中的重要性是相似的。单中心研究表明：针对引起侵袭性念珠菌病的光滑念珠菌菌株，各类药物的 MIC 值与预后相关，在先前使用过棘白菌素的患者中尤甚（Shields 等，2012，2013a，b）。但是，机构特异性的折点不一定非要与 CLSI 或 EUCAST 的折点解释一致。此外，大多数提供检测的医院实验室并不采用 CLSI 和 EUCAST 确定折点时的参比微量肉汤稀释法（Eschenauer 等，2014）。对于可使 MIC 变得更高的 $FKS$ 基因突变的检测可能会鉴定出对治疗无反应的菌株。但是，分子检测仍然是一种用于研究的方法（Shields 等，2012）。

总而言之，目前的数据不支持在临床决策中常规使用棘白菌素的 MIC。针对从血液或无菌部位采集的念珠菌菌株，实际只有约 50% 的主要医疗中心进行棘白菌素敏感性试验（Eschenauer 等，2014）。此外，在既往有棘白菌素用药史或突破性感染的患者中未检测到 $FKS$ 基因突变，可认为初治患者感染了易感菌株（Shields 等，2012，2013a，b；Alexander 等，2013）。针对既往有棘白菌素用药史或突破性感染的患者，选用其他治疗药物更为明智。

## 10.6 氟康唑和棘白菌素未来研究的问题

近期，氟康唑和棘白菌素治疗侵袭性念珠菌病的定量药理学研究提出了一些值得关注的问题。表10.8列出了几个最紧迫的临床问题。

表 10.8  有关氟康唑和棘白菌素的关键性问题

| 氟康唑 | 棘白菌素 | 氟康唑和棘白菌素 |
| --- | --- | --- |
| 高剂量氟康唑($\geqslant 800\mu g/mL$)在治疗念珠菌血症和侵袭性念珠菌病中的作用是什么？ | 较长间隔、更高剂量的棘白菌素治疗方案的作用是什么？ | 这些药物的耐药性会继续出现吗（特别是在光滑念珠菌之中）？ |
| 更频繁的氟康唑给药会减少念珠菌菌属中的耐药吗？ | 棘白菌素对近平滑念珠菌的更高的MIC值或者对于特定念珠菌临床株的矛盾效应有任何临床意义吗？ | 耐药包括多药耐药的临床意义是什么？ |
| | 棘白菌素对于如尿道、中枢神经系统，或眼部的有限的渗透是如何影响侵袭性念珠菌病的治疗的？ | |
| | 是否会开发测定卡泊芬净MIC的可重复性方法？ | |
| | 棘白菌素的敏感性测试或 *FKS* 基因突变的检测在治疗决策中起到作用吗？ | |

## 10.7  结论

回顾历史，基于不同类型的实验研究和临床研究的数据，研究者以特定方法设计抗感染药物治疗方案。定量药理学的系统化应用有望更合理和有效地开发和利用抗真菌药物（Ambrose 等，2007；Hope 和 Drusano，2009；Davies 等，2013）。当前药物开发过程中采用了多种技术，定量药理学可以用更规范的方式将这些技术整合在一起（Hope 和 Drusano，2009）。本章所述的原则可应用于其他抗菌药物和传染性疾病的治疗，以及侵袭性念珠菌的特定亚型的治疗。针对实验性血源性念珠菌脑膜炎已有研究构建了米卡芬净的 PK/PD 模型，并证明相较于其他形式的侵袭性念珠菌病，需要更大的米卡芬净剂量（10～15mg/kg）（Hope 等，2008；Hope 等，2010）。由此，开展了治疗早产儿血源性念珠菌脑膜炎的随机对照临床试验（Hope and Drusano，2009），比较大剂量米卡芬净和两性霉素 B 的疗效。这种从基础到临床的研究方法，展示了传染病和医学真菌学领域中不断发展的历程。

## 10.8  本章重点

- 越来越多地学者认为：棘白菌素类抗真菌药物是成人念珠菌血症和许多其他类型侵

袭性念珠菌病的首选治疗药物。

- 氟康唑是治疗黏膜念珠菌病的首选药物，也是治疗念珠菌血症和侵袭性念珠菌病的有效药物。此外，氟康唑可首选用于治疗既往有棘白菌素类药物用药史的患者或棘白菌素类药物受 PK 因素限制的感染患者（例如，尿路来源的脓毒症和眼内炎）。
- 氟康唑也可用于棘白菌素初始治疗产生疗效后的降阶梯治疗药物。
- 来自血流播散性念珠菌病小鼠模型的数据表明：氟康唑 AUC/MIC 和棘白菌素 $C_{\max}$/MIC 是与治疗成败最密切相关的 PK/PD 参数。
- 氟康唑 AUC/MIC≥25 和≥75 分别是在小鼠模型和人体中实现治疗成功的可接受且最佳的靶值。
- 模型模拟预测显示：如果氟康唑日剂量/MIC 分别≥50 和≥100，患者可达到可接受且最佳的 AUC/MIC。
- 在小鼠模型中，棘白菌素比氟康唑对白色念珠菌和光滑念珠菌菌株更为有效。
- 棘白菌素对近平滑念珠菌的 MIC 高于其他菌株，但 PK/PD 靶值较低，棘白菌素已成功用于临床试验中的近平滑念珠菌血症。
- PK/PD 数据表明：棘白菌素在高剂量且较长间隔的给药下最为有效，但这种方案必须在临床试验中予以验证，且必须确定对灭菌活性、耐药性和毒性的影响。

# 参 考 文 献

Alexander BD, Johnson MD, Pfeiffer CD, Jimenez-Ortigosa C, Catania J, Booker R et al (2013) Increasing echinocandin resistance in *Candida glabrata*: clinical failure correlates with presence of FKS mutations and elevated minimum inhibitory concentrations. Clin Infect Dis 56: 1724-1732.

Ambrose PG, Bhavnani SM, Rubino CM, Louie A, Gumbo T, Forrest A et al (2007) Pharmacokinetics-pharmacodynamics of antimicrobial therapy: it's not just for mice anymore. Clin Infect Dis 44: 79-86.

Andes D, Craig WA (1998) In vivo activities of amoxicillin and amoxicillin-clavulanate against *Streptococcus pneumoniae*: application to breakpoint determinations. Antimicrob Agents Chemother 42: 2375-2379.

Andes D, van Ogtrop M (1999) Characterization and quantitation of the pharmacodynamics of fluconazole in a neutropenic murine disseminated candidiasis infection model. Antimicrob Agents Chemother 43: 2116-2120.

Andes D, Marchillo K, Lowther J, Bryskier A, Stamstad T, Conklin R (2003a) In vivo pharmacodynamics of HMR 3270, a glucan synthase inhibitor, in a murine candidiasis model. Antimicrob Agents Chemother 47: 1187-1192.

Andes D, Marchillo K, Stamstad T, Conklin R (2003b) In vivo pharmacodynamics of a new triazole, ravuconazole, in a murine candidiasis model. Antimicrob Agents Chemother 47: 1193-1199.

Andes D, Marchillo K, Stamstad T, Conklin R (2003c) In vivo pharmacokinetics and pharmacodynamics of a new triazole, voriconazole, in a murine candidiasis model. Antimicrob Agents Chemother 47: 3165-3169.

Andes D, Marchillo K, Conklin R, Krishna G, Ezzet F, Cacciapuoti A et al (2004) Pharmacodynamics of a new triazole, posaconazole, in a murine model of disseminated candidiasis. Antimicrob Agents Chemother 48: 137-142.

Andes D, Forrest A, Lepak A, Nett J, Marchillo K, Lincoln L (2006a) Impact of antimicrobial dosing regimen on evolution of drug resistance in vivo: fluconazole and *Candida albicans*. Antimicrob Agents Chemother

50: 2374-2383.

Andes D, Lepak A, Nett J, Lincoln L, Marchillo K (2006b) In vivo fluconazole pharmacodynamics and resistance development in a previously susceptible *Candida albicans* population examined by microbiologic and transcriptional profiling. Antimicrob Agents Chemother 50: 2384-2394.

Andes D, Diekema DJ, Pfaller MA, Prince RA, Marchillo K, Ashbeck J et al (2008a) In vivo pharmacodynamic characterization of anidulafungin in a neutropenic murine candidiasis model. Antimicrob Agents Chemother 52: 539-550.

Andes DR, Diekema DJ, Pfaller MA, Marchillo K, Bohrmueller J (2008b) In vivo pharmacodynamic target investigation for micafungin against *Candida albicans* and *C. glabrata* in a neutropenic murine candidiasis model. Antimicrob Agents Chemother 52: 3497-3503.

Andes D, Diekema DJ, Pfaller MA, Bohrmuller J, Marchillo K, Lepak A (2010) In vivo comparison of the pharmacodynamic targets for echinocandin drugs against Candida species. Antimicrob Agents Chemother 54: 2497-2506.

Andes D, Ambrose PG, Hammel JP, Van Wart SA, Iyer V, Reynolds DK et al (2011) Use of pharmacokinetic-pharmacodynamic analyses to optimize therapy with the systemic antifungal micafungin for invasive candidiasis or candidemia. Antimicrob Agents Chemother 55: 2113-2121.

Andes DR, Safdar N, Baddley JW, Playford G, Reboli AC, Rex JH et al (2012) Impact of treatment strategy on outcomes in patients with candidemia and other forms of invasive candidiasis: a patient-level quantitative review of randomized trials. Clin Infect Dis 54: 1110-1122.

Andes DR, Reynolds DK, Van Wart SA, Lepak AJ, Kovanda LL, Bhavnani SM (2013) Clinical pharmacodynamic index identification for micafungin in esophageal candidiasis: dosing strategy optimization. Antimicrob Agents Chemother 57: 5714-5716.

Arbeit RD, Maki D, Tally FP, Campanaro E, Eisenstein BI (2004) The safety and efficacy of daptomycin for the treatment of complicated skin and skin-structure infections. Clin Infect Dis 38: 1673-1681.

Arendrup MC, Pfaller MA (2012) Caspofungin Etest susceptibility testing of Candida species: risk of misclassification of susceptible isolates of *C. glabrata* and *C. krusei* when adopting the revised CLSI caspofungin breakpoints. Antimicrob Agents Chemother 56: 3965-3968.

Arendrup MC, Horn T, Frimodt-Moller N (2002) In vivo pathogenicity of eight medically relevant Candida species in an animal model. Infection 30: 286-291.

Arendrup MC, Rodriguez-Tudela JL, Lass-Florl C, Cuenca-Estrella M, Donnelly JP, Hope W (2011) EUCAST technical note on anidulafungin. Clin Microbiol Infect 17: E18-E20.

Arendrup MC, Cuenca-Estrella M, Lass-Florl C, Hope WW (2014) Breakpoints for antifungal agents: An update from EUCAST focussing on echinocandins against Candida spp. and triazoles against Aspergillus spp. Drug Resist Updat 16: 81-95.

Baddley JW, Patel M, Bhavnani SM, Moser SA, Andes DR (2008) Association of fluconazole pharmacodynamics with mortality in patients with candidemia. Antimicrob Agents Chemother 52: 3022-3028.

Barchiesi F, Spreghini E, Tomassetti S, Della Vittoria A, Arzeni D, Manso E et al (2006) Effects of caspofungin against *Candida guilliermondii* and *Candida parapsilosis*. Antimicrob Agents Chemother 50: 2719-2727.

Bellmann R (2007) Clinical pharmacokinetics of systemically administered antimycotics. Curr Clin Pharmacol 2: 37-58.

Betts RF, Nucci M, Talwar D, Gareca M, Queiroz-Telles F, Bedimo RJ et al (2009) A Multicenter, double-blind trial of a high-dose caspofungin treatment regimen versus a standard caspofungin treatment regimen for adult patients with invasive candidiasis. Clin Infect Dis 48: 1676-1684.

Clancy CJ, Nguyen MH (2011) At what cost echinocandin resistance? J Infect Dis 204: 499-501.

Clancy CJ, Nguyen MH (2012) The end of an era in defining the optimal treatment of invasive candidiasis. Clin Infect Dis 54: 1123-1125.

Clancy CJ, Nguyen MH (2013) Finding the missing 50 % of invasive candidiasis: how nonculture diagnostics will improve understanding of disease spectrum and transform patient care. Clin Infect Dis 56: 1284-1292.

Clancy CJ, Yu VL, Morris AJ, Snydman DR, Nguyen MH (2005) Fluconazole MIC and the fluconazole dose/MIC ratio correlate with therapeutic response among patients with candidemia. Antimicrob Agents Chemother 49: 3171-3177.

Clancy CJ, Huang H, Cheng S, Derendorf H, Nguyen MH (2006) Characterizing the effects of caspofungin on*Candida albicans*, *Candida parapsilosis*, and *Candida glabrata* isolates by simultaneous time-kill and postantifungal-effect experiments. Antimicrob Agents Chemother 50: 2569-2572.

Cornely OA, Bassetti M, Calandra T, Garbino J, Kullberg BJ, Lortholary O et al (2012) ESCMID * guideline for the diagnosis and management of Candida diseases 2012: non-neutropenic adult patients. Clin Microbiol Infect 18 (Suppl 7): 19-37.

Craig WA (1998) Pharmacokinetic/pharmacodynamic parameters: rationale for antibacterial dosing of mice and men. Clin Infect Dis 26: 1-10; quiz 1-2.

Cuesta I, Bielza C, Larranaga P, Cuenca-Estrella M, Laguna F, Rodriguez-Pardo D et al (2009) Data mining validation of fluconazole breakpoints established by the European Committee on Antimicrobial Susceptibility Testing. Antimicrob Agents Chemother 53: 2949-2954.

Cuesta I, Bielza C, Cuenca-Estrella M, Larranaga P, Rodriguez-Tudela JL (2010) Evaluation by data mining techniques of fluconazole breakpoints established by the Clinical and Laboratory Standards Institute (CLSI) and comparison with those of the European Committee on Antimicrobial Susceptibility Testing (EUCAST). Antimicrob Agents Chemother 54: 1541-1546.

Davies GR, Hope W, Khoo S (2013) Opinion: the pharmacometrics of infectious disease. CPT Pharmacometrics Syst Pharmacol 2: e70.

Debruyne D (1997) Clinical pharmacokinetics of fluconazole in superficial and systemic mycoses. Clin Pharmacokinet 33: 52-77.

de Wet N, Llanos-Cuentas A, Suleiman J, Baraldi E, Krantz EF, Della Negra M et al (2004) A randomized, double-blind, parallel-group, dose-response study of micafungin compared with fluconazole for the treatment of esophageal candidiasis in HIV-positive patients. Clin Infect Dis 39: 842-849.

Dowell JA, Knebel W, Ludden T, Stogniew M, Krause D, Henkel T (2004) Population pharmacokinetic analysis of anidulafungin, an echinocandin antifungal. J Clin Pharmacol 44: 590-598.

Egusa H, Soysa NS, Ellepola AN, Yatani H, Samaranayake LP (2008) Oral candidosis in HIVinfected patients. Curr HIV Res 6: 485-499.

Eschenauer GA, Carver PL, Lin SW, Klinker KP, Chen YC, Potoski BA et al (2013) Fluconazole versus an echinocandin for*Candida glabrata* fungaemia: a retrospective cohort study. J Antimicrob Chemother 68: 922-926.

Eschenauer GA, Nguyen MH, Shoham S, Vazquez JA, Morris AJ, Pasculle WA et al (2014) Realworld experience with Echinocandin MICs against Candida species in a multicenter study of hospitals that routinely perform susceptibility testing of bloodstream isolates. Antimicrob Agents Chemother 58: 1897-1906.

Espinel-Ingroff A, Pfaller M, Messer SA, Knapp CC, Killian S, Norris HA et al (1999) Multicenter comparison of the sensititre YeastOne Colorimetric Antifungal Panel with the National Committee for Clinical Laboratory standards M27-A reference method for testing clinical isolates of common and emerging Candida spp. , Cryptococcus spp. , and other yeasts and yeast-like organisms. J Clin Microbiol 37: 591-595.

Espinel-Ingroff A, Arendrup MC, Pfaller MA, Bonfietti LX, Bustamante B, Canton E et al (2013) Interlaboratory variability of Caspofungin MICs for Candida spp. Using CLSI and EUCAST methods: should the clinical laboratory be testing this agent? Antimicrob Agents Chemother 57: 5836-5842.

EUCAST (2008a) Definitive document EDef 7. 1: method for the determination of broth dilution MICs of antifungal agents for fermentative yeasts. Clin Microbiol Infect 14: 398-405.

EUCAST (2008b) Technical note on fluconazole. Clin Microbiol Infect 14: 193-195.

Grant SM, Clissold SP (1990) Fluconazole. A review of its pharmacodynamic and pharmacokinetic properties, and therapeutic potential in superficial and systemic mycoses. Drugs 39: 877-916.

Gumbo T, Drusano GL, Liu W, Ma L, Deziel MR, Drusano MF et al (2006) Anidulafungin pharmacokinetics and microbial response in neutropenic mice with disseminated candidiasis. Antimicrob Agents Chemother 50: 3695-3700.

Gumbo T, Drusano GL, Liu W, Kulawy RW, Fregeau C, Hsu V et al (2007) Once-weekly micafungin therapy is as effective as daily therapy for disseminated candidiasis in mice with persistent neutropenia. Antimicrob Agents Chemother 51: 968-974.

Gumbo T, Hiemenz J, Ma L, Keirns JJ, Buell DN, Drusano GL (2008) Population pharmacokinetics of micafungin in adult patients. Diagn Microbiol Infect Dis 60: 329-331.

Hall RG, Swancutt MA, Gumbo T (2011) Fractal geometry and the pharmacometrics of micafungin in overweight, obese, and extremely obese people. Antimicrob Agents Chemother 55: 5107-5112.

Han S, Kim J, Yim H, Hur J, Song W, Lee J et al (2013) Population pharmacokinetic analysis of fluconazole to predict therapeutic outcome in burn patients with Candida infection. Antimicrob Agents Chemother 57: 1006-1011.

Hiemenz J, Cagnoni P, Simpson D, Devine S, Chao N, Keirns J et al (2005) Pharmacokinetic and maximum tolerated dose study of micafungin in combination with fluconazole versus fluconazole alone for prophylaxis of fungal infections in adult patients undergoing a bone marrow or peripheral stem cell transplant. Antimicrob Agents Chemother 49: 1331-1336.

Hope WW, Drusano GL (2009) Antifungal pharmacokinetics and pharmacodynamics: bridging from the bench to bedside. Clin Microbiol Infect 15: 602-612.

Hope WW, Drusano GL, Moore CB, Sharp A, Louie A, Walsh TJ et al (2007) Effect of neutropenia and treatment delay on the response to antifungal agents in experimental disseminated candidiasis. Antimicrob Agents Chemother 51: 285-295.

Hope WW, Mickiene D, Petraitis V, Petraitiene R, Kelaher AM, Hughes JE et al (2008) The pharmacokinetics and pharmacodynamics of micafungin in experimental hematogenous Candida meningoencephalitis: implications for echinocandin therapy in neonates. J Infect Dis 197: 163-171.

Hope WW, Smith PB, Arrieta A, Buell DN, Roy M, Kaibara A et al (2010) Population pharmacokinetics of micafungin in neonates and young infants. Antimicrob Agents Chemother 54: 2633-2637.

Howard SJ, Livermore J, Sharp A, Goodwin J, Gregson L, Alastruey-Izquierdo A et al (2011) Pharmacodynamics of echinocandins against Candida glabrata: requirement for dosage escalation to achieve maximal antifungal activity in neutropenic hosts. Antimicrob Agents Chemother 55: 4880-4887.

Kabbara N, Lacroix C, Peffault de Latour R, Socie G, Ghannoum M, Ribaud P (2008) Breakthrough C. parapsilosis and C. guilliermondii blood stream infections in allogeneic hematopoietic stem cell transplant recipients receiving long-term caspofungin therapy. Haematologica 93: 639-640.

Kartsonis N, Killar J, Mixson L, Hoe CM, Sable C, Bartizal K et al (2005) Caspofungin susceptibility testing of isolates from patients with esophageal candidiasis or invasive candidiasis: relationship of MIC to treatment outcome. Antimicrob Agents Chemother 49: 3616-3623.

Kauffman CA，Carver PL（2008）Update on echinocandin antifungals. Semin Respir Crit Care Med 29：211-219.

Kofla G，Ruhnke M（2011）Pharmacology and metabolism of anidulafungin，caspofungin and micafungin in the treatment of invasive candidosis：review of the literature. Eur J Med Res 16：159-166.

Krause DS，Simjee AE，van Rensburg C，Viljoen J，Walsh TJ，Goldstein BP et al（2004）A randomized，double-blind trial of anidulafungin versus fluconazole for the treatment of esophageal candidiasis. Clin Infect Dis 39：770-775.

Kuse ER，Chetchotisakd P，da Cunha CA，Ruhnke M，Barrios C，Raghunadharao D et al（2007）Micafungin versus liposomal amphotericin B for candidaemia and invasive candidosis：a phase Ⅲ randomised double-blind trial. Lancet 369：1519-1527.

Lee SC，Fung CP，Huang JS，Tsai CJ，Chen KS，Chen HY et al（2000）Clinical correlates of antifungal macrodilution susceptibility test results for non-AIDS patients with severe Candida infections treated with fluconazole. Antimicrob Agents Chemother 44：2715-2718.

Leitner JM，Meyer B，Fuhrmann V，Saria K，Zuba C，Jager W et al（2011）Multiple-dose pharmacokinetics of anidulafungin during continuous venovenous haemofiltration. J Antimicrob Chemother 66：880-884.

Lepak AJ，Marchillo K，Pichereau S，Craig WA，Andes DR（2012）Comparative pharmacodynamics of the new oxazolidinone tedizolid phosphate and linezolid in a neutropenic murine *Staphylococcus aureus* pneumonia model. Antimicrob Agents Chemother 56：5916-5922.

Leroy O，Gangneux JP，Montravers P，Mira JP，Gouin F，Sollet JP et al（2009）Epidemiology，management，and risk factors for death of invasive Candida infections in critical care：a multicenter，prospective，observational study in France（2005-2006）. Crit Care Med 37：1612-1618.

Liu P（2013）Population pharmacokinetic-pharmacodynamic analysis of anidulafungin in adult patients with fungal infections. Antimicrob Agents Chemother 57：466-474.

Liu P，Ruhnke M，Meersseman W，Paiva JA，Kantecki M，Damle B（2013）Pharmacokinetics of anidulafungin in critically ill patients with candidemia/invasive candidiasis. Antimicrob Agents Chemother 57：1672-1676.

Louie A，Drusano GL，Banerjee P，Liu QF，Liu W，Kaw P et al（1998）Pharmacodynamics of fluconazole in a murine model of systemic candidiasis. Antimicrob Agents Chemother 42：1105-1109.

Louie A，Deziel M，Liu W，Drusano MF，Gumbo T，Drusano GL（2005）Pharmacodynamics of caspofungin in a murine model of systemic candidiasis：importance of persistence of caspofungin in tissues to understanding drug activity. Antimicrob Agents Chemother 49：5058-5068.

Maksymiuk AW，Thongprasert S，Hopfer R，Luna M，Fainstein V，Bodey GP（1984）Systemic candidiasis in cancer patients. Am J Med 77：20-27.

Maseda E，Grau S，Villagran MJ，Hernandez-Gancedo C，Lopez-Tofino A，Roberts JA et al（2014）Micafungin pharmacokinetic/pharmacodynamic adequacy for the treatment of invasive candidiasis in critically ill patients on continuous venovenous haemofiltration. J Antimicrob Chemother 69：1624-1632.

Mora-Duarte J，Betts R，Rotstein C，Colombo AL，Thompson-Moya L，Smietana J et al（2002）Comparison of caspofungin and amphotericin B for invasive candidiasis. N Engl J Med 347：2020-2029.

Moudgal V，Little T，Boikov D，Vazquez JA（2005）Multiechinocandin- and multiazole-resistant*Candida parapsilosis* isolates serially obtained during therapy for prosthetic valve endocarditis. Antimicrob Agents Chemother 49：767-769.

Nguyen MH，Peacock JE Jr，Tanner DC，Morris AJ，Nguyen ML，Snydman DR et al（1995）Therapeutic approaches in patients with candidemia. Evaluation in a multicenter，prospective，observational study. Arch Intern Med 155：2429-2435.

Nguyen MH，Peacock JE Jr，Morris AJ，Tanner DC，Nguyen ML，Snydman DR et al (1996) The changing face of candidemia：emergence of non-*Candida albicans* species and antifungal resistance．Am J Med 100：617-623．

Nguyen TH，Hoppe-Tichy T，Geiss HK，Rastall AC，Swoboda S，Schmidt J et al (2007) Factors influencing caspofungin plasma concentrations in patients of a surgical intensive care unit．J Antimicrob Chemother 60：100-106．

Nguyen KT，Ta P，Hoang BT，Cheng S，Hao B，Nguyen MH et al (2009) Anidulafungin is fungicidal and exerts a variety of postantifungal effects against *Candida albicans*，*C. glabrata*，*C. parapsilosis*，and *C. krusei* isolates．Antimicrob Agents Chemother 53：3347-3352．

Orozco AS，Higginbotham LM，Hitchcock CA，Parkinson T，Falconer D，Ibrahim AS et al (1998) Mechanism of fluconazole resistance in *Candida krusei*．Antimicrob Agents Chemother 42：2645-2649．

Pai MP，Turpin RS，Garey KW (2007) Association of fluconazole area under the concentrationtime curve/MIC and dose/MIC ratios with mortality in nonneutropenic patients with candidemia．Antimicrob Agents Chemother 51：35-39．

Pappas PG，Rotstein CM，Betts RF，Nucci M，Talwar D，De Waele JJ et al (2007) Micafungin versus caspofungin for treatment of candidemia and other forms of invasive candidiasis．Clin Infect Dis 45：883-893．

Pappas PG，Kauffman CA，Andes D，Benjamin DK Jr，Calandra TF，Edwards JE Jr et al (2009) Clinical practice guidelines for the management of candidiasis：2009 update by the Infectious Diseases Society of America．Clin Infect Dis 48：503-535．

Patel K，Roberts JA，Lipman J，Tett SE，Deldot ME，Kirkpatrick CM (2011) Population pharmacokinetics of fluconazole in critically ill patients receiving continuous venovenous hemodiafiltration：using Monte Carlo simulations to predict doses for specified pharmacodynamic targets．Antimicrob Agents Chemother 55：5868-5873．

Pfaller MA，Diekema DJ，Messer SA，Boyken L，Hollis RJ (2003) Activities of fluconazole and voriconazole against 1，586 recent clinical isolates of Candida species determined by Broth microdilution，disk diffusion，and Etest methods：report from the ARTEMIS Global Antifungal Susceptibility Program，2001．J Clin Microbiol 41：1440-1446．

Pfaller MA，Diekema DJ，Sheehan DJ (2006) Interpretive breakpoints for fluconazole and Candida revisited：a blueprint for the future of antifungal susceptibility testing．Clin Microbiol Rev 19：435-447．

Pfaller MA，Andes D，Diekema DJ，Espinel-Ingroff A，Sheehan D (2010) Wild-type MIC distributions，epidemiological cutoff values and species-specific clinical breakpoints for fluconazole and Candida：time for harmonization of CLSI and EUCAST broth microdilution methods．Drug Resist Updat 13：180-195．

Pfaller MA，Diekema DJ，Andes D，Arendrup MC，Brown SD，Lockhart SR et al (2011) Clinical breakpoints for the echinocandins and Candida revisited：integration of molecular，clinical，and microbiological data to arrive at species-specific interpretive criteria．Drug Resist Updat 14 164-176．

Pfaller MA，Castanheira M，Lockhart SR，Ahlquist AM，Messer SA，Jones RN (2012a) Frequency of decreased susceptibility and resistance to echinocandins among fluconazole-resistant bloodstream isolates of *Candida glabrata*．J Clin Microbiol 50：1199-1203．

Pfaller MA，Chaturvedi V，Diekema DJ，Ghannoum MA，Holliday NM，Killian SB et al (2012b) Comparison of the Sensititre YeastOne colorimetric antifungal panel with CLSI microdilution for antifungal susceptibility testing of the echinocandins against Candida spp.，using new clinical breakpoints and epidemiological cutoff values．Diagn Microbiol Infect Dis 73：365-368．

Reboli AC，Rotstein C，Pappas PG，Chapman SW，Kett DH，Kumar D et al (2007) Anidulafungin versus fluconazole for invasive candidiasis．N Engl J Med 356：2472-2482．

Rex JH，Pfaller MA (2002) Has antifungal susceptibility testing come of age? Clin Infect Dis 35：982-989.

Rex JH，Bennett JE，Sugar AM，Pappas PG，van der Horst CM，Edwards JE et al (1994) A randomized trial comparing fluconazole with amphotericin B for the treatment of candidemia in patients without neutropenia. Candidemia Study Group and the National Institute. N Engl J Med 331：1325-1330.

Rex JH，Pfaller MA，Galgiani JN，Bartlett MS，Espinel-Ingroff A，Ghannoum MA et al (1997) Development of interpretive breakpoints for antifungal susceptibility testing：conceptual framework and analysis of in vitro-in vivo correlation data for fluconazole，itraconazole，and candida infections. Subcommittee on Antifungal Susceptibility Testing of the National Committee for Clinical Laboratory Standards. Clin Infect Dis 24：235-247.

Rex JH，Pappas PG，Karchmer AW，Sobel J，Edwards JE，Hadley S et al (2003) A randomized and blinded multicenter trial of high-dose fluconazole plus placebo versus fluconazole plus amphotericin B as therapy for candidemia and its consequences in nonneutropenic subjects. Clin Infect Dis 36：1221-1228.

Rodriguez-Tudela JL，Almirante B，Rodriguez-Pardo D，Laguna F，Donnelly JP，Mouton JW et al (2007) Correlation of the MIC and dose/MIC ratio of fluconazole to the therapeutic response of patients with mucosal candidiasis and candidemia. Antimicrob Agents Chemother 51：3599-3604.

Rogers TE，Galgiani JN (1986) Activity of fluconazole (UK 49，858) and ketoconazole against*Candida albicans* in vitro and in vivo. Antimicrob Agents Chemother 30：418-422.

Shields RK，Nguyen MH，Du C，Press E，Cheng S，Clancy CJ (2011a) Paradoxical effect of caspofungin against Candida bloodstream isolates is mediated by multiple pathways but eliminated in human serum. Antimicrob Agents Chemother 55：2641-2647.

Shields RK，Nguyen MH，Press EG，Clancy CJ (2011b) Five-minute exposure to caspofungin results in prolonged postantifungal effects and eliminates the paradoxical growth of*Candida albicans*. Antimicrob Agents Chemother 55：3598-3602.

Shields RK，Nguyen MH，Press EG，Kwa AL，Cheng S，Du C et al (2012) The presence of an FKS mutation rather than MIC is an independent risk factor for failure of echinocandin therapy among patients with invasive candidiasis due to*Candida glabrata*. Antimicrob Agents Chemother 56：4862-4869.

Shields RK，Nguyen MH，Press EG，Updike CL，Clancy CJ (2013a) Anidulafungin and micafungin MIC breakpoints are superior to that of caspofungin for identifying FKS mutant *Candida glabrata* strains and Echinocandin resistance. Antimicrob Agents Chemother 57：6361-6365.

Shields RK，Nguyen MH，Press EG，Updike CL，Clancy CJ (2013b) Caspofungin MICs correlate with treatment outcomes among patients with *Candida glabrata* invasive candidiasis and prior echinocandin exposure. Antimicrob Agents Chemother 57：3528-3535.

Sirohi B，Powles RL，Chopra R，Russell N，Byrne JL，Prentice HG et al (2006) A study to determine the safety profile and maximum tolerated dose of micafungin (FK463) in patients undergoing haematopoietic stem cell transplantation. Bone Marrow Transplant 38：47-51.

Sobel JD (1992) Pathogenesis and treatment of recurrent vulvovaginal candidiasis. Clin Infect Dis 14 (Suppl 1)：S148-S153.

Sobel JD，Schmitt C，Stein G，Mummaw N，Christensen S，Meriwether C (1994) Initial management of recurrent vulvovaginal candidiasis with oral ketoconazole and topical clotrimazole. J Reprod Med 39：517-520.

Torres HA，Kontoyiannis DP，Rolston KV (2004) High-dose fluconazole therapy for cancer patients with solid tumors and candidemia：an observational，noncomparative retrospective study. Support Care Cancer 12：511-516.

Ullmann AJ，Akova M，Herbrecht R，Viscoli C，Arendrup MC，Arikan-Akdagli S et al (2012) ESCMID * guideline for the diagnosis and management of Candida diseases 2012：adults with haematological malignancies and after haematopoietic stem cell transplantation (HCT). Clin Microbiol Infect 18 Suppl 7：53-67.

Villanueva A, Gotuzzo E, Arathoon EG, Noriega LM, Kartsonis NA, Lupinacci RJ et al (2002) A randomized double-blind study of caspofungin versus fluconazole for the treatment of esophageal candidiasis. Am J Med 113: 294-299.

Warn PA, Sharp A, Parmar A, Majithiya J, Denning DW, Hope WW (2009) Pharmacokinetics and pharmacodynamics of a novel triazole, isavuconazole: mathematical modeling, importance of tissue concentrations, and impact of immune status on antifungal effect. Antimicrob Agents Chemother 53: 3453-3461.

White TC (1997) Increased mRNA levels of ERG16, CDR, and MDR1 correlate with increases in azole resistance in *Candida albicans* isolates from a patient infected with human immunodeficiency virus. Antimicrob Agents Chemother 41: 1482-1487.

Wurthwein G, Young C, Lanvers-Kaminsky C, Hempel G, Trame MN, Schwerdtfeger R et al (2012) Population pharmacokinetics of liposomal amphotericin B and caspofungin in allogeneic hematopoietic stem cell recipients. Antimicrob Agents Chemother 56: 536-543.

Zonios DI, Bennett JE (2008) Update on azole antifungals. Semin Respir Crit Care Med 29: 198-210.

# 第 11 章

# 定量药理学与结核病

Charles A. Peloquin

## 11.1 引言

本章将重点介绍结核病（tuberculosis，TB）的治疗药物，以及正确使用这些药物的关键要点。结核病是一种由结核分枝杆菌（mycobacterium tuberculosis，Mtb）引起的空气传播的传染性细菌性疾病（Peloquin 和 Namdar，2011）。人体感染结核分枝杆菌后，结核分枝杆菌可以在体内保持休眠（"潜伏"）达数十年，直至被重新激活。目前，地球上约三分之一的人口为潜伏结核感染者。结核分枝杆菌感染的患者一旦从潜伏期被激活，最常见的表现为空洞型肺炎，并伴有发热、盗汗、咳嗽和体重减轻等症状。据世界卫生组织（World Health Organization，WHO）估计，全球每年有 900 多万的结核病新发病例，导致每年约 150 万人死亡。结核病造成的死亡人数超过了艾滋病和疟疾导致死亡人数的总和，并且是艾滋病毒感染者死亡的主要原因。结核病在世界各地的分布并不均匀。在中国、印度和撒哈拉以南的非洲的发病率最高。结核病与贫困和拥挤的生活条件相关，被称为"一种伴有医疗后果的社会疾病"。当今世界处于一个重要转折点，如果无法实施更好的防范策略应对新出现的耐药结核菌株，则将面临自发现结核病治疗药物以来的结核病防治的急剧恶化态势（Heifets，2012）。

美国食品药品监督管理局（Food and Drug Administration，FDA）批准的治疗结核病的药物数量有限，约有十种老药和一种新药（贝达喹啉；Peloquin 和 Namdar，2011；Diacon 等，2012）。世界各国的 TB 治疗药物都非常相似（参见 CDC 官网治疗指南，以及世界卫生组织治疗指南）。在某些国家的处方集中，结核治疗的药物品种很有限。二线药物仅可通过世界卫生组织提供的援助项目获得。对氨基水杨酸（*Para*-aminosalicylic acid，PAS），又称为氨基水杨酸，是最早的结核病治疗药物，于 20 世纪 40 年代初在瑞典发现。随后不久，发现了链霉素（Streptomycin，SM）。链霉素是第一种氨基糖苷类的结核病治疗药物。发现的第三个结核病治疗药物是异烟肼（Isoniazid，INH）。

随着异烟肼的发现，20 世纪 50 年代初才出现了真正有效的联合治疗方案（美国胸科学会/疾病控制中心/美国传染病学会，2003）。在全球所有疾病治疗领域中，只有 20 世纪 90 年代中期发现的联合抗 HIV 疗法，才能与抗结核病的联合用药治疗方法相媲美。现有的结核病治疗药物中，卷曲霉素（Capreomycin，CM）是一种多肽，与链霉素一样，可以注射给药，但这两种药物没有口服剂型。乙硫异烟胺（Ethionamide，ETA）和环丝氨酸（Cycloserine，CS）被认为是二线药物。异烟肼、乙胺丁醇（Ethambutol，EMB）、吡嗪酰胺（Pyrazinamide，PZA）、利福平（Rifampin，RIF）和与之密切相关的利福喷丁（Rifapentine，RPNT）为一线治疗用药。

# 11.2 结核病的替代药物和研究药物

未得到 FDA 批准，但也可用于抗结核的药物还包括了其他氨基糖苷类药物。例如阿米卡星（Amikacin，AK）和卡那霉素（Kanamycin，KM），可用于链霉素耐药结核病。大多数链霉素耐药菌株仍然对阿米卡星和卡那霉素敏感。此外，一些氟喹诺酮类药物，如莫西沙星（Moxifloxacin，MOXI）和左氧氟沙星（Levofloxacin，LEVO），是最有效的结核病治疗药物（美国胸科学会/疾病控制中心/美国传染病学会，2003；Peloquin 和 Namdar，2011；Loeffler 等，2012）。氟喹诺酮类药物中还有其他药物用于结核病的治疗，如最早使用的环丙沙星，当时新的抗结核药尚未上市。目前，环丙沙星被视为结核病治疗效果较弱的药物，不再推荐使用。左氧氟沙星是氧氟沙星的左旋（L-）异构体，在体外的抗菌效果比氧氟沙星更强，故更受欢迎。加替沙星（Gatifloxacin，GATI）在美国已不再使用，但在其他国家还有应用。加替沙星也是抗结核药物，但比其他的喹诺酮类抗结核病药更易引起低血糖或高糖血症。

另有一些药物也可以用于结核病的治疗，但是针对结核病的适应证并未获得 FDA 的批准（Loeffler 等，2012；Dooley 等，2013）。根据现有数据，大环内酯类药物特别是阿奇霉素和克拉霉素并非是理想的结核病治疗药物。但是，在无药可用的情况下，大环内酯类药物也会被使用。最初，大环内酯类药物并不被考虑用来治疗结核病。但大环内酯类药物是治疗非结核分枝杆菌（non-tuberculous mycobacteria，NTM），包括鸟分枝杆菌复合物（mycobacterium avium complex，MAC）非常有效的药物。对于结核病，大环内酯类药物的疗效并不可靠。阿莫西林-克拉维酸偶尔用于多药耐药（multidrug resistant，MDR）和广泛耐药（extremely drug resistant，XDR）的结核病。然而，在此类案例中阿莫西林-克拉维酸的确切作用尚未明确。目前，氯法齐明被认为是一种治疗麻风病的药物。在结核病动物模型中开展的氯法齐明研究表明，氯法齐明与多种结核病治疗药物可能有协同作用。氯法齐明可以考虑重新列入结核病治疗的一线药物，但目前仍作为 XDR-TB 病例的备选药物。

利福布汀（Rifabutin，RBN）与利福平和利福喷丁的化学结构相似。当利福平和利福喷丁与其他合用药物存在严重药物间相互作用时，可使用利福布汀（Namdar 和 Peloquin，2011）。利奈唑胺是一种用于治疗革兰氏阳性菌感染的药物，同舒替唑烷（PNU-100480）和 AZD 5847 均属于噁唑烷酮类药物，在治疗耐多药结核病方面具有出人意料的治疗作用。此类药物（至少利奈唑胺）有一些严重的药物不良反应，包括骨髓抑制、眼神经和周围神经病变（Loeffler 等，2012；Dooley 等，2013）等，在治疗中应予以关注。目前，这些药物是耐药结核病的备选药物。在美国以外，丙硫异烟胺作为乙硫异烟胺的丙基衍生物，应用于结核病的治疗。丙硫异烟胺和乙硫异烟胺具有相似的效力和毒性。过去，氨硫脲（Thiacetazone）因价格低廉，曾被发展中国家使用。但是，氨硫脲有一些非常严重的副作用，包括在免疫功能低下的患者中，特别是 HIV 感染患者中发生的 Stevens-Johnson 综合征。因此，该药已不再推荐使用。紫霉素与卷曲霉素非常相似，且与卷曲霉素相比没有任何优势。与紫霉素相比，卷曲霉素更常被用于注射给药（Peloquin，1991；Namdar 和 Peloquin，2011；Loeffler 等，2012；Dooley 等，2013）。

PA-824 是一种甲硝唑衍生物，具有独特的抗结核活性（Diacon 等，2012）。PA-824 对多种分枝杆菌没有活性，但对结核分枝杆菌有活性。迄今为止，在小鼠模型和临床试验中，PA-824 均显示了杀菌作用。PA-824 对实验室分离物 H37RV 的最低抑菌浓度（minimum inhibitory concentration，MIC）与利福平的 MIC 相当。利福平是所有结核病治疗药物中杀菌活性最强的药物。"静止期结核菌杀灭活性"[❶] 是结核病治疗中一个相对独特的术语，指药物预防复发的能力。抗菌药物后效应通常为体外的细菌再生的滞后时间的度量，而"静止期结核菌杀灭活性"则是体内滞留细菌的清除。研究者希望 PA-824 也具有此种特性。PA-824 也确实可以杀菌，即 PA-824 可在体外、小鼠模型和人体内杀死结核病菌。

OPC 67683，又称为德拉马尼（Delamanid），在化学上与 PA-824 相关（Lauzardo 和 Peloquin，2012；Skripconoka 等，2012）。在体外，德拉马尼的效力约为 PA-824 的 20 倍，并显示了与 PA-824 的交叉耐药性。这两种药物的作用机制部分或完全相似。德拉马尼的 MIC 与异烟肼相似或更低，因此德拉马尼在毫克水平上亦有极强的药效。MIC 因实验室而异，且取决于培养基介质为液体还是固体，以及固体介质或液体介质的类型等。这些影响因素均导致了不同实验室报告的 MIC 值范围较大。不同的 MIC 测定方法可解释观察到的差异。然而，无论使用何种 MIC 测定方法，德拉马尼都是一种非常有效的药物，而且其具有较高的临床疗效。德拉马尼现已获得了欧洲药品管理局（European Medicines Agency，EMA）的批准。

TMC207，又称为贝达喹啉（Bedaquiline），是一种非常独特的药物（Diacon 等，2012；Lauzardo 和 Peloquin，2012）。该药属二芳基喹啉类，化学结构与抗疟疾治疗药物氯喹相近。药物化学结构中的氯原子被溴取代。这对贝达喹啉的独特性质至关重要。贝达喹啉的中位 MIC 非常低，为 0.06μg/mL，在体外与利福喷丁或利福布汀的效力相当。其靶点是 ATP 合酶，这个靶点很独特，其他任何抗结核药物都不具备。贝达喹啉在体外对多种分离菌具有活性。Ⅱ期临床试验发现，在耐多药结核病患者中贝达喹啉具有良好的疗效。这表明了贝达喹啉对其他类型的抗结核药物耐药的菌株目前仍相当敏感。2012 年底，贝达喹啉获得了 FDA 的批准。

抗结核治疗的最终目标是开发全新的治疗方案，且无论是否存在耐药的结核病均有效。这相当于在结核病的治疗史上按下了"重置"键。目前，世界上部分地区又出现了耐多药和广泛耐药结核病的高发病率。这些国家需要新的治疗药物和有效的药物管理体系，以有效遏制结核病的流行。

# 11.3  结核病治疗药物药理学的详细阐述

如前所述，异烟肼于 20 世纪 50 年代初开始用于临床实践。异烟肼与利福平是两种重要

---

❶  译者注：原文 sterilizing activity 的直译无法体现内涵，故意译为静止期结核菌杀灭活性。

的一线结核病治疗药物（美国胸科学会/疾病控制中心/美国传染病学会，2003；Peloquin 和 Namdar，2011）。异烟肼（Isoniazid）是一种没有活性的前药，其中间代谢产物是细胞壁合成抑制剂，特别是影响分枝菌酸形成的抑制剂。现有数据显示抗菌活性的最佳指标是游离药物（即非蛋白质结合）浓度-时间曲线下面积（area under the concentration versus time curve，AUC）除以 MIC（$fAUC/MIC$；Gumbo 等，2007）。在某些模型中，PK/PD 指数也可用最大游离药物浓度（free drug maximum concentration，$fC_{max}$）除以 MIC（$fC_{max}/MIC$），作为异烟肼的剂量-浓度-效应关系的首选指标。异烟肼的标准口服日剂量为 300mg。异烟肼也有肌内注射（intramuscular injection，i. m.）的剂型，并可拓展至静脉注射给药（intravenous injection，i. v.）。但是，异烟肼药品说明书未注明静脉注射给药方式。异烟肼静脉给药的临床经验性方法为：300mg 异烟肼溶于 25mL 生理盐水中，静脉缓慢注射约 5min。异烟肼还可采用每周给药 3 次或 2 次的口服方案：成人的标准剂量可增加至 900mg，儿童的常用剂量为 10～20mg/kg。Peter Donald 及其同事在南非所做的出色工作表明，异烟肼剂量可采用上述范围的上限（Thee 等，2011）。和成人相比，儿童的血药浓度较低，抗结核药物的清除速率更快。尽管异烟肼代谢物经肾脏排出体外，但肝脏对异烟肼的清除显著大于肾脏。N-乙酰转移酶 2（N-acetyl transferase 2，NAT2）是异烟肼代谢为乙酰异烟肼的肝药酶，存在遗传多态性，即异烟肼有快乙酰化者和慢乙酰化者（Peloquin，1991；Peloquin 等，1997）。异烟肼最重要的毒性反应包括肝毒性（可能需要中断给药）和周围神经病变（美国胸科学会/疾病控制中心/美国传染病学会，2003）。后者通常出现于足部和手部。患者可通过服用维生素 $B_6$（吡哆醇），减少或避免周围神经病变的毒性反应。

利福平是最重要的抗结核药物（美国胸科学会/疾病控制中心/美国传染病学会，2003；Peloquin 和 Namdar，2011）。本章前文提及了结核病治疗的最初方案采用了对氨基水杨酸＋链霉素＋异烟肼的三联用药。该方案确实有效，但需要大约 18 个月才能有效地发挥作用。如果治疗方案疗程短，则失败率较高。利福平的使用可将疗程从 18 个月缩短到 9 个月。随着吡嗪酰胺的应用，疗程可进一步缩短至仅 6 个月。因此，目前 6 个月的疗程方案被认为是结核病的"短期治疗"。虽然与其他细菌感染的治疗相比，这已是一个漫长的过程，但对于结核病而言，6 个月是目前疗程最短的治疗方案，治愈率超过 95％。然而，实现 95％的治愈率仍然是一个非常大的挑战。利福平是该治疗方案中最重要的药物。目前的剂量为每日 600mg。利福平的用药方案也可采用间歇疗法，每周 2 次或 3 次（美国胸科学会/疾病控制中心/美国传染病学会，2003；Peloquin 和 Namdar，2011）。利福平可抑制 DNA 依赖性 RNA 聚合酶。尽管利福平有静脉注射剂型，但通常采用口服给药。静脉制剂使用时，将药物溶入 100mL 5％的葡萄糖溶液（D5W）中，约 30min 内完成滴注（Peloquin，1991）。利福平主要通过肝脏中的芳基乙胺脱乙酰酶清除，约 10％或更少的利福平则通过肾脏清除（Nakajima 等，2011）。利福平肝毒性的发生率低于吡嗪酰胺或异烟肼（美国胸科学会/疾病控制中心/美国传染病学会，2003；Peloquin 和 Namdar，2011）。但是，利福平的肝毒性似与异烟肼的肝毒性具有叠加性。在间歇疗法中，尤其是在给予利福平高剂量（例如每周 2 次 1200mg）时，可观察到流感样症状。利福平给药几小时后，患者可感到恶心、发热。在极端情况下，患者可能出现低血压。一些流感样综合征患者可出现贫血或肾衰竭。在此种极端情况下，利福平不应再使用。

利福布汀与利福平的化学结构相似，在 HIV 阳性患者中常用利福布汀替代利福平（美国胸科学会/疾病控制中心/美国传染病学会，2003；Namdar 和 Peloquin，2011；Peloquin

和 Namdar，2011）。与利福平相比，利福布汀对肝酶诱导的影响较小，与抗 HIV 药物间相互作用程度较低。利福布汀与利福平的作用机制相同，且对绝大多数的利福平耐药菌株并无优势，仅有少数对利福平耐药的分离株对利福布汀敏感。但是，总体而言两药的耐药情况具有类别效应。临床可观察到同时对利福平、利福喷丁和利福布汀的耐药菌珠。利福布汀目前仅有口服剂型，标准剂量为300mg。与利福平或利福喷丁不同，利福布汀可能是药物相互作用的底物。因此必要时须增加或减少利福布汀的剂量，以便与其他药物合用，例如与某些艾滋病毒治疗药物联用。类似于利福平，部分利福布汀通过酯酶清除。然而，与利福平和利福喷丁不同，利福布汀可通过细胞色素 P450 3A4（cytochrome P450 3A4，CYP3A4）酶清除，其去乙酰代谢物完全由 CYP3A4 酶清除（Namdar 和 Peloquin，2011）。因此，利福布汀不仅是酶的诱导剂可引起药物相互作用，而且由于其清除机制也成为药物相互作用的底物，使用时应注意此类作用。利福布汀还具有浓度相关的毒性。这是其有别于同类药物利福平或利福喷丁的特点。利福布汀可引起中性粒细胞减少症、血小板减少症和虹膜睫状体炎，尤其是当其浓度或其母药和去乙酰代谢物的浓度总和超过 $1\mu g/mL$ 时发生率更高。其不良反应是一种浓度依赖的效应。发生不良反应时，可通过减少利福布汀的剂量来控制。

以下将对利福霉素药物的主要特征进行比较（Burman 等，2001；Namdar 和 Peloquin，2011）。首先，利福布汀和利福喷丁具有相似的体外活性（MIC 约为 $0.6~\mu g/mL$）。两药的效力大约是基于 MIC（$\mu g/mL$）的利福平的 $2\sim 4$ 倍。如果观察血浆中的最大总浓度（蛋白结合＋蛋白游离）$C_{max}$，可发现利福平和利福喷丁均在 $10\sim 20\mu g/mL$ 之间（分别约为 $12\mu g/mL$ 和 $16\mu g/mL$）。两药的 $C_{max}$ 均远高于人体利福布汀的 $C_{max}$（约 $0.5\mu g/mL$）。总药物的 $C_{max}$/MIC 比值似乎表明了利福喷丁的药效明显高于利福平。但这是总药物浓度，而不是活性的游离药物浓度。利福喷丁是蛋白结合率高的药物，文献报道中超过 98%。笔者的实验室研究中观察到的约为 99%。利福平的蛋白结合率约为 $80\%\sim 85\%$，这可能足以补偿游离的 $C_{max}$，故利福喷丁的 $fC_{max}$/MIC 比利福平高。因此，利福霉素的有效性仍尚有争议，有待于进一步研究（Rosenthal 等，2007；Dutta 等，2012）。

最后讨论利福霉素类药物消除半衰期间的差异（Peloquin，1991；Peloquin 等，1997；Burman 等，2001）。利福布汀具有双相消除特征，最长的末端消除半衰期约为36h。利福平和利福喷丁通常为单相消除。利福喷丁的半衰期大约是利福平的 5 倍（分别为15h 和≤3h）。因此，若每天服用 1 次利福平，几乎所有的利福平都会在24h 内被清除，而利福布汀或利福喷丁却不会如此（Weiner 等，2004；Boulanger 等，2009）。

利福霉素也有一些独有的特性，如上面提到的蛋白结合率。利福霉素对肝药酶具有不同程度的诱导作用，尤其是对 CYP3A4 的诱导作用（Burman 等，2001；Namdar 和 Peloquin，2011）。大多数读者都知道，CYP3A4 负责大约一半通过肝脏消除的药物的代谢。因此，应特别关注与该酶相关的药物相互作用。利福平是已知的最强酶诱导剂之一，利福喷丁的效力与其相似。与利福平相比，利福喷丁的药效取决于利福喷丁的给药方案。起初，对利福喷丁进行每周 1 次或每周 2 次的给药研究。在此条件下，利福喷丁似不如利福平有效。然而，进行利福喷丁每日给药的试验，其作为肝药酶诱导剂的作用似乎至少与利福平一样有效。在此方面，利福喷丁相对于利福平并无优势。然而，利福布汀却具有优势。这就是常用利福布汀的原因（美国胸科学会/疾病控制中心/美国传染病学会，2003；Namdar 和 Peloquin，2011；Peloquin 和 Namdar，2011）。如果利福霉素必须和其他药物合并使用，无论是抗HIV 药物、抗真菌药物还是心血管药物，那么发生潜在的药物相互作用的可能性很大。这些相互作用将影响到患者已有的治疗。在这种情况下，利福布汀可能是首选的利福霉素。进一步观察其他的药物独有特征时还可以发现：三种药物中，利福平每周 1 次 1800mg 或每周 2 次 1200mg 的间歇性高剂量给药最有可能产生流感样综合征。利福喷丁有发生流感样综合征的倾向，但由于利福喷丁的临床应用经验还太少，尚须进一步的研究。利福布汀最重要的特征是前文提及的与体内药物浓度相关的毒性，即虹膜睫状体炎（又称前葡萄膜炎）和中性粒细胞减少症。利福平和利福喷丁则未观察到这些与浓度相关的毒性。

吡嗪酰胺在 20 世纪 50 年代开发。最初临床使用时，吡嗪酰胺的每日剂量≥50mg/kg，相对较高（Peloquin，1991）。当时吡嗪酰胺肝毒性的发生率很高，因此被搁置了很长时间。在 20 世纪 60 年代末和 70 年代初，英国医学研究委员会（British Medical Research Council，BMRC）重启了采用吡嗪酰胺低剂量与利福平和异烟肼联用的研究。随后，提出了至少三种药物联用的肺结核标准治疗方案：异烟肼、利福平和吡嗪酰胺。该方案沿用至今。通常，乙胺丁醇被视为第四种药物（美国胸科学会/疾病控制中心/美国传染病学会，2003；Peloquin 和 Namdar，2011）。吡嗪酰胺是极特殊的药物。因为其可在酸性环境中对微生物产生作用，而其他的药物在酸性环境中则无效。通常治疗总疗程为 6 个月，前 2 个月给予吡嗪酰胺＋异烟肼＋利福平，然后在剩余的疗程中仅联用异烟肼和利福平。在针对药物敏感的结核病患者的临床试验中，治疗 2 个月（初始阶段）之后继续使用吡嗪酰胺，并不能改善剩余 4 个月中仅用异烟肼＋利福平治疗的疗效（维持阶段；美国胸科学会/疾病控制中心/美国传染病学会，2003；Peloquin 和 Namdar，2011）。对于耐多药结核病的治疗，由于异烟肼和利福平无效，情况可能大不相同。因此，整个治疗期间吡嗪酰胺均须使用，且一般持续 18～24 个月。最初的研究中吡嗪酰胺剂量稍高，每天约 35mg/kg。现认为吡嗪酰胺的标准剂量为 25～30mg/kg（美国胸科学会/疾病控制中心/美国传染病学会，2003；Peloquin 和 Namdar，2011）。吡嗪酰胺由肝脏清除，其代谢物通过肾脏排泄（Peloquin，1991；Peloquin 等，1997）。已知吡嗪酰胺具有肝毒性，且毒性常比异烟肼和利福平的持续时间更长。接受吡嗪酰胺治疗的患者，血清尿酸水平可升高，但并不一定会升高到导致痛风的水平。因此，对于未采取直接观察治疗（directly observed therapy，DOT）的患者，吡嗪酰胺是一个很好的依从性判断指标。如果患者说每天都在服用这些药物，而血清尿酸水平却正常，那么患者很可能没说实话。

治疗之初，通常将乙胺丁醇（Ethambutol）作为第四种联用药物给予患者，直到患者获得药物易感性数据（美国胸科学会/疾病控制中心/美国传染病学会，2003；Peloquin 和 Namdar，2011）。典型结核病患者的初始治疗是经验性的，常基于可能的耐药类型，治疗常涉及异烟肼、利福平、吡嗪酰胺和乙胺丁醇。一旦证明患者的分离菌株对药物完全敏感，则无须继续乙胺丁醇的治疗。乙胺丁醇是一种细胞壁合成的抑制剂。在美国仅有乙胺丁醇口服剂型，在欧洲还有静脉给药剂型。乙胺丁醇的标准剂量为 15～25mg/kg。在临床试验中，12mg/kg 或以下的剂量与安慰剂没有区别。因此，特别是在治疗的初始阶段可以采用 25mg/kg（Zhu 等，2004）。虽然乙胺丁醇确实部分经肝脏清除，但主要还是由肾脏清除，并可在肾清除率降低的患者中出现蓄积（Peloquin，1991；Zhu 等，2004）。故建议患有肾功能不全的成人和儿童慎用乙胺丁醇。如果在肾功能不全患者中给予标准日剂量，患者可能会出现严重的眼毒性。有报道称，这种眼毒性可致患者永久失明。在乙胺丁醇治疗期间，定期使用斯内伦（Snellen）字母表和石原（Ishihara）色板作为视觉功能的筛查测试方法，检查患者的视觉功能。此外，作为视觉变化的早期预警，患者阅读食品包装、报纸上的文字或其他任何类型的文字时，应要求患者报告所遇到的任何困难（美国胸科学会/疾病控制中心/美国传染病学会，2003；Peloquin 和 Namdar，2011）。

链霉素是最早发现的两种抗结核药物之一，长期以来一直与异烟肼和对氨基水杨酸作为一线药物用于结核病的治疗。后来，链霉素作为乙胺丁醇的替代品，即初始方案中的第四种药物，与异烟肼、利福平和吡嗪酰胺一起联用（美国胸科学会/疾病控制中心/美国传染病学会，2003；Peloquin 和 Namdar，2011）。由于链霉素须通过肌内注射或静脉注射，因此不如乙胺丁醇受欢迎，在发展中国家尤甚。在有些发展中国家，获得干净的针头可能都有困难。在这种情况下，口服的乙胺丁醇是首选药物。与其他的氨基糖苷类药物相似，链霉素可抑制蛋白质合成。链霉素的标准剂量为每日 15mg/kg，也有其他方案如 25mg/kg 每周 2~3 次（Peloquin 等，2004）。链霉素与其他氨基糖苷类药物一样通过肾脏消除，并在肾功能不全患者中发生蓄积（Zhu 等，2001b）。任何患者都可能发生两种类型的耳毒性：前庭损伤或听力损失。链霉素和其他氨基糖苷类药物一样，可致肾毒性，且通常表现为血清肌酐升高。由于链霉素是每天或间歇给药，即便在持续治疗的情况下，肾毒性通常也是轻微和可逆的。最后，氨基糖苷类药物还可能导致钾、钙和镁等阳离子从机体排出。治疗期间应定期检查电解质和血清肌酐（Peloquin 等，2004）。

出现链霉素耐药时，阿米卡星、卡那霉素和卷曲霉素是可供选择的注射制剂（美国胸科学会/疾病控制中心/美国传染病学会，2003；Peloquin 和 Namdar，2011；Loeffler 等，2012）。阿米卡星源自卡那霉素，二者具有非常相似的化学结构。这三种药物的毒性和药代动力学（pharmacokinetics，PK）特征与链霉素相似。卷曲霉素是一种多肽，不属于氨基糖苷类。但由于其在剂量、给药途径、PK 和毒性方面与氨基糖苷类药物非常相似，因此卷曲霉素往往被归入结核病"注射制剂"类（Peloquin，1991；美国胸科学会/疾病控制中心/美国传染病学会，2003；Peloquin 和 Namdar，2011；Loeffler 等，2012）。这些药物越来越多地用于耐多药结核病（美国胸科学会/疾病控制中心/美国传染病学会，2003；Peloquin 和 Namdar，2011）。广泛耐药结核病（XDR-TB）定义为至少观察到对一种注射制剂的耐药（Peloquin 和 Namdar，2011；Lauzardo 和 Peloquin，2012；Dooley 等，2013）。尽管对某些药物有耐药性，但保持对一种注射药物的有限且有特异性的药物敏感性仍有可能。由于可供选择的药物有限，所以对于耐多药结核病和广泛耐药结核病，强烈建议咨询结核病专家，且需要严格管控。

左氧氟沙星（Levofloxacin）是两种（或可能是三种）氟喹诺酮类抗结核药物中的一种，用于治疗耐药结核病（美国胸科学会/疾病控制中心/美国传染病学会，2003；Johnson 等，2006；Peloquin 和 Namdar，2011；Lauzardo 和 Peloquin，2012）。目前，氟喹诺酮类药物不被认为是一线药物。氟喹诺酮类药物尚未被证明比异烟肼更有效，但却比异烟肼更贵。此外，左氧氟沙星的抗菌活性谱比异烟肼更广泛，更可能会改变宿主的正常菌群。氟喹诺酮类药物可抑制 DNA 促旋酶。左氧氟沙星可以口服或静脉给药，治疗结核病的标准剂量是 750~1000mg/次，每日 1 次。左氧氟沙星主要通过肾脏清除，因此肾功能不全患者须慎用（美国胸科学会/疾病控制中心/美国传染病学会，2003；Peloquin 等，2008；Peloquin 和 Namdar，2011；Lauzardo 和 Peloquin，2012）。由于莫西沙星（Moxifloxacin）并不完全依赖于肾脏清除，因此在肾功能不全的患者中，莫西沙星可作为首选药物。氟喹诺酮类药物有多种毒性，且有相同的毒性效应，如咖啡因样的中枢神经系统（central nervous system，CNS）刺激特性，还可引起恶心、呕吐和腹泻。氟喹诺酮类药物还可引起肌腱炎。在老年患者或接受皮质类固醇治疗的患者中尤其令人担忧。已有多起氟喹诺酮类药物相关的跟腱断裂报道，因此对使用此类药物的高危患者须特别关注。莫西沙星的剂量一般为400mg/次，每日1次。体外和动物模型表明高剂量的莫西沙星可能更为有效。然而，莫西沙星浓度相关的毒性也令人担忧，包括校正QT（corrected QT，$QT_c$）间期延长。目前，接受莫西沙星治疗的结核病患者的典型剂量为每日1次，每次400mg（Takiff和Guerrero，2011；Loeffler等，2012）。如前所述，由于莫西沙星可以通过肝脏和肾脏清除，因此它可以作为肾功能不全患者的替代用药。莫西沙星的毒性与左氧氟沙星非常相似，但有人提到莫西沙星可能对$QT_c$的影响更大。加替沙星在美国未上市，但在美国以外的地区仍在继续使用，并进行结核病相关的研究（Rustomjee等，2008）。在一些国家中，加替沙星可用于耐多药结核病的治疗。

以下将介绍一些二线抗结核药物。这些药物之所以被视为二线药物是有充分理由的。乙硫异烟胺的作用机制在某些方面与异烟肼相似，有时也存在交叉耐药的情况（Machado等，2013）。乙硫异烟胺与异烟肼类似，也是一种前药。乙硫异烟胺在分枝杆菌内被生物激活为活性成分后，可抑制细胞壁的合成。乙硫异烟胺是一种口服药物，其标准剂量为250～500mg/次，每日2次。但如果要实施DOT，每日2次给药则可能会有一些困难（Peloquin，1991；Loeffler等，2012）。乙硫异烟胺在肝脏中广泛代谢，其活性亚砜代谢物可与母药发生相互转化（Jenner等，1984；Peloquin，1991）。乙硫异烟胺可引起严重的胃肠道不适，导致大多数患者伴有恶心的不良反应，且部分患者发生呕吐反应。乙硫异烟胺与显著的甲状腺功能减退亦有关，在同时接受乙硫异烟胺和对氨基水杨酸治疗的患者中更为明显（美国胸科学会/美国疾病控制中心/美国传染病学会，2003；Loeffler等，2012）。

对氨基水杨酸是第一种抗结核药物，但其作用机制仍有争议。鉴于本章撰写的目的，此处不再详述。对氨基水杨酸为口服药物（Peloquin，1991；美国胸科学会/疾病控制中心/美国传染病学会，2003；Peloquin和Namdar，2011；Loeffler等，2012）。其最初的片剂给药方案更像大剂量的阿司匹林。对氨基水杨酸是阿司匹林的一种化学衍生物，能引起胃部不适。给予大剂量（每天最高达12g）的对氨基水杨酸片剂，可引起与大剂量阿司匹林相似的恶心、呕吐等不良反应。市售产品中有肠溶包衣的缓释颗粒剂（PASER®）。该制剂也可打开胶囊倒出内容物，与饮料同服，或者与软性食物混合，无须咀嚼直接吞服。一般，对氨基水杨酸首选每日2次给药，且每天不超过3次的给药是安全的（Peloquin等，1999）。对氨基水杨酸由NAT1代谢，而异烟肼则由NAT2代谢（Peloquin，1991）。对氨基水杨酸代谢物通过肾脏清除，但其母药主要通过肝脏清除（Malone等，1999）。服用对氨基水杨酸的患者可能会发生胃肠道紊乱和腹泻，且与乙硫异烟胺一样也有甲状腺功能减退的不良反应。如果患者同时给予这两种药物，需进行甲状腺功能测试。有些患者可能需要服用甲状腺素补充剂。

环丝氨酸具有中枢神经系统毒性，因此许多患者的耐受性差（美国胸科学会/疾病控制中心/美国传染病学会，2003；Loeffler等，2012）。在产生肽聚糖的过程中，环丝氨酸可抑制β-内酰胺类抗生素作用位点上游的细胞壁合成。环丝氨酸是口服药物，标准剂量与乙硫异烟胺相似：250～500mg/次，每日1次或2次，首选每日2次。在DOT的条件下，每日2次给药可能非常困难。环丝氨酸主要通过肾脏途径清除，因此在肾功能不全患者中会发生蓄积（Peloquin，1991；Zhu等，2001）。通过监测体内环丝氨酸的血药浓度，可调整给药方案。几乎每个服用环丝氨酸的患者都会发生某种形式的中枢神经系统毒性反应。最常见的症状是嗜睡和注意力无法集中，有时也可致行为改变。有报道环丝氨酸可引起癫痫发作，但这种药物不良反应在美国临床医生的经验中极为罕见。除南非以外，其他国家报道的癫痫发生率较高，并且这些国家常使用环丝氨酸的衍生物特立齐酮。由于中枢神经系统毒性与环丝氨酸有关，因此应密切监测服用环丝氨酸患者的行为变化。

# 11.4  抗结核药物的 PK/PD

前文介绍了抗结核药物的基本特征，以下先介绍抗结核药物治疗的目标。抗菌药物作用机制为：对于每一种具有已证实作用机制的药物，其作用包括药物暴露或进入致病生物体内，与细胞内靶点结合，产生对细菌抑制或杀灭结核病菌的作用。所有抗菌药物的作用机制均如此，且适用于所有的有机体，并非仅适用于革兰氏阳性或革兰氏阴性菌。结核病治疗药物亦如此。

对于口服或非口服给药，到达致病生物体的唯一途径是通过血液循环。局部作用的外用药物可以解决皮肤表面的简单擦伤。而系统性感染（如结核病）中，通常不能直接在感染部位用药。感染部位并不容易直接接触药物。因此，结核病治疗药物要通过口服、肌内注射或静脉注射给药。在所有给药途径中，药物都必须通过血液循环而到达感染部位。鉴于此，可得到以下结论：如果（药物）不在血液中，也就不在细菌中。在体内，绝大多数药物通过血液循环转运至全身。治疗药物的剂量不足可致耐药和临床治疗失败，而药物过量则可致明显的毒性。因此，在治疗细菌感染包括结核病时，了解和运用每种药物的 PK 特性十分重要（Peloquin，1991）。

PK 是研究药物在体内动力学过程的学科。相较于感染部位中组织或液体的药物浓度，血药浓度更容易获得。因此，在大多数情况下应关注血药浓度。获取感染部位的药物浓度所采取的方法往往更具侵入性，甚至在许多情况下无法在感染部位取样。一般，以血药浓度作为间接的替代指标，反映感染部位的情况。血药浓度可描述某个患者中药物的 PK 行为。基于目标血药浓度水平，并与既往类似患者的 PK 相比较，可对特定患者进行给药方案的调整。

基于上述理论，可进一步扩展、阐述药效动力学（pharmacodynamics，PD）的概念。PD 是研究药物浓度与观察到的相应生理反应（疗效或毒性）之间关系的学科（Drusano，2007；Mouton 等，2011）。评估抗菌药物时，通常有三种主要方法可用于确定药物的 PD。其中，体外模型往往是最简单和便宜的。尽管部分动物中缺乏有效的免疫系统，但相较于体外模型，动物模型具有免疫系统。研究人员可以利用小鼠、豚鼠、兔子等动物模型研究结核病及其治疗方法。在动物模型中，可以给予比临床剂量更大的超生理剂量。动物模型常比体外模型更昂贵和复杂，但也提供了更多的信息，包括哺乳动物体内的情况。此外，还可对动物模型进行修改，使用基因敲除的动物或进行药物预处理，以考察增加或消除免疫系统时药物的活性。一旦根据体外和动物的数据以及数学模型，估算了人体适用的剂量范围，就可进行临床试验。通过剂量递增试验，可确定Ⅱb期或Ⅲ期临床试验中使用的最佳用药方案，并最终用于结核病患者的治疗（Nuermberger 和 Grosset，2004；Davies 和 Nuermberger，2008）。

通过绘制效应概率图（图 11.1），可很好地描述 PK/PD 关系。图中 $y$ 轴代表的反应概率随 $x$ 轴的药物浓度的增加而变化。一般，可以构建两条不同的浓度-效应曲线，即疗效曲线和毒性曲线（Peloquin，2001）。浓度-效应曲线可以代表某个患者个体，也可代表在受试人群中的典型值或中位值。当考察浓度-效应曲线时，期望疗效曲线能接近 100%，也希望毒性曲线移向较疗效曲线中更高的浓度（移向右侧）。在临床有效血药浓度范围内或附近，并非所有的药物都显示浓度相关的毒性。但对于某些药物，有效血药浓度范围和毒性范围显然存在重叠。虽然这种情况并非所愿，但对于一些治疗方法有限的严重疾病，有时这是所能达到的最佳情况。然而，绝大多数药

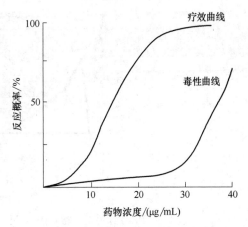

图 11.1 PK/PD 关系：效应概率 vs.
增加的药物浓度

（经纽约科学院年鉴许可使用，2001；953：157-164）

物在疾病治疗时都可遇到相似的情形。治疗目的是最大限度地提高治疗效果，同时尽可能地减少药物的毒性反应。例如，血药浓度在 $20\sim30\mu g/mL$ 之间时，期望获得疗效的概率较高，发生浓度相关毒性的概率较低。而某些毒性反应，如皮疹，则与浓度并不相关，无论给予多少剂量，过敏反应均可能发生。但对于某些药物，如乙胺丁醇（Ethambutol），随着血药浓度超过正常值，眼部毒性可显著增加。因此，对于乙胺丁醇，血药浓度可反映疗效和毒性两方面的作用。

PD 参数中有三个常用于描述抗菌药物的活性，包括游离药物的 $C_{max}$ 与 MIC 的比值（$fC_{max}/MIC$）、游离药物浓度高于 MIC 的持续时间（$fT>MIC$），以及 AUC 与 MIC 的比值（$fAUC/MIC$）（Nuermberger，2004；Drusano，2007；Davies 和 Nuermberger，2008；Mouton，2011）。这三个参数常用于评估抗菌药物的有效性，也有助于给药方案的制订。

图 11.2 展示了上述参数的意义。图中，粗线为浓度-时间曲线，细线为 MIC。假设药物的血浆蛋白结合率很低，则图中的数值均代表了游离药物。$fC_{max}$ 约为 $9\mu g/mL$，MIC 为 $3\mu g/mL$；因此，$fC_{max}/MIC$ 为 3。高于 MIC 的持续时间是自高于 MIC 的时间下降到低于 MIC 之间的时间段。本例中大约为 8h。此外，还可计算 $fAUC/MIC$，即 $fAUC$ 与 MIC 的比值。本例中涉及的浓度是体内的药物暴露值，而 MIC 是体外的测定值。因此在构建 PK/PD 关系中，应记住采用了两种方法估计了 PD 参数值。尽管这是一种不尽完美的方法，然而由于直接在患者体内测量 MIC 并不可行，因此只能使用从患者体内提取的分离菌株，并在体外进行检测。对于结核病患者，待分离的菌株常存在于咳出的痰中，故采用痰标本进行实验室评估。理想情况下，希望获得 MIC 值进行计算。但是，大多数临床实验室仅测试折点浓度，即所谓的临界浓度来区分"野生型"和"耐药型"菌株。因此，虽然结核病分离株可被视为"易感的"，但通常并不知道其易感的程度。如果某药的 MIC 变化范围为 10 倍，则患者间 PD 参数可出现很大的差异。即如果一名患者的 $fC_{max}/MIC$ 比值为 20，则另一名患者的比值就有可能为 2。对于大多数抗菌药物，不能期待如此不同的药物效力会产生相同的临床结果。但是，对于结核病治疗，不得不面对这些未知的因素。

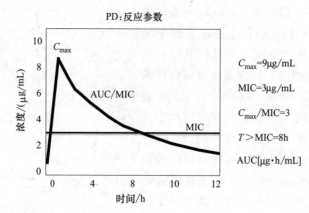

图 11.2　PK/PD 关系：相对于体外测定的病原体最低抑制浓度的患者抗菌药物暴露

# 11.5　结核病治疗药物 PK/PD 的具体实例

以下将上文中介绍的 PK/PD 概念应用于抗结核药物。异烟肼（Isoniazid）是治疗结核病的主要药物之一。在异烟肼正常吸收情况下，无论是慢乙酰化者（NAT2 缺乏的患者，药物在血清中的滞留时间较长）还是快乙酰化者，异烟肼始终有较高的 $fC_{max}$/MIC 值（Peloquin 等，1997）。这是因为 MIC 非常低，约为 $0.01\mu g/mL$（Heifets，1991）。无论采用 $fC_{max}$/MIC 还是 $f$ AUC/MIC，甚至是 $fT>$MIC，尤其是在慢乙酰化者中，异烟肼的 PD 参数值都非常好。所有研究结果均表明了异烟肼是一种非常有效的药物。

乙硫异烟胺（Ethionamide）之所以是治疗结核病的二线药物，不仅是因为乙硫异烟胺有较高的毒性（包括导致恶心和甲状腺功能减退），而且乙硫异烟胺不具有较佳的 PD 参数（Jenner 等，1984；Auclair 等，2001）。乙硫异烟胺的血药浓度几乎很少超过结核病治疗所需的 MIC，并且很快就降至 MIC 以下（Heifets，1991；Auclair 等，2001）。乙硫异烟胺的 MIC 比异烟肼的 MIC 高一到两个数量级。然而，如果两种药物互换 PD 参数值，那么即使乙硫异烟胺具有毒性，但仍有较优的 PD 参数值，可视为一线药物。同样，如果异烟肼的效力与乙硫异烟胺的一样低，即便其耐受性比乙硫异烟胺更好，那么也将被视为二线药物。判断 PK/PD 的优劣应综合考虑上述因素。虽然大多数情况下二线药物具有更大的毒性，但更主要的问题是二线药物的抗结核病有效性较差。

"浓度依赖（concentration-dependent）"抗菌药物指随药物的浓度增加抗菌活性也增加的抗菌药物（Drusano，2007；Mouton 等，2011；Nuermberger 和 Grosset，2004；Davies 和 Nuermberger，2008）。对于某些药物，$f$ AUC/MIC 可很好地反映这种描述；而对另一些药物，$fC_{max}$/MIC 更能反映此类特征。这两种方法常用于描述"浓度依赖性"的 PD。一般，这类药物都是每日大剂量单次给药，$fC_{max}$/MIC 比值更大，并且希望 $fC_{max}$/MIC 至少为 10 或 12。这类药物包括了氨基糖苷类。目前，对于细菌感染，氨基糖苷类的药物均为每日给药 1 次，而非之前的每 8h 给药 1 次。这样的给药方案杀菌效果更好，且谷浓度更低，因而肾毒性也更低。在氟喹诺酮类药物中，也可采用这种大剂量、间歇给药的方法，并已在多种体内外模型和临床实践中得到了明确的证实（Drusano，2007；Mouton 等，2011）。此外，利福霉素也显示了很强的浓度依赖性杀菌活性（Jayaram 等，2003；Peloquin，2003；Lauzardo 和 Peloquin，2012）。然而，这一特征并未被重视，也未被现有的给药方式所利用。

# 11.6　利福霉素及其浓度依赖性活性

图 11.3 展示了关于利福平（Rifampicin）"浓度依赖"的抗菌活性案例。该研究由 Ludo Verbist 于 1969 年完成并公开发表（Verbist，1969）。研究中所有小鼠的标准化感染剂量约为 $100 \times 10^6$ 个病原菌。小鼠给予的利福平剂量分别为 5mg/kg、10mg/kg、20mg/kg 和 40mg/kg。治疗后第 10 周处死小鼠，检查小鼠的脾和肺，以确定残余的菌落形成单位（colony forming unit，CFU）数量。5mg/kg 治疗组的小鼠体内存在大量结核分枝杆菌 CFU，但随着剂量的增加，CFU 的数量逐渐减少。40mg/kg 治疗组的小鼠中，体外培养未见致病菌株。上述研究表明了 40mg/kg 的利福平剂量可能对患者是最佳的。然而，目前人类的剂量仅为 10mg/kg。

PD：利福平的杀菌活性

| 项目 | 5mg/kg | 10mg/kg | 20mg/kg | 40mg/kg |
|---|---|---|---|---|
| 肺 CFU 第 1 周 | 100000000 | 100000000 | 100000000 | 100000000 |
| 肺 CFU 第 10 周 | 10000 | 100 | 10 | 0 |
| 减少百分比/% | 99.99000% | 99.99990% | 99.99999% | 100.00000% |

图 11.3　早期研究中利福平杀菌活性的浓度-效应关系

（数据得自 Verbist L. Acta Tuberculosa et Phneumolgia Belgica，1969，3-4：397-412.）

从 21 世纪初开始，作者和世界各地的结核病研究人员重新审阅了已发表的文献，以确认合适的利福平剂量。图 11.4 显示了 Jayaram 和阿斯利康的同事们的出色工作成果（印度班加罗尔；Jayaram 等，2003）。他们展示了与 Ludo Verbist 在其 1969 年发表的论文中（Verbist，1969）相似的数据。笔者的研究也显示了类似于前述的浓度-效应曲线。该浓度-效应曲线为 S 形曲线：药物浓度在左上角区域的杀菌效力较低，而药物浓度在右下角区域的杀菌效力较高。当药物在低浓度时，反应曲线有一个平台，对应于目前人体给药 600mg 剂量的药物暴露。基于 Ludo Verbist（1969）的研究数据，绘制浓度-效应曲线，亦可见有类似的现象（Verbist，1969）。此外，在 Jayaram 研究的小鼠模型中，无法在较高 AUC/MIC 下观察到明显的平台效应

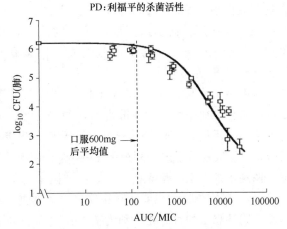

图 11.4　利福平的浓度-效应关系来自最近的利福平研究

（由 E. Nuermberger 提供，经 Jayaram 等许可转载，2003）

（Jayaram 等，2003）。Jayaram 在确定最大有效剂量之前确定了利福平的毒性阈值，并建议为了使利福平发挥最大功效，应给予更高的剂量（Peloquin，2003；Mitnick 等，2009；Lauzardo 和 Peloquin，2012）。

回顾之前抗菌药物的 PD 理论（图 11.1），希望在不增加毒性的情况下提高药物疗效。现通过调整利福平的剂量，可实现这一目标。研究人员对南美和非洲的患者展开了研究，确定合适的利福平剂量，在达到不发生明显药物毒性反应的同时，最大限度地发挥药物效应（Martin Boree 等，2013）。

# 11.7 利福霉素 PK/PD 的具体临床实例

目前，结核病的治疗方案主要是基于 BMRC 及同行们所做的研究工作（Fox 等，1999）。1981 年的《英国胸科疾病杂志》（英国胸科协会，1981）上发表的一项重要研究显示：患者接受异烟肼、利福平和吡嗪酰胺（35mg/kg）的核心联合治疗方案外，增加链霉素（1000mg）或乙胺丁醇（25mg/kg）后的疗效非常相似。通过检测 1 个月、2 个月和 3 个月痰培养阳性转为阴性的患者百分比，评估结核分枝杆菌的活动度和药物疗效。两组在三个时间点的转阴百分比分别为 35％～38％、77％和 97％～99％。其中，应注意吡嗪酰胺的剂量为 35mg/kg；而美国胸科学会（American Thoracic Society，ATS)/疾病控制中心（Center for Disease Control，CDC)/美国传染病学会（Infectious Diseases Society of America，IDSA）的指南通常建议采用小剂量 20～25mg/kg，而不是最初临床试验中的剂量（美国胸科学会/疾病控制中心/美国传染病学会，2003）。此外，乙胺丁醇的剂量为 25mg/kg，而乙胺丁醇在美国的常用剂量则为 15mg/kg（美国胸科学会/疾病控制中心/美国传染病学会，2003）。虽然在美国应用这些低剂量的初衷是好的，希望减少毒性，但是这些推荐不是基于临床循证数据（Peloquin，1991；美国胸科学会/疾病控制中心/美国传染病学会，2003；Peloquin 和 Namdar，2011；Lauzardo 和 Peloquin，2012；Martin Boree 等，2013）。假设不影响疗效曲线的情况下，可将毒性曲线向下移动。例如（图 11.1），假设疗效曲线明显向左移动，即使用任何临床剂量下的药物浓度，几乎都能产生完全的药物效应。然而，根据现有的临床数据，该假设不可能成立。随着剂量的减少，两条曲线都会向下移动。这是更合理的预期。

将上述工作与 Kreis 和 Preet 1976 年发表的论文（Kreis 等，1976）进行比较。该研究仅联用了异烟肼、利福平和链霉素，并未使用乙胺丁醇或吡嗪酰胺。与每天 300mg 异烟肼的标准治疗不同，该研究中采用了每天给予患者链霉素 1000mg 和每天或隔天给予异烟肼 900mg。每天还给予患者利福平 1200mg，而不是按照每天或隔天给予 600mg 的标准治疗方案。两种治疗方案的疗效相似，但抗结核疗效发生的时间比 BMRC 试验的早了一个月左右。与 BMRC 研究相比，患者清除病原体的速度更快。在 1 个月、2 个月和 3 个月时，两组之中痰培养阴性患者的百分比分别为 70％～72％、93％～94％和 98％～100％。由于这是两项独立的研究，不宜对结果进行直接的统计学比较。然而，该研究的结果可代表将利福平的剂量从 600mg 增加到 1200mg 后的预期结果。即使在没有吡嗪酰胺的情况下，Kreis 和 Preet 也观察到了出色的治疗效果。目前，通常在治疗的前 2 个月使用吡嗪酰胺。添加吡嗪酰胺后，异烟肼和利福平的 9 个月疗程缩短为 6 个月。由于吡嗪酰胺使 2 个月痰培养转阴率增加了约 $10\%\sim13\%$，故吡嗪酰胺具有杀菌活性。但 Kreis 和 Preet 的研究并未包括吡嗪酰胺。基于上述研究，高剂量研究组利用利福平的"浓度依赖性"活性，很可能在未来临床试验中获得更好的疗效。

前文回顾了间歇性的高剂量服用利福平会产生流感样综合征的报道（美国胸科学会/疾病控制中心/美国传染病学会，2003；Peloquin，2003；Lauzardo 和 Peloquin，2012）。在 Kreis 和 Pretet 的研究中，通过每天或隔天服用利福平，持续 3 个月，没有任何患者报告出现流感样综合征。此外，在高剂量、每周一次和每周两次利福平的早期研究中，流感样综合征通常在治疗 3 个月或更长的时间后才出现。因此，至少在治疗的前两个月，高剂量的利福平可不产生流感样综合征（Martin Boree 等，2013）。但是，在目前的大剂量利福平的临床试验中，仍将会密切关注这种潜在的不良反应（Martin Boree 等，2013；Trial of high-dose Rifampin in patients with TB，2013）。

上述的 PK/PD 方法包括了基于模型筛查最重要的 PK/PD 参数，然后进行人体剂量递增研究，优化治疗方案（Drusano，2007；Davies 和 Nuermberger，2008）。但是，最初大多数的抗结核药物试验并未严格遵循这种方法（Fox 等，1999；Iseman，2000；美国胸科学会/疾病控制中心/美国传染病学会，2003）。虽然，试验中收集了一些 PK/PD 数据，但在大多数抗结核药物中明确定义两种效应曲线（疗效曲线和毒性曲线）仍是一个挑战（Weiner 等，2003，2005）。现已经明确了多种常用药物的 PK，并在持续努力将药物的 PK 与 PD 更紧密地联系起来（Peloquin，2001，2002）。目前的结核病研究中包括了 PK 和 PD 的评估。从既往和最近的临床试验中获得的数据表明，同治疗细菌感染的抗菌药物一样，抗结核药物也显示了明确的 PK/PD 关系。

CDC 结核试验联合会（TB Trials Consortium，TBTC）进行了一项临床研究。主体研究为研究 23，研究 23A 为 PK 子研究。这项工作发表于 2005 年，研究了 HIV 相关结核病中的获得性利福霉素耐药（acquired Rifamycin resistance，ARR）（Weiner 等，2005）。具体而言，研究考察了 HIV 感染的结核病患者中 ARR 与利福布汀和异烟肼 PK 之间的关系。ARR 是药物敏感结核病治疗时出现的最坏情况。首先，患者不仅没有治愈，而且需要长时间的重新治疗。此外，治疗过程中存在药物的毒性风险、患者的失访风险以及结核病在社区持续传播的风险。而更糟的是不能再使用利福霉素。而只有利福霉素的治疗方案才可能使患者在 $6\sim9$ 个月内获得疗效。此时的治疗相当于耐多药结核病的治疗，只能考虑再治疗 18 个月的方案。因此，为了避免 ARR 的发生，合理的给药剂量和给药频率至关重要（Peloquin，2002；Weiner 等，2005；Boulanger 等，2009）。

在研究 23A 中，发现了异烟肼在 AUC 和 $C_{max}$ 的差异。在先前的 TBTC 研究（研究 22）中，在治愈的 HIV 阴性患者中观察到了 AUC 的最高值（$52.9mg \cdot h/mL$）。研究 23A 中 HIV 阳性患者的异烟肼 AUC 值较低（$28.0mg \cdot h/mL$），但这些患者也被治愈了。最后，研究 23A 中的 6 名患者不仅治疗失败，而且出现了 ARR。这些患者的异烟肼 AUC 最低（$20.6mg \cdot h/mL$；Weiner 等，2005）。

不仅研究 23A 表明了在目前临床使用的剂量下，可通过监测异烟肼血药浓度来反映药物的治疗效应，利福布汀亦可如此。本研究中的所有患者均为 HIV 阳性，其中 82 名治愈患者的利福布汀 AUC 值较高（$5.1mg \cdot h/mL$），而研究 23A 中 6 名治疗失败且出现 ARR 的患者的利福布汀 AUC 较低（$3.1mg \cdot h/mL$，$p=0.04$）。虽然在主体研究中，CD4 计数与不良治疗结局相关，但当平衡药物暴露的因素后，基于 CD4 计数的 ARR 优势比为 1.01。与之相反，基于利福布汀 AUC 的 ARR 优势比则为 23。药物吸收不良是发生 ARR 的一个关键因素。通过前瞻性的治疗药物监测（therapeutic drug monitoring，TDM）和剂量调整，ARR 是完全可以避免的。

# 11.8 总结概述

回顾前述的内容：并非所有的抗结核药物都被 FDA 批准，用于治疗结核病。正在使用的一些药物也具有抗结核病活性，并且有用于治疗结核病的传统。但是，大多数的二线抗结核药物缺乏临床对照试验的验证（美国胸科学会/疾病控制中心/美国传染病学会，2003；Loeffler 等，2012）。此外，EMA 和 FDA 还没有明确批准此类结核病治疗药物。二线抗结核药物的 PK/PD 特性不佳（Peloquin，1991，2001，2002），抗菌效能较弱，且常具有较高的 MIC，体内的药物浓度相对于 MIC 较低。此外，这些药物的毒性发生率往往高于一线抗结核药物。但是，对这些药物持保留态度的主要原因仍在于不佳的 PK/PD 特征。为了安全使用抗结核药物，必须了解这些药物的吸收和消除过程（Peloquin，1991；美国胸科学会/疾病控制中心/美国传染病学会，2003；Peloquin 和 Namdar，2011）。正如在环丝氨酸和乙胺丁醇的案例中所述，这些药物通过肾脏清除，因此肾功能不全患者如果接受标准日剂量，则有明显的发生药物浓度相关毒性的风险。

利福霉素尤其是利福平，目前的使用剂量不足（Peloquin，2003；Martin Boree 等，2013）。较高的剂量很可能产生更好的细菌学效果。在中空纤维模型、其他的体外模型和临床前动物模型中的实验数据都清楚地表明了这一点。迄今为止，已有一些人体研究的数据，并将进一步得到两项正在进行的临床试验结果的补充。研究者将更好地了解在今后如何使用利福平等利福霉素类药物（Martin Boree 等，2013；大剂量试验，2013）。目前，正在进行更高剂量利福喷丁的研究。这些研究将进一步明确：大多数药物敏感结核病患者中利福平或利福喷丁是否为首选的利福霉素（Dorman 等，2012）。对于许多即将接受抗逆转录病毒治疗的 HIV 阳性患者，因利福布汀较低的药物相互作用，利福布汀将成为首选的药物。然而，因为利福布汀具有在利福平或利福喷丁中未见到的浓度相关毒性，大剂量的利福布汀可能不宜应用（Boulanger 等，2009）。

抗结核药物的研究表明，药物吸收不良（导致不良的 PK/PD）与不良的临床结局相关（Weiner 等，2003、2005；Boulanger 等，2009）。结核病的治疗往往受指南的指引。这些指南编写得非常好，也非常有用（美国胸科学会/疾病控制中心/美国传染病学会，2003）。然而，正如指南本身指出的，不可能涵盖临床上可能出现的每一种情况。展望未来，基于临床采集的数据进行建模和仿真将有助于填补空白。尽管如此，临床医师仍然需要根据现有信息，做出正确的决策。回顾历史，结核病治疗药物的 PK/PD 研究并未得到重视，但已有研究表明 PK/PD 的作用非常重要（Weiner 等，2003，2005；Boulanger 等，2009）。如同用于革兰氏阳性和革兰氏阴性菌的抗菌药物，用于结核病的抗菌药物必须到达感染部位，与机体发生相互作用，方能产生抑制或杀灭结核病菌的作用。因此，包括抗结核药物在内的所有抗菌药物都完全依赖于药物的 PK/PD 特征（Peloquin，2001；Drusano，2007）。

# 11.9 TDM 和结核病

治疗药物监测（TDM）在结核病的治疗中发挥一定的作用（Peloquin，2001，2002）。但并不是每个国家都能为结核病患者开展 TDM。许多国家和地区，如美国、欧洲、韩国和南非等，都有能够进行 TDM 的实验室。TDM 是可行的，至少在特定的条件下是有用的，可实现个体化的抗结核治疗。现在，监管指南中的标准剂量和标准方案确实非常有效（美国胸科学会/疾病控制中心/美国传染病学会，2003）。但是，这些数据绝大多数来自艾滋病毒出现之前，也来自肥胖流行之前的年代（Fox 等，1999；美国胸科学会/疾病控制中心/美国传染病学会，2003）。现今患者的体重比既往研究中患者的体重更大。对 HIV 流行之前的患者非常有效的剂量，可能并非是当今患者的正确剂量。对于采用固定剂量给药的药物，换成目前的 mg/kg 剂量可能会过低。TDM 可对每种药物的 PD 相关变量进行优化。例如，利福霉素的 PD 指标是 $fC_{max}$/MIC 或 $f$AUC/MIC。TDM 还可以揭示复杂的多药联用时的药物相互作用（Peloquin，2002；Boulanger 等，2009）。利福布汀是接受抗逆转录病毒联合治疗的 HIV 阳性患者的首选利福霉素类药物。然而，如前所述，利福布汀还是多重双向药物相互作用的底物（Boulanger 等，2009）。利福霉素还与伏立康唑等唑类抗真菌药物之间有药物相互作用（Schwiesow 等，2008）。因此，如果必须使用已知有相互作用的药物，TDM 可考察药物间相互作用的大小，并据此调整药物的剂量。因此，应用 TDM 可以对患者进行个体化治疗，最大限度地提高疗效，同时最大限度地降低药物不良反应发生的风险。

越来越多的临床数据表明，TDM 可以避免结核病治疗中出现的一些失败、复发和 ARR，尤其是对于 HIV 合并感染的患者（Weiner 等，2003，2005；Boulanger 等，2009）。治疗失败或无效的原因可有很多，除与药物有关的原因之外，还有许多原因可能导致治疗失败，包括免疫系统无法控制感染、广泛的疾病进展、高度受损的肺和/或脑膜炎，以及药物难以很好进入病灶等。然而，药物选择和给药方案是治疗中唯一可调整的因素。因此，治疗药物的选择和给药方案的优化有助于优化患者的预后（Peloquin，1991，2001，2002）。

最新的治疗 HIV 阳性患者机会性感染的监管指南中，推荐利福布汀的起始剂量为每天150mg（详见 CDC 官网）。而之前建议，利托那韦增强蛋白酶抑制剂治疗 HIV 时，利福布汀150mg/次，每周 3 次。如果患者服用非核苷逆转录酶抑制剂（nonnucleoside reverse transcriptase inhibitor，NNRTI）依法韦仑，则利福布汀的起始剂量需为 450mg 甚至 600mg。对于这类患者，治疗早期监测利福布汀的血药浓度，并同时监测治疗 HIV 的蛋白酶抑制剂或 NNRTI 的血药浓度也是合理的。根据特定患者吸收和消除药物的能力，调整药物的给药方案，优化这两类药物的使用，可使结核病和艾滋病毒的药物治疗均具有良好的效果。

# 参 考 文 献

American Thoracic Society/Centers for Disease Control/Infectious Disease Society of America（2003）Treatment of tuberculosis. Am J Respir Crit Care Med 167：603-662.

Auclair B, Nix DE, Adam RD, James GT, Peloquin CA (2001) Pharmacokinetics of ethionamide under fasting conditions, with orange juice, food, and antacids. Antimicrob Agents Chemother 45: 810-814.

Boulanger C, Hollender E, Farrell K, Stambaugh JJ, Maasen D, Ashkin D, Symes S, Espinoza LA, Rivero RO, Graham JJ, Peloquin CA (2009) Pharmacokinetic evaluation of rifabutin in combination with lopinavir-ritonavir in patients with HIV infection and active tuberculosis. Clin Infect Dis 49: 1305-1311.

British Thoracic Association (1981) A controlled trial of six months chemotherapy in pulmonary tuberculosis. First report: results during chemotherapy. Br J Dis Chest 75: 141-153.

Burman WJ, Gallicano K, Peloquin CA (2001) Comparative pharmacokinetics and pharmacodynamics of the rifamycin antibiotics. Clin Pharmacokinet 40: 327-341.

Davies GR, Nuermberger EL (2008) Pharmacokinetics and pharmacodynamics in the development of anti-tuberculosis drugs. Tuberc [Edinb] 88 (Suppl 1): S65-S74.

Diacon AH, Dawson R, von Groote-Bidlingmaier F, Symons G, Venter A, Donald PR, van Niekerk C, Everitt D, Winter H, Becker P, Mendel CM, Spigelman MK (2012) 14-day bactericidal activity of PA-824, bedaquiline, pyrazinamide, and moxifloxacin combinations: a randomised trial. Lancet 380: 986-993.

Dooley KE, Obuku EA, Durakovic N, Belitsky V, Mitnick C, Nuermberger EL, On behalf of the Efficacy Subgroup, RESIST-TB (2013) World health organization group 5 drugs for the treatment of drug-resistant tuberculosis: unclear efficacy or untapped potential? J Infect Dis 207: 1352-1358.

Dorman SE, Goldberg S, Stout JE, Muzanyi G, Johnson JL, Weiner M, Bozeman L, Heilig CM, Feng PJ, Moro R, Narita M, Nahid P, Ray S, Bates E, Haile B, Nuermberger EL, Vernon A, Schluger NW, Tuberculosis Trials Consortium (2012) Substitution of rifapentine for rifampin during intensive phase treatment of pulmonary tuberculosis: study 29 of the tuberculosis trials consortium. J Infect Dis 206: 1030-1040.

Drusano GL (2007) Pharmacokinetics and pharmacodynamics of antimicrobials. Clin Infect Dis 45 (Suppl 1): S89-S95.

Dutta NK, Illei PB, Peloquin CA, Pinn ML, Nuermberger EL, Karakousis PC (2012) Rifapentine is not more active than rifampin against chronic tuberculosis in guinea pigs. Antimicrob Agents Chemother 56: 3726-3731.

Fox W, Ellard GA, Mitchison DA (1999) Studies on the treatment of tuberculosis undertaken by the British Medical Research Council tuberculosis units, 1946—1986, with relevant subsequent publications. Int J Tuberc Lung Dis 3 (10) (Suppl 2): S231-S279.

Gumbo T, Louie A, Liu W, Brown D, Ambrose PG, Bhavnani SM, Drusano GL (2007) Isoniazid bactericidal activity and resistance emergence: integrating pharmacodynamics and pharmacogenomics to predict efficacy in different ethnic populations. Antimicrob Agents Chemother 51: 2329-2336.

Heifets L (ed) (1991) Drug susceptibility in the chemotherapy of mycobacterial infections. CRC Press, Boca Raton.

Heifets L (2012) The second coming of the white plague. Tate Publ Enterp, Mustang.

Iseman MD (2000) A clinician's guide to tuberculosis. Lippincott Williams and Wilkins, Philadelphia

Jayaram R, Gaonkar S, Kaur P, Suresh BL, Mahesh BN, Jayashree R, Nandi V, Bharat S, Shandil RK, Kantharaj E, Balasubramanian V (2003) Pharmacokinetics-pharmacodynamics of rifampin in an aerosol infection model of tuberculosis. Antimicrob Agents Chemother 47: 2118-2124.

Jenner PJ, Ellard GA, Gruer PJ, Aber VR (1984) A comparison of the blood levels and urinary excretion of ethionamide and prothionamide in man. J Antimicrob Chemother 13: 267-277.

Johnson JL, Hadad DJ, Boom WH, Daley CL, Peloquin CA, Eisenach KD, Jankus DD, Debanne SM, Charlebois ED, Maciel E, Palaci M, Dietze R (2006) Early and extended early bactericidal activity of levofloxacin, gatifloxacin and moxifloxacin in pulmonary tuberculosis. Int J Tuberc Lung Dis 10: 605-612.

Kreis B, Pretet S, Birenbaum J, Guibout P, Hazeman JJ, Orin E, Perdrizet S, Weil J (1976) Two three-month treatment regimens for pulmonary tuberculosis. Bull Int Union Tuberc 51 (1): 71-75.

Lauzardo M, Peloquin CA (2012) Anti-tuberculosis therapy for 2012 and beyond. Expert Opin Pharmacother 13: 511-526.

Loeffler AL, Peloquin CA, Schecter G (2012). In: AL Loeffler, G Schecter, CL Daley, JM Flood (eds) Tuberculosis drug information guide, 2nd edn. Curry Int Tuberc Cent Calif Dep Public Health.

Machado D, Perdig? o J, Ramos J, Couto I, Portugal I, Ritter C, Boettger EC, Viveiros M (2013) High-level resistance to isoniazid and ethionamide in multidrug-resistant Mycobacterium tuberculosis of the Lisboa family is associated with inhA double mutations. J Antimicrob Chemother [Epub ahead of print].

Malone RS, Fish DN, Spiegel DM, Childs JM, Peloquin CA (1999) The effect of hemodialysis on cycloserine, ethionamide, para-aminosalicylate, and clofazimine. Chest 116: 984-990.

Martin Boeree, Diacon A, Dawson R, Venter A, Bois J du, Narunsky K, Hoelscher M, Gillespie S, Phillips P, Aarnoutse R, PanACEA Consortium (2013) What Is the "Right" Dose of Rifampin? Paper ♯148LB. 20th Conference on Retroviruses and Opportunistic Infections [CROI], March 3-6, 2013, Atlanta, Georgia.

Mitnick CD, McGee B, Peloquin CA (2009) Tuberculosis pharmacotherapy: strategies to optimize patient care. Expert Opin Pharmacother 10: 381-401.

Mouton JW, Ambrose PG, Canton R, Drusano GL, Harbarth S, MacGowan A, Theuretzbacher U, Turnidge J (2011) Conserving antibiotics for the future: new ways to use old and new drugs from a pharmacokinetic and pharmacodynamic perspective. Drug Resist Updat 14: 107-117.

Nakajima A, Fukami T, Kobayashi Y, Watanabe A, Nakajima M, Yokoi T (2011) Human arylacetamide deacetylase is responsible for deacetylation of rifamycins: rifampicin, rifabutin, and rifapentine. Biochem Pharmacol 82: 1747-1756.

Namdar R, Peloquin CA (2011) Drugs for tuberculosis. In: Piscitelli SC, Rodvold KA, Pai MP (eds) Drug interactions in infectious diseases, 3rd edn. Humana Press, c/o Springer Sci + Bus Media, LLC, New York, pp 401-424.

Nuermberger E, Grosset J (2004) Pharmacokinetic and pharmacodynamic issues in the treatment of mycobacterial infections. Eur J Clin Microbiol Infect Dis 23: 243-255.

Peloquin CA (1991) Antituberculosis drugs: pharmacokinetics. In: Heifets L (ed) Drug susceptibility in the chemotherapy of mycobacterial infections. CRC Press, Boca Raton, pp 59-88.

Peloquin CA (2001) Pharmacological issues in the treatment of tuberculosis. Ann N Y Acad Sci 953: 157-164.

Peloquin CA (2002) Therapeutic drug monitoring in the treatment of tuberculosis. Drugs 62: 2169-2183.

Peloquin C (2003) What is the 'right' dose of rifampin? Int J Tuberc Lung Dis 7: 3-5.

Peloquin CA, Jaresko GS, Yong CL, Keung ACF, Bulpitt AE, Jelliffe RW (1997) Population pharmacokinetic modeling of isoniazid, rifampin, and pyrazinamide. Antimicrob Agents Chemother 41: 2670-2679.

Peloquin CA, Berning SE, Huitt GA, Childs JM, Singleton MD, James GT (1999) Once-daily and twice-daily dosing of p-aminosalicylic acid [pas] granules. Am J Respir Crit Care Med 159: 932-934.

Peloquin CA, Berning SE, Nitta AT, Simone PM, Goble M, Huitt GA, Iseman MD, Cook JL, Curran-Everett D (2004) Aminoglycoside toxicity: daily versus thrice-weekly dosing for treatment of mycobacterial diseases. Clin Infect Dis 38: 1538-1544.

Peloquin CA, Hadad DJ, Molion LPD, Palaci M, Boom WH, Dietze R, Johnson JL (2008) Population pharmacokinetics of levofloxacin, gatifloxacin, and moxifloxacin in adults with pulmonary tuberculosis. Antimicrob Agents Chemother 52: 852-857.

Peloquin CA, Namdar R (2011) Tuberculosis. In: DiPiro JT, Talbert RL, Yee GC, Matzke GR, Wells BG, Posey LM (eds) Pharmacotherapy: a pathophysiologic approach, 8th edn. McGraw Hill, New York, pp 1931-

1949.

Rosenthal I, Zhang M, Williams KN, Peloquin CA, Tyagi S, Vernon AA, Bishai WR, Chaisson RE, Grosset JH, Nuermberger E (2007) Daily dosing of rifapentine cures tuberculosis in three months or less in the murine model. PLoS Med 4: e344.

Rustomjee R, Lienhardt C, Kanyok T, Davies GR, Levin J, Mthiyane T, Reddy C, Sturm AW, Sirgel FA, Allen J, Coleman DJ, Fourie B, Mitchison DA, Gatifloxacin for TB [OFLOTUB] study team (2008) A Phase II study of the sterilising activities of ofloxacin, gatifloxacin and moxifloxacin in pulmonary tuberculosis. Int J Tuberc Lung Dis 12: 128-138.

Schwiesow JN, Iseman MD, Peloquin CA (2008) Concomitant use of voriconazole and rifabutin in a patient with multiple infections. Pharmacotherapy 28: 1076-1080.

Skripconoka V, Danilovits M, Pehme L, Tomson T, Skenders G, Kummik T, Cirule A, Leimane V, Kurve A, Levina K, Geiter LJ, Manissero D, Wells CD (2012) Delamanid improves outcomes and reduces mortality for multidrug-resistant tuberculosis. Eur Respir J [Epub ahead of print].

Takiff H, Guerrero E (2011) Current prospects for the fluoroquinolones as first-line tuberculosis therapy. Antimicrob Agents Chemother 55: 5421-5429.

Thee S, Seddon JA, Donald PR, Seifart HI, Werely CJ, Hesseling AC, Rosenkranz B, Roll S, Magdorf K, Schaaf HS (2011) Pharmacokinetics of isoniazid, rifampin, and pyrazinamide in children younger than two years of age with tuberculosis: evidence for implementation of revised World Health Organization recommendations. Antimicrob Agents Chemother 55: 5560-5567.

Trial of high-dose Rifampin in patients with TB [HIRIF]. （详见 ClinicalTrials. gov 官网）

Verbist L (1969) Rifampicin activity "in vitro" and in established tuberculosis in mice. Acta Tuberc Pneumo Belgica 60: 397-412.

Weiner M, Burman W, Vernon A, Benator D, Peloquin CA, Khan A, Weis S, King B, Shah N, Hodge T, The Tuberculosis Trials Consortium (2003) Low isoniazid concentration associated with outcome of tuberculosis treatment with once-weekly isoniazid and rifapentine. Am J Respir Crit Care Med 167: 1341-1347.

Weiner M, Bock N, Peloquin CA, Burman WJ, Khan A, Vernon A, Zhao Z, Weis S, Sterling T, Hayden K, Goldberg S, The Tuberculosis Trials Consortium (2004) Pharmacokinetics of rifapentine 600, 900 and 1200 mg during once-weekly tuberculosis therapy. Am J Respir Crit Care Med 169: 1191-1197.

Weiner M, Benator D, Burman W, Peloquin CA, Khan A, Vernon A, Jones BS, Silva-Trigo C, Zhao Z, Hodge T, The Tuberculosis Trials Consortium (2005) association between acquired rifamycin resistance and the pharmacokinetics of rifabutin and isoniazid among patients with HIV and tuberculosis. Clin Infect Dis 40: 1481-1491.

Zhu M, Nix DE, Adam RD, Childs JM, Peloquin CA (2001a) Pharmacokinetics of cycloserine under fasting conditions, with orange juice, food, and antacids. Pharmacotherapy 21: 891-897.

Zhu M, Burman WJ, Jaresko GS, Berning SE, Jelliffe RJ, Peloquin CA (2001b) Population pharmacokinetics of intravenous and intramuscular streptomycin in patients with tuberculosis. Pharmacotherapy 21: 1037-1045.

Zhu M, Burman WJ, Starke JR, Stambaugh JJ, Steiner P, Bulpitt AE, Ashkin D, Auclair B, Berning SE, Jelliffe RW, Jaresko GS, Peloquin CA (2004) Population-pharmacokinetic modeling of ethambutol in children and adults with tuberculosis. Int J Tuberc Lung Dis 8: 1360-1367.

# 第12章

# 肺部疾病的定量药理学应用

Bhargava Kandala and Günther Hochhaus

## 12.1　引言

　　大多数的药物都是全身给药的，而且在过去的几十年里，全身给药一直是制药行业的研究重点。然而，全身给药并不总是对患者有益，特别是吸收不良、首过代谢高、全身清除快和易引起严重全身副作用的药物（如口服皮质类固醇；Gonda，2004）。与之相反，作用部位局部给药可减少全身副作用，且药物在作用部位的缓慢清除可减轻全身给药带来的问题。例如，作为局部给药的肺部给药是一个较佳的给药途径。气道的独特结构可使吸入的药物颗粒有效地进入血液。此外，具有先天保护机制的肺部黏膜纤毛活动梯还可去除未溶解的吸入颗粒。通过肺部药物递送系统，皮质类固醇、抗胆碱能药物、短效和长效β受体激动剂等已成功用于肺部疾病的局部治疗，如哮喘和慢性阻塞性肺疾病（chronic obstructive pulmonary disease，COPD）等。吸入治疗的主要目标之一是药物的"靶向"，即生物活性成分在作用部位（即肺部）的浓度高于身体的其他部位。这对于呼吸系统疾病的治疗药物尤为重要。肺靶向的吸入药物，可最大限度地发挥有益的治疗效果，且最大限度地减少全身副作用（Hochhaus等，1992b）。由于吸收的药物可从肺部分布至全身，因此即使吸入给药具有肺靶向性，也不能完全避免全身的副作用。基于吸入药物的体内处置过程，本章首先综述了影响肺靶向作用的药代动力学（pharmacokinetics，PK）和药效动力学（pharmacodynamics，PD）因素。其次，本章阐述了描述吸入药物全身性副作用的 PK/PD 建模方法。第三，本章介绍了描述吸入药物复杂 PK 过程的肺脏模型。该模型还结合了肺的生理学、吸入药物的理化性质以及患者等相关因素。最后，本章介绍了一个机制性、多隔室的商业化肺生理模型，可描述吸入药物的吸收和处置过程。

## 12.2　吸入治疗后影响局部肺动力学的因素

　　在讨论吸入药物的体内处置过程之前，非常有必要掌握肺的基本生理解剖特征、药物的理化性质以及患者相关的特征信息。这些因素可影响药物的动力学行为，从而影响吸入药物的体内处置过程。

## 12.2.1 吸入治疗的生理学基础

如 Weibel（1963）所述，肺的气道可分为两部分：传导气道（或中央气道）以及呼吸气道（或外周气道）。中央气道始于气管，止于末端细支气管。末端细支气管是不含肺泡的最小气道，不参与气体交换。中央气道由前 16 级的分支组成，是发生哮喘和 COPD 等气道阻塞疾病的主要部位。另一方面，外周气道从呼吸性细支气管（第 17 级分支）延伸至肺泡管和肺泡囊，这些气道负责气体交换。

为了更好地理解生理因素对吸入药物体内过程的影响，需将肺分为中央气道（气管至末端细支气管）和外周气道（呼吸性细支气管和肺泡；Byron，1986；Gonda，1988）两部分。这两个部位的细胞分布特征和解剖学特性存在差异。中央气道的上皮管腔表面覆盖着一层黏液（Jeffery，1987），有助于黏膜纤毛活动梯将未溶解的药物颗粒从肺中清除。被清除的药物会随痰液等排出体外或吞咽入消化道，不在肺部产生效应。由于外周气道中缺乏分泌黏液的杯状细胞，所以不存在这种清除机制（Tyler，1983）。另一个重要的生理学差异在于随着支气管向下分支，气管表面积不断增加。管腔的横截面积从末端细支气管（$180cm^2$）到肺泡（$10000cm^2$；Hickey 和 Thompson，2004）发生了急剧增加。由于肺泡的表面积很大，肺泡膜厚度低且紧邻血管，因此药物在肺泡吸收的速度可远快于气管支气管区域（Schanker 等，1986；Brown 和 Schanker，1983）。同时，代谢酶在中央气管和外周气管的分布可能不同（Petruzzelli 等，1989）。这些差异表明了吸入药物的吸收、分布和清除过程在肺部的这两个区域有所不同。

## 12.2.2 吸入药物的理化性质

药物颗粒可通过三种基本的吸入药物递送系统输送到肺部：喷雾器、定量吸入器（metered-dose inhaler，MDI）和干粉吸入器（dry powder inhaler，DPI）。在喷雾器中，药物以溶液或混悬液的形式存在，通过超声波或空气射流雾化，并通过喷嘴或通气面罩输送至肺部。MDI 是多剂量吸入器，其中的药物配制于氢氟烷烃（hydrofluoroalkane，HFA）类的挥发性推进剂之中。触发后，特定剂量的药物通过计量阀，随着推进剂的蒸发而递送至肺部。DPI 是单剂量或多剂量吸入器，含有微粉化的药物颗粒附着于较大的载体上，再聚集成软颗粒。大多数市售的 DPI 都是被动装置，患者需用力吸气，使药物粉末分散混入吸入气流中。确保最佳可吸入分数（颗粒<5$\mu$m）是所有吸入制剂和递送系统的共同要求。可吸入分数是空气动力学粒度分布（aerodynamic particle size distribution，APSD）的函数。根据APSD，可将吸入的药量分为三部分：大于 5～7$\mu$m 的颗粒主要通过碰撞沉积在口咽部并被吞咽；亚微米粒径的颗粒会被呼出而不会沉积在气道上；粒径为 1～5$\mu$m 的颗粒最易沉积于肺部（Bates 等，1966；Weda 等，2008）。在理想粒径分布范围中的颗粒，可以通过撞击沉积于中央气道，也可以通过重力沉降或扩散沉积于较小的气道和肺泡（Stuart，1984）。

APSD 是气雾剂的重要理化性质参数，影响了气雾剂在肺部沉积的程度和部位，决定了哮喘和 COPD 等呼吸系统疾病吸入治疗的靶向性和有效性。对于最大限度地发挥有益的肺部作用，并最大限度地减少全身副作用而言，将药物气溶胶靶向递送至肺部非常重要。传统的肺部给药系统仅有约 20% 的药物沉积到肺中，在口咽部位存在显著的药物损失（约 70%）（Davies，1982；Thiel，1998；DeHaan 和 Finlay，2001）。近年来，吸入器设计和粒子技术方面取得了很多新进展，如带有 HFA 推进剂的 MDI（Newman 等，2006）、Respimat® soft mist™ 吸入器（Boehringer Ingelheim，Ingelheim，Germany；Pitcairn 等，2005）、Pulmospheres™（Geller 等，2011）、使用 Staccato® 装置的热蒸发技术（Dinh 等，2010）等。这些新技术将药物在口咽部位的沉积减少至约 30%，改善了药物的肺部靶向性。最近研究的受控凝结生长技术（Hindle 和 Longest，2010，2012；Longest 等，2010；Tian 等，2013）可将口咽沉积减少到 1% 以下，有助于开发高效的 DPI。除肺部沉积的程度之外，沉积的部位对于治疗呼吸系统疾病的药物也很重要。放射自显影研究（Carstairs 等，1985）显示：与支气管相比，细支气管中 $\beta_2$ 受体的密度更高，$\beta_2$ 受体激动剂应靶向递送至中央气道，以获得最佳的支气管扩张效果（Usmani 等，2005）。相反，由于炎症过程发生在整个气道中（Kraft 等，1996；Carroll 等，1997），因此学者们认为吸入性糖皮质激素分布于整个肺部时，可发挥最佳的抗炎活性。此外，药物的亲脂性（Lipworth 和 Jackson，2000）决定了吸入颗粒的溶出度、肺吸收速率以及肺部的滞留时间。

## 12.2.3　患者因素

患者和吸入装置间的相互作用是决定吸入颗粒在肺部沉积的重要因素。吸入流速影响吸入颗粒的速度，从而影响其肺部的沉积（Martonen 和 Katz，1993；Borgström 等，1994）。较高速度的颗粒通过撞击，可增加其在咽喉部和较大气道中的沉积，并通过减少滞留时间，减少了沉降和扩散程度。在 MDI 中使用隔片（Newman 等，1989）可降低气溶胶的速度，从而有效提高药物的沉积率。使用呼吸驱动装置如 DPI 时，较高的吸气流速可提供更多动能，将药物从装置中排出，但也增加了药物在上呼吸道和中央气道中的惯性撞击。吸气后的屏气可以增加药物颗粒的沉积（Martonen 和 Katz，1993），特别是在小气道和肺泡中的沉积。在呼吸周期中的特定时间输送气溶胶，可影响药物在肺部的局部沉积（Nikander 等，2010）。其他重要因素还包括了患者气道的解剖结构和疾病状态等。患者的气道口径可影响沉积的部位和程度。实验研究表明：由于气道口径的减小，药物在哮喘或 COPD 患者的肺部沉积更为集中（Harrison 和 Tattersfield，2003；Singh 等，2003），即药物在大气道中的沉积比小气道和肺泡更多。

# 12.3　吸入药物在人体中的过程

图 12.1 显示了人体中药物从吸入到消除过程中所发生的一系列事件。根据空气动力学粒度分布，吸入颗粒中"可吸入部分"（<5μm）沉积在肺中，另一部分则沉积在口咽（咽喉）部，还有一小部分被呼出体外。肺部沉积的药物可以进一步分为两部分：一部分沉积于肺中央区，另一部分沉积于肺外周区。沉积在肺中央区的不溶解固体药物颗粒可受到黏膜纤毛清除机制的影响。未被黏膜纤毛活动梯清除的颗粒则会溶解在支气管液中，穿过肺细胞而产生所期望的疗效，并最终吸收进入体循环。由于缺乏分泌黏液的杯状细胞，沉积在外周肺部的药物颗粒不会被黏膜纤毛清除，因此药物颗粒溶解后穿过肺细胞产生肺部效应，并被吸收进入体循环。沉积于口咽部的药物和通过黏膜纤毛清除的药物会被吞咽进入消化道，并根据其口服生物利用度，通过胃肠道吸收进入全身。这一部分的药物不引起肺部效应，但与全

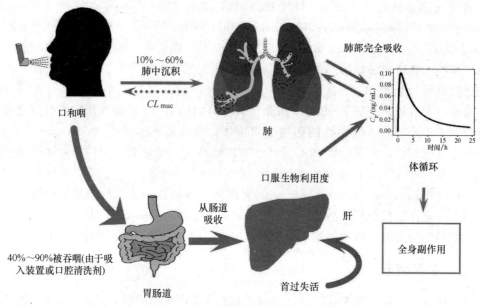

图 12.1 糖皮质激素吸入后的体内过程

身副作用有关。因此，吸入药物的全身生物利用度与肺部药物的利用度和吞咽进入肠道部分的药物的生物利用度相关。药物到达体循环后，将根据其本身的 PK 特性，在体内分布，并最终从体内消除。

# 12.4 吸入药物的 PK/PD 建模

## 12.4.1 影响肺靶向的 PK/PD 因素

吸入治疗的主要目标是最大限度地增加药物对肺部的效应，并减少全身副作用，实现肺部的选择性治疗。经口吸入药物（orally inhaled drug product，OIDP）的肺靶向程度受药物的 PK/PD 因素影响。这些因素也与 OIDP 的体内动力学过程有关。基于 Byron（1986）和 Gonda（1988）先前发表的药代动力学模型，Hochhaus 等（1997）提出了一种新的建模方法，通过将肺吸入的生理机制与药物的 PK/PD 属性相结合，评估肺靶向的影响因素。如图 12.2 所示，该 PK/PD 模型应用了简单的 $E_{\max}$ 模型，将肺中吸入性糖皮质激素（inhaled corticosteroid，ICS）的游离浓度和循环系统中产生的药理作用相关联，评估了药物的肺靶向性。Issar 等（2004）将该模型进一步推广应用于 $\beta_2$ 受体激动剂（$\beta_2$ agonists）。下文介绍影响肺靶向性的 PK 和 PD 特性。

### 12.4.1.1 药效动力学因素：受体结合的亲和力

一般吸入性药物的治疗效果和全身副作用是通过胞质受体或膜受体介导的。例如，尽管不同的 ICS 与受体的结合亲和力/效力不同，但所有的 ICS 均与肺内的糖皮质激素受体结合，并发挥药理作用。这些受体广泛存在于肺中，并在气道上皮细胞和支气管血管细胞中的

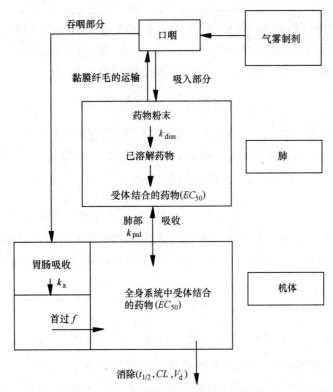

图 12.2　用于描述肺靶向的 PK/PD 模型（Hochhaus 等，1997）

密度较高。ICS 在作用部位的活性，即效价，取决于药物与受体的结合亲和力（Beato 等，1972；Dahlberg 等，1984；Druzgala 等，1991）。与之相似，$\beta_2$ 肾上腺素药物的治疗效果是通过 $\beta_2$ 肾上腺素受体介导。由于体外细胞培养中的药物活性指标与体内药理活性之间存在很强的关联（Hochhaus 和 Möllmann，1992），故体外参数和受体的结合亲和力/效力通常可用于比较吸入药物在肺中的药理作用。以 ICS 和 $\beta_2$ 肾上腺素药物为例，下文将探讨受体效价在肺靶向中的作用。

ICS 的肺效应和全身副作用均通过肺和全身组织中相同的糖皮质激素受体介导。只要通过调整 ICS 的剂量，对亲和力进行校正，肺靶向就不受受体结合亲和力的影响。因此，具有较低受体结合亲和力的 ICS 未必是不佳的药物。受体结合亲和力低的 ICS，可通过增加剂量，增加抗炎作用。另一方面，$\beta_2$ 肾上腺素药物的肺部效应是通过 $\beta_2$ 肾上腺素受体介导的，而大多数的全身副作用则通过 $\beta_1$ 肾上腺素受体介导。此时，药物与受体的高特异性结合，即药物对 $\beta_2$ 肾上腺素受体的高结合亲和力以及对 $\beta_1$ 肾上腺素受体的低亲和力，有利于肺靶向性。

### 12.4.1.2　药代动力学因素

（1）口服生物利用度

OIDP 可以通过肺以及胃肠道（gastrointestinal，GI）进入体循环。OIDP 到达胃肠道的药量包括两部分，一部分为沉积于口咽部并被吞咽的药物，另一部分为通过黏膜纤毛清除机制排出的药物。药物的首过代谢程度决定了通过胃肠道进入体循环的药量，即药物的口服生物利用度（bioavailability，$F$）。胃肠道吸收的 OIDP 不会产生任何的治疗效果，但会导致全身副作用。理想情况下，$F$ 应接近 0，以降低药物的全身暴露，从而减少不良事件的发生。丙酸氟替卡松（Fluticasone Propionate，FP）和环索奈德的 $F$ 为 1%，是 ICS 中口服生物利用度最低的药物（Peet 等，2005）。目前，ICS 的生物利用度的估计范围为 0～40%（Ryrfeldt 等，1982；Hochhaus 等，1992a；Derendorf 等，1995；Daley-Yates 等，2001）。与之相似，$\beta_2$ 肾上腺素受体激动剂的生物利用度值估计为 1.5%～50%。生物利用度的差异可影响肺靶向性。

（2）全身清除率

吸入药物到达体循环的部分，即系统中的药物，通过与肺以外受体结合而引起全身副作用。因此，较高的全身清除率将减少 OIDP 的全身暴露量，并增加肺靶向性。大多数 ICS 主要在肝脏中代谢，其清除率接近于肝血流量（Ryrfeldt 等，1982；Derendorf 等，1995；Mackie 等，1996）。增加全身清除率的另一种方法是开发具有肝外清除机制的 ICS，例如在血中代谢的 ICS。运用该策略的难点在于找到某种药物代谢酶，在血中具有高含量，但在肺细胞中不存在。这样可以确保在不影响肺部药理作用的同时，最大限度地提高全身安全性。例如，去异丁基环索奈德的表观清除率为 228 L/h（Winkler 等，2004），存在肝外代谢。

（3）血浆蛋白结合

自由分布的游离药物可分别与肺内、外的受体结合，引起相应的局部疗效和全身副作用。OIDP 与血浆蛋白结合（例如，与白蛋白、$\alpha_1$-酸性糖蛋白结合），可以降低游离药物浓度，降低药物与肺外受体的结合，从而降低全身副作用的发生。事实上，药物的血浆蛋白结合率可作为重要的生物标志物，预测 ICS 的皮质醇抑制程度。例如，环索奈德和去异丁基环索奈德的血浆蛋白结合率均在 99% 左右（Rohatagi 等，2005）。高血浆蛋白结合率可能是两药对 HPA 轴功能和皮质醇水平影响小的原因。

因此，开发血浆蛋白结合较高的 OIDP 呈上升的趋势。这种特性不仅能减少全身副作用，也能减少所期望的肺部作用。全身副作用通常表现为敏感的或具有陡峭的剂量-反应关系，故在临床研究中很容易发现。而另一方面，肺部局部作用的剂量-反应关系较平坦或不敏感，难以观察。因此，当按照低血浆蛋白结合药物的剂量给予高血浆蛋白结合药物时，高血浆蛋白结合药物可表现为非常高的安全性，即全身副作用小。而由于肺部生物标志物/临床终点的不敏感，高血浆蛋白结合药物的肺部药理作用（哮喘作用）在统计学上没有显著改变。

（4）肺部沉积

较高的肺部沉积是保证肺局部作用的 OIDP 的必要条件。肺部沉积可增加作用部位的药量，并产生预期的治疗效果。药物在肺部沉积的增加也会减少口咽部的沉积，从而减少胃肠道的药物吸收。不同吸入装置的肺部沉积差异很大。最新的递送装置可将肺部沉积从 10%～20% 增加到 40%（Newman 等，1998）。较高的肺部沉积通常有利于肺靶向。此外，对于生物利用度较高的药物而言，肺部沉积可降低口服吸收药物的比例，获益更显著（Hochhaus 等，1997）。对于口服生物利用度较低的药物，进入胃肠道后不易引起全身性副作用。但是，在这种情况下也应使用较低剂量的 OIDP。为了进一步加深给药装置与患者特征（如疾病状态、吸入情况、装置操作和沉积）之间相互作用的理解，有必要将生理 PK/PD 方法与流体动力学（Longest，2012）结合起来。

（5）肺部滞留时间

沉积在肺中的药物颗粒从递送系统（如微球和脂质体等）释放后，将溶解在肺部的体液中，并扩散到作用部位，发挥所期望的药理作用，随后被吸收进入体循环。鉴于肺的生理特性，可假设吸入颗粒的溶解速率或药物从给药系统的释放速率是决定肺部滞留时间的限速步骤。

OIDP 在肺中的滞留时间越长，治疗效果就越持久。如果以溶液形式给药或药物颗粒溶解速率快，药物将立即被吸收进入体循环，丧失肺靶向性。此时，药物不仅在肺部发挥效应，同时将伴有明显的全身副作用。而另一方面，降低肺部药物的溶解速率，可确保肺中的药物浓度在较长时间内高于血浆水平，有利于肺靶向。然而，由于中央肺部存在的黏膜纤毛转运机制，可清除未溶解的药物颗粒，使疗效和肺靶向性减弱。因此，存在一个最佳溶出速率。较长时间的肺部滞留不会降低药物体内的总体暴露量，但可降低药物的最大全身暴露量。

因具有潜在的益处，人们尝试采用多种方法促进 OIDP 在肺部的滞留（Hardy 和 Chadwick，2000）。例如，使用脂质体（Suarez 等，1998；Suntres 和 Shek，1998）、微球（Edwards 等，1997；Bot 等，2000；Dellamary 等，2000）、超薄包衣的干粉制剂、低聚乳酸和海藻糖衍生物类的赋形剂（Hardy 和 Chadwick，2000）、缓慢溶解的亲脂性药物，以及形成脂质共轭物（Tunek 等，1997；Miller-Larsson 等，1998；Edsbäcker 和 Brattsand，2002；Nave 等，2005，2006）。细胞内的 ICS 与脂质结合形成一个 ICS 贮库，延长了药物在肺部的滞留时间。贮库中的 ICS 逐渐被重新激活为活性 ICS，发挥抗炎活性。同样，长效 $\beta_2$ 拟肾上腺素（肾上腺素）药亦可与肺细胞膜紧密结合（Green 等，1996），形成药物贮库，缓慢地将活性药物释放至受体。由于治疗效应时间的延长，患者可以每日一次用药，提高了用药依从性。

## 12.4.2 吸入性糖皮质激素给药后全身副作用的 PK/PD 模型

### 12.4.2.1 外源性皮质类固醇给药后皮质醇抑制作用的 PK/PD 模型

虽然大多数 ICS 具有一系列的优点，但也并不能完全避免全身副作用。皮质类固醇（Corticosteroids）的主要副作用之一是抑制内源性皮质醇的产生（Koopmans 等，1992；Wald 等，1992）。皮质醇（氢化可的松，11，17，21-三羟基孕-4-烯-3.20-二酮）是人体的主要内源性糖皮质激素，由胆固醇经多个酶催化步骤合成（Chrousos 和 Harris，1998）。肾上腺皮质分泌皮质醇。该过程受垂体前叶产生的促肾上腺皮质激素（adrenocorticotropic hormone，ACTH）调节。同时，ACTH 的产生又受下丘脑产生的促肾上腺皮质激素释放因子（corticotrophin-releasing factor，CRF）调节。最后，体循环中的皮质醇对下丘脑有负向反馈机制，以调节 CRF 的形成。同时，垂体前叶也有负向反馈机制，可调节 ACTH 的释放，从而维持体内的动态平衡。为了量化全身类固醇的活性，可采用内源性皮质醇水平作为标志物。然而，由于皮质醇的释放具有明显的昼夜节律（Chrousos 和 Harris，1998），且皮质醇的昼夜基线浓度具有不对称性，因此对皮质醇抑制的准确量化非常复杂。皮质醇在早晨（6~10 点）达到峰值（峰相位），而在晚间（晚 8 点~凌晨 2 点）达到谷值。此外，外源性皮质类固醇可通过负反馈机制，抑制内源性皮质醇的释放（Slayter 等，1996）。因此，有必要建立 PK/PD 模型，描述治疗用皮质类固醇的作用。

建立类固醇诱导的抑制内源性皮质醇作用的模型时，第一步是描述受昼夜节律影响的非对称的皮质醇基线浓度。然后，假设外源性皮质类固醇抑制皮质醇的分泌速率 $R_C$，应用 $k_{in}$-抑制间接效应模型，建立完整的皮质醇抑制作用的 PK/PD 模型（Chakraborty 等，1999）。基线水平的皮质醇浓度变化（即没有药物时）可由下式所示：

$$\frac{dC}{dt} = R_C - k_e \times C \qquad (12.1)$$

式中，$C$ 是皮质醇浓度；$k_e$ 是皮质醇的消除率常数。当存在皮质类固醇（$C_{st}$）时，皮质醇浓度的变化可表示为：

$$\frac{dC}{dt} = R_C \times \left(1 - \frac{I_{max} \times C_{st}}{C_{st} + IC_{50}}\right) - k_e \times C \tag{12.2}$$

式中，$I_{max}$ 是 $R_C$ 的最大抑制率；$IC_{50}$ 是达到 $R_C$ 最大抑制程度 50% 的类固醇浓度。

皮质醇释放速率 $R_C$ 具有昼夜节律性，可用多种以时间为变量的 24h 周期函数描述该过程。Chakraborty 等（1999）比较了几种描述皮质醇昼夜节律变化的建模方法。研究者采用了六种不同的生理节律函数（即，单余弦函数、双斜坡函数、双零阶函数、双余弦函数、二阶和 $n$ 阶傅里叶级数）的间接效应模型，对皮质醇释放速率进行数学建模。结果表明：除了单余弦函数外，其他所有方法都能合理地表述皮质醇的昼夜节律变化特征，并且所有模型都具有类似的拟合优度。与其他限定函数的模型不同，傅里叶分析更具灵活性，可用安慰剂数据将皮质醇释放速率恢复至常态，并可扩展到其他药物诱导的生理周期节律变化。

Rohatagi 等（1996a）考察了五种不同的数学模型，以表述外源性类固醇曲安奈德（Triamcinolone Acetonide，TCA）浓度随时间的变化。Rohatagi 等将余弦（Milad 等，1994）、指数、单指数和双指数自身抑制模型与之前提及的线性释放速率 PK/PD 模型（Rohatagi 等，1996a）进行比较，描述 24h 的皮质醇基线数据的平均值，以及 TCA 单剂量给药后的皮质醇水平。根据模型拟合优度和相关模型选择标准，综合皮质醇消除过程的线性释放速率或双斜坡模型，较其他模型可更好地描述皮质醇基线水平和皮质醇抑制程度。根据皮质醇的 PK 参数，可将皮质醇血浆水平转换为皮质醇释放速率。峰相位时间〔在 $t_{max}$ 时具有最大释放速率 $R_{max}$（量/时间）〕至释放量几乎为 0 的最小释放时间（$t_{min}$）之间，线性释放速率模型假定皮质醇的生成量是线性减少的。因此，在峰相位 $t_{max}$ 到 $t_{min}$ 之间，可用以下公式描述释放速率减小的过程：

$$R_C = \frac{R_{max}}{V_d^{COR} \times (t_{max} - t_{min} - 24)} \times (t - t_{min}) \tag{12.3}$$

式中，$t$ 是开始监测皮质醇浓度的时间；$V_d^{COR}$ 是皮质醇表观分布容积。

在 $t_{min}$ 到 $t_{max}$ 之间，释放速率的增加可描述为：

$$R_C = \frac{R_{max}}{V_d^{COR} \times (t_{max} - t_{min})} \times (t - t_{min}) \tag{12.4}$$

无论是否存在皮质类固醇，皮质醇浓度的变化都可用式（12.1）和式（12.2）表示。线性释放速率 PK/PD 模型可用于研究各种 ICS 对皮质醇抑制的影响，如环索奈德（Ciclesonide）（Rohatagi 等 2003；群体方法——NONMEM 控制文件示例列于附录 1 中）、丙酸氟替卡松（Fluticasone Propionate）（Xu 等，2010）、曲安奈德（Triamcinolone Acetonide）（Rohatagi 等，1995）和氟可龙（Fluocortolone）（Rohatagi 等，1996b）。

以上所有的模型均未考虑 ACTH 和皮质醇的联合效应，因此需要构建基于生理的模型，对包括连续的串联反应和生理节律变化的过程进行系统描述。类似于 Nagaraja 等（2003）建立的模型，Lönnebo 等（2007）提出了一种基于浪涌（surge）的 PK/PD 模型，描述布地奈德（Budesonide，BUD）对 ACTH 和皮质醇的影响。该研究发现，ACTH 和随后的皮质醇释放速率和皮质醇血清浓度间，每 24h 出现 2 次明显的昼夜节律性的浪涌波动。第一次浪涌出现在上午，第二次浪涌出现在下午。在此模型中，采用恒速零级动力学和浪涌的混合模型，描述激素生成的昼夜节律。此外，研究假设 ACTH 驱动皮质醇的生成，并假设 BUD 仅以抑制性 $E_{max}$

（$I_{max}$）模型的形式影响 ACTH 的生成。基于浪涌的模型，可用式（12.5）描述：

$$\frac{dACTH}{dt} = k_{in,ACTH} \times [1 - f_1(C_{Bud})] \times [1 - f_3(C_{Cor})] + g(时钟时间) \times$$

$$[1 - f_2(C_{Bud})] \times [(1 - f_4(C_{Cor})] - k_{out,ACTH} \times ACTH \qquad (12.5)$$

$$\frac{dCortisol}{dt} = h(ACTH) - k_{out,Cortisol} \times Cortisol \qquad (12.6)$$

式中，$k_{out,ACTH}$ 和 $k_{out,Cortisol}$ 分别是 ACTH 和皮质醇的一级消除速率常数；$k_{in,ACTH}$ 是在没有任何药物和不存在浪涌的情况下 ACTH 的基线生成率。$k_{in,Cortisol}$ 是 $k_{out,ACTH}$ 和 ATCH 基线值的乘积。$f_1(C_{Bud})$ 和 $f_2(C_{Bud})$ 用 $I_{max}$ 模型描述，其中 $h(ACTH)$ 是 S 形 $E_{max}$ 模型。皮质醇对 ACTH 生成的负反馈作用 $[f_3(C_{Cor}), f_4(C_{Cor})]$ 采用 $I_{max}$ 模型，以式（12.7）和式（12.8）描述：

$$f(C_{Bud}) = 1 - \left( \frac{I_{max} \times C_{Bud}}{C_{Bud} + IC_{50}} \right) \qquad (12.7)$$

$$h(ACTH) = \frac{A_{max} \times ACTH^{\gamma}}{(A_{50}^{\gamma} + ACTH^{\gamma})} \qquad (12.8)$$

基于参数 SA（surge amplitude，浪涌幅度）、SW（surge width，浪涌宽度）、$T$（时间）和 PT（peak time，峰值时间），浪涌特征可用函数 $g$（时钟时间）描述：

$$g(时钟时间) = \frac{SA}{\left[ \left( \frac{T - PT}{SW} \right)^4 + 1 \right]} \qquad (12.9)$$

研究者认为，基于浪涌的模型可描述系统的生理学过程，可作为进一步理解 HPA 轴的工具。

### 12.4.2.2 系统性皮质类固醇诱导的淋巴细胞减少症的 PK/PD 建模

除皮质醇抑制外，皮质类固醇系统效应的另一个常用生物标志物是淋巴细胞的减少。由于淋巴细胞重新分布到外周组织中，这导致了血液淋巴细胞的减少。淋巴细胞减少常被视为一个灵敏的标志物，既可作为治疗过敏性炎症的预期效果的指标（Oneda，1999），也可作为哮喘治疗期间皮质类固醇治疗对免疫系统的全身副作用的指标（Van Gossum 等，1998）。如血液中淋巴细胞（Miyawaki 等，1984）及其亚型（Palmet 等，1996）的昼夜变化，以及与内源性皮质醇昼夜节律呈反向相关（Abo 等，1981）等。

现已确知内源性皮质醇会影响血液中淋巴细胞的数量。因此，构建 PK/PD 模型描述给予外源性皮质类固醇后的淋巴细胞减少时，应考虑外源性皮质类固醇和内源性皮质醇之间的复杂相互作用（如图 12.3 所示）（Meibohm 等，1999）。外源性皮质类固醇可直接抑制淋巴细胞的生成，与之相对的皮质类固醇诱导的内源性皮质醇可间接抑制淋巴细胞的生成，二者均可致淋巴细胞减少。

有学者用经典的间接效应模型描述

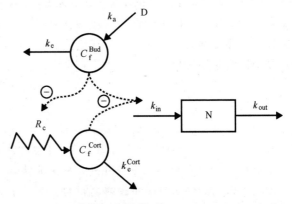

图 12.3　外源性皮质类固醇（布地奈德）、内源性皮质醇和淋巴细胞之间的相互作用（Meibohm 等，1999）

了内源性皮质醇的昼夜节律引起的血中淋巴细胞的瞬时耗竭的过程（Wald 等，1992；Möllmann 等，1998）。在该模型中，通过含抑制性 $E_{max}$ 模型的零级速率输入（$k_{in}$）与一级速率输出（$k_{out}$），来描述淋巴细胞数量（$N$）的变化率 [式（12.10）]：

$$\frac{\mathrm{d}N}{\mathrm{d}t} = k_{in} \times \left(1 - \frac{I_{max,L} \times C_f^{Cort}}{IC_{50}^{Cort \to L} + C_f^{Cort}}\right) - k_{out} \times N \tag{12.10}$$

外源性皮质类固醇和皮质醇对淋巴细胞的联合 PD 效应（Ariens，1954；Meibohm 等，1999）通过式（12.11）表示：

$$\frac{\mathrm{d}N}{\mathrm{d}t} = k_{in} \times \left[1 - \frac{I_{max,L} \times \left(C_f^{St} + \frac{IC_{50}^{St \to L}}{IC_{50}^{C \to L}} \times C_f^{Cort}\right)}{IC_{50}^{St \to L} + C_f^{St} + \frac{IC_{50}^{St \to L}}{IC_{50}^{Cort \to L}} \times C_f^{Cort}}\right] - k_{out} \times N \tag{12.11}$$

式中，$I_{max,L}$ 是皮质醇和外源性皮质类固醇对淋巴细胞输入量的最大影响；$C_f^{Cort}$ 和 $C_f^{St}$ 分别是皮质醇和外源性皮质类固醇的游离浓度；$IC_{50}^{Cort \to L}$ 和 $IC_{50}^{St \to L}$ 分别是皮质醇和外源性皮质类固醇产生 $50\% I_{max,L}$ 时的游离浓度。通过相同的 PK/PD 模型，Stark 等（2006）成功地描述了给予布地奈德后淋巴细胞亚群的效应-时间关系。Hong 等（2007）应用包含场景间变异的群体 PK/PD 方法，拟合了系统皮质类固醇对淋巴细胞转运的影响。研究发现了外源性皮质类固醇 [如布地奈德（Meibohm 等，1999）和曲安奈德（Rohatagi 等，1995）] 对总淋巴细胞抑制的 $IC_{50}$ 大于对皮质醇抑制的 $IC_{50}$，表明皮质醇抑制效应可能是外源性皮质类固醇全身作用的更灵敏的生物标志物。

### 12.4.2.3　PK/PD 建模研究生长速度与全身皮质类固醇暴露之间的关系

皮质类固醇（corticosteroids）对生命至关重要，可调节和支持各种心血管、代谢、免疫和稳态功能。在胎儿发育中，皮质类固醇也发挥了重要作用，是维持正常生长所必需的物质。但皮质类固醇缺乏或过量均会导致生长速度下降。当长时间给予治疗性（外源性）皮质类固醇，如治疗慢性哮喘时，就存在肾上腺功能不全和发生儿童生长速度减慢等（Ahmed 等，2002）全身不良反应的风险。因此，有必要了解皮质类固醇暴露与儿童发育之间的关系，并评估不同市售 ICS 的影响，有利于选择治疗效果最优的 ICS。Daley-Yates 和 Richards（2004）采用基于生理的 PK/PD 研究方法，综合了 32 项已发表研究的数据，考察了吸入、鼻内和口服等不同给药途径递送的皮质类固醇对儿童发育的影响，以探索发育速度和皮质类固醇暴露之间的关系。为了比较这些研究中的不同化合物和给药途径，研究者使用下式将皮质类固醇暴露转化为皮质醇当量：

$$\mathrm{AUC_{ss,u}} = \frac{F \times Dose \times f_u \times P_R}{CL} \tag{12.12}$$

式中，$\mathrm{AUC_{ss,u}}$ 是皮质醇当量表示的稳态游离 AUC；$F$ 是生物利用度；"$Dose$" 是皮质类固醇日剂量；$f_u$ 是血浆中的游离分数；$P_R$ 代表相对于皮质醇的效价（糖皮质激素受体结合情况）；$CL$ 是系统清除率。此外，使用非线性 S 形 $E_{max}$ 模型描述了发育速度变化与以皮质醇当量表示的皮质类固醇暴露之间的关系，如下式所示：

$$\Delta\mathrm{GV} = \frac{E_0 - E_{max} \times \mathrm{AUC_{ss,u}^\gamma}}{\mathrm{AUC_{50}^\gamma} + \mathrm{AUC_{ss,u}^\gamma}} \tag{12.13}$$

式中，$E_0$ 是在没有药物的情况下的生长速度的变化；$E_{max}$ 是发育速度（growth velocity，GV）的理论最大减少量；$AUC_{50}$ 是 GV 最大减少量的 50% 时的以皮质醇当量表示的 $AUC_{ss,u}$。图 12.4 显示了各项研究中各剂量组的年发育速度与皮质醇当量暴露之间的非线性关系。所建模型进一步用于预测不同剂量范围内不同 ICS 的 GV 年度变化。对于口服生物利用度较高（11%～41%）的皮质类固醇，如丙酸倍氯米松（Belometasone Dipropionate）、布地奈德（Budesonide）和曲安奈德（Triamcinolone Acetonide），预测的全身暴露量较高。因此当给予标准儿童剂量时，预计会产生高于 GV 变化临床等效限值的全身水平。另一方面，口服生物利用度低（<1%）的皮质类固醇，如丙酸氟替卡松和糠酸莫米松，预测的暴露水平低于阈值（图 12.5）。因此，该模型能够表征 ICS 的整体系统生物利用度与儿童短期发育效应之间的相关性。

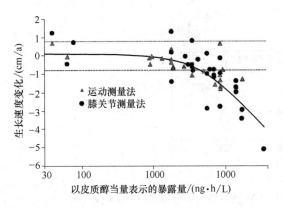 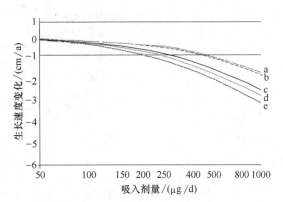

图 12.4　生长速度和以皮质醇当量表示的暴露量的变化（Daley-Yates 和 Richards，2004）

图 12.5　某 ICS 剂量范围下，模型预测的年生长速度的变化（Daley-Yates 和 Richards，2004）

## 12.4.3　$\beta_2$ 受体激动剂的 PK/PD 建模：肺靶向治疗案例

$\beta_2$ 受体激动剂如沙丁胺醇、特布他林和非诺特罗可通过 $\beta_2$ 肾上腺素受体介导的肺支气管扩张和降低 $\beta_1$ 肾上腺素受体介导的心脏作用，广泛用于哮喘的治疗。$\beta_1$ 肾上腺素受体介导的正性肌力效应引起的心率加快和心输出量增加，是除骨骼肌震颤外 $\beta$ 肾上腺素受体激动剂的主要副作用之一。PK/PD 模型（Hochhaus 等，1992b；Jonkers 等，1989）已成功应用于描述 $\beta$ 肾上腺素受体激动剂对肺部的有益效应和全身副作用，从而优化药物治疗方案。

Hochhaus 等（1992b）建立了非诺特罗（Fenoterol）的 PK/PD 模型。通过 $E_{max}$ 模型，研究者将多种途径给药后 PK 隔室中的药物水平与胸内气体体积、气道阻力（有益的肺效应）和心率（全身副作用）相链接。该模型能够同时描述静脉注射、静脉连续滴注和鼻腔给药后非诺特罗对肺和心脏的影响，表明鼻腔给药后引起的肺部效应是全身性诱导效应而非局部诱导效应（图 12.6；Hochhaus 和 Möllmann，1992）。另一方面，在模型中加入吸入给药数据后，模型仅描述了药物的心脏效应，而无法描述药物的肺部效应。吸入治疗后观察到的肺部效应远大于血浆浓度预测的肺部效应，表明观察到的肺部效应是非诺特罗在肺部局部作用的结果（图 12.7；Hochhaus 和 Möllmann，1992）。因此，该研究强调了吸入治疗中肺靶向的必要性。与其他给药途径相比，肺靶向吸入治疗具有相同的肺部效应，但对心脏的影响明显较小。PK/PD 模型可通过估算相关的 $EC_{50}$ 值，表明了相对于 $\beta_1$ 肾上腺素受体介导的

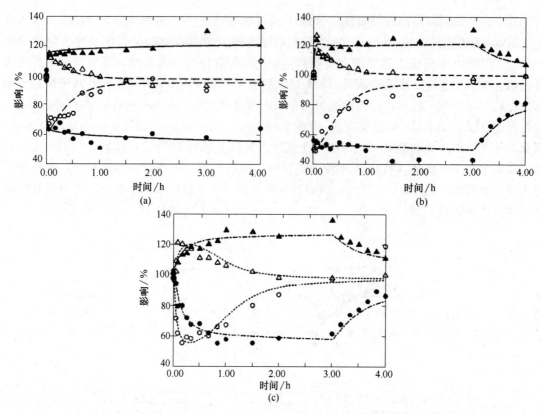

图 12.6　服用不同剂型的非诺特罗后对心率（△，▲）和气道阻力（○，●）的影响

（a）（△，○）表示静脉注射 12.5μg；（▲，●）表示静脉连续滴注（200μg/180min）给予 12.5μg 负荷剂量；

（b）（△，○）表示静脉注射 25μg；（▲，●）表示静脉连续滴注（200μg/240min）给予 25μg 负荷剂量；

（c）（△，○）表示鼻腔给药 200μg；（▲，●）表示静脉连续滴注 200μg/180min（Hochhaus 和 Möllmann，1992）

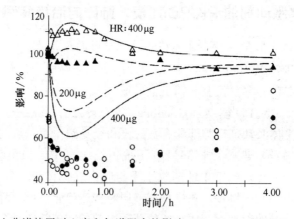

图 12.7　吸入非诺特罗对心率和气道阻力的影响（Hochhaus 和 Möllmann，1992）

心脏效应，$\beta_2$ 肾上腺素受体激动剂对 $\beta_2$ 肾上腺素受体介导的肺部效应的靶向性（Hochhaus 等，1992b；Fuglsang 等，1989）。

## 12.4.4　吸入药物的 PK 建模：肺部模型

吸入（局部作用）药物的 PK 行为比其他给药形式（全身作用）更为复杂。必须了解生理学（中央和外周肺之间的细胞形态和解剖学特征的差异，中央肺区域的黏膜纤毛活动梯）、药物制剂（粒度分布对肺部沉积的程度和部位的影响，颗粒溶解率）和患者因素（健康肺和患病肺之间呼吸模式和气道口径的差异，及其对受试者间变异和受试者内变异的影响）对吸入药物全身 PK 行为的影响。在此基础上，应构建一个综合上述因素的通用隔室模型，正确描述 ICS 的体内过程，并能准确描述吸入药物的全身性 PK 行为。

Byron（1986）建立了一个数学模型来预测吸入治疗性气溶胶后，人体呼吸道各个区域的药物滞留的动力学过程。通过引入药物制剂释放动力学参数，Gonda（1988）对上述模型加以改进，研究药物释放对呼吸道中有效药物水平持续时间的影响。但是这些模型主要关注呼吸道中药物的动力学过程，非血浆中的药物，也未考虑变异性。Hochhaus 等（1997）以上述模型为基础，将吸入制剂相关的肺部生理学与药物的 PK 和 PD 属性相结合，提出了一种评估影响肺靶向的新方法（参见 12.4.1 节）。但是该模型没有区分中央肺和外周肺，也未含有随机效应（受试者间变异和受试者内变异）。基于上述模型的不足，Weber 和 Hochhaus（2013）开发了一个药代动力学试验模拟工具（图 12.8）。该工具纳入了受试者间变异和受试者内变异，较好地描述了 ICS 的体内过程。该工具还可对中央肺和外周肺进行区分，包含了黏膜纤毛对中央肺部未溶解颗粒的清除机制，并在隔室模型中考虑了药物通过肺和胃肠道进入体循环的过程。

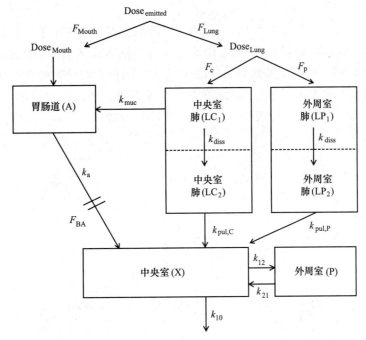

图 12.8　描述 ICS 给药后血浆浓度的隔室模型（Weber 和 Hochhaus，2013）

Weber 和 Hochhaus（2013）的主要目标是开发一个模拟工具，用来准确预测吸入相关的生理因素和药物剂型因素对 ICS 系统 PK 的影响。此外，该模拟工具可作为扩展包（吸入性糖皮质激素药代动力学试验模拟，inhaled corticosteroids pharmacokinetic trial simulation，ICSpkTS），在统计软件 R 中使用（可从 UF Health 官网下载）。该软件包含市售 ICS（布地奈德、氟尼缩松、丙酸氟替卡松和曲安奈德）的内置模块。如图 12.9 所示，通过对比模拟的 PK 数据与实际研究数据，对布地奈德和丙酸氟替卡松模块进行了验证。该软件包允许用户灵活地定义模型参数，模拟健康受试者或患者的 PK 试验。试验中，ICS 和吸入器给药方式可用户自定义，不受限定。附录 2 提供了应用丙酸氟替卡松作为模型药物，模拟 PK 试验的 NONMEM 控制代码示例。

尽管肺部 PK 模型的开发取得了显著进展，但对于影响吸入药物 PK 因素的机制性定量评估仍存在盲区（Labiris 和 Dolovich，2003）。例如，针对体内吸入颗粒的肺部沉积模式、黏膜纤毛清除率、药物溶出以及后续的肺部沉积颗粒的吸收等过程，非常缺乏开展相关的定量评估。此外，对于级联撞击行为（cascade impactor profiles）

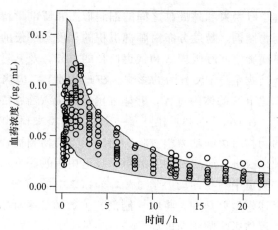

图 12.9　丙酸氟替卡松的 ICSpkTS R 扩展包的验证（Weber 和 Hochhaus，2013）

与肺区沉积模式之间的体外-体内相关性，以及计算机模拟-体内相关性等方面知之甚少。Borghardt 等（2014）建立了奥达特罗（Olodaterd，口服生物利用度可忽略不计的长效 β 受体激动剂）的群体 PK 模型，对已有数据进行再分析，定量描述了溶液中药物的肺吸收过程。

如图 12.10 所示，最终的群体 PK 模型由三个肺隔室组成，描述了三个半衰期不同的平行的肺吸收过程（快、中和慢）。不同的吸收过程与不同肺部区域的溶解药物的吸收有关。快速吸收过程影响浓度-时间曲线的早期阶段（$C_{\max}$），与肺泡对药物的吸收有关。肺泡是高灌注组织，具有较大的表面积和较薄的吸收屏障。而缓慢的吸收过程对浓度-时间曲线的终末期影响最大，与肺部中央区的吸收有关。肺部中央区含较多的低灌注组织。药物先分布至其他肺组织，然后进入体循环。研究者认为，尽管将肺划分为三个隔室是对现有认知的简

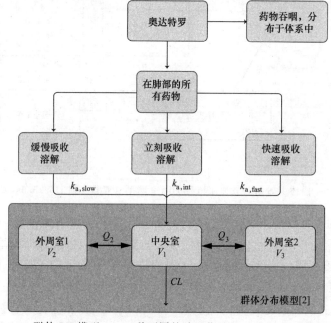

图 12.10　群体 PK 模型——三种不同的肺吸收过程（Borghardt 等，2014）

化，但因为不同吸收过程与不同肺部区域之间相联系，该模型仍可从机制上解释吸入药物的体内过程。附录 3 提供了通过静脉注射给药数据，计算系统参数和吸收参数的 NONMEM 控制文件示例。

# 12.5  基于生理的药代动力学肺模型：商业化软件

基于生理的药代动力学（physiologically based pharmacokinetics，PBPK）模型考虑了患者内在因素（如疾病、年龄、遗传）和外在因素（如药物相互作用）对吸收、分布、代谢和排泄（absorption，distribution，metabolism and excretion，ADME）的影响，有助于预测人体内药物的 PK 行为（Zhao 等，2011）。鉴于该方法的机制性以及所构建的数学模型的复杂性，PBPK 的应用以往一直局限于毒理学和安全性研究，用于预测组织中的暴露。但随着高性能计算机技术的发展，以及新型的体外系统和虚拟系统的开发，基于人体的 PBPK 建模和模拟已成功应用于药物发现和开发的各个阶段（Jones 等，2012）。此外，商业 PBPK 软件包（如 GastroPlus™、SimCYP、PKSIM® 和 Chloe® PK）也增强了 PBPK 模型的实用性。

选择具有良好药代动力学和安全特性的吸入治疗药物时，将 PBPK 方法从传统剂型扩展到吸入剂型是十分必要的。有鉴于此，GastroPlus™ 开发了含肺和鼻生理机制的多隔室模型，可描述吸入和鼻内雾化的药物分子的吸收和处置过程（Miller 等，2010）。

如图 12.11 所示，该模型使用了 ICRP66 模型（Smith，1995）中类似的结构，将肺表述为五个隔室的集合：

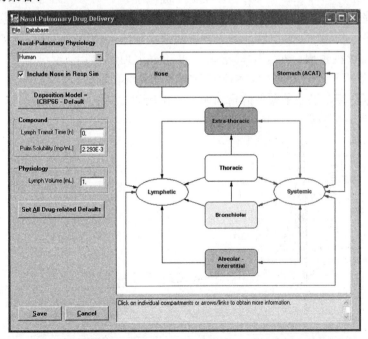

图 12.11  GastroPlus™ 附加给药途径模块 ADRM（additional dosage routes module）中的鼻-肺药物递送编辑器（Chaudhuri 和 Lukacova，2010）

- 鼻（可选，含前鼻腔）
- 胸外（鼻咽、口咽和喉）
- 胸部（气管和支气管）
- 细支气管（细支气管和末端细支气管）
- 肺泡-间质（呼吸性细支气管、肺泡导管和肺泡囊及间质结缔组织）

该模型描述了吸入药物在人体内的过程，同时考虑了吸入治疗的生理因素、药物的物理化学特性和患者因素。吸入药物后即刻，一部分药物被呼出，剩余部分则被吞咽或沉积在模型包含的肺隔室气道的黏液层中。根据吸入药物的粒径、密度和形状因子，内置的 ICRP66 沉积模型能预测药物在肺的局部沉积。在不同肺隔室中沉积的药物经过多种途径，如被黏膜纤毛活动梯清除、药物溶出和吸收进入肺细胞，再代谢并转运至体循环。该模型包含了药物在 pH＝6.9 的黏液中的溶解度、粒度、形状、颗粒密度和水扩散系数等，并通过多种方法（如 Noyes-Whitney 方程），可灵活地描述药物在肺黏液中的溶出动力学的过程。药物的理化性质参数可通过体外测定获得或用计算机模拟预测。

药物的被动吸收速率由浓度梯度驱动，并与每个隔室的生理学特征和药物的理化性质（渗透性）有关。人体肺的生理参数，如表面积、黏液和细胞的厚度及体积，以及每个隔室的黏膜纤毛清除率等均从文献中获得。根据药物性质以及基于文献数据构建的内置模型，可预测每个隔室的药物渗透性。

药物沉积在口咽的部分和通过黏膜纤毛活动梯清除并吞咽到胃肠道的部分，其动力学可以通过 GastroPlus$^{TM}$ 中的高级隔室吸收和转运 ACAT$^{TM}$（advanced compartmental absorption and transit）生理模型（Agoram 等，2001）连接到肺隔室进行描述。肺隔室连接至体循环的 PK 模型，可模拟药物由多种途径（即胃肠道和气道）进入体循环的过程。

基于 GastroPlus$^{TM}$ 中的附加给药途径模块 ADRM（additional dosage routes module）的肺部药物递送组件，Miller 等（2010）模拟了健康受试者对吸入性布地奈德的吸收和 PK 过程。研究者使用 PKPlus 模块，采用三隔室模型拟合静脉注射给药数据，获得布地奈德系统 PK 参数，并将拟合参数固定后，模拟所有肺部给药的系统 PK 参数。药物的理化性质来自体外测定或计算机预测。对于肺部给药，胃肠道生理学使用人体 ACAT 模型，并默认"空腹"状态。以内置的 ICRP66 方案预测药物的肺内沉积分数。所有参数均未用来自肺部给药的体内数据估算，以显示模型的预测能力。预测的血浆浓度-时间曲线如图 12.12 所示。

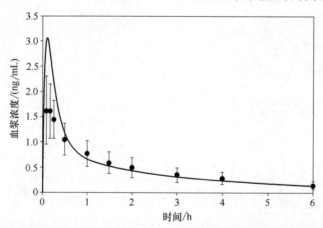

图 12.12　以未拟合参数预测的吸入 0.4mg 布地奈德雾化悬浮液后的血浆
浓度-时间曲线（线）和观测值（圆点）（Chaudhuri 和 Lukacova，2010）

另一个体现肺部模型适用性的案例是有关妥布霉素（Tobramycin）的 PK 建模（Lukacova 等，2010），描述了妥布霉素在两个剂量水平和两种不同剂型［即雾化悬浮液（Pulmosphere，80mg）和溶液（TOBI，300mg）］的 PK 过程。研究者采用了类似的策略，但在 ICRP66 模块中，使用了沉积分数实验的测定值。图 12.13 显示了不同时间点的血浆浓度观察值与模拟曲线之间的良好吻合度。因此，GastroPlus$^{TM}$ 中的这一附加模块可作为开发吸入和鼻腔给药的候选药物的重要工具。

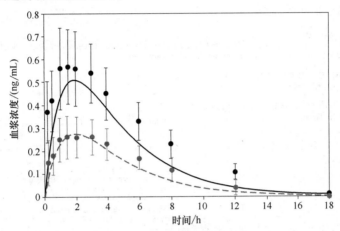

图 12.13　80mg 悬浮液（实线）和 300mg 溶液（虚线）的妥布霉素雾化吸入实验中，未拟合参数模拟与实际血浆浓度-时间数据的比较。点表示观察值（带有误差线），线表示模拟值（Chaudhuri 和 Lukacova，2010）

# 12.6　总结

在开发更安全有效药物的过程中，定量药理学发挥着越来越重要的作用。现已在多个治疗领域的不同阶段的研发中，均加强了定量药理的应用（Lesko 等，2000；Gobburu 和 Lesko，2009；Lee 等，2011）。由于多种因素可影响药物-吸入装置组合的临床疗效，建模和模拟在吸入治疗领域中的应用尤为重要。PK/PD 模型可考察吸入性药物在肺部靶向的影响因素，量化（如皮质类固醇和 $\beta_2$ 受体激动剂类局部作用）吸入性药物的肺部效应和全身副作用，已成功用于吸入性治疗的优化。计算机技术和建模软件的进步促进了基于生理和机制性的多隔室 PK 模型的发展。基于吸入治疗的生理因素、药物的理化性质和患者等因素的数学建模，能更好地描述或预测吸入性药物的体内 PK 过程。以下将本章内容简要总结如下：

- 肺部靶向具多种 PK 和 PD 影响因素；
- PK/PD 建模可量化吸入药物的全身副作用；
- 肺模型可描述吸入药物的复杂 PK 行为；
- 基于机制的商业化多隔室肺部生理药动学模型描述了吸入药物的吸收和处置过程。

然而，从基本的 PK/PD 模型过渡到复杂的 PK/PD 模型，或由小过渡到大的系统模型（Jusko，2013），数学建模可以更好地了解疾病的进展，预测个体的治疗效果（Vodovotz 和 An，2010；Iyengar 等，2012）。典型的案例如皮质类固醇模型（Earp 等，2008a，b）。

## 附录　1

```
;;1. Description: PKPD CICLESONIDE
$PROBLEM PKPD MODEL - CICLESONIDE - CORTISOL LINEAR RATE MODEL; UNITS: TIME=hour, CONC = ng/ml ; CL = l/hr, V= L
;CMT = 1 for PK, 3 for PD ;AMT=1 for CMT=3 at TIME=0 to initialize PD compartment

$INPUT  ID TIME DOSE AMT CMT DV CLI VI KAI EVID
$DATA   CIC_PKPD.csv        IGNORE = @

$SUBROUTINE  ADVAN9  TOL=11; Set up differential equation mode
$MODEL COMP(ABSORB,DEFDOSE) ;
COMP(CENTRAL)
COMP(EFFECT)

$PK
CL =    CLI                                                 ;Clearance in L/hr
V =     VI                                                  ;Central Volume of Distribution in L
KA =    KAI                                       ;Absorption rate constant (1/hr)
RMAX = THETA(1)*EXP(ETA(1))            ;Max release rate at time TMAX
VDCOR = THETA(2)                                   ;Volume of distribution of cortisol
KECOR = THETA(3)                               ;Elimination rate constant of cortisol
TMIN =  THETA(4)*EXP(ETA(2))          ;Time of minimum release
TMAX = THETA(5)*EXP(ETA(3))              ;Time of maximum release
IC50 = THETA(3)*EXP(ETA(4))             ;Conc of CIC causing 50% suppression of RC

F3 = RC/KECOR
K20=CL/V
S2=V2/1000

$DES
DADT(1) = -A(1)*KA ; First compartment is absorption compartment
DADT(2) = A(1)*KA -A(2)*K20
IF (TIME.LE.TMAX AND TIME.GE.TMIN) THEN
RC = ((RMAX)/(VDCOR*(TMAX-TMIN-24)))*(TIME-TMIN)
ELSE
RC = ((RMAX)/(VDCOR*(TMAX-TMIN)))*(TIME-TMIN)
ENDIF
INH = ((A(2)/S2)*IMAX)/(IC50+(A(2)/S2))          ;INHIBITORY FUNCTION
DADT(3) = RC*(1-INH)-KECOR*A(3)                     ;INDIRECT RESPONSE MODEL

$ERROR
IPRED = F
Y = IPRED*(1+EPS(1))+EPS(2)

$THETA
(0,3140) ;RMAX
(33.7 FIX) ;VDCOR
(0.56 FIX) ;KECOR
(0,18)     ;TMIN
(0,22)     ;TMAX
(0,0.1)    ;IC50

$OMEGA
0.15       ;BSVRMAX
0.15       ;BSVTMIN
0.15       ;BSVTMAX
0.15       ;IC50

$SIGMA
0.2        ;ERRCV
1

$EST METHOD=COND INTERACTION MAXEVAL=9999 PRINT=5
$COV

$TABLE ID TIME DOSE AMT CMT DV IPRED PRED CWRES RMAX TMIN TMAX IC50 EVID NOPRINT ONEHEADER
       FILE = PKPDICS1_INH515_PLACEBO2
```

# 附录 2

```
;Author: user ;Description: PK Simulation Tool for ICS
$PROBLEM Pulmonary Compartment Model          ; UNITS: TIME=hour, CONC = mcg/ml ; DOSE = 5mg ; CL = l/hr, V= L
$INPUT   ID TIME CONC=DV EVID AMT CMT
$DATA    PKDATA.csv        IGNORE = C

$SUBROUTINE  ADVAN13  TOL=9 ; Set up differential equation mode
$MODEL COMP(CENTRALLUNG1,DEFDOSE)
COMP(PERIPHLUNG1)
COMP(CENTRALLUNG2)
COMP(PERIPHLUNG2)
;COMP(GUT)
COMP(CENTRAL)
COMP(PERIPH)

$PK
Kdiss = THETA(1)*EXP(ETA(1))      ; Pulmonary Dissolution Rate
Kmuc = THETA(2)*EXP(ETA(2))       ; First order Mucociliary Clearance rate
KpulC = THETA(3)                  ; Pulmonary Absorption rate (Central)
KpulP = THETA(4)                  ; Pulmonary Absorption rate (Peripheral)
CL = THETA(5)*EXP(ETA(3))         ;Clearance in L/hr
V5 = THETA(6)*EXP(ETA(4))         ;Central Volume of Distribution in L
Q  = THETA(7)*EXP(ETA(5))         ;Intercompartmental Clearance
V6 = THETA(8)*EXP(ETA(6))         ;Peripheral volume of distribution in L
F1= 0.08                          ; Central Lung Deposition (Flung*Fc = 0.16*0.5)
F2= 0.08                          ; Peripheral Lung Deposition (Flung*Fp = 0.16*0.5)
K10=CL/V5
K12=Q/V5
K21=Q/V6
S5=V5

$DES
DADT(1) = -A(1)*(Kdiss+Kmuc)           ; Central Lung Compartment Dissolution
DADT(2) = -A(2)*Kdiss                  ; Peripheral Lung Compartment Dissolution
DADT(3) = A(1)*Kdiss - A(3)*KpulC      ; Central Lung Compartment Absorption
DADT(4) = A(2)*Kdiss - A(4)*KpulP      ; Peripheral Lung Compartment Absorption
;DADT(5) = A(1)*Kmuc - A(5)*Ka         ; GI tract
DADT(5) =  A(3)*KpulC+ A(4)*KpulP - A(5)*K10 - A(5)*K12 + A(6)*K21 ; Central body Compartment
DADT(6) = A(5)*K12-A(6)*K21                         ; Peripheral body Compartment

$ERROR
IPRED = F
Y = IPRED*(1+EPS(1))+EPS(2)

$THETA
(0.189)   ;Kdiss
(0.938)   ;Kmuc
(10)      ;KpulC
(20)      ;KpulP
(73)      ;CL
(31)      ;V5
(55)      ;Q
(600)     ;V6

$OMEGA
0.09 ;BSVKdiss
0.09 ;BSVKmuc
0.09 ;BSVCL
0.09 ;BSVV5
0.09 ;BSVQ
0.09 ;BSVV6

$SIGMA
0.1 ;ERRCV Proportional
1      ;Additive
$SIM ONLYSIM (12345) NSUB=500
$TABLE ID AMT TIME DV IPRED CWRES EVID NOPRINT ONEHEADER FILE=sdtabPKMODEL1
$TABLE ID TIME AMT EVID Kdiss Kmuc KpulC KpulP CL V5 Q V6 NOPRINT ONEHEADER FILE=patabPKMODEL1
```

# 附录 3

```
;Author: user ;Description: Mechanistic Model
$PROBLEM Population PK Model for Inhaled Olodaterol ; UNITS: TIME=hour, CONC = mcg/ml ; DOSE = X mg ; CL = l/hr, V= L

$INPUT  ID TIME CONC=DV EVID AMT CMT
$DATA   InhalDATA.csv       IGNORE = C
$SUBROUTINE ADVAN13  TOL=9 ; Set up differential equation mode
$MODEL COMP(SLOWLUNG,DEFDOSE)
COMP(INTLUNG)
COMP(FASTLUNG)
COMP(CENTRAL)
COMP(PERIPH1)
COMP(PERIPH2)

$PK ; Define basic PK relationships
KASLOW = THETA(1)
KAINT = THETA(2)
KAFAST = THETA(3)
V4 = THETA(4)*EXP(ETA(1))
V5 = THETA(5)*EXP(ETA(2))
V6 = THETA(6)*EXP(ETA(3))
CL4 = THETA(7)*EXP(ETA(4))
CL5 = THETA(8)*EXP(ETA(5))
CL6 = THETA(9)*EXP(ETA(6))
KA = THETA(10)*EXP(ETA(7))
K40=CL4/V4
K45=CL5/V4
K46=CL6/V4
K54=CL5/V5
K64=CL6/V6
S2=V2/1000

$DES
DADT(1) = -A(1)* KASLOW                                                          ; Slow Lung Absorption
DADT(2) = -A(2)* KAINT                                                    ; Intermediate Lung Absorption
DADT(3) = -A(3)* KAFAST                                               ; Fast Lung Absorption
DADT(4) = A(1)*KASLOW+A(2)*KAINT+A(3)*KAFAST+A(5)*K54+A(6)*K64-A(4)*(K40+K45+K46) ; Central Body
DADT(5) = A(4)*K45-A(5)*K54                                          ; Peripheral
DADT(6) = A(4)*K46-A(6)*K64                                          ; Deep Tissue

$ERROR
IPRED = F
Y = IPRED*(1+EPS(1))+EPS(2)

$THETA
(0,0.189) ;Kdiss
(0,0.938) ;Kmuc
(10 FIX)  ;KpulC
(20 FIX)  ;KpulP
(73     FIX)      ;CL
(31     FIX)      ;V5
(55     FIX)      ;Q
(600 FIX) ;V6

$OMEGA
0.09    ;BSVKdiss
0.09    ;BSVKmuc
0.09 FIX;BSVCL
0.09 FIX;BSVV5
0.09 FIX;BSVQ
0.09 FIX;BSVV6

$SIGMA
0.1 ;ERRCV Proportional
1       ;Additive
$EST METHOD=COND INTERACTION MAXEVAL=9999 NSIG=3 SIGL=9 PRINT=5
$COV PRINT=E
$TABLE ID AMT TIME DV IPRED CWRES EVID NOPRINT ONEHEADER FILE=sdtabPKMODEL1
$TABLE ID TIME AMT EVID Kdiss Kmuc KpulC KpulP CL V5 Q V6 NOPRINT ONEHEADER FILE=patabPKMODEL1
```

# 参 考 文 献

Abo T，Kawate T，Itoh K，Kumagai K（1981）Studies on the bioperiodicity of the immune response. I. Circadian rhythms of human T，B，and K cell traffic in the peripheral blood. J Immunol 126：1360-1363.

Agoram B，Woltosz WS，Bolger MB（2001）Predicting the impact of physiological and biochemical processes on oral drug bioavailability. Adv Drug Deliv Rev 50（Suppl 1）：S41-S67.

Ahmed SF，Tucker P，Mushtaq T et al（2002）Short-term effects on linear growth and bone turnover in children randomized to receive prednisolone or dexamethasone. Clin Endocrinol（Oxf）57：185-191.

Ariens EJ（1954）Affinity and intrinsic activity in the theory of competitive inhibition. I. Problems and theory. Arch Int Pharmacodyn Thér 99：32-49.

Bates DV，Fish BR，Hatch TF et al（1966）Deposition and retention models for internal dosimetry of the human respiratory tract. Task group on lung dynamics. Health Phys 12：173-207.

Beato M，Kalimi M，Feigelson P（1972）Correlation between glucocorticoid binding to specific liver cytosol receptors and enzyme induction in vivo. Biochem Biophys Res Commun 47：1464-1472.

Borghardt J，Weber B，Staab A et al（2014）Exapnding the mechanistic knowledge about pulmonary absorption processes using a population pharmacokinetic model for inhaled olodaterol. Respir Drug Deliv 2：417-422.

Borgström L，Bondesson E，Morén F et al（1994）Lung deposition of budesonide inhaled via Turbuhaler：a comparison with terbutaline sulphate in normal subjects. Eur Respir J 7：69-73.

Bot AI，Tarara TE，Smith DJ et al（2000）Novel lipid-based hollow-porous microparticles as a platform for immunoglobulin delivery to the respiratory tract. Pharm Res 17：275-283.

Brown RA，Schanker LS（1983）Absorption of aerosolized drugs from the rat lung. Drug Metab Dispos 11：355-360.

Byron PR（1986）Prediction of drug residence times in regions of the human respiratory tract following aerosol inhalation. J Pharm Sci 75：433-438.

Carroll N，Cooke C，James A（1997）The distribution of eosinophils and lymphocytes in the large and small airways of asthmatics. Eur Respir J 10：292-300.

Carstairs JR，Nimmo AJ，Barnes PJ（1985）Autoradiographic visualization of beta-adrenoceptor subtypes in human lung. Am Rev Respir Dis 132：541-547.

Chakraborty A，Krzyzanski W，Jusko WJ（1999）Mathematical modeling of circadian cortisol concentrations using indirect response models：comparison of several methods. J Pharmacokinet Biopharm 27：23-43.

Chaudhuri SR，Lukacova V（2010）Simulating delivery of pulmonary（and intranasal）aerosolised drugs，pp 26-30. ONdrugDelivery.（文件可从 ONdrug Deliver 官网获取）

Chrousos GP，Harris AG（1998）Hypothalamic-pituitary-adrenal axis suppression and inhaled corticosteroid therapy. 2. Review of the literature. Neuroimmunomodulation 5：288-308.

Dahlberg E，Thalén A，Brattsand R et al（1984）Correlation between chemical structure，receptor binding，and biological activity of some novel，highly active，16 alpha，17 alpha-acetalsubstituted glucocorticoids. Mol Pharmacol 25：70-78.

Daley-Yates PT，Richards DH（2004）Relationship between systemic corticosteroid exposure and growth velocity: development and validation of a pharmacokinetic/pharmacodynamic model. Clin Ther 26: 1905-1919.

Daley-Yates PT, Price AC, Sisson JR et al (2001) Beclomethasone dipropionate: absolute bioavailability, pharmacokinetics and metabolism following intravenous, oral, intranasal and inhaled administration in man. Br J Clin Pharmacol 51: 400-409.

Davies CN (1982) Deposition of particles in the human lungs as a function of particle size and breathing pattern: an empirical model. Ann Occup Hyg 26: 119-135.

DeHaan WH, Finlay WH (2001) In vitro monodisperse aerosol deposition in a mouth and throatwith six different inhalation devices. J Aerosol Med 14: 361-367.

Dellamary LA, Tarara TE, Smith DJ et al (2000) Hollow porous particles in metered dose inhalers. Pharm Res 17: 168-174.

Derendorf H, Hochhaus G, Rohatagi S et al (1995) Pharmacokinetics of triamcinolone acetonide after intravenous, oral, and inhaled administration. J Clin Pharmacol 35: 302-305.

Dinh KV, Myers DJ, Noymer PD, Cassella JV (2010) In vitro aerosol deposition in the oropharyngeal region for Staccato loxapine. J Aerosol Med Pulm Drug Deliv 23: 253-260. doi: 10.1089/ jamp. 2009. 0814.

Druzgala P, Hochhaus G, Bodor N (1991) Soft drugs—10. Blanching activity and receptor binding affinity of a new type of glucocorticoid: loteprednol etabonate. J Steroid Biochem Mol Biol 38: 149-154.

Earp JC, Dubois DC, Molano DS et al (2008a) Modeling corticosteroid effects in a rat model of rheumatoid arthritis I: mechanistic disease progression model for the time course of collagen-induced arthritis in Lewis rats. J Pharmacol Exp Ther 326: 532-545. doi: 10.1124/ jpet. 108. 137372.

Earp JC, Dubois DC, Molano DS et al (2008b) Modeling corticosteroid effects in a rat model of rheumatoid arthritis II: mechanistic pharmacodynamic model for dexamethasone effects in Lewis rats with collagen-induced arthritis. J Pharmacol Exp Ther 326: 546-554. doi: 10.1124/ jpet. 108. 137414.

Edsb? cker S, Brattsand R (2002) Budesonide fatty-acid esterification: a novel mechanism prolonging binding to airway tissue. Review of available data. Ann Allergy Asthma Immunol 88: 609-616. doi: 10.1016/S1081-1206 (10) 61893-5.

Edwards DA, Hanes J, Caponetti G et al (1997) Large porous particles for pulmonary drug delivery. Science 276: 1868-1871.

Fuglsang G, Pedersen S, Borgström L (1989) Dose-response relationships of intravenously administered terbutaline in children with asthma. J Pediatr 114: 315-320.

Geller DE, Weers J, Heuerding S (2011) Development of an inhaled dry-powder formulation of tobramycin using PulmoSphere$^{TM}$ technology. J Aerosol Med Pulm Drug Deliv 24: 175-182. doi: 10.1089/ jamp. 2010. 0855.

Gobburu JVS, Lesko LJ (2009) Quantitative disease, drug, and trial models. Annu Rev Pharmacol Toxicol 49: 291-301. doi: 10.1146/annurev. pharmtox. 011008. 145613.

Gonda I (1988) Drugs administered directly into the respiratory tract: modeling of the duration of effective drug levels. J Pharm Sci 77: 340-346.

Gonda I (2004) Targeting by deposition. In: Hickey AJ (ed) Pharmaceutical inhalation aerosol technology, 2nd edn. Merckel Dekker, New York, pp 65-88.

Green SA, Spasoff AP, Coleman RA et al (1996) Sustained activation of a G protein-coupled receptor via "anchored" agonist binding. Molecular localization of the salmeterol exosite within the 2-adrenergic receptor. J Biol Chem 271: 24029-24035.

Hardy JG, Chadwick TS (2000) Sustained release drug delivery to the lungs: an option for the future. Clin Pharmacokinet 39: 1-4. doi: 10.2165/00003088-200039010-00001

Harrison TW, Tattersfield AE (2003) Plasma concentrations of fluticasone propionate and budesonide following inhalation from dry powder inhalers by healthy and asthmatic subjects. Thorax 58: 258-260.

Hickey A, Thompson D (2004) Physiology of the airways. In: Hickey AJ (ed) Pharmaceutical inhalation aerosol technology, 2nd edn. Marcel Dekker, New York, pp 1-29.

Hindle M, Longest PW (2010) Evaluation of enhanced condensational growth (ECG) for controlled respiratory drug delivery in a mouth-throat and upper tracheobronchial model. Pharm Res 27: 1800-1811. doi: 10.1007/s11095-010-0165-z

Hindle M, Longest PW (2012) Condensational growth of combination drug-excipient submicrometer particles for targeted high-efficiency pulmonary delivery: evaluation of formulation and delivery device. J Pharm Pharmacol 64: 1254-1263. doi: 10.1111/j.2042-7158.2012.01476.x

Hochhaus G, Möllmann H (1992) Pharmacokinetic/pharmacodynamic characteristics of the beta-2-agonists terbutaline, salbutamol and fenoterol. Int J Clin Pharmacol Ther Toxicol 30: 342-362.

Hochhaus G, Chen LS, Ratka A et al (1992a) Pharmacokinetic characterization and tissue distribution of the new glucocorticoid soft drug loteprednol etabonate in rats and dogs. J Pharm Sci 81: 1210-1215.

Hochhaus G, Schmidt EW, Rominger KL, Möllmann H (1992b) Pharmacokinetic/dynamic correlation of pulmonary and cardiac effects of fenoterol in asthmatic patients after different routes of administration. Pharm Res 9: 291-297.

Hochhaus G, Möllmann H, Derendorf H, Gonzalez-Rothi RJ (1997) Pharmacokinetic/pharmacodynamic aspects of aerosol therapy using glucocorticoids as a model. J Clin Pharmacol 37: 881-892.

Hong Y, Mager DE, Blum RA, Jusko WJ (2007) Population pharmacokinetic/pharmacodynamic modeling of systemic corticosteroid inhibition of whole blood lymphocytes: modeling interoccasion pharmacodynamic variability. Pharm Res 24: 1088-1097. doi: 10.1007/s11095-006-9232-x

Issar M, Mobley C, Khan P, Hochhaus G (2004) Pharmacokinetics and pharmacodynamics of drugs delivered to the lungs. In: Hickey A (ed) Pharmaceutical inhalation aerosol technology, 2nd edn. Marcel Dekker, New York, pp 215-252.

Iyengar R, Zhao S, Chung S-W et al (2012) Merging systems biology with pharmacodynamics. Sci Transl Med 4: 126ps7. doi: 10.1126/scitranslmed.3003563.

Jeffery PK (1987) The origins of secretions in the lower respiratory tract. Eur J Respir Dis Suppl 153: 34-42.

Jones HM, Dickins M, Youdim K et al (2012) Application of PBPK modelling in drug discovery and development at Pfizer. Xenobiotica 42: 94-106. doi: 10.3109/00498254.2011.627477.

Jonkers R, van Boxtel CJ, Koopmans RP, Oosterhuis B (1989) A nonsteady-state agonist antagonist interaction model using plasma potassium concentrations to quantify the beta-2 selectivity of beta blockers. J Pharmacol Exp Ther 249: 297-302.

Jusko WJ (2013) Moving from basic toward systems pharmacodynamic models. J Pharm Sci 102: 2930-2940. doi: 10.1002/jps.23590

Koopmans RP, Braat MC, Oosterhuis B, van Boxtel CJ (1992) Time-dependent effects of dexamethasone administration on the suppression of plasma hydrocortisone, assessed with a pharmacokinetic model. J Pharmacol Exp Ther 262: 503-508.

Kraft M, Djukanovic R, Wilson S et al (1996) Alveolar tissue inflammation in asthma. Am J Respir Crit Care Med 154: 1505-1510. doi: 10.1164/ajrccm.154.5.8912772

Labiris NR, Dolovich MB (2003) Pulmonary drug delivery. Part I: physiological factors affecting therapeutic effectiveness of aerosolized medications. Br J Clin Pharmacol 56: 588-599.

Lee JY, Garnett CE, Gobburu JVS et al (2011) Impact of pharmacometric analyses on new drug approval and labelling decisions: a review of 198 submissions between 2000 and 2008. Clin Pharmacokinet 50: 627-635. doi: 10.2165/11593210-000000000-00000

Lesko LJ, Rowland M, Peck CC, Blaschke TF (2000) Optimizing the science of drug development: opportunities for better candidate selection and accelerated evaluation in humans. Pharm Res 17: 1335-1344.

Lipworth BJ, Jackson CM (2000) Safety of inhaled and intranasal corticosteroids: lessons for the new millennium. Drug Saf 23: 11-33.

Longest PW, McLeskey JT, Hindle M (2010) Characterization of nanoaerosol size change during enhanced condensational growth. Aerosol Sci Technol 44: 473-483. doi: 10.1080/ 02786821003749525

Longest PW, Tian G, Walenga RL, Hindle M (2012) Comparing MDI and DPI aerosol deposition using in vitro experiments and a new stochastic individual path (SIP) model of the conducting airways. Pharm Res 29: 1670-1688. doi: 10.1007/s11095-012-0691-y

Lönnebo A, Grahnén A, Karlsson MO (2007) An integrated model for the effect of budesonide on ACTH and cortisol in healthy volunteers. Br J Clin Pharmacol 64: 125-132. doi: 10.1111/ j.1365-2125.2007.02867.x

Lukacova V, Ray Chaudhuri S, Miller N et al (2010) Simulation of tobramycin pharmacokinetics after pulmonary administration. 37th Annual Meeting & Exposition Controlled Release Society. 37th Annual Meeting and Exposition of the Controlled Release Society, Portland, OR. July 10-14, 2010.

Mackie AE, Ventresca GP, Fuller RW, Bye A (1996) Pharmacokinetics of intravenous fluticasone propionate in healthy subjects. Br J Clin Pharmacol 41: 539-542.

Martonen TB, Katz IM (1993) Deposition patterns of aerosolized drugs within human lungs: effects of ventilatory parameters. Pharm Res 10: 871-878.

Meibohm B, Derendorf H, Möllmann H et al (1999) Mechanism-based PK/PD model for the lymphocytopenia induced by endogenous and exogenous corticosteroids. Int J Clin Pharmacol Ther 37: 367-376.

Milad MA, Ludwig EA, Lew KH et al (1994) The pharmacokinetics and pharmacodynamics of Methylprednisolone in chronic renal failure. Am J Ther 1: 49-57.

Miller N, Ray Chaudhuri S, Lukacova V et al (2010) Development of physiologically-based pharmacokinetic (PBPK) model for predicting deposition and disposition following inhaled and intranasal administration. Respir Drug Deliv 2: 579-584.

Miller-Larsson A, Mattsson H, Hjertberg E et al (1998) Reversible fatty acid conjugation of budesonide. Novel mechanism for prolonged retention of topically applied steroid in airway tissue. Drug Metab Dispos 26: 623-630.

Miyawaki T, Taga K, Nagaoki T et al (1984) Circadian changes of T lymphocyte subsets in human peripheral blood. Clin Exp Immunol 55: 618-622.

Möllmann H, Wagner M, Meibohm B et al (1998) Pharmacokinetic and pharmacodynamic evaluation of fluticasone propionate after inhaled administration. Eur J Clin Pharmacol 53: 459-467.

Nagaraja NV, Pechstein B, Erb K et al (2003) Pharmacokinetic/pharmacodynamic modeling of luteinizing hormone (LH) suppression and LH surge delay by cetrorelix after single and multiple doses in healthy premenopausal women. J Clin Pharmacol 43: 243-251.

Nave R, Meyer W, Fuhst R, Zech K (2005) Formation of fatty acid conjugates of ciclesonide active metabolite in the rat lung after 4-week inhalation of ciclesonide. Pulm Pharmacol Ther 18: 390-396. doi: 10.1016/ j.pupt.2005.02.012

Nave R, Fisher R, Zech K (2006) In vitro metabolism of ciclesonide in human lung and liver precision-cut tissue slices. Biopharm Drug Dispos 27: 197-207. doi: 10.1002/bdd.500

Newman SP, Clark AR, Talaee N, Clarke SW (1989) Pressurised aerosol deposition in the human lung with and without an "open" spacer device. Thorax 44: 706-710.

Newman SP, Brown J, Steed KP et al (1998) Lung deposition of fenoterol and flunisolide delivered using a novel device for inhaled medicines: comparison of RESPIMAT with conventional metered-dose inhalers with and without spacer devices. Chest 113：957-963.

Newman S，Salmon A，Nave R，Drollmann A（2006）High lung deposition of 99mTc-labeled ciclesonide administered via HFA-MDI to patients with asthma. Respir Med 100：375-384. doi：10. 1016/j. rmed. 2005. 09. 027.

Nikander K，Prince I，Coughlin S et al（2010）Mode of breathing-tidal or slow and deep-through the I-neb Adaptive Aerosol Delivery（AAD）system affects lung deposition of（99m）Tc-DTPA. J Aerosol Med Pulm Drug Deliv 23（Suppl 1）：S37-S43. doi：10. 1089/jamp. 2009. 0786

Oneda K（1999）Dexamethasone-induced apoptosis in peripheral T lymphocytes from patients with asthma. Arerugi 48：13-22.

Palm S，Postler E，Hinrichsen H et al（1996）Twenty-four-hour analysis of lymphocyte subpopulations and cytokines in healthy subjects. Chronobiol Int 13：423-434.

Peet CF，Enos T，Nave R et al（2005）Identification of enzymes involved in phase I metabolism of ciclesonide by human liver microsomes. Eur J Drug Metab Pharmacokinet 30：275-286.

Petruzzelli S，De Flora S，Bagnasco M et al（1989）Carcinogen metabolism studies in human bronchial and lung parenchymal tissues. Am Rev Respir Dis 140：417-422. doi：10. 1164/ajrccm/140. 2. 417

Pitcairn G，Reader S，Pavia D，Newman S（2005）Deposition of corticosteroid aerosol in the human lung by Respimat Soft Mist inhaler compared to deposition by metered dose inhaler or by Turbuhaler dry powder inhaler. J Aerosol Med 18：264-272. doi：10. 1089/jam. 2005. 18. 264

Rohatagi S，Hochhaus G，Mollmann H et al（1995）Pharmacokinetic and pharmacodynamic evaluation of triamcinolone acetonide after intravenous，oral，and inhaled administration. J Clin Pharmacol 35：1187-1193.

Rohatagi S，Bye A，Mackie AE，Derendorf H（1996a）Mathematical modeling of cortisol circadian rhythm and cortisol suppression. Eur J Pharm Sci 4：341-350.

Rohatagi S，T? uber U，Richter K，Derendorf H（1996b）Pharmacokinetic/pharmacodynamic modeling of cortisol suppression after oral administration of fluocortolone. J Clin Pharmacol 36：311-314.

Rohatagi S，Arya V，Zech K et al（2003）Population pharmacokinetics and pharmacodynamics of ciclesonide. J Clin Pharmacol 43：365-378.

Rohatagi S，Luo Y，Shen L et al（2005）Protein binding and its potential for eliciting minimal systemic side effects with a novel inhaled corticosteroid，ciclesonide. Am J Ther 12：201-209.

Ryrfeldt A，Andersson P，Edsbäcker S et al（1982）Pharmacokinetics and metabolism of budesonide，a selective glucocorticoid. Eur J Respir Dis Suppl 122：86-95.

Schanker LS，Mitchell EW，Brown RA（1986）Species comparison of drug absorption from the lung after aerosol inhalation or intratracheal injection. Drug Metab Dispos 14：79-88.

Singh SD，Whale C，Houghton N et al（2003）Pharmacokinetics and systemic effects of inhaled fluticasone propionate in chronic obstructive pulmonary disease. Br J Clin Pharmacol 55：375- 381.

Slayter KL，Ludwig EA，Lew KH et al（1996）Oral contraceptive effects on methylprednisolone pharmacokinetics and pharmacodynamics. Clin Pharmacol Ther 59：312-321. doi：10. 1016/S0009-9236（96）80009-9

Smith H（1995）Human respiratory tract model for radiological protection. ICRP Publication（1994）66. Ann. ICRP 24：1-3.

Stark JG，Werner S，Homrighausen S et al（2006）Pharmacokinetic/pharmacodynamic modeling of total lymphocytes and selected subtypes after oral budesonide. J Pharmacokinet Pharmacodyn 33：441-459. doi：10. 1007/s10928-006-9013-5

Stuart BO（1984）Deposition and clearance of inhaled particles. Environ Health Perspect 55：369-390.

Suarez S，Gonzalez-Rothi RJ，Schreier H，Hochhaus G（1998）Effect of dose and release rate on pulmonary targeting of liposomal triamcinolone acetonide phosphate. Pharm Res 15：461-465.

Suntres ZE，Shek PN（1998）Liposomes promote pulmonary glucocorticoid delivery. J Drug Target 6：175-

182. doi：10. 3109/10611869808997891

Thiel CG (1998) Can in vitro particle size measurements be used to predict pulmonary deposition of aerosol from inhalers? J Aerosol Med 11 (Suppl 1)：S43-S52.

Tian G，Longest PW，Li X，Hindle M (2013) Targeting aerosol deposition to and within the lung airways using excipient enhanced growth. J Aerosol Med Pulm Drug Deliv 26：248-265. doi：10. 1089/jamp. 2012. 0997

Tunek A，Sjödin K，Hallström G (1997) Reversible formation of fatty acid esters of budesonide，an antiasthma glucocorticoid，in human lung and liver microsomes. Drug Metab Dispos 25：1311- 1317.

Tyler WS (1983) Comparative subgross anatomy of lungs. Pleuras，interlobular septa，and distal airways. Am Rev Respir Dis 128：S32-S36.

Usmani OS，Biddiscombe MF，Barnes PJ (2005) Regional lung deposition and bronchodilator response as a function of beta2-agonist particle size. Am J Respir Crit Care Med 172：1497-1504. doi：10. 1164/rccm. 200410-1414OC

Van Gossum A，Schmit A，Peny MO (1998) Oral budesonide for lymphocytic colitis. Am J Gastroenterol 93：270. doi：10. 1111/j. 1572-0241. 1998. 270_1. x

Vodovotz Y，An G (2010) Systems biology and inflammation. Methods Mol Biol 662：181-201. doi：10. 1007/978-1-60761-800-3_9

Wald JA，Law RM，Ludwig EA et al (1992) Evaluation of dose-related pharmacokinetics and pharmacodynamics of prednisolone in man. J Pharmacokinet Biopharm 20：567-589.

Weber B，Hochhaus G (2013) A pharmacokinetic simulation tool for inhaled corticosteroids. AAPS J 15：159-171. doi：10. 1208/s12248-012-9420-z

Weda M，Zanen P，de Boer AH et al (2008) The therapeutic index of locally acting inhaled drugs as a function of their fine particle mass and particle size distribution：a literature review. Curr Drug Deliv 5：142-147.

Weibel E (1963) Morphometry of the human lung，1st edn. Springer，New York.

Winkler J，Hochhaus G，Derendorf H (2004) How the lung handles drugs：pharmacokinetics and pharmacodynamics of inhaled corticosteroids. Proc Am Thorac Soc 1：356-363. doi：10. 1513/ pats. 200403-025MS

Xu J，Nave R，Lahu G et al (2010) Population pharmacokinetics and pharmacodynamics of inhaled ciclesonide and fluticasone propionate in patients with persistent asthma. J Clin Pharmacol 50：1118-1127. doi：10. 1177/0091270009354994

Zhao P，Zhang L，Grillo JA et al (2011) Applications of physiologically based pharmacokinetic (PBPK) modeling and simulation during regulatory review. Clin Pharmacol Ther 89：259-267. doi：10. 1038/clpt. 2010. 298

# 第13章
# 骨质疏松症的定量药理学应用

Teun M. Post, Anna Georgieva Kondic, Antonio Cabal, Ghassan N. Fayad,
Khamir Mehta and Thomas Kerbusch

## 13.1 引言

骨质疏松症（osteoporosis）是一种进行性的退行性骨疾病，可增加骨折的风险。由于人类寿命的延长，骨质疏松症的发病率、死亡率和费用日益增加，成为重要的世界性健康问题。

2005 年，Burge 等（2007）在美国进行了一项骨质疏松症的流行病学研究，应用了状态转移的马尔可夫决策模型，预测了 2005—2025 年期间骨折疾病负担和成本的增长趋势。自 2005 年，实际骨折人数为 200 万例，相关费用达 190 亿美元。由于人口老龄化，预计 2025 年相关费用还将增加 50％，其中 72％是髋部骨折（Burge 等，2007）。其他国家也发表了类似的研究结果（Rajagopal 等，2008）。

由于骨质疏松症疾病进展缓慢，为了满足统计学要求，需要开展较长时间的大型临床试验，以确定新疗法对降低骨折风险的获益。随着时代的发展，人们对骨生理学和骨疾病发病机制的认识不断加深，已建立了多种概念性、数学、统计学和流行病学模型，可深入了解骨质疏松症的生物学、发病机制、预测因子，以及相应的骨折发生风险（Post 等，2010）。

过去的十年中，各类模型尤其是基于机制的模型，对骨质疏松症治疗药物的开发产生了越来越大的影响。越来越多的研究阐明了骨质疏松症的（病理）生理学机制，包括破骨细胞与成骨细胞的成熟和两者的相互作用，以及骨吸收和骨形成之间的平衡随年龄和激素失衡而发生动态变化。系统内部的非线性、反馈机制和随时间的变化可导致对骨质疏松症形成有违常识的认识。数学建模是一种有用的分析工具。在骨生理学和骨质疏松症治疗领域，已开发了多种概念性模型。骨质疏松症模型中的数据包括：（新型）药物的药代动力学（pharmacokinetics，PK）、不同时间维度的药效动力学（pharmacodynamics，PD）生物标志物（表示骨转换的多肽和骨密度）、骨强度以及实际临床结局——不同部位的骨折率（Post 等，2010）。

已发表的骨质疏松症 PK/PD-疾病模型具有不同程度的生物学复杂性，从简单描述疾病的模型，到跨越各种空间维度的复杂系统模型，或基于骨强度的机制模型。参数的可辨识性和可估算性通常会随模型复杂性的增加而下降。基于药物开发目标、数据的可获得性以及是否需要外推预测，决定构建模型的类别，如描述性、半机制或全机制模型。模型已用于描述临床试验数据，模拟新作用机制药物的临床试验结果。例如，何种剂量对生物标志物/终点产生何种程度的影响，患者亚群之间的差异。此外，构建的模型还可模拟联合治疗的效果。例如，如果联合治疗有协同作用，预期效果如何？另外，模型还可基于临床试验数据预测现实生活情况，例如，预防老年骨折（Post 等，2010）。

本章阐述了骨生理学的主要内容和骨质疏松症的生理病理学。然后，介绍骨质疏松症模型构建的一般方法，以及模型应用的具体案例。

# 13.2　骨质疏松症建模的概述

## 13.2.1　骨生理学和病理生理学简介

人们逐渐对骨形成和骨吸收的生物学（骨重建的过程，图 13.1）及其与骨质疏松症病理生理学的关联有了更深入的理解。骨重建是破骨细胞和成骨细胞两者共同作用的结果。在健康状态下，骨吸收和骨形成两个过程达到平衡。骨重建的过程可致骨骼的更新。破骨细胞附着在骨表面，可消除矿化物质，分解吸收腔隙中的有机骨组分。骨吸收完成时，破骨细胞脱离骨表面并凋亡。相反，成骨细胞附着于骨上，形生以 I 型胶原为主的类骨质。随后，类骨质矿化。破骨细胞的信号转导可触发前成骨细胞分化为活化细胞。在矿化过程中，一部分成骨细胞留在骨基质中，并分化为骨细胞（Manolagas，2000；Boyle 等，2003）。

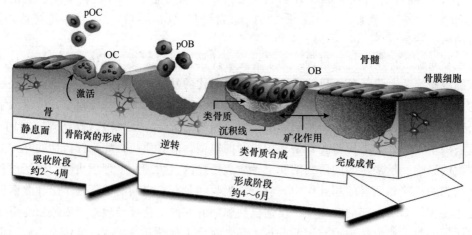

图 13.1　骨重建生理过程概述：吸收和形成

基于现有的认知，骨重建通过以下方式调控：

① 破骨细胞分泌转化生长因子 β（transforming growth factor beta，TGF-β），触发前成骨细胞分化为响应型成骨细胞（对分化信号高度响应的早期成骨细胞），并减弱响应型成

骨细胞分化为活性成骨细胞（负责骨形成），控制响应型成骨细胞群的累积。一旦破骨细胞群死亡，就定植于骨吸收腔隙中（Manolagas，2000；Boyle 等，2003）。

② 核因子 $\kappa$ B 受体激活剂（receptor activator of nuclear factor $\kappa$ B，RANK)-核因子 $\kappa$ B 受体激活剂配体（receptor activator of nuclear factor $\kappa$ B ligand，RANKL)-骨保护素（osteoprotegerin，OPG）通路，负责成骨细胞对于破骨细胞群的控制。活性成骨细胞产生的 RANKL 与位于前破骨细胞表面的 RANK 相互作用。被占位的 RANK 受体触发前破骨细胞分化为破骨细胞。响应型成骨细胞产生抑制 RANKL 的 OPG，确保破骨细胞群仅在形成过程结束时生长（Aubin 和 Bonnelye，2000；Boyle 等，2003）。绝经后妇女的骨丢失是由于骨重建率增加，以及破骨细胞和成骨细胞的活性和数量之间的失衡。骨丢失分两个阶段：a. 快速阶段，主要是由于雌激素缺乏；b. 缓慢阶段，主要是由于衰老的影响。男性中亦可见此现象。虽然雌激素对骨的影响原因尚不完全清楚，但据推测雌激素至少部分可通过成骨细胞而发挥作用（例如，随着雌激素水平的降低，TGF-β 的合成可增加或 OPG 的分泌会减少），从而打破骨重建的平衡。衰老对骨质疏松的影响可由多种因素引起，如维生素 D 缺乏可导致钙吸收的受损和甲状旁腺激素（parathyroid hormone，PTH）分泌的增加，以及雌激素水平的持续下降、体力活动的减少和生长激素分泌减少所致的成骨细胞功能受损（Raisz，2008）。

## 13.2.2 骨生理学指标

骨质疏松症的长期临床终点是骨折。骨骼的材料性能可通过力学测试来评估。这个测试会生成一个包括断裂点在内的应力-应变曲线（Cusick 等，2011；Lotinun 等，2013）。曲线的线性部分称为杨氏模量（Young's modulus），代表刚度。而高度和拐点则是骨强度的两种不同测量方法。通过有限元分析（finite-element analysis，FEA；Bouxsein 和 Seeman，2009）估计骨强度逐渐被广泛接受。

骨分为两类：骨皮质和骨小梁。骨皮质是骨的外壳，约占骨量的 80%。骨小梁仅占骨量的 20%，约占骨表面的 80%。骨皮质具有很强的抗弯曲和扭转能力，并提供机械强度和保护。骨小梁的密度低于骨皮质，提供机械支持，并且比骨皮质具有更高的转换率，为维持矿物质的稳态提供钙和磷酸盐（Post 等，2010）。

骨密度（bone mineral density，BMD）是每平方厘米骨骼中矿物质的含量，是目前最简单且易获取的预测骨强度的指标。但骨密度的影响仅占骨折风险的 44%。影响骨强度的因素还包括形态、几何结构、微结构、骨组织成分、矿物质、微损伤和骨转换率（Post 等，2010）。与骨折最相关的 BMD 区域是脊柱（主要是骨小梁）、髋部（骨小梁和骨皮质的混合）和腕部（主要是骨皮质）。此外，BMD 也可作为绝经后骨质疏松症的诊断指标（Melton 等，2003；WHO Study Group，1994）。

骨转换生化标志物（biochemical turnover maker，BTM）可在较短时间内提供易于获取的骨生理状态的信息。研究显示 BTM 和 BMD 联合使用比单独使用能更准确地预测骨折风险。因此提倡这两种标志物联合使用的方法（Post 等，2010）。BTM 可分为三类：骨胶原再吸收标志物、骨形成标志物和破骨细胞调节蛋白标志物（Post 等，2010）。首先是骨胶原蛋白的降解产物，临床上最常用的是胶原交联的 C 端肽（CTx）和 N 端肽（NTx）（已有血清和尿液中 CTx 和 NTx 的测定方法）。骨形成标志物是测定成骨细胞的酶活性、骨蛋白或前胶原标志物，常用的标志物包括骨特异性碱性磷酸酶（bone-specific alkaline phosphatase，BASP）、骨钙素（osteocalcin，OC）和 I 型胶原的羧基端和氨基端前肽（I 型前胶原

C 端前肽 PICP 和 I 型前胶原 N 端前肽 PINP)。破骨细胞调节蛋白标志物是反映破骨细胞生成率或破骨细胞数量的标志物（Post 等，2010）。

### 13.2.3 骨质疏松症的治疗

基于成骨细胞-破骨细胞相互作用，现已开发了影响该过程的多种治疗方法（图 13.2）。根据作用机制、作用部位和作用方式，治疗方法可分为：①减少骨吸收；②促进骨形成；③以上两种作用的组合（Post 等，2010）。

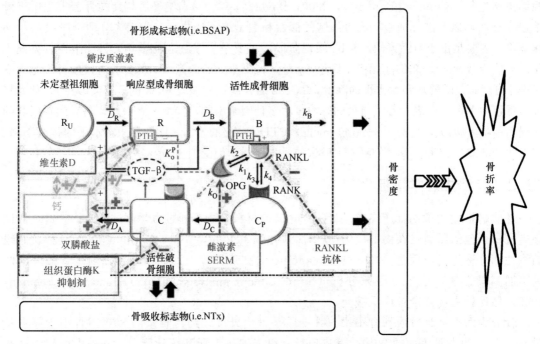

图 13.2  骨质疏松症的作用机制及药物靶点概览（见彩插）

（资料来源：Post 等，2013，获得 Springer Science＋Business Media B. V. 许可）

#### 13.2.3.1  减少骨吸收

抗骨吸收治疗包括激素替代疗法、双膦酸盐、选择性雌激素受体调节剂和降钙素。双膦酸盐（如阿仑膦酸盐、利塞膦酸盐、唑来膦酸钠）直接影响破骨细胞对骨细胞的再吸收能力。已知这类药物优先与羟基磷灰石钙结合，并可在骨中保留数年。这对于替代治疗有一定的意义。

RANKL 抑制剂地诺单抗（Denosumab，一种全人源单克隆抗体）是一种更具靶向性的治疗方法，可导致破骨细胞凋亡和骨吸收减少，同时避免一些由双膦酸盐类引起的副作用（Baron 等，2011）。RANK-RANKL 通路的重要性如 13.2.1 节所述。

众所周知，服用雌激素尤其是在绝经后不久即开始服用，可以维持骨密度，但也会增加血栓、癌症和心脏病的风险。选择性雌激素受体调节剂（selective estrogen receptor modulator，SERM）雷洛昔芬可发挥雌激素的作用，同时能避免部分（但不是全部）副作用。

Fortical 是一种鼻腔喷雾剂，可起到甲状腺分泌的降钙素作用，抑制骨吸收，但抑制程度较轻。

组织蛋白酶 K 的选择性和可逆性抑制剂是一类新型的骨质疏松症治疗方法。Odanacatib

的Ⅲ期临床试验重点关注骨折风险降低和长期安全性。Odanacatib 可减少由组织蛋白酶 K 介导的破骨细胞的骨吸收，并在骨重建过程中保护骨形成（Bone 等，2010；Langdahl 等，2012）。这些作用被认为与接受 Odanacatib 治疗的低骨量患者中观察到的骨密度增加有关（Bone 等，2010；Langdahl 等，2012）。临床前数据表明，抑制组织蛋白酶 K 也可能增加骨膜的重建（Cusick 等，2011）。

### 13.2.3.2 促进骨形成

可注射 PTH（特立帕肽）能够优先增加成骨细胞的活性。由于骨形成和骨吸收的耦合机制，持续给予 PTH 时骨形成的增加会导致骨吸收。这个有趣的现象可以通过建模来描述。在严重骨质疏松症患者中，给药频率（每日皮下注射）在很大程度上限制了特立帕肽的应用。

现有在研新药（安进、礼来和诺华）可阻断骨硬化蛋白。骨硬化蛋白引起成骨细胞凋亡的机制仍在研究之中。但越来越多的证据表明，骨质疏松症是一种骨生长异常的疾病。骨硬化蛋白突变与骨质疏松症有关，是治疗严重骨质疏松症的新靶点（McClung 等，2012）。钙和维生素 D 衍生物是对骨平衡有积极影响的重要补充剂，也是绝经后骨质疏松症患者日常治疗方案的一部分。

此外，还有一些研发中的新治疗模式，如联合治疗或序贯治疗（对于严重骨质疏松症患者，短期采用合成代谢治疗，随后采用较长时间的抗再吸收药物维持治疗）。Post 等（2013）强调通过建模可综合考虑药物的治疗效果、PK 特征以及停药对骨系统的影响，预测治疗效果。

# 13.3 骨质疏松症的常规定量药理学

现已建立了多种概念性、数学、统计学和流行病学模型，以深入了解骨质疏松症的生物学、机制和预测因子（Post 等，2010）。总体而言，统计学和流行病学模型为各种 BTM、BMD 和临床疗效之间的相关性、预测性和相关时间过程提供了宝贵信息。该领域的研究为各种因素（如年龄、生活方式和绝经）的影响提供了有价值的信息，并使评估、统计确认和比较不同治疗方法的效果成为可能。概念性数学模型提供了对标志物的动力学、骨生理动力学的深入了解，可用于定量建模，因此，这是本章的重点。这种类型的建模既可以是描述性的建模，也可以是基于已知的骨生理学的建模，即更偏于机制的建模。

其优点在于可整合疾病过程中不同的生物标志物，以及间接反映系统的生物标志物的经时变化。骨质疏松症中描述性建模一般包括单一的骨转换标志物——BMD，或骨折风险，或这些要素的组合（Post 等，2010）。

通过建模可更好地联系和整合骨生理学及其内在机制，描述骨质疏松症和其他骨病。建模还可整合和评估不同时间尺度、与疾病和药物作用相关的短期和长期的生物标志物。以下将介绍基于骨细胞相互作用机制的模型（即核心生理学模型），以及基于此的两个骨质疏松症定量药理学的具体案例。

Lemaire 等（2004）发表了第一个关于骨细胞相互作用的综合概念性半机制数学模型。该模型（图 13.2 和图 13.3）开创性地描述了来自不同成熟水平的破骨细胞和成骨细胞库的细胞。一方面，响应型成骨细胞（R）从大量未分化的成骨细胞祖细胞（$R_U$）库中募集，再分化为活性成骨细胞（B）。另一方面，活性破骨细胞（C）在 RANK 受其配体（RANKL）刺激时从破骨细胞祖细胞（CP）库中募集。后一过程受到 OPG 的抑制，是一种由响应型成骨细胞产生的 RANKL 可溶性诱饵受体。已发表的其他方法也有考虑骨生理学的定量描述（Komarova 等，2003；Rattanakul 等，2003；Moroz 等，2006；Wimpenny 和 Moroz，2007；Earp 等，2008；Pivonka 等，2008；Peterson 和 Riggs，2010；Pivonka 和 Komarova，2010；Marata 等，2011；Zumsande 等，2011；Riggs 等，2012）。

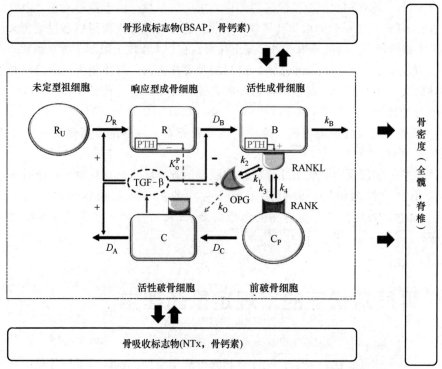

图 13.3　骨质疏松的作用机制及对生物标志物骨转换和骨密度作用的概览

（资料来源：Post 等，2013，获得 Springer Science＋Business Media B. V. 许可）

此外，该模型表达了关于 TGF-β 和 PTH 的一些假设效应。特别是在骨吸收过程中，活性破骨细胞释放的 TGF-β：①刺激响应型成骨细胞的募集；②抑制响应型成骨细胞向活性成骨细胞的分化；③刺激活性破骨细胞的凋亡。另一方面，PTH 通过与成骨细胞表达的受体的结合，刺激 RANKL 的表达，抑制 OPG 的分泌；应注意 Lemaire 等（2004）的模型仅表达了 PTH 的再吸收效应。

从数学角度，上述过程可以转化为以下一组微分方程：

$$
\begin{cases}
\dfrac{\mathrm{d}R}{\mathrm{d}t} = D_R \pi_C - \dfrac{D_B}{\pi_C} R \\[2mm]
\dfrac{\mathrm{d}B}{\mathrm{d}t} = \dfrac{D_B}{\pi_C} R - k_B B \\[2mm]
\dfrac{\mathrm{d}C}{\mathrm{d}t} = D_C \pi_L(R,B) - D_A \pi_C C
\end{cases}
\tag{13.1}
$$

式中，$R$、$B$ 和 $C$ 分别表示响应型成骨细胞、活性成骨细胞和破骨细胞的浓度；$D_R$、

$D_B$ 和 $D_C$ 分别表示成骨细胞祖细胞、响应型成骨细胞和前破骨细胞的分化率；$k_B$ 表示活性成骨细胞的凋亡率；$D_A$ 表示 TGF-β 导致的破骨细胞凋亡率；$\pi_C$ 和 $\pi_L$（$R$，$B$）分别表示 TGF-β 受体占有率和 RANK 受体占有率。这些参数的表达式以及详细的推导过程参见 Lemaire 等（2004）的报道。

之后的研究人员对 Lemaire 模型进行了多种扩展。Peterson 和 Riggs 等明确地引入了钙动力学，Earl 等描述了类风湿性关节炎的骨动力学（Lemaire 等，2004；Riggs 等，2012；Earp 等，2008；Peterson 和 Riggs，2010）。Marathe 等（2011）还介绍了这种方法的要素，合并了 Lemaire 等（2004）的模型，并将破骨细胞的数量与生物标志物的吸收相联系，以描述 RANKL 抑制剂 Denosumab 的作用。但在多发性骨髓瘤患者中，伴有骨类病变。Lemaire 模型是以下两个具体应用案例的基础。

# 13.4　定量药理学在骨质疏松症中的应用案例

## 13.4.1　基于机制的骨转换标志物和骨密度模型

### 13.4.1.1　通过群体方法描述五种生物标志物的简化核心生理学模型

Post（2009）和 Schmidt 等（2011）提出了一种方法，将 Lemaire 的系统简化为成骨细胞（B）和破骨细胞（C）的动力学过程，以保持系统的动力学特征。系统随时间的变化过程可用下列公式描述：

$$
\begin{cases}
\dfrac{dB}{dt} = D_R \pi_C(C) - k_B B \\[2mm]
\dfrac{dC}{dt} = D_C \dfrac{\alpha B}{1+\beta R} - D_A \pi_C(C) C
\end{cases}
\tag{13.2}
$$

函数 $R = R(C)$ 定义为

$$
R(C) \stackrel{\text{def}}{=} \frac{D_B}{R_R} \pi_C^2(C)
\tag{13.3}
$$

该简化系统应用于临床数据时，Post 等将无量纲的细胞浓度与相应的骨转换生物标志物以及骨密度测量值相联系（Post 等，2010；Post，2009）。简化核心模型在临床数据中的应用是通过群体方法完成的。为了能够包括疾病与治疗的相关变化和多个标志物，$B$ 和 $C$ 的变化与各自的基线值 $B_0$ 和 $C_0$ 相关，形成了无量纲系统：

$$
y = \frac{B}{B_0} \text{ 和 } z = \frac{C}{C_0}
\tag{13.4}
$$

例如

$$
\begin{cases}
\dfrac{dy}{dt} = k_B \{\sigma(z) - y\} \\[2mm]
\dfrac{dz}{dt} = D_A \pi_z(1) \left\{ \dfrac{1+b}{1+bf(t)\sigma^2(z)} y \times P_{Ca} \times E(T_i) - \sigma(z)z \right\}
\end{cases}
\tag{13.5}
$$

$$
\sigma(z) = \frac{\pi_z(z)}{\pi_z(1)}
\tag{13.6}
$$

式中，$P_{Ca}$ 和 $E(T_i)$ 分别是钙和替勃龙的治疗作用；$f(t)$ 表示绝经期间雌激素水平下降相关的疾病进展。

然后，通过以下函数关系式，将描述骨吸收的骨转换标志物纳入系统。

$$X = X_0 p^{\rho X} \tag{13.7}$$

其中，标志物与无量纲的活性 $p$ 连接，其或是骨吸收的 $z$，或是骨形成的 $y$。骨形成的生物标志物（如 BSAP）与成骨细胞活性相关联。骨钙素（osteocalcin，OC）与 $y$ 和 $z$ 都相关，因为它们由骨内的成骨细胞合成，随后再在另一个吸收周期中从骨中释放出来。骨吸收的标志物（例如，NTx）与破骨细胞活性 $z$ 相关联。

特定部位（腰椎和全髋）的 BMD 在以下函数中以比值 $S = z/y$ 的形式建模：

$$\frac{dBMD}{dt} = k(1 - S^{\rho BMD}) \tag{13.8}$$

式中，$S$ 表示骨吸收和骨形成活性之间的比率；$k$ 是 BMD 的翻转速率；$\rho BMD$ 是在骨细胞中与 BMD 相关联的传导参数。

基于上述方式，简化的 Lemaire 模型可用于描述在药物治疗时成骨/破骨细胞系统的动力学过程。该简化模型具有足够的精度表达各种驱动事件/条件，如疾病进展（相对于绝经开始）、治疗开始、系统（疾病）达稳态和治疗结束。

根据群体研究中的临床数据，该系统可描述治疗的效果。临床数据包括作为骨转换标志物的 NTx、BSAP、OC 以及腰椎和髋部的 BMD。针对选定的剂量和数据，预测检验可描述模型数据（图 13.4）。

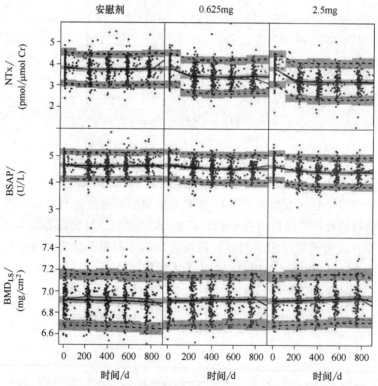

图 13.4　标志物 NTx、BSAP 和腰椎骨密度（BMD）的可视化预测检验（见彩插）

蓝点代表观测值的自然对数。观测值的第 5、50 和 95 百分位数由红色虚线和红色实线表示。模拟数据的第 5、50 和 95 百分位数由黑色虚线和黑色实线表示。模拟数据的第 5、50 和 95 百分位数的置信区间分别由蓝色、红色和蓝色区域表示（Post 等，2013，获得 Springer Science＋Business Media B. V. 许可）

基于机制的简化核心模型可定量描述临床生物标志物数据，评估药物治疗对各种短期和长期生物标志物的影响。当建立的模型通过不同的生物标志物和治疗方法的验证，则可根据短期生物标志物的响应，预测长期生物标志物的变化。最后，该模型可将其他骨强度测定指标和最终骨折风险相关联（图 13.2 和图 13.3）。

以下是将估计的参数转换为相对成骨细胞（$z = B/B_0$）和相对破骨细胞（$y = C/C_0$）变化过程的示例（图 13.5）。其中 RANK-RANKL-OPG 通路的状态随着每个事件而变化，并实现起始于健康状态（1，1）的相对成骨细胞和破骨细胞的不同转换（$z$、$y$ 空间）。这是一种在二维图中实现各种变化的可视化方法。系统中的每个变化都被定义为一个轨迹。彩插图 13.5 中绿色轨迹代表疾病自然进展，而蓝色轨迹代表添加了钙剂的治疗（也称安慰剂轨迹）。红色实线轨迹描述了无限次替勃龙治疗后的转变，红色虚线轨迹表示治疗结束后 1000 天的复位。

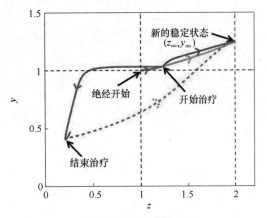

图 13.5　红色实线和虚线为在（$z$，$y$）平面上的系统解（见彩插）

(Post 等，2013，获得 Springer Science＋Business Media B. V. 许可)。绿色曲线为未进行任何治疗时的轨迹，蓝色曲线为钙单独治疗时的轨迹，红色实线曲线为替勃龙连续治疗时的轨迹，而红色虚线为替勃龙治疗结束后 $t = 1000$ 天的清洗期

### 13.4.1.2　基于系统生物学的扩展生理学模型

根据已知的骨质疏松症的治疗机制，Mehta 等（2012）开发了另一种基于现有生理学实验数据的骨重建动力学的数学模型。这项工作基于 Peterson 和 Riggs 等（Peterson 和 Riggs，2010；Riggs 等，2012）、Marathe 等（2008）、Lemaire 等（2004）和 Komarova 等（2003）建立的方法，首次将已知的缓解骨质疏松症的干预机制与现有疗法相结合。该模型的特点在于数学公式的处理方式，以及保持状态变量和模型参数之间关系的方式。公式的表达更为清晰和简洁。与 13.4.1.1 节的工作恰相反，该模型是确定性模型，非群体模型。

基于 Lemaire 等（2004）提出的破骨细胞/成骨细胞信号转导模型、Cabal 等（2013）提出的钙感应模型、TGF-β 信号转导模型和由 Bellido 等（2003）提出的组织蛋白酶-K（cathepsin-K，Cat K）酶促骨降解模型，构建了扩展的生理学模型。该模型是一种调节成骨细胞凋亡的信号蛋白模型。模型采用了常微分方程（ordinary differential equation，ODE）的形式，量化骨重建调控的关键分子通路，并通过合理假设，将细胞和分子浓度与实验室测量的生物标志物（P1NP、CTx 和 BMD）相关联。模型的数学方程遵循了系统状态变量之间的相互关系。对于酶系统，这些状态变量通常遵循质量作用动力学或非线性希尔函数速率的化学反应，但不包括中间步骤，以简化模型。

该扩展的生理学模型可很好地描述 PTH、双膦酸盐和抗 RANKL 治疗对骨重建过程的影响。图 13.6～图 13.8 展示了模型对已知骨质疏松症治疗策略的预测。应注意该模型能够预测 PTH 治疗时骨质增生的脆性，并且基于该模型能够预测不同作用机制的治疗方法（双膦酸盐、rPTH 和抗 RANKL）。该模型可比较已有的骨质疏松症治疗方案和处于不同发展阶段的创新治疗方案，评估潜在新疗法在各种给药方案下的效果。

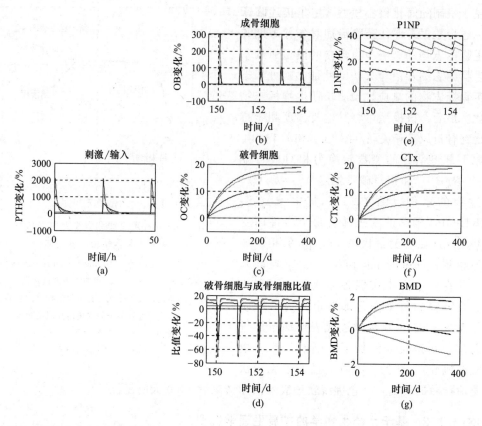

图 13.6 甲状旁腺激素 (PTH) 的治疗效应: 扩展生理学模型模拟的 PTH 五种不同给药模式的脉冲状效应 (见彩插)
[(a): 从安慰剂到明显的升降]。(b)~(g): PTH 脉冲的形状对成骨细胞有非直观的影响, 并逐渐影响到
骨密度 (BMD)。模型预测的更快速的 PTH 滴注可改善 BMD, 这与 Cosman 等 (2010) 的研究结果一致。
此处不同颜色的曲线表示不同的 PTH 给药模式。各种曲线下的总面积保持相似 (安慰剂除外), 而药代
动力学曲线则各不相同: 红色—安慰剂 (无 PTH); 洋红色—直接向血浆中连续给予 PTH (滴注);
黑色—PTH 给药, 清除缓慢 (类似于口服钙药物后的 PTH 分泌); 绿色—PTH 皮下注射; 蓝色—
根据 Cosman 等 (2010) 的方法, 使用微针进行 PTH 的透皮给药

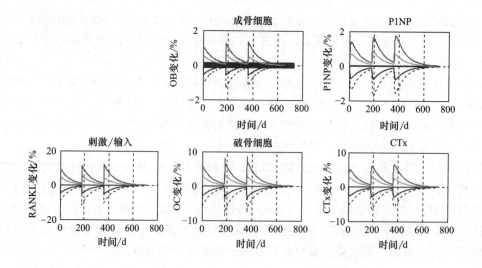

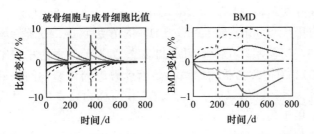

图 13.7 在扩展生理学模型中，模拟改变核因子 κB 配体（RANKL）的受体激活剂的浓度以进行抗 RANKL 分子（如 Denosumab）的治疗。降低 RANKL 的浓度使得骨密度（BMD）的剂量依赖性增加，这与 Marathe 等（2008）的发现一致。模型预测给药 1 年（每 6 个月 3 剂）停止治疗后可缓慢恢复到基线（见彩插）

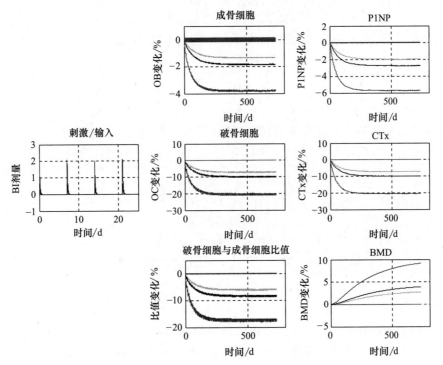

图 13.8 扩展生理学模型预测显示，双膦酸盐每周给药时骨密度（BMD）、骨生物标志物和骨重建活性呈剂量依赖性降低，这与双膦酸盐的已知作用一致（见彩插）

## 13.4.2 有限元分析

如上文所述，目前诊断骨质疏松症、评估骨折风险和治疗效果的临床标准是采用双能 X 线骨密度仪（dual energy X-ray absorptiometry，DXA）测量脊柱和髋部的 BMD（areal BMD，aBMD）。DXA-aBMD 在诊断、预测骨强度和治疗干预中的作用已得到充分的证明（Cummings 等，2002；Pistoia 等，2002；Cefalu，2004；Delmas 和 Seeman，2004；Schuit 等，2004；Seeman，2007）。由于 DXA-aBMD 是骨骼三维结构的二维投影，故缺乏辨析骨骼宏观和微观结构特征的能力，直接影响骨骼强度和承受特定负荷能力的评价。此外，宏观和微观结构水平上的骨形态和结构还可提供额外的独立信息，可更好地预测骨折风险，评估治疗效果，并区分新疗法与标准疗法（Homminga 等，2002，2004）。

　　计算时可通过有限元（finite element，FE）的方法解决。这是一种数值离散化过程，已在科学和工程中被广泛使用几十年，可获得复杂数学问题的良好近似解（Zienkiewicz 和 Taylor，2002，2005）。有限元分析（FEA）是当今解决固体力学问题最常用的计算分析技术，骨力学也不例外。骨的三维（3D）图像被细分为称为元素的有限六面体和四面体的集合。牛顿第二定律适用于构成元素的所有节点，其一般形式如下：

$$\rho \frac{\partial^2 u_i}{\partial t^2} = \frac{\partial \sigma_{i,x}}{\partial x} + \frac{\partial \sigma_{i,y}}{\partial y} + \frac{\partial \sigma_{i,z}}{\partial z} + F_i \tag{13.9}$$

　　式中，$i = x$，$y$，$z$ 是空间坐标；$u_i$ 是位移矢量的坐标；$F_i$ 是施加的外力坐标。Hooke 定律描述了六维应力-应变线性关系：

$$\begin{bmatrix} \sigma_{xx} \\ \sigma_{yy} \\ \sigma_{zz} \\ \sigma_{xy} \\ \sigma_{yz} \\ \sigma_{zx} \end{bmatrix} = \begin{bmatrix} C_{11} & C_{12} & C_{13} & C_{14} & C_{15} & C_{16} \\ C_{21} & C_{22} & C_{23} & C_{24} & C_{25} & C_{26} \\ C_{31} & C_{32} & C_{33} & C_{34} & C_{35} & C_{36} \\ C_{41} & C_{42} & C_{43} & C_{44} & C_{45} & C_{46} \\ C_{51} & C_{52} & C_{53} & C_{54} & C_{55} & C_{56} \\ C_{61} & C_{62} & C_{63} & C_{64} & C_{65} & C_{66} \end{bmatrix} \begin{bmatrix} \varepsilon_{xx} \\ \varepsilon_{yy} \\ \varepsilon_{zz} \\ \varepsilon_{xy} \\ \varepsilon_{yz} \\ \varepsilon_{zx} \end{bmatrix} \tag{13.10}$$

　　这种函数关系的形式取决于骨 3D 图像的分辨率、骨骼负载（边界条件）和使用材料的特性（杨氏模量、泊松比等）。例如，假设骨是一种均质的各向同性材料，上述 36 个系数可被简化为 2 个，即杨氏模量（$E$）和泊松比（$\gamma$）：

$$\begin{bmatrix} \sigma_{xx} \\ \sigma_{yy} \\ \sigma_{zz} \\ \sigma_{xy} \\ \sigma_{yz} \\ \sigma_{zx} \end{bmatrix} = \frac{E}{(1+\gamma)(1-2\gamma)} \begin{bmatrix} 1-\gamma & \gamma & \gamma & 0 & 0 & 0 \\ \gamma & 1-\gamma & \gamma & 0 & 0 & 0 \\ \gamma & \gamma & 1-\gamma & 0 & 0 & 0 \\ 0 & 0 & 0 & 1-2\gamma & 0 & 0 \\ 0 & 0 & 0 & 0 & 1-2\gamma & 0 \\ 0 & 0 & 0 & 0 & 0 & 1-2\gamma \end{bmatrix} \begin{bmatrix} \varepsilon_{xx} \\ \varepsilon_{yy} \\ \varepsilon_{zz} \\ \varepsilon_{xy} \\ \varepsilon_{yz} \\ \varepsilon_{zx} \end{bmatrix} \tag{13.11}$$

　　基于骨小梁样本的高分辨率显微计算机断层扫描（$\mu$CT）图像，FE 模型可准确地表达骨结构的复杂形态，并可估计骨组织的杨氏模量（Young's modulus）（Zienkiewicz 和 Taylor，2002，2005；Guo，2001）。FE 模型可计算表观刚度。骨小梁样本的物理压缩实验能对实验刚度进行评估。然后，根据实验和基于 FEA 的刚度估算值的比值，估算实际硬组织的杨氏模量。

　　动物模型是药物研发过程中的重要组成部分，为疾病模型中检验 FEA 提供了很好的机会，也为帮助设计和开展临床研究提供了有价值的信息。以非人灵长类去卵巢骨质疏松模型为例，基于高分辨率外周定量计算机断层扫描（high-resolution peripheral quantitative computer tomography，HR-pQCT）技术，Jayakar 等（2012）验证了骨强度的 FEA 估计值的有效性。体外临床前 FEA 鉴定至体内临床转化的过程如图 13.9 所示。

　　一些临床研究（Boutroy 等，2008；Burghardt 等，2010，2011；Macdonald 等，2011）表明，基于 FEA 估计的高分辨率外周定量计算机断层扫描（HR-pQCT）的骨强度提供了 BMD 无法评估的骨脆性和骨折风险信息。临床前 FEA 估计骨强度的独特优势在于能够实现骨强度的体内纵向估计，并在研究结束时进行验证。反过来，这又为 FEA 预测的临床评估

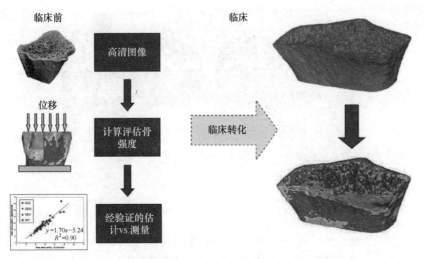

图 13.9　有限元分析的鉴定和转化路线图（见彩插）

提供了必要的置信度。

在 3D 临床成像技术分辨率的尺度之外，还有一类较低分辨率的骨骼成像工具——QCT 扫描仪。与 HR-pQCT 相比，QCT 扫描仪可用于扫描与骨质疏松症（股骨和椎骨）最相关的骨架中央部位的完整骨骼。由于分辨率较低（约 $500\mu m$），基于这些图像的 FE 模型无法在单个骨小梁的水平上分辨骨小梁的微结构。但根据 QCT 的 FEA 得出的骨小梁的不均匀性，FEA 赋予图像中不同的体素，以不同的弹性属性来对应于给定体素的 QCT 密度（Morgan 和 Keaveny，2001；Crawford 等，2003；Morgan 等，2003）。

FE 模型支持以电子方式测量任何配置和加载条件下的骨骼样本，从而有助于探索潜在的治疗特异性效应。例如，如图 13.10 所示，近端股骨可在降低载荷或颈部剪切装置中进行测试。

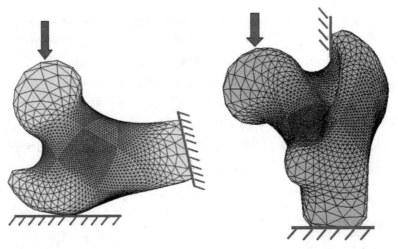

图 13.10　两种不同载荷和边界条件下两个股骨近端的 FE 网格（见彩插）

FEA 还能够准确估计任何给定载荷下的应力和应变分布，便于分析受试者的生物力学差异。即受试者在给定的骨骼部位具有相同的整体 BMD 即可。有研究评估了 FE 模型在预测临床骨折的位置和类型方面的能力（Lotz 等，1991a，b；Keyak 等，2001）。图 13.11 显

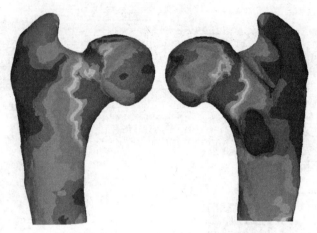

图 13.11　恒河猴股骨近端 Von Mises 应力空间分布的两种

不同视图（红色为最高应力，蓝色为最低应力）（见彩插）

示了接受颈部剪切试验的恒河猴股骨近端的空间应力分布。高应力的位置（红色）代表最有可能发生断裂的位置。

过去十多年以来，在治疗骨质疏松症的Ⅲ期临床试验中，得益于影像学工具的改进及普及，体内 FEA 已成为常用的生物标志物（Keaveny 等，2007，2008；Brixen 等，2013）。FEA 使骨强度的临床纵向测量成为可能，并为新的骨质疏松疗法的生物力学效应提供了独特的临床观察视角。

# 13.5　结论

过去十年中，开发了大量的骨质疏松症疾病模型应用于药物研发。现有的模型工具包为定量药理学研究人员提供了基于骨模型单元的前沿建模技术。骨模型单元包括了破骨细胞和成骨细胞的动力学过程、内源性调节分子、预测性生物标志物如 NTx、uNTx 和骨密度、骨折风险和骨强度等。因此，对于骨质疏松症的作用机制和（研发中）药物特性的认识有了长足的进步。未来，药物研发的过程中同步构建相关的模型，整合研究方法和临床终点，可更好、更早地预测生物标志物和骨折的关系，实现基于模型的骨质疏松症治疗药物的开发。最终目标是整合所有信息，全面了解骨质疏松症的病理学、生理学，包括疾病治疗和疾病本身，描述各种治疗方法及临床疗效，预测短期至长期治疗的骨折风险。

# 13.6　本章重点

- 由于统计学要求和骨质疏松症疾病进展缓慢，需要进行长时间的大型临床试验，以确定新的治疗方法对降低骨折风险的获益。
- 过去十年中，不同类型的机制模型对药物研发的影响日益增加。

——人们已提出了多个骨生理学和治疗效果的概念性模型。骨质疏松症模型中的数据包含了（新型）药物的 PK、多种时间维度下的 PD 生物标志物（表示骨转换的多肽、骨密度）、骨强度，以及临床疗效（即不同骨骼部位的骨折率）。

• 已发表的骨质疏松症 PK/PD-疾病模型具有不同程度的生物学复杂性，从简单的疾病描述模型到跨多种空间尺度、基于骨强度机制的复杂系统模型。

——模型已用于：描述临床试验数据，模拟新作用机制药物的临床试验结果，模拟联合治疗结果，以及基于这些临床试验如何预测现实生活情况。

• 通过建模可更好地联系和整合骨生理学及其内在机制，描述骨质疏松症和其他骨病。建模还可整合和评估不同时间尺度、与疾病和药物作用相关的短期和长期的生物标志物。

• 定量药理学在骨质疏松症中的具体应用案例涉及了基于骨细胞相互作用机制的模型，即核心生理学模型。

——基于机制的骨转换标志物和骨密度模型。

以群体方法描述五种生物标志物的简化核心生理学模型（包括骨转换标志物和骨密度的简化 Lemaire 核心模型）。

定量系统可根据群体方法中的各种短期和长期生物标志物的临床数据（治疗和疾病进展）来描述治疗效果。

——基于系统生物学方法的扩展生理学模型（对于 Lemaire 核心模型的扩展）。

基于现有生理学的观测值、骨质疏松症治疗的作用机制，构建骨重建动力学的数学模型。

——有限元分析。

在宏观和微观结构水平上，分别描述骨骼的形态和结构，以获得更多的相互独立的信息，更好地预测骨折的风险。

• 当前的工具包为定量药理学家提供了前沿的骨骼模型单元的建模方式，单元包括破骨细胞和成骨细胞动力学和内源性调节剂分子、预测性生物标志物如 NTx、uNTx 和骨密度、骨折风险和骨强度等。

• 在未来，方法学和临床终点的进一步整合将达到从生物标志物到骨折的更高和更早的预测性，实现基于模型的骨质疏松症的药物开发，以及在其中的模型与药物同步开发。最终的目标是整合所有的信息来源，全面描述骨质疏松症的病理生理学，包括治疗和疾病。这样就可以描述各种治疗及其对临床疗效的影响，从而能够预测短期到长期的疗效对骨折风险的影响。

# 参 考 文 献

Aubin JE，Bonnelye E（2000）Osteoprotegerin and its ligand：a new paradigm for regulation of osteoclastogenesis and bone resorption. Osteoporos Int 11（11）：905-913（Retrieved from PM：11193242）.

Baron R，Ferrari S，Russell RG（2011）Denosumab and bisphosphonates：different mechanisms of action and effects. Bone 48（4）：677-692（Retrieved from PM：21145999）.

BellidoT，Ali AA，Plotkin LI，Fu Q，Gubrij I，Roberson PK et al.（2003）Proteasomal degradation of Runx2 shortens parathyroid hormone-induced anti-apoptotic signaling in osteoblasts. A putative explanation for why intermittent administration is needed for bone anabolism. J Biol Chem 278 (50): 50259-50272 (Retrieved from PM: 14523023).

Bone HG, McClung MR, Roux C, Recker RR, Eisman JA, Verbruggen N et al (2010) Odanacatib, a cathepsin-K inhibitor for osteoporosis: a two-year study in postmenopausal women with low bone density. J Bone Miner Res 25 (5): 937-947 (Retrieved from PM: 19874198).

Boutroy S, Van Rietbergen B, Sornay-Rendu E, Munoz F, Bouxsein ML, Delmas PD (2008) Finite element analysis based on in vivo HR-pQCT images of the distal radius is associated with wrist fracture in postmenopausal women. J Bone Miner Res 23 (3): 392-399 (Retrieved from PM: 17997712).

Bouxsein ML, Seeman E (2009) Quantifying the material and structural determinants of bone strength. Best Pract Res Clin Rheumatol 23 (6): 741-753 (Retrieved from PM: 19945686).

Boyle WJ, Simonet WS, Lacey DL (2003) Osteoclast differentiation and activation. Nature 423 (6937): 337-342 (Retrieved from PM: 12748652).

Brixen K, Chapurlat R, Cheung AM, Keaveny TM, Fuerst T, Engelke K et al (2013) Bone density, turnover, and estimated strength in postmenopausal women treated with odanacatib: a random- ized trial. J Clin Endocrinol Metab 98 (2): 571-580 (Retrieved from PM: 23337728).

Burge R, Dawson-Hughes B, Solomon DH, Wong JB, King A, Tosteson A (2007) Incidence and economic burden of osteoporosis-related fractures in the United States, 2005—2025. J Bone Miner Res 22 (3): 465-475 (Retrieved from PM: 17144789).

Burghardt AJ, Kazakia GJ, Sode M, de Papp AE, Link TM, Majumdar S (2010) A longitudinal HR-pQCT study of alendronate treatment in postmenopausal women with low bone density: relations among density, cortical and trabecular microarchitecture, biomechanics, and bone turnover. J Bone Miner Res 25 (12): 2282-2295 (Retrieved from PM: 20564242).

Burghardt AJ, Link TM, Majumdar S (2011) High-resolution computed tomography for clinical imaging of bone microarchitecture. Clin Orthop Relat Res 469 (8): 2179-2193 (Retrieved from PM: 21344275).

Cabal A, Mehta K, Ross DS, ShresthaRP, Comisar W, Denker A et al (2013) A semi-mechanistic model of the time-course of release of PTH into plasma following administration of the calci-lytic JTT-305/MK-5442 in humans. J Bone Miner Res. 2013 Aug; 28 (8): 1830-1836. doi: 10.1002/jbmr.1900. (Retrieved from PM: 23436611).

Cefalu CA (2004) Is bone mineral density predictive of fracture risk reduction? Curr Med Res Opin 20 (3): 341-349 (Retrieved from PM: 15025843).

Cosman F, Lane NE, Bolognese MA, Zanchetta JR, Garcia-Hernandez PA, Sees K et al (2010) Effect of transdermal teriparatide administration on bone mineral density in postmenopausal women. J Clin Endocrinol Metab 95 (1): 151-158 (Retrieved from PM: 19858319).

Crawford RP, Cann CE, Keaveny TM (2003) Finite element models predict in vitro vertebral body compressive strength better than quantitative computed tomography. Bone 33 (4): 744-750 (Retrieved from PM: 14555280).

Cummings SR, Karpf DB, Harris F, Genant HK, Ensrud K, LaCroix AZ et al (2002) Improvement in spine bone density and reduction in risk of vertebral fractures during treatment with anti-resorptive drugs. Am J Med 112 (4): 281-289 (Retrieved from PM: 11893367).

CusickT, Chen CM, Pennypacker BL, Pickarski M, Kimmel D, Scott BB et al (2011) Odanacatib treatment increases hip bone mass and cortical thickness by preserving endocortical bone for-mation and stimulating periosteal bon formation in the ovariectomized adult rhesus monkey. J Bone Miner Res 27 (3): 524-537.

Delmas PD, Seeman E (2004) Changes in bone mineral density explain little of the reduction in vertebral or nonvertebral fracture risk with anti-resorptive therapy. Bone 34 (4): 599-604 (Retrieved from PM: 15050889).

Earp JC, Dubois DC, Molano DS, Pyszczynski NA, Keller CE, Almon RR et al (2008) Modeling corticosteroid effects in a rat model of rheumatoid arthritis I: mechanistic disease progression model for the time course of collagen-induced arthritis in Lewis rats. J Pharmacol Exp Ther 326 (2): 532-545 (Retrieved from PM: 18448865).

Guo E (2001) Mechanical properties of cortical bone and cancellous bone tissue. In: Cowin S (eds) Bone biomechanics handbook, 2nd edn. CRC Press LLC, Oxford.

Homminga J, McCreadie BR, Ciarelli TE, Weinans H, Goldstein SA, Huiskes R (2002) Cancellous bone mechanical properties from normals and patients with hip fractures differ on the structure level, not on the bone hard tissue level. Bone 30 (5): 759-764 (Retrieved from PM: 11996916).

Homminga J, Van Rietbergen B, Lochmuller EM, Weinans H, Eckstein F, Huiskes, R (2004) The osteoporotic vertebral structure is well adapted to the loads of daily life, but not to infrequent "error" loads. Bone 34 (3): 510-516 (Retrieved from PM: 15003798).

Jayakar RY, Cabal A, Szumiloski J, Sardesai S, Phillips EA, Laib A et al (2012) Evaluation of high-resolution peripheral quantitative computed tomography, finite element analysis and biome-chanical testing in a preclinical model of osteoporosis: a study with odanacatib treatment in the ovariectomized adult rhesus monkey. Bone 50 (6): 1379-1388 (Retrieved from PM: 22469953).

Keaveny TM, Donley DW, Hoffmann PF, Mitlak BH, Glass EV, San Martin JA (2007) Effects of teriparatide and alendronate on vertebral strength as assessed by finite element modeling of QCT scans in women with osteoporosis. J Bone Miner Res 22 (1): 149-157 (Retrieved from PM: 17042738).

Keaveny TM, Hoffmann PF, Singh M, Palermo L, Bilezikian JP, Greenspan SL et al (2008) Femoral bone strength and its relation to cortical and trabecular changes after treatment with PTH, alendronate, and their combination as assessed by finite element analysis of quantitative CT scans. J Bone Miner Res 23 (12): 1974-1982 (Retrieved from PM: 18684084).

Keyak JH, Rossi SA, Jones KA, Les CM, Skinner HB (2001) Prediction of fracture location in the proximal femur using finite element models. Med Eng Phys 23 (9): 657-664 (Retrieved from PM: 11755810).

KomarovaSV, Smith RJ, Dixon SJ, Sims SM, Wahl LM (2003) Mathematical model predicts a critical role for osteoclast autocrine regulation in the control of bone remodeling. Bone 33 (2): 206-215 (Retrieved from PM: 14499354).

Langdahl B, Binkley N, Bone H, Gilchrist N, Resch H, Rodriguez PJ et al (2012) Odanacatib in the treatment of postmenopausal women with low bone mineral density: five years of continued therapy in a phase 2study. J Bone Miner Res 27 (11): 2251-2258 (Retrieved from PM: 22777865).

Lemaire V, Tobin FL, Greller LD, Cho CR, Suva LJ (2004) Modeling the interactions between osteoblast and osteoclast activities in bone remodeling. J Theor Biol 229 (3): 293-309 (Retrieved from PM: 15234198).

Lotinun S, Kiviranta R, MatsubaraT, Alzate JA, Neff L, Luth A et al (2013) Osteoclast-specific cathepsin K deletion stimulates S1P-dependent bone formation. J Clin Invest. 2013 Feb 1; 123 (2): 666-681. doi: 10.1172/JCI64840. Epub 2013 Jan 16. (Retrieved from PM: 23321671).

Lotz JC, Cheal EJ, Hayes WC (1991a) Fracture prediction for the proximal femur using finite element models: part I —linear analysis. J Biomech Eng 113 (4): 353-360 (Retrievedfrom PM: 1762430).

Lotz JC, Cheal EJ, Hayes WC (1991b) Fracture prediction for the proximal femur using finite element models: part II -nonlinear analysis. J Biomech Eng 113 (4): 361-365 (Retrieved from PM: 1762431).

Macdonald HM, Nishiyama KK, Kang J, Hanley DA, Boyd SK (2011) Age-related patterns of trabecular and cortical bone loss differ between sexes and skeletal sites: a population-based HR-pQCT study. J Bone Miner Res 26 (1): 50-62 (Retrieved from PM: 20593413).

Manolagas SC (2000) Birth and death of bone cells: basic regulatory mechanisms and implications for the pathogenesis and treatment of osteoporosis. Endocr Rev 21 (2): 115-137 (Retrieved from PM: 10782361).

Marathe A, Peterson MC, Mager DE (2008) Integrated cellular bone homeostasis model for denosumab pharmacodynamics in multiple myeloma patients. J Pharmacol Exp Ther 326 (2): 555-562 (Retrieved from PM: 18460643).

Marathe DD, Marathe A, Mager DE (2011) Integrated model for denosumab and ibandronate phar-macodynamics in postmenopausal women. Biopharm Drug Dispos 32 (8): 471-481 (Retrieved from PM: 21953540).

McClung MR, Boonen S, Brown JP, Diez-Perez A, Langdahl B, Reginster JY et al (2012) Inhibition of sclerostin with AMG 785 in postmenopausal women with low bone mineral density: phase 2 trial results. J Bone Miner Res 27 (Suppl 1).

Mehta K, Cabal A, Ross SD (2012) Mathematical modeling of bone remodeling in response to osteoporosis treatments. SIAM Conference on the Life Sciences.

Melton LJ III, Crowson CS, O' Fallon WM, Wahner HW, Riggs BL (2003) Relative contributions of bone density, bone turnover, and clinical risk factors to long-term fracture prediction. J Bone Miner Res 18 (2): 312-318 (Retrieved from PM: 12568408).

Morgan EF, Keaveny TM (2001) Dependence of yield strain of human trabecular bone on anatomic site. J Biomech 34 (5): 569-577 (Retrieved from PM: 11311697).

Morgan EF, Bayraktar HH, Keaveny TM (2003) Trabecular bone modulus-density relationships depend on anatomic site. J Biomech 36 (7): 897-904 (Retrieved from PM: 12757797).

Moroz A, Crane MC, Smith G, Wimpenny DI (2006) Phenomenological model of bone remodeling cycle containing osteocyte regulation loop. Biosystems 84 (3): 183-190 (Retrieved from PM: 16387419).

Peterson MC, Riggs MM (2010) A physiologically based mathematical model of integrated calcium homeostasis and bone remodeling. Bone 46 (1): 49-63 (Retrieved from PM: 19732857).

Pistoia W, Van Rietbergen B, Lochmuller EM, Lill CA, Eckstein F, Ruegsegger P (2002) Estimation of distal radius failure load with micro-finite element analysis models based on three-dimensional peripheral quantitative computed tomography images. Bone 30 (6): 842-848 (Retrieved from PM: 12052451).

Pivonka P, Komarova SV (2010) Mathematical modeling in bone biology: from intracellular signaling to tissue mechanics. Bone 47 (2): 181-189 (Retrieved from PM: 20417739).

PivonkaP, Zimak J, Smith DW, Gardiner BS, Dunstan CR, Sims NA et al (2008) Model structure and control of bone remodeling: a theoretical study. Bone 43 (2): 249-263 (Retrieved from PM: 18514606).

Post TM (2009) Disease system analysis: between complexity and (over) simplification. （可从荷兰莱顿大学文献资料库获取）

Post TM, Cremers SC, KerbuschT, Danhof M (2010) Bone physiology, disease and treatment: towards disease system analysis in osteoporosis. Clin Pharmacokinet 49 (2): 89-118 (Retrieved from PM: 20067335).

Post TM, Schmidt S, Peletier LA, de Greef R, Kerbusch T, Danhof M (2013) Application of a mechanism-based disease systems model for osteoporosis to clinical data. J Pharmacokinet Pharmacodyn. 2013 Apr; 40 (2): 143-56. doi: 10. 1007/s10928−012−9294−9. Epub 2013 Jan 12. (Retrieved from PM: 23315144).

Raisz LG (2008) Overview of pathogenesis. In: Miller PD, Papapoulos S (eds) Primer on the metabolic bone disease and disorders of mineral metabolism, 7th edn. American Society for Bone and Mineral Research, Washington, DC, pp 208-212.

Rajagopal V, Holroyd C, Cooper C, Dennison E (2008) Epidemiology of osteoporotic fracture. In: Clunie G,

Keen RW (eds) Osteoporosis. Oxford University Press, Oxford.

Rattanakul C, Lenbury Y, Krishnamara N, Wollkind DJ (2003) Modeling of bone formation and resorption, mediated by parathyroid hormone: response to estrogen/PTH therapy. Biosystems 70 (1): 55-72 (Retrieved from PM: 12753937).

Riggs MM, Peterson MC, Gastonguay MR (2012) Multiscale physiology-based modeling of mineral bone disorder in patients with impaired kidney function. J Clin Pharmacol 52 (1 Suppl): 45S-53S (Retrieved from PM: 22232752).

Schmidt S, Post TM, Peletier LA, Boroujerdi MA, Danhof M (2011) Coping with time scales in disease systems analysis: application to bone remodeling. J Pharmacokinet Pharmacodyn 38 (6): 873-900 (Retrieved from PM: 22028207).

Schuit SC, van der KM, Weel AE, de Laet CE, Burger H, Seeman E et al (2004) Fracture incidence and association with bone mineral density in elderly men and women: the Rotterdam study. Bone 34 (1): 195-202 (Retrieved from PM: 14751578).

Seeman E (2007) Is a change in bone mineral density a sensitive and specific surrogate of anti-fracture efficacy? Bone 41 (3): 308-317 (Retrieved from PM: 17644058).

WHO Study Group. (1994) Assessment of fracture risk and its application to screening for post-menopausal osteoporosis. Report of a WHO study group. World Health Organ Tech Rep Ser 843: 1-129.

Wimpenny DI, Moroz A (2007) On allosteric control model of bone turnover cycle containing osteocyte regulation loop. Biosystems 90 (2): 295-308 (Retrieved from PM: 17070649).

Zienkiewicz OC, Taylor RL (2002) The finite element method. In: Ward JP (eds) Solid mechanics, 5th edn. Butterworth-Heinemann, Oxford.

Zienkiewicz OC, Taylor RL (2005) The finite element method: its basis and fundamentals, 6th edn. Elsevier, Amsterdam.

Zumsande M, Stiefs D, Siegmund S, Gross T (2011) General analysis of mathematical models for bone remodeling. Bone 48 (4): 910-917 (Retrieved from PM: 21185412).

# 第 14 章

# 精神疾病的定量药理学应用

Elizabeth C. M. de Lange

## 14.1 引言

精神疾病是一类对人的日常行为、功能以及与他人沟通产生巨大影响的疾病。常见的精神疾病包括注意缺陷多动障碍（attention deficit hyperactivity disorder，ADHD）、成瘾、焦虑症、双相情感障碍、抑郁症和精神分裂症。根据世界卫生组织（World Health Organization，WHO）的报告，在大多数国家中，超过三分之一的人在一生中，均会出现一种或多种符合 WHO 精神障碍诊断标准的常见精神疾病（WHO，2000）。因此，精神疾病对社会和医疗费用具有巨大影响。精神疾病非常复杂，故诊断非常困难。在精神疾病的治疗中，药物治疗有一定效果，但在精神和行为层面，难以评价药物的"真正影响"。由于精神疾病和药物效应均呈现较大的变异，因此药物治疗和治疗方式尚有很大的改进空间。

为了开发更好的治疗药物和治疗方法，需要更多地了解疾病过程以及精神类药物在体内，特别是在大脑中的药代动力学（pharmacokinetics，PK）行为及其效应。此外，还需深入了解精神类药物药效动力学（pharmacodynamics，PD）的个体内变异和个体间变异的来源。因此，需采用定量的研究方法，在群体和个体水平上，考察疾病状况与药物剂量和最终效应间关系的影响因素。定量药理学是通过开发和应用数学和统计方法，定量描述、理解和预测药物的 PK、PD 和生物标志物结果的学科（Williams，2007）。定量药理学有助于改善精神疾病的治疗方式，为精神疾病的个体化药物治疗铺平道路。

在本章中，首先简要介绍常见的精神疾病，如焦虑症、抑郁症和精神病。然后，介绍目前常用的抗焦虑药、抗抑郁药和抗精神病药。最后，概述这些药物的定量药理学研究，尤其是抗精神病药物的研究。迄今为止，定量药理学在精神疾病中的应用尚不多见。但这是深入理解精神疾病的复杂性以及抗精神病药物治疗的必要基础。定量药理学模型质量的改进首先在于数据质量的提高。将多种客观、可量化的测定指标作为复合生物标志物纳入数据分析，以描述疾病状态和治疗效果，提高数据和模型的质量。研究人员应尤其关注非临床和临床均可测定的指标，增强临床转化，提高药物开发早期阶段的预测效能。此外，提高临床试验设计、充分考虑试验中的安慰剂效应和脱落，使临床研究取得更多的获益。

# 14.2　精神疾病

精神疾病（mental illness）是描述一系列精神和情绪状况的医学术语。精神疾病不同于智力低下、器质性脑损伤和学习障碍。精神疾病严重干扰日常学习、工作和交流。精神疾病可能反复发作，且并不总是遵循同一规律。此外，精神疾病症状的类型、程度和持续时间会因人而异。通常，难以预测精神疾病的症状何时出现，正常功能何时会下降。药物治疗和心理治疗通常有助于症状的控制。在部分患者中精神疾病可反复发作，而另一些患者的精神疾病则持续进展。最常见的精神障碍形式是焦虑症、重度抑郁症和精神病。

## 14.2.1　焦虑症

焦虑（anxiety）又称恐惧，是一种心理和生理状态。其特征是（非）特定的焦虑或恐惧以及回避行为，例如恐慌症、社交恐惧症、特殊恐惧症、强迫症、创伤后应激障碍、急性应激障碍、广泛性焦虑障碍和物质所致焦虑障碍。焦虑症患者表现出注意力被潜在的危险信号所吸引，并以消极的方式解释、表达和评论事件（Bishop，2007）。

## 14.2.2　重度抑郁症

重度抑郁症（major depressive disorder），也称为复发性抑郁症、临床抑郁症、主要抑郁症、单极性抑郁症或单极性障碍，是一种精神障碍。其特征是情绪低落、自尊心低下、对正常的愉快活动失去兴趣或乐趣（Weihs 和 Wert，2011）。

## 14.2.3　精神病

精神病（psychosis）是一种精神状态的总称，通常被描述为"与现实失去联系"。精神病的典型特征是人格发生根本性变化、功能受损、扭曲或具有不存在的客观现实感。患者会出现自以为是的幻觉和/或妄想。其行为和交流亦可不恰当和不连贯。精神病可能表现为一系列的精神障碍症状，包括情绪和人格障碍。这也是精神分裂症的关键特征。被诊断为精神分裂症的患者具有一系列的症状，包括阳性症状（即幻觉、妄想、狂想）、阴性症状（即冷漠、缺乏情感、社会功能差或缺失）和认知症状（思维混乱、难以集中注意力和/或遵循指示、难以完成任务、记忆问题；Andreasen 和 Olsen，1982）。

## 14.2.4　当前精神疾病治疗中存在的问题

目前，精神疾病的致病因素仍未阐明。缺乏精神疾病的客观、量化的指标是原因之一（Agarwal 等，2010；Geldof 等，2008）。为了评价患者精神疾病的严重程度，临床医生采用了主观的评分量表。现有许多评分量表用于描述和评估疾病的状况、指导康复。例如，采用心理问卷的形式评估焦虑的汉密尔顿焦虑量表（Hamilton anxiety rating scale，HAMA；

Hamilton，1959；Maier 等，1988）。评估抑郁症通常使用多项目问卷的汉密尔顿抑郁量表（Hamilton rating scale for depression，HAMD；Hamilton，1960；Hedlund 和 Viewig，1979）。为评价精神分裂症患者的症状严重程度，阳性和阴性精神症状评定量表（positive and negative syndrome scale，PANSS）被广泛用于抗精神病药物治疗的研究（PANSS，表14.1；Kay 等，1987；Marder 等，1997）。然而，这些量表均基于精神科医生、初级保健人员和家庭成员的观察，并不真正客观（Kay 等，1987）。PANSS 和其他评分工具可用于指导精神分裂症的治疗，但无法考虑患者特征性因素。应用生物标志物可更好地定量考察抗精神病药物的临床疗效（Danhof 等，2005）。生物标志物也可在动物模型（如大鼠）中进行研究，有助于进一步阐明疾病的病理学和生理学机制，预测人体治疗中的反应（Stevens 等，2012）。

表 14.1　阳性和阴性精神症状评定量表（PANSS）

| 评定量表 | 精神症状 |
| --- | --- |
| 阳性量表：7 项（最低得分为 7，最高得分为 49） | 妄想<br>概念混乱（联想）<br>幻觉<br>过度兴奋<br>夸大<br>猜疑/被害<br>敌对性 |
| 阴性量表：7 项（最低得分为 7，最高得分为 49） | 情感迟钝<br>情感退缩<br>情感交流障碍<br>被动/淡漠社交退缩<br>抽象思维困难<br>交谈缺乏自发性和流畅性<br>刻板思维 |
| 一般精神病理学量表：16 项（最低得分为 16，最高得分为 112） | 关注身体健康<br>焦虑<br>自罪感<br>紧张<br>装相和作态<br>抑郁<br>动作迟缓<br>不合作<br>不寻常思维内容<br>定向障碍<br>注意障碍<br>判断和自知力缺乏<br>意志障碍<br>冲动控制障碍<br>先占观念<br>主动回避社交 |

注：为了评价患者的病情，应用 PANSS 做一个 45min 左右的临床访谈。基于访谈、家庭成员或者医院初级护理工作人员的报告，对 30 种不同症状的 1～7 个等级进行评分。PANSS 总得分最低为 30，最高为 210。

　　精神疾病相关的中枢神经系统（central nervous system，CNS）的神经化学过程的研究促进了许多精神类药物的开发。精神类药物主要可分为抗抑郁药、抗焦虑药、情绪稳定剂、抗精神病药和兴奋剂等。许多药物对患者有一定疗效，但仍有很大的改进空间（Lader，2008）。

为了开发更好的治疗药物和治疗方法，需要更深入地理解群体和个体水平的疾病过程，以及精神类药物在体内特别是大脑中的行为，并通过不同生物标志物评估药物效应，从而确定病因和（相关）变异的来源。

在各类家庭、双胞胎和收养的研究中，遗传学在精神疾病中的突出作用已得到证实。但由于精神病分类系统的不一致性、精神疾病的复杂性和异质性、基因表达修饰效应和环境影响因素等，研究人员仍难以确定具体的致病基因。在过去的几年，已报道了许多与复杂疾病相关的基因，包括一些与复杂神经和精神疾病相关的基因。许多疾病关联的基因被认为可导致基因表达和剪接发生遗传变异。复杂精神疾病的遗传流行病学研究已广泛开展。现普遍认为许多遗传因素对多种表型和疾病都有影响，单一因素的总体影响则相对较小。最近，研究的重点已转向建立精神疾病的内表型，包括电生理异常、脑成像结构和脑功能的改变等。

考察遗传因素的影响时，研究人员使用了（单）基因突变的动物模型。然而，人体行为复杂，不易在实验室中考察，或在动物模型中重现。这使精神疾病机制的探索更困难。尽管如此，通过实验动物，还是可以获取有关脑功能障碍机制的有用信息。例如外排转运体P-糖蛋白（P-glycoprotein，P-gp）可显著影响血脑屏障的功能，影响部分精神病药物在大脑中的分布。因此，P-gp 的编码基因 *ABCB1* 的多态性被认为是大多数药物临床疗效存在差异的可能原因，影响了药物进入大脑。

鉴于精神疾病和药物治疗的复杂性，因此需要对精神疾病、药物效应和变异性进行定量描述。作为基于模型的药物研发的延伸（Lalonde 等，2007），定量药理学是一门涉及多学科的交叉学科，整合了药理学、生理学和疾病信息，应用数学模型对药物和生物系统之间的相互作用进行定量分析，且特别关注变异性的来源，有助于高效的药物开发和监管决策，以及（个体）患者治疗中的合理用药。

# 14.3　精神类药物

## 14.3.1　抗焦虑药

抗焦虑药（anxiolytics）和催眠药作用于中枢神经系统，缓解焦虑和紧张症状、稳定情绪、改善睡眠。但是，长期使用可产生心理和生理依赖性。为了治疗人类焦虑症可能导致的破坏性效应，研究人员应用古典恐惧制约试验进行了相关研究。该试验方法已在动物模型中广泛应用，有助于理解恐惧的获得、表达和消除相关的脑神经元回路（Delgado 等，2006）。抗焦虑药物包括苯二氮䓬类镇静剂、新型抗抑郁药和 β 受体阻断剂（Kodish 等，2011；Farach 等，2012；Huh 等，2011）。

### 14.3.1.1　苯二氮䓬类

苯二氮䓬类镇静剂，如阿普唑仑（Xanax®）、地西泮（Valium®）、劳拉西泮（Ativan®）、氟西泮（Dalmane®）、奥沙西泮（Serax®）和氯硝西泮（Klonopin®），常用于缓解焦虑症状，且有镇静和催眠的作用。苯二氮䓬类药物通过增强 $\gamma$-氨基丁酸（gamma-aminobutyric acid，GABA）介导的神经抑制而发挥作用。苯二氮䓬类药物的所有作用实际都源于其对中枢神经系统中离子型 GABA（A）受体的作用。苯二氮䓬类药物不会直接激活 GABA（A）受体，但其作用依赖于 GABA（Olkkola 和 Ahonen，2008）。

苯二氮䓬类药物的主要作用包括镇静、催眠、减少焦虑、顺行性遗忘、中枢介导的肌肉松弛和抗惊厥活性。除了对中枢神经系统的作用外，苯二氮䓬类药物还具有剂量依赖的通气抑制作用，并可降低全身血管的阻力，导致动脉血压一定程度的降低和心率增加（Olkkola 和 Ahonen，2008；Vinkers 等，2012）。苯二氮䓬类药物的副作用包括头晕、困倦、嗜睡、疲劳、身体失衡、记忆丧失、自主运动困难、口干、协调障碍、药物依赖和戒断症状等（Vgontzas 等，1995）。

### 14.3.1.2 新型抗抑郁药

新型抗抑郁药，即 5-羟色胺和去甲肾上腺素再摄取抑制剂（serotonin and noradrenaline reuptake inhibitor，SNRI）及选择性 5-羟色胺再摄取抑制剂（selective serotonin reuptake inhibitor，SSRI），包括氟伏沙明（Luvox®）、文拉法辛（Effexor®）、去甲文拉法辛（Pristiq®）、度洛西汀（Cymbalta®，Yentreve®）和米那普仑（Dalcipran®，Ixel®，Savella®）。这些药物可对大脑中的神经递质、5-羟色胺和去甲肾上腺素的失调进行调整和平衡，用于治疗抑郁症、其他情感障碍以及焦虑症。抗抑郁药的副作用包括口干、胃肠不适、恶心、疲劳和出汗。应用这些药物对焦虑症进行治疗，尤其是与心理治疗相结合时，可有效改善疾病的临床症状。SSRI 被认为对多种焦虑症的急性治疗均有效，且相对安全（Kodish 等，2011）。

### 14.3.1.3 β 受体阻断剂

越来越多的证据表明，SSRI 与普瑞巴林或 SNRI 等新型药物是治疗焦虑症的首选药物，且与认知行为疗法相结合时效果更好（Lader，2008；Cloos 和 Ferreira，2009；Figgitt 和 McClellan，2000）。但是，目前苯二氮䓬类药物的使用仍最为广泛，被许多临床医生使用。氟马西尼在对抗苯二氮䓬诱导的镇静，以及诊断或治疗苯二氮䓬过量均非常有效（Olkkola 和 Ahonen，2008）。

除了具有一定主观倾向的评分量表之外，研究人员还致力于寻找更为客观地评估精神类药物有效性的方法。对于苯二氮䓬类药物的作用，在健康志愿者中采用警觉性评估最为敏感。峰值跳视速度（saccadic peak velocity，SPV）和警觉性评估的视觉模拟评分（visual analogue scores，VAS）结果最为一致（De Visser 等，2003）。

该治疗领域的重大挑战包括：焦虑症的正确诊断和治疗均存在困难；对于相当一部分患者，一线药物的治疗没有效果。此外，用于指导焦虑症患者的治疗或有效性研究的数据库仍很有限（Koen 和 Stein，2011）。因此，需要改进现有的治疗指南和治疗方法。最近，有学者开发了计算辅助工具和生物标志物，用于治疗决策支持（Himmerich 和 Wranik，2012）。

影响抗焦虑药物 PK/PD 关系变异的多种因素已被阐明。不同 SSRI 的 PK 特性不同（Hiemke 和 Härtter，2000），与肝脏中细胞色素 P450（CYP）同工酶的定性和定量的相互作用也不同。药物相互作用可发生在代谢阶段。很多 SSRI 抑制 CYP2D6，按帕罗西汀、去甲氟西汀、氟西汀、舍曲林、西酞普兰和氟伏沙明（Baumann，1996）的顺序，药物的

CYP2D6 的抑制活性依次降低（Olkkola 和 Ahonen，2008；Muscatello 等，2012；Mahmood 和 Sahajwalla，1999；Yuan 等，1999；Fahey 等，1998；Lin，2007）。除 PK 相互作用外，苯二氮䓬类药物与其他安眠药和阿片类药物间存在药效学的协同作用。年龄也是个体间变异的来源，可同时影响药物的 PK 和 PD。但是，老年人常对药物效应更敏感，而对 PK 则保持相对不变（Strawn 等，2012；Lenze 和 Wetherell，2011；Klotz，1998）。遗传多态性也可增加药物的变异性（Sakai 和 Ishizuka，2009）。此外，昼夜节律（Nagayama，1993）、肝脏（Mahmood 和 Sahajwalla，1999）和肾脏的病理状况（Baghdady 等，2009）也都能影响抗焦虑药的 PK/PD。

## 14.3.2 抗抑郁药

抗抑郁药是治疗抑郁症中应用最为广泛的处方药。抗抑郁药的确切作用机制尚不明晰。目前流行的理论是，抗抑郁药会增加一种或多种神经递质的体内水平，如去甲肾上腺素、5-羟色胺或多巴胺。不同类型的抗抑郁药影响的神经递质也不同（Cusack 等，1994）。这决定了抗抑郁药的一些药物不良反应和潜在的药物相互作用。抗抑郁药包括以下几类。

### 14.3.2.1 三环类药物

这类药物因化学结构中含三个苯环而被称为三环类药物。三环类药物用于治疗抑郁症、某些类型的焦虑、纤维肌痛以及控制慢性疼痛（von Wolff 等，2013）。三环类药物可能有以下副作用：癫痫发作、失眠、焦虑、心律失常、高血压、皮疹、恶心、呕吐、腹部痉挛、体重减轻、便秘、尿潴留、眼压增加和性功能障碍等。三环类抗抑郁药包括阿米替林（Elavil®）、氯米帕明（Anafranil®）、地昔帕明（Norpramine®）、多塞平（Sinequan®）、丙米嗪（Tofranil®）、去甲替林（Pamelor®）、普罗替林（Vivactil®）和曲米帕明（Surmontil®）等。

### 14.3.2.2 去甲肾上腺素和特异性 5-羟色胺抗抑郁药

去甲肾上腺素和特异性 5-羟色胺抗抑郁药（noradrenaline and specific serotoninergic antidepressant，NASSA）用于治疗焦虑症、某些类型的人格障碍以及抑郁症。该类药物具以下副作用：便秘、口干、体重增加、嗜睡、镇静、视物模糊和头晕。严重的药物不良反应包括癫痫发作、白细胞减少、晕厥和过敏反应。NASSA 包括米安色林（Tolvon®）和米氮平（Remeron®、Avanza®、Zispin®）等。

### 14.3.2.3 SNRI 和 SSRI

5-羟色胺和去甲肾上腺素再摄取抑制剂（SNRI）可用于治疗重度抑郁症、情感障碍，有时亦可用于治疗 ADHD、强迫症、焦虑症、更年期综合征、纤维肌痛和慢性神经病理性疼痛。SNRI 包括度洛西汀（Cymbalta®）、文拉法辛（Effexor®）和去甲文拉法辛（Pristiq®）。SNRI 可升高 5-羟色胺和去甲肾上腺素的水平。而这两种物质在稳定情绪方面都起着关键作用。

选择性 5-羟色胺再摄取抑制剂（SSRI）包括西酞普兰（Celexa®）、艾司西酞普兰（Lexapro®）、氟西汀（Prozac®、Sarafem®）、氟伏沙明（Luvox®）、帕罗西汀（Paxil®）和舍曲林（Zoloft®）。如前所述，这些药物中也有一些可用于治疗焦虑症（Hiemke 和 Härter，2000）。由于大脑需要一段时间，通过下调自身受体的敏感性，来适应 5-羟色胺的

"溢出"，故常需服用 SSRI 一个月方能见效（Mandrioli 等，2012；von Wolff 等，2013）。

SSRI 和 SNRI 可能有以下的副作用：低血糖、低钠血症、恶心、皮疹、口干、便秘、腹泻、体重减轻、出汗、震颤、镇静、性功能障碍、失眠、头痛、头晕、焦虑、躁动和思维异常。目前，SSRI 是最常用的抗抑郁药（von Wolff 等，2013），不仅在治疗抑郁症方面非常有效，而且比其他类型的抗抑郁药的副作用更少。

### 14.3.2.4 单胺氧化酶抑制剂

单胺氧化酶抑制剂（monoamine oxidase inhibitor，MAOI）是一类抑制大脑中单胺类物质的代谢、增加大脑中单胺类物质水平的药物。常见的单胺类物质包括 5-羟色胺和去甲肾上腺素。常用的 MAOI 如苯乙肼（Nardil®）、反苯环丙胺（Parnate®）、异卡波肼（Marplan®）和司来吉兰（EMSAM®、Eldepryl®）。通常仅在三环类抗抑郁药或 SSRI 无效或可加重抑郁症的病情时，方可使用 MAOI。MAOI 可有以下副作用：视物模糊、皮疹、癫痫发作、水肿、体重减轻、体重增加、性功能障碍、腹泻、恶心、便秘、焦虑、失眠、嗜睡、头痛、头晕、心律失常、晕厥、起立时感到头昏（直立性低血压）和高血压。

不同类型的抗抑郁药对神经递质的影响、使用方法以及与之相关的不良反应或药物相互作用均不相同（Baumann，1996）。一名患者可能对某一类的抗抑郁药没有反应，而使用另一类抗抑郁药的效果则良好。另一名病情相似的患者则可能有相反的效应。

抗抑郁药作用的变异大，且抑郁症的严重程度和疗效之间的关系也很复杂（Geldof 等，2008）。仅有一小部分影响变异的因素被探明。包括抗抑郁药在内的相当一部分抗精神病药物中，CYP450 编码基因的多态性在药物代谢中起了重要作用。应基于药物代谢的快慢水平，制订抗抑郁药的初始给药方案（Spina 等，2008；Schosser 和 Kasper，2009）。

在抗抑郁药物的遗传药理学研究中，已有大量研究考察了 5-羟色胺转运体编码基因的两类功能多态性，即 5-HTTLPR 和 STin2。此外，也有研究报道了其他候选基因的结果，包括 5-羟色胺受体基因、脑源性神经营养因子（brain-derived neurotrophic factor，BDNF）、位于 BBB 中的 P-gp、G 蛋白、TPH1 和 TPH2、MAOA、去甲肾上腺素转运体基因、FK-BP5 或细胞色素 P450（CYP450）基因（Schosser 和 Kasper，2009）。文献检索结果显示，抗抑郁药的 PK 存在显著的性别差异。同样，抗抑郁药的药理效应也有很大的个体差异，包括不同性别在药物不良反应的类型和时间上的差异。尽管有许多关于性别差异的报道，但仍缺乏抗抑郁药 PK 和 PD 性别差异的系统性研究（Bigos 等，2009）。

De Klerk 等（2012）提出，SSRI 治疗的药物不良反应，特别是 5-羟色胺的作用，可通过 P-gp 编码基因 ABCB1 的两种常见多态性来预测。由于 P-gp 存在于 BBB，并且（某些）SSRI 是 P-gp 的底物，与 P-gp 具一定亲和力，影响了 SSRI 的脑内分布。De Klerk 及其同事发现，SSRI 相关的药物不良反应的发生数量与 ABCB1 基因多态性之间存在显著的关联。此外，这些基因的单核苷酸多态性和单倍型是 5-羟色胺能反应（如失眠、胃肠道不适以及性功能障碍）的显著预测因子。

抗抑郁药的作用是否真实，还是仅为安慰剂效应，一直存在争议。Kirsch 通过荟萃分析评估了新一代抗抑郁药与安慰剂效应的关系（Kirsch，2009）。Kirsch 认为，大多数试验未显示 SSRI 相对于安慰剂的明显优势；对于大多数抑郁症患者而言，药物和安慰剂之间的差异不具临床意义。Fountoulakis 和 Möller（2011）重新计算并解读了 Kirsch（2008）的研究数据。他们认为 Kirsch 等的荟萃分析在计算中存在重大缺陷，研究结果的报告存在选择性、结论不合理且有显著偏倚。Fountoulakis 和 Möller（2011）指出：总体而言，尽管安慰剂效应的很大一部分来自患者的期待，但对于活性治疗药物而言并非如此，药效不是加和性的，药物效应始终存在，且与抑郁症的严重程度无关；而安慰剂的情况则并非如此。

## 14.3.3 抗精神病药

抗精神病药可治疗精神病的各类症状，如精神病性障碍或精神分裂症引起的各类症状。抗精神病药通常用于控制和缓解精神病症状。抗精神病药可能的副作用包括口干、嗜睡和帕金森病，如肌肉僵硬和身体不自主运动（迟发性运动障碍）或锥体外系副作用（extrapi-ramidal side effects，EPS；Mauri 等，2007）。抗精神病药最严重的副作用是粒细胞缺乏症，即原因不明的白细胞计数下降。这是一种潜在的、严重的、但是可逆的不良反应。用药后需监测患者的血细胞计数。抗精神病药分为两类：典型的和非典型的抗精神病药。

### 14.3.3.1 典型的抗精神病药

根据是否诱发锥体外系副作用，抗精神病药可分为两类。典型的抗精神病药也被称为第一代抗精神病药（first-generation antipsychotic，FGA）。大多数的传统抗精神病药通过阻断多巴胺 $D_2$ 受体而发挥作用。此类药物的副作用包括如帕金森病样的肌肉僵硬和颤抖、感觉迟钝、思维迟钝、烦躁不安（静坐不能）和性功能问题。这些药物包括氯丙嗪（Largactil®）、氟哌啶醇（Haldol®）、匹莫齐特（Orap®）、三氟拉嗪（Stelazine®）和舒必利（Dolmatil®）。

### 14.3.3.2 非典型的抗精神病药

非典型的或第二代抗精神病药（second-generation antipsychotic，SGA）诱发的锥体外系副作用显著减少（Mauri 等，2007）。非典型的抗精神病药阻断多巴胺 $D_2$ 受体和 5-羟色胺受体 5HT2A。与第一代药物相比，较少引起帕金森病样副作用和迟发性运动障碍（剂量不太高时），但可导致体重增加、糖尿病、性生活问题以及嗜睡和行动迟缓。非典型的抗精神病药包括氨磺必利（Solian®）、阿立哌唑（Abilify®）、氯丙嗪（Thorazine®）、氯氮平（Clozaril®）、奥氮平（Zyprexa®）、喹硫平（Seroquel®）、利培酮（Risperdal®）、舍吲哚（Serdolect®）、佐替平（Zoletpine®）和帕利哌酮（Invega®）。非典型的抗精神病药价格昂贵，但对于精神分裂症（阴性）症状较第一代药物更有效。

利培酮是常用的非典型的抗精神病药之一，可改善精神分裂症的阳性和阴性症状，且锥体外系副作用报告率低。利培酮的药理作用取决于利培酮及其活性代谢物 9-羟基利培酮（9-OH-RSP，也称为帕利哌酮）的浓度。帕利哌酮已作为一种独立的抗精神病药（Invega®）上市。

Mauri 等（2007）根据治疗观察期的长短（治疗范围）对研究进行了划分，对第二代抗精神病药的血浆浓度与临床反应之间的关系进行了综述。此类药物开展治疗药物监测的意义已得到充分的证实。血浆氯氮平浓度受到多种因素影响，如 CYP450 1A2 活性、年龄、性别和吸烟等。氯氮平血药浓度高可增加癫痫发作的风险。利培酮的代谢产物 9-羟基利培酮（帕利哌酮）具有活性，应测定两者的浓度之和（"活性部分"），从而避免对利培酮药理作用的错误解读。此外，文献明确指出了奥氮平的临床疗效与其血浆浓度之间的关系。支持喹硫平血浆浓度与临床反应之间存在关系的证据很少。关于受体阻断的正电子发射断层扫描（positron emission tomography，PET）研究表明，受体占有率与喹硫平血浆浓度的经时过程之间存在差异。没有直接证据表明齐拉西酮、阿立哌唑或舍吲哚的最佳血药浓度范围。

利培酮由 CYP2D6 和 CYP3A 代谢为帕利哌酮，故药物的代谢差异（快速和慢速代谢）是个体间变异的原因。据报道，帕利哌酮的多巴胺受体和 5HT2A 受体的受体结合力与利培酮相当（Mauri 等，2007）。抗精神病药物（以及一般的中枢神经系统药物）PK/PD 关系的另一个影响因素是药物的脑内分布。与相对转运良好的化合物（奥氮平、喹硫平）相比，脑分布不良的药物（利培酮）需要给予更高的剂量，以获得相似的受体占有率（Fitzgerald 和 Dinan，2008）。利培酮和帕利哌酮在体外和体内都是 P-gp 的底物。

某些激素可作为抗精神病药的生物标志物，特别是催乳素（prolactin，PRL）。PRL 主要与生殖和代谢功能有关，由位于垂体前叶的催乳素细胞合成并储存。PRL 的释放主要受多巴胺能神经元的下丘脑控制。多巴胺能神经元通过多种途径将多巴胺映射到垂体前叶。激活催乳素细胞表面的多巴胺 $D_2$ 受体，可抑制 PRL 在血浆中的释放。反之，阻断 $D_2$ 受体可导致 PRL 的释放。除了多巴胺能控制 PRL 释放外，血浆中的 PRL 浓度还受到 PRL 合成速率、催乳素细胞的储存容量、稳态反馈机制和血浆清除速率的影响（Freeman 等，2000；Ben Jonathan 和 Hnasko，2001；Fitzgerald 和 Dinan，2008）。研究表明，大鼠 PRL 的合成、释放途径、稳态反馈机制和消除半衰期与人类相似。因此，血浆中的 PRL 浓度成为候选生物标志物，可用于评估 $D_2$ 受体活性转化（Ben Jonathan 等，2008），特别是用于评估多巴胺受体拮抗剂和部分激动剂。由于人类 PRL 的合成、释放途径和消除与大鼠具有可比性，故 PRL 是一个很好的可供转化的生物标志物，用于描述多巴胺受体拮抗剂的药理作用（Stevens 等，2012）。下文中抗精神病药的定量药理学研究中将进一步阐述。

# 14.4　定量药理学研究方法

## 14.4.1　抗焦虑药的定量药理学研究

定量药理学虽是一个新兴学科，但关于药理作用的定量研究却早已开始。通过对生物标志物脑电图（electroencephalogram，EEG）的定量分析，研究人员已很好地描述了苯二氮䓬类药物的药理作用（Krijzer 和 Van der Molen，1987）。并且，当 EEG 结合血药浓度测定值时，可描述个体动物和人体中苯二氮䓬类药物的 PK/PD 关系。EEG 是 CNS 功能变化的理想生物标志物，可在动物个体中采用完全客观的、连续的、灵敏的和可重复的方式进行测定。

20 世纪 90 年代初，在自由活动的大鼠中，研究人员首次基于大鼠的 EEG 效应，对苯二氮䓬类药物开展了 PK/PD 的定量研究（Mandema 和 Danhof，1992）。通过这种研究方法，研究人员可以获得中枢神经系统药物的效能和内在药效的定量信息。EEG 可作为衡量苯二氮䓬类药物药理作用强度的一个指标。EEG 信号的 β 频带振幅与药理作用的强度相关，反映了药物在中央 GABA-苯二氮䓬受体复合物上的亲和力和内在效能。

Détári 等（1999）考察了 5-羟色胺类和苯二氮䓬类抗焦虑药物对激活皮层和睡眠-觉醒周期的影响。在自由活动的大鼠中，研究人员获得了 EEG 以及与睡眠相关指标的信息，并以睡眠时间和深度睡眠时间的增加为指标，考察了睡眠质量。研究结果表明，相较于苯二氮䓬类抗焦虑药物，5-羟色胺类抗焦虑药物更优。Lau 等（1998）发表了一项大鼠研究的结果。Lau 等通过测定 EEG 效应，考察了咪达唑仑（Midazolam）的兴奋和镇静作用。研究者假设咪达唑仑兼有兴奋和镇静的作用，建立了兴奋-镇静模型，表明咪达唑仑以连续但有先后的方式兼具兴奋和镇静的作用。Cleton 等（1999）研究结果表明，血药浓度的变化率是咪达唑仑对大鼠 EEG 影响的一个重要因素。Albrecht 等（1999）在两组不同年龄的男性志愿者中（年轻人约 25 岁，老年人约 75 岁），以 EEG 作为催眠镇静效果的评价指标，考察了年龄对咪达唑仑药理作用的影响。两组人群的 PK 参数相似，但 PD 数据显示了药效学的明显时滞。此外，两组人群中半数最大有效浓度（$EC_{50}$）具有很大的差异，年轻人约为老年人的 2 倍。因此，老年人对咪达唑仑的作用更敏感，达到相同的药效需要较低的剂量。

由于可能的耐受性或其他稳态反馈机制，短期用药和长期用药可能具有不同的 PK/PD 关系。Laurrijssens 和 Greenblatt（2002）通过 EEG 记录和平行的连续血液采样，研究了咪达唑仑的长期暴露对 PK/PD 关系的影响。浓度-EEG 效应关系符合 S 形 $E_{max}$（最大效应）模型。在第 1 天和第 7 天之间未发现 PK 或 PD 参数的差异。然而，患者经过多次给药，咪达唑仑可呈现一定程度的耐受，且只有在校正为游离的咪达唑仑之后，耐受效应才更明显。

随着时间的推移，实验方法得到了改进，更多的统计问题得以解决。在特定的设计条件下，有学者应用定量 EEG 分析和数理统计方法，客观地评估了抗精神病药在人脑中的功能性生物利用度（Barbanoj 等，2002a）。研究人员考察了方法学的各个方面，如不同的治疗药物、剂量、时间点、状态、目标变量、电极，甚至不同的分组。基于药物-EEG（pharmaco-EEG），将 PK/PD 数学建模作为一个工具，扩大相关的研究领域。研究人员还讨论了关于急性、重复或叠加效应，以及与抗精神病药在人体中的相互作用（如机制性的药物相互作用、药物代谢物和对映异构体，以及获取血药浓度、时间推移和分布形态的重要性），并作了统计学比较，以准确识别其是否发生。下面列举一些抗焦虑药的案例，包括苯二氮䓬类药物。

口服咪达唑仑广泛用于儿童的术前镇静。有学者研究了其活性 1-羟基代谢物，即 1-羟基咪达唑仑（1-OHMDZ）产生的 EEG 效应（Johnson 等，2002）。研究者以年龄、体重、性别、合用药物和 1-OHMDZ/咪达唑仑的代谢比率作为咪达唑仑和 1-OHMDZ PK 的协变量，开展了相关研究。代谢物 1-OHMDZ 的活性约为母药的一半，且可部分补偿因咪达唑仑代谢而降低的药理作用。在咪达唑仑的研究中，应评估 1-OHMDZ 对整体 PD 效应的贡献。

为了将药物-EEG 用于临床环境中，Barbanoj 等（2002b）介绍了生物标志物、替代终点、临床终点和临床结局之间的区别。Barbanoj 等阐述了药物-EEG 的最新应用，以及日常临床实践中 PK/PD 模型的应用。对于精神病患者，试验用药可区分药物治疗的反应者和无反应者。虽然，一些药物开发项目（如苯二氮䓬类药物）中药物-EEG 和 PK/PD 模型取得了成功，但这些技术尚未广泛应用于中枢神经系统的临床治疗。Barbanoj 等建议充分发挥药物-EEG 和 PK/PD 模型在神经治疗领域中的作用，尚有大量的工作待开展。

Visser 等（2003）利用 EEG，为神经活性类固醇（neuroactive steroids）开发了一个基于机制的 PK/PD 模型，可单独描述受体激活的过程，并将刺激-反应关系应用于各类非甾体 GABAA 受体调节剂。该模型估算了药物体内表观受体亲和力（KPD）和体内内在效应（ePD）。游离药物浓度的 KPD 与体外测定的受体亲和力之间，以及 ePD 与体外 GABA 位移之间存在明显的线性关系。这项研究表明，非甾体 GABAA 受体调节剂和（合成的）神经活性类固醇的体内效应可采用单个专一的传感器函数来描述。此外，与神经活性类固醇相比，非甾体 GABAA 受体调节剂具有部分激动剂的作用。

Jonker 等（2003）通过大鼠的 EEG 记录和对应的血浆浓度，研究了 GABAA 受体别构调节剂咪达唑仑和突触 GABA 摄取抑制剂噻加宾之间的 PD 相互作用。研究发现咪达唑仑和噻加宾之间的体内 PD 相互作用具加和性，而非协同作用。

## 14.4.2　抗抑郁药的定量药理学研究

以大鼠为实验动物，Geldof 等（2007，2008a，b，c）采用（半）机制 PK/PD 模型进行了一系列研究。研究者以绝对定量的方法，考察了 SSRI 剂量和 CNS 效应之间的量效关系。研究者将氟伏沙明（Fluvoxamine）作为 SSRI 的模型药物，采用了基于非线性混合效应的群体分析方法，考察了血浆中氟伏沙明的 PK 特征（Geldof 等，2008a）。在六项不同的实验条件、研究地点和/或采样设计的研究中，对大鼠静脉滴注了低、中、高剂量的氟伏沙明。三室模型可较好地描述氟伏沙明的 PK。体重被确定为室间清除率的显著协变量。氟伏沙明的 PK 与给药剂量、手术和研究部位等因素无关。在动物行为的研究中，该模型的作用已得到了充分证明。该项研究中，采用了稀疏 PK 采样设计，对快速眼动（rapid eye movement，REM）睡眠的影响因素进行了分析。通过混合效应建模方法，可以克服研究设计中稀疏采样的局限性。

然后，研究者开展了氟伏沙明的脑内分布动力学的研究，同时分析了血浆、游离脑细胞外液（extracellular fluid，ECF）和脑组织中的氟伏沙明浓度。构建的氟伏沙明 PK 模型中包括了血浆中氟伏沙明的三个隔室，以及分布到大脑的链式二室模型。在链式模型中，脑部的浅表灌注限速隔室和深部隔室之间的物质转运由被动扩散项和饱和主动排出项描述。随着给药剂量的增加，研究者可观察到大脑中药物浓度不成比例地增加（Geldof 等，2008a）。

后续的问题是如何将氟伏沙明的脑内分布动力学与 5-HT 转运体（SERT）的占有率相关联。有学者测定了离体大鼠额叶皮质中氟伏沙明的 SERT 占有率。快速给药后的早期，SERT 的占有率最高。氟伏沙明的剂量越高，SERT 的占有时间就越长。最大 SERT 占有率（$B_{max}$）为 95%。SERT 占有率与血浆、脑 ECF 和脑组织的药物浓度直接相关，可通过双曲线函数描述（$B_{max}$ 模型；Geldof 等，2008c）。

系列研究的最后一个研究中，研究者建立了一个机制模型，预测氟伏沙明快速给药后，大鼠额叶皮质中 5-HT 及其代谢物 5-羟基吲哚乙酸（5-HIAA）的经时过程。在该模型中，氟伏沙明以直接浓度依赖的方式可逆地阻断 SERT，增加突触 5-HT 浓度。而 5-HT 反应通过 5-HT 自身受体的负反馈而减弱。原则上，该模型可以描述脑细胞外液中 5-HT 和 5-HIAA 经时过程中的振荡模式。PK/PD 分析显示，5-HT 再摄取的抑制与氟伏沙明的血浆浓度直接相关。在复杂神经传递过程建模领域中，该机制模型的开发迈出了第一步。在活体行为药理学研究中，该模型为预测额叶皮质中 5-HT 和 5-HIAA 浓度的中位值的经时过程提供了重要的依据（Geldof 等，2008b）。

通过适当的研究设计和建模，稀疏采样同样可获得有用的信息。Feng 等（2006）基于稀疏采样建立了一个群体 PK 模型，描述老年（>70 岁）抑郁症人群中帕罗西汀（Paroxetine）的药动学。建模数据来自一项为期 5 年的考察"晚期抑郁症的维持疗法"的临床试验（MTLD-2）。结果表明：不同性别的 CYP2D6 基因多态性受试者具有不同的消除率，故需要根据 CYP2D6 基因型给予不同的给药方案。

如引言中所提及，疾病严重程度的评估量表，如汉密尔顿抑郁量表（HAMD），被用于评估治疗结果以及新药治疗的临床终点。Della Pasqua 等（2010）考察了全局量表及其单个类别量表在鉴别反应中的敏感性及其影响。结果表明：HAMD 的单项量表的结果对现有抗抑郁药物的作用机制并不敏感，也几乎无法区分治疗组和安慰剂的结果。研究者认为 HAMD 难以区分新化合物的疗效，需要一种基于机制的检测方法来描述症状和体征的多维度特征。

为了更好地理解药物在精神疾病等复杂疾病中的作用，需要更多的反映潜在作用机制的"复合"终点。Zuideveld 等（2007）开展了相关研究工作，考察了大鼠体内 5-HT1A 受体激动剂氟辛克生（Flesinoxan）和丁螺环酮（Buspirone）所致的低体温和皮质酮增加，并开发了描述该过程的基于机制的 PK/PD 模型。氟辛克生是一种高效和选择性的 5-HT1A 受体部分/近完全激动剂，在动物体内具有抗抑郁和抗焦虑作用（van Hest 等，1992；Rodgers 等，1994）。在人体试验中，研究人员发现氟辛克生具很强的疗效和耐受性。但不知何故，氟辛克生的开发被停止且未上市。在患者中，氟辛克生可增强 REM 睡眠前的等待时间，降低体温，增加促肾上腺皮质激素（adrenocoticotropi hormone，ACTH）、皮质醇、PRL 和生长激素的分泌（Grof 等，1993；Pitchot 等，2004）。在涵盖个体间变异和临床研究设计的模型仿真基础上，Zuideveld 等（2007）应用缩放法预测了药物对人体的影响。研究者将模型预测的氟辛克生和丁螺环酮效应与文献报道进行比较。结果表明：该模型能较好地预测人体中氟辛克生的药理作用，包括低体温和皮质醇水平的增加。模型可准确预测低体温反应的经时过程。而对于皮质醇反应，尽管预测结果在模型不确定性范围之内，但是观察到的时滞并未得到很好描述。综上所述，基于机制的 PK/PD 缩放模型有望作为预测人体 PD 反应的一种有效手段。

## 14.4.3 抗精神病药的定量药理学研究

### 14.4.3.1 人体研究

(1) 人体血浆 PK

由于外周药物的 PK 参数具高度的个体间变异，抗精神病药的最佳剂量依赖于临床试验中的反复尝试。这种临床剂量的上调或下调的滴定过程可增加精神分裂症治疗复发和发生药物不良反应的风险。因此，研究人员探索应用群体 PK 方法，深入了解变异的来源。

Mannaert 等（2005）研究了单剂量注射长效利培酮（Risperidone）针剂和单剂量口服利培酮后的 PK 特征。健康志愿者单次口服利培酮后，利培酮及其代谢物 9-羟基利培酮（统称为活性成分）的浓度之和变化不大。在精神分裂症患者中，单次肌内注射长效利培酮后的84 天中，利培酮及其代谢物 9-羟基利培酮的血浆总浓度亦变化不大。基于上述结果，研究人员预测了多剂量给药后的 PK，并计算了平均稳态 PK 曲线。预测结果表明：与口服给药相比，长效注射剂的血浆峰值水平较低，达稳态时最大和最小浓度间的波动度也较低，这表明了长效注射剂为治疗的首选制剂。

Vermeulen 等（2007）开发了一个群体 PK 模型，同时描述了利培酮和 9-羟基利培酮的PK，评估利培酮和 9-羟基利培酮的个体间和个体内变异，并考察了患者人口统计学特征等因素对利培酮、9-羟基利培酮以及活性成分（利培酮、9-羟基利培酮之和）的 PK 的影响。该研究中包括了 I 期研究（密集采样）和 III 期研究（稀疏采样）的数据。PK 模型包括了利培酮和 9-羟基利培酮的二室模型，以及基于既往研究报道的零级和一级的序列吸收模型。

为了描述利培酮转化为 9-羟基利培酮的 CYP2D6 多态性的影响，还采用了混合模型。构建的模型很好地描述了血浆中利培酮和 9-羟基利培酮的 PK，并能确定每个患者的 CYP2D6 代谢表型。研究中筛选的潜在协变量包括：年龄、性别、种族、体重、去脂体重、体质指数、肌酐清除率、肝功能实验室检查指标，以及合用卡马西平。其中，合用卡马西平可显著影响 PK，降低活性成分的浓度。

Feng 等（2008）使用稀疏采样法评估了年龄（18～93 岁）、体重、性别、吸烟状况、种族和联合用药对利培酮和 9-羟基利培酮的 PK 参数的影响。Feng 等建立了一个非线性混合效应模型（NONMEM），同时描述了利培酮和 9-羟基利培酮的 PK。具有一级吸收的一室混合模型较好地描述了利培酮和 9-羟基利培酮的浓度。研究中，年龄被确定为 9-羟基利培酮清除率的显著性协变量。Thyssen 等（2010）研究了儿童和青少年口服利培酮的 PK。基于包括儿童和成人口服利培酮的汇总数据库，研究者进行了非房室模型分析和群体 PK 分析，并且基于蒙特卡罗模拟，评估了协变量对抗精神病药活性成分的血浆暴露的影响。结果表明：以体重对剂量校正之后，儿童和青少年之间活性成分的血浆暴露具有可比性。未发现受试者的人口统计学或生化特征对利培酮和抗精神病活性成分的 PK 参数有显著影响。此外，Sherwin 等（2012）也考察了儿童和青少年中的利培酮和 9-羟基利培酮的 PK，筛查了 PK 参数的协变量效应。Sherwin 等采用 NONMEM 程序，对利培酮和 9-羟基利培酮的 PK 进行建模；协变量包括年龄（不同于 Thyssen 等，2010）、体重、性别和 CYP2D6 代谢表型（按代谢表型将人群分为快、中和慢三个亚群）。

Ismail 等（2012）在一项群体 PK 研究中，考察了真实临床环境中氯氮平（Clozapine）和去甲氯氮平（Norclozapine）在大范围年龄段的人群中血浆浓度水平和变异性。该研究纳入了多伦多成瘾和心理健康中心的精神分裂症谱系障碍患者（年龄在 11～79 岁之间）。研究中纳入了接受氯氮平（Clozaril®）治疗的"住院患者"和"门诊患者"。具一级吸收和消除的一室模型可较好地描述氯氮平的 PK 数据。对清除率有显著影响的协变量是年龄和性别。母药和代谢物的清除率至少从 39 岁开始随着年龄的增长呈指数下降。随着年龄的增长，氯氮平和去甲氯氮平的清除率降低，可导致血药浓度增加，并由此产生药物不良反应。对于老年人氯氮平的给药剂量和安全性监测，这些发现具有重要的临床意义，需要对老年人加强监测。

Samtani 等（2009）考察了两部位（三角肌和臀肌）肌内注射不同剂量的帕利哌酮（Paliperidone）长效棕榈酸酯制剂后的帕利哌酮 PK。数据来自Ⅰ期、Ⅱ期和Ⅲ期的临床试验。肌内注射帕利哌酮棕榈酸酯后，帕利哌酮的血浆 PK 符合一级消除的一室模型。关于药物吸收的模型中，部分剂量通过零级动力学过程，相对快速地进入中央隔室；相隔一段时间后，剩余部分通过一级动力学过程进入体循环（双重吸收的 PK）。清除率、中央分布容积和吸收速率常数具个体间变异。研究者采用对数转换数据的加和残差模型，描述模型的残差变异。性别、年龄、注射量、注射部位、体质指数、注射针头长度均影响肌内注射后帕利哌酮的 PK，导致了帕利哌酮注射剂的复杂剂量-PK 关系。

Jin 等（2010）通过临床抗精神病药物干预效果试验（clinical antipsychotic trials of intervention effectiveness，CATIE）描述了精神分裂症患者的奋乃静（Perphenazine）群体 PK。试验中患者每天服用奋乃静，累计 14～600 天。一室线性群体 PK 模型可较好地描述数据。种族和吸烟状况对奋乃静的清除率有显著影响。

在健康受试者的利培酮和 9-羟基利培酮的群体 PK 研究中，发现了代谢酶（CYP2D6）和转运体编码基因（ABCB1）的遗传多态性对利培酮药动学的影响（Yoo 等，2012）。研究者采用带有吸收时滞的一级吸收的二室模型，很好地拟合了利培酮的血药浓度-时间曲线。作为母药（利培酮）模型的扩展，具有一级消除和部分从给药部位吸收的一室模型较好地描述了 9-羟基利培酮的药时曲线。研究结果表明，CYP2D6 和 *ABCB1* 遗传多态性的交互作用可影响利培酮和 9-羟基利培酮的 PK。

有学者采用了混合效应模型开展了精神分裂症或分裂情感障碍（男性）患者口服利培酮的群体 PK 研究。该模型根据临床抗精神病药物试验干预效果研究（CATIE）中的数据，在利培酮剂量调整前，预测抗精神病药物的血浆浓度。根据已知的血药浓度、多巴胺 $D_2$ 受体占有率和临床效应之间的关系（见下文），研究者认为通过监测抗精神病药的血药浓度进行个体化给药，具有临床应用潜力。

（2）人体 $D_2$ 受体占有率

在非典型的抗精神病药的各类药物不良反应中，体重增加和糖耐量受损具有临床意义。Matsui Sakata 等（2005）利用受体占有率，定量分析了各类受体对抗精神病药引起的药物不良反应的影响。假设脑脊液（cerebrospinal fluid，CSF）的药物浓度代表靶点浓度，这在一定程度上可能是真实的（De Lange，2013b）。使用 PK 参数和受体解离常数估计抗精神病药对 $\alpha_1$ 肾上腺素受体、$\alpha_2$ 肾上腺素受体、多巴胺 $D_2$ 受体、组胺 $H_1$ 受体、毒蕈碱乙酰胆碱（mACh）受体、5-HT1A 受体、5-HT2A 受体和 5-HT2C 受体的平均受体占有率。这些受体的占有率与文献报道的抗精神病药治疗期间的两个重要药物不良反应，即体重增加和 2 型糖尿病发病程度相关。体重增加与组胺 $H_1$ 受体和 mACh 受体占有率之间具显著相关性。2 型糖尿病的发病率与组胺 $H_1$ 受体、mACh 受体和 5-HT2C 受体占有率高度相关。但是，在抗精神病药中，$H_1$ 受体受体占位也与 mACh 受体占位高度相关。因此，可能只有一种受体与药物不良反应高度相关。除了抗精神病药外，这些具有 mACh 受体拮抗作用的药物不良反应尚未见报道，故研究者认为组胺 $H_1$ 受体是导致抗精神病药引起的体重增加和糖尿病的主要原因。综上所述，基于受体占有率的模型分析表明，组胺 $H_1$ 受体阻断是抗精神病药引起体重增加和糖尿病的主要原因。

此外，基于文献数据，Matsui Sakata 等（2005）采用了相同的研究方法，考察了典型的（氟哌啶醇）和非典型的（利培酮、奥氮平和喹硫平）抗精神病药患者的受体占有率和药物诱发的锥体外系副反应（EPS）之间的关系。Matsui Sakata 及其同事对锥体外系副反应的五项指标进行了研究：①必须服用抗胆碱能药物患者的比例；②多种锥体外系症状的发生率（震颤、肌张力障碍、运动障碍、静坐不能、锥体外系综合征中的一种或多种）；③帕金森病；④静坐不能（无法保持静止）；⑤锥体外系综合征（面部和颈部不自主肌肉痉挛）。研究者考察了两个模型：第一个模型包含了由于 5-HT2A 受体抑制而释放内源性的多巴胺；第二个模型则不考虑这种内源性多巴胺的释放。这些模型用来研究内源性多巴胺 $D_2$ 受体占有率与药物诱发锥体外系副反应程度之间的关系。与第二个模型相比，纳入内源性多巴胺释放的模型，可更好地描述内源性多巴胺 $D_2$ 受体平均占有率与锥体外系副反应之间的关系。此外，纳入内源性多巴胺释放的模型，可较好地预测未参与建模的外部数据的结果，包括另外两种非典型抗精神病药——氯氮平和齐拉西酮诱发的锥体外系副反应。综上所述，结合了 5-HT2A 受体抑制引起的内源性多巴胺释放的模型，可用于预测抗精神病药诱发的锥体外系副反应。

（3）人血浆中的催乳素

催乳素（prolactin，PRL）由垂体前叶分泌到血液中，可影响男女两性的性腺功能，启动和维持女性的泌乳，并抑制男性的性欲。垂体分泌 PRL 受下丘脑多巴胺抑制的控制。多巴胺作为 PRL 分泌的抑制剂作用于垂体。典型的抗精神病药和利培酮可阻断多巴胺 $D_2$ 受体导致的男性和女性的高催乳素血症，并可能导致闭经、溢乳、不孕、性欲丧失和勃起功能障碍等。血浆中 PRL 浓度的增加并非所期望的效应，但可间接获得多巴胺能系统的功能。Movin Osswald 和 Hammarund Udenaes（1995）首次开发了基于机制的 PK/PD 模型，用于研究瑞莫必利（Remoxipride）对人血浆生物标志物 PRL 浓度的影响。通过阻止垂体前叶 PRL 中多巴胺 $D_2$ 受体的抑制作用，瑞莫必利影响了血浆的 PRL 水平。在一项针对 8 名健康非肥胖志愿者的随机交叉研究中，在不同时间间隔连续给予两剂瑞莫必利。研究人员建立了模型，可描述志愿者中 PRL 的经时过程，并估算了催乳素细胞中 PRL 的合成速率。模型由三部分组成：①瑞莫必利的药代动力学；②PRL 的生理学模型，包括了 PRL 的合成、向血浆中的释放和血浆中的消除；③间接效应模型，瑞莫必利影响贮库中释放 PRL 的 PD 模型，且线性 PD 模型能很好地描述 PRL 的经时过程。结果表明，PRL 释放量受限于贮库中的 PRL 量。而贮库中 PRL 的量需要 1～2 天才能完全恢复，并不是瑞莫必利产生的最大效应。此外，瑞莫必利和 PRL 反应的个体内和个体间变异均较低（图 14.1；Movin-Oswald 和 Hammarlund-Udenaes，1995）。

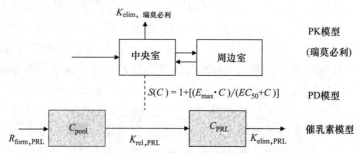

图 14.1　抗精神病药影响催乳素（PRL）释放的综合模型

（Movin-Oswald 和 Hammarlund-Udenaes，1995）

Friberg 等（2009b）开发了一个基于机制的模型，定量描述了服用帕利哌酮（Paliperidone）和利培酮患者中 PRL 的释放过程。研究中，健康受试者和精神分裂症患者分别服用了不同剂量和剂型的抗精神病药。基于用药后 PRL 的经时过程数据，研究者采用了竞争性激动剂-拮抗剂相互作用（agonist-antagonist interaction，AAI）模型，描述了两药与多巴胺对调节 PRL 释放的 $D_2$ 受体的竞争。药物的耐受性可通过 PRL 刺激多巴胺释放的反馈回路来描述。与包含 PRL 库消耗项的模型相比，该反馈回路模型更好地拟合了数据。此外，日间 PRL 节律由两个周期的余弦函数描述。尽管药物诱导的 PRL 释放与基线不成正比，但基线 PRL 取决于健康状况，且女性高于男性。此外，该模型证实了帕利哌酮和利培酮对 PRL 的释放具有相似的效力。

Ma 等（2010）采用上述两种模型，评估了服用抗精神病药瑞莫必利后对 PRL 反应的耐受性。第一种模型是 PRL 库模型（Movin-Oswald 和 Hammarlund-Udenaes，1995），第二种模型是竞争性激动剂-拮抗剂相互作用（AAI）模型（Friberg 等，2009b）。瑞莫必利的数据来自健康男性受试者的试验。受试者在五个场景中接受了瑞莫必利的两次滴注给药。具有昼夜节律函数的库模型对数据的拟合稍好，而 AAI 模型描述 PRL 的昼夜节律则更佳。可视化预测检验显示了两个模型对 PRL 经时变化曲线的预测性都很好。

（4）使用人体 PANSS 评分的临床试验：药物效应、安慰剂效应和脱落

PANSS 是精神分裂症患者最重要的评价工具之一。PANSS 共有 30 个项目，每个项目的分值范围为 1～7，总分的最低分为 30。PANSS 是一个区间量表。对于此类区间标度需要计算相对变化（而这并不简单）。并且，相对（百分比）变化是广泛接受的标准（Obermier 等，2011）。许多临床试验中，采用 PANSS 评估新药的治疗效果。

新药临床试验中，通常将新药的治疗效果与对照试验组中安慰剂治疗效果进行比较。然而，此种研究方法的失败率很高，可能与以下因素有关：安慰剂效应幅度和变异大、脱落率高、评估治疗效果的主观评分量表的敏感性低。迄今为止，基于非模型的方法一般都假设安慰剂效应和疾病进展在时间推移过程中是恒定的。但是，事实并非如此。这可能导致分析临床试验结果时出现偏倚。通过先进的建模和模拟方法，研究者可以区分疾病进展、安慰剂效应和药物效应。通过适当的建模策略，识别不断变化的安慰剂效应和脱落率的潜在来源，增强区分治疗组和安慰剂效应的能力（Pilla Reddy 等，2011）。

Ortega 等（2010）根据成年精神分裂症患者的 PANSS 评分，对帕利哌酮缓释片和奥氮平（Olanzapine）的有效性进行了定量分析。连续数周每天给予患者帕利哌酮缓释片、奥氮平或相匹配的安慰剂。研究者应用间接效应模型，描述了 PANSS 的时间过程。患者的疾病恶化率被模型化为含基线 PANSS 评分、安慰剂效应、药物效应和脱落率的函数。研究中安慰剂效应呈指数下降。帕利哌酮缓释片和奥氮平治疗的特点是具有长期的药物效应，且有短期的较大安慰剂效应和显著的脱落率。协变量筛选中未能鉴别出任何具临床意义的协变量。可视化预测检验支持模型对 PANSS 经时过程观测值的重现。研究结果表明，构建的群体模型可用于模拟精神分裂症患者临床试验 PANSS 评分的经时过程。

临床试验内和临床试验间的安慰剂效应具较大差异，可显著影响抗精神病新药疗效的评价。有必要开发稳健的安慰剂模型，用来描述安慰剂效应，促进药物效应的合理量化，并最终通过基于模型的模拟，指导精神病治疗的临床试验设计。此外，在精神病临床试验的安慰剂组中，脱落率高也十分常见。在开发评估安慰剂效应的模型时，应考虑脱落患者的数据，以准确解释试验结果。对于辨识真正的安慰剂效应，正确理解脱落的模式和引起脱落的原因至关重要。通过建模和模拟，Friberg 等（2009a）描述了精神分裂症患者阿塞那平（Asenapine）舌下给药后的 PK/PD 关系，其中还包括了安慰剂效应和脱落。在 PK/PD 模型中，安慰剂和阿塞那平治疗的 PANSS 总分的经时过程以 $E_{max}$ 模型描述。研究期间，阿塞那平的效应呈线性增加。研究者应用 Logistic 回归模型描述了脱落的经时过程，并用脱落之前的 PANSS 值作为最重要的预测因子。基于 PANSS＋脱落的联合模型的模拟，可很好地描述采用末次访问结转（last observation carried forward，LOCF）的经时过程数据。在所有安慰剂组和大多数治疗组中，构建的模型均可成功预测观察到的试验结果（图 14.2）。

Pilla Reddy 等（2012）分析了：①利用 PANSS 评分建立一个随时间推移而变化的安慰剂模型，以鉴别脱落和安慰剂效应的预测因子；②对经验安慰剂模型和半机制安慰剂模型的效能进行比较；③比较生存分析（time to event，TTE）脱落模型（dropout model）的不同建模方法，以更好地描述脱落。在不同的安慰剂模型中，Weibull 模型和间接效应模型较好地描述了 PANSS 数据。协变量分析表明，疾病状态、研究持续时间、研究年份、进行试验的地域和给药途径是安慰剂效应的重要预测因子。所有三个参数法的 TTE 脱落模型，即指数模型、Weibull 模型和 Gompertz 模型，都能很好地描述患者脱落临床试验的概率。研究者发现研究时长和试验阶段是高脱落率的预测因子。安慰剂效应和脱落的联合建模表明，患

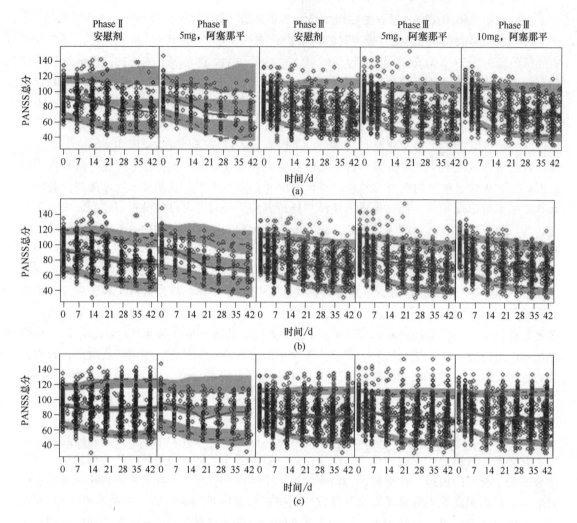

图 14.2　最终 PANSS 模型对精神分裂症患者舌下给予阿塞那平的 PK/PD 关系的
可视化预测检验，包括安慰剂效应和脱落（见彩插）

（a）基于已有试验设计的模拟；（b）基于 PANSS＋脱落的联合模型对所有计划就诊的模拟，PANSS 评分舍弃了脱落
事件的值；（c）基于 PANSS＋脱落的联合模型对所有计划就诊的模拟，其中脱落的 PANSS 评分采用末次访问结转
（LOCF）数据填补。线（实线和虚线）表示观测数据或 LOCF 数据（圆圈）的第 5、50 和 95 百分位数。阴影区域是
相应模拟数据的 95％置信区间（Friberg 等，2009a）

者脱落率与观察到的高 PANSS 评分相关。数据分析还表明，描述 PANSS 评分的非线性趋
势时，Weibull 模型和间接效应模型较其他安慰剂模型更为稳健。开发的安慰剂模型解释了
脱落和安慰剂效应的预测因子。在评估新的试验设计和更好地量化抗精神病药的效果方面，
该模型是一个有用的工具。

　　应用先进的模型可以解释试验设计和脱落对试验结果的影响，并可以探索安慰剂效应的
预测因子。然而，模型质量还取决于用于开发模型的数据质量。Obermeier 等（2011）对使
用 PANSS 的文献进行了系统综述。Obermeier 等发现，大多数文献（62％）实际上使用了
不正确的 PANSS 计算方法，忽略了量度的水平（相对于比率的时间间隔）。而很多情况下，
计算方法甚至未在文献中提及。这可能导致有关治疗效果的错误结论。上述研究结果强调了
应对 PANSS 计算过程进行标准化。

除此之外，使用诸如 PANSS 等评分量表本身就包含了主观性。因此，非常有必要对精神病的机制进行更客观地评估。尽管临床前研究并不能完全反映人类的疾病情况，但对于理解精神病的机制仍具有一定的价值。

### 14.4.3.2 临床前研究和转化方法

虽然抗精神病药治疗价值的最终评估需要开展人体研究，但动物研究可以在良好控制的条件下，以及在良好控制的干预条件下获得有用的信息，并可与人体中获得的信息进行比较。此外，动物研究可提供人体无法获得的有关机制的信息，例如药物进入大脑及在脑内的分布。关于药物剂量和药效之间因果关系的了解越多，对不同条件下最终药物效应的认知就越深入。

（1）大鼠多巴胺 $D_2$ 受体占有率

在大鼠中，条件性回避反应的选择性抑制已被广泛报道对抗精神病药疗效具有很好的预测性。此外，研究表明了大鼠多巴胺 $D_2$ 受体占有率与条件性回避反应抑制行为之间的关系，并与人体多巴胺 $D_2$ 受体占有与临床效果之间的关系密切相关。研究人员通过啮齿类动物条件回避反应行为的评估，应用 PK/PD 模型可预测稳态有效治疗浓度。此外，研究还考察了如何与经典的抗精神病药氟哌啶醇和舍吲哚、氯氮平、利培酮和奥氮平［也包括特定代谢物，如 9-羟基利培酮（帕利哌酮）］四种第二代抗精神病药的临床血浆暴露相关联。首先，以 $3H$-雷氯必利为放射配基，平行测定了条件性回避反应和体内纹状体多巴胺 $D_2$ 受体占有的有效性。通过对时间-反应和时间-血浆浓度数据的建模，建立了药物的 PK/PD 关系。根据 $EC_{50}$ 的估算值，抑制条件性回避反应行为所需多巴胺 $D_2$ 受体占有率的顺序为：舍吲哚（＋脱氢舍吲哚)＝脱氢舍吲哚＝帕利哌酮＝氟哌啶醇＝奥氮平＞利培酮≫氯氮平。总体而言，在条件性回避反应测试中具 50％反应的大鼠多巴胺 $D_2$ 受体占有率，与接受抗精神病药治疗的精神分裂症患者中报道的多巴胺 $D_2$ 受体占有率之间具良好的一致性。舍吲哚（＋脱氢舍吲哚)和奥氮平的有效稳态治疗浓度的预测值高于实际值 $3\sim4$ 倍。而在条件性回避反应大鼠中，氟哌啶醇、氯氮平、利培酮的稳态 $EC_{50}$ 预测值则与患者中观察到的有效治疗浓度水平相当。这表明在临床条件下，所构建的 PK/PD 模型可确定潜在抗精神病药的有效治疗浓度，并加速整个药物的开发进程。

有学者建立了基于机制的群体 PK/PD 模型，在不同给药途径给予大鼠奥氮平（Olanzapine）后，预测作为 PD 生物标志物的纹状体多巴胺 $D_2$ 受体占有率的经时过程（Johnson 等，2011）。研究者将采用两室模型描述血浆中奥氮平的 PK，并建立了一个基于生理学和药物作用机制的混合模型，描述纹状体中多巴胺 $D_2$ 受体的占有率。该模型很好地描述了血浆、大脑中的药物浓度和多巴胺 $D_2$ 受体占有率的经时过程。模型估算的结合和解离速率常数与文献报道的体外数据具有良好一致性，表明了模型的有效性。该模型包括了受体结合动力学和药物的 PK 行为，成为预测大鼠多巴胺 $D_2$ 受体占有率的基础。此外，该建模方法也可将体外和临床前信息扩展至临床患者的受体占有率。对于利培酮和帕利哌酮，Kozielska 等（2012）在大鼠中使用了相同的方式，将多巴胺 $D_2$ 和 5-HT2A 受体占有率作为 PD 生物标志物。Johnson 等（2011）将模型扩展，包含了代谢物的动力学、大脑的主动外排以及在额叶皮质中药物与 5-HT2A 受体的结合。利培酮和帕利哌酮的血浆 PK 行为最符合二室模型。扩展模型还可很好地描述大脑浓度以及 $D_2$ 和 5-HT2A 受体的占有情况。为了准确描述观察到的脑-血浆中药物分配比，模型中包含了药物与 5-HT2A 受体的结合。此外，基于模型的模拟显示受体亲和力可极大地影响药物的脑-血浆分配比。研究者还发现药物与多巴胺 $D_2$ 和 5-HT2A 两种受体的结合，可影响利培酮和帕利哌酮的脑内分布。这可能是源于药物对多巴胺 $D_2$ 和 5-HT2A 受体的高度亲和力。因此，在选择中枢系统活性药物的最佳 PK/PD 模型时，需要考虑药物和受体的亲和力以及药物的脑-血浆分配比。

为了阐明多巴胺 $D_2$ 受体阻断对神经认知功能的影响，Sakurai 等（2013）在 CATIE 试验中评估了抗精神病药对精神分裂症患者神经认知功能的影响，包括了对多个区域多巴胺 $D_2$ 受体占有率估算值的影响。对于接受利培酮、奥氮平或齐拉西酮治疗的受试者，研究者评估了受试者的神经认知功能（言语记忆、警觉性、处理速度、推理和工作记忆）和精神病理学特征。根据抗精神病药的血浆浓度，有学者采用群体 PK 分析及最近开发的模型（Uchida 等，2011），估计了神经认知评估当天的多巴胺 $D_2$ 受体占有率。研究者还采用一般多元线性模型，考察临床和人口统计学特征（包括估计的多巴胺 $D_2$ 受体占有率）对神经认知功能的影响。多巴胺 $D_2$ 受体占有率与受试者的警觉性和评分总分显著相关。研究结果表明，在多巴胺 $D_2$ 受体占有率＞77％的受试者中，包括警觉性在内的神经认知功能出现了受损；抗精神病药的剂量与整体神经认知功能和警觉性之间存在非线性关系。这项研究还表明 $D_2$ 受体占有率高于约 80％时，不仅增加了文献中不断报道的锥体外系副反应的风险，而且还增加了认知功能受损的风险。在治疗精神分裂症时，65％～80％的多巴胺 $D_2$ 受体占有率的治疗效果最优，同时可最大限度地降低了锥体外系症状的风险。但是，目前尚不清楚是否有必要将多巴胺 $D_2$ 受体占有率保持在该治疗窗口内，以维持治疗效应。在接受利培酮或奥氮平治疗的临床稳定的精神分裂症患者中，Mizuno 等（2012）研究了多巴胺 $D_2$ 受体的每日占有率的峰值和谷值，并用群体 PK 方法估算了峰值和谷值时的抗精神病药的血药浓度。然后，研究者应用自身新近开发的模型，估计了相应的多巴胺 $D_2$ 受体占有率（Uchida 等，2011）。在患有稳定型精神分裂症的男性受试者（中年亚洲人和白种人）中，约有 50％的受试者未实现≥65％受体占有率的持续阻断。此外，在估计的峰值浓度下，约 12％的受试者未达到 65％的阈值。上述结果表明多巴胺 $D_2$ 受体占有率持续≥65％可能并不是精神分裂症患者维持治疗效果所必需的。

(2) 预测人体抗精神病药效应的转化法

Stevens 等（2012）开发了一种基于机制的 PK/PD 模型，用于描述大鼠给予瑞莫必利进行多巴胺抑制激发后的生物系统 PRL 反应。在单次静脉注射低、中、高剂量的瑞莫必利后，研究者测定了血浆和脑尾壳核细胞外液（脑 ECF）中瑞莫必利的浓度。在上述研究中，给予双倍的低剂量瑞莫必利后，研究者测量了不同时间的血浆 PRL 反应，也评估了基线 PRL 浓度的变化。研究者构建的机制性 PK/PD 模型包括：①脑 ECF 中瑞莫必利浓度的 PK 模型；②催乳素细胞中 PRL 的合成和储存、释放到血浆以及从血浆中清除的池模型；③将血浆 PRL 浓度和 PRL 合成相连接的正反馈的部分；④将脑 ECF 浓度与刺激 PRL 释放相联系的多巴胺拮抗部分。研究中最重要的发现为：瑞莫必利的脑 ECF 浓度驱动了 PRL 释放至血浆，血浆 PRL 浓度对催乳素细胞中 PRL 的合成具正反馈作用。后者不同于之前的人体模型中关于瑞莫必利、帕利哌酮和利培酮 PK/PD 相关的负反馈作用（Friberg 等，2009b；Ma 等，2010）。基于大鼠鼻内给予低、中、高剂量的瑞莫必利后获得的数据集，对该模型进行了外部验证。研究者采用异速缩放模型，模拟了人脑的 ECF 浓度，并结合作为先验信息的生物系统特定参数信息，从大鼠的 PD 外推至人类。该 PK/PD 模型成功预测了人体的系统 PRL 反应，表明了 PRL 合成的正反馈及异速缩放模型是描述复杂稳态机制的新方法。

### 14.4.3.3 总结

精神疾病的诊断和治疗极其复杂。由于疾病特征表达的异质性和现今用于诊断的主观量表，药物治疗结果常难以评估，也难以区分真实效应和安慰剂效应。目前，关于精神疾病的知识主要基于经验研究方法。但是，精神疾病的定量药理学已在发展之中，尤其是在过去5年中，文献数量不断增加。这些文献有助于更好地理解相对于安慰剂的药物效应，脱落对这些效应评估的影响，以及变异的来源等问题。迄今为止，抗精神病药的定量药理学模型已经在人体 PK 水平确定了个体间变异性的来源，如年龄（Ismail 等，2012；Sherwin 等，2012）、性别（Ismail 等，2012；Sherwin 等，2012）、体质指数（Sherwin 等，2012）、CYP2D6 和 *ABCB1* 的遗传多态性（Yoo 等，2012），以及给药方式等。这些模型加深了对血药浓度、人脑受体占有率及其与临床疗效之间关系的认识。组胺 $H_1$ 受体占有率主要与抗精神病药物诱发的体重增加和糖尿病有关（Matsui Sakata 等，2005），而通过 5-HT2A 受体抑制而释放内源性多巴胺，且内源性多巴胺 $D_2$ 受体占有率主要与药物诱发的锥体外系副反应的程度有关。此外，多巴胺 $D_2$ 受体大于 65% 的持续占有率并不总是维持抗精神病药物作用所必需的（Mizuno 等，2012）。对于许多抗精神病药的效果，应认识多巴胺能功能可通过血浆中的 PRL 浓度反映，但需要考虑重复给药时催乳素细胞中 PRL 的合成速率，如瑞莫必利案例中所示（Movin Osswald 和 Hammarund Udenaes，1995）。最后，建模和模拟具有非常重要的作用，通过纳入安慰剂和脱落的模型，可以更好地区分药物效应和安慰剂效应。

# 14.5　讨论和结论

## 14.5.1　目前精神疾病诊断和治疗中的问题

精神疾病本身以及治疗结果的高度异质性是精神疾病治疗所面临的首要问题（Leucht 等，2012）。首先，"一种药物适合所有人"显然是不恰当的，需要个体化的药物治疗。其次，精神疾病表现为行为和心理两个层面。人类感觉、思维和行为的形成机制尚不明晰。人类的行为和心理极其复杂，受众多因素的影响，且具有复杂的交互作用，需要不断探索以获取相关的知识。人类行为难以在实验室中检测或在动物模型中复制。这使得理解疾病症状和疾病本身更加困难和复杂（Agarwal 等，2010）。再次，疾病类型、疾病严重程度和治疗结果的分类现仍基于主观的评分量表。最后，考察精神疾病治疗的新方法时，在临床试验中应考虑安慰剂效应和试验中的脱落问题，否则可能得出偏倚和无效的结论。

## 14.5.2　精神疾病的更佳治疗

人们对于精神疾病的异质性无能为力。精神疾病药物治疗的改进应源于疾病的准确诊断和药物治疗效果的（更）客观评估，以及对于药物治疗结果的变异来源的深入了解。此外，需要（进一步）改进临床试验设计，区分药物效应和安慰剂效应，并需考虑试验中脱落的影响。有了上述信息，再辅以定量药理建模，研究人员能加深对支配行为和心理过程的认识。如在"正常"和"偏离正常"方面，以及在疾病表达和治疗方面，可进一步获知受试者间变异的来源。

### 14.5.2.1　增加对变异来源的认知

由于外周 PK 参数的个体间变异大，目前抗精神病药物的给药剂量依赖于临床试验的反复尝试。在精神分裂症的治疗中，"盲目"的剂量上调或下调的剂量滴定，可导致疾病复发，增加药物不良反应的风险（Leucht 等，2012）。研究人员应用群体 PK 的方法，可深入了解变异的来源。之前讨论的定量药理学模型显示了抗精神病药物在人血浆 PK 水平上的个体间变异受到了多种协变量的影响，如年龄、性别、体质指数、吸烟、遗传多态性和给药方式等。

### 14.5.2.2　定量、客观和组合（复合）生物标志物的使用

定量药理学模型永远不会优于用于开发模型的数据本身。因此，建议使用不同类型的客观的定量数据。改进数据质量的第一个方法是使用客观的生物标志物。迄今为止，使用的评分基本上或多或少地依赖于应用广泛的问卷调查（如 PANSS 评分）。这些评价都是非常主观的，来自患者、临床医生以及可能的近亲或朋友的看法，远远不够理想。因此，研究重点应在于寻找定量、客观的生物标志物，用于客观评价个体的诊断和治疗效果。鉴于精神疾病涉及多个方面，单个生物标志物无法获得足够的信息，需要在生物系统功能的不同水平上，获得复合生物标志物（生物标志物的组合）的信息（关于其分类，请参见 Danhof 等，2005）。鉴于人类的大脑无法进行侵入性的检测，信息应来自可获取的人体部位，如血样采集。如果数据来自大脑，则应使用非侵入性的实验技术。如果该实验技术既可用于动物，也可用于人体，则具有很高的价值，可纳入临床转化，有助于更好地预测人体反应（Stevens 等，2012；De Lange，2013a）。

（1）影像学技术（imaging techniques）

通过影像学方法［基于磁共振（magnetic resonance，MR）的工具］，可采用非侵入性的方式研究脑部疾病和相关的特定受体（PET）占有率，以及神经递质通路的功能。为了从临床前研究到临床研究的转化，无创的影像学技术提供了理想的研究手段（Klomp 等，2012）。在精神分裂症的定量药理学模型中，已包括了 PET 和受体占有率信息（如 14.3 节所讨论的）。其他的影像技术也可以提供大量信息。一些基于 MR 的工具和方法，如 MR 形态计量学、弥散张量成像、功能性磁共振成像（functional MR imaging，fMRI）连接性和 MR 波谱学，已为精神疾病的神经生物学表现提供了直接可及的证据（Agarwal 等，2010）。这些技术有望揭示更多精神疾病的神经生物学机制，同时也加深了对健康受试者（人类）行为的认知。结构 MRI 研究表明，在前额叶和颞叶在内的几个大脑区域中，精神分裂症患者，以及某种程度上未受影响的患者亲属可有轻微的缺陷。Whalley 等（2004）对这种遗传缺陷如何导致精神疾病颇感兴趣，并应用隐蔽的言语，采用任务态的功能性磁共振成像（Hayling 句子完成任务❶）进行研究。该任务引发了额叶和颞叶的活动。研究发现精神分裂症的易感性可能是由于额叶-丘脑-小脑网络环路联系中断的遗传所获得，而精神病状态的最早变化可能与顶叶的过度活跃有关。Whalley 等（2005）从认知功能的角度讨论了精神分裂症，

---

❶　译者注：Hayling 句子完成任务是 Burgess 和 Shallice（1997）开发的任务，用于测试执行障碍，评估起始速度和反应抑制（帕金森病、阿尔茨海默病、老年人群）。测试的两个部分分别由 15 个句子组成，每个句子缺少最后一个词。在第一部分，被试者阅读每个句子，并被要求口头生成一个词，正确补充完整句子。例如，他邮寄的信件没有……（被试者应当说）邮戳。在第二部分，被试者阅读每个句子，并被要求口头生成一个词，要求这个词在任何方面都与句子无关。例如，船长想和下沉的……（被试者可以说）香蕉在一起。A 类错误：被试者说船（A 类错误出现的时候必须提醒被试任务要求）。B 类错误：被试者说飞机（语义相关）。结果测量包括第一部分和第二部分的反应潜伏期，以及第二部分的两类反应错误分数。

以及大脑结构和功能异常，尤其是前额叶和颞叶。这种疾病进展的重要风险因素来自遗传的易感性。类似的缺陷在患者亲属中亦可见，但不如精神分裂症患者明显。Goldstein 等（2007）通过一项下丘脑 MRI 的研究，考察了由下丘脑体积异常增加而导致的精神分裂症的潜在变化。该研究发现与单发家族（一名患病成员）相比，在多发家族（一名以上的患病成员）中疾病更严重。精神病患者及其非精神病亲属的下丘脑体积显著增加。从单发病例到多发病例，疾病严重程度呈线性增加，与焦虑呈正相关，且女性更严重。这些发现具有重要的意义，有助于理解精神分裂症来自遗传易感性，也有助于解释患者内分泌异常的高发生率。关于异质性的脑磁共振形态计量学研究表明，在诊断为精神分裂症的患者中，脑结构本身不是一种均匀的内表型，而是一种区域缺陷的组合。在符合内表型诊断标准以及精神分裂症诊断范围的患者中均具有高度异质性。由于功能磁共振脑连接技术可研究精神分裂症患者的脑连接性受损，故该技术也用于考察药物的疗效，以及精神分裂症患者脑功能网络链接障碍的影响（Nejad 等，2012）。总之，影像学方法在精神分裂症的深入研究和治疗中具有重要价值。

（2）定量-EEG 或药物-EEG

另一项有争议的技术是定量-EEG（quantitative EEG，QEEG；或在评估药物治疗时所称的药物-EEG）。Kuperman 等（1996）进行了一项早期 QEEG 研究，辨析了不同的注意障碍和/或多动症儿童之间的电生理差异，指出 QEEG 技术有助于区分 ADHD 的特定亚型。但将药物-EEG 法引入临床实践仍存在问题（Mucci 等，2006）。Prichep（2005）认为通过使用定量分析（QEEG），EEG 的临床实用性得到了极大的改善，特别是在精神病、学习和认知障碍方面。但应注意在研究对象的选择中，应考虑较宽的年龄范围和纳入/排除标准，以进行充分的研究。此外，数据的可靠性、重现性以及特异性和敏感性也应予以考量。因此，应开发一个规范的数据库，对患者 QEEG 的异常模式进行多变量描述，并与相应年龄人群的典型值进行比较，探索人群中的神经生理学的异质性。Prichep 在研究论文中进一步表明了 QEEG 的临床意义，证明了 QEEG 对精神病患者的大脑功能异常具有高度的敏感性和特异性。与 QEEG 相关的文献进一步支持了该技术。根据 Alhaj 等（2011）的意见，EEG 的使用提供了两种重要方法，可评估精神疾病中神经方面信息。首先，QEEG 能够提供与某些疾病直接相关的数据，描述可能的异常神经活动。因此，研究者有机会以各种方式利用 QEEG 作为客观结果的测定方法。其次，不断增多的证据表明，某些情况下，QEEG 可预测对治疗产生反应的患者，降低无反应率、增加结局指标的平均变化率，从而显著地提高研究的效能。因此，QEEG 有望客观地评估神经系统的活动，而神经系统的活动是人类大脑功能正常和发生变化的基础。

（3）血液激素水平

另一种更便利、更易应用的方法是（连续）采集血样。由于大脑与身体其他部位处于持续的内分泌平衡之中，血样可提供有关大脑功能的信息。下丘脑最重要的功能是通过垂体（脑下垂体）将神经系统与内分泌系统连接起来。在给予内源性化合物后，血浆激素水平亦可评估。Ferrier 等（1983）开展了一项经典、具针对性的研究。在慢性精神分裂症患者和对照组受试者中，研究者通过比较静脉注射普罗替林前后的血样，发现了精神分裂症患者的基础黄体生成素（luteinizing hormone，LH）和卵泡刺激素（follicle-stimulating hormone，FSH）水平的降低。在给予普罗替林、促性腺激素或促性腺激素释放激素（gonadotropin releasing hormone，GnRH）后，精神分裂症患者出现了卵泡刺激素和催乳素反应的下降。

这种下丘脑-垂体功能障碍模式与其他的精神和内分泌的病理状态不同，提示精神分裂症患者减少了下丘脑 GnRH 的自然释放，且可能具有生理和病理学意义。前文已表明服用抗精神病药后血浆中催乳素浓度可发生变化（Movin-Osswald 和 Hammarlund-Udeneas，1995；Stevens 等，2012）。这是由于刺激下丘脑所产生的变化进一步影响了垂体释放激素，反映了大脑（特定部分）多巴胺能功能的变化。Bernstein 等（2010）撰写了一篇综述，阐述了在精神分裂症患者中发现被干扰的下丘脑参与了多种通路（下丘脑-垂体轴、下丘脑-垂体-甲状腺轴、下丘脑-垂体-性腺轴、代谢综合征、睡眠-觉醒周期和神经免疫功能障碍）。虽然，先前认为下丘脑在精神分裂症中只起了次要作用，但根据 Bernsteins 等（2010）的综述，应重新考虑下丘脑在精神分裂症中的地位。为了深入了解疾病以及药物对疾病表型的影响，研究人员可通过采集血样获得更多信息。

### 14.5.2.3 临床试验设计的改进

对于临床试验设计，同样有许多因素需要考虑，包括纳入/排除标准、随机化过程、伦理问题、安慰剂效应和脱落。

（1）纳入/排除标准

临床试验设计中应考虑选择具有代表性的患者人群。"理想"患者和"一般"患者之间的潜在差异可使结果产生偏差。这与多种因素相关，包括：限定的纳入/排除标准、伦理考量、临床患者和试验患者间的精神病理学严重程度的差异或安全性问题。通过对特定临床试验的回顾性分析，Riedel 等（2005）进行了调查分析。结果发现纳入临床试验的患者代表了常规临床实践中的患者。Riedel 等建议遵从纳入/排除标准，防止纳入需要强化治疗的重病（如自杀）患者，应纳入慢性患者，而不是难治型患者。后者可能并不代表普通患者。

（2）随机化过程

临床试验质量的另一个关键环节是随机化过程。在评估患者的纳入/排除条件之后、研究干预开始之前，研究对象应随机分配接受一种或另一种治疗。随机意味着参与试验的每个个体或小组都有相同的机会接受可能的干预措施。这也意味着某个体接受特定干预方式的概率与其他个体接受相同干预方式的概率无关。随机化后，研究人员以完全相同的方式，随访跟踪两组（或更多）受试者。两组之间的唯一差异（在程序、测试、门诊就诊、随访电话等方面）应仅与正在比较的干预治疗手段相关。正确随机化的最重要优点在于治疗分配中最大限度地减少了分配偏差，平衡了已知和未知的预后因素。按照医学文献中的常见程度，随机临床研究设计的主要类别分别为：①平行，每个参与者被随机分配到一个组，该组的所有参与者接受（或不接受）干预；②交叉，随着时间的推移，每个参与者接受（或不接受）随机序列中的干预方式；③分组，预先分组的参与者被随机选择接受（或不接受）干预；④析因，每个参与者被随机分配到一个接受特定干预（或非干预）组合的组（例如，第 1 组接受化合物 X 和化合物 Y，第 2 组接受化合物 X 和安慰剂 Y，第 3 组接受安慰剂 X 和化合物 Y，第 4 组接受安慰剂 X 和安慰剂 Y）（Hopewell 等，2010）。

（3）伦理问题

在临床试验中应考虑伦理问题。Silverman（2007）强调，临床试验的伦理行为并不会随着研究设计的完成或知情同意书的签署而结束。如果患者有可能因试验而受到伤害，研究人员是否有权让患者不接受治疗？这是一个重要的伦理问题，有必要对机构伦理委员会、数据监察委员会（或数据安全和监督委员会）、研究申办方和研究者四方的责任进行监督，以确保充分保护受试者的权益。伦理监督过程中面临的挑战众多，如职责重叠、沟通困难、缺乏标准，需要各方提供建议以解决问题。

（4）安慰剂效应

临床试验的设计和实施提出了一系列复杂的具挑战性的难题。安慰剂效应就是其中之一。在精神分裂症临床试验中观察到的安慰剂效应是一个日益突出的问题。安慰剂效应干扰了治疗效果的评价，增加了研发成本，阻碍了对精神分裂症研究的投入，并延迟了新疗法的推广（Alphs 等，2012）。解决安慰剂效应问题的第一步就是承认其存在，然后将重点放在其潜在的原因上，以便调整临床试验设计方案。显然，安慰剂效应的来源是多种多样的。安慰剂效应可视为一种神经生物学效应，而非源自群体的"安慰剂效应"。后者与试验设计、实施以及确定偏差和回归平均值等因素相关，是一个更为宽泛的问题，且可能与显著的地域差异有关。解读临床试验结果时，应综合考虑所有因素。安慰剂效应的增加通常与围绕研究终点的方差增加相关，可导致疗效检测效果不佳。反过来又导致了样本量的增加，研究失败率增加，以及治疗开发成本的大幅增加。因此，如不能解决这些问题，将直接影响中枢神经系统药物开发的投入和成功率。

（5）脱落

通常，高脱落率是抗精神病药临床试验的特征，有时甚至可高于50%。脱落可导致数据的缺失，引起分析数据集的大幅变化，可影响建模和分析结果（Rabinowitz 和 Davido，2008a，b）。因此，在抗精神病药临床试验中，有学者对分析疗效数据的最佳方法提出了质疑，特别是常用的末次访问结转（LOCF）法、混合效应模型法以及其他常用方法的有效性。脱落可以分为三种类型。首先是完全随机缺失（missing completely at random，MCAR）。MCAR 指数据缺失不依赖于观察到或未观察到的数据情况。在分析过程中 MCAR 易于处理。然而，由于样本量减少，MCAR 可导致分析效能的下降。其次是随机缺失（missing at random，MAR）。如果数据的缺失依赖于试验期间观察到的信息，而不是未观察到的数据（例如，研究中安慰剂组脱落率的增加或特定研究中心的高脱落率），则数据缺失为 MAR。在这种情况下，脱落可通过观察到的数据来解释，数据分析中可予以说明。第三类是非随机缺失（missing not at random，MNAR）。如果数据缺失依赖于未观察到的数据，则为 MNAR。例如，如果患者表现良好，但由于在上次观察访问后复发被送往其他医院，导致无法随访。此时，观测数据就无法预测缺失的数据。未观测到的数据中包含了观测数据无法预测的信息。如果模型中含不明确数据缺失机制的数据，则 MNAR 就无法予以纠正。根据定义，MNAR 的机制无法获得或被测试。临床试验中常用的标准方法是 LOCF。LOCF 使用治疗期间最后完成的观察值来估计（假设的）最后一次研究访问的值。因为 LOCF 假设数据是 MCAR，并且从脱落前的最后一次就诊到研究结束，患者症状会保持绝对不变。因此，这种处理方式存在问题，低估了数据的变异。如果数据为 MCAR 或 MAR，混合效应模型和插补方法有效；但如果数据是 MNAR，则基于这些方法的推断将无效。在临床试验中，选择合适的数据分析方法的关键在于脱落和试验结果的关联程度。Rabinowitz 和 Davido（2008a，b）考察了脱落与抗精神病药临床试验结果的相关性。结果发现，临床试验中的脱落与疗效、患者症状的动态变化和基线症状的严重程度相对应。因此，统计分析时应检查疗效和脱落情况，不能假设因脱落而缺失的数据是完全随机的。在现实生活中，脱落通常与症状有关。同时，脱落也是一个重要的临床结果，不能排除 MNAR。因此，需要有一个能够处理 MNAR 的方法，一种不依赖于缺失数据机制的复合方法。该法不对缺失数据进行插补，但可同时考察试验完成以及试验改进后的结果。由于脱落与症状严重程度相对应，因此分析抗精神病药临床试验的疗效数据时，应关注脱落导致的数据缺失。Rabinowitz 等（2009）应用荟萃分析随机效应模型，对抗精神病药的随机对照试验进行了分析。研究结果显示了第一代抗精神病药的脱落率高于第二代。荟萃分析中的混合效应模型可用于确定影响脱落的试验设计特征，并据此构建的数学模型可预测试验的脱落率。总之，该研究表明第二代抗精神病药试验的脱落率低于第一代，且部分由试验设计特征所致。该研究的结果可为未来的试验设计提供了参考。

### 14.5.3  多学科交叉的方法

精神疾病治疗的进步需来自各学科和各方面共同努力和联手，包括（神经）生物学、（神经）药理学、精神病医生、制药公司、家人和朋友、监管机构，以及重要的定量药理学。在动物和人体中获得的大多数可定量的、组合（复合）生物标志物将有助于转化模型的开发（Stevens 等，2012；De Lange，2013a），并有助于深入了解精神疾病的相关变化和药物治疗效果。

### 14.5.4  结论

模型的质量取决于模型开发所用数据的质量（Obermier 等，2011；De Lange，2013a）。因此，精神疾病的诊断和药物治疗的效果应基于多种代表生理水平的生物标志物。这些生物标志物应可量化且客观，可与 PANSS 评分相结合或比较。此外，定量药理学建模和模拟可在临床试验中发挥重要作用，包括选择合适的目标人群、治疗时长和疾病状态；提高试验设计，更好地区分药物效应和安慰剂效应。基于模型的临床试验模拟应充分考虑安慰剂效应和脱落的影响，才能可靠地预测试验的临床结局。并且，临床实验模拟需要整合疾病进展模型、安慰剂模型、药物效应模型、协变量模型和脱落模型（Pilla Reddy 等，2011）。此外，重要的机制性信息可来自非临床研究。研究人员可设计和开发具预测性的转化模型（De Lange，2013a）。

最后，应充分认识到精神疾病患者不仅需要得到正确的药物治疗，同时也需要社会的关注和照护。

# 14.6  本章重点

- 精神疾病难以治疗，原因如下：
  —精神疾病具有高度的异质性和复杂性；
  —疾病表现于行为和心理层面，且其机制尚未阐明；
  —许多药物用于治疗精神疾病，但仍有很大的改进空间；
  —目前，疾病类型、疾病严重程度的分类以及治疗效果仍基于主观的评分量表；
  —在考察新疗法效果的临床试验中，须处理试验期间的安慰剂效应和脱落的影响。
- 改进精神疾病药物治疗的结局须包括：
  —采用（更多）客观评价指标，尤其是复合生物标志物，以更好地诊断疾病和评估药物治疗效果；

—应用非临床和临床获得的客观（复合）生物标志物，增强研究的临床转化能力；

—更多的关于疾病变异来源的信息；

—更多的关于药物治疗结局变异来源的信息；

—（进一步）改进临床试验设计，有效区分药物效应和安慰剂效应，评价试验期间的脱落对试验结果的影响；

—纳入定量药理学研究方法，开发和应用数理统计学方法，定量描述、理解和预测药物的 PK 和（生物标志物）PD，以及 PK/PD 变异的来源（协变量）。

# 14.7　建议

为了改善精神疾病的治疗效果，定量药理学建模应发挥重要作用。为解决精神疾病领域新药研发中的实际问题，建议：

• 采用机制性方法，基于不同类型和水平的、客观的复合生物标志物，描述治疗干预下生物系统功能的变化。

• 应用动物研究，开发临床前转化模型，获取无法从临床研究中获得的信息（尽管其难以真正反映人类疾病状况）。

• 将定量药理学模拟纳入临床前研究的试验设计。

• 应用基于模型的临床试验模拟，可准确预测未来试验的结果（即包含安慰剂效应、脱落、疾病进展和药物效应的整合模型）。

# 参 考 文 献

Agarwal N，Port JD，Bazzocchi M，Renshaw PF（2010）Update on the use of MR for assessment and diagnosis of psychiatric diseases. Radiology 255（1）：23-41.

Albrecht S，Ihmsen H，Hering W，Geisslinger G，Dingemanse J，Schwilden H，Schüttler J（1999）The effect of age on the pharmacokinetics and pharmacodynamics of midazolam. Clin Pharmacol Ther 65（6）：630-639.

Alhaj H，Wisniewski G，McAllister-Williams RH（2011）The use of the EEG in measuring therapeutic drug action：focus on depression and antidepressants. J Psychopharmacol 25（9）：1175-1191.

Alphs L，Fabrizio Benedetti F，Fleischhacker WW，Kane JM（2012）Placebo-related effects in clinical trials in schizophrenia：what is driving this phenomenon and what can be done to minimize it? Int J Neuropsychopharmacol 15（7）：1003-1014.

Andreasen NC，Olsen S（1982）Negative v positive schizophrenia. Definition and validation. Arch Gen Psychiatry 39（7）：789-794.

Baghdady NT，Banik S，Swartz SA，McIntyre RS（2009）Psychotropic drugs and renal failure：translating the evidence for clinical practice. Adv Ther 26（4）：404-424.

Barbanoj MJ，Riba J，Morte A，Antonijoan RM，Janɛ F（2002a）Basics of PK-PD using QEEG：acute/repetitive administration，interactions．Focus on anxiolytics with different neurochemical mechanisms as examples．Methods Find Exp Clin Pharmacol 24（Suppl C）：67-83．

Barbanoj MJ，Valle M，Kulisevsky J，Pɛrez V，Gambïs P（2002b）Uses of pharmaco-EEG and pharmacokinetic-pharmacodynamic modeling in the clinical scenario．Methods Find Exp Clin Pharmacol 24（Suppl D）：139-144．

Baumann P（1996）Pharmacokinetic-pharmacodynamic relationship of the selective serotonin reuptake inhibitors．Clin Pharmacokinet 31（6）：444-469．

Ben Jonathan N，Hnasko R（2001）Dopamine as a prolactin（PRL）inhibitor．Endocrin Rev 22：724-763．

Ben Jonathan N，LaPensee CR，LaPensee EW（2008）What can we learn from rodents about prolactin in humans? Endocrin Rev 29：1-41．

Bernstein HG，Keilhoff G，Steiner J，Dobrowolny H，Bogerts B（2010）The hypothalamus in schizophrenia research：no longer a wallflower existence．Open Neuroendocrinol J 3：59-67．

Bigos KL，Pollock BG，Stankevich BA，Bies RR（2009）Sex differences in the pharmacokinetics and pharmacodynamics of antidepressants：an updated review．Gend Med 6（4）：522-543．

Bishop SJ（2007）Neurocognitive mechanisms of anxiety：an integrative account．TrendsCogn Sci 11（7）：307-316．

Cleton A，Mazee D，Voskuyl RA，Danhof M（1999）Rate of change of blood concentrations is a major determinant of the pharmacodynamics of midazolam in rats．Br J Pharmacol 127（1）：227-235．

Cloos JM，Ferreira V（2009）Current use of benzodiazepines in anxiety disorders．Curr Opin Psychiatry 22（1）：90-95．

Cusack B，Nelson A，Richelson E（1994）Binding of antidepressants to human brain receptors：focus on newer generation compounds．Psychopharmacology（Berlin）114（4）：559-565．

Danhof M，Alvan G，Dahl SG，Kuhlmann J，Paintaud G（2005）Mechanism-based pharmacokinetic-pharmacodynamic modeling-a new classification of biomarkers．Pharm Res 22：1432-1437．

De Klerk OL，Nolte IM，Bet PM，Bosker FJ，Snieder H，den Boer JA，Bruggeman R，Hoogendijk WJ，Penninx BW（2012）ABCB1 gene variants influence tolerance to selective serotonin reuptake inhibitors in a large sample of Dutch cases with major depressive disorder．Pharmacogenomics J．doi：10．1038/tpj．2012．16（Epub ahead of print）．

De Lange ECM（2013a）The mastermind approach to CNS drug therapy：translational prediction of human brain distribution，target site kinetics，and therapeutic effects．In：Engelhardt B，Stamirovic D，de Lange EC（eds）Fluids and barriers of the CNS，theme issue "Technique and research protocols to study brain barriers in vivo，in vitro and in situ"．Fluids and Barriers CNS 10：12．

De Lange ECM（2013b）Utility of cerebrospinal fluid in translational neuroscience．J Pharmacokinet Pharmacodyn．（In：Bonate P（ed）Special issue "Translational modeling in neuroscience"）．40（3）：315-326．

De Visser SJ，van der Post JP，de Waal PP，Cornet F，Cohen AF，vanGerven JM（2003）Biomarkers for the effects of benzodiazepines in healthy volunteers．Br J Clin Pharmacol 55（1）：39-50．

Delgado MR，Olsson A，Phelps EA（2006）Extending animal models of fear conditioning to humans．Biol Psychol 73（1）：39-48．

Della Pasqua O，Santen GW，Danhof M（2010）The missing link between clinical endpoints and drug targets in depression．Trends Pharmacol Sci 31（4）：144-152．

Détári L，Szentgyörgyi V，Hajnik T，Szénási G，Gacsályi I，Kukorelli T（1999）Differential EEG effects of the anxiolytic drugs，deramciclane（EGIS-3886），ritanserin and chlordiazepoxide in rats．Psychopharmacology 142（3）：318-326．

Fahey JM，Pritchard GA，Moltke LL，Pratt JS，Grassi JM，Shader RI，Greenblatt DJ（1998）Effects of ketoconazole on triazolam pharmacokinetics，pharmacodynamics and benzodiazepine receptor binding in mice. J Pharmacol Exp Ther 285（1）：271-276.

Farach FJ，Pruitt LD，Jun JJ，Jerud AB，Zoellner LA，Roy-Byrne PP（2012）Pharmacological treatment of anxiety disorders：current treatments and future directions. J Anxiety Disord 26（8）：833-843.

Feng Y，Pollock BG，Ferrell RE，Kimak MA，Reynolds CF 3rd，Bies RR（2006）Paroxetine：population pharmacokinetic analysis in late-life depression using sparse concentration sampling. Br J Clin Pharmacol 61（5）：558-569.

Feng Y，Pollock BG，Coley K，Marder S，Miller D，Kirshner M，Aravagiri M，Schneider L，Bies RR（2008）Population pharmacokinetic analysis for risperidone using highly sparse sampling measurements from the CATIE study. Br J Clin Pharmacol 66（5）：629-639.

Ferrier IN，Johnstone EC，Crow TJ，Rincon-Rodriguez I（1983）Anterior pituitary hormone secretion in chronic schizophrenics. Arch Gen Psychiatry 40（7）：755-761.

Figgitt DP，McClellan KJ（2000）Fluvoxamine. An updated review of its use in the management of adults with anxiety disorders. Drugs 60（4）：925-954.

Fitzgerald P，Dinan TG（2008）Prolactin and dopamine：what is the connection? A review article. J Psychopharmacol 22（2 Suppl）：12-19.

Fountoulakis KN，Möller HJ（2011）Efficacy of antidepressants：a re-analysis and re-interpretation of the Kirsch data. Int J Neuropsychopharmacol 14（3）：405-412.

Freeman ME，Kanyicska B，Lerant A，Nagy G（2000）Prolactin：structure，function，and regulation of secretion. Physiol Rev 80：1523-1631.

Friberg LE，de Greef R，Kerbusch T，Karlsson MO（2009a）Modeling and simulation of the time course of asenapine exposure response and dropout patterns in acute schizophrenia. Clin Pharmacol Ther 86（1）：84-91.

Friberg LE，Vermeulen AM，Petersson KJ，Karlsson MO（2009b）An agonist-antagonist interaction model for prolactin release following risperidone and paliperidone treatment. Clin Pharmacol Ther 85（4）：409-417.

Geldof M，Freijer J，van Beijsterveldt L，Timmerman P，Ahnaou A，Drinkenburg WH，Danhof M（2007）Population pharmacokinetic model of fluvoxamine in rats：utility for application in animal behavioral studies. Eur J Pharm Sci 30（1）：45-55.

Geldof M，Freijer J，van Beijsterveldt L，Danhof M（2008a）Pharmacokinetic modeling of nonlinear brain distribution of fluvoxamine in the rat. Pharm Res 25（4）：792-804.

Geldof M，Freijer JI，Peletier LA，van Beijsterveldt L，Danhof M（2008b）Mechanistic model for the acute effect of fluvoxamine on 5-HT and 5-HIAA concentrations in rat frontal cortex. Eur J Pharm Sci 33（3）：217-229.

Geldof M，Freijer JI，van Beijsterveldt L，Langlois X，Danhof M（2008c）Pharmacokinetic-pharmacodynamic modelling of fluvoxamine 5-HT transporter occupancy in rat frontal cortex. Br J Pharmacol 154（6）：1369-1378.

Goldstein JM，Seidman LJ，Makris N，Ahern T，O' Brien LM，Caviness VS Jr，Kennedy DN，Faraone SV，Tsuang MT（2007）Hypothalamic abnormalities in schizophrenia：sex effects and genetic vulnerability. Biol Psychiatry 61（8）：935-945.

Grof P，Joffe R，Kennedy S，Persad E，Syrotiuk J，Bradford D（1993）An open study of oral flesinoxan，a 5-HT1A receptor agonist，in treatment-resistant depression. Int Clin Psychopharmacol 8（3）：167-172.

Hamilton M（1959）The assessment of anxiety states by rating. Br J Med Psychol 32：50-55.

Hamilton M（1960）A rating scale for depression. J Neurol Neurosurg Psych 23：56-62.

Hedlund JL，Viewig BW（1979）The Hamilton rating scale for depression：a comprehensive review．J Oper Psychiat 10：149-165．

Hiemke C，Härtter S（2000）Pharmacokinetics of selective serotonin reuptake inhibitors．Pharmacol Ther 85（1）：11-28．

Himmerich H，Wranik DW（2012）Choice of treatment with antidepressants：influencing factors．Curr Pharm Des 18（36）：5958-5975．

Hopewell S，Dutton S，Yu L-M，Chan A-M，Altman DG（2010）The quality of reports of randomised trials in 2000 and 2006：comparative study of articles indexed in PubMed．BMJ 340：c723．

Huh J，Goebert D，Takeshita J，Lu BY，Kang M（2011）Treatment of generalized anxiety disorder：a comprehensive review of the literature for psychopharmacologic alternatives to newer antidepressants and benzodiazepines．Prim Care Companion CNS Disord．2011；13（2）．pii：PCC．08r00709．doi：10.4088/PCC．08r00709blu．

Ismail Z，Wessels AM，Uchida H，Ng W，Mamo DC，Rajji TK，Pollock BG，Mulsant BH，Bies RR（2012）Age and sex impact clozapine plasma concentrations in inpatients and outpatients with schizophrenia．Am J Geriatr Psychiatry 20（1）：53-60．

Jin Y，Pollock BG，Coley K，Miller D，Marder SR，Florian J，Schneider L，Lieberman J，Kirshner M，Bies RR（2010）Population pharmacokinetics of perphenazine in schizophrenia patients from CATIE：impact of race and smoking．J Clin Pharmacol 50（1）：73-80．

Johnson TN，Rostami-Hodjegan A，Goddard JM，Tanner MS，Tucker GT（2002）Contribution of midazolam and its 1-hydroxy metabolite to preoperative sedation in children：a pharmacokinetic-pharmacodynamic analysis．Br J Anaesth 89（3）：428-437 E.C.M. de Lange 446．

Johnson M，Kozielska M，Pilla Reddy V，Vermeulen A，Li C，Grimwood S，de Greef R，Groothuis GM，Danhof M，Proost JH（2011）Mechanism-based pharmacokinetic-pharmacodynamic modeling of the dopamine D2 receptor occupancy of olanzapine in rats．Pharm Res 28（10）：2490-2504．

Jonker DM，Vermeij DA，Edelbroek PM，Voskuyl RA，Piotrovsky VK，Danhof M（2003）Pharmacodynamic analysis of the interaction between tiagabine and midazolam with an allosteric model that incorporates signal transduction．Epilepsia 44（3）：329-338．

Kay SR，Flszbein A，Opfer LA（1987）The positive and negative syndrome scale（PANSS）for schizophrenia．Schizophrenia Bull 13（2）：261-276．

Kirsch I（2009）Antidepressants and the placebo response．Epidemiol Psichiatr Soc 18（4）：318-322．

Klomp A，Tremoleda JL，Schrantee A，Gsell W，Reneman L（2012）The use of pharmacological-challenge fMRI in pre-clinical research：application to the 5-HT system．J Vis Exp pii：3956．

Klotz U（1998）Effect of age on pharmacokinetics and pharmacodynamics in man．Int J Clin Pharmacol Ther 36（11）：581-585．

Kodish I，Rockhill C，Varley C（2011）Pharmacotherapy for anxiety disorders in children and adolescents．Dialogues Clin Neurosci 13（4）：439-452．

Koen N，Stein DJ（2011）Pharmacotherapy of anxiety disorders：a critical review．Dialogues Clin Neurosci 13（4）：423-437．

Kozielska M，Johnson M，Pilla Reddy V，Vermeulen A，Li C，Grimwood S，de Greef R，Groothuis GM，Danhof M，Proost JH（2012）Pharmacokinetic-pharmacodynamic modeling of the D2 and 5-HT（2A）receptor occupancy of risperidone and paliperidone in rats．Pharm Res 29（7）：1932-1948．

Krijzer FNCM，Van der Molen R（1987）Classification of psychotropic drugs by rat EEG analysis：the anxiolytic profile in comparison to the antidepressant and neuroleptic profile．Neuropsy-chobiology 18：51-56．

Kuperman S，Johnson B，Arndt S，Lindgren S，Wolraich M（1996）Quantitative EEG differences in a non-clinical sample of children with ADHD and undifferentiated ADD．J Am Acad Child Adolesc Psychiatry 35

(8)：1009-1017.

Lader M（2008）Effectiveness of benzodiazepines：do they work or not? Expert Rev Neurother 8（8）：1189-1191.

Lalonde RL，Kowalski KG，Hutmacher MM，Ewy W，Nichols DJ，Milligan PA，Corrigan BW，Lockwood PA，Marshall SA，Benincosa LJ，Tensfeldt TG，Parivar K，Amantea M，Glue P，Koide H，Miller R（2007）Model-based drug development. Clin Pharmacol Ther 82（1）：21-32.

Lau CE，Wang Y，Ma F（1998）Pharmacokinetic-pharmacodynamic modeling of the coexistence of stimulatory and sedative components for midazolam. Eur J Pharmacol 346（2-3）：131-144.

Lenze EJ，Wetherell JL（2011）A lifespan view of anxiety disorders. Dialogues Clin Neurosci 13（4）：381-399.

Leucht S，Tardy M，Komossa K，Heres S，Kissling W，Salanti G，Davis JM（2012）Antipsychotic drugs versus placebo for relapse prevention in schizophrenia：a systematic review and meta-analysis. Lancet 379（9831）：2063-2071.

Lin JH（2007）Transporter-mediated drug interactions：clinical implications and in vitro assess-ment. Expert Opin Drug Metab Toxicol 3（1）：81-92.

Ma G，Friberg LE，Movin-Osswald G，Karlsson MO（2010）Comparison of the agonist-antagonist interaction model and the pool model for the effect of remoxipride on prolactin. Br J Clin Pharmacol 70（6）：815-824.

Mahmood I，Sahajwalla C（1999）Clinical pharmacokinetics and pharmacodynamics of buspirone，an anxiolytic drug. Clin Pharmacokinet 36（4）：277-287.

Maier W，Buller R，Philipp M，Heuser I（1988）The Hamilton Anxiety Scale：reliability，validity and sensitivity to change in anxiety and depressive disorders. J Affect Disord 14（1）：61-68.

Mandema JW，Danhof M（1992）Electroencephalogram effect measures and relationships between pharmacokinetics and pharmacodynamics of centrally acting drugs. Clin Pharmacokinet 23（3）：191-215.

Mandrioli R，Mercolini L，Saracino MA，Raggi MA（2012）Selective serotonin reuptake inhibitors（SSRIs）：therapeutic drug monitoring and pharmacological interactions. Curr Med Chem 19（12）：1846-1863.

Mannaert E，Vermeulen A，Remmerie B，Bouhours P，Levron JC（2005）Pharmacokinetic profile of long-acting injectable risperidone at steady-state：comparison with oral administration. Encephale 31（5 Part 1）：609-615.

Marder SR，Davis JM，Chouinard G（1997）The effects of risperidone on the five dimensions of schizophrenia derived by factor analysis：combined results of the North American trials. J Clin Psychiatry 58（12）：538-546.

Matsui-Sakata A，Ohtani H，Sawada Y（2005）Pharmacokinetic-pharmacodynamic analysis of antipsychotics-induced extrapyramidal symptoms based on receptor occupancy theory incorporating endogenous dopamine release. Drug Metab Pharmacokinet 20（3）：187-199.

Mauri MC，Volonteri LS，Colasanti A，Fiorentini A，De Gaspari IF，Bareggi SR（2007）Clinical pharmacokinetics of atypical antipsychotics：a critical review of the relationship between plasma concentrations and clinical response. Clin Pharmacokinet 46（5）：359-388.

Mizuno Y，Bies RR，Remington G，Mamo DC，Suzuki T，Pollock BG，Tsuboi T，Watanabe K，Mimura M，Uchida H（2012）Dopamine D2 receptor occupancy with risperidone or olanzapine during maintenance treatment of schizophrenia：a cross-sectional study. Prog Neuropsycho-pharmacol Biol Psychiatry 37（1）：182-187.

Movin-Osswald G，Hammarlund-Udenaes M（1995）Prolactin release after remoxipride by an integrated pharmacokinetic-pharmacodynamic model with intra-and interindividual aspects. J Pharmacol Exp Ther 274：

921-927.

Mucci A, Volpe U, Merlotti E, Bucci P, Galderisi S (2006) Pharmaco-EEG in psychiatry. Clin EEG Neurosci 37 (2): 81-98.

Muscatello MR, Spina E, Bandelow B, Baldwin DS (2012) Clinically relevant drug interactions in anxiety disorders. Hum Psychopharmacol 27 (3): 239-253.

Nagayama H (1993) Chronopharmacology of psychotropic drugs: circadian rhythms in drug effects and its implications to rhythms in the brain. Pharmacol Ther 59 (1): 31-54.

Nejad AB, Ebdrup BH, Glenthøj BY, Siebner HR (2012) Brain connectivity studies in schizophrenia: unravelling the effects of antipsychotics. Curr Neuropharmacol 10 (3): 219-230.

Obermeier M, Schennach-Wolff R, Meyer S, Möller HJ, Riedel M, Krause D, Seemüller F (2011) Is the PANSS used correctly? a systematic review. BMC Psychiatry 11: 113.

Olkkola KT, Ahonen J (2008) Midazolam and other benzodiazepines. Handb Exp Pharmacol (182): 335-360.

Ortega I, Perez-Ruixo JJ, Stuyckens K, Piotrovsky V, Vermeulen A (2010) Modeling the effectiveness of paliperidone ER and olanzapine in schizophrenia: meta-analysis of 3 randomized, controlled clinical trials. J Clin Pharmacol 50 (3): 293-310.

Owen RT (2008) Controlled-release fluvoxamine in obsessive-compulsive disorder and social phobia. Drugs Today (Barcelona) 44 (12): 887-893.

Pilla Reddy V, Kozielska M, Johnson M, Vermeulen A, de Greef R, Liu J, Groothuis GM, Danhof M, Proost JH (2011) Structural models describing placebo treatment effects in schizophrenia and other neuropsychiatric disorders. Clin Pharmacokinet 50 (7): 429-450.

Pilla Reddy V, Kozielska M, Johnson M, Suleiman AA, Vermeulen A, Liu J, de Greef R, Groothuis GM, Danhof M, Proost JH (2012) Modelling and simulation of the positive and negative syndrome scale (PANSS) time course and dropout hazard in placebo arms of schizophrenia clinical trials. Clin Pharmacokinet 51 (4): 261-275.

Pitchot W, Wauthy J, Legros JJ, Ansseau M (2004) Hormonal and temperature responses to flesinoxan in normal volunteers: an antagonist study. Eur Neuropsychopharmacol 14 (2): 151-155.

Prichep LS (2005) Use of normative databases and statistical methods in demonstrating clinical utility of QEEG: importance and cautions. Clin EEG Neurosci 36 (2): 82-87.

Rabinowitz J, Davido O (2008a) The association of dropout and outcome in trials of antipsychotic medication and its implications for dealing with missing data. Schizophr Bull 34 (2): 286-291.

Rabinowitz J, Davidov O (2008b) A composite approach that includes dropout rates when analyzing efficacy data in clinical trials of antipsychotic medications. Schizophr Bull 34 (6): 1145-1150.

Rabinowitz J, Levine SZ, Barkai O, Davidov O (2009) Dropout rates in randomized clinical trials of antipsychotics: a meta-analysis comparing first-and second-generation drugs and an examination of the role of trial design features. Schizophr Bull 35 (4): 775-788 E. C. M. de Lange 448.

Riedel M, Strassnig M, Müller N, Zwack P, Möller HJ (2005) How representative of everyday clinical populations are schizophrenia patients enrolled in clinical trials? Eur Arch Psychiatry Clin Neurosci 255 (2): 143-148.

Rodgers RJ, Cole JC, Davies A (1994) Anti-anxiety and behavioral suppressant actions of the novel 5-HT1A receptor agonist, flesinoxan. Pharmacol Biochem Behav 48 (4): 959-963.

Sakai N, Ishizuka M (2009) Impact of rat P450 genetic polymorphism on diazepam metabolism. Expert Opin Drug Metab Toxicol 5 (11): 1421-1433.

Sakurai H, Bies RR, Stroup ST, Keefe RS, Rajji TK, Suzuki T, Mamo DC, Pollock BG, Watanabe K,

Mimura M, Uchida H (2013) Dopamine D2 receptor occupancy and cognition in schizophrenia: analysis of the CATIE data. Schizophr Bull 39 (3): 564-574.

Samtani MN, Vermeulen A, Stuyckens K (2009) Population pharmacokinetics of intramuscular paliperidone palmitate in patients with schizophrenia: a novel once-monthly, long-acting formulation of an atypical antipsychotic. Clin Pharmacokinet 48 (9): 585-600.

Schosser A, Kasper S (2009) The role of pharmacogenetics in the treatment of depression and anxiety disorders. Int Clin Psychopharmacol 24 (6): 277-288.

Sherwin CM, Saldaña SN, Bies RR, Aman MG, Vinks AA (2012) Population pharmacokinetic modeling of risperidone and 9-hydroxyrisperidone to estimate CYP2D6 subpopulations in children and adolescents. Ther Drug Monit 34 (5): 535-544.

Silverman H (2007) Ethical Issues during the Conduct of Clinical Trials. Proc Am Thoracic Soc 4 (2): 180-184.

Spina E, Santoro V, D' Arrigo C (2008) Clinically relevant pharmacokinetic drug interactions with second-generation antidepressants: an update. Clin Ther 30 (7): 1206-1227.

Stevens J, Ploeger BA, Hammarlund-Udenaes M, Osswald G, van der Graaf PH, Danhof M, de Lange EC (2012) Mechanism-based PK-PD model for the prolactin biological system response following an acute dopamine inhibition challenge: quantitative extrapolation to humans. J Pharmacokinet Pharmacodyn 39 (5): 463-477.

Strawn JR, Sakolsky DJ, Rynn MA (2012) Psychopharmacologic treatment of children and adolescents with anxiety disorders. Child Adolesc Psychiatr Clin N Am 21 (3): 527-539.

Thyssen A, Vermeulen A, Fuseau E, Fabre MA, Mannaert E (2010) Population pharmacokinetics of oral risperidone in children, adolescents and adults with psychiatric disorders. Clin Pharmacokinet 49 (7): 465-478.

Uchida H, Takeuchi H, Graff-Guerrero A, Suzuki T, Watanabe K, Mamo DC (2011) Predicting dopamine D2 receptor occupancy from plasma levels of antipsychotic drugs: a systematic review and pooled analysis. J Clin Psychopharmacol 31: 318-325.

van Hest A, van Drimmelen M, Olivier B (1992) Flesinoxan shows antidepressant activity in a DRL 72-s screen. Psychopharmacology 107 (4): 474-479.

Vermeulen A, Piotrovsky V, Ludwig EA (2007) Population pharmacokinetics of risperidone and 9-hydroxyrisperidone in patients with acute episodes associated with bipolar I disorder. J Pharmacokinet Pharmacodyn 34 (2): 183-206.

Vgontzas AN, Kales A, Bixler EO (1995) Benzodiazepine side effects: role of pharmacokinetics and pharmacodynamics. Pharmacology 51 (4): 205-223.

Vinkers CH, Tijdink JK, Luykx JJ, Vis R (2012) Choosing the correct benzodiazepine: mechanism of action and pharmacokinetics. Ned Tijdschr Geneeskd 155 (35): A4900.

Visser SA, Wolters FL, Gubbens-Stibbe JM, Tukker E, Van Der Graaf PH, Peletier LA, Danhof M (2003) Mechanism-based pharmacokinetic/pharmacodynamic modeling of the electroencephalogram effects of GABAA receptor modulators: in vitro-in vivo correlations. J Pharmacol Exp Ther 304 (1): 88-101.

Von Wolff A, Hölzel LP, Westphal A, Härter M, Kriston L (2013) Selective serotonin reuptake inhibitors and tricyclic antidepressants in the acute treatment of chronic depression and dysthymia: a systematic review and meta-analysis. J Affect Disord 144 (1-2): 7-15.

Weihs K, Wert JM (2011) A primary care focus on the treatment of patients with major depressive disorder. Am J Med Sci 342 (4): 324-330.

Whalley HC, Simonotto E, Flett S, Marshall I, Ebmeier KP, Owens DG, Goddard NH, Johnstone EC,

Lawrie SM (2004) fMRI correlates of state and trait effects in subjects at genetically enhanced risk of schizo-phrenia. Brain 127 (Part 3): 478-490.

Whalley HC, Whyte MC, Johnstone EC, Lawrie SM (2005) Neural correlates of enhanced genetic risk for schizophrenia. Neuroscientist 11 (3): 238-249.

WHO International Consortium in Psychiatric Epidemiology (2000) Cross-national comparisons of the preva-lences and correlates of mental disorders. Bull World Health Organ [online] 78 (4): 413-426. ISSN 0042-9686.

Williams PJ (2007) History of phramacometrics. In: Ette EI, Williams PJ (eds) Pharmacometrics. The science of quantitative pharmacology. Whiley, New Jersey.

Yoo HD, Cho HY, Lee SN, Yoon H, Lee YB (2012) Population pharmacokinetic analysis of risperidone and 9-hydroxyrisperidone with genetic polymorphisms of CYP2D6 and ABCB1. J Pharmacokinet Pharmaco-dyn 39 (4): 329-341.

Yuan R, Flockhart DA, Balian JD (1999) Pharmacokinetic and pharmacodynamic consequences of metabo-lism-based drug interactions with alprazolam, midazolam, and triazolam. J Clin Pharmacol 39 (11): 1109-1125.

Zuideveld KP, Van der Graaf PH, Peletier LA, Danhof M (2007) Allometric scaling of pharmacodynamic responses: application to 5-Ht1A receptor mediated responses from rat to man. Pharm Res 24 (11): 2031-2039.

# 第 15 章

# 阿尔茨海默病的临床
# 试验模拟

Brian Corrigan，Kaori Ito，James Rogers，Daniel Polhamus，Diane Stephenson and Klaus Romero

## 15.1  引言

全球有约 3500 万的阿尔茨海默病（Alzheimer's disease，AD）患者，预计在下一代，AD 患者将增加至 1.5 亿人（世界阿尔茨海默病报告，2010；Schneider 和 Sano，2009）。

最近，AD 候选药物在晚期临床试验的开发失败，凸显了需要开发更强大的研发工具以提高决策效率的重要性（Schneider 和 Sano，2009）。目前，已有证据表明 AD 的起病与 β-淀粉样蛋白（beta-amyloid，Abeta）肽的异常形成有关，并且 Abeta 的产生最终可致大脑中 Abeta 斑块的形成。Jack 等开发了将疾病阶段与 AD 生物标志物相联系的整体模型。在神经退行性生物标志物和认知症状出现异常之前，Abeta 生物标志物首先出现异常，然后再发生神经退行性生物标志物异常，且与临床症状的严重程度相关。在认知功能减退的临床症状出现的几十年前，该过程就已开始。

理想情况下，定量理解疾病发展（认知和功能恶化）的时间进程以及掌握相关变异的来源，将有利于药物的开发。在过去的十年中，虽然已有了检测和分析脑脊液（cerebrospinal fluid，CSF）中与 Abeta 和 Tau 相关的生物标志物的技术能力，但这些生物标志物随时间变化的数据仍很有限，难以完全量化和描述其动态变化。此外，这些生物标志物（Abeta、Tau 和大脑结构）与临床结局之间的关系尚未确定。对这些标志物进行荟萃分析时，还受到实验室测定方法和成像算法的差异等因素的影响。而另一方面，却有大量可用的临床症状信息，特别是记忆或认知信息。因此，大部分 AD 临床试验模拟（clinical trial simulation，CTS）研究都采用患者功能和认知的测定结果作为临床主要终点指标。虽然，不同的临床研究中采用了各种不同的测定方法，但阿尔茨海默病认知评估量表（Alzheimer's disease assessment scale cognitive sub-scale，ADAS-cog）普遍用于轻度和中度 AD 患者的临床研究，评估患者的认知变化。因此，大多数 AD 的 CTS 都基于 ADAS-cog 的变化进行研究。

第 15 章  阿尔茨海默病的临床试验模拟    347

AD 的疾病进展、安慰剂及现有药物治疗的经时变化假设，构成了 AD 药物开发中试验设计及其相关决策的基础（Rogers 等，2012）。虽然，对少量试验中信息的归纳总结也可形成足够的证据基础。但是，信息量越丰富、越客观，则应用荟萃分析模型就可以更简洁地总结已有数据（Rogers 等，2012）。在 AD 领域，有大量的历史数据可利用。此类荟萃分析尤为重要（Romero 等，2009，2011；Sheiner，1997）。此外，模型可用来模拟和推断未曾开展的试验的结果，例如改变采样方案，入组不同生理病理特征的受试者等（Rogers 等，2012）。该方法允许纳入不同时间序列设计的干预措施和安慰剂治疗（如交错开始或延迟撤回设计），并同时考虑干预措施和安慰剂的残差变异（Rogers 等，2012；Holford 和 Peace，1992）。

AD 随机临床研究结束时，一般采用标准的统计分析方法（ANOVA、ANCOVA）对预先定义的治疗组和对照组的试验结果进行分析（Holford 和 Peace，1992）。标准统计学方法也可用于大型晚期试验失败时的事后亚组分析，如按疾病程度（轻度与中度）、是否携带 $ApoE\varepsilon 4$ 基因、是否含背景治疗等因素进行分组。在许多情况下，事后分析可促进药物在亚组人群中的进一步研发，但有时也可导致进一步研发的失败。荟萃分析模型不仅可在 CTS 中发挥作用，还可为理解事后分析的结果提供有益的参考。

本章描述了基于 AD 的药物-疾病-试验（drug-disease-trial，DDT）模型理论开展的建模和模拟研究工作（Gobburu 和 Lesko，2009）。研究的重点是认知功能的变化。本章还介绍了供 AD 模型开发人员使用的公共数据资源以及相关的考虑因素，简要总结了先前 AD 领域的工作，以及目前用于 CTS 的 DDT 模型的要素。此外，本章还介绍了 CTS 在临床研究的规划和研究结果的解释等方面的应用示例。最后，展望了未来 CTS 在 AD 等领域的潜在应用。

# 15.2 数据的考量

辅助设计临床试验的数据有多种来源。研究团队可基于过去和最新的文献，了解目前使用的研究设计的预期治疗效果。研究人员所在的机构也可能拥有患者层面的数据，包括预期的个体内变异、个体间变异和场景间效应变异（Milligan 等，2013）。通常，研究人员都有既往临床试验的经验，但可能因人而异。临床试验的设计团队应尽可能整合所有的信息，以期获得化合物所处开发阶段的最佳试验设计。试验数据中包含的患者类型、研究持续时间、研究设计以及患者纳入/排除标准等方面的信息越多样化，最终的模型越"稳健"。

开发和实施随时间变化的 DDT 模型时，获取标准化的高质量试验数据始终是开发团队面临的重大难题（Romero 等，2009，2011）。通常，汇集不同来源的数据（如不同的研究、不同的项目、不同的申办方）需要耗费大量的精力和资源，方能确保数据的收集和评分遵循一致的标准（Romero 等，2009，2011）。一些简单的问题，诸如如何处理缺失值等均可严重干扰数据的分析。通常，如果项目层面的数据可用，则需进行繁复的数据重新清理过程。此外，不同研究中所用的分析标准可有所不同，因此如不进行耗时的数据重新清理，则几乎不可能合并所有相关研究的数据。

理想情况下，应事先规定数据的标准，规范化地收集、评价和记录数据。AD 研究的数据标准是第一个被美国 FDA 所接受的治疗领域，走在了药物研发的最前列（Romero 等，2009，2011）。

研究人员常从所在的机构以及可获取的具有知识产权的数据着手，对 AD 的疾病进展和治疗药物效应进行定量描述。然而，获取的数据常在一个或多个方面存在缺陷，例如研究相关的数据数量有限，如疾病严重程度、基因型、生物标志物分类等方面的数据。研究人员常利用一个或多个 AD 数据库，为 DDT 模型的各个要素提供可靠的信息。

### 15.2.1.1　文献数据

在 AD 领域，研究人员很容易获得来自不同临床试验和观察性研究的大量文献数据，用来开发定量建模和模拟的工具。在确定疾病或药物效应的患者个体协变量方面，这些数据的价值有限，但此类数据可对治疗药物的效应（如大小、起效、失效）、试验中的疾病进展等提供有价值的依据。

### 15.2.1.2　ADNI 研究

2003 年，美国国家老龄化研究所（National Institute on Aging，NIA）、美国国家生物医学成像和生物工程研究所（National Institute of Biomedical Imaging and Bioengineering，NIBIB）、FDA、私营制药公司和非营利组织共同发起了一项长期的阿尔茨海默病神经影像学计划（Alzheimer's disease neuroimaging initiative，ADNI）。最初的 5 年中参与方均为合作伙伴关系（Weiner 等，2012）。2005 年以来，ADNI 一直致力于生物标志物的验证，包括血样、脑脊液检测和磁共振成像-正电子发射断层扫描（magnetic resonance imaging-positron emission tomography，MRI-PET）成像等在 AD 临床试验和诊断中的应用。目前已进入第三阶段（ADNI、ADNI GO 和 ADNI 2），ADNI 2 正在研究的队列人群包括 150 名老年对照人群、450 名的轻度认知损害（mild cognitive impairment，MCI）患者、150 名的轻度至中度 AD 患者，以及 100 名程度较轻但具显著记忆问题的人群（又称为显著记忆问题人群）。ADNI 2 的目的是考察上述人群的认知功能、脑部生理结构和生物标志物的变化。项目还为 809 名 ADNI 参与者检测了全基因组序列（whole genome sequence，WGS）。其他地区如日本（J_ADNI）也开展了类似的研究。因此，ADNI 的系列研究将持续为探究不同阶段的 AD 自然（进展）史，提供丰富和完整的数据。

### 15.2.1.3　重大疾病防治联盟数据库

重大疾病防治联盟（Coalition Against Major Diseases，CAMD）是一个由制药公司、研究基金会和患者倡导/自愿健康协会组成的正式组织。CAMD 的顾问来自政府研究机构和监管机构，包括 FDA、欧洲药品管理局（European Medicines Agency，EMA）、国家神经系统疾病和卒中研究所（National Institute of Neurological Disorders and Stroke，NINDS）、NIA。CAMD 由非营利性的关键路径研究院（Critical Path Institute，C-Path）领导和管理。C-Path 与 FDA 签署了合作协议，由 FDA 资助（Romero 等，2009，2011）。

CAMD 数据库包含了来自 MCI 患者以及轻度和中度 AD 患者的 Ⅱ 期和 Ⅲ 期临床试验对照组的患者个体数据。截至 2014 年 9 月，CAMD 数据库包含了超过 6500 名患者的数据。研究人员可登录 CRITICAL PATH INSTITUTE 官网，申请数据库的使用。对于模型开发人员，CAMD 数据库是一个丰富的对照组数据来源。

此外，CAMD 还与临床数据交换标准联盟（Clinical Data Interchange Standards Consortium，CDISC）合作，制定了符合 CDISC 规范的数据收集标准，并且是第一个遵从 CDISC 规范的疾病治疗领域的数据收集标准。这种数据收集标准化要求不仅有助于整合传统临床试验的数据，而且也适用于前瞻性收集新开展研究的数据。预计到 2017年，FDA 将要求数据以 CDISC 标准格式呈现。❶

# 15.3  ADAS-cog 疾病进展模型的综述

## 15.3.1  AD 模型的历史进展

迄今为止，多个有关 AD 临床试验结果的疾病进展模型已见刊发表（Holford 和 Peace，1992；Chan 和 Holford，2001）。早期研究中使用的方法为之后的建模工作奠定了基础（Mold 等，2007）。在既往研究的基础上，新的研究作出了进一步改进，增加了模型的复杂性，持续纳入了更新、更广泛、更多类型和来源的数据，并利用新的建模方法，促进了 AD 模型随着时间的推移而发展和更新（表 15.1）。

早期开发的模型常基于有限的短期临床试验，评估与症状相关的因素，不包含新类别的重要数据，如基因型和生物标志物信息。目前认为这些信息是理解疾病进展速度的重要协变量（Atchison 等，2007）。对于后期建立的模型，研究人员利用了多种类型的数据，包括来自文献的汇总数据、直接来自一个或多个系列对照临床试验的数据或非干预性自然（进展）史研究的数据。Rogers 等曾将所有来源的数据整合入一项分析之中。

既往研究中，研究人员主要将 AD 的疾病进展描述为线性模型。该模型已足以用于开发对症治疗药物的短期临床试验。Ito 等开发的模型确定了疾病严重程度影响了疾病进程的斜率，斜率可随时间而变化，在模型中引入了非线性。新近开发的模型直接结合了非线性关系，描述疾病随时间推移而进展的过程。

此外，这些模型仍缺乏改善 CTS 应用的模型结构特征，例如，对 ADAS-cog（0～70）的限制、允许方差随时间而变化等。这些都是 AD 疾病进展的 CTS 基本特征。

对于药物-疾病-试验模型中所需的模型要素，既往研究所开发的模型均有改进。完整的药物-疾病-试验模型需要相关的基础数据，为模型中的各个要素提供信息。例如，疾病自然进程的数据（用于提供疾病进展的信息）、安慰剂组数据（用于提供临床试验中安慰剂效应的幅度、起效和失效情况）、药物效应数据（包括幅度、起效时间和维持时间）、脱落数据（用于提供试验中的脱落率和脱落幅度的信息），以及用于构建协变量模型的数据等。随着时间的推移，越来越多的数据将被纳入。表 15.1 是部分研究工作的简要总结。

---

❶　译者注：继 FDA 于 2004 年宣布将 CDISC 中的研究数据列表模型（study data tabulation model，SDTM）作为提交临床试验数据的推荐标准后，CDISC 已逐渐得到业内的认可和广泛使用，成为临床试验数据的国际"通用语言"。我国国家药品监督管理局于 2020 年发布的《药物临床试验数据递交指导原则（试行）》通告中，建议在新药上市注册申请时，采用 CDISC 标准递交原始数据库和分析数据库。

表 15.1　关于 AD 临床结果的相关既往疾病进展模型

| 模型 | 药物效应 | 临床试验 | 数据来源 | 协变量 | 线性 |
|---|---|---|---|---|---|
| Holford 和 Peace，1992 | 有 | 多种 | 个体研究（他克林） | 多种 | 线性 |
| Ito 等，2010 | 有（针对症状治疗结果的评估） | 安慰剂（起效时间和程度） | 1990—2008 年间文献中所有的对照研究 | 基线的严重程度 | 线性（基线协变量引入了非线性） |
| Ito 等，2011 | 无 | 无 | ADNI（正常，MCI，轻度 AD） | 基线的严重程度，年龄，$ApoE\epsilon\,4$ 基因型和性别 | 线性（基线的协变量引入非线性）；适合于正常 MCI 和轻度 AD |
| Samtani 等，2013 | 无 | 无 | ADNI 轻度 AD | 疾病发作，海马体积和心室体积，年龄，总胆固醇，$ApoE\epsilon\,4$ 基因型，连线测试（B 部分）得分 | 非线性；适合轻度 AD |
| William-Faltaos 等，2013 | 无 | 脱落 无安慰剂 | | 影响截距的协变量是基线 ADAS-cog 评分（未使用 4 个月前的数据）和基线 MMSE 评分；没有协变量影响疾病进展的斜率 | 非线性（对数变换不适用于 ADAS-cog 0～70 分的整个区间范围） |
| Rogers 等，2012 | 有 | 安慰剂 脱落 | 文献 CAMD ADNI | 基线 MMSE；疾病进展期间 $ApoE\,4$ 状态，年龄，性别，脱落时间，基线年龄，基线 MMSE | 非线性 |

注：MMSE 为简易精神状态检查量表。

## 15.3.2　基于模型的 AD 文献荟萃分析

　　Ito 等（2010）对文献报道的试验数据及汇总进行了基于模型的荟萃分析，量化了疾病进展速度与基线 ADAS-cog 评分间的关系。在该研究中，Ito 等对 1990—2008 年所有可用的 AChE 抑制剂研究以及评估 AD 患者病情恶化率的临床研究，进行了系统的文献分析。从纳入 19992 名患者以及 84000 次以上的个体观察值的 52 项试验中，收集了 576 个 ADAS-cog 的较基线数据变化的平均值。根据文献报道，研究者开发了一个模型，用来描述轻度至中度 AD 患者中随时间变化的 ADAS-cog（较基线变化）评分变化。该模型描述了疾病进展速度、安慰剂效应以及 AChE 抑制剂的对症治疗效应。该研究将基线 ADAS-cog、简易精神状态检查量表（mini-mental state examination，MMSE）、年龄和研究发表年份作为协变量进行了考察。

　　Ito 开发的模型显示，在所有相关文献中，轻度至中度 AD 患者的疾病进展速度为每年 5.5 个 ADAS-cog 单位。考察的模型中，$E_{max}$ 型模型描述 AChE 抑制剂的对症治疗药物效应最佳。安慰剂组和 AChE 抑制剂组之间的疾病自然进展速度没有差异。与之前的建模工作（不包括协变量）不同，Ito 开发的模型将基线 ADAS-cog 确定为疾病进展的重要协变量，并将基线年龄也作为疾病进展速度的协变量进行了考察，未见年龄的任何影响。这一现象可能与受试者平均年龄分布较窄（文献层面的分析）有关。研究的发表年份也无显著影响。

　　基于文献的荟萃分析为 AD 自然（进展）史的评估做出了富有成效的全面整合，并为当前的 AChE 抑制剂的治疗效果的评估提供了参考。然而，由于文献数据属于试验汇总性层面的数据，评估个体协变量（如年龄和 $ApoE\varepsilon\,4$ 基因型）的能力有限。此外，试验层面数据的文献荟萃分析模型不能提供受试者间的变异信息，也不包含随时间推移所致的变异增加信息。

### 15.3.3 患者个体水平的模型

#### 15.3.3.1　Ito ADNI 模型（2011）

2011 年，Ito 等发表了一项患者个体水平的基于模型的荟萃分析，描述了随时间推移的 ADAS-cog 的动态变化（Ito 等，2011）。其中，ADAS-cog 数据从 ADNI 处获得。该模型拟合了 889 例患者的 ADAS-cog 评分。研究者将风险因素（年龄、$ApoE\varepsilon\,4$ 基因型、性别、AD 家族史和受教育年限）和基线严重程度作为协变量进行考察。结果表明：疾病进展速度随着基线严重程度的增加而增加；年龄、$ApoE\varepsilon\,4$ 基因型和性别被确定为影响疾病进展的协变量；轻度至中度 AD 患者的疾病进展速度约为每年 5.5 个 ADAS-cog 单位，与基于文献分析的报告相似。

Ito 等认为线性疾病进展模型充分描述了 ADNI 中观察到的个体患者在 2～3 年内 ADAS-cog 的自然下降。基线严重程度被纳入模型可解释疾病进展的非线性现象。同时，基线严重程度也是预测正常老年人、轻度 MCI 和 AD 患者疾病进展速度的重要协变量。年龄、$ApoE\varepsilon\,4$ 基因型和性别也可影响疾病进展的速度。

#### 15.3.3.2　Samtani ADNI 模型（2012）

ADNI 研究中，Samtani 等开发了一个半机制的非线性疾病进展模型。研究者在模型中采用了一组扩展的协变量，以捕获随时间推移的 ADAS-cog 评分的动态变化（Samtani 等，2012）。该模型将疾病进展速度描述为含基线疾病严重程度影响的数学函数。该研究中还考察了以下四类协变量：①影像学体积测量值；②血清生物标志物；③人口统计学和遗传因素；④基线认知测定值。

影响基线疾病状态的协变量包括：病程（年）、海马体积和心室体积。模型中的疾病进展速度受年龄、血清总胆固醇、$ApoE\varepsilon\,4$ 基因型、连线测试（B 部分）评分，以及描述认知损害水平的 ADAS-cog 评分的影响。与中度的 AD 患者相比，轻度和重度 AD 患者的进展速度较慢。

#### 15.3.3.3　Faltaos 模型（2013）

该研究应用了提交至 FDA 的 10 项安慰剂对照临床试验的数据（＞ 2600 名患者，接受 72 周的治疗）。研究者根据轻度至中度 AD 患者的 ADAS-cog 评分，定量描述 AD 的自然进展（William-Faltaos 等，2013）。研究中评估了描述 ADAS-cog 经时变化的多种模型，以及可能影响评分变化的患者特征因素。研究者应用参数生存模型，描述了患者的脱落模式，并筛选了影响脱落的协变量，确定了与脱落率相关的风险因素。在该研究中，采用了对数线性模型，描述接受安慰剂治疗的轻度至中度 AD 患者的 ADAS-cog 的经时过程。模型中的截距代表第 10 周的 ADAS-cog 评分的对数转换值，斜率为对数尺度的疾病进展速度（即 ADAS-cog 评分的自然增加）。影响截距的协变量为基线 ADAS-cog 评分和基线 MMSE 评分，未发现影响疾病进展斜率的协变量。参数对数正态模型拟合脱落数据最佳，而基线 ADAS-cog

评分和年龄是脱落的重要预测因子。

## 15.3.4 整合荟萃分析法

研究者将前述模型中的最佳元素纳入 β 回归（beta regression，BR）模型之中（Rogers 等，2012）。构建 BR 模型时，将 ADAS-cog 评分的模拟值限定在 0～70 的范围之内。模型中包含的残差也作了如此限定。此外，基于患者个体和文献的汇总数据，该模型描述了自然疾病状态下和随机临床试验环境下，AD 患者 11 项随时间推移的 ADAS-cog 进展变化。基于来自 CAMD 数据库（3223 名患者）、ADNI 研究数据库（186 名患者）的数据，以及来自 73 篇文献的汇总数据（含 17235 名患者），研究者应用 BR-DDT 模型进行了拟合。在该模型中评估了现有 AChE 抑制剂的治疗效果、疾病严重程度随时间的变化、脱落率、安慰剂效应以及疗效的影响因素。根据预测检验和外部验证结果，研究者认为基于 ADAS-cog 所构建的 BR 荟萃分析模型，可充分拟合试验汇总水平和患者水平的数据，并可根据基线 MMSE 评分估计基线 ADAS-org。疾病进展速度与时间、$ApoE\varepsilon$ 4 基因型、年龄和性别有关，而脱落是时间、基线年龄和基线 MMSE 的函数。

该模型同时拟合了汇总数据和患者个体水平的数据，整合了所有可用的信息。此外，模型还将数值限定在应有范围内便于模拟。这与仅对预期条件作出限定的方法不同。

# 15.4 AD 模型中结构要素的综述

如 Gobburu 和 Lesko（2009）所述，表 15.2 列举了 DDT 模型的一般基本构成要素。

表 15.2　用于药物开发的疾病-药物-试验的建模和模拟工具的基本组成部分

| 组成要素 | 定量描述 |
| --- | --- |
| 疾病模型 | ①随时间推移的疾病自然进展；②生物标志物与临床结局的关系；③对照试验中的安慰剂效应 |
| 试验模型 | ①患者人群(基线疾病严重程度等)；②患者脱落率及其影响因素；③治疗依从性 |
| 药物模型 | ①总体疗效/有效性；②患者特征对药物作用的影响；③药物作用随时间的变化 |

## 15.4.1 疾病模型

有时，在研究中难以区分安慰剂效应和疾病的自然进展，导致了研究结果的误读。因此，了解安慰剂效应和疾病自然进展，对于设计 AD 临床试验方案和解释试验结果至关重要。多位学者提出，安慰剂反应包括了"潜在疾病进展"和"安慰剂效应"。其中"潜在疾病进展"描述了疾病的自然进程，而"安慰剂效应"则代表一种时间效应，即心理效应，或因参与和进行临床试验所产生的任何效应。

图 15.1 展示了疾病进展模型的概念。试验中观察到的整体安慰剂反应（C）是潜在疾病进展（A）和安慰剂效应（B）的相加。ADAS-cog 评分随时间推移的增加，表明认知能力随着时间的推移而下降。

如图 15.2 所示，疾病进展模型一般足以描述文献报道数据和安慰剂对照临床试验的患者个体水平的数据。

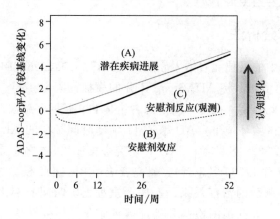

图 15.1 疾病进展中安慰剂反应的概念

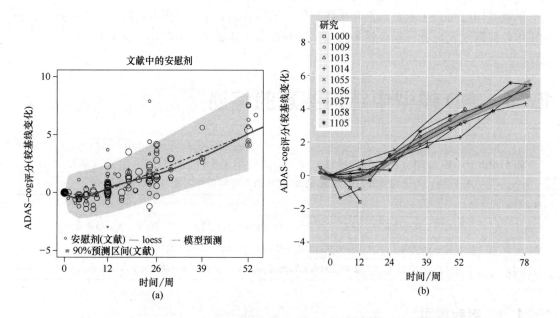

图 15.2 1990—2008 年文献中观察到的阿尔茨海默病认知评估量表（ADAS-cog）
评分较基线变化的安慰剂反应

（a）所有数据的 loess 线和模型预测值；（b）CAMD 研究（图中的平滑线为 loess 拟合线。
灰色阴影区域表示 loess 线的 95％置信区间）

### 15.4.1.1　随时间推移的自然进程

在 ADNI 的自然疾病进展的研究中，由于没有使用安慰剂，观察值可直接反映疾病的
自然进程（图 15.3）。

既往研究中，进展速率采用线性函数描述。尽管数据在短期内呈线性变化，但鉴于量表
评分的范围有限，且大多数 AD 患者在病情加重时 ADAS-cog 评分可达到最大值（需要使用

其他的量表评分，如严重损害量表），可采用限制在 0～70 之间的 S 形函数来描述 ADAS-cog 评分数据（ADAS-cog 评分的限制；Rogers 等，2012；Samtani 等，2012）。

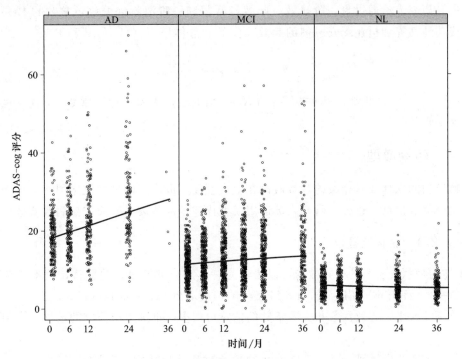

图 15.3　按患者群体划分的纵向阿尔茨海默病认知评估量表（ADAS-cog）评分
获自 ADNI；实线为 loess 线。AD—轻度 AD；MCI—轻度认知障碍；NL—正常老年人

研究人员（Ito 等，2010；Samtani 等，2012；William Faltaos 等，2013；Ashford 和 Schmitt，2001）对 AD 的非线性疾病进展提出了重要的见解。Ito 等（2010）基于群体混合效应法，分析了 ADNI 数据，构建了线性的 AD 进展模型，并通过描述基线疾病严重程度对斜率的影响将非线性引入了模型。Ashford 和 Schmitt（2001）应用 Logistic 模型描述了疾病进展。而 Samtani 等（2012）则开发了非线性混合效应模型。Samtani 等（2012）应用 Logit 函数，将 ADAS-cog 分数限定在量表评分范围 0～70 分之内。基于 Samtani 的模型，Rogers 等（2012）应用贝叶斯荟萃分析法整合了文献和患者水平的数据。

本质上，Samtani 等（2012）和 Ito 等（2010）提出的疾病进展函数已被 Rogers 等（2012）整合，可用以下的 Logit 函数来描述：

$$\theta_{ipk} = E\left[\frac{\text{ADAS}_{ipk}}{70} \mid 患者_p\right] \tag{15.1}$$

$$g(\theta_{ipk}) = \eta_{pk} + \alpha_{pk} \times t_{ipk} + \varepsilon \tag{15.2}$$

影响"截距"（不同研究确定的 $\eta_{pk}$）的相关协变量包括：以 ADAS-cog 或 MMSE 表示的基线疾病严重程度、基线年龄和发病年龄（通常来源于首次诊断日期，可信度存疑）。$\text{ADAS}_{ipk}$ 表示第 $k$ 个研究中第 $p$ 个患者的第 $i$ 个场景中观察到的 ADAS-cog 评分。$t_{ipk}$ 表示特定患者相对于研究随机化时间的观察时间。

基于目前有关 AD 的生理和病理学认知，多个研究确定了影响 $\alpha_{pk}$ 进展速度的协变量，包括 $ApoE\varepsilon\,4$ 基因型、总胆固醇、基线年龄、性别和基线疾病严重程度（基线 ADAS-cog 或基线 MMSE）。

### 15.4.1.2　安慰剂效应

过去，研究人员通过含一阶显效（起效）常数和一阶消除（失效）常数的 Bateman 型函数，成功地估算和描述了安慰剂的起效、失效和总体效应（Holford 和 Peace，1992；Ito 等，2010）：

$$Pbo(t) = \beta_p \times (e^{-Kel_p \times t} - e^{-Keq_p \times t}) \tag{15.3}$$

式中，$\beta_p$ 是安慰剂效应程度的因子；$Kel_p$ 是安慰剂失效的速率常数；$Keq_p$ 是安慰剂起效的速率常数。

## 15.4.2　药物模型

药物模型的选择及其相关的基本假设在很大程度上取决于模型的设定用途、机制假说以及目标化合物的信息。过去，研究人员运用模型描述了症状改善效应或疾病改善效应。

### 15.4.2.1　症状改善效应

"单纯的症状改善"的药物效应可以表示为整体疾病进展曲线的平移，而不改变进展的速度（斜率）（Holford 和 Peace，1992；Samtani 等，2012；Bhattaram 等，2009）。药物症状改善效应的大小、起效常数和失效常数的估算可根据已批准上市药物的数据或专利数据进行估算。

目前，AChE 抑制剂是用于 AD 治疗的主要对症治疗药物。有学者提出，$E_{\max}$ 模型可很好地描述 AChE 抑制剂改善症状的效应。例如，Ito 等（2010，2013）提出的以下公式：

$$E_{\text{DRG},ipk} = (D_{ipk})^{\gamma_{d(p)}} \frac{E_{\Delta,d(p)} \times t_{ipk}}{ET_{50,d(p)} + t_{ipk}} \tag{15.4}$$

式中，$D_{ipk}$ 表示在特定试验、场景下给予特定患者的剂量；$E_{\Delta,d(p)}$ 表示特定患者在给定剂量下的最大症状改善效应；$ET_{50,d(p)}$ 表示在给定剂量下特定患者达到最大症状效果的 50% 的时间。

### 15.4.2.2　疾病改善效应

"单纯的疾病改善"的药物效应可以表示为疾病进展速度的变化（上述模型中的 $\alpha_{pk}$），而在整体疾病进展曲线上没有出现平移（Holford 和 Peace，1992；Samtani 等，2012；Bhattaram 等，2009）。目前，尚无 FDA 批准的疾病改善的治疗手段。因此，缺乏相应的数据用于疾病改善效应的建模。

如前所述，多位学者确定了影响疾病进展速度的协变量，包括 $ApoE\varepsilon$ 4 基因型、总胆固醇、基线年龄、性别和基线疾病严重程度（基线 ADAS-cog 或基线 MMSE）。因此，基于上述影响因素，研究人员可挑选疾病进展更快的患者群体。理论上从这部分群体中更易观察到治疗干预的疾病改善效果。因此，研究人员建议将比例风险函数纳入疾病进展速度之中，并将疾病进展速度的相对改善（减少）纳入至前述的疾病进展模型之中。

### 15.4.2.3　脱落

上述模型化的方法用于描述完整数据的分布情况。但由于真实场景中收集的数据往往不完整，直接基于模型的模拟无法反映真实场景下的数据统计学特征。真实场景下的缺失数据机制（missing data mechanism，MDM）不是理想情况下的完全随机缺失（missing completely at random，MCAR）。相较于基于模型的直接模拟，实际场景中数据统计学特征是由更少的数据估算而来。基于模型的直接模拟的标准差较低。因此，MDM或"脱落模型"是模型的合理要素，应加入整体模型之中，用于基于模型的模拟应用和模型评价。

William-Faltaos 等（2013）的研究工作是一个典型案例。如前所述，研究者认为Weibull 分布可充分描述脱落风险随时间推移的变化，并且基线年龄和基线疾病严重程度是影响脱落风险的两个重要协变量。

正如 Rogers 等的研究结果，基于上述两个协变量的脱落模型显示了与脱落率观察值高度一致的拟合效果。如图 15.4 所示，该模型充分描述了受基线 MMSE 和年龄影响的脱落率的变化。

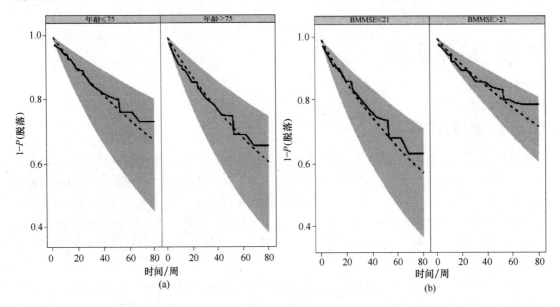

图 15.4　按基线年龄（a）和基线简易精神状态量表评分（BMMSE）（b）随时间变化的脱落率
实线表示基于观测数据的 Kaplan-Meier（非参数）估计；虚线表示模型预测；灰色区域
表示模型预测的 90% 可信区间

应注意这种 MDM 的工作模型用于模型验证的合理性。然而，如果模型用于拟合数据，研究人员可以假设更少的限制性条件，忽略缺失数据的机制。研究人员可基于药物效应和协变量的观察值，计算模型参数的后验分布，描述基于完整数据的参数分布情况。

完全真实的 MDM 会相当复杂，需充分论证。此外，由于真实的 MDM 永远未知，故不得不考虑多种 MDM 所致的脱落，包括治疗耐受性、缺乏疗效以及疾病状态等所致的脱落。虽然没有脱落的治疗是研究中所期望的，但目前的研究只能根据观察到的基线协变量和脱落之间的联系，提出一个合理的 MDM 的"工作假设"。

## 15.4.3　文献水平和患者水平数据的荟萃分析整合

如前所述，有许多用于建模和模拟的 AD 数据库，含有来自观察性研究和临床试验的患者水平和研究水平的数据。这些数据可与来自干预研究中对照组的患者数据相结合。但这些额外的数据可能仅被部分研究人员所获取。文献中可获得的大量数据也不应被忽视，尤其是药物效应的数据。为了将患者水平的数据与文献水平的信息充分整合，Gillespie 等（2009）提出了基于贝叶斯法，从概率上准确整合文献荟萃数据与患者水平的数据。Rogers 等（2012）假设患者的评分残差符合 $\beta$ 分布，进一步将 $\beta$ 分布的残差与预期疾病进展的广义 Logistic 函数（即"BR"）相结合，使 ADAS-cog 预测值的分布落在 $0\sim70$ 之间。这将有利于临床试验的模拟研究。

面对整合患者水平数据和文献水平数据的挑战，Gillespie 等（2009）建议通过直接指定基于近似抽样分布的似然，对汇总水平数据进行建模。如前所述，个体 ADAS-cog 评分的模型是非线性的，而样本均值的精确抽样分布无法解析。Rogers 等（2012）提出了一个巧妙的解决方案，将数据对数转换后，数据在目标范围内呈近似线性关系，可推导数据的近似分布。然后，这些近似值就可用作似然值的估算。

# 15.5 应用案例

## 15.5.1 前瞻性试验设计

CTS 是一种研究方法，用于在拟定参数设置和试验条件下，考察临床试验设计对药物"真实"疗效的影响。前文所述的模型在 CTS 中有不同程度的应用，可评估不同的试验设计和药物因素对试验结果的影响。这些因素包括可控的试验设计特征，如药物剂量、研究持续时间和采样时间、清洗期设置（Gobburu 和 Lesko，2009）等，或不可控因素如药物特征（药代动力学或药效动力学；Hennig 等，2009）等，还可包括疾病随时间的进展或与疾病进展或疗效相关的受试者特征因素。

超级对症药物（super symptomatic agents）指无论作为单药治疗还是作为附加治疗，药物疗效均优于现有的改善症状药物。对于正在开发的 AD 对症治疗的新药，需有超级对症药物的特征。

作为独立治疗，这种药物可以通过具有快速认知增强或具有类似于已上市药物的快速症状改善加疾病稳定的属性，达到超级对症效应。然而，对于具有新作用机制的化合物，可能不清楚其效应类型。

鉴于神经退行性药物开发的高失败率，早期开发阶段的目标通常是对"症状改善"药物的疗效进行早期且高效的判断。在这种情况下，交叉试验设计可为快速检出干预组和对照组之间的差异提供更多的信息。但相较于常用的平行试验设计，交叉试验设计可低估总体治疗效果。

研究人员对两种药物开展了研究，将预期的超级对症药物效应设定为在第 24 周时的 ADAS-cog 评分优于安慰剂 3.5 分。假设第 1 种药物在 24 周时具有优于安慰剂 ADAS-cog 3.5 分的对症改善效应，且与多奈哌齐（Donepezil）的起效时间相似。即第 1 种药物的 $E_{\text{drug},24周}=3.5$，$ET_{50}=1.62$ 周。对于第 2 种药物，假设该药具有与多奈哌齐相同的症状改善效应（$E_{\text{drug},24周}=2.5$）和中等的疾病稳定效果（即斜率降低 50%）。在第 24 周时，两药

ADAS-cog 评分优于安慰剂 3.5 分被视为"超级对症治疗"。

对于超级对症治疗候选药物的早期研究目标，不仅应考察候选药物是否优于安慰剂，还须估算药效达到"靶值"的信度。通常，治疗靶值的设定取决于当前的治疗标准、监管规范或药物有效性阈值的循证依据。研究所需的信度水平受制于多种因素，如药物开发的阶段、总体开发计划和临床治疗需求。由于候选药物尚处于开发的早期阶段，因此对于信度的要求不如开发后期那么高。在该研究中定义需要至少 25% 的信度，即药物在 ADAS-cog 评分上优于安慰剂 3.5 分或以上，才继续开发该药物用于 AD 的"超级对症治疗"。除图 15.5 中的 6 周交叉试验设计和 12 周平行试验设计外，研究人员还评估了第 3 种候选试验设计方案，即两组平行试验设计（每组 75 名患者），治疗持续时间为 24 周，并在第 0 周、3 周、6 周、9 周、12 周和 24 周进行疗效评估。研究人员采用线性混合效应模型，做了初步分析。模型包括受试者随机效应和基线 ADAS-cog、访问（标准量表）、治疗和治疗-访问具交互作用的固定效应。模型中的药物效应为第 24 周 ADAS-cog 与基线值的预期差异。

图 15.5 展示了与多奈哌齐（24 周的 ADAS-cog 比安慰剂高 2.5 分，$ET_{50}$ 为 1.62 周，洗脱半衰期为 1 周）相似的症状改善药物的 6 周交叉试验设计和 12 周平行试验设计的模拟结果。在交叉试验设计中，基于模型假设，每 6 周结束时的治疗效果（安慰剂和治疗之间的差异）与治疗周期无关。因此，交叉试验设计可减少样本量，同时又可保持适当的效能来证明药物的疗效。

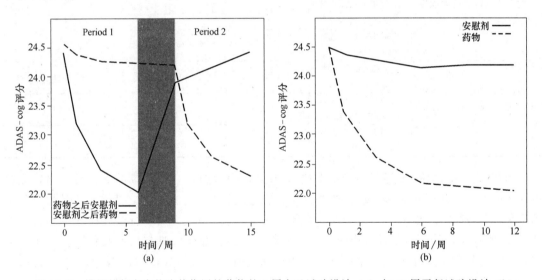

图 15.5　模拟的仅有症状改善作用的药物的 6 周交叉试验设计（a）与 12 周平行试验设计（b）

模拟结果表明：在为期 6 周的交叉试验研究中，每组 30 名患者（总共 60 名患者）的检验效能约为 89%（表 15.3）。为期 12 周的平行试验研究中，每组 75 名患者（总共 150 名患者）的检验效能约为 82%。同时，CTS 预测交叉试验中 6 周治疗的相对偏差（−17.3%）高于 12 周的平行试验研究（−7.3%）。两药在研究期间均观察到了部分药物效应，但都低估了第 24 周的真实药物效应。此外，如表 15.3 所示，尽管 6 周交叉试验较 12 周平行试验的相对偏倚显著增加，但由于药物起效较慢（例如，3 周的 $ET_{50}$ 是多奈哌齐的 2 倍），6 周交叉试验研究的效能（81%）仍与 12 周的平行试验研究（79%）相当。根据研究的主要目标，开发团队基于上述结果，对研究偏差和研究效能进行了比较。例如，当研究的目标是考察药物是否有效，而不是考察稳态治疗效果时，交叉试验设计所需样本量较小，且效能更好，故选择交叉试验设计更有利。

表 15.3　6 周交叉试验设计和 12 周平行试验设计的相对偏差和效能的比较

| 项目 | 试验设计 | 相对偏差/% | 效能($\alpha$＝0.05，双侧) |
|---|---|---|---|
| 药物起效时间与多奈哌齐相似($ET_{50}$＝1.62 周) | 6 周交叉试验设计($n$＝30 例/组) | −17.3 | 0.89 |
| | 12 周平行试验设计($n$＝75 例/组) | −7.3 | 0.82 |
| 药物起效时间晚于多奈哌齐($ET_{50}$＝3 周) | 6 周交叉试验设计($n$＝30 例/组) | −26.8 | 0.81 |
| | 12 周平行试验设计($n$＝75 例/组) | −9.6 | 0.79 |

对于超级对症药物而言，研究人员假设了两种不同类型的药物行为，即超级快速对症药物效应（$E_{drug,24周}$＝3.5）和快速症状改善＋疾病稳定药物效应（$E_{drug,24周}$＝2.5 和斜率下降 50%），并模拟和比较了三种试验设计（6 周交叉、12 周平行和 24 周平行）中每一种药物的行为。结果如表 15.4 所示。

表 15.4　不同研究设计检测药物效应和达到靶值的效能比较

| 药物效应 | 试验设计 | 相对偏差/% | 检测药效的效能($\alpha$＝0.05，双侧) | 达到 25% 置信度 ≥3.5 的概率 |
|---|---|---|---|---|
| 超级快速对症药物效应($E_{drug,24周}$＝3.5) | 6 周交叉试验设计($n$＝30 例/组) | −17.8 | 0.99 | 0.41 |
| | 12 周平行试验设计($n$＝75 例/组) | −7.0 | 0.98 | 0.65 |
| | 24 周平行试验设计($n$＝75 例/组) | −0.3 | 0.96 | 0.73 |
| 快速症状改善＋疾病稳定药物效应($E_{drug,24周}$＝2.5 和斜率下降 50%) | 6 周交叉试验设计($n$＝30 例/组) | −36.7 | 0.92 | 0.11 |
| | 12 周平行试验设计($n$＝75 例/组) | −19.0 | 0.95 | 0.45 |
| | 24 周平行试验设计($n$＝75 例/组) | 0.7 | 0.97 | 0.72 |

当药物在 ADAS-cog 评分中显示出预期的超级对症效应（第 24 周时 3.5 分）时，无论何种试验设计，对于超级对症改善药物行为和快速症状改善＋疾病稳定药物行为的检测效能都很高（≥92%）。然而，CTS 预期在 6 周交叉试验设计和 12 周平行试验设计中均将低估第 24 周的真实药效。与仅具有快速症状改善效应的药物相比，具有快速症状改善＋疾病稳定效应的药效的估计偏差可显著增加（6 周交叉研究 −17.8% vs. 36.7%，12 周平行研究 −7.0% vs. −19.0%）。

每种试验设计的药效达到靶值（3.5 分，置信度 25% 以上）的概率如表 15.4 所示。对于一个具有超级对症效应的药物，假设 24 周的真实效应为 3.5 分，6 周交叉试验的概率为 41%，12 周平行试验的概率为 65%，而 24 周平行试验的概率增加至 73%。然而，如果药物通过对症＋疾病稳定作用达到超级对症效应，则在 6 周交叉试验和 12 周平行试验中，概率分别只有 11% 和 45%。而 24 周平行试验的概率则保持不变（72%），真实的药物效应在 24 周时达到 3.5 分。

## 15.5.2　回顾性试验数据分析

AD 新药的开发失败率高，且常在研发晚期阶段失败，故对阴性试验结果开展大规模事后分析并不少见。在这些事后分析中，通常根据疾病严重程度（非常轻微、轻度和中度）、*ApoEε* 4 基因型（携带者与非携带者）、脑脊液 Abeta 或 Tau 折点、性别、年龄等进行分组，识别可能的亚组应答者。由于所涉及的研究数量和样本量较小，且未对多重因素进行矫正，出现假阳性的概率很高。

此外，在选定的研究中心或患者中开展的小型平行设计的 POC 试验可得到阳性结果，但该结果在Ⅲ期的大型国际多中心试验中无法得到重现。哪一项研究代表了新药的真正疗效不得而知。

### 15.5.2.1 应用药物模型帮助解读研究结果

图 15.6 显示了两种药物（药物 A 和药物 B）的Ⅱ期临床试验结果。两药临床试验的受试者入排标准相似，且均采用了相较于基线的变化值作为评价指标。与安慰剂组相比，两药

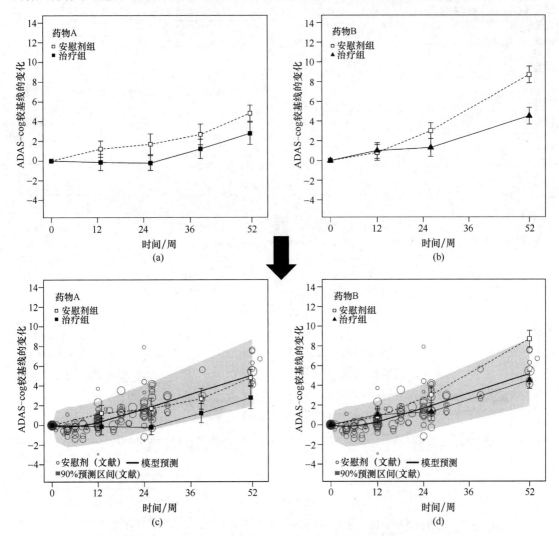

图 15.6　不同药物的Ⅱ期临床试验结果：阿尔茨海默病认知评估量表评分较基线的
变化（ADAS-cog，平均值±SE）

（a）和（b）完成临床试验后获得的典型图与研究中的安慰剂对照组的比较；（c）和（d）上图
相同的数据与历史数据（文献）及其模型预测值的叠加（经 IOS 许可，转载自 Ito 等，2013）

均显示了治疗效果。研究人员将两个临床试验的结果与历史参照数据相叠加，进行了比较，并以基线的疾病严重程度校正的模型进行预测。研究结果显示：药物 B 的试验中，安慰剂效应似乎比预期差很多 [图 15.6（c）和（d）]；相反，药物 B 试验中的治疗组与安慰剂的预期效应相似。由于无法解释安慰剂效应与既往研究的差异，故临床团队认为药物 B 研究中的安慰剂效应不正常，并要求在开展进一步研发之前，需要更多的数据来确认药物 B 的疗效（Ito 等，2013）。

### 15.5.2.2　Ⅱ期与Ⅲ期临床试验结果的比较

在一项多中心、安慰剂对照、双盲的Ⅱ期临床研究中，治疗组在 52 周表现出显著的疗效。之后，开展了为期 26 周的多中心、安慰剂对照、双盲、全球（包括美国、拉丁美洲、

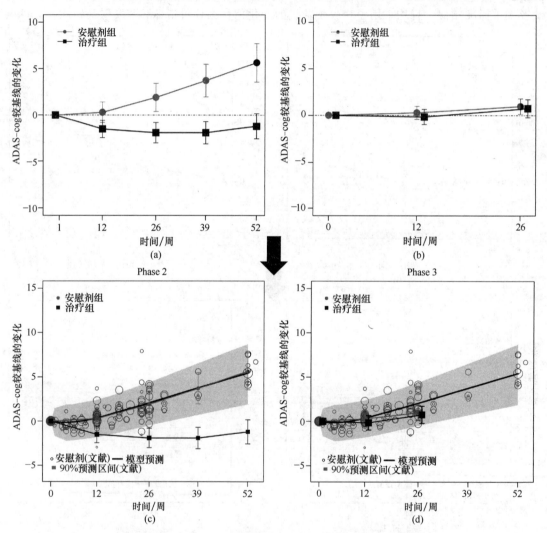

图 15.7　Ⅱ期和Ⅲ期临床试验的不同结果：阿尔茨海默病认知评估量表评分较基线的
变化（ADAS-cog，平均值±SE）（案例研究 2）

与安慰剂对照组相比，Ⅱ期临床试验（a）和Ⅲ期临床试验（b）在治疗持续时间范围内（Ⅱ期和Ⅲ期分别为
52 周和 26 周）的研究结果；（c）（d）相同数据与历史数据（文献）及其模型预测的叠加，使用相同的
$x$ 轴和 $y$ 轴范围，点的大小与每个研究组的患者数量成正比（经 IOS 许可，转载自 Ito 等，2013）

欧洲和俄罗斯）Ⅲ期临床研究［图 15.7（a）和（b）］。Ⅲ期临床试验的结果与Ⅱ期明显不同。治疗组和安慰剂对照组之间未见显著差异。由于安慰剂效应几乎呈水平直线，无明显变化，临床团队根据历史资料对Ⅲ期临床试验中的安慰剂效应提出了质疑（Ito 等，2013）。

然后，将Ⅱ期和Ⅲ期临床试验结果与历史参照数据进行比较，并将模型预测值与基线严重性进行条件比较。结果显示，Ⅱ期和Ⅲ期临床试验中的安慰剂效应可根据历史参照数据进行定量评估，并被认为在正常范围内；与历史的安慰剂效应和模型预测值相比，临床试验的安慰剂效应仍然在 90％的预测区间内［图 15.7（c）和（d）］，即在通常的安慰剂效应范围内。上述结果表明了Ⅱ期和Ⅲ期临床试验中安慰剂效应都是合理的。Ⅲ期临床试验的失败主要是由治疗组的疗效不佳所致。图 15.7（c）和（d）中空心圆的大小与研究的样本量成正比，即较大的空心圆表示较大的研究样本量。又如图 15.6 所示，该方法有助于研究结果的展示和不同研究的可视化比较。

# 15.6 讨论和展望

## 15.6.1 早期 AD：ADAS-cog 选择性亚组评分的选择和建模

目前认为，AD 病理学和不可逆神经元损伤在临床症状出现的几十年前就已发生。因此，研究人员正着手研发疾病早期患者的疾病改善药物。由于早期 AD 的损害程度和总体变化非常慢，因此这些人群的认知和功能变化难以测量。

在 MCI 和早期 AD 人群中，基于 ADAS-cog 评分，对认知经时变化的建模获得了一定的成功。但在这类人群中，用于轻度和中度 AD 患者的 ADAS-cog 总评分不具备足够的敏感性。Huang 等（2014）为早期 AD 的评价提出了新的方法。另有一些复合评价方法（包含对早期 AD 敏感的 ADAS-cog 的亚量表）也正在开发之中。例如，基于 ADNI 的数据，Samtani 等（2013）从 ADAS-cog 和其他量表中确定了信息量最大的认知测定指标。研究者将相对于基线的 2 年平均变化值进行标一化，选取其中富含信息的指标，合并为新的复合指标。研究人员还根据两年临床试验所需的样本量，评估了新指标的性能。通过使用认知功能的复合指标，研究人员获得了检测敏感性的进一步提高。在一项为期 2 年的试验中，研究者将新型复合指标与基于脑脊液 β-淀粉样蛋白［A（1~42）］的富集策略相结合。研究结果显示，无论采用何种新的测定指标，均较 ADAS-cog 11 的效能提高了 20％~40％。

## 15.6.2 整合全 AD 疾病谱中的数据：IRT 方法

针对 AD 的不同特征，研究人员开发了越来越多的模型工具。AD 患者认知功能的经时变化过程被这些工具碎片化。而 AD 的变化是一个多维度变化的过程。因此，当有充分的数据时，应开发一个新的药物-疾病-试验模型，以完整地描述 AD 随时间的动态变化。

Ueckert 等（2014）提出了一种新的模型框架。研究者可利用项目反应理论（item response theory，IRT），最大限度地提高任何 AD 人群中现有的 ADAS-cog 评估精度。在 IRT 框架内，ADAS-cog（现在或将来的任何认知测定工具）可通过特征曲线来描述。特征曲线描述了特定认知障碍情况下的问题回答正确率。本质上该方法可将不同评价工具的结果映射到一个通用的尺度上。基于 AD 的先验假设，包括认知障碍在群体中的分布和问题回答正确率的特征曲线，IRT 提供了特定药效下患者认知障碍的最可能估计值。通过综合所有问题回答（正确或错误；简单、困难、非常困难）中获取的全部信息，可获得更精确的患者认知能力评估，而不是通常所用的所有分值的简单相加。

应用这种方法，Ueckert 等应用 Fisher 信息函数，确定了 MCI 和轻度 AD 人群中最敏感的测试子集。基于 IRT 的框架，可应用和比较来自任何认知评价工具（现在或将来）的数据，可对患者在整个疾病期间的认知能力进行评估，而不依赖于特定的评价工具。

### 15.6.3　展望

随着对 AD 疾病认识的提高，以及复杂建模技术的涌现，AD 中 CTS 模型的开发也在不断发展。若开发一个完整的药物-疾病-试验模型，则需要支持每个构成要素建模的各类数据（例如，疾病自然进程、安慰剂效应、药物效应、脱落等）。显然，没有一项临床试验能够同时提供所有的信息。这意味着集成不同的数据源至关重要。通常，文献知识、公共访问数据（CAMD、ADNI）和组织内部数据都可为药物开发决策提供信息。Rogers 等（2012）曾整合所有的相关数据，为药物-疾病-试验模型的每个构成要素提供了必要的建模信息。

对新开发的模型作了渐进式的改进，可描述较长时期内 AD 的动态变化。试验执行中的脱落可延长试验完成的时间，但可用模型进行模拟和预测。本章列举的所有研究工作中，奠定研究基础的关键结构元素和理念是相似的。在某种程度上，开发一种通用模型有利于某一领域的整体推进。CAMD、FDA 和 EMA 共同评估了 Rogers 等开发的通用模型工具。该CTS 工具首先由 CAMD 向监管部门提交审评，用于 AD 药物的研发。2013 年 6 月 12 日，FDA 向 CAMD 发出监管函，同意将此 CTS 工具作为"量身定制"的 AD 药物开发工具。FDA 认为该工具将有助于申办方优化 AD 治疗的临床试验设计方案。这是第一个获得 FDA 批准的独立 CTS 工具，也是一个里程碑，表明了通过整合早期研究中获得的知识，可提高未来临床试验的效率和成功率。此外，该工具是由多家制药公司、监管机构、患者团体、学术界和研究组织的共同合作开发的。该工具的成功开发表明了具有利益竞争关系的多方亦可会聚在一起，开发有利于整个领域的工具。在发布 CAMD-AD-CTS 工具的监管决定时，FDA 表示该模型不仅可为轻度至中度 AD 患者制订临床试验设计方案，也有助于新药研究方案的审查（详见 FDA 官网）。FDA 还建议申办方用开发中药物的最新信息进一步完善该工具。例如，将疾病早期患者的临床和生物标志物数据加入模型，进一步提高工具的实用性，帮助申办方设计临床试验方案以评估新的候选化合物的疗效。

EMA 也批准了 AD 药物开发的 CTS 工具，在欧洲也认可了该工具的应用 EMA 批准文件详见 EUROPEAN MEDICINES AGENCY 官网。

# 参 考 文 献

Ashford JW，Schmitt FA（2001）Modeling the time-course of Alzheimer dementia. Curr Psychiatry Rep 3：20-28.

Atchison TB，Massman PJ，Doody RS（2007）Baseline cognitive function predicts rate of decline in basiccare abilities of individuals with dementia of the Alzheimer's type. Arch Clin Neuro-psychol 22（1）：99-107.

Bhattaram VA，Siddiqui O，Kapcala LP，Gobburu JV（2009）Endpoints and analyses to discern diseasemodifying drug effects in early Parkinson's disease. AAPS J 11：456-464.

Chan PLS，Holford NHG（2001）Drug treatment effects on disease progression. Annu Rev Pharmacol Toxicol 41：625-659.

Gillespie W（2009）Population dose-response model for ADAS-cog scores in patients with Alzheimer's disease by meta-analysis of a mixture of summary and individual data. American Conference on Pharmacometrics，Mashantucket，CT，4-7 October 2009.

Gobburu JV，Lesko LJ（2009）Quantitative disease，drug，and trial models. Annu Rev Pharmacol Toxicol 49：291-301.

HuangY，Ito K，Billing CB Jr，Anziano RJ（2014）For the Alzheimer's Disease Neuroimaging Initiative. Development of a straightforward and sensitive scale for MCI and early AD clinical trials. Alzheimers Dement [Epub ahead of print].

Hennig S，Nyberg J，Hooker AC et al（2009）Trial treatment length optimization with an emphasis on disease progression studies. J Clin Pharmacol 49：323-335.

Holford NH，Peace KE（1992）Methodologic aspects of a population pharmacodynamic model for cognitive effects in Alzheimer patients treated with tacrine. Proc Natl Acad Sci U S A 89（23）：11466-11470.

Ito K，Ahadieh S，Corrigan B，French J，Fullerton T，Tensfeldt T（2010）Disease progression meta-analysis model in Alzheimer's disease. Alzheimers Dement 6（1）：39-53.

Ito K，Corrigan B，Zhao Q，French J，Miller R，Soares H，Katz E，Nicholas T，Billing B，Anziano R，Fullerton T（2011）Alzheimer's Disease Neuroimaging Initiative. Disease progression model for cognitive deterioration from Alzheimer's Disease Neuroimaging Initiative database. Al-zheimers Dement 7（2）：151-160.

Ito K，Corrigan B，Romero K，Anziano R，Neville J，Stephenson D，Lalonde R（2013）Understanding placebo responses in Alzheimer's disease clinical trials from the literature meta-data and CAMD database. J Alzheimers Dis 37（1）：173-183.

Milligan PA，Brown MJ，Marchant B，Martin SW，van der Graaf PH，Benson N，Nucci G，Nichols DJ，Boyd RA，Mandema JW，Krishnaswami S，Zwillich S，Gruben D，Anziano RJ，Stock TC，Lalonde RL（2013）Model-based drug development：a rational approach to efficiently acceler-ate drug development. Clin Pharmacol Ther [Epub ahead of print].

Mould DR，Denman NG，Duffull S（2007）Using disease progression models as a tool to detect drug effect. Clin Pharmacol Ther 82（1）：81-86.

Rogers JA，Polhamus D，Gillespie WR，Ito K，Romero K，Qiu R，Stephenson D，Gastonguay MR，Corrigan B（2012）Combining patient-level and summary-level data for Alzheimer's disease modeling and simulation：a beta regression meta-analysis. J Pharmacokinet Pharmacodyn 39：479-498.

Romero K，de Mars M，Frank D，Anthony M，Neville J，Kirby L，Smith K，Woosley RL（2009）The coalition against major diseases：developing tools for an integrated drug development process for Alzheimer's and Parkinson's diseases. Clin Pharmacol Ther 86（4）：365-367.

Romero K，Corrigan B，Neville J，Kopko S，Cantillon M（2011）Striving for an integrated drug development process for neurodegeneration：the coalition against major diseases. Neurodegen Dis Manage 1（5）：379-385.

Samtani MN，Farnum M，Lobanov V，Yang E，Raghavan N，Dibernardo A，Narayan V（2012）An improved model for disease progression in patients from the Alzheimer's disease neuroimaging initiative. J Clin Pharmacol 52：629-644.

Samtani MN，Raghavan N，Shi Y，Novak G，Farnum M，Lobanov V，Schultz T，Yang E，DiBernardo A，Narayan VA，Alzheimer's disease Neuroimaging Initiative（2013）Disease progression model in subjects with mild cognitive impairment from the Alzheimer's disease neuroimaging initiative：CSF biomarkers predict population subtypes．Br J Clin Pharmacol 75（1）：146-161．

Schneider LS，Sano M（2009）Current Alzheimer's disease clinical trials：methods and placebo outcomes．Alzheimers Dement 5（5）：388-397．

Sheiner LB（1997）Learning versus confirming in clinical drug development．Clin Pharmacol Ther 61（3）：275-291．

Ueckert S，Plan EL，Ito K，Karlsson MO，Corrigan B，Hooker AC（2014）The Alzheimer's Disease Neuroimaging Initiative．Improved Utilization of ADAS-Cog Assessment Data Through Item Response Theory Based Pharmacometric Modeling．Pharm Res［Epub ahead of print］．

WeinerMW，Veitch DP，Aisen PS，Beckett LA，Cairns NJ，Green RC，Harvey D，Jack CR，Jagust W，Liu E，Morris JC，Petersen RC，Saykin AJ，Schmidt ME，Shaw L，Siuciak JA，Soares H，Toga AW，Trojanowski JQ（2012）Alzheimer's disease neuroimaging initiative．The Alzheimer's disease neuroimaging initiative：a review of papers published since its inception．Alzheimers Dement 8（1 Suppl）：S1-S68．

William-Faltaos D，Chen Y，Wang Y，Gobburu J，Zhu H（2013）Quantification of disease progression and dropout for Alzheimer's disease．Int J Clin Pharmacol Ther 51（2）：120-131．

WorldAlzheimer's Report（2010）The global economic impact of dementia．Alzheimer's Disease International．（详见 EUROPEAN MEDICINES AGENCY 官网）

# 第16章
# 炎症疾病的定量药理学应用

Sujatha Menon and Sriram Krishnaswami

## 16.1 引言

　　若列举所有炎症相关的疾病，可涵盖 100 多种，包括阿尔茨海默病、强直性脊柱炎（ankylosing spondylitis，AS）、关节炎［骨关节炎（osteoarthritis，OA）、类风湿性关节炎（rheumatoid arthritis，RA）、银屑病关节炎（psoriatic arthritis，PsA）］、哮喘、动脉粥样硬化、克罗恩病、结肠炎、皮炎、憩室炎、纤维肌痛、肝炎、肠易激综合征（irritable bowel syndrome，IBS）、系统性红斑狼疮（systemic lupus erythematosus，SLE）、肾炎、帕金森病（Parkinson's disease，PD）、溃疡性结肠炎等（2013 年炎症性疾病清单）。既往文献表明，这些疾病的药物研发中有不少成功的或正在进行的定量药理学应用案例。其中，神经退行性疾病（如阿尔茨海默病和帕金森病）以及皮肤病领域（斑块状银屑病等疾病）中的定量药理学应用案例已在其他章节中做了阐述。

　　既往开发了许多数学模型，描述疾病的进展过程和抗炎药物的作用（Lon 等，2012）。Lon 等（2012）对此主题做了很好的综述。文中阐述了有关炎症治疗药物的前沿建模技术，包括适于建模的相关生物标志物，以及已发表的药代动力学和药效动力学（pharmacokinetics and pharmacodynamics，PK/PD）模型的主要优点和局限性。为描述疾病症状和生物标志物的动态变化，作者回顾了从直接抑制模型到间接效应模型的发展历程。靶点介导和转导模型以及系统药理学模型已成功用于描述多种抗炎药物的 PK/PD 以及炎症的疾病进展过程。此外，由于生物治疗具有特定的作用机制，因此需要开发不同类型的模型。这些机制包括：中和特定细胞因子、消除特定免疫细胞、阻断 T 细胞活化的共刺激以及抑制细胞黏附（Lon 等，2012）。研究人员还开发了小型系统模型，应用生物标志物（如骨密度）描述骨形成和再吸收过程以及临床结局（Lemaire 等，2004；Marathe 等，2008，2011；Schmidt 等，2011）。

　　除了 PK/PD/疾病模型之外，还开发了大型的系统生物学模型，包括描述 RA 患者的潜在疾病过程（炎症和关节侵蚀）的模型（Rullmann 等，2005）、骨内稳态模型（Peterson 和

Riggs，2010），以及结合系统生物学和网络药理学研究中医药多靶点作用机制的模型（Zhang 等，2013）。

　　鉴于此，本章将重点阐述一些优化药物开发策略和/或监管批准方面的案例。文中选择的案例可能并不能代表所有的工作，也难以反映最具影响力的工作。许多成功的应用案例尚未公开。但是，这些案例总结了一些在药物开发决策中的重要经验教训，值得密切关注。此外，本章提供了多种定量药理学在炎症治疗领域应用的参考文献列表。

# 16.2　案例研究

## 16.2.1　终止卡那单抗治疗 RA 临床开发的决策

　　卡那单抗（Canakinumab，ACZ885）是一种全人源化的单克隆抗体，可抑制白介素-1β（IL-1β）介导的小鼠关节炎症和软骨破坏。RA 患者的概念验证（proof-of-concept，POC）研究成功后，开展了剂量探索研究。该研究的核心问题是开展通常会耗资数亿美元的大型Ⅲ期临床时，如何确保药物有足够的疗效。

　　RA 是一种自身免疫性疾病，可导致炎症、进行性关节损伤或残疾。全世界约 1% 的成年人患有 RA，主要是女性。过去的十年中，对这种高度异质性疾病的发病机制的研究促进了多种新疗法的创立，极大地改善了治疗效果。多种细胞因子、生长和分化因子以及细胞内信号分子和转录因子与 RA 的发病机制有关（表 16.1）。然而，迄今尚无生物标志物可准确预测预后情况、治疗效果或毒性反应（如死亡率的增加、心血管疾病和其他系统性并发症风险的增加）。

表 16.1　类风湿关节炎发病机制中的关键分子和信号介质

| 分子或信号介质 | 疾病相关的关键功能 | 状态[①] |
|---|---|---|
| **细胞因子** | | |
| TNF-α | 激活白细胞、内皮细胞和滑膜成纤维细胞，诱导细胞因子、趋化因子、黏附分子和基质酶的产生；抑制调节性 T 细胞功能；活化破骨细胞；软骨和骨骼的再吸收；介导代谢和认知功能障碍 | 有批准上市的药物 |
| IL-1α 和 IL-1β | 激活白细胞、内皮细胞和滑膜成纤维细胞；诱导软骨细胞产生基质酶；激活破骨细胞；介导发热；促进糖代谢；降低认知功能 | 有批准上市的药物 |
| IL-6 | 激活白细胞和破骨细胞；参与 B 淋巴细胞分化；调节脂质代谢、急性期反应和慢性病贫血；与下丘脑-垂体-肾上腺轴功能障碍和疲劳有关 | 有批准上市的药物 |
| IL-7 和 IL-15 | 促进和维持 T 细胞和自然杀伤细胞的活化和 T 细胞记忆，阻断细胞凋亡，并维持 T 细胞-巨噬细胞同源相互作用 | Ⅱ期临床试验完成 |
| IL-17A 和 IL-17F | 协同作用以增强滑膜成纤维细胞、软骨细胞和破骨细胞的活化 | 多项Ⅱ期临床试验具有阳性结果 |
| IL-18 | 促进 Th1、中性粒细胞和自然杀伤细胞的激活 | |
| IL-21 | 激活 Th17 和 B 细胞亚群 | |
| IL-23 | 扩展 Th17 | |
| IL-32 | 激活多个白细胞产生细胞因子并促进破骨细胞分化 | |
| IL-33 | 激活肥大细胞和中性粒细胞 | |

| 分子或信号介质 | 疾病相关的关键功能 | 状态[①] |
|---|---|---|
| **生长和分化因子** | | |
| BLyS 和 APRIL | 激活 B 细胞,促进 B 细胞成熟,增强自身抗体生成 | II 期临床试验中 |
| GM-CSF 和 M-CSF | 增强骨髓和滑膜中粒细胞和髓系细胞的分化 | I 期临床试验中 |
| RANKL | 促进破骨细胞的成熟和活化 | II 期临床试验完成 |
| **细胞内信号分子和转录因子** | | |
| JAK | 调节细胞因子介导的白细胞成熟和活化、细胞因子和免疫球蛋白产生的酪氨酸激酶 | 有批准上市的药物 |
| Syk | 调节免疫复合物介导和抗原介导的 B 细胞和 T 细胞,以及其他带有 Fc 受体的白细胞活化的酪氨酸激酶 | 多项 II 期临床试验具有阳性结果 |
| PI3K | 介导驱动增殖和细胞存活相关的信号 | I 期临床试验计划中 |
| BTK | 通过调节 B 细胞受体和 Fc 受体信号,在 B 细胞、巨噬细胞、肥大细胞和中性粒细胞的活化中发挥重要作用 | I 期临床试验计划中 |
| NF-κB | 有助于整合炎症信号,对细胞存活很重要 | |

① 状态表示靶向于分子或信号介质的化合物的研究状态。批准上市的药物系指已获得美国 FDA 和欧洲药品管理局 (EMA) 批准的、用于类风湿性关节炎患者的药物。试验是正在进行或已经完成的临床试验。经 McInnes 和 Schett (2011) 许可转载。

注:APRIL—增殖诱导配体;BLyS—B 淋巴细胞刺激因子;BTK—Bruton 酪氨酸激酶;GM-CSF—粒细胞-巨噬细胞集落刺激因子;JAK—Janus 激酶;M-CSF—巨噬细胞集落刺激因子;PI3K—磷脂酰肌醇 3-激酶;RANKL—NF-κB 配体受体活化因子;Syk—脾酪氨酸激酶;Th1—1 型辅助性 T 细胞。

目前,关于 RA 管控的国际治疗指南指出:RA 的治疗应使每位患者尽快达到缓解或较低疾病活动度的目标;若未达治疗目标,则应每 1～3 个月进行监测、调整治疗方案 (Smolen 等,2010)。甲氨蝶呤 (Methotrexate,MTX) 是活动性 RA 患者首选治疗方案中的一部分。然而,大多数患者对 MTX 治疗的疗效不佳。在接受肿瘤坏死因子抑制剂 (tumor necrosis factor inhibitor,TNFi) 治疗前,大部分患者至少使用过两种非生物制品疾病缓解型抗风湿药物 (disease-modifying antirheumatic drug,DMARD)。余下的患者使用 DMARD 生物制品治疗 (尤其是 TNFi),并与作为标准治疗 (standard of care,SOC) 的 MTX 联用。通常,医生会开具一种或多种 TNFi,但许多患者最终会选择具有其他作用机制的 DMARD 生物制品。这部分患者的医疗需求未得到充分满足。因此,中重度活动性 RA 患者的医疗需求尚未得到满足,需进一步开发具有独特作用机制、可靠疗效和可接受安全性的治疗药物。

针对采用生物制品治疗 RA 的临床试验,McDevitt 等 (2009) 系统综述了已发表的文献。大多数临床试验采用了安慰剂作为对照组。仅在一项试验 (Schiff 等,2008) 中,对两种生物制品 [阿巴西普 (Abatacept) 和英夫利西单抗 (Infliximab)] 进行了头对头的比较。在此荟萃分析中,仅纳入了获得政府监管部门批准的给药方案下的研究数据。

这项荟萃分析包括了来自 37 项 II～III 期临床研究的 13474 例患者的数据。研发决策的主要终点指标是美国风湿病学会 (the American College of Rheumatology,ACR) 20 应答率,即患者中对 ACR20 有应答的百分比,包括基于关节压痛或肿胀计数的改善,以及下列五个方面中的三个方面的改善:急性期反应物 (如沉降率)、患者评估、医生评估、疼痛量表和残疾/功能问卷。现有的几乎全部发表的关键性试验都采用了 ACR20 标准，因此将 ACR20 作为比较治疗效果的标准化方法。然而，与疾病活动评分等连续变量相比，ACR 终点的精确度略显不足。拟合 ACR20 时间过程的最终非线性混合效应模型为：

$$\text{logit}(y_{ilj}) = \text{logit}\left(\frac{\widetilde{\phi}_{1k} t_{ij}^{\gamma_m \alpha}}{\exp(\theta_{2k_2})^{\gamma_m} + t_{ij}^{\gamma_m}}\right) + \varepsilon_{ilj} \tag{16.1}$$

$$\widetilde{\phi}_{1k} = M\left(\frac{\exp(\phi_{1k})}{1 + \exp(\phi_{1k})}\right), \phi_{1k} = \theta_{1k} + \eta_{1i} + \eta_{2il}$$

$$\eta_{1i} \sim N(0, \omega_1^2), \eta_{2il} \sim N\left(0, \frac{\omega_2^2}{N_{il}}\right), \varepsilon_{ilj} \sim N\left(0, \frac{\sigma^2}{N_{il}}\right)$$

式中，$i$ 为研究的序号；$l$ 为研究中治疗组的序号；$j$ 为研究中各时间点的序号；序号 $k$ 代表疗法；$k_2$ 代表药物。研究中估计了两类治疗干预的 $\gamma_m$ 值：一类为生物制品，一类为安慰剂＋MTX 和真正的安慰剂（$m = 1, 2$）。除了培塞利珠单抗（Certolizumab）和英夫利西单抗（在试验后期效应变弱）采用 $M = 300$ 之外，所有治疗方法的 $E_{max}$ 参数 $\phi_{1k}$ 用 $M = 100$ 进行对数变换。固定效应 $\theta_{1k}$ 代表参数 $E_{max}$，固定效应 $\theta_{2k_2}$ 代表时程参数。除培塞利珠单抗和英夫利西单抗的 $\alpha < 1$ 之外，其余治疗方法的效应参数 $\alpha$ 的偏移量设定为 1。随机效应参数 $\eta_{1i}$ 和 $\eta_{2il}$ 分别代表研究间变异性（between study variability，BSV）和治疗组间变异性（between treatment arms variability，BTAV）。根据治疗组的受试者人数校正残差变异 $\varepsilon_{ilj}$ 和 BTAV $\eta_{2il}$。建模过程采用了贝叶斯法，用 WinBUGS 软件计算。

图 16.1 显示了相较于 SOC 治疗、依那西普和阿达木单抗以及安慰剂治疗，基于模型的卡那单抗（Canakinumab）ACR20 应答率随时间变化的预测值。研究表明卡那单抗的试验剂量/方案中，该药优于当前最有效治疗的可能性很低。应用最有效的剂量治疗 12 周后，根据 ACR20 评分，卡那单抗优于培塞利珠单抗或英夫利西单抗的概率非常低（＜3%），优于阿达木单抗的概率为 8%。该结果支持终止卡那单抗治疗 RA 的临床开发。

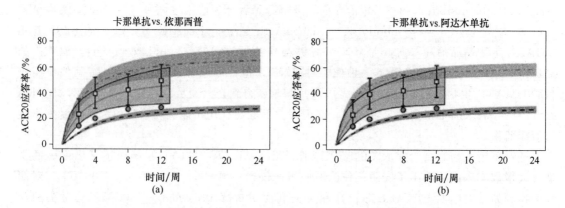

图 16.1　基于模型比较卡那单抗与安慰剂和 SOC 治疗、依那西普和阿达木单抗的 ACR20 应答率
卡那单抗 [(a) 和 (b)，实线]、依那西普 [(a)，点虚线]、阿达木单抗 [(b)，
点虚线] 和安慰剂 [(a) 和 (b)，虚线]。圆圈代表来自卡那单抗研究的安慰剂＋MTX 的
数据。方块代表观察到的卡那单抗的 ACR20 评分（垂直条为 95% 置信区间）。阴影区域是基于
模型预测的各自的 90% 贝叶斯置信区间（经 Demin 等 CPT 许可转载，2012）

## 16.2.2 扩大剂量探索研究的规模和范围，并应用效益和风险数据为 III 期临床试验选择剂量

本案例介绍了在托法替尼（Tofacitinib）晚期开发中"基于模型的药物开发（model-based drug development，MBDD）"理念的前瞻性应用。托法替尼是一种具有新型作用机制的强效免疫调节剂，用于治疗 RA。POC 试验显示托法替尼具有良好的疗效，但有副作用。现需确定口服托法替尼的给药方案，用于关键性的注册试验，以期获得与注射生物制剂相似疗效且可接收的安全性。

托法替尼是 Janus 激酶（Janus kinase，JAK）抑制剂。在 RA 中，JAK 家族酶通过配对 JAKs（如 JAK1/JAK3，JAK1/JAK3）进行促炎因子的信号传递。托法替尼通过抑制配对 JAK 的活性发挥作用，从而调控造血细胞进程及免疫细胞功能。

在一项为期 6 周，每日 2 次（twice-daily，BID）给予 5mg、15mg 和 30mg 托法替尼和安慰剂的 POC 研究中，首次获得了托法替尼在类风湿性关节炎患者中的疗效数据（Kremer 等，2009）。根据患者的 ACR 反应，所有研究考察的剂量均显示了有效性，但也有相关的副作用，如实验室标志物的剂量依赖性变化（如中性粒细胞减少）。研究开发面临的挑战在于高效且全面地描述托法替尼的剂量-效应关系，以确定验证性试验中的最佳剂量。在此过程中，首先应与利益相关方就关键问题达成一致，为 IIb 期临床试验设定可量化的实施目标。关键性问题如下所示（Sheiner，1997）。

**需要知道什么？** 第 12 周时，确定相较于安慰剂 ACR20 应答差异＞30％的最低托法替尼剂量。在既往研究中，ACR20 应答已被证明是与安慰剂对比的药物治疗的主要疗效终点，故选择了 ACR20 应答作为评价指标。此外，相较于 ACR50 和 ACR70，研究中 ACR20 也具有可行性。

**该如何确定？** 期望模型预测剂量的实际反应在目标疗效的±20％（24％～36％）内，且达标率为 80％。

**假设是什么？** 将采用基于药理学的纵向 $E_{max}$ 模型；单一疗法 POC 研究数据推断的剂量范围也适用于 MTX 的联合治疗；POC 研究数据对基于模型分析的先验信息的影响很小。

研究人员开发了多种纵向的剂量-效应模型，如间接潜变量效应模型，可将基于药理学的模型与分类数据相关联（Hutmacher 等，2008）。尽管不同的模型提供了相似的数据拟合优度，但当外推到较低剂量和较晚的时间点时，不同模型的预测结果存在显著差异。因此，这些模型被用于"数据生成"，以确保所选定的研究设计在一系列"真实"关系中具有稳健性（Krishnaswami 等，2009）。研究者采用类似方法描述了中性粒细胞绝对计数的减少。由于来自 POC 研究的中性粒细胞减少症的发病率数据过少，建模工作集中于应用间接效应和半机制模型（Gupta 等，2010）描述中性粒细胞计数，并为剂量和时间的内推/外推提供更可靠的依据。临床试验模拟表明，中性粒细胞计数的第 10 百分位数与中性粒细胞减少的风险相关。并且，相较于中性粒细胞减少发生率的数据，中性粒细胞计数的第 10 百分位数的估算精度更高。中性粒细胞减少的发生率系根据连续数据的变化预测而来。临床试验模拟是一种更高效的方法，以避免剂量不当而导致不可接受的中性粒细胞减少事件的发生。

之后，进行了两项为期 6 个月的 IIb 期临床研究，托法替尼作为单药治疗（Fleischmann 等，2012），或与 MTX 联合使用（Kremer 等，2012）。两项研究都比较了安慰剂和托法替尼的疗效。托法替尼分别采用了 1mg、3mg、5mg、10mg 和 15mg BID 给药方案。

研究的总样本量逾 800 名，高于传统的 Ⅱ 期临床研究所需的样本量。两项研究旨在确定最佳的给药方案，而不仅仅是与安慰剂的疗效进行比较。与基于模型的方法相比，传统的配对比较需要将研究样本量增加 70%（约 1300 名患者）才能实现相似的研究目标。

基于模型推断并以贝叶斯更新方法，研究者计算了试验成功的概率，即达到与标准治疗 TNF 抑制剂疗效一致的概率（Tan 等，2011；托法替尼 FDA 咨询会议，2012）。正如 POC 研究所预测的结果，中性粒细胞的变化和中性粒细胞减少症的发生率在可接受的范围内。因此，不对 Ⅲ 期临床试验的剂量范围予以限定。然而，研究者发现血红蛋白水平呈剂量依赖性变化，故采用纵向模型来描述剂量与血红蛋白水平之间的关系。研究者应用经验模型描述了剂量和血红蛋白水平的倒 U 形关系。该现象可能是由于低剂量的有益作用（改善活动性 RA 相关的贫血）以及较高剂量同时兼具有益和有害作用（可能是由于 JAK2 的抑制）。研究者计算了在 6 个月的治疗期间，临床重度贫血事件（定义为血红蛋白从基线水平下降＞2g/dL 或绝对值＜8g/dL）的发生率不高于安慰剂的 5% 的概率。如图 16.2 所示，基于 MTX 联合研究的建模预测，5～10mg BID 的剂量能达到预期的疗效和安全性标准，即达到与 SOC 相似疗效的概率约为 50% 或更高，贫血事件发生率不高于安慰剂的 5%。3mg 剂量有 10% 的概率达到 ACR70 目标，而 5mg 剂量的达标率为 40%。虽然甲氨蝶呤联合研究的目的是确定一种与安慰剂相比产生至少 30%ACR20 率差异的剂量，但由于安慰剂组显示了超出预期的高水平（＞40%）应答，研究中未见大于 30% 应答差异的剂量组。另一方面，研究中的 ACR50 和 ACR70 应答率涵盖了一系列通常与 TNF 抑制剂治疗相关的应答。因此，将剂量选择标准修改为与安慰剂相比 ARC20 至少具有 20% 的差异，以更好地区分 1～15mg 范围内的疗效差异，同时保留原有 ACR50 和 ACR70 评价标准。

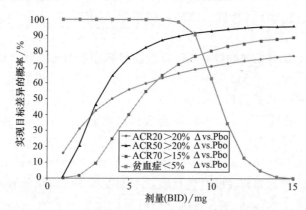

图 16.2　与安慰剂相比托法替尼实现目标差异的概率
实心符号和线条代表基于模型的 ACR 效应和贫血的概率估计。ACR 指美国风湿病学会，
Pbo 指安慰剂（经 Milligan 等许可转载，2013）

在单药治疗 Ⅱb 期临床研究中，5mg 和 10mg 剂量得到了独立验证。该研究是在 MTX 联合研究的基础上进行 Ⅲ 期剂量选择后开始的。这项研究表明单药治疗的剂量≥5mg 时可达到所需的疗效水平，包括 ACR20 应答率与安慰剂的差异＞30%，而 3mg 剂量组的疗效尽管可与安慰剂相区分，但不甚理想（Fleischmann 等，2012）。因此，总体数据证明了 Ⅲ 期临床研究中选择 5mg 和 10mg BID 的给药方案是合理的。

Ⅲ 期临床研究的结果与模型预测结果一致。5mg BID 的疗效如模型预期（在 5 个 Ⅲ 期临床研究中 ACR20 应答率与安慰剂的差异为 29%），且与 SOC TNF 抑制剂治疗的疗效相似

（阿达木单抗；van Vollenhoven 等，2012a）。此外，贫血和中性粒细胞减少的发生率也很低，在适当的临床监测下可以得到控制。

该前瞻性方法具有以下特点：①根据严格的定量标准设计研究；②在代表Ⅲ期临床试验计划的患者群体中，基于已有的临床结果数据来描述暴露-效应关系；③根据成功率作为疗效和安全性的通用指标来选择剂量。上述方法证明了托法替尼具有所期望的药物治疗特性，具有积极的获益-风险比。2012 年，FDA 批准托法替尼 5mg BID 用于治疗中重度的活动性 RA。

## 16.2.3　批准未在关键注册试验中测试的儿科剂量和制剂的决策

塞来昔布（Celecoxib）是一种非甾体抗炎药（nonsteroidal anti-inflammatory drug，NSAID）。在治疗浓度下，塞来昔布通过抑制环氧化酶-2（cyclooxygenase-2，COX-2）而不是 COX-1 抑制前列腺素的合成，在体内发挥抗炎和解热镇痛作用（Gierse 等，2002）。除了在成人中获批，目前也已批准用于治疗青少年类风湿性关节炎（juvenile rheumatoid arthritis，JRA）。JRA 是一组以特发性炎性关节炎为特征的疾病。儿科药物开发计划期间面临的关键问题是如何从已有试验制剂的疗效、安全性和 PK 的研究中，外推基于儿童剂型的给药方案。

在 JRA 患者中进行疗效/安全性试验之前和期间（Foeldvari 等，2009），研究者曾多次尝试开发适用于不同年龄儿童的剂型，包括口服混悬剂、口腔崩解片和咀嚼片。由于技术上的挑战，这些药物剂型均难以迅速批量化生产。因此，开发团队面临着一个困境，即需要在儿科人群中获得有效性、安全性和 PK 数据，但没有可用的药物制剂来进行研究。因此，这项定量药理学研究的总体目标是建立剂型、给药方法和人群之间的关系，以外推 JRA 患者的给药方案。研究人员按照以下三个步骤开展了相关研究：①在 JRA 和成年 RA 患者中，评估服用塞来昔布混悬剂（即疗效试验中使用的制剂）的药物暴露量，并描述 PK/PD 关系；②比较混悬剂与胶囊（市售制剂）的暴露量；③评估将塞来昔布作为分散型胶囊❶（在苹果酱上）用于无法（或不愿意）吞咽完整胶囊患者的适用性（图 16.3）。

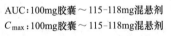

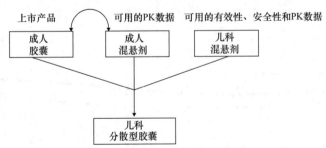

图 16.3　JRA 患者塞来昔布分散型胶囊的桥接策略

（经 Krishnaswami 等的许可转载，2012）

---

❶　译者注：分散型胶囊是一种容易打开的胶囊剂型，使用时将胶囊的内容物喷洒在较软的食物上，特别适用于儿童和老人。

在桥接胶囊和混悬剂时，研究者面临一个复杂问题。尽管在相同剂量下两种制剂的 AUC 相似，但胶囊制剂的 $C_{\max}$ 更高（大约加倍）。因此，选择胶囊剂量的基本原则是既不超过混悬液制剂的 JRA 试验中观察到的混悬剂的峰浓度（安全边界），又要达到与已批准治疗 JRA 的萘普生（Naproxen）相似暴露量（疗效边界）。在疗效试验中评估了两种剂量（3mg/kg 和 6mg/kg BID）的塞来昔布混悬剂，发现两者均不劣于萘普生 7.5mg/kg BID，且耐受性良好（Foeldvari 等，2009）。因此以两个剂量间的浓度作为目标浓度，结合之前成人胶囊给药的参数估算值和 JRA 疗效试验中体重对 $CL/F$ 和 $V/F$ 影响的幂指数估算值，预测了儿童口服胶囊后的 PK 行为。体重对 $CL/F$ 影响的幂指数为 $0.265\pm0.074$，故 10kg 和 25kg 的患者的口服清除率典型值（L/h）分别比 70kg 的患者低 40% 和 24%。因此，与液体制剂相比，较不便利的剂型（胶囊）也可用于儿童。

在异速缩放模型中，研究者固定了体重效应（$CL/F=\theta_1\times[\mathrm{Weight}_j/41]^{0.75}$；$V/F=\theta_2\times[\mathrm{Weight}_j/41]$），并使用中心化的幂函数估算年龄与 $CL/F$、年龄与 $V/F$ 之间的关系。通过上述方法，研究者考察了体重和清除率之间的确切关系，避免了协变量共线性所致的假象。通常在 2 岁时，患者的机体代谢和排泄功能已发育完全。故选择年龄作为第二协变量的原因并不是基于发育成熟度，而是由于另一种抗炎药（来氟米特）在 JRA 人群中有偏离异速缩放的报道（Shi 等，2005）。

最近的证据表明，由潜在感染或炎性状况引起的炎症，可与几种药物代谢酶表达的下调有关（Schmith 和 Foss，2010）。这进一步表明年龄可能是炎症负担的替代指标。即与年龄较大的儿童相比，年龄较小的儿童的疾病/炎症负担较低。故随着年龄的增加，口服清除率

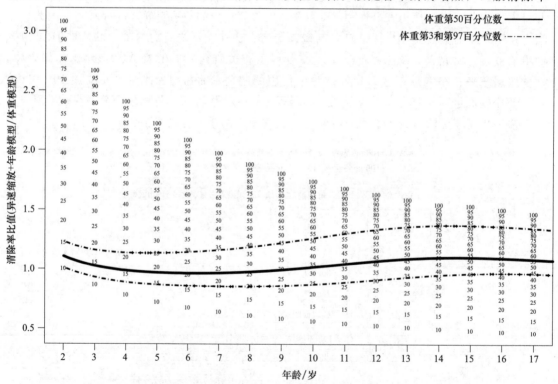

图 16.4  异速缩放-年龄模型和体重-效应模型之间典型清除率估计的比较

数字符号代表体重；线条代表根据 CDC 体重表按年龄划分的体重第 3 百分位数（下虚线）、中位数（实线）和第 97 百分位数（上虚线）时的清除率之比（经 Krishnaswami 等许可转载，2012）

降低。添加了年龄与 $CL/F$ 和年龄与 $V/F$ 之间关系的两个参数后，相对于体重效应模型（幂指数＝0.265），尽管目标函数仅减少了 6.3（无统计学意义），但参数的估算值合理（相对标准误＜25％）。这表明了从机制的角度解释体重-清除率关系时仍应谨慎。然而，模型的选择或建模的原则不影响给药方案的确定。体重-效应模型中幂指数的估计反映了异速缩放和年龄的净效应。事实上，根据疾病控制和预防中心发布的体重表中第 3、第 50 和第 97 百分位数，在年龄（2～17 岁）和体重（10～100kg）理想组合范围内计算的清除率典型值，与异速缩放-年龄模型和体重-效应模型估算值基本相似（图 16.4）。仅在极端情况下，模型估算值才有问题。例如在异速缩放-年龄模型下，2 岁 40kg 儿童所需的剂量是 10 岁体重 40kg 儿童的两倍。此外，在年龄较小的儿童中，异速缩放-年龄模型倾向于建议对极端体重儿童给予更高的剂量。在缺乏安全性数据的情况下，此时的模型实用性存疑。因此，更简单和保守的体重-效应模型更适于推导给药方案。

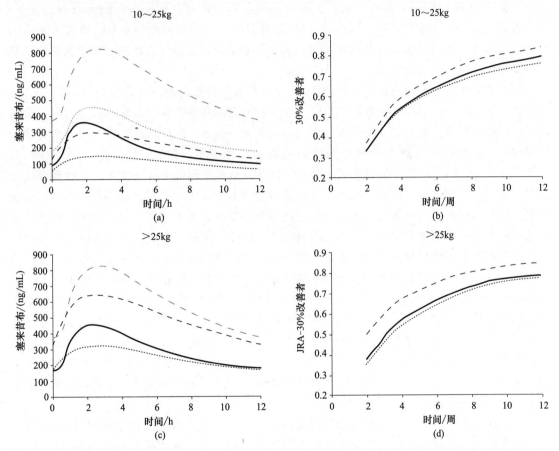

图 16.5　在青少年类风湿性关节炎（JRA）中塞来昔布的混悬剂和胶囊给药方案的 PK/PD 模拟曲线
黑色短虚线和长虚线分别代表 JRA 中 3mg/kg 和 6mg/kg BID 混悬剂；黑色实线代表 JRA 中的 50mg BID
［(a) 和 (b)］或 100mg BID［(c) 和 (d)］胶囊；浅灰色短虚线和长虚线分别代表成人类风湿性
关节炎患者的 100mg 和 200mg BID 剂量的胶囊（经 Krishnaswami 等许可转载，2012）

　　模型的模拟结果支持将 JRA 疗效试验中采用基于体重的给药方案从五个分组（10～12kg、13～25kg、26～37kg、38～50kg 和＞50kg）减少到两个分组（10～25kg 和＞25kg）。结果如图 16.5 所示。其中，针对疗效研究中使用的混悬剂剂量和胶囊推荐剂量，绘制了

$10\sim25kg$ 和 $>25kg$ 两组的 PK（包括供参考的之前成人胶囊数据）和效能的模拟曲线（应答者百分比）。结果与疗效研究中低剂量组（3mg/kg）的一致，同时确保 $C_{max}$，尤其是体重较轻患者的 $C_{max}$，不显著高于前述研究中的较高剂量组（6mg/kg）（图 16.5）。

最后，鉴于成人中证实的不同给药方法（服用市售的完整胶囊或分散型胶囊）可相互替代，故支持无法吞咽塞来昔布完整胶囊的儿童可给予分散型胶囊。

## 16.2.4 基于内部和外部的总体数据考察更高剂量的决策

SC-75416 是苯并吡喃（色烯）类 COX-2 抑制剂，是一类具有抗炎和镇痛活性的新型化合物。临床前模型中，SC-75416 在疼痛和炎症方面的作用已得到证实。一项在牙科术后镇痛的初始剂量探索研究表明，SC-75416 胶囊制剂的试验剂量未能达到与 SOC 相似的疼痛缓解（pain relief，PR）效应。PR 评分采用了 5 分制的 Likert 量表（PR＝0 为疼痛无缓解；PR＝4 为疼痛完全缓解）。此外，相较于服用标准治疗药物（罗非昔布 50mg，目前已撤市）的患者，接受 SC-75416 治疗后又脱落研究的患者服用应急药物的比例更高。研究者面临的关键问题如下：已测试的剂量范围是否足以支持终止试验，或依然有理由考察更高的治疗剂量以获得优于上市产品的疗效。

研究者采用建模和仿真技术，利用 SC-75416 和其他治疗药物［罗非昔布（Rofecoxib）、伐地昔布（Valdecoxib）和布洛芬（Ibuprofen）］的内部和外部数据来解决这一问题。根据已发表的非随机删失的有序分类数据分析而来的模型，描述 PR 和试验脱落（采取应急治疗的时间）的关系。此类数据在镇痛试验中很常见（Sheiner，1994；Mandema 和 Stanski，1996；Sheiner 等，1997）。关键研究的数据揭示了疗效低于预期的可能原因。与口服液（之前在健康受试者中进行的评估）相比，牙痛患者服用 SC-75416 胶囊制剂后的前 6h 内，胶囊制剂的吸收曲线较低且变异大。为了评估吸收差异的影响，基于表征口服液的 PR 和受试者脱落试验的模型以及观察到的 PK 曲线，预测了口服液制剂的 PR 评分曲线。根据初始牙痛研究中服用胶囊的研究数据，进行剂量外推预测。结果表明：与胶囊剂相比，以口服液形式给予同等剂量的药物可获得更高的 PR 反应。此外，预计更高剂量的口服液可优于批准药物（布洛芬 400mg）的疗效。为进一步增强倾向于验证该假设的研究者的信心，估计了优于布洛芬的试验成功概率。基于口腔术后伐地昔布的镇痛研究，研究人员应用了有效对照品 400mg 布洛芬的数据，进行了额外的 PK/PD 建模。通过构建的模型估算了 PR 和试验脱落率，预测了剂量范围为 $30\sim360mg$ SC-75416 口服液和 400mg 布洛芬的总体平均疗效。此时，假设这些药物都可以达到相同的最大药物效果，并且药物有效性之间的差异仅取决于相对于效能的药物暴露量。

由于使用了不同来源的数据预测两组总体平均疗效，两个模型之间的剂量-效应预测存在相当大的差异。相较于基于竞争药物数据的预测分析，基于单药研究预测的 SC-75416 口服液的剂量-效应曲线更陡峭。基于口腔术后 SC-75416 胶囊单药治疗数据构建的疼痛模型，对 PR 和脱落参数的估算不太精确。并且，由于胶囊剂吸收不佳，SC-75416 治疗的暴露量比预期低很多。由于上述原因，基于伐地昔布口腔术后疼痛研究数据构建的模型，预测结果尽管更保守，但更稳定。因此，随后的临床试验模拟中，该模型用于评估 SC-75416 口腔术后疼痛试验的研究设计。

基于伐地昔布研究更新的 PK/PD 和脱落模型，以及口腔术后 SC-75416 胶囊治疗研究中获得的 SC-75416 效价（$EC_{50}$）估算值，研究者进行了临床试验模拟，评估和优化了优效试验的研究设计（给药方案和样本量）。研究者以试验成功率为指标，对试验设计进行了优化。试验成功率定义为 SC-75416 和布洛芬之间疗效差异的 95％置信区间的下限值大于 0。研究者对七种不同的设计方案进行了评估，其中的最优设计是一项 2∶1 的随机化研究，即安慰剂组、60mg 和 180mg SC-75416 口服液治疗组各 50 名患者，360mg SC-75416 口服液组和 400mg 布洛芬组各 100 名患者。然后，采用优化研究设计方案进行针对口腔术后患者的第二次研究，以验证 SC-75416 比 400mg 布洛芬具有更好的 PR。

结果表明了试验观察结果与模型预测一致。并且，与 400mg 布洛芬相比，高剂量（360mg）的 SC-75416 口服液可获得显著临床相关且具统计学意义的 PR 改善（表 16.2）。

表 16.2　SC-75416 口服液口腔术后疼痛研究中 TOTPAR6 反应的观察值和预测值的比较

（经 Kowalski 等许可，2008）

| 治疗组 | TOTPAR6(平均值±SE) | | ΔTOTPARe[1] | |
|---|---|---|---|---|
| | 预测值[2] | 观测值 | 预测值[2] | 观测值 |
| 安慰剂 | $3.9\pm0.9$ | $1.4\pm0.6$ | $-7.1$ | $-9.6$ |
| 60mg SC-75416 | $10.1\pm1.4$ | $9.2\pm1.2$[3] | $-0.9$ | $-1.8$ |
| 180mg SC-75416 | $13.0\pm1.2$ | $13.7\pm1.2$[3] | $2$ | $2.7$[4] |
| 360mg SC-75416 | $14.2\pm0.9$ | $14.3\pm0.8$[3] | $3.2$ | $3.3$[4] |
| 400mg 布洛芬 | $11.0\pm0.8$ | $11.0\pm0.8$[3] | $0$ | $0$ |

① TOTPAR6 相对于 400mg 布洛芬的差异。

② 基于模型 ⅡA/ⅡB 的预测。

③ 相对于安慰剂有显著差异（$p<0.05$）。

④ 相对于布洛芬有显著差异（$p<0.05$）。

# 16.3　总结

针对临床药物开发中的关键决策，本文介绍的案例强调了应用定量药理学方法所取得的切实成效（包括降低时间、成本和/或风险等方面）。定量药理学方法对药物开发决策的影响总结如下。

案例研究 1：在缺乏头对头数据的情况下，使用基于模型的荟萃分析可获得定量依据，以推动终止开发有效但不优于 SOC 治疗的化合物。该模式广泛适用于支持所有研发阶段的内部和外部决策。

案例研究 2：与传统方法相比，使用基于模型的方法，设计和分析剂量探索研究，可减少 437 名患者（约 300 万美元的成本），提高了研发效率。基于前瞻性规划、预测疗效和安全性的置信水平的研究设计。虽然较传统的Ⅱ期临床试验需要更大的样本量，但在最终Ⅲ期临床试验中证明了产生预期疗效的给药方案。因此，基于模型的药物开发更应视为降低风险的工具，而不是降低成本的工具。

案例研究 3：基于模型化的方法对跨制剂和跨人群的数据进行桥接，通过收集儿科人群 PK 和 PD 数据，评估两种剂量的疗效，使模型内推剂量和剂型获批，不再进行临床试验。

案例研究 4：建模和模拟提供了理论基础，在实施高剂量策略时优化研究设计，验证未被考虑的疗效差异假设。M&S（建模和模拟）策略可使在理解 PK/PD 的关系方面取得进展，而无须等待改进的剂型开发，节省了大约 9 个月的时间。研究人员应构建能预测具临床意义且有统计学意义的终点指标的模型。这对于获得更多支持以开展相关研究、充分评估化合物的潜质而言至关重要。

然而，无论是深度还是广度，这些案例并未充分反映定量药理学所发挥的作用，未包括系统生物学、系统药理学、先进统计学方法等在改进药物发现和开发决策中的应用（表 16.3）。本章展示的案例可视为定义了定量药理学在药物研发中的核心工作。这些工作应标准化和"工业化"，以便能够更好地将资源用于未来基于模型的药物研发的前沿性工作，例如对药物靶点特性的描述，更好地将药物属性从临床前转化到临床，以及开展药物经济学研究。

**表 16.3　炎症疾病中的定量药理学应用概述**

| 药物 | 终点/疾病 | 模型 | 应用 | 参考文献 |
|---|---|---|---|---|
| 卡那单抗 | ACR20/RA | 纵向的基于模型的荟萃分析(model-based meta-analysis, MBMA)模型 | 终止开发决策<br>决定终止卡那单抗治疗 RA 的临床开发 | Demin 等(2012) |
| 生物制品疾病缓解型抗风湿药物(DMARD) | ACR20/RA | MBMA 模型 | 由于头对头试验的样本数量有限而间接比较了疗效<br>评估了疗效的差异和剂量滴定的影响 | Mandema 等(2011) |
| 吸入皮质类固醇 | 皮质醇抑制/哮喘和其他病症 | 用 IDR 模型进行模拟 | 基于 Excel 算法的 PK/PD 模型，用于量化和预测多种皮质类固醇的累积皮质醇抑制量 | Krishnaswami 等(2000) |
| 环索奈德和丙酸氟替卡松 | 皮质醇抑制/哮喘和其他病症 | 群体 PK/PD,IDR 模型 | 两种化合物 PK/PD 特性的描述和基于模型的比较 | Xu 等(2010) |
| 泼尼松龙 | PK/多种情况下 | 半机制 PK/PD 模型 | 游离泼尼松 PK 和泼尼松龙 PK 相结合模型，描述皮质醇抑制作用的线性释放 PD 模型，以及通过皮质醇和泼尼松龙之间的竞争性血浆蛋白结合来预测血浆中泼尼松龙的总浓度 | Xu 等(2007) |
| 布地奈德 | 总淋巴细胞和亚群以及皮质醇水平/哮喘 | 具有昼夜节律的 IDR 模型 | 相对于对总淋巴细胞的影响，评估了布地奈德对淋巴细胞亚群的影响<br>将皮质醇抑制描述为皮质类固醇全身作用的更敏感标志物 | Stark 等(2006) |
| 培塞利珠单抗 | ACR20/RA | 马尔可夫混合效应模型 | 考虑到 ACR 效应间的潜在相关性，对 ACR20 效应的时间过程进行更准确的模拟 | Lacroix 等(2009) |
| SC-75416 | 疼痛缓解/口腔术后疼痛 | PK/PD 和脱落(生存)模型 | 为探索高剂量方案和临床试验中证实其疗效差异提供了更多的依据 | Kowalski 等(2008) |
| 吸入 PF-00610355 | 一秒用力呼气量(forced expiratory volume in one second, FEV1)/慢性阻塞性肺疾病(chronic obstructive pulmonary disease,COPD) | 纵向剂量-效应模型 | 描述两种吸入长效 β 受体激动剂(PF-00610355 和沙美特罗)和 FEV1 之间的剂量-效应关系，为 COPD 患者未来临床试验中制订给药方案提供依据 | Nielsen 等(2012) |

| 药物 | 终点/疾病 | 模型 | 应用 | 参考文献 |
|---|---|---|---|---|
| 托法替尼 | 健康评估问卷（health assessment questionaire, HAQ）/RA | 纵向剂量-效应模型 | 实现连续的有界结局数据的转换<br>开发了一种具有用于删失似然分量的转换策略，以简化模型结构、提高对随机效应假设的合理性 | Hutmacher 等（2011） |
| 塞来昔布 | JRA-30 改进定义/JRA | 混合效应 Logistic 回归模型 | 应用 PK 和暴露效应数据，推断青少年类风湿性关节炎（JRA）患者中塞来昔布的给药方案 | Krishnaswami 等（2012） |
| 托法替布 | ACR20/RA | 间接潜变量效应模型 | 首次应用不可观察的潜变量模型，将间接效应与药物暴露联系起来 | Hutmacher 等（2008） |
| 戈利木单抗 | ACR20，ACR50，ACR70/RA | 间接潜变量效应模型 | 使用隐变量纵向剂量-效应模型来描述剂量-效应关系 | Hu 等（2013） |
| 环孢素 | 急性排斥/移植 | 生存分析 | 描述接受环孢素 A 治疗的儿童肾移植患者的急性排斥反应<br>优化剂量递减方案 | Frobel 等（2013） |
| AZD-9773 | 血清中 TNF-α/RA | IDR 模型 | 模拟Ⅱb 期临床研究的给药方案 | Yates 等（2012） |
| 阿那白滞素 | CIA 大鼠模型/RA | PK/PD/疾病进展模型 | 描述阿那白滞素对胶原诱导性关节炎（collagen-induced arthritis，CIA）大鼠的影响，并探讨白介素-1β（interleukin-1β，IL-1β）在类风湿性关节炎中的作用 | Liu 等（2011） |
| 托组单抗 | DAS-28/RA | IDR 模型 | 托组单抗 8mg/kg 在降低疾病活动度方面比 4mg/kg 更有效 | Levi 等（2012） |
| RA 疗法 | ACR20/RA | Physiolab 模型平台 | 确定性的仿真模型，用于描述炎症细胞、内皮细胞、滑膜成纤维细胞和软骨细胞的生命周期，并辨识关键通路靶标（例如，IL-12 和 IL-15）以及预测疾病的结局 | Struemper 等（2008） |
| 骨吸收疗法 | 多种输入，包括活性成骨细胞和活性破骨细胞/骨质疏松症和其他骨骼疾病 | 骨细胞相互作用模型/骨重塑模型/RANK RANKL-OPG 通路模型 | 基于描述骨形成和吸收的小型系统模型，决定和评估潜在治疗方法的疗效，也为未来构建新的模型提供依据 | Lemaire 等（2004） |
| 地舒单抗 | NTx（骨吸收生物标志物）水平/多发性骨髓瘤 | 基于细胞骨稳态的 PK/PD 模型 | 应用细胞骨稳态模型（Lemaire 模型的改良），描述 MM 患者中地舒单抗的 PD | Marathe 等（2008） |

| 药物 | 终点/疾病 | 模型 | 应用 | 参考文献 |
|---|---|---|---|---|
| 地舒单抗/伊班膦酸盐 | NTx/CTx（骨吸收生物标志物）和腰椎 BMD/骨质疏松症的水平 | 基于细胞骨稳态的 PK/PD 模型 | 应用绝经后妇女的整体骨顺势生长模型，描述地舒单抗和伊班膦酸钠的 PD 特性，并应用骨转换模型来描述两药对腰椎 BMD 的影响，为临床用药提供依据 | Marathe 等（2011） |
| 地舒单抗 | 多种输入，包括活性成骨细胞和活性破骨细胞/多种生理和病理条件的骨再造，如骨质疏松症 | 简化的 Lemaire RANK RANKL-OPG 通路模型 | Lemaire 的概念性骨细胞相互作用模型可将三维系统简化为二维系统。降低模型的复杂性可对其动力学进行更透明的探讨，也为几何二维分析提供了可能性。<br>在疾病进展和治疗干预的时间尺度上，发现原始 Lemaire 模型和更简单的"简化"模型适用于描述动态特性的差异，并可忽略影响小的测试终点 | Schmidt 等（2011） |

# 参 考 文 献

Demin I，Hamrén B，Luttringer O，Pillai G，Jung T（2012）Longitudinal model-based meta-analysis in rheumatoid arthritis：an application toward model-based drug development. Clin Pharmacol Ther 92（3）：352-359. doi：10.1038/clpt.2012.69. Epub 2012 Jul 4.

Fleischmann R et al（2012）Phase Ⅱb dose-ranging study of the oral JAK inhibitor tofacitinib（CP690，550）or adalimumab monotherapy versus placebo in patients with active rheumatoid arthritis with an inadequate response to disease-modifying antirheumatic drugs. Arthritis Rheum 64：617-629.

Foeldvari I，Szer IS，Zemel LS et al（2009）A prospective study comparing celecoxib with naproxen in children with juvenile rheumatoid arthritis. J Rheumatol 36（1）：174-182.

Frobel AK，Karlsson MO，Backman JT，Hoppu K，Qvist E，Seikku P，Jalanko H，Holmberg C，Keizer RJ，Fanta S，Jönsson S（2013）A time-to-event model for acute rejections in paediatric renal transplant recipients treated with ciclosporin A. Br J Clin Pharmacol 76：603-615.

Gierse J，Kurumbail R，Walker M et al（2002）Mechanism of inhibition of novel COX-2 inhibitors. Adv Exp Med Biol 507：365-369.

Gupta P，Friberg LE，Karlsson MO，Krishnaswami S，French JA（2010）A semimechanistic model of CP-690，550-induced reduction in neutrophil counts in patients with rheumatoid arthritis. J Clin Pharmacol 50：679-687.

Hu C，Xu Z，Mendelsohn AM，Zhou H（2013，Feb）Latent variable indirect response modeling of categorical endpoints representing change from baseline. J Pharmacokinet Pharmacodyn 40（1）：81-91.

Hutmacher MM，Krishnaswami S，Kowalski KG（2008）Exposure-response modeling using latent variables for the efficacy of a JAK3 inhibitor administered to rheumatoid arthritis patients. J Pharmacokinet Pharmacodyn 35：139-157.

Hutmacher MM，French JL，Krishnaswami S，Menon S（2011）Estimating transformations for repeated measures modeling of continuous bounded outcome data. Stat Med 30（9）：935-949.

Kowalski KG，Olson S，Remmers AE，Hutmacher MM（2008）Modeling and simulation to support dose selection and clinical development of SC-75416, a selective COX-2 inhibitor for the treatment of acute and chronic pain. Clin Pharmacol Ther 83 (6): 857-866.

Kremer JM et al (2009) The safety and efficacy of a JAK inhibitor in patients with active rheumatoid arthritis: results of a double-blind, placebo-controlled phase IIa trial of three dosage levels of CP-690, 550 versus placebo. Arthritis Rheum 60: 1895-1905.

Kremer JM et al (2012) A phase IIb dose-ranging study of the oral JAK inhibitor tofacitinib (CP690, 550) versus placebo in combination with background methotrexate in patients with active rheumatoid arthritis and an inadequate response to methotrexate alone. Arthritis Rheum 64: 970-981.

Krishnaswami S, Hochhaus G, Derendorf H (2000) An interactive algorithm for the assessment of cumulative cortisol suppression during inhaled corticosteroid therapy. AAPS PharmSci 2 (3): E22.

Krishnaswami S et al (2009) Modeling and clinical trial simulation to design a dose ranging study for CP-690, 550 in rheumatoid arthritis patients. Clin Pharmacol Ther 85 (1): PII-78.

Krishnaswami S, Hutmacher MM, Robbins JL, Bello A, West C, Bloom BJ (2012) Dosing celecoxib in pediatric patients with juvenile rheumatoid arthritis. J Clin Pharmacol 52 (8): 1134-1149.

Lacroix BD, Lovern MR, Stockis A, Sargentini-Maier ML, Karlsson MO, Friberg LE (2009) A pharmacodynamic Markov mixed-effects model for determining the effect of exposure to certolizumab pegol on the ACR20 score in patients with rheumatoid arthritis. Clin Pharmacol Ther 86 (4): 387-395.

Lemaire V, Tobin FL, Greller LD, Cho CR, Suva LJ (2004) Modeling the interactions between osteoblast and osteoclast activities in bone remodeling. J Theor Biol 229 (3): 293-309.

Levi M, Grange S, Frey N (2012, Feb 14) Exposure-response relationship of tocilizumab, an anti IL-6 receptor monoclonal antibody, in a large population of patients with rheumatoid arthritis. J Clin Pharmacol 53: 151-159.

List of inflammatory diseases (2013). (详见 Progesterone therapy 官网)

Liu D, Lon HK, Dubois DC, Almon RR, Jusko WJ (2011) Population pharmacokinetic-pharmacodynamic-disease progression model for effects of anakinra in Lewis rats with collagen-induced arthritis. J Pharmacokinet Pharmacodyn 38 (6): 769-786.

Lon HK, Liu D, Jusko WJ (2012) Pharmacokinetic/pharmacodynamic modeling in inflammation. Crit Rev Biomed Eng 40 (4): 295-312. Review.

Mandema JW, Stanski DR (1996). Population pharmacodynamic model for ketorolac analgesia. Clin Pharmacol Ther 60: 619-635.

Mandema JW, Salinger DH, Baumgartner SW, Gibbs MA (2011) A dose-response meta-analysis for quantifying relative efficacy of biologics in rheumatoid arthritis. Clin Pharmacol Ther 90 (6): 828-835.

Marathe A, Peterson MC, Mager DE (2008) Integrated cellular bone homeostasis model for denosumab pharmacodynamics in multiple myeloma patients. J Pharmacol Exp Ther 326 (2): 555-562.

Marathe DD, Marathe A, Mager DE (2011) Integrated model for denosumab and ibandronate pharmacodynamics in postmenopausal women. Biopharm Drug Dispos 32 (8): 471-481.

McDevitt H et al (2009) Infrastructure development for building, maintaining and modeling indication-specific summary-level literature databases to support model-based drug development. PAGE Meeting 18, Abstr 1455.

McInnes IB, Schett G (2011) The pathogenesis of rheumatoid arthritis. N Engl J Med 365 (23): 2205-2219.

Milligan PA, Brown MJ, Marchant B, Martin SW, van der Graaf PH, Benson N, Nucci G, Nichols DJ, Boyd RA, Mandema JW, Krishnaswami S, Zwillich S, Gruben D, Anziano RJ, Stock TC, Lalonde R (2013) Model-based drug development: a rational approach to efficiently accelerate drug development. Clin

Pharmacol Ther 93 (6): 502-514.

Nielsen JC, Hutmacher MM, Cleton A, Martin SW, Ribbing J (2012) Longitudinal FEV1 doseresponse model for inhaled PF-00610355 and salmeterol in patients with chronic obstructive pulmonary disease. J Pharmacokinet Pharmacodyn 39 (6): 619-634.

Peterson MC, Riggs MM (2010) A physiologically based mathematical model of integrated calcium homeostasis and bone remodeling. Bone 46 (1): 49-63.

Rullmann JAC, Meeuwisse CM, Struemper H, Defranoux NA, van Elsas A (2005) Systems biology for battling rheumatoid arthritis: application of the Entelos PhysioLab platform. IEE Proc Syst Biol 152 (4): 256-262.

Schiff M et al (2008) Efficacy and safety of abatacept or infliximab vs placebo in ATTEST: a phase III, multi-centre, randomised, double-blind, placebo-controlled study in patients with rheumatoid arthritis and an inadequate response to methotrexate. Ann Rheum Dis 67: 1096-1103.

Schmidt S, Post TM, Peletier LA, Boroujerdi MA, Danhof M (2011) Coping with time scales in disease systems analysis: application to bone remodeling. J Pharmacokinet Pharmacodyn 38 (6): 873-900.

Schmith VD, Foss JF (2010) Inflammation: planning for a source of pharmacokinetic/pharmacodynamic variability in translational studies. Clin Pharmacol Ther 87 (4): 488-491.

Sheiner LB (1994) A new approach to the analysis of analgesic trials, illustrated with bromfenac data. Clin Pharmacol Ther 56: 309-322.

Sheiner LB (1997) Learning versus confirming in clinical drug development. Clin Pharmacol Ther 61: 275-291.

Sheiner LB, Beal SL, Dunne A (1997) Analysis of nonrandomly censored ordered categorical longitudinal data from analgesic trials. J Am Stat Assoc 92: 1235-1244.

Shi J, Kovacs SJ, Wang Y et al (2005) Population pharmacokinetics of the active metabolite of leflunomide in pediatric subjects with polyarticular course juvenile rheumatoid arthritis. J Pharmacokinet Pharmacodyn 32 (3-4): 419-439.

Smolen JS, Aletaha D, Bijlsma JW, Breedveld FC, Boumpas D, Burmester G, Combe B, Cutolo M, de Wit M, Dougados M, Emery P, Gibofsky A, Gomez-Reino JJ, Haraoui B, Kalden J, Keystone EC, Kvien TK, McInnes I, Martin-Mola E, Montecucco C, Schoels M, van der Heijde D, T2T Expert Committee (2010) Treating rheumatoid arthritis to target: recommendations of an international task force. Ann Rheum Dis 69 (4): 631-637.

Stark JG, Werner S, Homrighausen S, Tang Y, Krieg M, Derendorf H, Moellmann H, Hochhaus G (2006) Pharmacokinetic /pharmacodynamic modeling of total lymphocytes and selected subtypes after oral budesonide. J Pharmacokinet Pharmacodyn 33 (4): 441-459.

Struemper H, Ramanujan S, Shoda LKM, Söderström K, Defranoux NA (2008) Using biosimulation to identify a biological basis for poor response to TNF-α neutralizing therapies Entelos Inc. (详见 GrayLab 官网)

Tan H, Gruben D, French J, Thomas N (2011) A case study of model-based Bayesian dose response estimation. Stat Med 30: 2622-2633.

Tofacitinib Arthritis Advisory Committee Meeting (2012) FDA Advisory Committee. Washington, DC. (文件可从 FDA 官网获取)

van Vollenhoven RF, Fleischmann R, Cohen S, Lee EB, García Meijide JA, Wagner S, Forejtova S, Zwillich SH, Gruben D, Koncz T, Wallenstein GV, Krishnaswami S, Bradley JD, Wilkinson B, ORAL Standard Investigators (2012a) Tofacitinib or adalimumab versus placebo in rheumatoid arthritis. N Engl J Med 367 (6): 508-519.

Xu J, Winkler J, Derendorf H (2007) A pharmacokinetic/pharmacodynamic approach to predict total prednisolone concentrations in human plasma. J Pharmacokinet Pharmacodyn 34 (3): 355-372.

Xu J, Nave R, Lahu G, Derom E, Derendorf H (2010) Population pharmacokinetics and pharmacodynamics of inhaled ciclesonide and fluticasone propionate in patients with persistent asthma. J Clin Pharmacol 50 (10): 1118-1127.

Yates JW, Das S, Mainwaring G, Kemp J (2012) Population pharmacokinetic/pharmacodynamic modelling of the anti-TNF-α polyclonal fragment antibody AZD9773 in patients with severe sepsis. J Pharmacokinet Pharmacodyn 39 (6): 591-599.

Zhang Y, Wang D, Tan S, Xu H, Liu C, Lin N (2013) A systems biology-based investigation into the pharmacological mechanisms of wu tou tang acting on rheumatoid arthritis by integrating network analysis. Evid-based Complement Altern Med 2013: Article ID 548498.

# 第17章

# 皮肤病的定量
# 药理学应用

Vivek S.Purohit，Manisha Lamba and Pankaj Gupta

## 17.1 引言

定量药理学在皮肤病药物开发中的应用文献较少。正如 Eaglstein 等（2009）的综述中所述，这与该疾病领域新药开发面临的独特问题相关。与心血管疾病、神经系统疾病或癌症等其他治疗领域相比，皮肤病药物的市场相对较小。因此，开发这些药物的经济驱动力不足。此外，定量评估疗效终点时有相当多的主观因素。目前，外用药物在皮肤病治疗中仍然发挥着重要作用。而新的全身性皮肤病治疗药物常在该药被批准用于其他相近病理生理学适应症后开发。例如，炎症疾病领域的新药研发中一些被批准用于治疗类风湿性关节炎的药物，再被成功地进一步开发用于治疗斑块型银屑病。

由此可见，定量药理学在皮肤病学中的应用潜力尚未得到充分重视。人们普遍认为，在皮肤病药物的开发中利用基于模型的方法的机会有限。然而，一些值得学习的典型案例清晰地展示了定量药理学方法的应用价值，可用于优化临床开发的策略，促进研发决策的制定。本章将为读者介绍其中部分成功地用于优化皮肤病药物开发的案例。

## 17.2 定量药理学在药物开发早期中的应用

在开发的早期阶段，由于可获得更丰富的药代动力学（pharmacokinetics，PK）、生物标志物和短期疗效的数据，因此可应用机制性的药代动力学和药效动力学（pharmacokinetics and pharmacodynamics，PK/PD）模型来描述暴露量和效应之间的关系，用于有效地确定最低有效剂量和最佳剂量范围，为后续研究设计提供参考。在此关键阶段，应用定量药理学方法可对候选药物的安全性和疗效特征有全面的了解，尽可能地提高下一阶段研发的成功率，降低不良事件的发生。

## 17.2.1 抗菌药物开发的 PK/PD 靶值

传染病常不与皮肤病相关联。然而，皮肤感染却很常见，如皮肤和皮肤结构复杂感染（complicated skin and skin structure infection，cSSSI）、脓疱疮。这些感染由革兰氏阳性或革兰氏阴性病原体引起。病情轻微可使用局部抗菌产品治疗；如果病情严重，则需要应用全身性抗菌药物和住院治疗。在临床开发的早期，一般在临床前感染模型［动物模型（Ambrose 等，2007）或中空纤维模型（MacGowan 等，2001）］中评估抗菌药物的 PK/PD，并确定 PK/PD 的靶值或有临床意义的阈值。这些实验的主要目的是获得理想疗效的最佳抗菌药物血浆浓度-效应曲线。一般在这些临床前模型中采用的 PD 参数是药时曲线下面积（AUC）/最小抑菌浓度（MIC）、最大血浆浓度（$C_{max}$）/MIC 和 $T>$MIC（即血清浓度保持在 MIC 以上的时间；Ambrose 等，2007）。这些评估通常均基于游离药物的暴露，而非总浓度的暴露。总浓度的暴露量通常用于血浆蛋白结合率不存在物种差异的药物。

临床前感染模型中的剂量分层研究可以确定与抗菌效果最为相关的 PD 参数（Ambrose 等，2007）。对于 $\beta$-内酰胺类药物（青霉素类、头孢菌素类、碳青霉烯类、单环 $\beta$-内酰胺类），$fT>$MIC 已被确定为 PD 参数。对于万古霉素、阿奇霉素、克拉霉素、利奈唑胺、多西环素和替加环素等药物，$f\text{AUC}_{0\sim24}$/MIC 是 PD 参数。达托霉素（Daptomycin）同时以 $f\text{AUC}_{0\sim24}$/MIC 和 $C_{max}$/MIC 作为 PD 参数。达托霉素每日给药一次（once daily，QD），因此 $\text{AUC}_{0\sim24}$ 和 $C_{max}$ 之间高度相关，故两个 PD 参数之间可能没有差异。

基于达到抑菌或至少 1-$\log_{10}$（1 个对数单位）的杀菌标准，将上述 PD 参数再用于定义有效性的阈值。此部分内容超出了本书讨论的范围，读者可阅读参考文献了解更多的内容（MacGowan 等，2001）。PD 参数的选择并不简单，多个 PD 参数与抗菌效果相关时尤甚。此时，需要构建更为基于机制的 PK/PD 模型，为 PD 参数的选择提供参考。

由此确定的 PD 阈值可为临床研究中给药方案的设计提供依据。研究人员可基于患者达到 PD 阈值的目标数量（百分比）设计给药方案，并为剂量选择的评估提供依据。例如，基于 PK/PD 模型的临床试验模拟（clinical trial simulation，CTS），可用来预测 $80\%\sim100\%$ 患者符合 PD 标准以维持最大疗效的剂量范围。这种方式已成功应用于 II 期临床试验中多种抗菌药物的剂量选择。

Drusano 等（2001）报告了上述方法在依维米星（Evernimicin）案例中的应用。他们通过中性粒细胞减少的小鼠大腿感染模型，获取了三种不同微生物的 PD 靶值（表 17.1）。然后，再与临床分离的细菌菌株的 MIC 分布情况、药物的血浆蛋白结合率和群体 PK 模型相结合，优化设计了 II/III 期临床试验的给药方案。

表 17.1　依维米星的 PD 靶值（改编自 Drusano 等，2001）

| 微生物 | AUC/MIC 的比值 | | |
| --- | --- | --- | --- |
| | 静止靶值 | 对数降低靶值[①] | $90\% E_{max}$靶值 |
| 肺炎链球菌 | 115.7 | 239.4 | 1716.4 |
| 金黄色葡萄球菌 | 163.4 | 330.1 | 830.8 |
| 肠球菌 | 59.6 | 85.4 | 764.4 |

① 对数降低的靶值：对于肺炎链球菌，每单位降低 3-$\log_{10}$；对于金黄色葡萄球菌，每单位降低 2-$\log_{10}$；对于肠球菌，每单位降低 1-$\log_{10}$。

注：动物和人体中药物的蛋白结合率是相同的，因此对于 PD 靶值未做校正。

研究者使用从健康志愿者Ⅰ期临床研究中获得的数据，开发了群体 PK 模型，并进行蒙特卡罗模拟，以获得各剂量下受试者的暴露（AUC）。然后，基于模拟的暴露量和不同 MIC 水平，计算达到表 17.2 所列的 PD 靶值的受试者比例；并使用 MIC 分布中的 MIC 频率，计算给定剂量下对不同病原体的总体效应。

**表 17.2　依维米星的靶值的达成**（改编自 Drusano 等，2001）

| 日剂量/<br>(mg/kg) | % 效应实现(±SD) | | | | | | | | |
| | 肺炎链球菌 | | | 金黄色葡萄球菌 | | | 肠球菌 | | |
| | 静止靶值 | 对数降低靶值(每单位 3-log₁₀) | 90% $E_{max}$ 靶值 | 静止靶值 | 对数降低靶值(每单位 2-log₁₀) | 90% $E_{max}$ 靶值 | 静止靶值 | 对数降低靶值(每单位 1-log₁₀) | 90% $E_{max}$ 靶值 |
| 6 | 100±<br>0.0 | 99.9±<br>0.009 | 95.87±<br>0.07 | 91.64±<br>0.2 | 71.79±<br>1.89 | 34.25±<br>0.68 | 99.7±<br>0.11 | 99.41±<br>0.11 | 58.14±<br>2.82 |
| 9 | 100±<br>0.0 | 100±<br>0.0 | 97.71±<br>0.02 | 96.83±<br>0.08 | 85.10±<br>0.84 | 50.74±<br>0.84 | 99.93±<br>0.004 | 99.93±<br>0.004 | 74.84±<br>0.59 |

基于 MIC 分布的实测值和计算结果，日剂量 6mg/kg 的依维米星可使所有微生物达到静止状态。然而对于肠球菌，如需要获得最大效果时，9mg/kg 则更佳。

上述策略可利用临床前和健康受试者的数据，可为候选化合物的Ⅱ期临床试验的剂量选择提供依据。

## 17.2.2　靶部位的 PK/PD

了解皮肤局部的药物暴露与临床结果之间的关系是皮肤病治疗中的关键问题之一。例如，对于治疗皮肤感染的抗菌药物，皮肤中能否达到目标浓度是能否取得疗效的关键。如上所述，确定药物的 PD 参数时通常将血浆/血清中药物浓度与抗菌活性相关联。如果皮肤中的药物暴露与血浆（或血清）中药物暴露的比值接近于 1，则上述关系成立。对于外用的皮肤病治疗药物，皮肤中药物暴露量和疗效之间的关系尤为重要。McClain 等（2009）评估了皮肤外用与口服用药后糖皮质激素的皮肤浓度，发现皮肤浓度与疗效高度相关。

为了阐明药物的作用机制和皮肤中的药物暴露和效应的关系，获取局部的药物浓度和疾病相关生物标志物信息至关重要。此项工作的成败与否取决于能否准确测定皮肤中的药物浓度。检测方法须有足够的灵敏度，并应考虑采样方法是否具有创伤性，药物的理化性质，以及生物标志物的稳健性等。

皮肤微透析法（dermal microdialysis）是一项有用的微创采样技术，可用于测定皮肤血管外液中的药物浓度。微透析法中应用探针（一种小型半透性中空纤维膜）插入组织并以恒定速率灌注生理溶液。由于存在浓度梯度，游离药物可通过被动扩散自由穿过膜，并可用于对血管外液进行连续采样。除了在细胞内发挥作用的药物，该技术的最大优点是能够检测靶组织中游离药物的浓度，并可直接将作用部位的药物暴露和效应相关联。该技术可应用于细胞外液中的外源性和内源性药物。例如，微透析用于测量银屑病斑块中细胞因子（IL-2、IL-6、IL-18、IL-23）的基线水平，以及富马酸衍生物治疗后细胞因子的变化（Salgo 等，2011）。然而，由于该法回收率低，存在一些局限性，可能不适用于高亲脂性、高蛋白结合和大分子的药物。高灵敏度的检测方法能够检测低浓度游离药物则可克服这一缺点。新型无膜探针和可穿戴式多通道泵克服了这些缺点，用于银屑病损伤皮肤中亲脂性分子的长期采样（Bodenlenz 等，2012）。

# 17.3　群体药代动力学

针对门诊患者开展的临床研究中，通过采集稀疏 PK 样本，即可获得目标人群的 PK 特性。采用群体 PK 的分析方法，有助于辨识影响药物暴露的患者特征；并且在结合暴露-效应（E-R）分析时，可支持制订合理的给药方案。基于构建的群体 PK 模型，还可模拟不同的给药方案，并可在后续的临床研究中进行验证。开展群体 PK 分析的一般步骤如下：

① 构建结构模型，以描述患者的药物浓度-时间曲线。

② 将随机效应纳入结构模型，以描述患者/受试者间变异（也称为个体间变异）、场景间变异和残差变异。

③ 基于患者特征构建协变量模型，以帮助解释结构模型参数中随机变异的部分来源。

皮肤病药物的群体 PK 分析主要集中于银屑病的治疗。斑块型银屑病（plaque psoriasis）是一种由免疫系统失调导致的慢性炎症性皮肤疾病（Nestle 等，2009）。细胞因子的相互作用引起了细胞增殖，最终导致皮肤病变，形成了特征为红色、鳞状和凸起的斑块。虽然目前还没有治愈银屑病的方法，但可以通过皮肤外用药物、光疗、全身免疫抑制剂和生物制品等治疗方法来控制症状。其中，生物制品已成为疾病减轻方面最有前景的治疗药物，包括细胞因子 IL-12 和 IL-23 靶向药物（乌司奴单抗）、肿瘤坏死因子靶向药物（TNF；依那西普、阿达木单抗和英夫利西单抗）等。另一种之前批准的 T 细胞靶向药物（依法珠单抗）现已撤市。

生物制品具有独特的体内处置特征，故其 PK 特征不同于常规的小分子药物。基于考察的药物浓度范围，受体介导的清除可导致生物制品的非线性 PK，如具有非线性的 PK 特性（Nestorov，2005）的阿达木单抗和英夫利西单抗。然而，受限于药物剂量的考察范围、PK 采样方案，以及数据的稀疏性等因素，难以从门诊患者收集的数据中辨识此类 PK 特性，亦难以运用复杂的机制模型进行研究。此时，可用简单的模型进行研究。例如，Nestorov 等（2004）尝试采用连续的 Sigmoid 函数拟合依那西普（Etanercept）数据失败后，对表观清除率（$CL/F$）和表观容积（$V/F$）建立了分段时间函数（stepwise time function）模型。给药后第 2 周时的 $CL/F$ 约为稳态的 80%，此后在第 4 周和第 8 周之间达到峰值，约为稳态的 120%，然后再逐渐降低，在第 8 周后达到稳态值。清除率随时间的变化可能是由依那西普和 TNF 结合位点在血液和灌注不良的皮肤隔室（作用位点）之间的重新分布引起的。

在各种生物制品的治疗中，体重或体质指数（body mass index，BMI）等体型指标作为药物清除率的临床重要决定因素一直都有报告。例如，与体重小于 100kg 的患者相比，体重大于 100kg 的患者中乌司奴单抗（Ustekinumab）的 $CL/F$ 和 $V/F$ 分别高出 57% 和 37%（Zhu 等，2009）。与之相似，相较于依法珠单抗的 $CL/F$ 群体平均值（1.29L/d），体重 137kg 患者的 $CL/F$ 高 37%，而 57kg 患者的 $CL/F$ 低 30%（Sun 等，2005）。由于银屑病患者的体重比普通人群更高，故对于银屑病患者而言，体重对清除率的影响更为重要。上述结果对基于体型进行剂量校正的给药方案具有重要的临床意义。在乌司奴单抗的研究中，基于体重的乌司奴单抗的给药方案得到了相应受试者中 PK 变化的支持（Lebwohl 等，2010）。17.4 节将详细描述此案例。

最终群体 PK 模型一旦确定，可进一步用于模拟不同给药方案下药物的 PK 行为，实现不同用药场景的外推，为剂量调整或制订新的给药方案提供依据。Nestorov 等（2004）开展的一项建模和模拟研究即为典型的案例。该研究旨在建立一种新的依那西普给药方案。基于 25mg QW（每周一次）、25mg BIW（每周两次）和 50mg BIW 三项临床研究的数据，研究者建立了群体 PK 模型。模型中还包括 $CL/F$（性别、体重和时间）和 $V/F$（体重）的协变量效应。该模型用于模拟 50mg QW 新方案的药时曲线，其稳态浓度与 25mg BIW 剂量组的观测数据一致。此外，研究的模拟结果进行了外部验证，与 84 名接受 50mg QW 治疗的患者的 PK 数据保持一致。基于上述结果可得，模型可准确预测 50mg QW 给药的药时曲线，并与 25mg BIW 方案的药时曲线重叠，提示两种治疗方案可大概率达到一致的疗效和安全性。

# 17.4　暴露-效应（E-R）关系

了解药物暴露（剂量或 PK 参数，如 $C_{max}$、$C_{min}$、$C_{avg}$）与效应（疗效和安全性）之间的关系对于确定候选药物的获益-风险情况至关重要。美国 FDA 在 E-R 关系的指南（FDA，2003）中强调了 E-R 关系在药物开发中的重要性，以及在推动监管决策中的作用。E-R 关系不仅可提供药物疗效或安全性的关键证据，还可评估患者亚群中的获益-风险比以及剂量调整（包括给药方案、剂型、给药途径）。在银屑病治疗领域的新药开发中，E-R 关系的价值已得到证明。

## 17.4.1　应用 E-R 分析了解患者特异性因素对银屑病药物疗效的影响

在中重度斑块型银屑病患者中，为了确定疾病严重程度即银屑病面积和严重程度指数（psoriasis area and severity index，PASI）与药物暴露量之间的关系，须开展银屑病治疗药物的 E-R 评估。PASI 评分是银屑病斑块的严重程度和面积计算的加权平均值。在银屑病治疗的临床研究中，主要终点是 PASI 评分自基线的改善≥75%的患者比例，称为 PASI 75 反应。以下的案例介绍了两种已批准的生物制品和一种正在开发的小分子药物的 PASI 终点的 E-R 关系，为阐明药物疗效和相关影响因素提供了重要依据。

Hutmacher 等（2007）利用三项随机、安慰剂对照临床试验的汇总数据，采用序贯 PK/PD 分析方法，开发了依那西普（Etanercept）的 PASI 75 的群体 E-R 模型。与药物累积剂量或浓度相比，基于最终 PK 模型推算的预测累积 AUC（predicted cumulative AUC，PCAUC）被视为是评估 E-R 关系中最合适的暴露指标。PASI 75 的混合效应 Logistic 回归模型如下：

$$\text{logit}[P(\text{event}=1)] = 截距 + 安慰剂时间效应 + 药物效应 \tag{17.1}$$

其中，截距（intercept）反映基线概率；安慰剂时间效应（placebo time effect）由斜率与时间的乘积得出，而药物效应（drug effect）由以下公式得出：

$$药物效应 = E_{max} \times \frac{(\text{PCAUC}^*)^{\gamma}}{EC_{50}^{\gamma} + \text{PCAUC}^{*\gamma}} \tag{17.2}$$

式中，$E_{max}$ 为药物最大效应；$EC_{50}$ 为达到药物最大效应的 $50\%$ 的暴露量；$\gamma$ 为 Hill 系数；$PCAUC^*$ 为表观暴露量，为 $PCAUC(1-e^{-k_{e0}\cdot t})$，描述药物暴露与效应之间的延迟（以速率常数 $k_{e0}$ 描述）。由于安慰剂模型的结构简单（即与时间的线性关系），故其解释能力有限。

在模型中，个体间变异可随时间而变化。最终模型包括种族和性别对截距的影响、基线 PASI 和既往系统/光线治疗对 $E_{max}$ 的影响、年龄对 $k_{e0}$ 的影响和体重对 $EC_{50}$ 的影响。预测结果表明，体重增加两倍时，$EC_{50}$ 会增加 $130\%$。尽管协变量分析显示了体重对 $EC_{50}$ 的影响，但基于体重的变化仍无法充分解释 $EC_{50}$ 或时间延迟（$k_{e0}$）的差异。综合其他分析结果可知，无须对任何患者亚群进行剂量调整。

在中重度慢性斑块型银屑病患者中开展的为期 12 周的 Ⅱb 期临床研究中，考察了托法替尼（一种银屑病治疗药物）的有效剂量范围（安慰剂、2mg、5mg 和 15mg BID），观察到相似的基于体重的药效变化现象。基于 PASI 评分的 E-R 模型显示体重是药物效应的显著协变量。在改良的间接效应模型中，发现体重影响了药效以及时间延迟速率常数（Gupta 等，2011）。正如依那西普案例，该模型无法解释是否需要调整剂量或延长试验的持续时间，以使较重的患者达到与较轻的患者相同的效应水平。图 17.1 显示了第 12 周（主要终点的评估时间）按中位体重（90kg）分层的两个人群的预测 PASI 75 应答率。

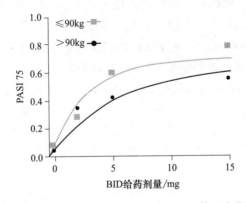

图 17.1　托法替尼给药 12 周时，PASI 75 的观测值和通过体重中位数分层的模型预测值

观测值用点表示，模型预测值用实线表示；数据来自中重度慢性斑块型银屑病患者的 Ⅱb 期剂量

范围研究（改编自 Gupta 等，2011）

鉴于样本量小以及与 E-R 关系的不确定性，建议在银屑病患者的 Ⅲ 期临床研究中继续考察 5mg 和 10mg BID 给药方案在较长治疗时间（最长达 52 周）后的效果。随时间的推移，Ⅲ 期临床试验中的大样本量更利于探索体重对药效的显著影响。

另一个基于群体的暴露-PASI 关系的案例是基于 IgG1 的单克隆抗体乌司奴单抗（Zhou 等，2010）。研究者针对接受 45mg 或 90mg 治疗的银屑病患者的两项 Ⅲ 期临床研究的数据（$n=1312$）建立了间接效应模型。该模型假设银屑病斑块的形成和缓解分别为零级和一级动力学过程，速率常数分别为 $k_{in}$ 和 $k_{out}$。药物效应抑制了形成速率，如下所示：

$$\frac{d(PASI)}{dt}=k_{in}\cdot(1-药物效应-安慰剂效应)-k_{out}\cdot PASI \tag{17.3}$$

$$药物效应=E_{max}\times\frac{C_p}{IC_{50}+C_p} \tag{17.4}$$

$$安慰剂效应＝plbmax×(1-e^{-k_{e0}\cdot t}) \tag{17.5}$$

$$k_{in}=k_{out}×baselinePASI \tag{17.6}$$

$E_{max}$、$IC_{50}$ 的释义同前所述；$C_p$ 代表从最终 PK 模型（具有一级吸收和消除的一室模型）中估算的乌司奴单抗的血药浓度。安慰剂效应也抑制了形成速率。plbmax 描述了稳态抑制，$k_{e0}$ 是控制安慰剂效应时间进程的速率常数。假设 PD 参数（$k_{in}$、$k_{out}$ 和 $IC_{50}$）的个体间变异遵循对数正态分布，并使用比例残差和加合残差的混合模型描述残差变异。模型可对观测值有较好的拟合。拟合优度图和基于模拟的诊断表明模型可接受。研究者按照基础-全量-最终模型的步骤，详尽地评估了协变量。然而，由于全量模型中的协变量无法解释 PD 参数的个体间变异（$IC_{50}$、$k_{in}$ 和 $k_{out}$ 分别为 283%、60% 和 54%），最终模型中未保留这些协变量。

研究表明接受 45mg 治疗的低于 100kg 的患者与接受 90mg 治疗的高于 100kg 的患者之间的暴露量存在显著的重叠。结果进一步证明了银屑病患者中乌司奴单抗的按体重分为 2 个亚群的给药的合理性（Lebwohl 等，2010）。研究者还认为 100kg 的体重折点是最佳的，接受 90mg（74%）的较重患者和接受 45mg（77%）的较轻患者的 PASI 75 应答率相当，疗效的变化与全身暴露的变化平行。建议的治疗方案为：

体重≤100kg 的患者，初始及 4 周后的剂量为 45mg，之后每 12 周 1 次。

体重>100kg 的患者，初始及 4 周后的剂量为 90mg，之后每 12 周 1 次。

然而，美国 FDA 并不同意，并向皮肤科和眼科药物咨询委员会提出意见，认为乌司奴单抗的给药方案对体重较重患者的益处并不理想（FDA，2008）。FDA 基于上述两项研究中得出的暴露量（AUC）-PASI 关系（图 17.2）提出，这两项研究表明使用基于体重的三个亚群的给药方案（<60kg、≥60kg～<90kg，以及≥90kg）较两个亚群的给药方法，患者将会受益更多。该方案可以使所有受试者均产生给予 90mg 的 PASI 应答率。表 17.3 显示了基于暴露-PASI 关系的不同给药方案下的预测效应，以及体重较重患者中接受 FDA 推荐方案的临床结局的预计改善。

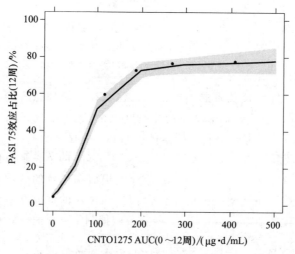

图 17.2　乌司奴单抗给药 12 周时的暴露（AUC）-效应（PASI 75）关系

PASI 75 数据为暴露量的函数；点、线和阴影区分别为观测值中位数、预测值中位数及 95% 置信区间（改编自 FDA，2008）

表 17.3　基于 PASI 75 E-R 模型的不同给药方案下的乌司奴单抗的预测应答率

| 给药策略[①] | 剂量 | 推荐方 | 从 E-R 模型预测的 PASI 75 效应 | | | | |
|---|---|---|---|---|---|---|---|
| | | | 全部 | 体重区间 | | | |
| | | | | 68kg | 84kg | 96kg | 117kg |
| 两层 | <100kg：45mg<br>≥100kg：90mg | 申办方 | 70 | 77 | 70 | 66 | 69 |
| 三层 | <60kg：45mg<br>≥60kg～<90kg：67.5mg<br>≥90kg：90mg | FDA | 74 | 79 | 75 | 73 | 69 |

① 由 FDA 建议的 E-R 模型。

本案例清楚地表明应用 E-R 关系成功评估了患者的关键特征因素（体重）对临床疗效的影响。该案例还进一步展示了在可能受益的患者亚群中如何基于 E-R 关系进行剂量调整。

## 17.4.2　促进关于Ⅲ期临床试验的剂量决策

定量药理学方法可以在药物开发过程中的关键节点，如支持试验设计、剂量选择、如产品定位、是否继续研发等方面做出决策。下面的案例说明了如何使用建模和模拟技术制定安全性实验室指标终点的决策标准，以帮助选择托法替尼Ⅲ期临床试验的给药剂量。托法替尼是正在开发的新型口服 Janus 激酶（Janus kinase，JAK）抑制剂，用于治疗银屑病、强直性脊柱炎、克罗恩病等自身免疫性疾病。托法替尼（Xeljanz®）已被批准用于治疗成人中重度活动性类风湿性关节炎。

本案例基于一项为期 12 周的Ⅱb 期剂量范围研究，评估中重度慢性斑块型银屑病患者中服用安慰剂、2mg、5mg 和 15mg BID 托法替尼的疗效和安全性。基于所选实验室安全性和有效性（数据未显示）终点达到具有临床意义目标效应的概率（probability of achieving a clinically meaningful target effect，PTE）（Gupta 等，2012）选择Ⅲ期临床试验的托法替尼剂量。PTE 估算值综合了目标效应的临床意义、期望值的置信度以及与 E-R 关系相关的不确定性。根据在 PTE 的达标率对剂量进行排序；对 PTE 达到 50% 及以上的剂量在Ⅲ期临床研究中做进一步的评估。

血红蛋白自基线下降的发生率被视为临床相关的实验室指标终点，用于基于模型的评估。在 12 周治疗期间，经安慰剂校正的血红蛋白自基线下降 >2g/dL 的发生率低于 5% 为目标效应。研究者以该终点的纵向 E-R 模型预测了血红蛋白下降的发生率（Gupta 等，2012）。针对血红蛋白的水平而不是血红蛋白下降的发生率进行建模有如下优点：①血红蛋白下降的发生率在研究人群中非常低，可能无法进行剂量推算；②银屑病患者中暴露和时间相关的血红蛋白水平变化，可更为便利地预测不同试验设计的血红蛋白下降的发生率。

具诱导消除 $k_{out}$ 的间接效应模型较好地描述了不同给药剂量下血红蛋白的经时过程。该模型可预测血红蛋白下降 >2g/dL 的发生率。研究者构建了实现目标效应的概率量表，用于确定Ⅲ期临床试验中所需评估的最佳剂量范围。基于 PTE 评估，Ⅲ期临床试验选择了 5mg 和 10mg BID，预计可产生 100% 和 87% 的 PTE 值（图 17.3）。这种剂量选择也有疗效方面的证据支持，此处不再赘述。

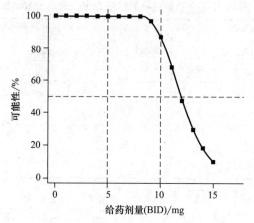

图 17.3　在 Ⅱb 期剂量评估范围时血红蛋白变化的 PTE
经安慰剂校正的血红蛋白自基线下降＞2g/dL 的发生率低于 5％的可能性（改编自 Gupta 等，2012）

# 17.5　整合不同来源的信息

定量药理学的一个重要的作用为可整合不同来源的信息，如竞争对手和/或标准治疗的信息，为新药开发过程中的临床决策提供参考和指引。从其他药物或治疗的多项研究中所收集的数据进行汇总和分析，可获得基于现有治疗模式的量化评价体系，用于评估新药的疗效和安全性。既往的药物研究数据可与公开数据（例如，来自同行评审的期刊、药品批准依据的汇总、会议壁报和摘要等出版物）相结合，与其他药物进行安全性和有效性的比较。此类整合评估可以进一步用于指导政府监管和商业化策略。

## 17.5.1　荟萃分析

荟萃分析（meta-analysis）可整合不同来源的信息（汇总级数据），对已有的治疗方法进行间接比较。在皮肤病治疗药物的研发中，较少采用头对头的随机对照临床研究比较不同的治疗方法。因此，采用荟萃分析进行比较可提供有益的参考信息。近年来，有学者已发表了评估生物制品在慢性斑块型银屑病患者中疗效的荟萃分析。不久之前，Reich 等（2012）采用网络荟萃分析方法，比较了欧洲批准的用于治疗中重度银屑病的生物制品（英夫利西单抗、依那西普、阿达木单抗、乌司奴单抗和依法珠单抗）的疗效。基于 PASI 50、PASI 75和 PASI 90 应答率的分析，基于有序概率尺度（ordered probit scale）应用贝叶斯分层模型进行了评估。该分析假设不同试验间相同治疗措施在概率尺度（PASI 评分下降率）上的效应具有一致性。并且根据达到预期 PASI 的应答率以及相对于安慰剂的风险，推算了不同治疗方法的疗效排序。基于 20 项试验数据的分析显示，英夫利西单抗是最有效的治疗方法，然后依次是乌司奴单抗、阿达木单抗、依那西普和依法珠单抗。

Sher 等（2012）报告了另一个案例，成功利用荟萃分析回答了与现有的特应性皮炎治疗临床应用相关的问题。该分析旨在比较全身和局部治疗降低特应性皮炎相关瘙痒的效果。分析中将局部和全身的治疗效果分别用各自的对照组（基质和安慰剂）进行校正。分析数据中包括了 42 项局部治疗研究（7011 名患者）和 10 项口服治疗研究（647 名患者）。逆方差固定效应模型（inverse variance fixed-effects model）显示，经各自的对照组的校正后，局部治疗比全身治疗更为有效。在局部用药中，发现钙调磷酸酶抑制剂比皮质类固醇更有效。在全身治疗中，由于数据不足难以获得准确的抗组胺药物有效性的评估。但是，免疫抑制剂在减少瘙痒症状方面具有临床获益。

## 17.5.2　基于模型的荟萃分析

暴露（和/或时间）与效应关系符合参数回归模型的情况下，荟萃分析亦可进行。此类分析又称为基于模型的荟萃分析（model-based meta-analysis，MBMA），不仅可以评估特定时间的数据（横向分析），亦可分析多个时间点的数据（纵向分析）。与传统的荟萃分析相比，基于模型的荟萃分析的主要优势在于纳入了所有可用的数据（如剂量水平），可提高治疗效果估计的精度（Mandema 等，2011）。此外，可以通过协变量模型定量考察患者特征的差异对治疗效果的影响（Mandema 等，2011）。最后，MBMA 还可对不同的研究场景进行预测和模拟，优化待开展研究的试验设计，有助于概念验证性研究的方案设计，包括研究持续时间、阳性对照药的选择、剂量水平等。

MBMA 可回答特定的问题。例如，Janiczek-Dolphin 等（2010）应用多项痤疮治疗研究的数据，评估稳定期皮脂分泌与痤疮治疗效果之间的关系。治疗效果的评价指标为总皮损计

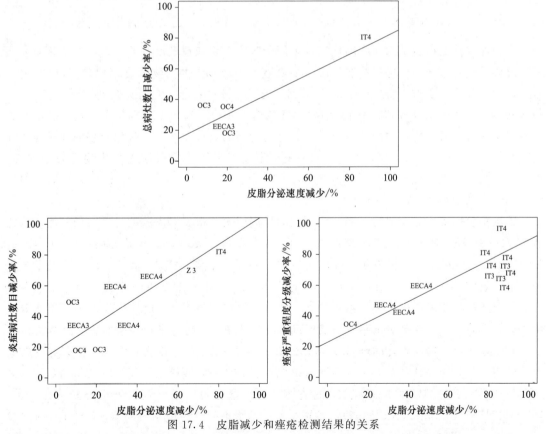

图 17.4　皮脂减少和痤疮检测结果的关系

数据点代表单项研究中治疗组的均值，线代表模型拟合的情况。药物分类以标注（OC 为口服避孕药，IT 为异维 A 酸，EECA 为炔雌醇/醋酸环丙孕酮，Z 为齐留通）和每个数据点的治疗持续时间显示（改编自 Janiczek-Dolphin 等，2010）

数、痤疮严重程度分级和炎症皮损计数。在轻、中到重度患者中，研究者应用 MBMA 定量描述了皮脂分泌与痤疮治疗效果的关系，并在不同类别药物（维 A 酸、口服避孕药、5-脂氧合酶抑制剂和含抗雄激素的口服避孕药）治疗中，评估了皮脂减少对痤疮治疗效果的预测能力。研究者考察了双曲线（$E_{max}$）和线性（斜率-截距）模型。后者可更好地描述治疗效果（effect，$E$），即痤疮的治疗效果是皮脂分泌减少的函数。

下式显示了构建的模型，图 17.4 显示了线性关系的结果。

$$E = \text{baseline} + \text{slope} \times \text{RSE} + \varepsilon / \sqrt{N} \qquad (17.7)$$

式中，的 $\varepsilon / \sqrt{N}$[❶] 是以患者数量（$N$）归一化的加和性残差。

基于不同类别药物的所有临床研究证据，该模型描述和量化了皮脂减少与痤疮治疗结果间的关系，预测达到某一治疗结果时的皮脂减少程度。若使总皮损计数、炎症皮损计数和痤疮严重程度分别改善 50%，则预计皮脂减少（95% CI）分别为：50.3%（37.8%，75.3%）、37.3%（26.6%，62.7%）和 40.8%（31.4%，58.0%）。

本案例清晰地表明了应用简单模型量化多种药物/类别的生物标志物-临床结果的关系。从该分析中获得的信息对开发该适应症的其他治疗方法也有用。

# 17.6  建立外用皮质类固醇的生物等效性

生物等效性是指受试制剂和参比制剂之间的吸收速率和程度没有差异。此类临床研究通常在健康受试者中开展，通过检测体液（如血液、尿液）中的药物浓度来比较产品的特性。但是，对于外用皮质类固醇（Corticosteroids）药物，FDA 允许使用药效动力学（pharmacodynamics，PD）方法来确定生物等效性（FDA，1998）。基于 PD 的方法依赖于由皮质类固醇引起的血管收缩所致的局部皮肤发白。这与药物的效价强度、通过角质层的递送能力和效能均相关（Wiedersberg 等，2008）。FDA 指南建议采用两阶段法进行生物等效性评估。在第一阶段中，先进行预试验评估皮质类固醇的剂量-效应关系，然后再进行关键的体内研究，比较受试制剂和参比制剂的生物等效性。

预试验包括皮质类固醇的不同持续时间的局部应用。根据对皮肤的暴露时间的增加构建剂量-效应曲线，通过 $E_{max}$ 模型将效应曲线下面积（the area under the effect curve，AUEC）与剂量持续时间相关联（效应为皮肤发白反应的测量值）。参数 $ED_{50}$ 反映了产生50% 最大效应（maximum effect，$E_{max}$）的给药持续时间。FDA 指南建议使用非线性混合效应建模或单纯集聚法进行模型参数的估计，并建议在群体 $ED_{50}$ 估计值附近进行生物等效性试验，同时还应开展剂量水平（持续时间）分别为 $ED_{50}$ 的一半和两倍的另外两个试验。

有学者通过一项探索性的剂量-效应研究，评估了 FDA 的指南推荐意见。该研究比较了六种外用皮质类固醇乳膏：0.05% 丙酸氯倍他索、0.05% 氟轻松-E、0.5% 曲安奈德、0.1% 戊酸倍他米松、0.05% 阿氯米松双丙酸酯和 2.5% 氢化可的松（效力等级分别为 I、III、IV、V、VI 和 VII；Singh 等，1999），考察了每种药物不同给药持续时间（0.5~6h）对血管

---

❶  译者注：原文为 $\varepsilon$。

收缩的影响（皮肤发白）。针对除氢化可的松以外的五种药物，研究者应用群体 $E_{\max}$ 模型描述了给药持续时间与 $\text{AUEC}_{0\sim24}$ 关系，估算了 $ED_{50}$ 值。根据该研究和另一项独立的Ⅲ类效价产品的生物等效性研究的结果，研究者认为生物等效性关键研究中用药持续时间（$ED_{50}$）可作为剂量选择的依据。

Holford 等（2005）通过建模和模拟的方法对上述发现和 FDA 的建议提出了质疑。他们提出了一个半生理模型来描述皮质类固醇的皮肤吸收特征（图 17.5）。模型中，药物以恒定速率递送到表皮（输入＝速率×程度）；药物从表皮中的减少符合速率常数为 $k$ 的一级动力学过程。下式描述了表皮中药物水平"$E$"的瞬时变化：

$$\frac{\mathrm{d}E}{\mathrm{d}t}=输入-k\times E \tag{17.8}$$

产生血管收缩的有效药物浓度（$C_e$）是血流的函数：

$$\frac{\mathrm{d}C_e}{\mathrm{d}t}=k\times E-\text{Flow}\times\text{Eff}\times\frac{C_e}{V_e} \tag{17.9}$$

$$\text{Eff}=1-E_{\max}\times\frac{C_e}{EC_{50}+C_e} \tag{17.10}$$

式中，Flow 为血流；Eff 为药物效应；$V_e$ 为效应室容积。皮肤发白的经时过程是皮质类固醇所致血管收缩的函数。

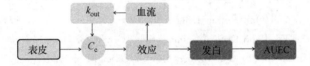

图 17.5　皮质类固醇的皮肤吸收模型
（改编获得 Holford 等的许可，2005）

AUEC 是通过皮肤发白效应对用药时间的积分计算而来。模拟结果表明：在快速吸收的情形下，AUEC 不是一种稳健的评价方法，选择 $ED_{50}$ 作为试验设计的依据并不总是合理的。

作为血管收缩试验的替代方法，微透析和皮肤药代动力学（dermatopharmamacokinetics，DPK）方法也被提议为评估 BE 的有效方法（Wiedersberg 等，2008）。微透析技术已经在前文中阐述；而 DPK 涉及通过反复的胶带剥离从角质层中提取药物，最适合于在角质层发挥主要作用的药物，如抗真菌药、角质溶解药和防腐药的定量研究（Wiedersberg 等，2008）。

# 17.7　总结

皮肤病治疗药物研发可以从定量药理学的发展和进步中获得极大的受益。正如本章所述，这些方法的应用可以减少候选药物疗效和安全性探索过程中的不确定性，加速药物研发的进程和连续性，在不同阶段中提高研发效率。最终，定量药理学技术可为获益与风险的客观评估提供有效手段，为目标患者群体提供最佳的治疗。

# 参 考 文 献

Ambrose PG，Bhavnani SM et al (2007) Pharmacokinetics-pharmacodynamics of antimicrobial therapy：it's not just for mice anymore. Clin Infect Dis 44 (1)：79-86.

Bodenlenz M，Hofferer C et al (2012) Dermal PK/PD of a lipophilic topical drug in psoriatic patients by continuous intradermal membrane-free sampling. Eur J Pharm Biopharm 81 (3)：635-641.

Drusano GL，Preston SL et al (2001) Use of preclinical data for selection of a phase Ⅱ/Ⅲ dose for evernimicin and identification of a preclinical MIC breakpoint. Antimicrob Agents Chemother 45 (1)：13-22.

Eaglstein WH，Cash KR et al (2009) Challenges encountered in dermatologic drug development. Actas Dermosifiliogr 100 (1)：86-91.

FDA (1998) Guidance for industry topical dermatological drug product，NDAs and ANDAs—in vivo, bioavailability，bioequivalence，In VitroRelease，and associated studies. Center for Drug Evaluation and Research (CDER).

FDA (2003) Guidance for industry exposure-response relationships—study design，data analysis，and regulatory applications. Office of Training and Communications，Center for Drug Evaluation and Research (CDER).

FDA (2008) Dermatologic and Ophthalmic Drugs Advisory Committee：June 17，2008. Department of Health and Human Services Food and Drug Administration. Center for Drug Evaluation and Research.

Gupta P，Hutmacher M et al (2011) The influence of body weight on the efficacy of tofacitinib (CP-690，550) in patients with plaque psoriasis. WCD，Seoul.

Gupta P，Krishnaswami S et al (2012) Development and application of a model-based decision criterion for a laboratory endpoint to facilitate tofacitinib (CP-690，550) phase 3 dose selection. ASCPT，Washington.

Holford N，Fleischer N et al (2005) Topical corticosteroid bioequivalence：an evaluation of the FDA guidance. PAGE，Pamplona.

Hutmacher MM，Nestorov I et al (2007) Modeling the exposure-response relationship of etanercept in the treatment of patients with chronic moderate to severe plaque psoriasis. J Clin Pharmacol 47 (2)：238-248.

Janiczek-Dolphin N，Cook J et al (2010) Can sebum reduction predict acne outcome? Br J Dermatol 163 (4)：683-688.

Lebwohl M，Yeilding N et al (2010) Impact of weight on the efficacy and safety of ustekinumab in patients with moderate to severe psoriasis：rationale for dosing recommendations. J Am Acad Dermatol 63 (4)：571-579.

MacGowan A，Rogers C et al (2001) In vitro models, in vivo models, and pharmacokinetics：what can we learn from in vitro models? Clin Infect Dis 33 (3)：S214-S220.

Mandema JW，Salinger DH et al (2011) A dose-response meta-analysis for quantifying relative efficacy of biologics in rheumatoid arthritis. Clin Pharmacol Ther 90 (6)：828-835.

McClain RW，Yentzer BA et al (2009) Comparison of skin concentrations following topical versus oral corticosteroid treatment：reconsidering the treatment of common inflammatory dermatoses. J Drugs Dermatol 8 (12)：1076-1079.

Nestle FO，Kaplan DH et al (2009) Psoriasis. N Engl J Med 361 (5)：496-509.

Nestorov I (2005) Clinical pharmacokinetics of TNF antagonists：how do they differ? Semin Arthritis

Rheum 34 (5): 12-18.

Nestorov I, Zitnik R et al (2004) Population pharmacokinetic modeling of subcutaneously administered etanercept in patients with psoriasis. J Pharmacokinet Pharmacodyn 31 (6): 463-490.

Reich K, Burden AD et al (2012) Efficacy of biologics in the treatment of moderate to severe psoriasis: a network meta-analysis of randomized controlled trials. Br J Dermatol 166 (1): 179-188.

Salgo R, Thaci D et al (2011) Microdialysis documents changes in the micromilieu of psoriatic plaques under continuous systemic therapy. Exp Dermatol 20 (2): 130-133.

Sher LG, Chang J et al (2012) Relieving the pruritus of atopic dermatitis: a meta-analysis. Acta Derm Venereol 92 (5): 455-461.

Singh GJ, Adams WP et al (1999) Development of in vivo bioequivalence methodology for dermatologic corticosteroids based on pharmacodynamic modeling. Clin Pharmacol Ther 66 (4): 346-357.

Sun YN, Lu JF et al (2005) Population pharmacokinetics of efalizumab (humanized monoclonal anti-CD11a antibody) following long-term subcutaneous weekly dosing in psoriasis subjects. J Clin Pharmacol 45 (4): 468-476.

Wiedersberg S, Leopold CS et al (2008). Bioavailability and bioequivalence of topical glucocorticoids. Eur J Pharm Biopharm 68 (3): 453-466.

Zhou H, Hu C et al (2010) Population-based exposure-efficacy modeling of ustekinumab in patients with moderate to severe plaque psoriasis. J Clin Pharmacol 50 (3): 257-267.

Zhu Y, Hu C et al (2009) Population pharmacokinetic modeling of ustekinumab, a human monoclonal antibody targeting IL-12/23p40, in patients with moderate to severe plaque psoriasis. J Clin Pharmacol 49 (2): 162-175.

# 第18章

# 疼痛管理的定量药理学应用

Ping Ji，Jiang Liu，Hao Zhu and Yaning Wang

## 18.1 引言

疼痛（pain）是一种动态现象，国际疼痛研究协会（International Association for the Study of Pain，IASP）将疼痛定义为：与现有的或潜在组织损伤有关的，或者可用组织损伤描述的一种不愉快的感觉和情绪上的体验（IASP，2012a，b）。这种感觉（知觉）是由神经冲动通过特定的（伤害性的）神经通路到达大脑皮质而产生，并在外周神经系统和中枢神经系统的各个层面上进行调节（Beaulieu 等，2010）。广义而言，疼痛可根据持续时间（急性、亚急性、复发或慢性疼痛）和发生类型（伤害性、神经性或特发性疼痛；IASP，2012a，b；Australian and New Zealand College of Anaesthetists，2010）分类。虽然急性疼痛被视为疾病或受伤的症状，但慢性和复发性疼痛则是一个特殊的卫生保健问题（EFIC，2010）。在工业化国家，慢性疼痛的发病率很高。据估计，仅在美国就有约 1 亿的成年人患有慢性疼痛，每年的治疗费用和生产力损失总计达 6350 亿美元（Institute of Medicine of National Academies，2011）。在加拿大，约有 19% 的 18 岁及以上成年人患有慢性疼痛，其中约 50% 的患者经历了 10 年以上的疼痛，约 30% 的患者认为疼痛的程度非常严重（Schopflocher 等，2011）。一项针对 100 多万日本成年人的调查显示，腰痛的终生患病率和 4 周患病率分别为 83% 和 36%（Fujii 和 Matsudaira，2013）。全球每年大约有 20% 的成年人患有疼痛，10% 的成年人会成为新发的慢性疼痛患者（Goldberg 和 McGee，2011）。患者由于持续的慢性疼痛，生活质量在很大程度上受到影响。

疼痛药物管理通常遵循世界卫生组织指南（WHO，1996）推荐的阶梯治疗方法。发生非严重疼痛时，可开始口服非阿片类药物。如果无法完全缓解或疾病进一步发展，则需要更

---

注：本章中仅表达作者的观点，可能与监管机构的某些上市产品的开发标准不一致。若要获得阿片类药物或任何正在研发的最新药物研发标准或建议，请读者联系监管机构。

积极的治疗，在已有的非阿片类药物治疗方案中，添加弱阿片类药物。如果仍然不够，则继续进行非阿片类药物治疗的同时，将弱阿片类药物替换为强阿片类药物，或增加阿片类药物剂量，直到患者无疼痛或达到最大可能的疼痛缓解，且无不可耐受的副作用。如果最初表现为剧烈疼痛，则可跳过此阶梯过程，立即给予强阿片类药物和非阿片类镇痛剂（Schug 和 Auret，2008）。近年来，公共卫生面临的挑战不仅是缺乏适当的慢性疼痛管理，而且阿片类处方药物的滥用和误用事件也在增加（WHO，2008；FDA，2008）。年轻人中阿片类处方药物的滥用趋势尤为明显。有鉴于此，在保证数百万慢性疼痛患者的药品供应的同时，FDA 鼓励制药公司研发新的干预措施，以防止阿片类药物的滥用（FDA，2008）。

在药物开发过程中，定量药理学已应用于量化候选药物的药代动力学（PK）、药效动力学（PD）以及不同阶段的疾病进展，影响关键性决策。例如，给药方案的确定和滥用程度的评估。PK 是药物在局部或全身的暴露，PD 是与药物浓度相关的生理效应或临床结局，疾病进展模型则是指疼痛随时间的演变。本章回顾了定量药理学在疼痛管理中的应用，以及在药物开发和治疗决策中的影响，有助于相关药物 PK/PD 的研究设计和分析。特定药物的模型应用细节可参考本章引用的文献。

# 18.2　急性和慢性疼痛缓解数据的模型构建

与其他疾病领域相比，尽管建模策略（如数学函数式）有所不同，但是定量描述疼痛和治疗效果的一般方法和过程相似。在基于模型的药物开发中，有一些因素须重视。正如 Gobburu 和 Lesko（2009）所述，标准的疾病-药物-试验模型（disease-drug-trial model）应包括三个主要组成部分，即疾病模型、药物模型和试验模型。疾病模型侧重于描述临床结局和/或生物标志物随时间的变化过程，以及临床结局和生物标志物之间的相关性。由于临床试验中可存在显著的安慰剂效应，故对安慰剂效应的描述是疼痛疾病模型的关键组成部分。基于临床试验数据的建模，无须分别对安慰剂效应和疾病进展进行建模，以形成药物开发的决策。药物效应通常由暴露-效应（exposure-response，E-R）模型（或 PK/PD 模型）描述，将暴露的变化与疗效和安全性信息联系起来。临床前或临床试验各个阶段中，暴露-效应模型是确定最佳剂量或剂量范围的重要手段。除了药物效应外，临床试验的成功在很大程度上还受到患者的特征和行为的影响。人口统计学特征（如性别和体重）和/或疾病严重程度评估之间的相关性，均可直接影响临床试验的结果。患者的行为，如过早停药可致数据缺失，可使试验结果产生偏差，使临床观察结果的解读更为复杂。在临床试验的建模中，纳入患者因素的定量模型，可以在试验设计阶段更好地评估试验结果。对患者特征因素的深入理解，可以更好地制订患者纳入和排除标准，开展临床研究。近年来，在疼痛治疗药物的临床研发中，疾病-药物-试验模型已有探索和实践。

在临床中有多种疼痛测量的方法，通常使用视觉模拟评分（visual analogue scale，VAS）来比较疼痛缓解或疼痛强度的差异并评估疗效。临床试验中安慰剂组的观察结果可用于建立急性和慢性疼痛的疾病模型。与慢性疼痛患者的既往疼痛史（如＞0.5 年）相比，用于评估治疗安全性、有效性的临床试验的持续时间常相对较短（如 8～13 周）。在试验期间，大多数患者的症状被认为是稳定的（即处于稳定状态）。因此，在经验性疾病模型中，可以假设参与试验的患者的疼痛强度是恒定的。该假设可转化为式（18.1）。

$$S_{ij} = S_i^0 + \varepsilon_{ij} \tag{18.1}$$

式中，$S_{ij}$ 表示第 $i$ 个受试者在第 $j$ 个观察时间点观察到的疼痛评分；$S_i^0$ 是第 $i$ 个受试者的估计基线疼痛评分；$\varepsilon_{ij}$ 是假定在平均值 0 附近正态分布的随机效应。

在慢性疼痛患者中，常可观察到安慰剂效应，即相较于基线疼痛强度显著减轻。安慰剂组患者的平均疼痛评分随时间而单调下降。

试验初期疼痛评分的下降速度很快，而随着试验进展，疼痛评分的下降可趋于平稳。在疾病模型中，一些研究人员加入了一个简单的指数项，描述安慰剂效应。由式（18.1）可推导式（18.2），用于描述安慰剂组的观察结果。

$$S_{ij} = S_i^0 [1 + P_i (1 - e^{-k_i t_j})] + \varepsilon_{ij} \tag{18.2}$$

式中，$P_i$ 是一个负的比值，代表第 $i$ 个受试者的最大安慰剂效应；$k_i$ 是第 $i$ 个受试者的速率常数，决定安慰剂效应多久达到稳定期；$t_j$ 是第 $j$ 个观察点的时间。

Lockwood 等（2003）应用上述模型描述普瑞巴林（pregabalin）临床试验的观察结果。生物标志物与疼痛强度之间的关系尽管仍在研究中，但研究表明在临床前慢性疼痛模型中，疼痛强度可能与某些特定底物有关。例如，临床前研究发现神经激肽-1 受体密度的最大增加与最大疼痛强度之间存在相关性（Huntjens 等，2005）。然而，预测人类疼痛反应的系统性生物标志物的信息还相当有限。

类似的建模策略也常应用于急性疼痛治疗的安慰剂效应。建立术后的疼痛模型时，疾病进展中纳入了安慰剂效应，并且疾病进展具有时间依赖性，见式（18.3）（Mandema 和 Stanski，1996）：

$$S_{ij} = \sum_{k=1}^{m} \beta_k + PM \times (e^{-\gamma_1 t} - e^{-\gamma_2 t}) + \varepsilon_{ij} \tag{18.3}$$

式中，$\gamma_1$ 和 $\gamma_2$ 是安慰剂效应的起始和结束的一阶速率常数；PM 确定安慰剂效应的大小；$\beta_k$ 是基线时不同程度疼痛缓解概率的集合。模型允许安慰剂效应随时间延长而减小。

E-R 模型用于描述药物的效应。临床试验中收集的 PK 样本可与效应（如疼痛评分）相关联。如果没有收集 PK 样本，则可通过建立的群体 PK 模型模拟患者的暴露水平，进而探索 E-R 关系。为确保可靠地获得患者的暴露量，群体 PK 模型应包括代表患者特征的协变量。Byon 等（2010）探讨了纤维肌痛患者中接受普瑞巴林治疗的 E-R 关系。基于多个临床试验的 2000 多名患者的数据，建立了普瑞巴林的群体 PK 模型，估算了患者的普瑞巴林的暴露量。由于普瑞巴林主要通过肾脏消除，因此肌酐清除率是影响暴露量的关键协变量。E-R 最终模型中，药物暴露采用了每个患者的平均稳态浓度模拟值（即 $C_{averg}$）。此外，描述缓解疼痛药物的治疗效果常用 $E_{max}$ 和 S 形 $E_{max}$ 模型。式（18.4）为 S 形 $E_{max}$ 模型。

$$E_{ij} = \frac{E_{max,i} \times C_{ij}^{\gamma}}{EC_{50,i}^{\gamma} + C_{ij}^{\gamma}} \tag{18.4}$$

模型中的 $\gamma$ 是确定 E-R 曲线陡度的 Hill 系数。当 $\gamma$ 取 1 时，S 形 $E_{max}$ 模型简化为 $E_{max}$ 模型。$E_{ij}$ 是第 $i$ 个受试者在第 $j$ 个时间点的效应。$E_{max,i}$ 是第 $i$ 个受试者的最大效应，$EC_{50,i}$ 是第 $i$ 个受试者产生 50% 最大效应时的暴露量。$C_{ij}$ 是第 $i$ 个受试者第 $j$ 次观察时的暴露水平。根据化合物的药理学作用特征，在 $E_{max}$ 模型中可采用相应的药物暴露变量。例如，中枢疼痛抑制剂和抗抑郁药度洛西汀（Cymbalta®）的作用被认为与中枢神经系统中的 5-羟色胺能和去甲肾上腺素能活动有关（Eli，2004），需数周时间才能在患者中显示理想疗效。因此，一个剂量间隔内不同时间点的浓度可能不是合适的暴露变量，而总暴露量估计（如平均稳态浓度或平均稳态曲线下面积）更为合理。有时，临床试验中考察的暴露范围很窄。$E_{max}$ 模型也可以简化为线性模型 ［式（18.5）］ 或对数线性模型 ［式（18.6）］。

$$E_{ij} = \beta_{1,i} \times C_{ij} \tag{18.5}$$

$$E_{ij} = \beta_{1,i} \times \log_{10}(C_{ij}) \tag{18.6}$$

式（18.5）和式（18.6）中 $\beta_{1,i}$ 是第 $i$ 个受试者的斜率。一般通过探索药物效应和患者特征之间的关系，可辨识治疗敏感的患者亚组。在急性和慢性疼痛治疗中，应用 E-R 模型辅助决策的案例见表 18.1。

表 18.1　疼痛治疗中应用暴露-效应模型的示例

| 适应症 | 化合物 | E-R 模型 | 效用/结论 | 参考文献 |
|---|---|---|---|---|
| 术后疼痛 | 酮咯酸 | S形 $E_{max}$ | 支持疼痛缓解的最佳剂量选择 | Mandema 和 Stanski，1996 |
| | 对乙酰氨基酚 | S形 $E_{max}$ | 支持新制剂的开发 | Green 等，2010 |
| 口腔术后疼痛 | 芬太尼 | S形 $E_{max}$ | 建立 PKPD 模型 | Foster 等，2008 |
| 纤维肌痛 | 普瑞巴林 | $E_{max}$ | 支持推荐剂量 女性和高龄患者中观察到的疼痛减轻程度更大 | Byon 等，2010 |
| 偏头痛 | 那拉曲坦 | $E_{max}$ | 预测那拉曲坦治疗后偏头痛患者的疼痛缓解情况 | Gueorguieval 等，2005 |
| 急性/慢性疼痛 | SC-75416 | $E_{max}$ | 在未来的临床试验中确定合适的剂量 | Kowalski 等，2008 |
| 神经病理性疼痛 | 普瑞巴林 | S形 $E_{max}$ | 确定可使疼痛评分降低 1 分的最小剂量 | Lockwood 等，2003 |
| | 加巴喷丁 | $E_{max}$ | 在导致产品最终批准的两个关键试验之间建立暴露-效应关系 | Miller 等，2005 |
| 慢性疼痛 | 氯胺酮 | S形 $E_{max}$ | 了解药物和疼痛缓解之间复杂的相互作用 | Dahan 等，2011 |
| | 对乙酰氨基酚 | S形 $E_{max}$ | 在日本人群中建立合适的给药方案 | Shinoda 等，2007 |

患者特征和行为的量化是临床试验模型的一个主要组成部分。过早中止（脱落）临床试验是一种重要的患者行为，在评估慢性疼痛治疗疗效和安全性的临床试验中很常见。例如，在两项评估度洛西汀治疗糖尿病周围神经痛疗效的为期 12 周的关键性试验中，只有 75％ 的患者完成了试验（Eli，2004）。同样，两项评估度洛西汀治疗纤维肌痛效果的关键性试验中，约 38％ 的患者过早地中止了试验（Eli，2004）。脱落的原因因患者而异，导致不同类型的数据的缺失。部分患者随机地退出试验，与其所经历的疼痛无关。这种类型的脱落而引起的缺失数据被视为完全随机缺失（missing completely at random，MCAR）。另一些患者中止试验的原因与观察到的疼痛强度有关，将观察到的疼痛强度进行校正后，数据是否缺失并不取决于缺失数据的值。此类的缺失数据被视为随机缺失（missing at random，MAR）。如果未记录高疼痛强度的评分，而患者又由此脱落，即数据缺失取决于缺失值本身，则此类缺失数据被视为非随机缺失（missing not at random，MNAR）（Hu 和 Sale，2003；Panel on handling missing data in clinical trials，2010）。数据缺失机制的不同假设可影响数据分析的结果。患者脱落特征的描述可用于比较和分析数据，评估试验的成功率。通常可用生存函数描述患者脱落的模式。

根据患者在给定时间退出试验（即风险）的基本假设，可以应用不同的生存模型进行描述。生存函数 $S(t)$ 描述了试验中患者在时间 $t$ 之后脱落的概率［式 (18.7)］。

$$S(t) = Pr(T > t) \tag{18.7}$$

$$h(t) = \lim_{dt \to 0}\left(\frac{Pr(t < T < t + dt \mid T > t)}{dt}\right) \tag{18.8}$$

$$S(t) = e^{\left[-\int_0^t h(t) \cdot dt\right]} \tag{18.9}$$

风险函数 $h(t)$ 描述了直到时间 $t$ 时患者仍留在试验中的情况下，单位时间的瞬时脱落率［式 (18.8)］。风险函数和生存函数之间的关系如式 (18.9) 所示。基于这种关系，可以从各种假定的风险函数中导出不同的生存函数。

例如，Lockwood 等 (2003) 在一项评估普瑞巴林 (Pregabalin) 对慢性神经痛的治疗效果的临床试验中，应用了恒定风险模型（即指数生存模型）来描述患者的脱落模式。研究者假设脱落时间遵循一个具有恒定风险的分布，即脱落率不随时间的推移而改变，也与观察到的疼痛评分无关。假定脱落率为 $0.0043d^{-1}$，又假定数据缺失的机制是 MCAR。该脱落模型为试验模拟中潜在缺失的数据给出了定量的评估。尽管在实践中 MCAR 的假设可能不符合实际，但在试验计划阶段常常仍被用于计算临床试验的样本量。

Kowalski 等 (2008) 假设缺失数据机制遵循 MAR。潜在风险是当前疼痛评分和患者在试验中持续时间的函数。风险函数表示为 $h(t, m) = h(m) \times [1 + k(t-1)_+]$，其中 $h(m)$ 是每个疼痛评分的基线风险率，$m$ 是疼痛评分，$k$ 是风险率随时间变化的斜率，而 $k(t-1)_+$ 是指示变量，如果 $t \geqslant 1$，其值等于 $t-1$，否则等于 0。在临床试验中，研究者应用该模型支持镇痛新药的剂量选择。

# 18.3 固定剂量复方药物的疼痛缓解的模型构建

固定剂量复方药物 (fixed-dose combination product) 对缓解受试者的疼痛可进行定量描述。固定剂量复方药物包括两种或两种以上的镇痛药，使同一制剂中具有不同的镇痛机制的药物。这是控制慢性或急性疼痛的一种治疗策略。现有几种固定剂量复方药物，Ultracept® 是一种包括盐酸曲马朵和对乙酰氨基酚的药物，适用于急性疼痛的短期治疗；Vicodin® 是一种包括氢可酮和对乙酰氨基酚的药物，批准用于缓解中度或中重度疼痛。多种缓解疼痛的固定剂量复方药物正在临床开发中。量化几种化合物联合治疗对疼痛缓解有重要的科学价值。

例如，Tröster 等 (2012) 应用 S 形 $E_{max}$ 模型描述接受芬太尼 (Fentanyl) 和丁丙诺啡 (Buprenorphine) 的受试者的镇痛效果。数据来自一项 15 名健康志愿者的交叉临床研究。受试者接受了静脉滴注 $1.5\mu g/kg$ 芬太尼、$1.5\mu g/kg$ 丁丙诺啡、$0.75\mu g/kg$ 芬太尼和丁丙诺啡的联合治疗，或生理盐水。如式 (18.11) 所示，在 S 形 $E_{max}$ 模型中，$E$ 表示疼痛减轻的百分比，$E_{max}$ 表示最大疼痛减轻程度。$\gamma$ 是 Hill 系数，决定 E-R 曲线的陡度。S 形 $E_{max}$ 模型中的浓度（即 $C_E$）是丁丙诺啡和芬太尼两药的合并浓度。在式 (18.11) 中，$C_{E,Fen}$ 和 $C_{E,Bup}$ 分别是芬太尼和丁丙诺啡的浓度。$EC_{50,Fen}$ 和 $EC_{50,Bup}$ 是芬太尼和丁丙诺啡分别产生 $50\%$ 的最大疼痛减轻时的浓度。$\varepsilon$ 是 PD 相互作用项。如果 $\varepsilon$ 为零，这两种化合物表现出相加效应。如果 ε 小于零，这两种化合物表现出拮抗作用。而当 ε 大于零，两种化合物表现出的则为协同效应。该建模方法的重点是确定两种化合物联合使用时的 PD 相互作用。建模结果表明芬太尼和丁丙诺啡表现出的是相加效应。

$$E = E_{max} \times \frac{C_E^{\gamma}}{1 + C_E^{\gamma}} \tag{18.10}$$

$$C_E = \frac{C_{E,Fen}}{EC_{50,Fen}} + \frac{C_{E,Bup}}{EC_{50,Bup}} + \varepsilon \times \frac{C_{E,Fen}}{EC_{50,Fen}} \times \frac{C_{E,Bup}}{EC_{50,Bup}} \tag{18.11}$$

E-R 模型可描述接受固定剂量复方药物患者的疼痛减轻过程，并可识别每种化合物的作用。然而，其也存在一些挑战，尤其是当建模数据仅来自接受固定剂量复方药物的患者时。一般，E-R 模型中斜率的估算值可决定化合物是否具有活性。如果估计的斜率值小于预先设定的值（例如，0.05），则 E-R 关系显著，相应的化合物被认为具有药理活性。

针对不同剂量组合的复方药物，Zhu 和 Wang（2011）通过建模和模拟，应用 E-R 模型定量评估了接受治疗的患者疗效。评估中的困难来自两个方面。首先，固定剂量复方药物中化合物间的浓度高度相关，药物浓度随剂量的变化而成比例地变化（例如，50mg A/100mg B、100mg A/200mg B）。其次，每种化合物的基础 E-R 关系可能是具有不同形态的非线性关系。如果没有先验或独立的试验数据，用于分析的经验模型可能无法充分描述这些关系。例如，数据来自每次接受一种化合物的患者或接受固定剂量复方药物的患者，但是其中复方药物中一种化合物剂量水平固定，另一种化合物的剂量水平不断变化。因此，单变量的 E-R 模型不适合描述固定剂量复方药物中特定化合物的作用。纳入固定剂量复方药物中所有化合物浓度的多变量 E-R 模型更为合适。但是，如果对每种化合物潜在的 E-R 关系（即模型结构）的定义不正确或不充分，那么重要 E-R 关系的假阳性率就会变大。因此，对于不同剂量水平的固定剂量复方药物数据，应谨慎解读 E-R 结果。

# 18.4 定量药理学在儿科镇痛中的应用案例

疼痛是婴儿和儿童住院治疗时的常见症状。据报道，高达 80% 的婴儿和儿童在住院期间经历疼痛（Taylor 等，2008）。由于儿童处于发育期，感知疼痛的方式和药物的 PK 与成人不同。相对于成年人，指导处理儿童疼痛的研究证据很少。因此，儿科患者的疼痛管理大多从成人中外推而来。以下从 PK/PD 角度，针对非处方药（over-the-counter drug，OTC）对乙酰氨基酚（Acetaminophen）的儿科用药患者，简要介绍给药方案制订时应考虑的因素。

在 OTC 中，解热镇痛和抗风湿（internal analgesic, antipyretic and antirheumatic，IAAA）药物的用药规则（proposed rule，PR）制订尚有许多问题需要评估和讨论。12 岁以下儿童患者对乙酰氨基酚的给药方案是其中之一。目前正在评估基于年龄和体重的给药方案。如果已知儿童体重，应使用基于体重的 10~15mg/kg 给药方案。6 个月至 12 岁的儿童患者给予推荐的对乙酰氨基酚剂量 10~15mg/kg 后，对乙酰氨基酚 PK 暴露量在成人服用推荐剂量的暴露范围内（Ji 等，2012）。在此剂量范围内，6 个月至 12 岁的儿童患者中的对乙酰氨基酚解热作用呈剂量依赖性，且优于安慰剂。Anderson 等（2001）在门诊扁桃体切除术的儿童患者中进行了对乙酰氨基酚的 PK/PD 分析。数据来自三项研究：研究 A 的 32

名患者分别口服 40mg/kg（$n=12$）或 100mg/kg（$n=20$）对乙酰氨基酚，研究 B 的 21 名患者口服 40mg/kg 对乙酰氨基酚，研究 C 的 30 名患者给予安慰剂。这些患者在术前 0.5～1h 接受药物。文献报道这三项研究都有相似的设计。Anderson 等从研究者处获取了随时间变化的疼痛评分的原始数据，并对结果进行了重新分析。安慰剂组的患者早期脱落率很高，样本量随着时间的推移而迅速减少（1h 内未进行疼痛评估）。末次访问结转（last observation carried forward，LOCF）法用于填补缺失的疼痛评分。对于未进行首次观察（0.5h）的患者，疼痛评分填补为 10 分。采用方差分析（analysis of variance，ANOVA）比较了各时间点的治疗组与安慰剂组的疗效差异，比较时未做多因素校正。40mg/kg 和 100mg/kg 在各时间点的镇痛效果均优于安慰剂，具有统计学意义（检验水平＝0.05）。除了 0.5h 外的所有时间点，100mg/kg 的镇痛效果均显著优于 40mg/kg，且具明显的剂量-镇痛效应关系。为了评估 10～15mg/kg 的疼痛减轻情况，还进行了探索性的 E-R 分析，预测低剂量时的镇痛效果。分析过程中应用实际的个体剂量（安慰剂组为 0，治疗组为 27.2～104mg/kg）构建 E-R 模型。此外，为了消除时间的影响，每个时间点用线性模型来建立 E-R 模型：

$$Y_i=\beta_0+\beta_1 X_i+\varepsilon_i \tag{18.12}$$

式中，$Y_i$ 为第 $i$ 个患者的疼痛评分；$X_i$ 为第 $i$ 个患者的剂量（mg/kg）的平方根；$\beta_0$ 为截距；$\beta_1$ 为斜率；$\varepsilon_i$ 为残差。即使疼痛评分在 0～10 之间不呈正态分布，也无需将 $Y$ 作转换，使之成为正态分布。基于近似正态分布的假设可较好地拟合了各时间相的数据。如图 18.1 所示。研究者考察了多种结构模型，如线性模型、对数-线性模型、对数-对数线性

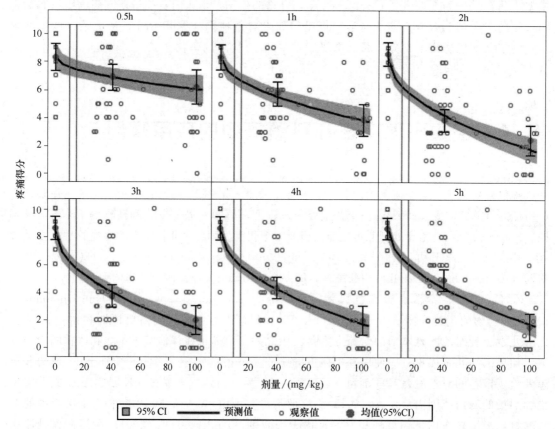

图 18.1 暴露-效应模型的拟合优度（垂直线分别为 10mg/kg 和 15mg/kg）

模型或 $E_{max}$ 模型。其中，剂量转换为其平方根的线性模型是最佳的结构模型。表 18.2 列出了模型参数，图 18.1 显示了拟合优度。表 18.3 列出了 10mg/kg 和 15mg/kg 的预测疼痛评分及其 95% 置信区间（confidence interval，CI）、安慰剂校正的疼痛评分及其 95% 置信区间。与安慰剂相比，10mg/kg 对乙酰氨基酚在不同时间点的疼痛评分的下降预计为 0.7～2.2；相应的 15mg/kg 的疼痛评分下降为 0.9～2.7。采用参数法进行统计学比较，显示 $p$ 值较小具有统计学差异。结果显示的疼痛减轻与临床结局更相关。儿童患者（5～15 岁）进行扁桃体切除术时，E-R 模型提供了对乙酰氨基酚给药方案的支持性证据，应用 10mg/kg 和 15mg/kg 能获得较好的镇痛效果。

表 18.2　暴露-效应模型的参数估计

| 时间/h | 参数 | 估计值 | 95% CI | $p$ 值 |
|---|---|---|---|---|
| 0.5 | 截距 | 8.34 | (7.4, 9.3) | <0.0001 |
| | 斜率 | −0.23 | (−0.4, −0.1) | 0.0031 |
| 1 | 截距 | 8.39 | (7.5, 9.2) | <0.0001 |
| | 斜率 | −0.46 | (−0.6, −0.3) | <0.0001 |
| 2 | 截距 | 8.34 | (7.5, 9.2) | <0.0001 |
| | 斜率 | −0.66 | (−0.8, −0.5) | <0.0001 |
| 3 | 截距 | 8.36 | (7.5, 9.2) | <0.0001 |
| | 斜率 | −0.69 | (−0.8, −0.6) | <0.0001 |
| 4 | 截距 | 8.54 | (7.8, 9.3) | <0.0001 |
| | 斜率 | −0.68 | (−0.8, −0.6) | <0.0001 |
| 5 | 截距 | 8.75 | (8, 9.5) | <0.0001 |
| | 斜率 | −0.70 | (−0.8, −0.6) | <0.0001 |

表 18.3　预测的 10mg/kg 和 15mg/kg 的绝对疼痛评分和安慰剂校正疼痛评分的变化

| 治疗时间/h | 剂量/(mg/kg) | 平均值 | 95% CI | 治疗差异比较 | 差值 | 差值 95% CI | $p$ 值 |
|---|---|---|---|---|---|---|---|
| 0.5 | 10 | 7.6 | (7, 8.2) | 10-Placebo | −0.7 | (−1.2, −0.3) | 0.0031 |
| | 15 | 7.4 | (6.8, 8) | 15-Placebo | −0.9 | (−1.5, −0.3) | 0.0031 |
| 1 | 10 | 6.9 | (6.4, 7.5) | 10-Placebo | −1.4 | (−1.9, −1) | <0.0001 |
| | 15 | 6.6 | (6.1, 7.2) | 15-Placebo | −1.8 | (−2.3, −1.2) | <0.0001 |
| 2 | 10 | 6.3 | (5.7, 6.8) | 10-Placebo | −2.1 | (−2.5, −1.7) | <0.0001 |
| | 15 | 5.8 | (5.3, 6.3) | 15-Placebo | −2.5 | (−3.1, −2) | <0.0001 |
| 3 | 10 | 6.2 | (5.6, 6.7) | 10-Placebo | −2.2 | (−2.6, −1.8) | <0.0001 |
| | 15 | 5.7 | (5.1, 6.2) | 15-Placebo | −2.7 | (−3.2, −2.2) | <0.0001 |
| 4 | 10 | 6.4 | (5.9, 6.9) | 10-Placebo | −2.2 | (−2.5, −1.8) | <0.0001 |
| | 15 | 5.9 | (5.4, 6.4) | 15-Placebo | −2.6 | (−3.1, −2.2) | <0.0001 |
| 5 | 10 | 6.5 | (6, 7) | 10-Placebo | −2.2 | (−2.6, −1.8) | <0.0001 |
| | 15 | 6 | (5.6, 6.5) | 15-Placebo | −2.7 | (−3.2, −2.2) | <0.0001 |

# 18.5 阿片类药物治疗的定量药理学应用

## 18.5.1 滥用风险

药物的滥用倾向指由某种药物引起的主观作用、强化作用或避免负面影响的作用而使得该种药物被重复使用（O'Connor 和 Mead，2010）。阿片类药物的吸引力一定程度上取决于其达到峰浓度（$C_{max}$）的速度（Budman 等，2009），或用阿片类药物的峰值效应和达到最大效应的时间来描述更为合适。从速释制剂更换为缓释制剂，可使患者在长时间内持续缓解疼痛，减少疼痛波动，减少日剂量，帮助患者更易坚持用药方案，使患者能彻夜安睡。此外，医生可根据需要增加患者的剂量，以减轻疼痛（Zacny 和 Gutierrez，2003）。然而，由于缓释制剂中含有大量的活性成分，且易被滥用者所接受，故缓释制剂已成为滥用者和传播者的获取目标。例如，对于 OxyContin 缓释制剂，平均和个体峰值暴露被用来评估药品在处置过程中是否达到了缓释的特性（Haddox 等，2008）。

## 18.5.2 阿片耐受

阿片类药物重复给药可能会导致镇痛耐受，常需要更高的剂量来控制疼痛。基于已知的镇痛作用机制，耐受的产生可分为三种类型：PK、PD 和通过学习获得（Dumas 和 Pollack，2008）。PK 耐受发生在随时间而变化的药物处置或代谢。PD 耐受发生在随时间而减弱的受体系统的内在反应性。通过学习获得的耐受与行为或条件情境有关。尽管导致耐受发生、发展的机制是复杂的，但 PK/PD 经验模型已用于描述和总结药物反应的暂时性丧失。此类模型未纳入耐受产生的特定生物学机制（Ouellet 和 Pollack，1995，1997；Gårdmark 等，1993）。在大鼠滴注吗啡（Morphine）后，通过在效应室之外再引入耐受室，建立了吗啡耐受的综合 PK/PD 模型（Dumas 和 Pollack，2008）。净效应是来自效应室的正效应和来自耐受室的负效应之和。

当已知特定的生理改变可导致时间依赖性的药物作用丧失，可将其纳入机制性的 PK/PD 模型。例如，一氧化氮（nitric oxide，NO）生成的增加与吗啡镇痛耐受性的产生有关。Heinzen 评估了吗啡诱导的神经元 NO 增加与吗啡药理活性丧失之间的时间关系（Heinzen 和 Pollack，2004）。在滴注吗啡期间和滴注后的选定时间点，应用电刺激发声法监测吗啡的镇痛效应。采用 PK/PD 模型进行拟合数据，获得控制吗啡处置、NO 的产生、镇痛效果和镇痛耐受相关的参数（图 18.2）。

在图 18.2 中，$\gamma_S$、$\gamma_E$ 和 $\gamma_I$ 代表形状因子，$E_{max,S}$ 是大脑中吗啡浓度（$MOR_{BR}$）对神经元 NO 可能产生的最大刺激百分比，$E_{max,E}$ 是 $MOR_{BR}$ 可能产生的最大镇痛效应，$EC_{50,E}$ 是引起 50% 最大效应时的 $MOR_{BR}$，$I_{max,E}$ 是虚拟隔室中 NO 浓度（$NO_{BR}^*$）可能产生的最大逆转效应，$IC_{50,E}$ 是产生最大可能逆转效应 50% 时的 $NO_{BR}^*$。将 NO 作为逆转激动剂建立的 $NO_{BR}^*$ 引起的镇痛作用丧失的模型，用以下积分方程 [式（18.13）] 表示：

$$E = \frac{E_{max,E} \times MOR_{BR}^{\gamma_E}}{EC_{50,E}^{\gamma_E} + MOR_{BR}^{\gamma_E}} - \frac{I_{max,E} \times (NO_{BR}^*)^{\gamma_I}}{IC_{50,E}^{\gamma_E} + (NO_{BR}^*)^{\gamma_I}} \tag{18.13}$$

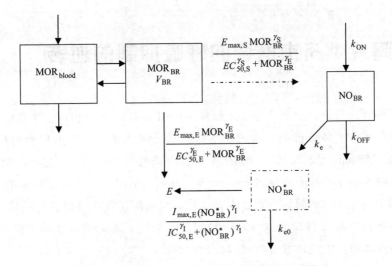

图 18.2　描述由 NO 引起吗啡镇痛耐受产生的模型

　　这些参数定义了吗啡诱导的 NO 生成和镇痛耐受之间的强时间依赖关系，表明 NO 在吗啡镇痛作用的改变过程中起着重要作用，并提示 NO 在镇痛耐受发展中起着重要的调节作用（图 18.3）。

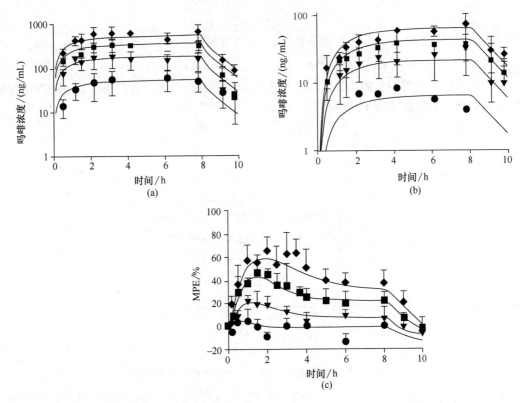

图 18.3　在 8h 的吗啡滴注期间和之后，血液（a）和大脑（b）中的吗啡浓度-时间曲线以及吗啡镇痛效应（MPE）（c）

0.3h·mg/kg（圆形）、1h·mg/kg（三角形）、2h·mg/kg（正方形）或 3h·mg/kg（菱形）。曲线表示 PK/PD 模型对数据的拟合（经 Heinzen 和 Pollack 许可转载，2004）

## 18.6　阿片类药物诱导的呼吸抑制的逆转

　　呼吸抑制是阿片类药物治疗的潜在的致命副作用（Baxter，1994）。纳洛酮（Naloxone）是一种竞争性阿片 $\mu$ 受体拮抗剂，常用于治疗和预防阿片类（如芬太尼和吗啡）诱导的呼吸抑制和复发（Dahan 等，2010）。纳洛酮与丁丙诺啡（Buprenor phine）组成复方制剂 Suboxone®，用于治疗阿片依赖症。Yassen 等（2007）提出了一种基于机制的 PK/PD 相互作用模型，用于描述和预测静脉注射丁丙诺啡后，纳洛酮逆转呼吸抑制的经时变化过程。模型中包含了生物相平衡-受体结合-解离的 PD 过程，描述了丁丙诺啡和纳洛酮在阿片 $\mu$ 受体上的竞争性相互作用。上述过程可用式（18.14）描述：

$$\frac{\mathrm{d}\rho_{\mathrm{app}(丁丙诺啡)}}{\mathrm{d}t} = k_{\mathrm{on}(丁丙诺啡)} \times [C_{\mathrm{e}(丁丙诺啡)}] \times \left\{ [1 - \rho_{\mathrm{app}(丁丙诺啡)}] \times \left[ 1 - \frac{C_{\mathrm{e}(纳洛酮)}}{k_{\mathrm{D}(纳洛酮)} + C_{\mathrm{e}(纳洛酮)}} \right] \right\}$$
$$- k_{\mathrm{off}(丁丙诺啡)} \cdot \rho_{\mathrm{app}(丁丙诺啡)} \tag{18.14}$$

　　呼吸抑制作用与受体占有率之间的关系采用线性函数建模 [式（18.15）]：

$$E = E_0 \times [1 - \alpha \times \rho_{\mathrm{app}(丁丙诺啡)}] \tag{18.15}$$

　　式中，$\rho_{\mathrm{app}}$ 为受体占有率的表观分数；$k_{\mathrm{D}}$ 为纳洛酮的平衡解离常数，等于 $k_{\mathrm{off}}/k_{\mathrm{on}}$；$C_{\mathrm{e}}$ 为作用部位的药物浓度；$E$ 为通气反应；$E_0$ 为基线通气量；$\alpha$ 为内在活性，其值在 0～1 之间。由于丁丙诺啡缓慢的受体动力学和纳洛酮快速的消除动力学，丁丙诺啡诱导的呼吸抑制的逆转需要高剂量并持续滴注的纳洛酮（图 18.4）。

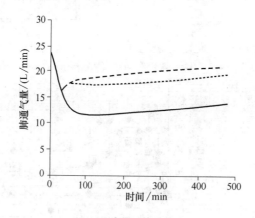

图 18.4　纳洛酮给药方式对丁丙诺啡诱导的呼吸抑制
可逆性的影响

丁丙诺啡给药剂量为 0.2mg/70kg。一半的剂量在 90s 内给予，其余剂量在 59min
内给予。30min 后，纳洛酮以 0mg/h（安慰剂，实线）、(2mg/70kg)/h
（短虚线）、或（4mg/70kg)/h（长虚线）的速率持续滴注
（经 Yassen 等许可转载，2007）

## 18.7　临床患者照护中的定量药理学

在麻醉-镇痛的临床实践中，通常需要使用多种药物（如镇痛、催眠和抑制有害的躯体和自主反应；Kissin，1993）。因此，为了达到预期的药物治疗效果，同时最大限度地减少副作用，需要更精确和准确的给药方案。定量药理学模型可描述剂量-暴露-效应关系，定量考察影响 PK/PD 变异的协变量，并已成功地应用于临床，帮助优化给药方案。其中，计算机控制的靶控输注（target-controlled infusion，TCI）和药物咨询显示系统（drug advisory displays）的开发（Syroid 等，2002，Sahinovic 等，2010，Struys 等，2011）是最为重要的典型案例。市售的药物咨询显示系统，如 SmartPilot View（Drager Medical，Lubeck，Germany；FDA，2012）和 Navigator（GE Healthcare，Helsinki，Finland；FDA，2007），整合了患者既往用药、监护仪和麻醉系统的实时数据，为临床医生在治疗时提供预测的 PK/PD 信息。各种药物和合并用药的 PK/PD 模型整合在医疗设备的算法之中，用于预测药物的 PK/PD 曲线，并可实时显示。这些药物咨询显示系统使临床医生能够直观地了解协同效应的程度以及预测特定方案下的效应。

尽管有大量麻醉药的 PK/PD 模型研究，但只有一小部分研究结果应用于临床（Fisher，1996）。这种药物咨询显示技术将定量药理学引入了手术室，提高了麻醉药物 PK/PD 的临床应用。如图 18.5 所示，药物咨询显示系统通常包括了用药史、镇静、镇痛和肌松反应的展示。例如 Navigator 系统，PK/PD 模型中支持了吸入性镇静药物（如地氟醚、安氟醚、异氟醚、氟烷、七氟醚和一氧化二氮）、静脉镇静药物（如咪达唑仑、丙泊酚和硫喷妥）、镇痛药物（如阿芬太尼、芬太尼、瑞芬太尼和舒芬太尼）和肌肉松弛剂（如美维库铵、泮库溴铵、罗库溴铵和维库溴铵）。PK 模型用于计算效应部位的药物浓度（$C_e$）。作用部位的浓度以药物的 $EC_{50}$ 进行标准化（或缩放）。结果显示为 $C_e(t)/EC_{50}$ 随时间变化的曲线。其中 $C_e(t)$ 是 $t$ 时刻在作用部位的药物浓度，$EC_{50}$ 是 50% 的群体达到该药物参考效应时的作用部位浓度。当一种药物具有已知的相互作用特性时，系统还会尝试解释某些 PD 药物相互作用。已有基于响应曲面法模型的多篇报道，成功地描述麻醉药物的相互作用（Greco 等，1995，Minto 等，2000，Guan 等，2008，Lee，2010）。例如，Schnider 构建了含年龄、身高、体重和去脂体重协变量的三室 PK 模型，用于描述丙泊酚（Propofol）的 PK 特征（Masui 等，2010），以及与镇痛药物的相互作用（图 18.6）。通过 PD 相互作用的模型（如Greco 模型），可描述丙泊酚与镇痛药在虚拟效应部位的协同作用（Greco 等，1995）：

$$E = \frac{E_{max} \times \left( \dfrac{C_{eA}}{EC_{50,A}} + \dfrac{C_{eB}}{EC_{50,B}} + \alpha \times \dfrac{C_{eA}}{EC_{50,A}} \times \dfrac{C_{eB}}{EC_{50,B}} \right)^n}{\left( \dfrac{C_{eA}}{EC_{50,A}} + \dfrac{C_{eB}}{EC_{50,B}} + \alpha \times \dfrac{C_{eA}}{EC_{50,A}} \times \dfrac{C_{eB}}{EC_{50,B}} \right)^n + 1} \tag{18.16}$$

式中，$E_{max}$ 为药物 A 和药物 B 的最大效应；$EC_{50,A}$ 和 $EC_{50,B}$ 为产生 50% 最大效应的单个药物的浓度；$n$ 为 PD 反应曲线的斜率；$\alpha$ 为描述两种药物之间以特定效应衡量的相互作用的性质和程度的唯一参数。如果 $\alpha = 0$，则药物的相互作用是加合性的。如果 $\alpha < 0$，则药物的相互作用为拮抗作用。而如果 $\alpha > 0$，则药物的相互作用为协同作用。$C_{eA}$ 和 $C_{eB}$ 分

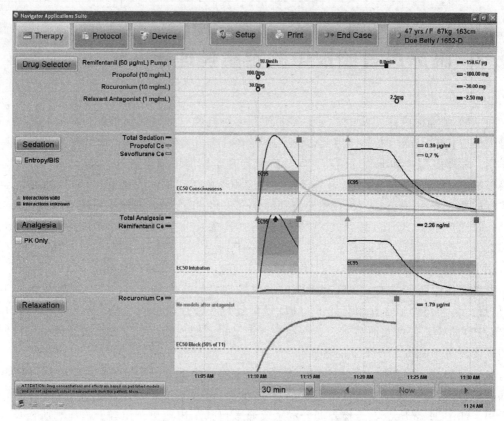

图 18.5　Navigator 界面展示了某个体给予瑞芬太尼、丙泊酚、罗库溴铵和肌肉松
弛剂拮抗剂后的 PK/PD 信息（见彩插）

作用部位的浓度以 PD 参数 $EC_{50}$ 进行标准化，$EC_{50}$ 是 50% 的群体达到该药物参考效应作用时的作用部位浓度。

总效应（镇静和镇痛窗口中的黑线）显示了镇痛药（瑞芬太尼）和镇静药（丙泊酚和七氟醚）
的协同效应。这些模型还预测了未来的影响（经 GE Healthcare 许可转载）

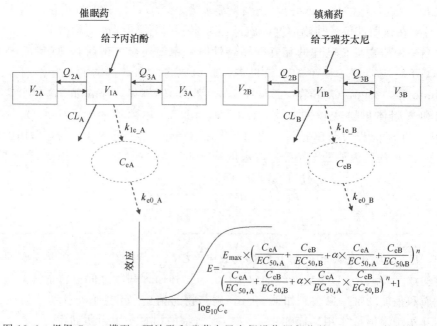

图 18.6　根据 Greco 模型，丙泊酚和瑞芬太尼在假设作用部位的 PK 和 PD 协同作用

别代表丙泊酚和镇痛药在作用部位的浓度。

应谨记模型中尽管会考虑一些影响药物浓度和效果的患者因素，但显示的信息仅代表了群体的统计抽样结果，而不是接受麻醉的患者的实际测量值。麻醉师应对潜在反应（基于模型）和实际患者反应（基于患者麻醉监视器上的参数）进行比较，以确定：①根据实际患者反应，对药物剂量进行调整；②模型预测值与患者实际反应的相关性。此外，系统内嵌的模型通常基于健康志愿者，而未考虑操作流程和影响药物 PK 和相互作用的其他因素。此外，大多数已发表的模型根据脑电图（electroencephalogram，EEG）效应数据，推导量化血药浓度和药物效应之间延迟关系的关键参数 $k_{e0}$。上述过程隐含了如下假设：血药浓度与药物的所有 PD 效应（如镇痛和催眠）之间的延迟与血浆浓度与 EEG 效应之间的延迟相同。然而，该假设需要进一步验证。

药物咨询显示系统已被证明是指导麻醉的有用工具。剂量滴定更精确使得麻醉更充分，安全性更高（Cirillo 等，2012）。通过应用定量药理学技术，麻醉师可用更有效的方式优化麻醉-镇痛药物的用药方案。

# 18.8　本章重点

- 一般，通过定量整合疾病进展、安慰剂效应、E-R 关系和受试者协变量等各方面的信息，建立疼痛模型。
- 在药物开发过程中，疼痛模型有助于优化临床试验设计，并解决以下问题：
  —复方药物中每个成分对疗效的贡献；
  —推荐儿童给药剂量；
  —滥用风险；
  —药物耐受性；
  —阿片诱导的呼吸抑制；
  —临床试验中的患者脱落的模式。
- 在麻醉和镇痛管理的商用医疗器械的软件包中，已嵌入了定量药理学模型。
- 在疼痛管理中，定量药理学不仅可以影响药物的开发和监管决策，还可方便患者的照护和治疗决策的制定。

# 参 考 文 献

Anderson BJ，Woollard GA，Holford NH（2001）Acetaminophen analgesia in pediatrics：placebo effect and pain resolution after tonsillectomy．Eur J Clin Pharmacol 57（8）：559-569.
Australian and New Zealand College of Anaesthetists（2010）National pain strategy．（文件可从 IASP 官网获取）
Baxter AD（1994）Respiratory depression with patient-controlled analgesia．Can J Anaesth 41：87-90.
Beaulieu P，Lussier D，Porreca F，Dickenson A（2010）Pharmacology of pain．IASP Press，Seattle.

Budman SH，Grimes Serrano JM，Butler SF（2009）Can abuse deterrent formulations make a difference? Expectation and speculation. Harm Reduct J 6：8. doi：10. 1186/1477-7517-6-8.

Byon W，Ouellet D，Chew M，Ito K，Burger P，Pauer L，Zeiher B，Corrigan B（2010）Exposure-response analyses of the effects of pregabalin in patients with fibromyalgia using daily pain scores and patient global impression of change. J Clin Pharmacol 50（7）：803-815. doi：10. 1177/0091270009352187.

Cirillo V，Volpe ML，Iacono C，Crisconio P，De Robertis E，Tufano R（2012）Is navigator a useful tool in guiding anesthesia practice in nephropatic patients? Preliminary study：3AP5-AP. Eur J Anaesthesiol 29：52.

Dahan A，Aarts L，Smith TW（2010）Incidence，reversal，and prevention of opioid-induced respiratory depression. Anesthesiology 112（1）：226-238.

Dahan A，Olofsen E，Sigtermans M，Noppers I，Niesters M，Aarts L，Bauer M，Sarton E（2011）Population pharmacokinetic-pharmacodynamic modeling of ketamine-induced pain relief of chronic pain. Eur J Pain 15（3）：258-267.

Dumas EO，Pollack GM（2008）Opioid tolerance development：a pharmacokinetic/pharmacodynamic perspective. AAPS J 10（4）：537-551.

EFIC（2010）EFIC's Declaration on pain：pain is as a major health problem，a disease in its ownright.（详见 EFIC 官网）

Eli L（2004）Package insert for cymbalta（Duloxetine）.（文件可从 FDA 官网获取）

FDA（2007）Navigator applications suite premarket notification 510（k）summary.（文件可从 FDA 官网获取）

FDA（2008）Joint meeting of the anesthetic and life support drugs advisory committee and drug safety & risk management advisory committee.（文件可从 FDA 官网获取）

FDA（2012）Smartpilot view premarket notification 510（k）summary.（文件可从 FDA 官网获取）

Fisher DM（1996）（Almost）everything you learned about pharmacokinetics was（somewhat）wrong! Anesth Analg 83（5）：901-903.

Foster D，Upton R，Christrup L，Popper L（2008）Pharmacokinetics and pharmacodynamics of intranasal versus intravenous fentanyl in patients with pain after oral surgery. Ann Pharmacother 42（10）：1380-1387. doi：10. 1345/aph. 1L168.

Fujii T，Matsudaira K（2013）Prevalence of low back pain and factors associated with chronic dis-abling back pain in Japan. Eur Spine J 22（2）：432-438. doi：10. 1007/s00586-012-2439-0.

Gårdmark M，Ekblom M，Bouw R，Hammarlund-Udenaes M（1993）Quantification of effect delay and acute tolerance development to morphine in the rat. J Pharmacol Exp Ther 267（3）：1061-1067.

Gobburu JV，Lesko LJ（2009）Quantitative disease，drug，and trial models. Annu Rev Pharmacol Toxicol 49：291-330. doi：10. 1146/annurev. pharmtox. 011008. 145613.

Goldberg DS，McGee SJ（2011）Pain as a global public health priority. BMC Public Health 11：770. doi：10. 1186/1471-2458-11-770.

Greco WR，Bravo G，Parsons JC（1995）The search for synergy：a critical review from a response surface perspective. Pharmacol Rev 47（2）：331-385.

Green B，Chandler S，MacDonald G，Elliott G，Roberts MS（2010）Quantifying pain relief following administration of a novel formulation of paracetamol（acetaminophen）. Clin Pharmacol 50（12）：1406-1413. doi：10. 1177/0091270009359181.

Guan Z，Bi SS，Yang L，Zhang LP，Zhou TY，Lu W（2008）Progress in the study of response surface modeling in investigation of drug-drug interaction in anesthetic drugs. Yao Xue Xue Bao 43（12）：1171-1178.

Gueorguieval I，Nestorov IA，Aarons L，Rowlang M（2005）Uncertainty analysis in pharmacokinetics and pharmacodynamics：application to naratriptan. Pharm Res 22（10）：1614-1626.

Haddox JD，Henningfield JE，Mannion R（2008）A new formulation of OxyContin（oxycodone HCl controlled release)tablets.（文件可从 FDA 官网获取）

Heinzen EL，Pollack EM（2004）Pharmacodynamics of morphine-induced neuronal nitric oxide production and antinociceptive tolerance development. Brain Res 1023 （2）：175-184.

Hu C，Sale ME （2003） A joint model for nonlinear longitudinal data with informative dropout. J Pharmacokinet Pharmacodyn 30 （1）：83-103.

Huntjens DR，Danhof M，Della Pasqua OE （2005） Pharmacokinetic-pharmcodynamic correlations and biomarkers in the development of COX-2 inhibitors. Rheumatology （Oxford） 44 （7）：846-859.

IASP （2012a） IASP Taxonomy. （详见 IASP 官网）

IASP （2012b） Pain associated with neurological disorders. （详见 IASP 官网）

Institute of Medicine of National Academies （2011） Relieving pain in America：a blueprint for transforming prevention，care，education，and research. （详见 Nationalacademies 官网）

Ji P，Wang Y，Li Z，Doddapaneni S，Hertz S，Furness S，Sahajwalla CG （2012） Regulatory review of acetaminophen clinical pharmacology in young pediatric patients. J Pharm Sci 101 （12）：4383-4389. doi：10. 1002/jps. 23331.

Kissin I （1993） General anesthetic action：an obsolete notion? Anesth Analg 76 （2）：215-218.

Kowalski KG，Olson S，Remmers AE，Hutmacher MM （2008） Modeling and simulation to support dose selection and clinical development of SC-75416，a selective COX-2 inhibitor for the treatment of acute and chronic pain. Clin Pharmacol Ther 83 （6）：857-866.

Lee SI （2010） Drug interaction：focusing on response surface models. Korean J Anesthesiol 58 （5）：421-434.

Lockwood PA，Cook JA，Ewy WE，Mandema JW （2003） The use of clinical trial simulation to support dose selection：application to development of a new treatment for chronic neuropathic pain. Pharm Res 20 （11）：1752-1759.

Mandema JW，Stanski DR （1996） Population pharmacodynamic model for ketorolac analgesia. Clin Pharmacol Ther 60 （6）：619-635.

Masui K，Upton RN，Doufas AG，Coetzee JF，Kazama T，Mortier EP，Struys MM （2010） The performance of compartmental and physiologically based recirculatory pharmacokinetic models for propofol：a comparison using bolus，continuous，and target-controlled infusion data. Anesth Analg 111 （2）：368-379. doi：10. 1213/ANE. 0b013e3181bdcf5b.

Miller R，Ewy W，Corrigan BW，Ouellet D，Hermann D，Kowalski KG，Lockwood P，Koup JR，Donevan S，El-Kattan A，Li CS，Werth JL，Feltner DE，Lalonde RL （2005） How modeling and simulation have enhanced decision making in new drug development. J Pharmacokinet Pharmacodyn 32 （2）：185-197.

Minto CF，Schnider TW，Short TG，Gregg KM，Gentilini A，Shafer SL （2000） Response surface model for anesthetic drug interactions. Anesthesiology 92 （6）：1603-1616.

O' Connor EC，Mead AN （2010） Tramadol acts as a weak reinforcer in the rat self-administrationmodel，consistent with its low abuse liability in humans. Pharmacol Biochem Behav 96 （3）：279-286. doi：10. 1016/j. pbb. 2010. 05. 018.

Ouellet DM，Pollack GM （1995） A pharmacokinetic-pharmacodynamic model of tolerance to mor-phine analgesia during infusion in rats. J Pharmacokinet Biopharm 23 （6）：531-549.

Ouellet DM，Pollack GM （1997） Pharmacodynamics and tolerance development during multiple intravenous bolus morphine administration in rats. J Pharmacol Exp Ther 281 （2）：713-720.

Panel on handling missing data in clinical trials；national research council （2010） The prevention and treatment of missing data in clinical trials. （详见 Nationalacademies 官网）

Sahinovic MM，Absalom AR，Struys MM （2010） Administration and monitoring of intravenous anesthetics. Curr Opin Anaesthesiol 23 （6）：734-740. doi：10. 1097/ACO. 0b013e3283404579.

Schopflocher D，Taenzer P，Jovey R （2011） The prevalence of chronic pain in Canada. Pain Res Manage 16 （6）：445-450.

Schug SA，Auret K （2008） Clinical pharmacology：principles of analgesic drug management. In：Sykes N，

Bennett MI，Yuan C-S（eds）Clinical pain management：cancer pain，2nd edn. Hodder Arnold，London，pp 104-122. ISBN 978-0-340-94007-5.

Shinoda S，Aoyama T，Aoyama Y，Tomioka S，Matsumoto Y，Ohe Y（2007）Pharmacokinetics/ pharmacodynamics of acetaminophen analgesia in Japanese patients with chronic pain. Biol Pharm Bull 30（1）：157-161.

Struys M，Sahinovic M，Lichtenbelt BJ，Vereecke HEM，Absalom AR（2011）Optimizing intravenous drug administration by applying pharmacokinetic/pharmacodynamic concepts. Br J Anaesth 107（1）：38-47.

Syroid ND，Agutter J，Drews FA，Westenskow DR，Albert RW，Bermudez JC，Strayer DL，Prenzel H，Loeb RG，Weinger MB（2002）Development and evaluation of a graphical anesthesia drug display. Anesthesiology 96（3）：565-575.

Taylor EM，Boyer K，Campbell FA（2008）Pain in hospitalized children：a prospective cross-sectional survey of pain prevalence，intensity，assessment and management in a Canadian pediatric teaching hospital. Pain Res Manage 13（1）：25-32.

Tröster A，Ihmsen H，Singler B，Filitz J，Koppert W（2012）Interaction of fentanyl and buprenorphine in an experimental model of pain and central sensitization in human volunteers. Clin J Pain 28（8）：705-711. doi：10. 1097/AJP. 0b013e318241d948.

World Health Organization（WHO）（1996）Cancer pain relief. With a guide to opioid availability，2nd edn. WHO，Geneva. ISBN 92-4-154482-154481.

World Health Organization（WHO）（2008）WHO treatment guidelines on chronic non-malignant pain in adults.（详见 WHO 官网）

Yassen A，Olofsen E，van Dorp E，Sarton E，Teppema L，Danhof M，Dahan A（2007）Mechanism-based pharmacokinetic-pharmacodynamic modelling of the reversal of buprenorphine-induced respiratory depression by naloxone：a study in healthy volunteers. Clin Pharmacokinet 46（11）：965-980.

Zacny JP，Gutierrez S（2003）Characterizing the subjective，psychomotor，and physiological effects of oral oxycodone in non-drug abusing volunteers. Psychopharmacology（Berl）170：242-254.

Zhu H，Wang Y（2011）Evaluation of false positive rate based on exposure-response analyses for two compounds in fixed-dose combination products. J Pharmacokinet Pharmacodyn 38（6）：671-696. doi：10. 1007/s10928-011-9214-4.

# 第19章

# 高脂血症的定量药理学应用

Maurice G. Emery, Peter C. Haughney and John P. Gibbs

## 19.1 引言

冠状动脉和外周血管的动脉硬化是公认的心血管疾病、外周血管疾病和脑卒中的首要死亡原因。鉴别心血管疾病的危险因素，成功降低心血管疾病的风险一直是近期前沿研究的主题（WHO等，2011；Smith等，2012；Lloyd-Jones，2010）。通过饮食和药物治疗相结合的方法，可有效控制血脂异常，显著降低心血管疾病发生的风险。尽管治疗手段有所提高，但心血管疾病发生的风险尚未得到有效控制，亟待寻找和开发治疗严重心血管疾病的新方法。

血管壁上的胆固醇沉积是动脉硬化过程中的一个关键要素。几乎所有的脂蛋白均参与了胆固醇转运，是形成循环脂质的核心要素，在心血管疾病的发病机制中起着重要作用。因此，脂蛋白水平是心血管风险毋庸置疑的重要指标。过去近50年中，描述脂蛋白动力学的数学模型已被广泛应用。早期的模型应用包括：理解脂蛋白代谢的基本生理过程、疾病的影响，以及考察影响上述过程的治疗药物的作用机制。

定量药理学在高脂血症中的应用是一个新兴的领域。现已经开发了一些半机制性和经验性的药代动力学和药效动力学（pharmacokinetics and pharmacodynamics，PK/PD）模型，描述高脂血症治疗药物的剂量-效应和效应-时间过程。定量药理学可通过准确的模拟临床试验、优化给药方案以及提示早期终止风险-效益比不可接受的项目，有效地指导药物的研发。定量药理学方法可以支持新一代治疗方法的开发，进一步降低心血管风险、达到预期的治疗目标。本章概述了脂质代谢的量化手段、当前的治疗方法，并综述了目前在高脂血症治疗中最先进的PK/PD建模方法及其应用。

# 19.2 脂质代谢紊乱的生物学概述

## 19.2.1 脂蛋白代谢概述

脂蛋白（lipoprotein）是载脂蛋白、胆固醇、甘油三酯和磷脂组成的球形分子。脂蛋白具有限的水溶性，在血浆中可发挥转运脂质的作用。脂蛋白的密度、脂质构成和关联脂蛋白等决定了其特征和功能性交互作用（表19.1）。

表 19.1　主要的循环脂蛋白

| 脂蛋白 | 密度/<br>（g/dL） | 近似分子质量/<br>（kDa） | 脂质构成/% | | | 关联的<br>载脂蛋白 |
| --- | --- | --- | --- | --- | --- | --- |
| | | | 甘油三酯 | 胆固醇 | 磷脂 | |
| 乳糜微粒 | 0.95 | 400000 | 80～95 | 2～7 | 3～9 | B48、C、E、A |
| 极低密度脂蛋白 | 0.95～1.006 | 10000～80000 | 55～80 | 5～15 | 10～20 | B100、C、E |
| 中密度脂蛋白 | 1.006～1.019 | 5000～10000 | 20～50 | 20～40 | 15～25 | B100、C、E |
| 低密度脂蛋白 | 1.019～1.063 | 2300 | 5～15 | 40～50 | 20～25 | B100 |
| 高密度脂蛋白 | 1.063～1.210 | 1700～3600 | 5～10 | 15～25 | 20～30 | A、C、E |

脂蛋白代谢常可简单地划分为两个途径。在健康个体中，第一种途径是胆固醇的分布，而第二种途径通常被称为"反向胆固醇转运"，即将胆固醇从外周转运回体循环以供重复利用和/或消除。在脂质异常的个体中，这两种途径可体现为过量胆固醇在血管壁的沉积或从血管壁中清除胆固醇，从而影响血管病变的程度。定量药理学可以描述和理解脂质和脂蛋白的体内动力学过程，探讨正常和病理状态下脂质和脂蛋白的体内动态变化机制。因此，脂蛋白动力学有助于描述治疗作用的机制和程度。

数学模型可量化脂蛋白代谢过程。循环脂质及其前体和脂蛋白的生成与消除的动力学参数可通过直接测量示踪剂而获得。示踪剂可为稳定标记或放射性标记的分子。示踪剂可以整合进入体内的脂质和脂蛋白中，或者在体外标记后再引入。由于研究目标不同，每种方法都各有利弊。这些定量示踪剂研究的基本原理和主要假设包括：①稳态条件（即零级合成和一级消除）；②示踪剂的量不会干扰系统；③示踪剂可以代表被示踪物的处置过程。使用房室分析法拟合数据，可直接或从稳态假设中获得生成和/或消除速率。在早期研究中，使用外源放射性标记的脂蛋白。近20年来，随着质谱技术的发展，在蛋白质中引入稳定同位素的应用越来越多。现有多篇关于方法学、数学建模和其假设的优秀综述发表见刊（Barrett等，1996；Ji等，2006）。

## 19.2.2 外源性和内源性脂质的生成和转运

外源性或膳食脂质的摄入、新脂质的从头合成和整合进入脂蛋白的过程见图19.1。膳食脂质被吸收并整合进入含有apo B48、apo AⅠ、apo AⅡ和apo AⅣ的新生乳糜微粒中。成熟的乳糜微粒是一个主要由甘油三酯、少量的磷脂和游离胆固醇组成的球体。这些颗粒通过胸导管输送到循环系统。一旦进入体循环，高密度脂蛋白（high-density lipoprotein，

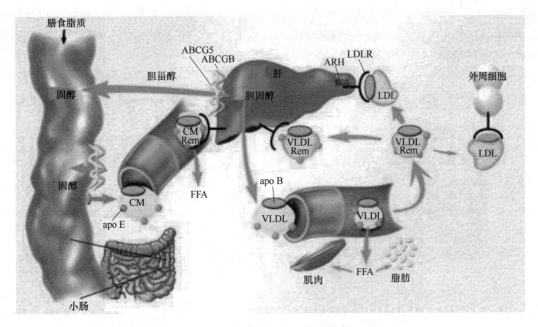

图 19.1　胆固醇的吸收和生成

乳糜微粒（CM），乳糜微粒残留物（CM Rem），VLDL 残留物（VLDL Rem），LDL 受体（LDLR），

常染色体隐性高胆固醇血症（ARH），ATP 结合盒 G 家族的 5 或 8 型（ABCG5/8）（转载自 Rader DJ 等

（2003）Monogenic hypercholesterolemia：new insights into pathogenesis and treatment. J

Clin Invest 111/12：1796，获得 Copyright Center，Inc. 的许可）

HDL）可转换为 apo C 蛋白。apo CⅡ通过激活肌肉和脂肪组织的毛细血管中的脂蛋白脂肪酶（lipoprotein lipase，LPL），水解甘油三酯，产生脂肪酸，进而被机体利用。水解后，apo CⅠ和 apo CⅡ被迁移回到 HDL 表面。然后 apo E 由可被低密度脂蛋白受体（low-density lipoprotein receptor，LDLR）识别的乳糜微粒残留物摄取。通过这种方式，乳糜微粒残留物中的游离胆固醇和磷脂被供应给肝脏。

通过摄取和/或合成甘油三酯和胆固醇，肝脏可生成大部分内源性脂类，为外周组织提供胆固醇。这些脂质与磷脂和 apo B100 结合，然后作为新生的极低密度脂蛋白（very low-density lipoprotein，VLDL）颗粒分泌至体循环。其他载脂蛋白（apo CⅠ、apo CⅡ、apo E）则插入 VLDL 颗粒中。与乳糜微粒相同，VLDL 也受 LPL 调控，作用于中密度脂蛋白（intermediate-density lipoprotein，IDL；VLDL 残余物）。然后，这些微粒通过肝脏中甘油三酯脂肪酶和 apo E 的作用，转化为更小的 LDL 颗粒。肝脏可吸收大部分的 LDL，并且通过肝细胞上的 LDLR 清除 LDL（和其他 apo B100 颗粒）。细胞内胆固醇浓度可调节肝脏胆固醇的生成和分泌、LDL 的摄取及其与 LDLR 的相互作用。这种调节主要通过了甾醇调节元件结合蛋白（sterol regulatory element-binding protein，SREBP）转录因子的介导。作为基于模型的系统生物学的研究基础，该调节过程已被全面评价，用于探讨循环胆固醇治疗血脂异常的作用（Brown 和 Goldstein，2006；Dietschy，1997；van der Wulp 等，2012）。

## 19.2.3　胆固醇逆向转运

半个多世纪前，在探索卵磷脂胆固醇酰基转移酶（lecithin-cholesterol acyltransferase enzyme，LCAT）活性的过程中，学者们提出了胆固醇逆向转运（reverse cholesterol transport，RCT）的概念（Glomset 和 Wright，1964）。HDL 可清除和转运过量胆固醇以供肝脏再利用。HDL 也可使过量的胆固醇排出体外。相关研究持续在开展。目前对该过程的理解如图 19.2 所示。

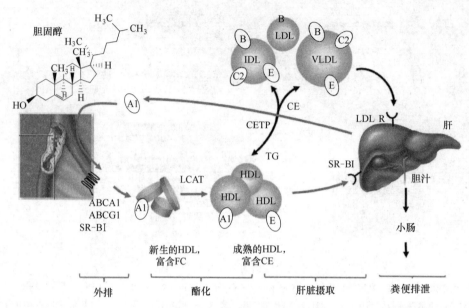

图 19.2　胆固醇逆向转运

外排、酯化、肝脏摄取与粪便排泄。胆固醇酯（CE），胆固醇酯转运蛋白（CETP），高密度脂蛋白（HDL），
低密度脂蛋白（LDL），极低密度脂蛋白（VLDL），LDL 受体（LDLR），甘油三酯（TG），卵磷脂胆固醇
酰基转移酶（LCAT），载脂蛋白（A1），载脂蛋白（B），载脂蛋白（C2），载脂蛋白（E），
清道夫受体 B 类 I 型（SR-B I），游离胆固醇（FC），ATP 结合盒 A 或 G 家族的 1 型（ABCA1/G1）

　　RCT 通路由以 apo A I 为核心的脂蛋白组成，可预防动脉粥样硬化。前 β（电泳迁移率）颗粒由肠道和肝脏分泌，也可从经过脂解的乳糜微粒中生成，或从去除胆固醇酯的 HDL₂乳糜微粒中产生。这些盘状颗粒的作用是接受来自外周组织的未酯化胆固醇。胆固醇由 ATP 结合盒转运蛋白家族，在包括巨噬细胞在内的外周组织中转运。现已明确的转运蛋白包括 ABCA1 和 ABCG1。近年来，有学者综述了 HDL 功能的分子水平机制和实现外周脂质稳态的相关细胞水平机制（Orso 等，2011）。胆固醇转移到 HDL 颗粒后，通过卵磷脂胆固醇酰基转移酶的作用进行酯化，形成球形颗粒。这些成熟中的 HDL 颗粒将胆固醇酯包裹在核心中，且在密度减小的同时，体积不断增大。这些颗粒进一步分化为 HDL₂ 和 HDL₃颗粒，构成了数量最大的循环 HDL。由于并入了 apo E，胆固醇酯（cholesteryl ester，CE）进一步膨胀，进入 HDL 颗粒的核心。

　　清除人体血浆中的获得性 HDL 胆固醇的过程涉及了多个途径，包括通过胆固醇酯转移蛋白（cholesteryl ester transfer protein，CETP）将胆固醇酯从 HDL 转移至 VLDL/LDL 颗粒。随后再循环至外周或通过 LDLR 递送至肝脏，通过肝脏清道夫受体 B 类 I 型（scavenger receptor class B type I，SR-B I）直接清除含 apo A I 的颗粒。含 apo E 的 HDL 颗粒直接与 LDLR 发生相互作用而被清除。肝脏中的胆固醇随后被排至胆汁和粪便中。据估计，大约 90% 的胆固醇通过胆汁酸而排出体外。胆汁酸的代谢途径受到孤儿核受体紧密且协调的调节（Russell，2009；Repa 和 Mangelsdorf，2000）。剩余的 10% 胆固醇则通过毛细管转运体直接分泌到胆汁中，并参与生物活性类固醇的合成。

## 19.3 LDL-C 与心血管风险之间的联系

实验动物模型、实验室研究、流行病学、临床和基因组学等的大量研究表明：LDL-C (low-density lipoprotein cholesterol，低密度脂蛋白胆固醇) 升高是冠心病 (coronary heart disease，CHD) 发生的主要原因 (National Heart，Lung，and Blood Institute，NHLBI，2004)。其他脂蛋白与冠心病之间的联系尚不明确。鉴于二者之间的紧密联系，临床试验中，LDL-C 成为评估高胆固醇血症新药疗效的标准主要终点 (European Medicines Agency，2010)。

10 项临床对照研究的试验数据的荟萃分析发现，在一级和二级预防措施下，治疗期间的 LDL-C 水平与冠心病的绝对风险直接相关 (O'Keefe 等，2004)。图 19.3 展示了 LDL-C 和二级预防试验中冠心病事件发生率的关系。

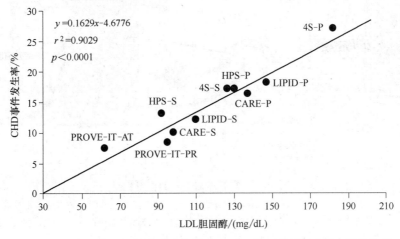

图 19.3　LDL-C 与二级预防试验中冠心病 (CHD) 事件发生率之间的关系
(转载自 O'Keefe 等，2004，©2004 by American College of Cardiology Foundation)

另一项大规模的荟萃分析也支持 LDL-C 与冠心病风险降低之间的关系 (CTT Collaboration，2010)。在一项纳入多项临床对照研究的 170000 名受试者个体数据的荟萃分析中，比较了高剂量与低剂量他汀类 (statins) 药物，或比较他汀类药物与安慰剂，计算了相对风险降低值。研究结果表明：无论是高剂量与低剂量他汀对比的研究，还是他汀与安慰剂对比的研究，LDL-C 降低 38.6mg/dL (1mmol/L)，均可降低约 20% 的冠心病发病风险。研究者由此得出具有冠心病发病风险的患者，治疗的主要目标应为尽可能降低 LDL-C 水平。

## 19.4　高脂血症治疗的作用机制

高脂血症的治疗有多种选择。所有这些治疗方法均可以降低胆固醇，但对脂蛋白有不同的作用。通常将不同作用机制的治疗方法相结合，实现临床目标。下面讨论各类高脂血症的治疗方案。图19.4总结了高脂血症治疗方案的作用机制。

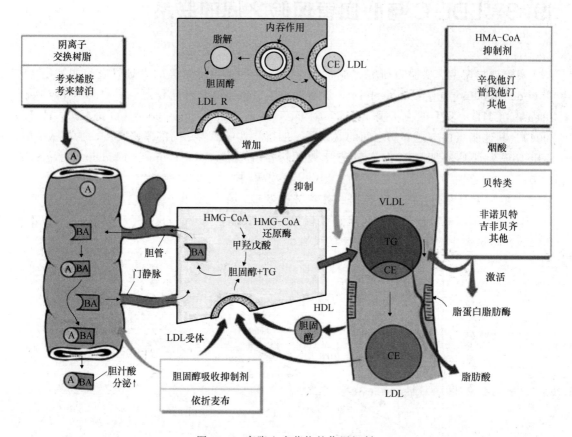

图 19.4　高脂血症药物的作用机制

阴离子交换树脂（A），胆汁酸（BA），胆固醇酯（CE），高密度脂蛋白（HDL），3-羟基-3-甲基戊二酰辅酶A（HMG-CoA），低密度脂蛋白（LDL），LDL受体（LDLR），极低密度脂蛋白（VLDL），甘油三酯（TG）。

（转载自 Neal MJ（2012）Medical pharmacology at a glance，第7版，经 John Wiley & Sons 许可）

他汀类药物（包括洛伐他汀、瑞舒伐他汀、阿托伐他汀、辛伐他汀、普伐他汀、匹伐他汀和氟伐他汀）通过抑制 3-羟基-3-甲基戊二酰辅酶 A（3-hydroxy-3-methylglutaryl coenzyme A，HMG-CoA）还原酶，阻止 HMG-CoA 转化为甲羟戊酸（mevalonic acid，MVA），减少后续肝细胞中的 LDL-C 合成反应（Istvan 和 Deisenhofer，2001），降低 LDL-C。他汀类药物治疗还可诱导细胞内胆固醇降低和 LDLR 细胞表面的表达增加（Goldstein 和 Brown，2009）。

依折麦布（Ezetimibe，Zetia®）可限制膳食胆固醇通过肠道进入体循环（Merck，Zetia highlights of prescribing information，2013；Sweeney 和 Johnson，2007；van Heek 等，2000）。限制膳食胆固醇可减少 VLDL 和 LDL-C 的产生。依折麦布也作为复方降脂药物的组分（Vytorin，辛伐他汀/依折麦布）。

贝特类药物（如非诺贝特、吉非贝齐和非诺贝酸等）通过脂肪酸氧化而产生多种药理作用，以减少循环中的甘油三酯和 LDL-C。在肝细胞核中，贝特类与核转录因子的过氧化物酶体增殖物激活受体 α（peroxisome proliferator-activated receptor alpha，PPAR-α）发生相互作用，通过改变 LDL-C 受体的亲和力，诱导脂蛋白酯解和 LDL-C 的清除，并增加 HDL-C 的生成（Staels 等，1998；Caslake 等，1993）。

烟酸也可增加 HDL-C 水平，但其改变脂质谱的机制尚未明确（AbbVie，Niaspan highlights of prescribing information，2013），可能涉及多种作用，包括部分抑制脂肪组织中游离脂肪酸的释放和 LPL 活性的增加，从而提高乳糜微粒甘油三酯从血浆中排出的速率。烟酸可降低 VLDL 和 LDL 的肝脏合成速率，并不影响脂肪、甾醇或胆汁酸的粪便排泄。目前，他汀类药物和依折麦布已被批准用于治疗高脂血症，但烟酸对降低心血管风险的获益尚不清楚。在他汀类药物上市之前，对烟酸的研究确实证实了其益处（Canner 等，1986）。然而，2011 年 NHLBI 进行的一项在他汀类药物治疗中添加大剂量的缓释烟酸的研究被提前中止。结果显示合用烟酸治疗，并未降低包括心脏病发作和脑卒中在内的心血管事件的风险（NHLBI，2011）。最近一项研究也发现，辛伐他汀治疗中加入烟酸并未获得额外的获益（Merck press release，2012）。

$\omega$-3-酸乙酯（omega-3-acid ethyl ester）也被用于降低 LDL-C 和甘油三酯。$\omega$-3-酸乙酯的作用机制尚不清楚（Glaxo Smith Kline，Lovaza highlights of prescribing information，2013）。潜在的机制包括抑制酰基-CoA：1,2-二酰基甘油酰基转移酶，增加肝脏线粒体和过氧化物酶体 $\beta$-氧化，减少肝脏的脂肪生成，或增加血浆 LPL 活性。$\omega$-3-酸乙酯也可以减少肝脏中甘油三酯的合成。

米泊美生钠（Mipomersen，Kynamro$^{TM}$）是载脂蛋白 B-100（apolipoprotein B-100，apo B100）核糖核酸合成的反义寡核苷酸抑制剂，可抑制 apo B100 的蛋白合成（Isis，Kynamro$^{TM}$ highlights of prescribing information，2013）。apo B100 的蛋白质合成的减少可致 VLDL、LDL 和胆固醇生成的减少。

洛美他派（Lomitapide，Juxtapid$^{TM}$）直接结合并抑制位于内质网管腔中的微粒体甘油三酯转运蛋白（microsomal triglyceride transfer protein，MTP），从而阻止含 apo B100 的脂蛋白在肠上皮细胞和肝细胞中进行组装。该作用抑制了乳糜微粒和 VLDL 的合成，导致循环中 LDL-C 水平的降低（Aegerion，Juxtapid highlights of prescribing information，2013）。

CETP 抑制剂治疗血脂异常的研究正在进行中。由于 CETP 参与胆固醇酯从 HDL-C 到 VLDL 的交换，抑制 CETP 可增加 HDL-C，并且可能不同程度地降低 LDL-C（Barter 和 Rye，2012）。临床前疗效研究表明，CETP 抑制剂可以抑制兔动脉粥样硬化的进展（Okamoto 等，2000）。这是一个具有挑战性的研究领域。之前两项开发项目由于缺乏安全性或有效性已经终止了开发（Barter 和 Rye，2012）。目前，至少仍有两个化合物（Evacetrapib 和 Anacetrapib）的研究尚在进行之中（Nicholls 等，2011；Bloomfield 等，2009）。

前蛋白转化酶枯草杆菌蛋白酶/kexin 9 型（proprotein convertase subtilisin/kexin type 9，PCSK9）的基因突变被发现是在常染色体显性遗传性高胆固醇血症的第三个位点（Abifadel 等，2003）。目前 PCSK9 抑制剂治疗高脂血症的研究正在进行之中。PCSK9 参与了调节 LDLR（Derek 等，2007；Lambert 等，2009）。临床前疗效研究表明：PCSK9 抑制剂可降低 LDL-C 70%～80%（Chan 等，2009；Liang 等，2011）。临床研究证实了抑制 PCSK9 对降低循环 LDL-C 的作用（Dias 等，2012；Giugliano 等，2012；Stein 等，2012；Koren 等，2012）。

# 19.5 药物效应模型

## 19.5.1 概述

目前已有多种描述高脂血症药物作用的定量药理学分析方法。尽管最近的案例中也采用了 MVA 和 HDL，但 LDL-C 通常是这些模型分析方法的重点。表 19.2 总结了 LDL-C 的药物效应模型。现在已建立了 HMG-CoA 还原酶抑制剂、CETP 抑制剂、依折麦布、吉卡宾和甲泼尼龙的模型。$I_{max}$ 模型用来描述稳态时的药物效应。此外，还建立了半机制的 PK/PD 模型以描述剂量-效应和 LDL-C 的经时变化。模型采用剂量或浓度来预测治疗对 LDL-C 的效应。

表 19.2　LDL-C 药物效应模型概要

| 作用机制 | 药物 | 模型 | 预测变量 | 参考文献 |
| --- | --- | --- | --- | --- |
| HMG-CoA 还原酶抑制剂（他汀类） | 阿托伐他汀、辛伐他汀、氟伐他汀 | 间接效应 | 剂量 | Faltaos 等,2006 |
| | 瑞舒伐他汀[1] | 间接效应 | 浓度 | Aoyama 等,2010 |
| | 辛伐他汀 | 间接效应 | 浓度（辛伐他汀酸） | Kim 等,2011 |
| | 瑞舒伐他汀 | $I_{max}$ | 剂量 | Yang 等,2011 |
| | 阿托伐他汀 | 间接效应 | 剂量 | Oh 等,2012 |
| CETP 抑制剂 | 安塞曲匹[2] | $I_{max}$ | 浓度 | Krishna 等,2011 |
| 多种机制 | 依折麦布（胆固醇吸收抑制剂）、吉卡宾（新机制）和阿托伐他汀（HMG-CoA） | $I_{max}$ | 剂量 | Mandema 等,2005 |
| 糖皮质激素受体激动剂 | 甲泼尼龙 | 间接效应 | LDL 受体 mRNA | Hazra 等,2008 |

① PK/PD 模型用于预测甲羟戊酸。

② PK/PD 模型用于预测 LDL-C 和 HDL。

定量药理学应用时面临的一个挑战是他汀类（statins）药物缺乏明确的暴露-效应关系。例如，研究表明，在阿托伐他汀（Atorvastatin）治疗 2 周后，剂量较暴露量（通过 $C_{max}$ 和 AUC 的测量）能更好地预测 LDL-C 的降低水平（Cilla 等，1996）。测量活性药物可能受活性代谢物和主动摄取/外排转运体的影响。而 LDL-C 可以在采集血样后准确测量，可作为疗效的替代指标。因此，剂量-效应关系可以较好地描述他汀类药物的治疗作用。此外，可在他汀类药物治疗约 2 周后进行剂量滴定，以优化 LDL-C 的降低程度并减少副作用。

## 19.5.2 $I_{max}$ 模型

药效动力学的经时过程可视为是直接或间接的响应。对于直接的 PK/PD 关系，浓度与效应的关系是可逆的，药效峰值与药物浓度峰值同时出现。基于受体占有理论，Sigmoid

$I_{max}$ 模型（Hill 方程）用于描述非线性的浓度-效应关系，如式（19.1）所示：

$$E = \frac{I_{max} \times C^n}{IC_{50}^n + C^n} \qquad (19.1)$$

其中药物的作用（$E$）可以通过最大抑制效应（$I_{max}$）和半数最大抑制效应浓度（$IC_{50}$）来描述。此外，还可以进行剂量-效应分析，估算半数最大抑制效应的剂量（$ID_{50}$）。根据 Hill 斜率系数（$n$）大于或小于 1，可相应增加或减小浓度-效应关系的陡度。对于效应增加的药物，可以选择包含 $E_{max}$、$EC_{50}$ 和 $n$ 的式（19.1）的替代模型。

应用 Sigmoid $I_{max}$ 模型描述他汀类药物的剂量-效应关系，促进了治疗高胆固醇血症的新药吉卡宾（Gemcabene）的药物开发（Mandema 等，2005）。该研究基于单独或联合应用他汀类、依折麦布（Ezetimibe）和吉卡宾时的模型，采用基于模型的荟萃分析方法来指导吉卡宾的研发决策。数据来自 21 项多剂量单药治疗至少 4 周的随机临床试验，包括阿托伐他汀、瑞舒伐他汀、辛伐他汀、洛伐他汀、普伐他汀和依折麦布。他汀类药物的 $I_{max}$ 和 $n$ 均采用相同的值，每个药物分别估算 $ED_{50}$ 值。LDL-C 值以相对于基线的百分比变化来表示。图 19.5 展示了他汀类药物的剂量-效应关系，表 19.3 总结了参数的估计值。

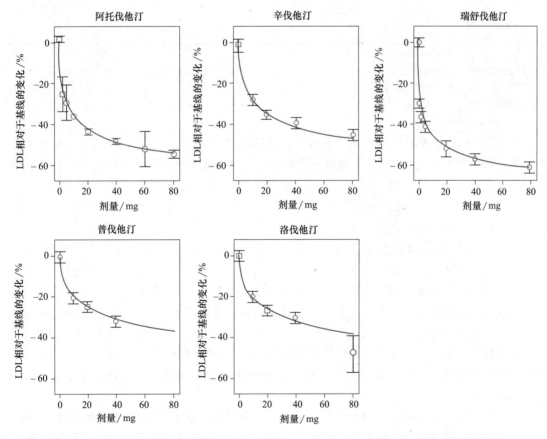

图 19.5　他汀类药物单药治疗的剂量-效应关系

实线表示模型预测的 LDL-C 降低，由相对于基线的变化百分比表示。圆形或方形符号和条形分别
表示观测值的平均值和 95% 置信区间［经 Springer Science ＋ Business Media 许可：
Mandema 等（2005）AAPS J 7（3）：E513-522；图 19.1］

表 19.3　LDL-C 效应的 $I_{max}$ 模型的 PK/PD 参数（±95％置信区间）概要

| 药物 | $E_0/\%$ | $I_{max}/\%$ | $ID_{50}/mg$ | $n$ | 参考文献 |
|---|---|---|---|---|---|
| 阿托伐他汀 | 0.802<br>(0.0598, 1.54) | −78.7<br>(−90.7, −66.7) | 13.1<br>(6.57, 26.2) | 0.451<br>(0.366, 0.557) | Mandema 等，2005 |
| 辛伐他汀 | — | — | 30.5<br>(15～62.1) | — | — |
| 洛伐他汀 | — | — | 82.8<br>(37.1～185) | — | — |
| 匹伐他汀 | — | — | 97.3<br>(42.4, 223) | — | — |
| 依折麦布 | — | −19.6<br>(−20.6, −18.6) | 0.302<br>(0.151, 0.604) | 1 | Mandema 等，2005 |
| 瑞舒伐他汀 | 0.802<br>(固定值)[①] | −57.0<br>(−61.3, −52.7) | 1.74<br>(1.00, 2.48)<br>4.35<br>(2.19, 8.62) | 1<br>(固定值) | Yang 等，2011 |
| 安塞曲匹[②] | 107(3)[③]<br>140(1)[④] | −80(4) | 237<br>(25)[⑤] | 1<br>(固定值) | Krishna 等，2011 |

① 固定值来自 Mandema 等（2005）。
② 参数估计值（±标准误差）。
③ 基线值（mg/dL）来自健康受试者。
④ 基线值（mg/dL）来自患者。
⑤ $IC_{50}$（ng/mL）。

Sigmoid $I_{max}$ 模型较好地描述了各种他汀类药物的剂量-效应曲线。安慰剂组的平均疗效与基线相比的变化为 0.802％，表明安慰剂效应相对于他汀类药物的作用较小。$I_{max}$ 相对于基线变化的平均估算值为−78.7％，$n$ 为 0.451，这与他汀类药物常见的药理作用机制一致。他汀类药物的 $ID_{50}$ 值从 4.35～97.3mg 之间不等，反映了每种他汀类药物的体内效价。此外，还获得了依折麦布和吉卡宾单药治疗的 $I_{max}$、$ID_{50}$ 和 $n$。

由于吉卡宾与他汀类药物联合使用正在研发过程中，因此对其药效动力学的相互作用也进行了研究。将其与另一种已批准用于与他汀类药物联合使用的药物依折麦布进行了比较。药效动力学相互作用模型包括安慰剂效应、他汀类药物或非他汀类药物的剂量-效应，以及描述药效动力学相互作用特征的相关项。他汀类药物与依折麦布之间交互作用的相关项的估计值为 1，表明药理作用的独立性。相反，他汀类药物与吉卡宾的交互作用项为 1.69，表明两药具有一定的相互作用。此外，在最高剂量的他汀类药物中加入吉卡宾时，预测的 LDL-C 进一步的降低程度有限。基于模型的荟萃分析支持终止研发吉卡宾，避免进一步开展昂贵的临床研究。

有学者应用 Sigmoid $I_{max}$ 模型考察了西方和亚洲高胆固醇血症患者对瑞舒伐他汀（Rosuvastatin）反应的差异（Yang 等，2011）。研究整合了瑞舒伐他汀的 14 个剂量范围和 22 个单剂量水平试验的数据，进行基于模型的荟萃分析。根据 Mandema 等的研究，相对于基线的安慰剂效应固定为 0.802％。平均 $I_{max}$ 和 $ID_{50}$ 估计值分别是相对于基线的−57％和 1.74mg/d。亚洲患者的 $ID_{50}$ 平均值约为西方患者群体估计值的一半（0.564）。基于群体药动学暴露的桥接研究，该研究结果支持当前的剂量推荐，即亚洲人群为 5～20mg，西方人群为 10～40mg。据报道，与西方患者相比，亚洲患者瑞舒伐他汀的口服清除率较低（Lee 等，2005）。由此导致的较高暴露可能是亚洲人群中 $ID_{50}$ 较低的原因。$I_{max}$ 模型的结果表明，瑞舒伐他汀药效动力学的种族差异与药代动力学差异一致，说明 PK/PD 的潜在关系在亚洲和西方人群中是一致的。相对于亚洲人，西方人群的心血管药物具有更高的最大批准剂量的趋势（Liao，2007；Arnold 等，2010）。

最近，$I_{max}$ 模型被用于描述 CETP 抑制剂安塞曲匹（Anacetrapibl）的作用（Krishna 等，2011）。由于安塞曲匹可与他汀类药物联合使用，因此对安塞曲匹与阿托伐他汀的药效动力学相互作用进行了考察。基于来自Ⅰ期和Ⅱb期临床试验的个体受试者水平的数据，研究发现安塞曲匹的谷浓度预测 HDL 和 LDL-C 的效应最佳。模型中安塞曲匹的疗效与 LDL-C 的基线成比例关系。健康受试者和患者的 LDL-C 平均基线值分别为 107mg/dL 和 140mg/dL，基线的个体间变异为 24%。安塞曲匹单药治疗的 $I_{max}$ 和 $IC_{50}$ 分别为 -78% 和 240ng/mL。阿托伐他汀（20mg/d）治疗可使 LDL-C 水平降低 44.5%。安塞曲匹和阿托伐他汀的药效动力学交互作用项的估计值为 0.99，表明两药具有药理学作用的独立性。类似的方法也用于确定 HDL 的谷浓度-效应关系。基于构建的模型进行模拟，可预测食物、患者状态和剂量对 LDL-C 降低和 HDL 增加的影响。$I_{max}$ 模型有效地描述了谷浓度-效应的关系，为Ⅲ期临床研究的剂量选择提供了定量依据。

### 19.5.3　间接效应模型

间接效应模型已被广泛用于描述作用于合成或消除等转化过程的药理作用（Dayneka 等，1993；Sharma 和 Jusko，1996；Mager 等，2003）。间接效应模型描述了血浆峰浓度和最大效应之间的时间延迟，有助于确定药理作用的开始和消失。图 19.6 显示了间接效应模型的房室模型结构。

间接效应模型的一般方程如式（19.2）所示：

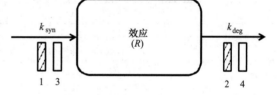

图 19.6　间接效应模型的房室模型结构
阴影条形表示抑制效应，模型 1 和 2 分别表示抑制合成速率常数（$k_{syn}$）或消除速率常数（$k_{deg}$）。空心条形表示刺激效应，模型 3 和 4 分别代表刺激合成速率常数（$k_{syn}$）或消除速率常数（$k_{deg}$）

$$\frac{dR}{dt} = k_{syn} - k_{deg} \times R \quad (19.2)$$

式中，$R$ 为效应；$k_{syn}$ 为零级合成速率常数；$k_{deg}$ 为一级消除速率常数。现有的间接效应模型有四种类型。药物作用可包括：①抑制生成；②抑制消除；③诱导生成；④诱导消除。应基于药物的作用机制选择模型。模型 1 和 4 常用于描述他汀类药物对 LDL-C 影响的时间过程。

间接效应模型曾用于描述正常雄性 Wistar 大鼠单次给予皮质类固醇对高脂血症的作用（Hazra 等，2008）。皮质类固醇通过与糖皮质激素受体结合而产生效应。糖皮质激素受体通过一系列反应来调节肝脏中 LDL 受体的表达。如 19.2.2 节所述，肝细胞 LDL 受体是人类和临床前实验动物 LDL-C 的主要消除通路，约占临床前动物中 LDL-C 消除的 50%～80%（Bilheimer，1984）。研究者提出了一种机制模型，假设 LDL 受体信使 RNA（mRNA）与 LDL 受体活性相关，则 LDL 受体 mRNA 水平的下降可降低 LDL-C 的 $k_{deg}$。该模型描述了单次肌内注射 50mg/kg 甲泼尼龙后 LDL-C 的时间过程。LDL-C 的初始值为 35.8mg/dL，$k_{deg}$ 为

$0.51h^{-1}$。该机制模型成功地描述了给予大鼠甲泼尼龙后，药物浓度（$t_{max}$ 约 1h）和 LDL-C 峰值反应（$t_{max}$ 约 18h）之间的时间延迟，提出了皮质类固醇诱导高脂血症的生物学解释。

间接效应建模方法已被用于描述韩国人群中辛伐他汀（Simvastatin）降低 LDL-C 的剂量-效应关系（Kim 等，2011）。药物相互作用的研究中，健康志愿者每天服用辛伐他汀 40mg，持续 14 天。在第 1、7 和 14 天，进行了药代动力学密集采样，在第 5、6、12 和 13 天采集了谷浓度，测定了辛伐他汀和辛伐他汀酸的浓度。辛伐他汀的药代动力学可以采用具有一级吸收的二室模型描述，其中给药量的 70% 以辛伐他汀的形式消除（中央室），30% 以辛伐他汀酸的形式消除（外周室）。在 PK/PD 模型中，辛伐他汀酸是抑制 LDL-C 的 $k_{syn}$ 的药理学活性成分。表 19.4 列出了 PK/PD 参数的估算值。LDL-C 的基线值和 $k_{syn}$ 分别为 92mg/dL 和 0.274g·d/L，辛伐他汀酸的 $I_{max}$ 和 $IC_{50}$ 分别为 0.489 和 0.0868ng/mL。$IC_{50}$ 的个体间变异（以 %CV 表示）最大，为 93.2%，$I_{max}$、$k_{syn}$ 和 LDL-C 基线值的个体间变异（%CV）较小，分别为 15.7%、50.2% 和 20.5%。研究者指出由于辛伐他汀酸浓度远高于 40mg 剂量下的 $IC_{50}$，因此 $IC_{50}$ 和 $IC_{50}$ 的个体间变异估算值可能并不准确。药物浓度和 LDL-C 水平的可视化预测检验表明，模型对数据拟合较好，可解释观察到的变异，如图 19.7 所示。

表 19.4　LDL-C 的间接效应模型和前体池间接效应模型的 PK/PD 参数（±95% 置信区间）汇总

| 药物 | INH | $ID_{50}$/mg | $k_{in}$/(g·d/L) | $k_{out}$/d$^{-1}$ | BSV $k_{in}$ | BSV $ID_{50}$ | 参考文献 |
|---|---|---|---|---|---|---|---|
| 阿托伐他汀 | 0.21 (0.19~0.28) | 26 (19~66) | 0.14 (0.10~0.24) | 未报道 | 72 | 160 | Faltaos 等，2006 |
| 辛伐他汀 | — | 1.3(1.0~3.7) | | | | | |
| 氟伐他汀 | — | 15(9~34) | | | | | |
| 辛伐他汀 | NE | 0.0868[①] (0.00150~0.396) | 0.274 (0.208~0.346) | 0.297 | 50.2 | 93.2 | Kim 等，2011 |
| 阿托伐他汀 | — | 11.9(3.8~31.8)患者 2.0(0.2~5.9)健康志愿者 | 0.15 (0.12~0.20) | 0.105 (0.08~0.144) | 1.6 | 98 | Oh 等，2012 |

① $IC_{50}$（ng/mL）。

注：BSV 指个体间变异（%）。

研究者使用 PK/PD 模型进行模拟，并比较了剂量-效应关系预测值与实测数据。为了确定模型是否可以预测辛伐他汀（Simvastatin）对患者 LDL-C 的影响，研究者将模型预测的剂量-效应关系与来自荟萃分析的数据和药品说明书数据进行了叠加。结果表明群体 PK/PD 建模成功预测了健康受试者的稳态 LDL-C 反应。总体而言，间接效应模型成功描述了韩国患者中辛伐他汀的剂量-效应关系。

在一项模拟研究中，Kim 等提出将间接效应模型作为研究早晨或夜晚服用辛伐他汀后 LDL-C 降低的基础（Wright 等，2011）。据报道，他汀类药物的作用在晚间给药后更为显著，但与早晨给药相比，其依从性也降低了 5%~25%（Vrijens 等，2008）。研究者对间接效应模型进行了改进，包含了 LDL-C 生成的昼夜节律特点，并采用模拟，比较了早晨和晚上服用 10mg/d、20mg/d、40mg/d 和 80mg/d 辛伐他汀的影响。另外，对于晚上服药的受试者，还考虑了 10% 不依从性的影响。服用辛伐他汀 10mg/d 后，早晨服药、晚上服药和晚上服药且 10% 不依从的患者，LDL-C 的降低程度分别为 30.6%、33.0% 和 31.6%。模型预测表明，晚上服药的优势相对较小，且该优势可能因为不依从而几乎完全丧失。

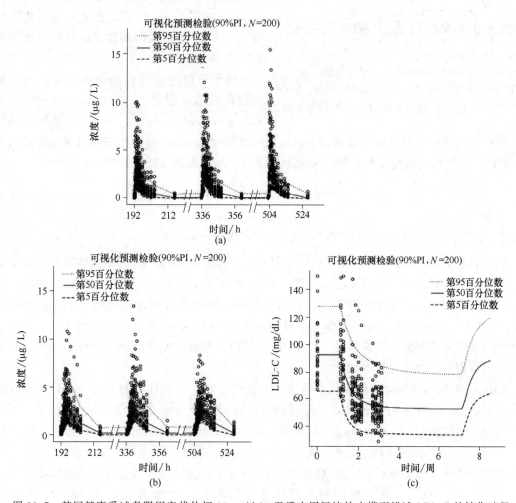

图 19.7　韩国健康受试者服用辛伐他汀 40mg/d 14 天后应用间接效应模型描述 LDL-C 的转化过程

（a）辛伐他汀；（b）辛伐他汀酸；（c）LDL-C（转载自 Kim 等，2011，经 John Wiley 和 Sons 许可，
©2011 The Authors Basic&Clinical Pharmacology&Toxicology©2011 Nordic Pharmacology Society）

　　间接效应模型也已用于瑞舒伐他汀（Rosuvastatin）对 MVA 抑制作用的研究（Aoyama 等，2010）。作为胆固醇从头生物合成中的限速步骤，HMG-CoA 还原酶将 HMG-CoA 转化为 MVA。建模的数据来自既往发表的比较早晨或晚上服用瑞舒伐他汀 10mg/d 的 24 名受试者服药效果的双交叉研究（Martin 等，2002）。研究者对间接效应模型进行了改进，以解释 MVA 在一天中的昼夜节律生成过程。据报道，相对于晚上给药，早晨给药的 MVA 在 24h 内效应曲线下面积减少 7.7%。改进的间接效应模型成功地描述了 MVA 的昼夜节律波动和早晨或晚上服用瑞舒伐他汀对 MVA 的影响。但由于 MVA 和 LDL-C 之间的关系尚未明确，MVA 对稳态 LDL-C 的影响尚未阐明。

## 19.5.4　前体池间接效应模型

　　有学者提出了一种间接效应模型的改进版，称之为前体池间接效应模型（precursor pool indirect response model），用于描述高胆固醇血症患者多次服用阿托伐他汀（Atorvastatin）、辛伐他汀（Simvastatin）和氟伐他汀（Fluvastatin）后 LDL-C 的降低（Faltaos 等，

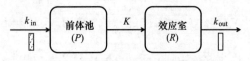

图 19.8　前体池间接效应模型

阴影条表示抑制作用；空心条表示刺激作用；$k_{in}$ 为合成
速率常数，$K$ 为转移速率常数，$k_{out}$ 为消除速率常数

2006）。如图 19.8 所示，该模型包括代表肝细胞中 LDL-C 生成的前体室，以及代表循环 LDL-C 库的效应室。

不同于描述耐受性和反弹现象的前体依赖性间接效应模型（precursor-dependent indirect response model；Sharma 等，1998），本案例中的前体池间接效应模型是基于已知的他汀类（statins）药物的药理机制开发的（见 19.4 节）。前体池间接效应模型的一般方程如式（19.3）和式（19.4）所示：

$$\frac{dP}{dt} = k_{in} \times (1 - \text{INH}) - K \times P \tag{19.3}$$

$$\frac{dR}{dt} = K \times P - (1 + \text{STIM}) \times k_{out} \times R \tag{19.4}$$

式中，$P$ 为前体室；$R$ 为响应室；$k_{in}$ 为零级合成速率常数；$K$ 为从前体室到响应室的转移速率常数，$k_{out}$ 为一级消除速率常数。INH 和 STIM 分别代表他汀类药物抑制合成和刺激消除的作用。该研究无法获得药代动力学数据，因此每种他汀类药物对 $k_{out}$ 的作用通过 $E_{max}$ 模型以剂量依赖的形式呈现，而 INH 函数则与剂量和/或他汀类药物无关。有报道前体池间接效应模型的一个局限性（Kim 等，2011），发现该模型应用于健康韩国受试者的辛伐他汀数据时出现了过度参数化。

Faltaos 等用前体池间接效应模型描述了阿托伐他汀、辛伐他汀和氟伐他汀对高胆固醇血症患者 LDL-C 的影响（Faltaos 等，2006）。每天给予 100 名患者阿托伐他汀（10～40mg/d）、辛伐他汀（10～80mg/d）和氟伐他汀（10～80mg/d），在多次给药不同时长（14～150 天）后，收集 LDL-C 测量值（$n = 309$）。表 19.4 列举了 PK/PD 参数的估算值。该模型充分描述了数据特征，$k_{in}$ 估算值为 0.14d·g/L，且该值经过他汀类药物的治疗后抑制了 21%。辛伐他汀、氟伐他汀和阿托伐他汀刺激 $k_{out}$ 的效力以 $ED_{50}$ 表示，分别为 1.3mg/d、15mg/d 和 26mg/d。$k_{in}$ 和 $ED_{50}$ 的个体间变异很大（分别为 72% 和 160%）。该模型首次描述了 LDL-C 随时间的降低，可作为临床研究设计的实用工具。然而，研究者未在文章中提供 $K$ 或 $k_{out}$ 的估算值，限制了其他学者对该模型的应用。

前体池间接效应模型也被用于描述阿托伐他汀的 PK/PD 关系，以深入了解韩国血脂异常患者和健康志愿者的剂量-效应关系（Oh 等，2012）。15 名血脂异常患者参加了两阶段的剂量递增试验，阿托伐他汀的起始剂量为 10mg/d 或 20mg/d，给药 21 天后增加至 40mg/d 或 80mg/d。此外，在研究中还有 11 名健康受试者接受 10mg/d 的阿托伐他汀治疗 21 天。收集 56 天内的血样，并测定血脂。图 19.9 展示了韩国患者和健康受试者服用阿托伐他汀后 LDL-C 降低水平的模型预测值和实测值。

分析结果表明：韩国受试者 LDL-C 的 $k_{in}$ 为 0.15d·g/L，个体间变异较低，为 13%。LDL-C 的消除速率常数为 0.105d$^{-1}$，提示半衰期为 6.6d。阿托伐他汀可抑制 9% 的 $k_{in}$，略低于 Faltaos 等报道的 21%。患者和健康受试者的 $ID_{50}$ 分别为 11.9mg/d 和 2.0mg/d，表明健康受试者可能对阿托伐他汀的作用更敏感。然而，由于 $ID_{50}$ 的估算值不精确，两者的 95% 置信区间存在重叠。据报道，阿托伐他汀 $ID_{50}$ 的个体间变异很大（99%CV）。研究者未对患者和健康受试者之间 $ID_{50}$ 的 6 倍差异作出解释。鉴于研究中以剂量作为药效动力学效应的预测因子，未考察健康受试者和患者之间在药代动力学上的差异。Oh 等报道的阿托

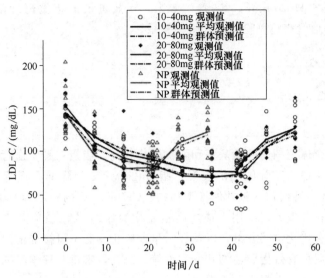

图 19.9 前体池间接效应模型在韩国血脂异常患者和非患者（nonpatient，NP）
志愿者服用阿托伐他汀后 LDL-C 翻转过程的应用（见彩插）

（转载自 Oh 等，2012，经 Dustri Verlag©2012 Dustri Verlag 和 K Feistle 博士许可）

伐他汀 $ID_{50}$ 值与 Mandema 等报道的接近（分别为 11.9mg/d 和 13mg/d）。前体池间接效应模型的应用可描述韩国高血脂患者和健康受试者中阿托伐他汀的剂量-效应关系，有助于优化血脂异常患者的药物治疗。

## 19.5.5 其他应用

定理药理学的应用不仅在药理作用方面，还有其他方面应用的实例。应用系统生物学方法可以描述衰老对 LDL-C 的影响（McAuley 等，2012）。该模型描述了已知的胆固醇代谢生理学，并引入 6 个房室来描述胆固醇的摄入、肠道吸收、排泄、血浆、肝脏和外周组织。研究模拟了 LDL 受体对胆固醇吸收和消除的影响，以深入了解吸收和消除在胆固醇平衡中的作用。基于模拟结果，LDL-C 肝脏清除率的 50% 降低可使血浆 LDL-C 升高 116 mg/dL。此外，胆固醇的生物利用度从 50% 到 80% 的提高，可使血浆 LDL-C 升高 34 mg/dL。系统生物学模型的研究结果为脂蛋白的生物学基础提供了新的认识，表明血浆 LDL-C 水平对肝脏清除率的变化最为敏感。

定理药理学可指导给药方案的制订，优化高脂血症治疗的风险-效益比。与低剂量相比，高剂量辛伐他汀（80 mg）的使用与肌病风险的增加相关，且在极少数情况下可致横纹肌溶解（Egan 和 Colman，2011）。此外，联合使用如 CYP3A 抑制剂和/或 OATP1B1 抑制剂时，产生的药物相互作用可能增加肌病的风险（Neuvonen 等，2006）。关于浓度-安全性的进一步分析有助于确定间歇性给药策略，维持他汀类药物治疗的获益，并降低肌病发生的风险（Keating 等，2013）。

在心血管疾病进展领域，研究重点是确定心血管事件的短期风险估计值，以制订治疗方案（NHLBI，2004）。最近，有学者提出了 LDL-C 暴露时间的长短与心血管风险有关，指出较长时间的他汀类药物治疗与冠心病风险的降低有关（Brown 和 Goldstein，2006）。此外，有学者提出，根据人类遗传观察性研究的结果，LDL-C 的累积暴露量可作为终生心血管风险的替代指标（Horton 等，2009）。未来，疾病进展的定量药理学模型可用于整合 LDL-C 的减少与心血管疾病风险降低之间的关系。

# 19.6 结论

心血管疾病在全球范围内的发病率和死亡率均较高。脂蛋白是心血管疾病的主要危险因素。因此，鉴于脂蛋白与动脉硬化的关系，脂蛋白治疗对于降低心血管风险很重要。PK/PD 模型已用于描述多种药物（包括他汀类药物、CETP 抑制剂和依折麦布）对 LDL-C 的影响。经验模型和半机制模型均已用于描述高脂血症治疗的剂量-效应关系和效应-时间过程。通过准确模拟试验、优化给药方案，以及提示早期终止具有不可接受的风险-效益比的项目，定量药理学已被证明可有效指导药物开发和决策。总之，定量药理学将继续成为促进新药开发的重要工具，以减轻心血管疾病负担。

# 19.7 本章重点

- PK/PD 模型已用于描述高脂血症药物（包括他汀类药物、CETP 抑制剂和依折麦布）对 LDL-C 的效应。
- 经验模型和半机制模型均被用来描述高脂血症治疗的剂量-效应关系和效应-时间过程。
- 通过准确模拟试验、优化给药方案，以及提示早期终止具有不可接受的风险-收益比的项目，定量药理学在心血管领域的应用已被证明可有效地指导药物开发决策。

# 参 考 文 献

AbbVie，Niaspan highlights of prescribing information（2013）（详见 RxAbbVie 官网）

Abifadel M，Varret M，Rabès J-P et al（2003）Mutations in PCSK9 cause autosomal dominant hypercholesterolemia. Nat Genet 34：154-156. doi：10.1038/ng1161

Aegerion，Juxtapid highlights of prescribing information（2013）（详见 Juxtapid 官网）

Aoyama T，Omori T，Watabe S，Shioya A，Ueno T，Fukuda N，Matsumoto Y（2010）Pharmacokinetic/pharmacodynamic modeling and simulation of rosuvastatin using an extension of the indirect response model by incorporating a circadian rhythm. Biol Pharm Bull 33：1082-1087. doi：10.1248/bpb.33.1082

Arnold FL，Kusama M，Ono S（2010）Exploring differences in drug doses between Japan and Western countries. Clin Pharmacol Ther 87：714-720. doi：10.1038/clpt.2010.31

Barrett R，Hugh P，Foster DM（1996）Design and analysis of lipid tracer kinetic studies. Curr Opin Lipidol 7：143-148.

Barter PJ, Rye KA (2012) Cholesteryl ester transfer protein inhibition as a strategy to reduce cardiovascular risk. J Lipid Res 53: 1755-1766. doi: 10.1194/jlr.R024075

Bilheimer DW (1984) Regulation of LDL receptors in vivo. Agents Actions Suppl 16: 191-203.

Bloomfield D, Carlson GL, Sapre A, Tribble D, McKenney JM, Littlejohn TW, Sisk CM, Mitchel Y, Pasternak RC (2009) Efficacy and safety of the cholesteryl ester transfer protein inhibitor anacetrapib as monotherapy and coadministered with atorvastatin in dyslipidemic patients. Am Heart J 157: 352-360. doi: 10.1016/j.ahj.2008.09.022

Brown MS, Goldstein JL (2006) Lowering LDL-Not only how low, but how long? Science 311: 1721-1723. doi: 10.1126/science.1125884

Canner PL, Berge KG, Wenger NK, Stamler J, Friedman L, Prineas RJ, Friedewald W, Coronary Drug Project Research Group (1986) Fifteen year mortality in coronary drug project patients: long-term benefit with niacin. J Am Coll Cardiol 8: 1245-1255. doi: 10.1016/S0735-1097 (86) 80293-5

Caslake MJ, Packard CJ, Gaw A, Murray E, Griffin BA, Vallance BD, Shepherd J (1993) Fenofibrate and LDL metabolic heterogeneity in hypercholesterolemia. Arterioscler Thromb 13: 702-711. doi: 10.1161/01.ATV.13.5.702

Chan JCY, Piper DE, Cao Q, Liu D, King C, Wang W, Tang J, Liu Q, Higbee J, Xia Z, Di Y, Shetterly S, Arimura Z, Salomonis H, Romanow WG, Thibault ST, Zhang R, Cao P, Yang XP, Uy T, Lu M, Retter MW, Kwon G, Henne K, Pan O, Tsai MM, Fuchslocher B, Yang E, Zhou L, Lee KJ, Daris M, Sheng J, Wang Y, Shen WD, Yeh WC, Emery M, Walker NPC, Shan B, Schwarz M, Jackson SM (2009) A proprotein convertase subtilisin/kexin type 9 neutralizing antibody reduces serum cholesterol in mice and nonhuman primates. PNAS 106: 9820-9825. doi: 10.1073/pnas.0903849106

Cholesterol Treatment Trialists' (CTT) Collaboration (2010) Efficacy and safety of more intensive lowering of LDL cholesterol: a meta-analysis of data from 170, 000 participants in 26 randomised trials. Lancet 376: 1670-1681. doi: 10.1016/S0140-6736 (10) 61350-5

Cilla DC, Whitfield LR, Gibson DM, Sedman AJ, Posvar EL (1996) Multiple-dose pharmacokinetics, pharmacodynamics, and safety of atorvastatin, an inhibitor of HMG-CoA reductase, in healthy subjects. Clin Pharmacol Ther 60: 687-695. doi: 10.1016/S0009-9236 (96) 90218-0

Dayneka NL, Garg V, Jusko WJ (1993) Comparison of four basic models of indirect pharmacodynamic responses. J Pharmacokinet Pharmacodyn 21: 457-478. doi: 10.1007/BF01061691

Derek E, Piper DE, Jackson S, Liu Q, Romanow WG, Shetterly S, Thibault ST, Shan B, WalkerNPC (2007) The crystal structure of PCSK9: a regulator of plasma LDL-cholesterol. Structure15: 545-552. doi: 10.1016/j.str.2007.04.004

Dias CS, Shaywitz AJ, Wasserman SM, Smith BP, Gao B, Stolman DS, Crispino CP, Smirnakis KV, Emery MG, Colbert A, Gibbs JP, Retter MW, Cooke BP, Uy ST, Matson M, SteinEA (2012) Effects of AMG 145 on low-density lipoprotein cholesterol levels: results from2 randomized, double-blind, placebo-controlled, ascending-dose phase 1 studies in healthy volunteers and hypercholesterolemic subjects on statins. J Am Coll Cardiol 60: 1888-1898. doi: 10.1016/j.jacc.2012.08.986

Dietschy JM (1997) Theoretical considerations of what regulates low-density-lipoprotein and high density-lipoprotein cholesterol. Am J Clin Nutr 65 (5 Suppl): 1581S-1589S.

Egan A, Colman E (2011) Weighing the benefits of high-dose simvastatin against risk of myopathy. N Engl J Med 365: 285-287. doi: 10.1056/NEJMp1106689.

European Medicines Agency (2010) Guideline on lipid lowering agents. （文件可从 EUROPEAN MEDICINES AGENCY 官网获取）

Faltaos DW, Urlen S, Carreau V, Chauvenet M, Hulot JS, Giral P, Bruckert E, Lechat P (2006) Use of an indirect effect model to describe the LDL cholesterol-lowering effect by statins in hypercholestrerolaemic patients. Fundam Clin Pharmacol 20：321-330. doi：10.1111/j.1472-8206.2006.00404.x

Giugliano RP，Desai NR，Kohli P et al for the LAPLACE-TIMI 57 investigators（2012）Efficacy，safety，and tolerability of a monoclonal antibody to proprotein convertase subtilisin/kexintype 9 in combination with a statin in patients with hypercholesterolaemia（LAPLACE-TIMI 57）：a randomised，placebo-controlled，dose-ranging，phase 2 study. Lancet 380：2007-2017. doi：10.1016/S0140-6736（12）61770-X

Glaxo Smith Kline，Lovaza highlights of prescribing information（2013）（文件可从 GSK 官网获取）

Glomset JA，Wright JL（1964）Some properties of a cholesterol esterifying enzyme in human plasma. Biochim Biophys Acta 89：266-276. doi：10.1016/0926-6569（64）90215-9

Goldstein JL，Brown MS（2009）The LDL receptor. Arterioscler Thromb Vasc Biol 29：431-438. doi：10.1161/ATVBAHA.108.179564

Hazra A，Pyszczynski NA，DuBois DC，Almon RR，Jusko WJ（2008）Modeling of corticosteroid effects on hepatic low-density lipoprotein receptors and plasma lipid dynamics in rats. Pharm Res 25：769-780. doi：10.1007/s11095-007-9371-8

Horton JD，Cohen JC，Hobbs HH（2009）PCSK9：a convertase that coordinates LDL catabolism. J Lipid Res 50：S172-S177. doi：10.1194/jlr.R800091-JLR200.

Isis，Kynamro$^{TM}$ highlights of prescribing information（2013）（文件可从 GSK 官网获取）

Istvan E，Deisenhofer J（2001）Structural mechanism for statin inhibition of HMG-CoA reductase. Science 292：1160-1164. doi：10.1126/science.1059344561

Ji J，Watts GF，Johnson AG et al（2006）High-density lipoprotein（HDL）transport in the metabolic syndrome：application of a new model for HDL particle kinetics. J Clin Endocrinol Metab 91：973-979. doi：10.1210/jc.2005-1895

Keating AJ，Bova Campbell K，Guyton JR（2013）Intermittent nondaily dosing strategies in patients with previous statin-induced myopathy. Ann Pharmacother 47：398-404. doi：10.1345/aph.1R509

Kim J，Ahn B-J，Chae H-S，Han S，Doh K，Choi J，Jun YK，Lee YW，Yim D-S（2011）A population pharmacokinetic-pharmacodynamic model for simvastatin that predicts low-density lipoprotein-cholesterol reduction in patients with primary hyperlipidemia. Basic Clin Pharmacol Toxicol 109：156-163. doi：10.1111/j.1742-7843.2011.00700.x

Koren MJ，Scott R，Kim JB，Knusel B，Liu T，Lei L，Bolognese M，Wasserman SM（2012）Efficacy，safety，and tolerability of a monoclonal antibody to proprotein convertase subtilisin/kexin type 9 as monotherapy in patients with hypercholesterolaemia（MENDEL）：a randomised，double-blind，placebo-controlled，phase 2 study. Lancet 380：1995-2006. doi：10.1016/S0140-6736（12）61771-1

Krishna R，Bergman AJ，Green M，Dockendorf MF，Wagner JA，Dykstra K（2011）Model-based development of anacetrapib, a novel cholesteryl ester transfer protein inhibitor. AAPS J 13：179-190. doi：10.1208/s12248-011-9254-0

Lambert G，Charlton F，Rye K-A，Piper DE（2009）Molecular basis of pcsk9 function. Atherosclerosis 203：1-7. doi：10.1016/j.atherosclerosis.2008.06.010

Lee E，Ryan S，Birmingham B，Zalikowski J，March R，Ambrose H et al（2005）Rosuvastatin pharmacokinetics and pharmacogenetics in white and asian subjects residing in the same environment. Clin Pharmacol Ther 78：330-341. doi：10.1016/j.clpt.2005.06.013

Liang H，Chaparro-Riggers J，Strop P et al（2011）Proprotein convertase substilisin/kexin type 9antagonism reduces low-density lipoprotein cholesterol in statin-treated hypercholesterolemic nonhuman primates. J Pharmacol Exp Ther 340：228-236. doi：10.1124/jpet.111.187419

Liao JK（2007）Safety and efficacy of statins in Asians. Am J Cardiol 99：410-414. doi：10.1016/j.amjcard.2006.08.051

Lloyd-Jones DM（2010）Cardiovascular risk prediction: basic concepts, current status, and future direc-
tions. Circulation 121: 1768-1777. doi: 10.1161/Circulationha.109.849166

Mager DE, Wyska E, Jusko WJ（2003）Diversity of mechanism-based pharmacodynamic models. Drug Metab
Dispos 31: 510-519. doi: 10.1124/dmd.31.5.510

Mandema JW, Hemann D, Wang W, Sheiner T, Milad M, Bakker-Arkema R, Hartman D（2005）Model-
based development of gemcabene, a new lipid-altering agent. AAPS J 7: E513-E522. doi: 10.1208/
aapsj070352

Martin PD, Mitchell PD, Schneck DW（2002）Pharmacodynamic effects and pharmacokinetics of a new HMG-
CoA reductase inhibitor, rosuvastatin, after morning or evening administration in healthy volunteers. Br J Clin
Pharmacol 54: 472-477. doi: 10.1046/j.1365-2125.2002.01688.x

McAuley M, Wilkinson DJ, Jones JJL, Kirkwood TBL（2012）A whole-body mathematical model of choles-
terol metabolism and its age-related dysfunction. BMC Syst Biol 6: 130. doi: 10.1186/1752-0509-6-130

Merck press release（December 20, 2012）（详见 Merck 官网）

Merck, Zetia highlights of prescribing information.（文件可从 Merck 官网获取）

National Heart, Lung, and Blood Institute（2004）Third report of the expert panel on detection, evaluation,
and treatment of high blood cholesterol in adults（Adult treatment panel Ⅲ）.（详见 National Heart, Lung,
and Blood Institute 官网）

National Heart, Lung, and Blood Institute（2011）NIH stops clinical trial on combination cholesterol treat-
ment.（详见 National Institutes of Health 官网）

Neuvonen PJ, Niemi M, Backman JT（2006）Drug interactions with lipid-lowering drugs: mechanisms and
clinical relevance. Clin Pharmacol Ther 80（6）: 565-581. doi: 10.1016/j.clpt.2006.09.003.

Nicholls SJ, Brewer HB, Kastelein JJP, Krueger KA, Wang MD, Shao M, Hu Bo, McErlean BE, Nissen SE
（2011）Effects of the CETP inhibitor evacetrapib administered as monotherapy or in combination with statins
on HDL and LDL cholesterol: a randomized controlled trial. JAMA 306: 2099-2109. doi: 10.1001/ja-
ma.2011.1649

Oh ES, Lee S-H, Park MS, Park K, Chung J-Y（2012）Modeling of the LDL cholesterol-lowering effect of
atorvastatin in Korean dyslipidemic patients and non-patient volunteers. Int J Clin Pharmacol Ther 50: 647-
656. doi: 10.5414.CP201699

Okamoto H, Yonemori F, Wakitani K, Minowa T, Maeda K, Shinkai H（2000）A cholesterylester transfer
protein inhibitor attenuates atherosclerosis in rabbits. Nature 406: 203-207. doi: 10.1038/35018119

O'Keefe JH, Cordain L, Harris WH, Moe RM, Vogel R（2004）Optimal low-density lipoprotein is 50 to 70
mg/dL Lower is better and physiologically normal. J Am Coll Cardiol 43: 2142-2146. doi: 10.1016/
j.jacc.2004.03.046

Orso E, Grandl M, Schmitz G（2011）Oxidized LDL-induced endolysosomal phospholipidosisand enzymatical-
ly modified LDL-induced foam cell formation determine specific lipid species modulation in human macropha-
ges. Chem Phys Lipids 164: 479-487. doi: 10.1016/j.chem-physlip.2011.06.001

Repa JJ, Mangelsdorf DJ（2000）The role of orphan nuclear receptors in the regulation of cholesterol homeo-
stasis. Annu Rev Cell Dev Biol 16: 459-481. doi: 10.1146/annurev.cellbio.16.1.459

Russell DW（2009）Fifty years of advances in bile acid synthesis and metabolism. J Lipid Res 50: S120-
S125. doi: 10.1194/jlr.R800026-JLR200

Sharma A, Jusko WJ（1996）Characterization of four basic models of indirect pharmacodynamic responses. J
Pharmacokinet Biopharm 24: 611-635. doi: 10.1007/BF02353483

Sharma A, Ebling WF, Jusko WJ（1998）Precursor-dependent indirect pharmacodynamic response model for
tolerance and rebound phenomena. J Pharm Sci 87: 1577-1584. doi: 10.1021/js98017q

Smith SC，Collins A，Ferrari R et al（2012）Our time：a call to save preventable death from cardiovascular disease（heart disease and stroke）．J Am Coll Cardiol 60：2343-2348. doi：10.1016/j.jacc2012.08.962

Staels B，Dallongeville J，Auwerx J，Schoonjans K，Leitersdorf E，Fruchart J-C（1998）Mechanism of action of fibrates on lipid and lipoprotein metabolism. Circulation 98：2088-2093. doi：10.1161/01.CIR.98.19.2088

Stein EA，Mellis S，Yancopoulos GD et al（2012）Effect of a monoclonal antibody to PCSK9 on LDL cholesterol. N Engl J Med 366：1108-1118. doi：10.1056/NEJMoa1105803

Sweeney ME，Johnson RJ（2007）Ezetimibe：an update on the mechanism of action，pharmacokinetics and recent clinical trials. Expert Opin Drug Metab Toxicol 3：441-450. doi：10.1517/17425255.3.3.441

van der Wulp MY，Verkade HJ，Groen AK（2012）Regulation of cholesterol homeostasis. Mol Cell Endocrinol 368：1-16. doi：10.1016/j.mce.2012.06.007

van Heek M，Farley C，Compton DS，Hoos L，Alton KB，Sybertz EJ，Davis HR Jr（2000）Comparison of the activity and disposition of the novel cholesterol absorption inhibitor，SCH58235，and its glucuronide，SCH60663. Br J Pharmacol 129：1748-1754. doi：10.1038/sj.bjp.0703235

Vrijens B，Vincze G，Kristanto P，Urquhart J，Burnier M（2008）Adherence to prescribed antihypertensive drug treatments：longitudinal study of electronically compiled dosing histories. Br Med J 336：1114-1117. doi：10.1136/bmj.39553.670231.25

WHO（World Health Organization），World Heart Federation，and World Stroke Organization（2011）Global atlas on cardiovascular disease prevention and control.（文件可从 WHO 官网获取）

Wright DFB，Kumar VVP，Al-Sallami HS，Duffull SB（2011）The influence of dosing time，variable compliance and circadian low-density lipoprotein production on the effect of simvastatin：simulations from a pharmacokinetic-pharmacodynamic model. Basic Clin Pharmacol Toxicol 109：494-498. doi：10.1111/j.1742-7843.2011.00757.x

Yang J，Li LJ，He YC，Sheng YC，Xu L，Huang XH，Guo F，Zheng QS（2011）Race differences：modeling the pharmacodynamics of rosuvastatin in Western and Asian hypercholesterolemia patients. Acta Pharmacol Sin 32：116-125. doi：10.1038/aps.2010.169

# 附表1 中英文术语对照表

| 英文 | 中文 |
| --- | --- |
| Action potential duration（APD） | 动作电位时程 |
| Alzheimer's Disease Neuroimaging Initiative(ADNI)Studies | 阿尔茨海默病神经影像学计划研究 |
| Alzheimer's disease（AD） | 阿尔茨海默病 |
| Biomarker | 生物标志物 |
| Blood pressure（BP） | 血压 |
| Blood-brain barrier（BBB） | 血脑屏障 |
| Bone physiology | 骨生理学 |
| Coalition Against Major Diseases(CAMD) database | 重大疾病防治联盟数据库 |
| *Candida* albicans | 念珠菌属 |
| Candidemia | 念珠菌血症 |
| Central nervous system（CNS） | 中枢神经系统 |
| Chronic kidney disease（CKD） | 慢性肾病 |
| Clearance | 清除（率） |
| Clinical pharmacology | 临床药理学 |
| Clinical trial simulation | 临床试验模拟 |
| Combination therapy | 联合治疗 |
| Concentration-dependent | 浓度依赖（性） |
| Coronary heart disease | 冠心病 |
| Dashboard system | 个体化给药方案计算系统（控制面板系统） |
| Dermatology | 皮肤病（学） |
| Diabetes drug-disease model | 糖尿病的药物-疾病模型 |
| Disease progression | 疾病进展 |
| Dofetilide | 多非利特 |
| Dose adjustment | 剂量调整 |
| Dropout model | 脱落模型 |
| Exposure-response(E-R) relationship | 暴露-效应关系 |
| Finite element analysis | 有限元分析 |
| Glucose homeostasis | 葡萄糖稳态 |
| Heart rate（HR） | 心率 |
| Hepatitis C virus（HCV） | 丙型肝炎病毒 |
| Human Immunodeficiency Virus（HIV） | 人类免疫缺陷病毒 |
| Hyperlipidemia | 高脂血症 |
| Hysteresis | 滞后 |
| Imaging techniques | 影像学技术 |
| Indirect-response model | 间接效应模型 |
| Influenza A virus | 甲型流感病毒 |
| Inhalation therapy | 吸入治疗 |
| Juvenile rheumatoid arthritis（JRA） | 青少年类风湿性关节炎 |
| Kidney transplantation | 肾移植 |
| Latent variable | 潜变量 |

| 英文 | 中文 |
|---|---|
| Logistic regression | Logistic 回归 |
| Low density lipoprotein cholesterol（LDL-C） | 低密度脂蛋白胆固醇 |
| Major depressive disorder | 重度抑郁症 |
| Markov chain models | 马尔可夫链模型 |
| Markov decision model | 马尔可夫决策模型 |
| Maturation | 成熟 |
| Metrics of bone physiology | 骨生理学指标 |
| Minimum inhibitory concentration（MIC） | 最低抑菌浓度 |
| Model-based analysis | 基于模型的分析 |
| Model-based drug discovery and development | 药物发现与开发 |
| Model-based meta analysis（MBMA） | 基于模型的荟萃分析 |
| Models of combination therapy | 联合治疗模型 |
| Multidisciplinary | 多学科 |
| Obesity | 肥胖 |
| Ontogeny | 个体发育 |
| Operational model of agonism | 激动作用的工作模型 |
| Osteoporosis | 骨质疏松症 |
| Pain management | 疼痛管理 |
| Pediatric clinical pharmacology | 儿科临床药理学 |
| Personalized medicine | 个体化医疗 |
| Pharmacokinetics-pharmacodynamics（PK/PD） | 药代动力学-药效动力学 |
| Pharmacometrics | 定量药理学 |
| Pharmacometrics in the opioid treatment | 阿片类药物治疗的定量药理学 |
| Physiologically-based pharmacokinetic model（PBPK） | 基于生理的药代动力学 |
| PK/PD modeling and simulation | PK/PD 建模和模拟 |
| Population pharmacokinetics（PK） | 群体药代动力学 |
| Psoriasis | 银屑病 |
| Psoriasis area and severity index（PASI） | 银屑病面积和严重程度指数 |
| Psychiatric diseases，Psychosis | 精神疾病，精神病 |
| QT interval | QT 间期 |
| Quantitative pharmacology | 定量药理学 |
| Renal clearance | 肾清除率 |
| Renal replacement therapy（RRT） | 肾脏替代疗法 |
| Rheumatoid arthritis（RA） | 类风湿关节炎 |
| Schizophrenia | 精神分裂症 |
| Systems pharmacology | 系统药理学 |
| Therapeutic drug monitoring | 治疗药物监测 |
| Thorough QT study（TQT） | 全面 QT 研究 |
| Time to event | 生存分析 |
| Time-dependent | 时间依赖性 |
| Time-kill | 时间-杀菌 |
| Time-kill kinetic studies | 时间-杀菌动力学研究 |
| Torsades de Pointes（TdP） | 尖端扭转型室性心动过速 |
| Translational approaches | 转化方法 |
| Tuberculosis（TB） | 结核病 |
| Volume of distribution | 分布容积 |

# 附表2 中英文药物名称对照表

| 英文 | 中文 | 出现章节 |
| --- | --- | --- |
| Abacavir | 阿巴卡韦 | 第 9 章 |
| Abatacept | 阿巴西普 | 第 16 章 |
| Acarbose | 阿卡波糖 | 第 5 章 |
| Acetaminophen | 对乙酰氨基酚 | 第 18 章 |
| Adalimumab | 阿达木单抗 | 第 16,17 章 |
| Alclometasonedipropionate | 阿氯米松双丙酸酯 | 第 17 章 |
| Alendronate | 阿仑膦酸盐 | 第 13 章 |
| Alfentanil | 阿芬太尼 | 第 18 章 |
| Alprazolam | 阿普唑仑 | 第 14 章 |
| Amantadine | 金刚烷胺 | 第 9 章 |
| Amikacin | 阿米卡星 | 第 2,4,8,11 章 |
| Amiodarone | 胺碘酮 | 第 6 章 |
| Amisulpride | 氨磺必利 | 第 14 章 |
| Amitriptyline | 阿米替林 | 第 14 章 |
| Amoxicillin-Clavulanate | 阿莫西林-克拉维酸 | 第 11 章 |
| Amphotericin B | 两性霉素 B | 第 10 章 |
| Amprenavir | 氨普那韦 | 第 9 章 |
| Anacetrapibl | 安塞曲匹 | 第 19 章 |
| Anakinra | 阿那白滞素 | 第 16 章 |
| Anidulafungin | 阿尼芬净 | 第 10 章 |
| Apixaban | 阿哌沙班 | 第 4 章 |
| Argatroban | 阿加曲班 | 第 4 章 |
| Aripiprazole | 阿立哌唑 | 第 14 章 |
| Asenapine | 阿塞那平 | 第 14 章 |
| Aspirin | 阿司匹林 | 第 11 章 |
| Atazanavir | 阿扎那韦 | 第 9 章 |
| Atorvastatin | 阿托伐他汀 | 第 19 章 |
| Avibactam | 阿维巴坦 | 第 8 章 |
| Azathioprine | 硫唑嘌呤 | 第 4 章 |
| Azithromycin | 阿奇霉素 | 第 8,11,17 章 |
| Aztreonam | 氨曲南 | 第 8 章 |
| Bacitracin | 杆菌肽 | 第 8 章 |
| Bardoxolone Methyl | 甲基巴多索隆 | 第 4 章 |
| Beclometasone Dipropionate | 丙酸倍氯米松 | 第 12 章 |
| Bedaquiline | 贝达喹啉 | 第 11 章 |
| Belatacept | 贝拉西普 | 第 4 章 |
| Benzopyran | 苯并吡喃 | 第 16 章 |
| Benzylpenicillin/ Penicillin | 青霉素 | 第 8 章 |
| Betamethasone Valerate | 戊酸倍他米松 | 第 17 章 |
| Bisphosphonate | 双膦酸盐 | 第 13 章 |

| 英文 | 中文 | 出现章节 |
| --- | --- | --- |
| Budesonide | 布地奈德 | 第 12 章 |
| Buprenorphine | 丁丙诺啡 | 第 18 章 |
| Buspirone | 丁螺环酮 | 第 14 章 |
| Busulfan | 白消安 | 第 6 章 |
| Canakinumab | 卡那单抗 | 第 16 章 |
| Candesartan | 坎地沙坦 | 第 4 章 |
| Capreomycin | 卷曲霉素 | 第 11 章 |
| Carbamazepine | 卡马西平 | 第 14 章 |
| Carboplatin | 卡铂 | 第 6 章 |
| Caspofungin | 卡泊芬净 | 第 10 章 |
| Ceftazidime | 头孢他啶 | 第 8 章 |
| Cefuroxime | 头孢呋辛 | 第 8 章 |
| Celecoxib | 塞来昔布 | 第 16 章 |
| Certolizumab | 培塞利珠单抗 | 第 16 章 |
| Chloroquine | 氯喹 | 第 11 章 |
| Chlorpromazine | 氯丙嗪 | 第 14 章 |
| Chromene | 色烯 | 第 16 章 |
| Ciclesonide | 环索奈德 | 第 12 章 |
| Ciclosporin 或 Cyclosporine | 环孢素 | 第 4,10,16 章 |
| Ciprofloxacin | 环丙沙星 | 第 11 章 |
| Cisapride | 西沙必利 | 第 7,10 章 |
| Citalopram | 西酞普兰 | 第 7,14 章 |
| Clarithromycin | 克拉霉素 | 第 11,17 章 |
| Clavulanate | 克拉维酸 | 第 8 章 |
| Clobetasol Propionate | 丙酸氯倍他索 | 第 17 章 |
| Clofazimine | 氯法齐明 | 第 11 章 |
| Clomipramine | 氯米帕明 | 第 14 章 |
| Clonazepam | 氯硝西泮 | 第 14 章 |
| Clozapine | 氯氮平 | 第 14 章 |
| Cocaine | 可卡因 | 第 7 章 |
| Colistin | 黏菌素 | 第 8 章 |
| Cycloserine | 环丝氨酸 | 第 11 章 |
| Cyclosporine | 环孢素 | 第 4,10 章 |
| Cyproterone Acetate | 醋酸环丙孕酮 | 第 17 章 |
| Dabigatran Etexilate | 达比加群酯 | 第 4 章 |
| Dabigatran Etexilate Mesylate | 达比加群酯甲磺酸盐 | 第 4 章 |
| Dapagliflozin | 达格列净 | 第 4 章 |
| Daptomycin | 达托霉素 | 第 10,17 章 |
| Delamanid | 德拉马尼 | 第 11 章 |
| Denosumab | 地舒单抗 | 第 13,16 章 |
| Desflurane | 地氟醚 | 第 18 章 |
| Desipramine | 地昔帕明 | 第 14 章 |
| Desisobutyryl Ciclesonide | 去异丁基环索奈德 | 第 12 章 |
| Desvenlafaxine | 去甲文拉法辛 | 第 14 章 |
| Diazepam | 地西泮 | 第 14 章 |
| Dofetilide | 多非利特 | 第 7 章 |
| Donepezil | 多奈哌齐 | 第 15 章 |
| Doxepin | 多塞平 | 第 14 章 |
| Doxycycline | 多西环素 | 第 17 章 |
| Duloxetine | 度洛西汀 | 第 14,18 章 |

| 英文 | 中文 | 出现章节 |
| --- | --- | --- |
| Echinocandins | 棘白菌素 | 第 10 章 |
| Efalizumab | 依法利珠单抗 | 第 17 章 |
| Efavirenz | 依法韦伦 | 第 9 章 |
| Enflurane | 恩氟醚 | 第 18 章 |
| Enoxaparin | 依诺肝素 | 第 2,4,6 章 |
| Entecavir | 恩替卡韦 | 第 4 章 |
| Epoetin | 促红细胞生成素依泊汀 | 第 2 章 |
| Erythromycin | 红霉素 | 第 8 章 |
| Escitalopram | 艾司西酞普兰 | 第 14 章 |
| Estrogen | 雌激素 | 第 13 章 |
| Etanercept | 依那西普 | 第 1,16,17 章 |
| Ethambutol | 乙胺丁醇 | 第 6,11 章 |
| Ethinyl Estradiol | 炔雌醇 | 第 17 章 |
| Ethionamide | 乙硫异烟胺 | 第 11 章 |
| Evernimicin | 依维米星 | 第 17 章 |
| Exenatide | 艾塞那肽 | 第 1 章 |
| Ezetimibe | 依折麦布 | 第 19 章 |
| Fenofibrate | 非诺贝特 | 第 19 章 |
| Fenofibric acid | 非诺贝酸 | 第 19 章 |
| Fenoterol | 非诺特罗 | 第 12 章 |
| Fentanyl | 芬太尼 | 第 18 章 |
| Flesinoxan | 氟辛克生 | 第 14 章 |
| Flucinonide-E | 氟轻松-E | 第 17 章 |
| Fluconazole | 氟康唑 | 第 10 章 |
| Flumazenil | 氟马西尼 | 第 14 章 |
| Flunisolide | 氟尼缩松 | 第 12 章 |
| Fluocortolone | 氟可龙 | 第 12 章 |
| Fluoxetine | 氟西汀 | 第 14 章 |
| Flurazepam | 氟西泮 | 第 14 章 |
| Fluticasone Propionate | 丙酸氟替卡松 | 第 12 章 |
| Fluvastatin | 氟伐他汀 | 第 19 章 |
| Fluvoxamine | 氟伏沙明 | 第 14 章 |
| Fondaparinux | 磺达肝癸钠 | 第 4 章 |
| Forteo | 特立帕肽 | 第 13 章 |
| Gabapentin | 加巴喷丁 | 第 18 章 |
| Garenoxacin | 加诺沙星 | 第 6,8 章 |
| Gatifloxacin | 加替沙星 | 第 11 章 |
| Gemcabene | 吉卡宾 | 第 19 章 |
| Gemfibrozil | 吉非贝齐 | 第 19 章 |
| Gentamycin | 庆大霉素 | 第 2,4,8 章 |
| Gliclazide | 格列齐特 | 第 5 章 |
| Golimumab | 戈利木单抗 | 第 16 章 |
| Haloperidol | 氟哌啶醇 | 第 14 章 |
| Halothane | 氟烷 | 第 18 章 |
| Hydrocodone | 氢可酮 | 第 18 章 |
| Hydrocortisone | 氢化可的松 | 第 12,17 章 |
| Ibandronate | 伊班膦酸盐 | 第 16 章 |
| Ibuprofen | 布洛芬 | 第 16 章 |
| Imipramine | 丙米嗪 | 第 14 章 |
| Indinavir | 茚地那韦 | 第 9 章 |

| 英文 | 中文 | 出现章节 |
|---|---|---|
| Infliximab | 英夫利西单抗 | 第 2,16,17 章 |
| Insulin Sensitizer | 胰岛素增敏剂 | 第 5 章 |
| Insulin | 胰岛素 | 第 5 章 |
| Isocarboxazid | 异卡波肼 | 第 14 章 |
| Isoflurane | 异氟醚 | 第 18 章 |
| Isoniazid | 异烟肼 | 第 11 章 |
| Isotretinoin | 异维 A 酸 | 第 17 章 |
| Kanamycin | 卡那霉素 | 第 11 章 |
| Keratolytics | 角质溶解药 | 第 17 章 |
| Ketamine | 氯胺酮 | 第 18 章 |
| Ketorolac | 酮咯酸 | 第 18 章 |
| Lamivudine | 拉米夫定 | 第 4 章 |
| Lapatinib | 拉帕替尼 | 第 1 章 |
| Leflunomide | 来氟米特 | 第 16 章 |
| Levofloxacin | 左氧氟沙星 | 第 8,11 章 |
| Linezolid | 利奈唑胺 | 第 8,11,17 章 |
| Lomitapide | 洛美他派 | 第 19 章 |
| Long-acting basal insulin | 长效基础胰岛素 | 第 5 章 |
| Lorazepam | 劳拉西泮 | 第 14 章 |
| Lovastatin | 洛伐他汀 | 第 19 章 |
| Meropenem | 美罗培南 | 第 8 章 |
| Metformin | 二甲双胍 | 第 5,6 章 |
| Methadone | 美沙酮 | 第 7 章 |
| Methicillin | 甲氧西林 | 第 8 章 |
| Methotrexate | 甲氨蝶呤 | 第 2,16 章 |
| Methylprednisolone | 甲泼尼龙 | 第 19 章 |
| Metronidazole | 甲硝唑 | 第 11 章 |
| Mianserin | 米安色林 | 第 14 章 |
| Micafungin | 米卡芬净 | 第 6,10 章 |
| Midazolam | 咪达唑仑 | 第 14,18 章 |
| Milnacipran | 米那普仑 | 第 14 章 |
| Mipomersen | 米泊美生 | 第 19 章 |
| Mirtazapine | 米氮平 | 第 14 章 |
| Mivacurium | 美维库铵 | 第 18 章 |
| Mometasone Furoate | 糠酸莫米松 | 第 12 章 |
| Morphine | 吗啡 | 第 18 章 |
| Moxifloxacin | 莫西沙星 | 第 7,8,11 章 |
| Mycophenolatemofetil | 霉酚酸酯 | 第 4 章 |
| Mycophenolic Acid | 霉酚酸 | 第 4 章 |
| Naloxone | 纳洛酮 | 第 18 章 |
| Naproxen | 萘普生 | 第 16 章 |
| Naratriptan | 那拉曲坦 | 第 18 章 |
| Niacin | 烟酸 | 第 19 章 |
| Nifedipine | 硝苯地平 | 第 7 章 |
| Nitrous Oxide | 一氧化二氮 | 第 18 章 |
| Nonopioid Analgesic | 非阿片类镇痛剂 | 第 18 章 |
| Norclozapine | 去甲氯氮平 | 第 14 章 |
| Norfluoxetine | 去甲氟西汀 | 第 14 章 |
| Nortriptyline | 去甲替林 | 第 14 章 |
| Olanzapine | 奥氮平 | 第 14 章 |

| 英文 | 中文 | 出现章节 |
|---|---|---|
| Olodaterol | 奥达特罗 | 第 12 章 |
| Oseltamivir/Oseltamivir Carboxylate | 奥司他韦/奥司他韦羧酸盐 | 第 6,9 章 |
| Oxazepam | 奥沙西泮 | 第 14 章 |
| Paliperidone | 帕利哌酮 | 第 14 章 |
| Pancuronium | 泮库溴铵 | 第 18 章 |
| Panipenem/Betamipron | 帕尼培南/倍他米隆 | 第 4 章 |
| Paroxetine | 帕罗西汀 | 第 14 章 |
| Pefloxacin | 培氟沙星 | 第 4 章 |
| Perphenazine | 奋乃静 | 第 14 章 |
| Pertuzumab | 帕妥珠单抗 | 第 1 章 |
| Phenelzine | 苯乙肼 | 第 14 章 |
| Phenytoin | 苯妥英 | 第 2 章 |
| Pimozide | 匹莫齐特 | 第 14 章 |
| Pioglitazone | 吡格列酮 | 第 5 章 |
| Piperacillin/Tazobactam | 哌拉西林/他唑巴坦 | 第 4 章 |
| Pitavastatin | 匹伐他汀 | 第 19 章 |
| Posaconazole | 泊沙康唑 | 第 10 章 |
| Pravastatin | 普伐他汀 | 第 19 章 |
| Prednisolone | 泼尼松龙 | 第 16 章 |
| Pregabalin | 普瑞巴林 | 第 14,18 章 |
| Propofol | 丙泊酚 | 第 6,18 章 |
| Prothionamide | 丙硫异烟胺 | 第 11 章 |
| Protriptyline | 普罗替林 | 第 14 章 |
| Pseudoephedrine | 伪麻黄碱 | 第 6 章 |
| Pyrazinamide | 吡嗪酰胺 | 第 11 章 |
| Quetiapine | 喹硫平 | 第 14 章 |
| Raloxifene | 雷洛昔芬 | 第 13 章 |
| Ravuconazole | 雷夫康唑 | 第 10 章 |
| Remifentanil | 瑞芬太尼 | 第 6,18 章 |
| Remoxipride | 瑞莫必利 | 第 14 章 |
| Retinoid | 维 A 酸 | 第 17 章 |
| Ribavirin | 利巴韦林 | 第 4,9 章 |
| Rifabutin | 利福布汀 | 第 10 章 |
| Rifampin/Rifampicin | 利福平 | 第 11 章 |
| Rimantadine | 金刚乙胺 | 第 9 章 |
| Risendronate | 利塞膦酸盐 | 第 13 章 |
| Risperidone | 利培酮 | 第 14 章 |
| Ritonavir | 利托那韦 | 第 9 章 |
| Rocuronium | 罗库溴铵 | 第 18 章 |
| Rofecoxib | 罗非昔布 | 第 16 章 |
| Rosiglitazone | 罗格列酮 | 第 1 章 |
| Rosuvastatin | 瑞舒伐他汀 | 第 19 章 |
| Salbutamol | 沙丁胺醇 | 第 12 章 |
| Saxagliptin | 沙格列汀 | 第 4 章 |
| Selegiline | 司来吉兰 | 第 14 章 |
| Sertindole | 舍吲哚 | 第 14 章 |
| Sertraline | 舍曲林 | 第 14 章 |
| Sevoflurane | 七氟烷 | 第 6,18 章 |
| Simvastatin | 辛伐他汀 | 第 19 章 |
| Sirolimus | 西罗莫司 | 第 10 章 |

| 英文 | 中文 | 出现章节 |
| --- | --- | --- |
| Sotalol | 索他洛尔 | 第 7 章 |
| Stavudine | 司他夫定 | 第 9 章 |
| Streptomycin | 链霉素 | 第 8,11 章 |
| Sufentanil | 舒芬太尼 | 第 6,18 章 |
| Sulpiride | 舒必利 | 第 14 章 |
| Sutezolid | 舒替唑烷 | 第 11 章 |
| Tacrine | 他克林 | 第 15 章 |
| Tacrolimus | 他克莫司 | 第 1,4,10 章 |
| Taranabant | 泰伦那班 | 第 6 章 |
| Telbivudine | 替比夫定 | 第 4 章 |
| Terbutaline | 特布他林 | 第 12 章 |
| Terfenadine | 特非那定 | 第 7 章 |
| Tetracycline | 四环素 | 第 8 章 |
| Thiacetazone | 氨硫脲 | 第 11 章 |
| Thiopental | 硫喷妥 | 第 18 章 |
| Tiagabine | 噻加宾 | 第 14 章 |
| Tigecycline | 替加环素 | 第 8,17 章 |
| Tinzaparin | 亭扎肝素 | 第 6 章 |
| Tobramycin | 妥布霉素 | 第 8,12 章 |
| Tocilizumab | 托珠单抗 | 第 16 章 |
| Tofacitinib | 托法替尼 | 第 16,17 章 |
| Tramadol Hydrochloride | 盐酸曲马多 | 第 18 章 |
| Tranylcypromine | 反苯环丙胺 | 第 14 章 |
| Trastuzumab | 曲妥珠单抗 | 第 1 章 |
| Triamcinolone acetonide | 曲安奈德 | 第 12,17 章 |
| Trifluoperazine | 三氟拉嗪 | 第 14 章 |
| Trimipramine | 曲米帕明 | 第 14 章 |
| Ustekinumab | 乌司奴单抗 | 第 17 章 |
| Valdecoxib | 伐地昔布 | 第 16 章 |
| Vancomycin | 万古霉素 | 第 2,6,8,17 章 |
| Vecuronium | 维库溴铵 | 第 18 章 |
| Venlafaxine | 文拉法辛 | 第 14 章 |
| Vertilmicin | 威替米星 | 第 8 章 |
| Viomycin | 紫霉素 | 第 11 章 |
| Voriconazole | 伏立康唑 | 第 10 章 |
| Warfarin | 华法林 | 第 1,2,4 章 |
| Zanamivir | 扎那米韦 | 第 9 章 |
| Zidovudine | 齐多夫定 | 第 9 章 |
| Zileuton | 齐留通 | 第 17 章 |
| Ziprasidone | 齐拉西酮 | 第 14 章 |
| Zolendronate | 唑来膦酸钠 | 第 13 章 |
| Zotepine | 佐替平 | 第 14 章 |
| 5-Hydroxy Aaxagliptin | 5-羟基沙格列汀 | 第 4 章 |

# 索引1　中文术语索引

## A

阿巴卡韦　201，208

阿巴西普　369

阿尔茨海默病　347，367

阿尔茨海默病认知评估量表　347

阿尔茨海默病神经影像学计划　349

阿加曲班　97

阿卡波糖　106

阿立哌唑　321

阿仑膦酸盐　298

阿米卡星　52，97，185，251

阿米替林　319

阿那白滞素　379

阿尼芬净　229，230，231，235

阿哌沙班　97

阿片 μ 受体拮抗剂　408

阿片类　319，408

阿普唑仑　317

阿奇霉素　185，385

阿塞那平　329

阿托伐他汀　420，422，424，427

阿维巴坦　190

艾塞那肽　34

艾司西酞普兰　319

安塞曲匹　422，424，425

安慰剂效应　111，337，356

氨磺必利　321

氨基糖苷类　52，178

氨硫脲　252

氨普那韦　205，208

氨曲南　190

胺碘酮　126，137

奥达特罗　282

奥氮平　321，329，331，332

奥沙西泮　317

奥司他韦　132，137，212，213，215

## B

靶控输注　409

白消安　135，137

斑块型银屑病　387

贝达喹啉　252

贝拉西普　93

贝特类　420

贝叶斯模型平均　50，52

贝叶斯预测　49，50

苯并吡喃（色烯）类 COX-2 抑制剂　376

苯二氮䓬类　229，317，322，323

苯妥英　49，229

苯乙肼　320

比例优势模型　30

吡格列酮　112

吡嗪酰胺　251，255

丙泊酚　125，127，136，137，409

丙米嗪　319

丙酸倍氯米松　279

丙酸氟替卡松　274，282，378

布地奈德　278，279，378

布洛芬　376

## C

肠易激综合征　367

超级对症药物　358

成熟度函数　64

促肾上腺皮质激素　275，325

促肾上腺皮质激素释放因子　275

催乳素　322，327

## D

达比加群酯 96

达比加群酯甲磺酸盐 96

达肝素 72

达格列净 88

达格列净 3-O-葡萄糖醛酸 88

达托霉素 227，385

单胺氧化酶抑制剂 320

单克隆抗体 48

胆固醇逆向转运 417

胆固醇酯 418

胆固醇酯转移蛋白 418

蛋白酶抑制剂 205，208

德拉马尼 252

低分子肝素 72

地诺单抗 298，379，380

地西泮 317

地昔帕明 319

调整年龄 64

丁丙诺啡 402，408

丁螺环酮 325

定量吸入器 270

动作电位时程 148

度洛西汀 318，319，400

对氨基水杨酸 250，257

对数 Logistic 模型 27

对乙酰氨基酚 401，401，403

多非利特 154，157

多奈哌齐 358，359

多囊肾病 98

多塞平 319

多西环素 385

多药耐药 251

## E

噁唑烷酮类 251

恩替卡韦 90，97

二芳基喹啉类 252

二甲双胍 109，112，132，137

二肽基肽酶-4 106，107

## F

伐地昔布 376

反苯环丙胺 320

非瓣膜性心房颤动 96

非参数自适应网格算法 35

非核苷逆转录酶抑制剂 206，265

非结核分枝杆菌 251

非诺贝酸 420

非诺贝特 420

非诺特罗 279

非随机缺失 337，401

非选择性非甾体类抗炎药 86

非甾体抗炎药 373

分类回归树 179

芬太尼 401，402

奋乃静 326

氟伐他汀 420，422，427

氟伏沙明 318，319，324

氟康唑 227，228，229，230，231，232，233，
234，235，236，237，238，239，241，242

氟可龙 276

氟喹诺酮类抗结核药物 256

氟哌啶醇 321，331

氟西泮 317

氟西汀 318，319

氟辛克生 325

## G

钙调磷酸酶抑制剂 86

钙通道阻滞剂 163，229

概念验证 368

杆菌肽 177

肝葡萄糖排出量 113

高效抗逆转录病毒治疗 228

戈利木单抗 379

格列齐特 112

个体化给药方案计算系统 49

个体化医疗 47

功能性磁共振成像 334

估算肾小球滤过率 83

骨钙素 297，302

骨关节炎 367

骨矿物质密度 88

骨密度 297

骨生理学 296

骨特异性碱性磷酸酶 297

骨质疏松症　295
骨转换生化标志物　297
固定剂量复方药物　402
广泛耐药　251
国际标准化比值　47，55
国际人用药品注册技术协调会　145
过氧化物酶体增殖物激活受体α　420

## H

汉密尔顿焦虑量表　315
核苷类似物　201，208
核因子κB受体激活剂　297
红霉素　186
后验预测检验　138
华法林　25，47，55，229
环孢素　86，94，229，379
环丝氨酸　251，257
环索奈德　276，378
磺达肝癸钠　97
磺酰脲　106，109，115
混合膳食葡萄糖耐量试验　113
获得性利福霉素耐药　263

## J

机制模型　183
基于模型的荟萃分析　378，393
基于模型的药物开发　57，161，371
吉非贝齐　420
吉卡宾　422，423
级联撞击行为　282
急性排斥反应　94
急性肾损伤　86
疾病-药物-试验模型　399
疾病缓解型抗风湿药物　369
疾病进展模型　31，32
棘白菌素类　227，229
剂量依赖性敏感　238
加巴喷丁　401
加雷沙星　137
加诺沙星　134，191
加替沙星　251
甲氨蝶呤　369
甲基巴多索隆　86

甲泼尼龙　422
甲羟戊酸　420
尖端扭转型室性心动过速　148
间接效应模型　24，25
简易精神状态检查量表　351
矫正年龄　64
矫正胎龄　64
校正QT　257
校正体重　122
结核病　250
结核分枝杆菌　250
金刚烷胺　210，211
金刚乙胺　210
经口吸入药物　272
精神疾病　314，315
竞争性激动剂-拮抗剂相互作用　328
静脉葡萄糖耐量试验　112
静止浓度　184
卷曲霉素　251
菌落形成单位　177，261

## K

卡波韦三磷酸盐　203
卡泊芬净　229，230，235
卡铂　130，131
卡那单抗　368，370，378
卡那霉素　251
坎地沙坦　90
抗药抗体　53
可卡因　160
克拉霉素　385
空气动力学粒度分布　270
口服皮质类固醇　269
口服葡萄糖耐量试验　112
口服生物利用度　273
快速眼动　67，324
喹硫平　321
喹诺酮类　178

## L

拉帕替尼　34
浪涌幅度　277
浪涌宽度　277

劳拉西泮　317
雷洛昔芬　298
类风湿性关节炎　53，367
理想体重　122
利巴韦林　97
利福布汀　229，251，254
利福霉素类　265
利福喷丁　251，254
利福平　251，253，261
利奈唑胺　189，385
利培酮　321，325，331，332
利塞膦酸盐　298
利托那韦　205
链霉素　177，250，256，262
两性霉素 B　227
临床决策支持系统　49
临床试验模拟　70，159，347，385
流感病毒　199
硫唑嘌呤　86
氯胺酮　401
氯丙嗪　321
氯氮平　321，326，331
氯米帕明　319
氯硝西泮　317
罗非昔布　376
罗格列酮　34
洛伐他汀　420，424
洛美他派　421

M

马尔可夫链　31
马尔可夫链蒙特卡罗　35
吗替麦考酚酯　86
麦考酚酸　86
慢性肾病　81
慢性肾病流行病学协作组织　83
慢性阻塞性肺疾病　269
美沙酮　160
蒙特卡罗映射效能　22
咪达唑仑　323
米安色林　319
米泊美生钠　421
米氮平　319
米卡芬净　134，137，229，230，231，237

米那普仑　318
末次访问结转　329，404
莫西沙星　156，186，251，256

N

那拉曲坦　401
纳洛酮　408
钠-葡萄糖协同转运蛋白-2　86，106
奈西利肽　19
萘普生　374
逆方差固定效应模型　393
黏菌素　187
念珠菌血症　227
念珠菌属　228
浓度依赖　260

P

帕利哌酮　321，328，331
帕罗西汀　318，319，324
帕尼培南/贝他米隆　97
帕妥珠单抗　34
哌拉西林　97
培氟沙星　97
培塞利珠单抗　370，378
皮肤微透析法　386
皮肤药代动力学　395
匹伐他汀　420，424
匹莫齐特　321
平均滞留时间　3
泼尼松龙　378
葡萄糖调节模型　32
葡萄糖激酶激活剂　110
普伐他汀　420
普罗替林　319
普瑞巴林　401，402

Q

七氟烷　136
齐多夫定　201，203
齐拉西酮　332
器官/个体发育函数　64
前体池间接效应模型　427
前体依赖性间接效应模型　428

强直性脊柱炎　367

侵袭性念珠菌病　228

青霉素　177，185，186

青霉素类　385

青少年类风湿性关节炎　373

轻度认知损害　349

氢氟烷烃　270

庆大霉素　52，97，185，187

曲安奈德　276，278，279

曲米帕明　319

曲妥珠单抗　23

去甲氟西汀　318

去甲氯氮平　326

去甲替林　319

去甲文拉法辛　318，319

去脂体重　122

全协变量模型　21

缺失数据机制　357

## R

人类 *ether-a-go-go* 相关基因　152

人类免疫缺陷病毒　199

日龄　64

肉汤稀释法　177

瑞芬太尼　133

瑞格列奈　90

瑞莫必利　328

瑞舒伐他汀　420，422，424，427

## S

塞来昔布　373，379

噻唑烷二酮　106

三氟拉嗪　321

三环类　319

沙丁胺醇　279

沙格列汀　90

舍曲林　318，319

舍吲哚　321

身体质量指数　54

神经活性类固醇　323

肾小球滤过率　72，82

肾脏替代疗法　81

生存分析　26，329

生理药动学　4，66，283

生物等效性　22，394

生物电阻抗分析　122

实时定量逆转录 PCR　219

视觉模拟评分　318，399

视觉预测检验　138

首次人体试验　48，159

受试者工作特征曲线　94

舒必利　321

舒芬太尼　125，128

舒替唑烷　251

双胍类　106

司来吉兰　320

司他夫定　201

四环素　177

随机缺失　337，401

缩放　62

索他洛尔　157

## T

他克莫司　28，31，86，229

他汀类　229，419，422，428

他唑巴坦　97

胎龄　64

泰利霉素　90

泰伦那班　125，126，137

碳青霉烯类　385

糖原磷酸化酶抑制剂　113

特布他林　279

特非那定　160

特立帕肽　299

体外膜肺氧合　62

体质指数　387

替比夫定　97

替格列扎　90

替加环素　178，385

亭扎肝素　129

酮咯酸　401

头孢呋辛　186

头孢菌素类　385

头孢他啶　185，188，190，191

托法替布　379

托法替尼　371，379，391

托组单抗　379

脱落模型　329，357，376，402
妥布霉素　285

## W

外源性类固醇　276
完全随机缺失　337，357，401
万古霉素　52，133，137，178，181，186，385
威布尔模型　27
威替米星　190
微分优势模型　30
维生素K环氧化物还原酶　25
文拉法辛　318，319
乌司奴单抗　387

## X

西地那非　90
西罗莫司　229
西沙必利　157，229
西酞普兰　159，318，319
吸入性糖皮质激素　272
系统性红斑狼疮　367
系统药理学　32
项目反应理论　363
消除限速假设　7
硝苯地平　163
效应室模型　24
辛伐他汀　420，422，424，426，427
新化学实体　146
新型抗抑郁药　318
选择性5-羟色胺再摄取抑制剂　318
选择性雌激素受体调节剂　298
血管紧张素Ⅱ受体抑制剂　86
血管紧张素转化酶　86
血栓栓塞症　73

## Y

阳性和阴性精神症状评定量表　316
杨氏模量　297，306
药物-疾病模型　116
药物咨询显示系统　409
一阶矩曲线下面积　3
一阶条件估算方法　73
依泊汀　48

依法韦伦　265
依那西普　387
依诺肝素　52，128，129，135，137
依维米星　385
依折麦布　420，422，423，424
胰岛素促泌剂　106
胰岛素敏感性　113
胰岛素增敏剂　106
胰高血糖素反向调节机制　110
乙胺丁醇　125，131，137，251，255，259，262
乙硫异烟胺　251，260
异卡波肼　320
异速缩放　20
异烟肼　250，251，253，260
银屑病关节炎　367
银屑病面积和严重程度指数　388
茚地那韦　206
英夫利西单抗　48，53，369，370
有限元　306
有限元分析　297
有效半衰期　2

## Z

扎那米韦　214，215
正态预测分布误差　138
直接观察治疗　255
直接效应模型　23
指数模型　27
治疗效用指数　97
治疗药物监测　94，264，265
中空纤维感染模型　200，264，385
中枢神经系统　256，316
肿瘤坏死因子　53
肿瘤坏死因子抑制剂　369
重大疾病防治联盟　349
重度抑郁症　315
逐步回归　20
注意缺陷多动障碍　67，314
转化生长因子β　296
锥体外系副作用　321
自举法　138
总生存率　23
最大耐受剂量　68
最低抑菌浓度　67，176，229，252

左氧氟沙星　180，251，256

佐替平　321

唑来膦酸钠　298

# 其　他

3-羟基-3-甲基戊二酰辅酶 A　420

5-羟基沙格列汀　90

5-羟色胺和去甲肾上腺素再摄取抑制剂　318，438

9-羟基利培酮　321，325，331

G 蛋白偶联受体　154

Janus 激酶　371，391

Logistic 回归　29

Logistic 增长模型　183，185，189，190，191

QT 间期　148

α-葡萄糖苷酶抑制剂　106

$\beta_2$ 受体　271

$\beta_2$ 受体激动剂　271，272，279，285

β-淀粉样蛋白　347

β-内酰胺类　178，180，257，385

β-内酰胺酶抑制剂　176，181，190

β 回归　353

β 受体激动剂　269

β 受体阻断剂　317，318

γ-氨基丁酸　318

ω-3-酸乙酯　421

# 索引2 英文术语索引

## A

Abacavir 201

Abatacept 369

Acetaminophen 403

acquired Rifamycin resistance，ARR 263

action potential duration，APD 148

acute kidney injury，AKI 86

acute rejection，AR 94

adjust body weight，ABW 122

adjusted age 64

adrenocorticotropic hormone，ACTH 275，325

aerodynamic particle size distribution，APSD 270

agonist-antagonist interaction，AAI 328

allometric scaling 20

Alzheimer's disease assessment scale cognitive sub-scale，ADAS-cog 347

Alzheimer's disease neuroimaging initiative，ADNI 349

Alzheimer's disease，AD 347

Amantadine 210，211

Amikacin，AK 97，185，251

Amprenavir 205

Anacetrapibl 425

analysis of variance，ANOVA 404

angiotensin Ⅱ receptor inhibitor，ARB 86

Anidulafungin 229，235

ankylosing spondylitis，AS 367

antidrug antibodies，ADAs 53

anxiolytics 317

Apixaban 97

Argatroban 97

Asenapine 329

Atorvastatin 422，427

atrial fibrillation，AF 96

attention deficit hyperactivity disorder，ADHD 67，314

Avibactam 190

Azithromycin 185

Azothioperene 86

Aztreonam 190

## B

Bacitracin 177

Bardoxolone Methyl 86

Bayesian forecasting 49，50

Bayesian model averaging 50

Bedaquiline 252

Belatacept 93

Belometasone Dipropionate 279

beta regression，BR 353

Betamipron 97

beta-amyloid，Aβ 347

biochemical turnover maker，BTM 297

bioelectrical impedance analysis，BIA 122

bioequivalence，BE 22

body mass index，BMI 54，387

body surface area，BSA 47，63，83

bone mineral density，BMD 88，297

bone-specific alkaline phosphatase，BASP 297

bootstrap 138

Budesonide 279

Buprenor phine 402，408

Buspirone 325

## C

calcineurin inhibitor，CNI 86

calcium channel blocker，CCB 163

Canakinumab 368，370

Candesartan 90

*Candida* albicans 228

Capreomycin，CM 251

carbovir triphosphate，CBV-TP 203

cascade impactor profiles 282

Caspofungin 229，235

Ceftazidime 185，188，190，191，186

Celecoxib 373

Certolizumab 370

cholesteryl ester transfer protein，CETP 418

cholesteryl ester，CE 418

chronic kidney disease，CKD 81

chronic obstructive pulmonary disease，COPD 269

Ciclesonide 276

Cisapride 157

Citalopram 159

classification and regression tree，CART 179

clinical decision support system，CDSS 49

clinical trial simulation，CTS 70，347，385

Clozapine 326

Coalition Against Major Diseases，CAMD 349

Cocacine 160

Colistin 187

colony forming unit，CFU 177，261

concentration at half-maximal effect，$EC_{50}$ 121

concentration-dependent 260

corrected age 64

corrected gestational age 64

corrected QT，$QT_c$ 257

Corticosteroids 275，278，394

corticotrophin-releasing factor，CRF 275

cyclooxygenase-2，COX-2 373

Cycloserine，CS 251

Cyclosporine 86，94

cystic fibrosis，CF 181

## D

Dabigatran Etexilate，DE 96

Dalteparin 72

Dapagliflozin 3-*O*-glucuronic acid，D3OG 88

Dapagliflozin 88

Daptomycin 227，385

dashboard 49

Delamanid 252

Denosumab 298

dermal microdialysis 386

dermatopharmamacokinetics，DPK 395

dipeptidyl peptidase 4，DPP-4 106，107

direct response model 23

directly observed therapy，DOT 255

disease progression model 32

disease-drug-trial model 399

disease-modifying antirheumatic drug，DMARD 369

Dofetilide 154，157

Donepezil 358

drug advisory displays 409

drug-disease model 116

drug-induced nephrotoxicity，DIN 86

dual energy X-ray absorptiometry，DXA 305

## E

Echinocandins 231，233，237

effective $t_{1/2}$ 2

effect-compartment model 24

Entecavir 90，97

Epoetin 48

Erythromycin 186

Etanercept 387

Ethambutol，EMB 125，251，255，259

Ethionamide，ETA 251，260

Evernimicin 385

Exenatide 34

extracorporeal membrane oxygenation，ECMO 62

extrapiramidal side effects，EPS 321

extremely drug resistant，XDR 251

Ezetimibe 420，423

## F

Fenoterol 279

Fentanyl 402

finite element，FE 306

finite-element analysis，FEA 297

first in human，FIH 48，159

first-order conditional（estimation）method，FOCE 73

Flesinoxan 325

flow-limited assumption 7

Fluconazole 227，231，235

Fluocortolone 276

Fluticasone Propionate，FP 274，276

Fluvastatin 427

Fluvoxamine 324

Fondaparinux 97

free drug area under the concentration-time curve，
 $f$ AUC 204

free drug maximum concentration，$fC_{max}$ 253

full covariate model 21

## G

gamma-aminobutyric acid，GABA 318

Garenoxacin 191

Gatifloxacin，GATI 251

Gemcabene 423

Gentamycin 97，185，187

gestational age，GA 64

Gliclazide 112

glomerular filtration rate，GFR 72，82

glucagon-like peptide-1，GLP-1 107

glucokinase activator 110

glycogen phosphorylase inhibitor，GPi 113

growth velocity，GV 279

G-protein-coupled receptor，GPCR 154

## H

Hamilton anxiety rating scale，HAMA 315

highly active antiretroviral therapy，HAART 228

hollow fiber infection model，HFIM 200

human *ether-a-go-go*-related gene，hERG 152

hydrofluoroalkane，HFA 270

## I

Ibuprofen 376

ideal body weight，IBW 122

Indinavir 206

indirect response model 25

individualized Bayesian urea kinetic model，IBKM
 91

inflammatory bowel disease，IBD 53

Infliximab 48，53，369

inhaled corticosteroid，ICS 272

insulin sensitivity，IS 113

international normalized ratio，INR 47，55

intravenous glucose tolerance test，IVGTT 112

invasive candidiasis 228

inverse variance fixed-effects model 393

irritable bowel syndrome，IBS 367

Isoniazid，INH 250，253，260

item response theory，IRT 363

## J

Janus kinase，JAK 371，391

juvenile rheumatoid arthritis，JRA 373

## K

Kanamycin，KM 251

## L

Lapatinib 34

last observation carried forward，LOCF 329，404

lean body weight，LBW 122

Levofloxacin，LEVO 180，251，256

Linezolid 189

lipoprotein lipase，LPL 417

Logistic regression 29

Lomitapide 421

low molecular weight heparin，LMWH 72

## M

major depressive disorder 315

Markov chain Monte Carlo，MCMC 35

Markov chain 31

maturation function，MF 64

maximum tolerated dose，MTD 68

mean residence time，MRT 3

Metformin 109，112

Methadone 160

Methotrexate，MTX 369

mevalonic acid，MVA 420

Micafungin 137，229，237

microsomal triglyceride transfer protein，MTP 421

Midazolam 323

mild cognitive impairment，MCI　349

mineral bone disease，MBD　86，88

minimum inhibitory concentration，MIC　67，229，252

mini-mental state examination，MMSE　351

Mipomersen　421

missing at random，MAR　337，401

missing completely at random，MCAR　337，357，401

missing data mechanism，MDM　357

missing not at random，MNAR　337，401

model-based meta-analysis，MBMA　378，393

monoamine oxidase inhibitor，MAOI　320

monoclonal antibodies，mAbs　48

Monte Carlo mapped power，MCMP　22

Moxifloxacin，MOXI　156，186，251，256

multidrug resistant，MDR　251

mycobacterium tuberculosis，Mtb　250

Mycophenolate Mofetil，MMF　86

Mycophenolic Acid，MPA　86

## N

Naloxone　408

Naproxen　374

Nesiritide　19

neuroactive steroids　323

new chemical entity，NCE　146

Nifedipine　163

nonnucleoside reverse transcriptase inhibitor，NNR-TI　206，265

nonsteroidal anti-inflammatory drug，NSAID　373

non-parametric adaptive grid algorithm，NPAG　35

non-steroidal anti-inflammatory drug，NSAID　86

non-tuberculous mycobacteria，NTM　251

noradrenaline and specific serotoninergic antidepressant，NASSA　319

Norclozapine　326

normalized predict distribution error，NPDE　138

## O

Olanzapine　329，331

Olodaterd　282

omega-3-acid ethyl ester　421

oral glucose tolerance test，OGTT　112

organ/ontogeny functions，OF　64

Oseltamivir　212，213

osteoarthritis，OA　367

osteoporosis　295

overall survival，OS　23

Paliperidone　328

Panipenem　97

*Para*-aminosalicylic acid，PAS　250

Paroxetine　324

Pefloxacin　97

Penicillin　177，186

peroxisome proliferator-activated receptor alpha，PPAR-α　420

Perphenazine　326

personalized medicine　47

Pertuzumab　34

Phenytoin　49

Pioglitazone　112

Piperacillin　97

Placebo effect　111

plaque psoriasis　387

polycystic kidney disease，PKD　98

positive and negative syndrome scale，PANSS　316

posterior prediction check，PPC　138

postmenstrual age，PMA　64

postnatal age，PNA　64

precursor pool indirect response model　427

precursor-dependent indirect response model　428

Pregabalin　402

probability of target attainment，PTA　178

prolactin，PRL　322，327

proof-of-concept，POC　368

Propofol　125，409

psoriasis area and severity index，PASI　388

psoriatic arthritis，PsA　367

Pyrazinamide，PZA　251

P-glycoprotein，P-gp　317

## Q

QT interval　148

## R

rapid eye movement，REM　67，324

receiver operating curve, ROC 94

receptor activator of nuclear factor κ B, RANK
 297

Remoxipride 328

renal replacement therapy, RRT 81

Repaglinide 90

reverse cholesterol transport, RCT 417

rheumatoid arthritis, RA 53, 367

Ribavirin 97

Rifabutin, RBN 251

Rifampicin 261

Rifampin, RIF 251

Rifapentine, RPNT 251

Rimantadine 210

Risperidone 325

Ritonavir 205

Rofecoxib 376

Rosiglitazone 34

Rosuvastatin 424, 427

## S

Saxagliptin 90

scaling 62

selective estrogen receptor modulator, SERM 298

selective serotonin reuptake inhibitor, SSRI 318

serotonin and noradrenaline reuptake inhibitor,
 SNRI 318

Sildenafil 90

Simvastatin 426, 427

sodium-glucose cotransporter-2, SGLT-2 86, 106

Sotalol 157

statins 419, 422, 428

stationary concentration, SC 184

stepwise regression 20

Streptomycin, SM 117, 250

Sufentanil 125

Sulfonylureas 109

super symptomatic agents 358

surge amplitude 277

surge width 277

susceptible-dose dependent , S-DD 238

systemic lupus erythematosus, SLE 367

systems pharmacology 32

## T

Tacrolimus 28, 31, 86

Taranabant 125

target-controlled infusion, TCI 409

Tazobactam 97

Telbivudine 97

Telithromycin 90

Tesaglitazar 90

Tetracycline 177

the area under the effect curve, AUEC 394

the Logistic growth model 183

the mechanistic model 183

therapeutic drug monitoring, TDM 94, 264

therapeutic utility index, TUI 97

Thiacetazone 252

thromboembolism, TE 73

Tigecycline 178

time to event, TTE 26, 329

Tobramycin 285

Tofacitinib 371

torsade de pointes, TdP 148

transforming growth factor beta, TGF-β 296

Trastuzumab 23

Triamcinolone Acetonide, TCA 276, 279

tuberculosis, TB 250

tumor necrosis factor inhibitor, TNFi 369

tumor necrosis factor, TNF 53

## U

Ustekinumab 387

## V

Valdecoxib 376

Vancomycin 137, 186

Vertilmicin 190

visual analogue scale/score, VAS 318, 399

visual predictive check, VPC 138

## W

Warfarin 25, 55

whole genome sequence, WGS 349

# Y

Young's modulus 297，306

# Z

Zanamivir 214

Zidovudine，ZDV 201，203

3-hydroxy-3-methylglutaryl coenzyme A，HMG-
CoA 420

5-hydroxy saxagliptin 90

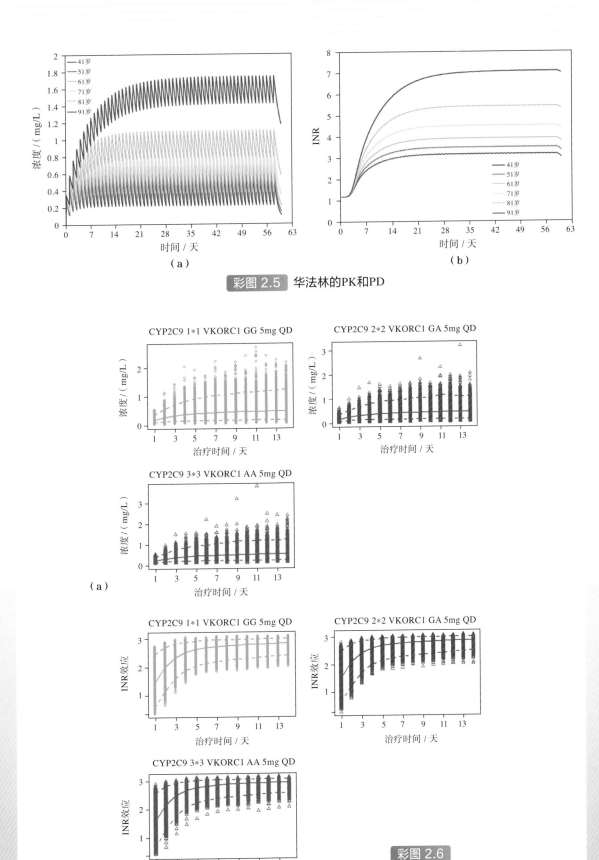

彩图 2.5 华法林的PK和PD

彩图 2.6

基因型对华法林PK和PD的影响

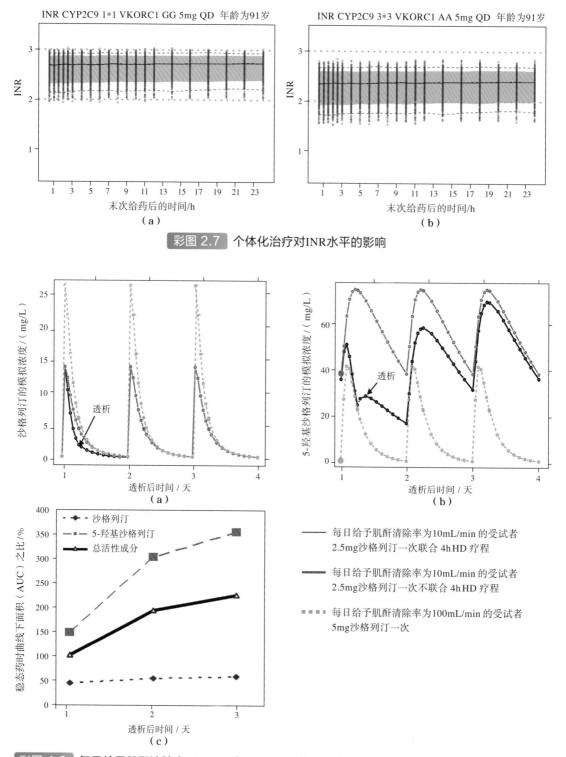

INR CYP2C9 1*1 VKORC1 GG 5mg QD 年龄为91岁

INR CYP2C9 3*3 VKORC1 AA 5mg QD 年龄为91岁

末次给药后的时间/h
（a）

末次给药后的时间/h
（b）

**彩图 2.7** 个体化治疗对INR水平的影响

透析

透析后时间／天
（a）

透析

透析后时间／天
（b）

- ◆- 沙格列汀
- ■- 5-羟基沙格列汀
- △- 总活性成分

—— 每日给予肌酐清除率为10mL/min 的受试者
2.5mg沙格列汀一次联合 4h HD 疗程

—— 每日给予肌酐清除率为10mL/min 的受试者
2.5mg沙格列汀一次不联合 4h HD 疗程

---- 每日给予肌酐清除率为100mL/min 的受试者
5mg沙格列汀一次

透析后时间／天
（c）

**彩图 4.6** 每日给予肌酐清除率（$CL_{Cr}$）为10mL/min 的受试者 2.5mg 沙格列汀一次以及联合或不联合
4h HD 疗程，和每日给予 $CL_{Cr}$ 为 100mL/min 的受试者 5mg 沙格列汀一次的情况下，第 1 天给药 2h 后
的体内沙格列汀（a）和5-羟基沙格列汀（b）的模拟药时曲线。每日给予 2.5mg 沙格列汀一次和
4h HD 疗程的 $CL_{Cr}$ 为 10mL/min 的受试者与每日给予 5mg 沙格列汀一次的 $CL_{Cr}$ 为 100mL/min 的受试
者的稳态药时曲线下面积（AUC）之比（c）（Zhang等，2012a）

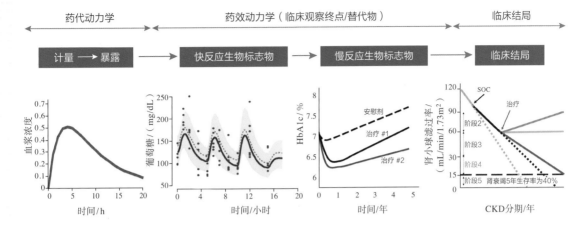

**彩图 5.1** 药物效应、生物标志物和临床结局之间关系的示意图

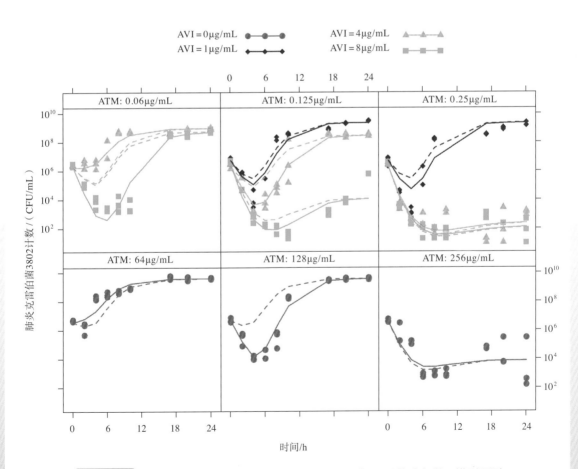

**彩图 8.3** 氨曲南-阿维巴坦对肺炎克雷伯菌作用的时间-杀菌动力学和模型预测

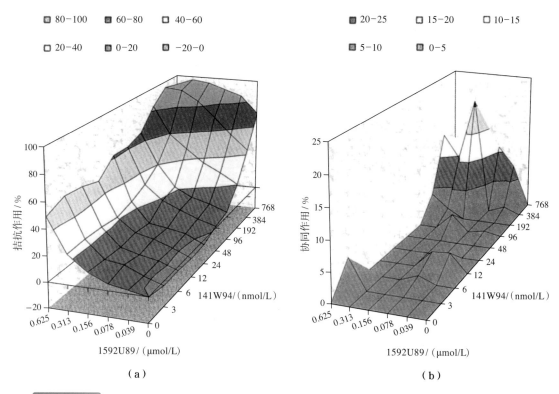

阿巴卡韦（核苷类似物）和氨普那韦（蛋白酶抑制剂）联合治疗的三维响应曲面

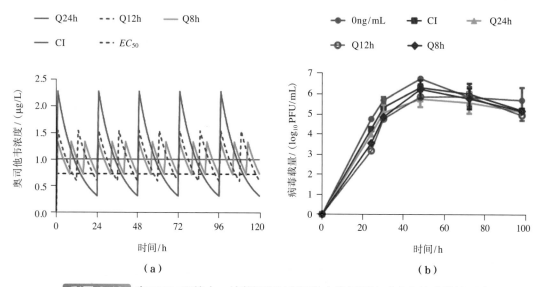

在 HFIM 系统中，给药间隔对奥司他韦抗甲型流感病毒的疗效的影响

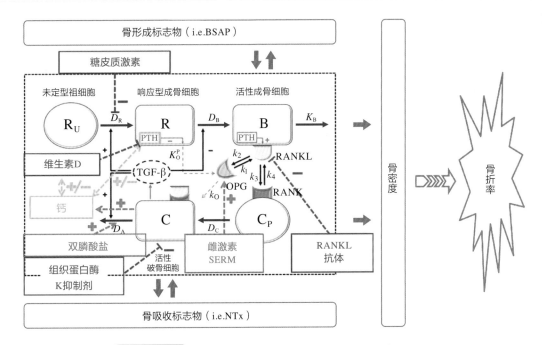

**彩图 13.2** 骨质疏松症的作用机制及药物靶点概览

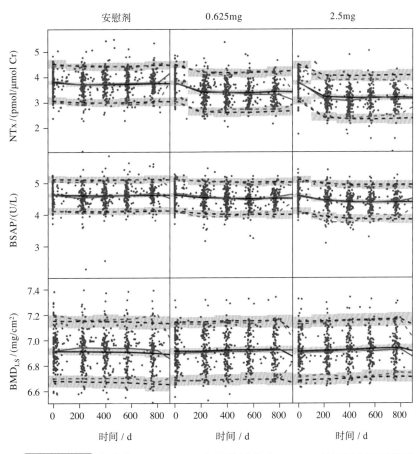

**彩图 13.4** 标志物 NTx、BSAP 和腰椎骨密度 (BMD) 的可视化预测检验

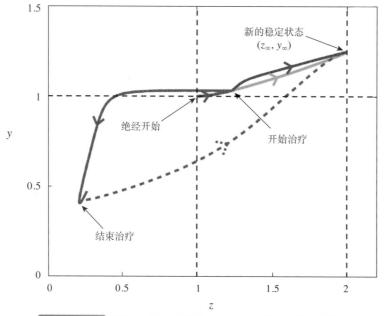

彩图 13.5 红色实线和虚线为在 $(z, y)$ 平面上的系统解

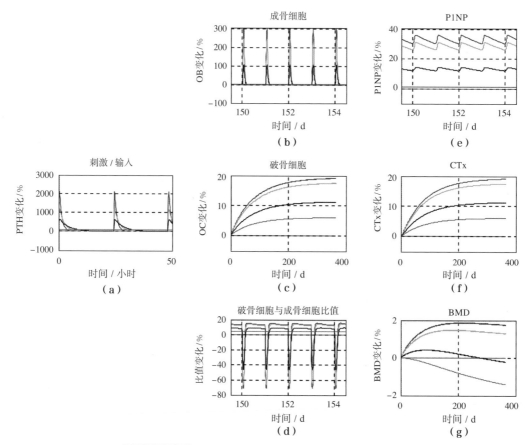

彩图 13.6 甲状旁腺激素（PTH）的治疗效应：
扩展生理学模型模拟的PTH五种不同给药模式的脉冲状效应

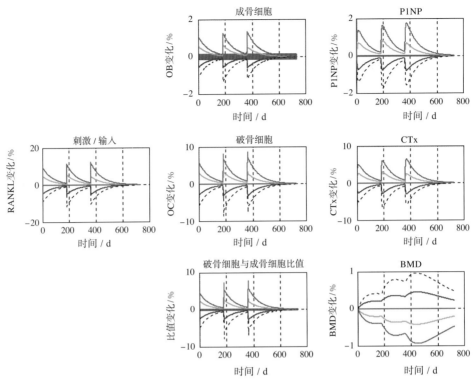

**彩图 13.7** 在扩展生理学模型中，模拟改变核因子κB配体（RANKL）的受体激活剂的浓度以进行抗RANKL分子（如Denosumab）的治疗

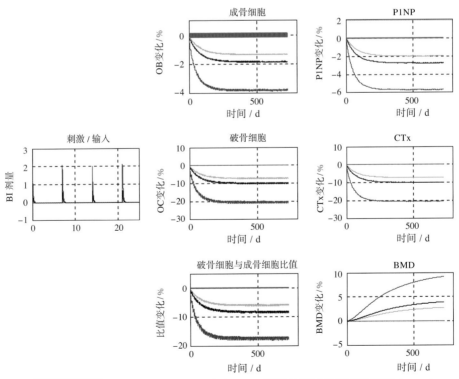

**彩图 13.8** 扩展生理学模型预测显示，双膦酸盐每周给药时骨密度（BMD）、骨生物标志物和骨重建活性呈剂量依赖性降低，这与双膦酸盐的已知作用一致

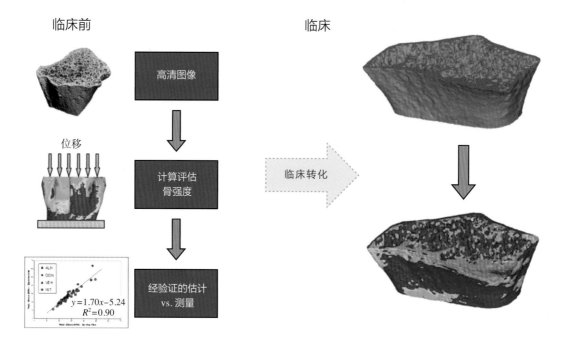

临床前　　　　　　　　　　　　　　　临床

高清图像

位移

计算评估
骨强度

$y = 1.70x - 5.24$
$R^2 = 0.90$

临床转化

经验证的估计
vs. 测量

彩图 13.9　有限元分析的鉴定和转化路线图

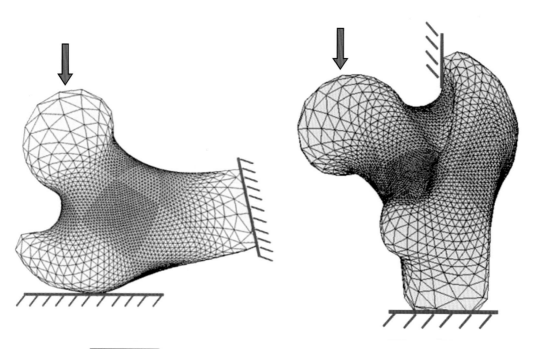

彩图 13.10　两种不同载荷和边界条件下两个股骨近端的 FE 网格

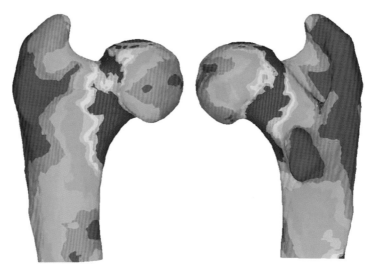

彩图 13.11 恒河猴股骨近端 Von Mises 应力空间分布的
两种不同视图（红色为最高应力，蓝色为最低应力）

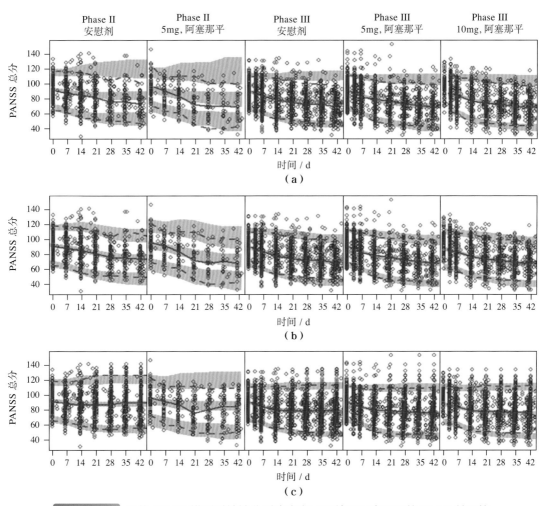

彩图 14.2 最终 PANSS 模型对精神分裂症患者舌下给予阿塞那平的 PK/PD 关系的
可视化预测检验，包括安慰剂效应和脱落

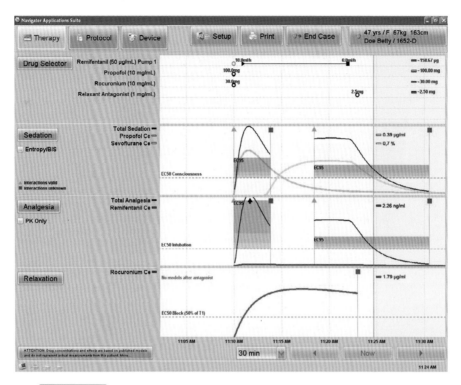

彩图 18.5 Navigator界面展示了某个体给予瑞芬太尼、丙泊酚、罗库溴铵
和肌肉松弛剂拮抗剂后的 PK/PD 信息

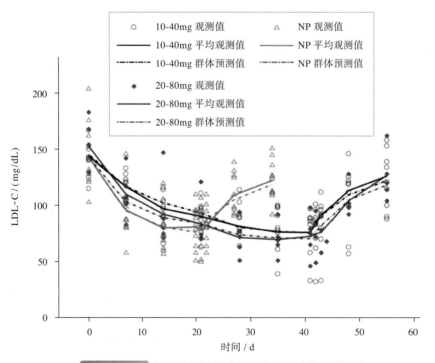

彩图 19.9 前体池间接效应模型在韩国血脂异常患者
和非患者（nonpatient，NP）志愿者服用阿托伐他汀后 LDL-C翻转过程的应用